诸 病 源 候 论 注 评

张登本　孙理军　主编

全国百佳图书出版单位
中国中医药出版社
·北 京·

图书在版编目（CIP）数据

诸病源候论注评 / 张登本，孙理军主编 . —北京：
中国中医药出版社，2022. 11
ISBN 978 - 7 - 5132 - 7826 - 3

Ⅰ . ①诸… Ⅱ . ①张… ②孙… Ⅲ . ①《诸病源候总
论》-注释 Ⅳ . ①R228

中国版本图书馆 CIP 数据核字（2022）第 175423 号

中国中医药出版社出版

北京经济技术开发区科创十三街 31 号院二区 8 号楼
邮政编码 100176
传真 010 - 64405721
天津图文方嘉印刷有限公司印刷
各地新华书店经销

开本 787 × 1092 1/16 印张 39. 75 字数 796 千字
2022 年 11 月第 1 版 2022 年 11 月第 1 次印刷
书号 ISBN 978 - 7 - 5132 - 7826- 3

定价 230. 00 元
网址 www. cptcm. com

服 务 热 线 010 - 64405510
购 书 热 线 010 - 89535836
维 权 打 假 010 - 64405753

微信服务号 zgzyycbs
微商城网址 https∶//kdt. im/LIdUGr
官 方 微 博 http∶//e. weibo. com/cptcm
天猫旗舰店网址 https∶//zgzyycbs. tmall. com

《诸病源候论注评》编委会

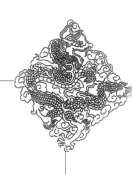

主　　编　张登本　孙理军

副 主 编　李翠娟　乔文彪　田丙坤　张景明

编　　委　辛　宝　张　勇　刘东平　陈震霖

　　　　　巩振东　马　赟　李绍林　王　震

　　　　　胡　勇　张惜燕　佟雅婧

内　容　提　要

　　《诸病源候论》，简称《病源》，又名《巢氏病源》，隋·巢元方主持编著。巢元方（约550—630），隋代京兆华阴（今属陕西）人，著名医家，大业中（605—618）任太医博士，后擢升太医令。于610年奉诏主持集体编成《诸病源候论》。

　　《诸病源候论》是我国第一部病因病机病候学专著，全书共50卷，计67个门类1739个病候，涉及内、外、妇、儿各科疾病。全书不仅学科齐全，而且内容极为丰富，全面总结了魏晋南北朝以来的医疗经验和关于病因病理的研究成就，对各种病名证候加以整理，分门别类，使之条理化、系统化，对许多病源结合临床经验进行了新的探索，广泛而系统地论述了许多疾病的病源与证候，该书是划时代的证候大全，促进了从生理、病理到预防、治疗的中医完整理论体系的形成及临床操作过程的完善，对于临床辨证论治极具指导意义，对历代及国内外医学的发展产生了巨大的影响。

　　本书在"注为主，校为从"的原则之下，对《诸病源候论》进行了全面的注释和校勘，首次对其学术内容和学术成就进行了系统整理，是从事中医、中西医结合专业的临床、教学、科学研究的在校学生、研究生、教师、临床工作者的重要参考书。

校 注 说 明

　　《诸病源候论》，简称《病源》，又名《巢氏病源》，隋·巢元方等编著。巢元方（约550—630），隋代京兆华阴（今属陕西）人，著名医家，大业中（605—618）任太医博士，后擢升太医令。巢氏医学理论造诣深厚，临床经验丰富，医术高明。据《开河记》载，609年，主持开凿运河工程的开河都护麻叔谋在宁陵（今河南境内）患风湿病，全身关节疼痛，起坐即头晕作呕，经诸医诊治无效，病情反而加重，后来卧床不起，隋炀帝便命令巢元方前往诊治，巢元方诊后认为是风湿侵入皮肤肌肉所致，病在胸臆，便配了一些治疗风湿的药物，用几斤嫩肥羊肉蒸熟，掺上药粉一起吃。麻叔谋共吃了半只羊，久患不愈的风湿病便治好了，巢元方又叮嘱他用杏酪五味并佐以羊肉，一日吃几枚，疾病未再复发。巢氏于610年奉诏主持集体编成《诸病源候论》一书，但其他参加者已难以查考，《隋书·经籍志》《唐书·艺文志》载有"《吴景诸病源候论》五十卷"等，或作"吴景贤撰"，据考该书即《诸病源候论》，据此，吴景贤当为该书作者之一。

　　《诸病源候论》一书在北宋以前一直在流传，在北宋之初，《诸病源候论》已流传至日本。由于唐宋之间连年战乱，北宋以前的传本均已亡佚。宋朝政府对此书极为重视，曾把它同《素问》《难经》《脉经》《千金翼方》等一起作为"医学"（宋代医学教育的专门机构）必读教材，同时规定，试补"医学"考试也要从此书中选题，正缘于此，宋朝政府在成立"校正医书局"（此机构成立于北宋嘉祐二年，即1057年）之前，便把此书连同《素问》《难经》一起刊行于世。

　　《诸病源候论》是我国第一部病因病机病候学专著，全书共50卷，分67个门类，按病候分类叙述，每个门类之下，少则3论，多则255论，共计1739论，涉及内、外、妇、儿各科疾病。该书以病为纲，每类疾病之下分述各种病证，然后再论述每种病证的概念、病因、病机和证候，将诸病之源与九候之要进行了细致的论述，对每种疾病、证候的发生、发展和演变都做了详尽、合理的阐释，对于疾病的认识和辨证都具有独特的见解，对于疾病的分类和治疗亦有创见，对一些传染病、寄生虫病、妇科病证、儿科病证、外科手术等，有不少精辟的论述，尤其是关于人工流产、肠吻合术、坏死大网膜切除术、拔牙术，都在中医外科史上居于开创阶段。该书创"补养宣导"法，广泛运用导引法于医疗，每个疾病的理论叙述之后，大多附有"补养宣导"的具体方法，"以代药品"，一般不介绍治疗方药。该书全面总结了魏晋南北朝以来的医疗经验和关于病因病理的研究成就，对各种病名证候加以整理，分门别类，使之条理化、系统化。其以《黄帝内经》《难经》为理论依据，对许多病源结合临床经验进行了新的探索，广泛而系统地论述了许多疾病的病源与证候，将我国医学之病因病理学推向新的高峰。它对多种疾病的论述突破了前人的成就。如对疥疮之病原体、传染性、好发部位、不同类型的临床表现特点和诊断要点，以及虫死病除的治愈标准等的描述极为详尽；对伤寒、温病及时气等病的病因均归为"乖戾之气"，并明确三者同属传染病，指出这些传染病可以预防，云"病气转相染易，乃至灭门，延及外人，故须预服药及为法术以防之"；认识到绦虫（寸白虫）病的病因是食用了不熟的牛肉、蔬菜；观察到漆疮"有禀性不耐漆者，见漆及新漆器，便着漆毒""亦有性自耐者，终日烧煮，竟不为害"等的差异，对过敏体质及体质与某些疾病发生的关系有较早较深刻的认识；对麻风病、结核病、血吸虫病、中风、痢疾、天花与麻疹等病在证候、诊断和鉴别诊断上的认识也均达到了很高的水平。

在隋代以前，远至《黄帝内经》一书著述的时代，对病因、病机问题，虽有诸多论述，但均系附论于有关篇章中，或其他论著中兼论病源。自《诸病源候论》问世，体现了中医学术在病因、病机方面具有了系统、全面的认识，填补了基础理论文献研究领域一项空白。全书不仅学科齐全，而且内容极为丰富，涉及范围广泛，对证候与发病特征描述十分细致、逼真而准确，是划时代的证候大全，促进了从机体生理、病理到疾病预防、治疗的中医完整理论体系的形成及临床操作过程的完善，对于临床辨证论治极具指导意义，对历代医家及国内外医学的发展产生了巨大的影响，故唐代以后历代医家至为推崇。《备急千金要方》《外台秘要方》《太平圣惠方》《幼幼新书》《医心方》《医方类聚》等医学名著中有关病因、病机的内容，大多取材于《诸病源候论》。宋代旧制，凡考核医生，也列本书为命题依据。直至现在，人们常将此书与《黄帝内经》《难经》《伤寒论》《金匮要略》等巨著并列，作为学习和研究中医的重要文献，以及研究古代医学的重要资料。因此，对其整理研究不仅具有重要的临床实用价值，而且具有重要的医药文献价值。

综上可见，巢元方是一位精通岐黄的医学大家，他凭借精深的医学知识和丰富的临床实践经验，对各科疾病的病因病机病候及其分类进行了深刻的理解和翔实的论述，从而著成了《诸病源候论》这一在中医学发展史上有着重要学术地位和医学价值的鸿篇巨制，因此，《四库全书总目》称誉此书为"证治之津梁"。为了全面继承和发扬《诸病源候论》的学术思想，我们在完成和出版《唐宋金元医学全书大成》的《王焘医学全书》《王冰医学全书》之后，编纂校注了《诸病源候论》，具体工作如下：

一、撰写体例

1. 《诸病源候论》分为50卷，每卷一般论述1个门类的疾病，也有2～5个门类者，共67个门类的疾病。整理校注时每卷中每个门类的病候均撰写"提要"，简要概括每个门类病候的要旨大义。

2. 《诸病源候论》67个门类的病候之下，少则3论，多则255论，共计1739论，即1739个病候。整理校注时每个病候为1个单元，计1739个单元，每论先出"原文"，然后以页下注形式进行"校注"，原文之后以"按语"形式总结该论病候的概念、病因病机、病位病程、临床表现特征，以及相关病候的区别和联系，并就该论的学术创见、理论意义和临床指导价值进行适当的评述。

3. 原文一仍原著，但改为规范简化字。

二、分段、标点

1. 分段

（1）凡宋版《诸病源候论》原有内容全部收录，原则上依照底本的自然段落进行分段。

（2）少数段落冗长不便阅读者，在不破坏文义，维持其整体结构的前提下，适当进行了分段调整。

（3）底本的大、小文字体例，原则上依旧保留。

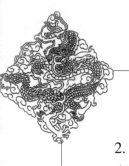

2. 标点

（1）为准确反映原文意义，本书在前人点校的基础上采取现行标点使用的通例及其应用原则对原文重新进行标点。

（2）原著中的引文，仍按现行的标点使用原则执行，即书名号后，或某人名后，或某人、某书名"曰""云"后使用冒号，所引文字前后一律不加引号。

三、校勘

在该书问世以来的1300多年里，屡经辗转翻刻，出现了10余个版本，且讹舛甚多。但鉴于该书旨在为习医者提供一部可资参阅的重要医药学文献，而非一部《诸病源候论》的最佳版本，且专事校勘非我辈之长，因此，制订了"注释为主，校勘为从"的工作原则。校勘主要依据南京中医学院《诸病源候论校注》、丁光迪《诸病源候论校注》、刘晓峰《诸病源候论（新校版)》进行，具体工作如下：

1. 不改不校

凡属下列情况者，既不改动底本，也不出校语：

（1）底本与校本、参校本各书不一，显系校本、参校本有误者。

（2）底本与校本、参校本各书不一，但不影响底本文义，可校可不校者。

（3）底本与校本、参校本在叙述同一问题时稍有区别者。

（4）凡两字形异而义同，古通用之，今人尚未有统一之定论者，均保留原貌，如"辟"与"癖"、"注"与"疰"。

2. 径改不出校语

（1）明显属于宋代刻写时行笔习惯所致的字，又有校本、参校本及文义可证的字，如"叉""又""义"。

（2）凡因字形相似，或增笔，或减笔等而误写、误刻的文字，据文义即能十分准确地判断清楚，又有校本、参校本可证者，如"日""月""曰"，"炙""灸"，"己""已""巳"等，均据文义径改，以免繁赘。少数难以决断者，改后出注，或不改而出注。

（3）底本中应用频率极高的几个通假字或古今字一律改为现行常用字，如"差"与"瘥"、"傅"与"敷"、"挟"与"夹"。除此之

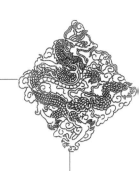

外的异体字、通假字，均依其旧。

（4）底本的总目、卷目、卷中正文标题三者一一对照，将其统一，故在总目、卷目中径改不出注。卷中标题与正文有误，则在卷目中出校语。

3. 改动底本出校记

（1）凡底本与校本不一，参校本各书不一，明显是底本有误，于文义亦难通者，谨慎地改动原文并出校记，并在校语中注明据某本或某书删、补、改、正、移等字样，对于改前或改后其义理深奥难懂者，在校语中一并注解，以利阅读。

（2）凡目录、卷目、正文标题，力求三者统一，改目录、改卷目、改正文题目者，在审慎的基础上出校记。

4. 不改底本出校记

（1）凡底本与校本不一，怀疑底本有误但又不能决断者。在校语中酌情写出某本、某书作某，可据删、据补、据改字样。

（2）凡底本与校本不一，二者文通义不同者。

（3）凡底本与校本不一，但于文义并通，而校本、参校本又有一定的参考价值，则酌情出校语，罗列异同，说明出处。

（4）凡底本与校本一致，但有讹误疑似之处，参考前人之说或者相关文义出校语而不改原文。

（5）凡底本与校本一致，但文理俱不通，或前后矛盾，又无前人校记可参考者，采用本校或者理校，不改原文，酌情出校记。

（6）凡底本有大段脱落，又无校本可据补者，一律出校记。

四、注释

《诸病源候论》成书于610年，由于时代的变迁和语言的发展，其中随处可见生僻的字词、古奥的术语，以及病证异名繁复、文义悬隔的情况，不注不解就很难阅读和理解。因此，我们将注释作为编写工作的核心。具体作法如下：

1. 注音

凡难字、生僻字，以及容易误读的字词均加注音，一律在字或词后加汉语拼音并标同音字。

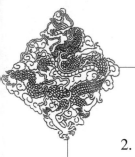

2. 释字词

（1）凡属词义费解，或有歧义，或有僻义，或不常见的词一律加注，偶引书证，但不做繁琐考证。

（2）凡古字、通假字、异体字于各卷首见处出注，余不注释。

（3）凡错讹、衍文、错简等于各卷首见处出注，余不注释。

（4）凡文中引用的书名、人名、年号均简要作注。

（5）病证名称的注释，一律遵照《中医大辞典》对病证诠释的标准作注，简要地指出其主要病因病机和症状。

3. 解句

由于本书面向广大的中医、中西医结合医务工作者，对于仅注释字词仍然无法使多数读者明白其中义理的句子，予以释句。

此书是我们应中国中医药出版社之邀共同策划编著的，由于《诸病源候论》成书时代久远，讹、衍、脱漏之处甚多，工作难度较大。在编写过程中，陕西中医药大学张登本教授、孙理军教授，以及乔文彪、张景明、李翠娟、田丙坤、陈震霖、辛宝、张勇、刘东平、巩振东、马赟、李绍林等同仁积多年从事中医基础理论、经典论著的教学、科研、临床工作之丰富经验，全身心地投入，经过艰辛努力，数易其稿，终于告竣。但由于学力所致，加之工作浩繁而不能穷研细究，不尽人意之处肯定有之，故竭诚祈望同道不吝赐教。中国中医药出版社芮立新副总编给予了我们多方的关怀和支持，在此一并致以诚挚的谢意。

编者

2022 年 8 月于古都咸阳

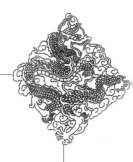

参 考 版 本

一、底本

元刊本《重刊巢氏诸病源候总论》（简称元本），人民卫生出版社，1956 年影印本。

二、校本

1. 宋版《巢氏诸病源候论》，日本东洋医学研究会《东洋医学善本丛书》，影印南宋怀仙阁旧藏南宋本（简称宋本）。

2. 明·汪济川、江瓘刊本《重刊巢氏诸病源候论》（简称汪本）。

3. 清·周学海校刊本《诸病源候论》（简称周本），人民卫生出版社，1955 年影印。

4. 清·湖北官书局重刻本《巢氏病源》（简称湖本），人民卫生出版社，1956 年影印。

5. 日本正保二年（1645）书林万屋作古卫门刊行本《巢氏诸病源候总论》（简称正保本）。

6. 丁光迪主编《诸病源候论校注》（以元刊本为底本），人民卫生出版社，1992 年。

7. 刘晓峰点校《诸病源候论（新校版）》（以元刊本为底本），人民军医出版社，2006 年。

三、校注参考本

1. 南京中医学院，《诸病源候论校释》，人民卫生出版社，1980 年。

2. 明版《外台秘要》，人民卫生出版社，1955 年 6 月影印。

3. 张登本，《王焘医学全书》，中国中医药出版社，2006 年。

4. 陕西中医研究院，《备急千金要方校释》，人民卫生出版社，1998 年。

5. 陕西中医研究院，《千金翼方校注》，人民卫生出版社，1998 年。

6. 《医心方》，人民卫生出版社，1955 年影印本。

7. 中国中医研究院，《中医大辞典》，人民卫生出版社，1995 年。

8. 傅贞亮，张登本，《黄帝内经灵枢经析义》，宁夏人民出版社，1993 年。

9. 傅贞亮，张登本，《黄帝内经素问析义》，宁夏人民出版社，1997 年。

10. 张登本，《内经词典》，人民卫生出版社，1990 年 。

11. 张登本，《难经通解》，三秦出版社，2002 年。

12. 孙理军，《难经发挥》，人民卫生出版社，2007 年 。

13 《黄帝内经太素》，人民卫生出版社，1956 年影印本。

14. 《难经本义》，人民卫生出版社，1963 年排印本。

15. 《脉经》，商务印书馆，1954 年重印本。

16. 《华氏中藏经》（简称《中藏经》），商务印书馆，1956 年重印本。

17. 《葛洪肘后备急方》，商务印书馆，1955 年排印正统道藏本。

18. 《刘涓子鬼遗方》（简称《鬼遗方》），人民卫生出版社，影印仿宋刻本。

19. 《太平圣惠方》（简称《圣惠方》），人民卫生出版社，1958 年排印本。

20. 《圣济总录》，人民卫生出版社，1962 年排印本。

21. 《小儿药证直诀》，人民卫生出版社，1955 年影印四库全书本。

22. 《小儿卫生总微论》，上海科学技术出版社，1959 年重印清·萧延平校本。

23. 《普济方》，人民卫生出版社，1959 年排印四库全书本。

24. 《证治准绳》，人民卫生出版社，1957 年影印万历初刻善本。

25. 《医宗金鉴》，人民卫生出版社，1958 年影印吴谦本。

目　录

卷　一

风病诸候上　凡二十九论

【提要】风病诸候，包括第一、二两卷。之所以将此置于篇首，大体取"风者，百病之长"之义。其所涉及证候庞杂，但均具有"风者，善行而数变"之特性。

总括其内容，大体可分为以下几类：其一，发病急骤者，如卷一之中风、风癔、风痱、风痓、偏枯、角弓反张、风腲退、弹曳、口喎等，均为中风病之常见证候，或危及性命，或致终身残疾。其二，由风邪引起的肢体关节病证，包括痹证及其后遗症，如贼风、历节风、血痹、风痹、风湿痹及其所致的手足不随等。其三，风邪导致的神志病变，如风惊、风狂、风癫、五癫、风头眩、风惊悸、风惊恐、鬼魅、鬼邪等。其四，由风邪导致的皮肤疾病，如刺风、蛊风、隐疹、风痒、恶风、诸癞等。其五，风邪引起的外感病，如风热、风冷、风气等。上述疾病的病因都与风邪有关，是由于脏腑气血先虚，而感受风邪致病。其中有些病证，如惊悸恐、五脏恍惚、鬼邪、鬼魅等，后世多归入神志门中，分类方法有所不同。

一、中风候

【原文】中风①者，风气②中于人也。风是四时之气，分布八方，主③长养万物。从其乡来④者，人中少死病。不从其⑤乡来者，人中多死病。其为病者，藏于皮肤之间，内不得通，外不得泄，其入经脉，行于五脏者，各随脏腑而生病焉。

心中风，但得偃卧⑥，不得倾侧⑦，汗出⑧。若唇赤汗流⑨者可治，急灸心俞⑩

① 中（zhòng 众）风：指六淫风邪入中五脏而致的五脏风证，属真中风，非当今所言之中风。中，感受。
② 风气：本书卷三十七妇人杂病中风候作"虚风"。
③ 主：本书卷三十七妇人杂病中风候作"生"。
④ 从其乡来：指风气从正常当令方向而来，如春东风、夏南风、秋西风、冬北风。可参阅《灵枢·九宫八风》。
⑤ 其：原脱。据本书卷三十七补。
⑥ 偃卧：仰卧。
⑦ 倾侧：侧卧。
⑧ 汗出：二字之上《备急千金要方》卷八第一有"闷乱冒绝"四字，《外台秘要》卷十四中风及诸风方无此二字，《中藏经》卷上第十七作"汗自出"。
⑨ 汗流：有出汗症状。
⑩ 心俞（shū 书）：经穴名。在背部第5胸椎棘突下旁开1.5寸。

百壮①。若唇②或青或黑或白或黄③，此是心坏为水④，面目亭亭，时悚动者⑤，皆不可复治，五六日而死。

肝中风，但踞坐⑥，不得低头⑦。若绕两目连额⑧色微有青，唇青、面黄者可治，急灸肝俞⑨百壮。若大青黑，面一⑩黄一白者，是肝已伤，不可复治，数日而死。

脾中风，踞而腹满。身通黄，吐咸水⑪，汗⑫出者可治，急灸脾俞⑬百壮。若⑭手足青者，不可复治。

肾中风，踞而腰痛⑮。视胁左右，未有黄色如饼粢⑯大者可治，急灸肾俞⑰百壮。若齿黄赤，鬓发直⑱，面⑲土色者，不可复治。

肺中风，偃卧而胸满短气，冒闷⑳汗出。视目下、鼻上下两边，下行至口，色白可治，急灸肺俞㉑百壮。若色黄，为肺已伤，化为血㉒，不可复治。其人当妄㉓，掇空指地㉔，或自拈衣寻缝，如此数日而死。

诊其脉：虚弱者，亦风也；缓大者，亦风也；浮虚者，亦风也；滑散者，亦风也㉕。

【按语】本候论述中风病，其五脏中风的症状，与《素问》《太素》的五脏风，以及《金匮要略·五脏风寒积聚病脉证并治第十一》的五脏中风均不相同，

---

① 壮：艾炷的计数单位，灸一个艾炷，称为一壮。其数以壮年为标准，老幼酌减，故名。

② 若唇：此二字下《中藏经》有"面"字，义胜，能与下文唇面同举诸词相应。

③ 或青或黑或白或黄：宋本、汪本、周本同；《中藏经》此后有"其色不定，眼瞤动不休者"二句，可参。

④ 心坏为水：宋本、汪本、周本同；《中藏经》作"心绝也"。此义不详，似指心血脉败坏，待考。丁注本释曰："犹言心坏乃为水所乘。《中藏经》卷上第二十四：'心伤则心坏，为水所乘。'可参。"

⑤ 面目亭亭，时悚（sǒng 耸）动者：《中藏经》作"眼瞤动不休者"。亭亭，耸立貌。此指表情淡漠，目光呆滞，或时时又见肌肉抽搐，呈恐惧之貌。此乃濒危时的面部表情。

⑥ 踞坐：坐时两脚底和臀部着地，两膝上耸。

⑦ 低头：《中藏经》作"伛偻"。

⑧ 若绕两目连额："目"，原作"日"，据本书卷三十七中风候改。本书卷三十七、卷四十三、卷四十八中风候以及《医心方》卷三第一，额字后并有"上"字。

⑨ 肝俞：经穴名。在背部第 9 胸椎棘突下旁开 1.5 寸。

⑩ 一：一时，时而。

⑪ 水：原脱。据本书卷三十七妇人杂病中风候补。

⑫ 汗：原作"汁"。据本书卷三十七妇人杂病中风候改。

⑬ 脾俞：经穴名。在背部第 11 胸椎棘突下旁开 1.5 寸。

⑭ 若：此字之下《备急千金要方》有"目下青"三字。

⑮ 腰痛：《中藏经》作"腰脚重痛"。

⑯ 饼粢（zī 资）：用稻粟做的饼，亦称"粢饼"。

⑰ 肾俞：经穴名。在背部第 2 腰椎棘突下旁开 1.5 寸。

⑱ 鬓发直：指毛发竖起。

⑲ 面：此前原有"头"字。据本书卷三十七、卷四十二、卷四十三、卷四十八删。

⑳ 冒闷：昏冒郁闷。

㉑ 肺俞：经穴名。在背部第 3 胸椎棘突下旁开 1.5 寸。

㉒ 化为血：此义不详，待考。丁氏释曰："可作'变为血证'理解。《中藏经》卷上第二十八有'风中于肺，则咳嗽喘闷，失血者，不可治'。又谓：'热伤于肺，肺化为水，不可治。'可证。"

㉓ 妄：此字后《备急千金要方》卷八第一有"言"字。妄，胡乱。在此指病人神志昏乱。

㉔ 掇（duō 多）空指地：形容病人神志昏迷时的无意识动作。掇，拾取。"自拈衣寻缝"与此义同。

㉕ 亦风也：此后元本有"脉法总承上五脏言"八字。

而与《中藏经·风中有五生死论》所述大同小异。同时，这里五脏中风的内容，和后世所论中风（卒中）之属于脑血管意外者，亦不相同，可能是多种疾病的危重证候，而归本于五脏加以论述。

又，本候中的"死病""不可复治""数日而死"等语，不能拘泥，这是在当时的历史条件下提出的。现在的诊断方法和治疗措施已大有发展，对待这些说法，可以作为病情危重，预后不良理解。以下同此。

二、风癔①候

【原文】 风邪之气，若先中于阴②，病发于五脏者，其状奄忽③不知人，喉里噫噫然有声④，舌强⑤不能言。发汗身软者可治，眼下及鼻人中⑥左右白⑦者可治。一黑一赤，吐沫者，不可治。汗不出，体直者，七日死。

【按语】 风癔，即后世所说的中风病。中风病的病因，在唐宋以前，均认为由外

风侵袭所致。此后由于不断的实践，认识上有了发展，提出"内风"和"非风"的论点，这是比较符合本病病理变化的。

以下风口噤候、风舌强不得语候、风失音候、风痱候及风偏枯候等，均是分别论述中风的病证及其后遗症，可以联系起来研究。

三、风口噤候

【原文】 诸阳经筋⑧，皆在于头。手⑨三阳之筋，结入颔颊⑩。足阳明之筋，上⑪夹于口。诸阳为风寒所客⑫则筋急⑬，故口噤⑭不开也。诊其脉迟者生⑮。

【按语】 本书卷三十七妇人杂病诸候有中风口噤候，卷四十三妇人产后病诸候中有产后中风口噤候，卷四十八小儿杂病诸候中有中风口噤候，与本篇论述类似，仅有文字繁简出入，内容涉及妇人杂病、产后病及小儿杂病等多方面病理变化，可相互参阅。

---

① 风癔（yì 意）：《备急千金要方》卷八第一作"风懿"，义同。风癔，又名风噎、风懿。指以突然昏倒，不知人事，伴有舌强不能言、喉中窒塞、噫噫有声为主症的病证。

② 先中于阴：指首先中于五脏，即后世所说的"中脏"，为"卒中"的一种。阴，指五脏。《素问·太阴阳明论》："阴受之则入五脏。"

③ 奄忽：很快地，突然。

④ 噫（ài 爱）噫然有声：形容气逆上冲发出声音。临床所见，有的为鼾声，有的为痰鸣音。噫噫，鄂本作"哕哕"。

⑤ 强（jiàng 匠）：强硬，不柔和。

⑥ 人中：鼻下唇上的凹沟。

⑦ 白：此前原有"上"字。据《备急千金要方》卷八林亿校注删。

⑧ 经筋：是经脉循行于体表部位的筋肉系统的通称。可参阅《灵枢·经筋》。

⑨ 手：原脱。据本书卷三十七、卷四十三、卷四十八中风口噤候补。

⑩ 结入颔颊（hàn jiá 汉荚）：结，原作"络"，形近致误。据本书卷三十七、卷四十八中风口噤候改。颔，下巴。颊，脸的两侧。

⑪ 足阳明之筋，上：此六字原脱。据本书卷三十七、卷四十八中风口噤候补。

⑫ 客：从外而来者。在此引伸为侵入。

⑬ 急：拘急，紧缩。

⑭ 口噤（jìn 禁）：口噤闭不能张。噤，闭口。

⑮ 脉迟者生：此后《中藏经》卷上第十七有"脉急而数者死"六字，可参。

四、风舌强不得语候

【原文】脾脉络胃，夹咽，连舌本①，散舌下。心之别脉②，系③舌本。今心脾二脏受风邪，故舌强不得语也。

【按语】《金匮要略·中风历节病脉证并治第五》曰："邪入于脏，舌即难言，口吐涎。"但并未言及邪中于何脏而致"舌即难言"。本候从足太阴脾经及手少阴心经之别络与舌的结构联系，阐释风邪侵袭心脾两脏，而致"舌强不得语也"。此即所谓"脏病，形乃应"。

五、风失音不语候

【原文】喉咙者，气之所以上下也。会厌④者，音声之户⑤；舌者，声⑥之机；唇⑦者，声之扇⑧。风寒客于会厌之间，故卒然无音⑨。皆由风邪所伤，故谓风失音不语。

养生方云：醉卧当风，使人发瘖⑩。

【按语】本候从喉咙、会厌、舌、唇与声音的生理联系，阐述风寒之邪客于上述部位可致"失音不语"。

六、贼风候

【原文】贼风⑪者，谓冬至之日，有疾风从南方来，名曰虚风⑫。此风至能伤害于人，故言贼风也。其伤人也，但痛不得按抑，不可得转动，痛处体卒无热。伤风冷则骨解深痛⑬，按之乃应骨痛也。但觉身内索索冷⑭，欲得热物熨痛处即小宽⑮，时有汗。久不去，重遇冷气相搏，

---

① 舌本：舌根。
② 别脉：指手少阴心经的别络。
③ 系：联接，联系。
④ 会厌：解剖学名词。此处为口腔、鼻腔与食管、气管汇合之处。会，汇合。厌，掩盖，进食时覆盖气管，防止食物误入气管。
⑤ 户：《六书精蕴》："室之口曰'户'；堂之口曰'门'；内曰'户'，外曰'门'。"会厌在内而唇在外，均为音声通过的门户，故分别以"户"和"扇"作喻。
⑥ 声：此前《灵枢·忧恚无言》有"音"字。
⑦ 唇：此前《灵枢·忧恚无言》有"口"字。
⑧ 扇：门，扉。《说文解字》："扇，扉也。"
⑨ 卒（cù 促）然无音：本书卷四十八小儿杂病诸候之卒失音不能语候在此句下有"不能语者，语声不出，非牙关噤也"三句，以示与风口噤候鉴别，义更完整。卒，音义同"猝"；突然，急遽。《广韵》："卒，急也。"
⑩ 瘖（yīn 音）：猝然无音。《释名》："瘖，唵然无声。"
⑪ 贼风：又名虚风。因其极易伤人致病，故名"贼风"。泛指四时不正之气。
⑫ 虚风：《灵枢·九宫八风》："风从其所居之乡来为实风，主生、长养万物；从其冲后来为虚风，伤人者也，主杀、主害者。"其义大抵为：仲冬之月发南风，仲春之月发西风，仲夏之月发北风，仲秋之月发东风，皆谓之虚风。即中风候所言"不从其乡而来者"。虚风为时令不正之气，故易伤人为病。
⑬ 骨解（xiè 械）深痛：骨间隙深处疼痛。骨解，骨间隙。解，与"隙"通。《素问·缪刺论》："刺腰尻之解。"王冰注云："腰尻骨间曰解。"
⑭ 索索冷：《外台秘要》作"凛凛冷"，《太平圣惠方》作"濇濇冷"，三者词异义同，均指患者有比较严重的恶寒之貌。
⑮ 小宽：稍有缓解。

乃结成瘰疬①及偏枯②；遇风热气相搏，乃变附骨疽③也。

【按语】丁氏按曰："本候插于中风病诸候之间，似错简，如移于风湿、风痹诸候相联，则较有连贯性。"

七、风痉候

【原文】风痉④者，口噤不开，背强而直，如发痫⑤之状。其重者，耳中策策痛⑥。卒然身体痉直者，死也。由风邪伤于太阳经，复遇寒湿，则发痉也。诊其脉，筑筑⑦如⑧弦，直上下者，风痉脉也。

【按语】本篇与书中卷三十六金疮中风痉候、卷四十二妊娠痉候、卷四十三产后中风痉候及卷四十八小儿中风痉候均论述风痉之病，虽然具体发病情况不一，名称也有差异，但在病因、症状方面，却有共通之处，可相互参阅，以便

全面深刻地认识该证。

八、风角弓反张⑨候

【原文】风邪伤人，令腰背反折，不能俯仰，似角弓者，由邪入诸阳经故也。

【按语】本书卷三十七妇人杂病诸候中亦有角弓反张候，论述较本篇为详，可相互参阅。

九、风口㖞候

【原文】风邪入于足阳明、手太阳之经⑩，遇寒则筋急引颊，故使口㖞僻⑪，言语不正⑫，而目不能平视。诊其脉，浮而迟者，可治。

养生方⑬云：夜卧，当耳勿得有孔，风入耳中，喜令口㖞。

【按语】本书中卷三十七妇人杂病诸

---

① 瘰疬：病名。又名鼠瘘、鼠疮等。《灵枢·寒热》："寒热瘰疬，在于颈腋者。"小的为瘰，大的为疬。结于颈、项、腋、胯之间。《中医大辞典》认为此病相当于现代之淋巴结结核、慢性淋巴结炎。

② 偏枯：病名，见《灵枢·刺节真邪》。又名偏风、半身不遂。多由营卫俱虚，真气不能充于全身，邪气侵袭于半身偏虚之处所致。症见一侧上下肢偏废不用，或兼疼痛，久则患侧肢体肌肉萎缩。本证可见于脑血管意外后遗症等。

③ 附骨疽：病名，出《肘后备急方》卷五。又名多骨疽、朽骨疽。《中医大辞典》认为此病相当于今之骨髓炎、骨结核。

④ 风痉：病名，出《灵枢·热病》。指风伤太阳经脉，复遇寒湿所致的痉证。

⑤ 痫：病名，出《素问·大奇论》。是一种发作性神志异常的疾病，又名胎病，说明《黄帝内经》早已认识到此病产生与遗传因素相关。古代痫、癫二字通用，故痫亦称癫。文献有十岁以上为癫，十岁以下为痫的记载。本病证见短暂失神，面色泛白，双目凝视，但迅即恢复常态；或见突然昏倒，口吐涎沫，两目上视，牙关紧闭，四肢抽搐，或口中发出类似猪羊的叫声等，醒后除感觉疲劳外，一如常人，时有复发。

⑥ 策策痛：指针扎样的疼痛。策策，为"㦊㦊"的假借。㦊，小痛、刺痛。《方言》："凡草木刺人者，北燕朝鲜之间谓之策。自关而西，秦晋之间或曰㦊。"

⑦ 筑：原作"策策"，形容脉象坚硬。据《脉经》卷八改。《释名》："筑，坚实称也。"

⑧ 如：通"而"。古文"如""而"二字往往互用。

⑨ 角弓反张：症名，因项背强直，使身体向后反折如角弓状。多见于痉、破伤风等病证。

⑩ 经：在此指经筋。本书卷三十七妇人杂病诸候中偏风口㖞候言："足阳明之筋，上夹于口。其筋偏虚，而风因乘之，使其经筋偏急不调，故令口㖞僻也。"

⑪ 口㖞僻（wāi pì 歪辟）：嘴歪不正。㖞，歪。僻，偏，不正。

⑫ 言语不正：指由于口㖞僻而不能正常发音。

⑬ 养生方：原作"养方生"。据本书养生方文例乙正。

候、卷四十八小儿杂病诸候及本篇均论述"风口㖞候"。文字繁简有异，机理则类似，可相互参阅。

十、柔风候

【原文】血气俱虚，风邪并入，在于阳①则皮肤缓②，在于阴则腹里急。柔风③之状，四肢不能收④，里急不能仰。

【按语】本书卷四十三妇人产后病诸候中亦有产后中柔风候，论述较本篇详尽，可参阅。

十一、风痱⑤候

【原文】风痱之状，身体无痛，四肢不收，神智不乱，一臂不随⑥者，风痱也。时能言者可治，不能言者不可治。

【按语】关于风痱的症状，古籍记载不尽相同。本候指出"四肢不收，神智

不乱"，而《灵枢·热病》云："四肢不收，智乱不甚。"《备急千金要方》卷八《风痱》曰："夫风痱者，卒不能语，口噤，手足不遂而强直者是也。"这些差异，可能是病情的轻重不同所致。

十二、风腲退⑦候

【原文】风腲退者，四肢不收，身体疼痛，肌肉虚满，骨节懈怠⑧，腰脚缓弱，不自觉知是也。由皮肉虚弱⑨，不胜四时之虚风⑩，故令风邪侵于分肉⑪之间，流于血脉之内，使之然也。经久不瘥⑫，即变成水病⑬。

十三、风偏枯⑭候

【原文】风偏枯者，由血气偏虚，则腠理⑮开，受于风湿，风湿客于半身，在分腠之间。使血气凝涩，不能润养。久不瘥，

---

① 在于阳：即在于表，指在于皮肤、肌肉，与下文"在于阴则腹里急"对举而言。
② 缓：弛缓，松弛。
③ 柔风：古病名。指气血虚而风邪入中，表现为四肢缓弱，腹里拘急的疾患。治宜用独活葛根汤等方。
④ 四肢不能收：即所谓软瘫。收，收缩。
⑤ 风痱（féi肥）：病名。依本篇当指肢体软瘫，甚或一侧上肢偏废，但神志正常。《备急千金要方》《太平圣惠方》则指中风后失音不语，肢体强直而不能随意运动的疾患。
⑥ 一臂不随：疑衍文。《灵枢·热病》之痱、《备急千金要方》卷八第五风痱、《太平圣惠方》卷十九治风痱诸方及《圣济总录》卷九风痱等，均无此症状。不随，不能随意活动。随，通"遂"。
⑦ 风腲（wěi委）退：古病名，又名风腲腿、风猥退。本书及《圣济总录》卷十一认为是以四肢软瘫、身体疼痛、腿脚虚弱无力、肌肤感觉迟钝为主症的病证。治疗宜用五加皮汤等方。《备急千金要方》则认为是以半身不遂、失音不语为主症的中风病。
⑧ 懈怠：松弛，怠惰。
⑨ 虚弱：消瘦软弱。
⑩ 不胜（shèng剩）四时之虚风：不能耐受四时不正之气的侵袭。
⑪ 分肉：泛指肌肉。前人称肌肉外层为白肉，内层为赤肉，赤白相分，界限分明，故名。
⑫ 瘥（chài虿）：病愈。
⑬ 水病：《外台秘要》卷十四风猥退方作"风水之病"。
⑭ 风偏枯：病证名。指因于风湿而致的偏枯证。症见半身不遂，肌肉枯瘦而痛，言语不变，神智不乱。治疗可用天南星丸等方。
⑮ 腠（còu凑）理：泛指皮肤、肌肉、脏腑的纹理及皮肤、肌肉间隙交接处的结缔组织。亦可指皮肤及汗孔，是渗泄体液，流通气血的门户，有抗御外邪内侵的功能。

真气去①，邪气独留，则成偏枯。其状半身不随，肌肉偏枯，小而痛，言不变，智不乱是也。邪初在分腠之间，宜温卧取汗②，益其不足，损其有余，乃可复也。

诊其胃脉③沉大，心脉小牢急④，皆为偏枯。男子则发⑤左，女子则发右。若不喑⑥、舌转音可治，三十日起。其年未满二⑦十者，三岁死。又左手尺中神门⑧以后脉足太阳经虚者，则病恶风⑨偏枯。此由愁思所致，忧虑所为。其汤熨针石，别有正方；补养宣导，今附于后。

养生方导引⑩法云：正倚壁，不息行气⑪，从头至足止，愈疰⑫、疝、大风、偏枯、诸风痹。

又云：仰两足指，五息⑬止，引腰背痹、偏枯，令人耳闻声。常行，眼耳诸根⑭，无有罣碍⑮。

又云：以背正倚，展两足及指，瞑心⑯，从头上引气，想以达足之十趾及足掌心。可三七⑰引，候掌心似受气止。盖谓上引泥丸⑱，下达涌泉⑲是也。

又云：正住⑳倚壁，不息行气，从口

----

① 真气去：真气，即"正气"。又，《素问·离合真邪论》："真气者，经气也。"去，《太平圣惠方》卷二十三治中风不遂诸方作"渐少"。

② 温卧取汗：多盖衣被而卧，助其发汗。

③ 胃脉：右手关部脉。

④ 心脉小牢急：心脉，指左手寸部脉。小牢急，小牢急是三种脉象，即小脉、牢脉和紧脉。

⑤ 发：《外台秘要》卷十九、《普济方》卷九十七风偏枯均作"废"，义胜。陈第《毛诗古音考》："发，音废；废亦可音发。"后一"发"字同。

⑥ 喑（yīn 阴）：哑，无声。

⑦ 二：鄂本作"三"。

⑧ 神门：三部九候诊法中诊脉部位之一。指手少阴心经神门穴处动脉，位于掌后锐骨端陷中的动脉处。《素问·至真要大论》："神门绝，死不治。"

⑨ 恶风：古病名，指厉风中人所致的疾患。治用殊圣散、胡麻散、天麻散等方。参阅本书卷二恶风候。

⑩ 导引：亦称道引。是以主动的肢体运动为主，并配合呼吸运动或自我推拿而进行的一种锻炼身体、防治疾病的方法，也是古代养生方法之一，后为道家承袭。《庄子·刻意》："吹、呴、呼、吸，吐故纳新，熊经鸟申，为寿而已矣，此道引之士，养行之人，彭祖寿考者之所好也。"唐·成玄英注曰："导引神气，以养形魄，延年之道，驻形之术。"意指通过调整呼吸，使脏腑经络之气和顺；通过肢体运动，使人体动作灵活柔和。本书载导引法278条，相同者76条。

⑪ 不息行气：不息，指深吸气后，闭住气不使呼出。本书卷二十七白发候养生方导引法云："不息，不使息出，极闷已，三嘘而长细引。"《备急千金要方》卷二十七调气法："引气从鼻入腹，足则停止，有力更取，久住气闷，从口细细吐出尽，还以鼻细细引入，出气一准前法。"行气，在此指以自己的意念引导气的运行。本书卷三十二疰候之养生方导引法云："行气者，鼻内息，五入一吐，为一通。"《赤凤髓》行气诀："得内元气，以意送之。"现在气功养生诸书多称为"以意领气"或"以意引气"。

⑫ 疰：原作"疴"，鄂本同。据元本改。

⑬ 五息：引气一出之为一息。五息，即引气五息一出之。见本卷风身体手足不随候养生方导引法第三条。

⑭ 根：指眼、耳、鼻、舌、身、意。佛教认为眼、耳、鼻、舌、身、意，能对境而生识，故为六根。

⑮ 罣（guà 挂）碍：宋本、汪本、周本同，《外台秘要》卷十九风偏枯方作"障碍"。罣碍，佛教用语，指牵挂妨碍。《般若波罗密多心经》："无罣碍故，无有恐怖。"

⑯ 瞑心：此为道教入静功夫，指练功者静处一室，摒除杂念。瞑，《说文解字》："幽也。"在此指令心使之安静。

⑰ 三七：导引以"七"为计数单位，三七，即行气二十一遍。下文"二七""四七"等，按此类推。

⑱ 泥丸：道家语，指头脑或头顶部位。《赤凤髓》："泥丸，脑宫津名也。"

⑲ 涌泉：腧穴名。位于足掌心，第二、三跖骨间，当蜷足时呈凹陷处。为足少阴肾经的井穴。

⑳ 住：本书卷三十二疰候养生方导引法第二条作"坐"，鄂本作"柱"，《外台秘要》卷十九风偏枯方无此字。住，通"柱"，即站立如柱。《集韵》："住，立也。"

趣①令气至头始止，治疽②、痹③、大风、偏枯。

又云：一足蹹④地，足不动；一足向侧相⑤，转身欹⑥势，并手尽急回，左右迭互⑦二七。去脊风冷、偏枯不通润。

【按语】从本候起，正文之后多附有"养生方导引法"，凡278条。其中有许多专用术语，为做导引时的具体动作，这些动作有统一要求，本书均有解释，可相互参阅。亦可参阅《备急千金要方》卷二十七第五之调气法。

十四、风四肢拘挛不得屈伸候

【原文】此由体虚腠理开，风邪在于筋故也。春遇痹，为筋痹⑧，则筋屈⑨。邪客关机⑩，则使筋挛。邪客于足太阳之络，令人肩背拘急也⑪。足厥阴，肝之经也。肝通主诸筋，王⑫在春。其经络虚，遇风⑬伤则伤于筋，使四肢拘挛，不得屈伸。

诊其脉，急细如弦者，筋急足挛也。若筋屈⑭不已，又遇于邪，则移变于肝。其病状，夜卧则⑮惊，小便数⑯。其汤熨针石，别有正方；补养宣导，今附于后。

养生方导引法云：手前后递互拓⑰，极势⑱三七，手掌向下，头低面心⑲，气向下至涌泉、仓门，却努⑳一时取势，散气，放纵。身气㉑平，头动，髆㉒前后欹

---

① 趣（cù 簇）：卷三十二疽候养生方导引法作"辄"。趣，通"促"。
② 疽：原作"疽"，鄂本同。据元本改。
③ 痹：此下本书卷三十二有"气不足"三字。
④ 蹹（tà 榻）：同"蹋""踏"。《集韵》："踏、蹹、蹋，践也。"
⑤ 相：本书卷二风冷候之养生方导引法第一条作"如丁字样"，义胜。
⑥ 欹（qī 欺）：指身体取侧向姿势。欹，倾斜。
⑦ 迭互："互"字原脱，据本书卷二风冷候之养生方导引法第一条补。迭互，互相更迭。
⑧ 筋痹：五体痹之一。多因春季感受风寒湿之邪，犯及筋脉而致。症见筋脉挛急，关节疼痛，屈伸不利等。治宜祛风散寒除湿，舒筋活络，方可选活血舒筋汤、羚羊角散等。
⑨ 则筋屈：《针灸甲乙经》卷十阴受病发痹中作"在筋则屈而不伸"。
⑩ 关机：宋本、汪本、周本同，《太平圣惠方》卷二十三治风四肢拘挛诸方作"机关"。关机，在此指关节。
⑪ 邪客于足太阳之络，令人肩背拘急也：此二句与本候标题不合，亦与前后文不衔接，疑为衍文。《太平圣惠方》卷二十三治风四肢拘挛诸方作"邪客于足厥阴之络，令人拘急背强也"。《圣济总录》卷八中风四肢拘挛不得屈伸作"干于经络，则肩从而拘挛"。
⑫ 王：通"旺"，旺盛。
⑬ 遇风：《外台秘要》卷十九风四肢拘挛不得屈伸方作"春遇风"。
⑭ 筋屈：本卷风痹候、《针灸甲乙经》均作"筋痹"。考下文内容，当承袭《素问·痹论》，故当为"筋痹"。
⑮ 则：原无。据《素问·痹论》《外台秘要》补。
⑯ 小便数：本卷风痹候作"饮多小便数"，《素问·痹论》作"多饮数小便"。
⑰ 递互拓：宋本、汪本、周本同，《外台秘要》卷十九风四肢拘挛不得屈伸方作"递互交拓"。递，更换。《说文解字》："递，更易也。"拓，通"托"，以手承物。《集韵》："拓，或作托。"《广韵》："拓，手承物。"
⑱ 极势：指尽力使导引姿势达到极点。《玉篇》："极，尽也。"
⑲ 头低面心：宋本、汪本、周本同，《外台秘要》卷十九风四肢拘挛不得屈伸方作"低头面心"。面，《字汇》："向也。"
⑳ 却努：反转用力。却，反，转。努，用力动作。《广韵》："努，努力也。"在养生方导引法中都表示做导引动作要用力。
㉑ 身气：汪本、周本同，宋本、《外台秘要》作"身体"。
㉒ 髆（bó 博）：髆，义同"肩"。髆，《说文解字》："肩胛也。"本书中"肩"均用"髆"字，似为避隋文帝杨坚讳。

侧，柔髆二七。去髆井①冷血，筋急，渐渐如消。

又云：两手抱左膝，伸腰②，鼻内气七息，展右足。除难屈伸拜起，胫中痛萎。

又云：两手抱右膝著膺③。除下重难屈伸。

又云：踞坐，伸右脚，两手抱左膝头，伸腰，以鼻内气，自极七息，展右④足著外，除难屈伸拜起，胫中疼痹。

又云：立身，上下正直，一手上拓，仰手如似推物状，一手向下如捺物，极势，上下来去，换易四七。去髆内风，两髆井内冷血，两掖⑤筋脉挛急。

又云：踞坐⑥，伸左脚，两手抱右膝，伸腰，以鼻内气，自极七息，展左足著外，除难屈伸拜起，胫中疼痹⑦。

【按语】本篇承袭了《素问·痹论》的观点，论述了筋痹与肝痹的病因、发病季节，以及二者之间的病理联系。

十五、风身体手足不随候

【原文】风身体⑧手足不随者，由体虚腠理开，风气伤于脾胃之经络也。足太阴为脾之经，脾与胃合⑨；足阳明为胃之经，胃为水谷之海也。脾候身之肌肉，主为⑩胃消行水谷之气，以养身体四肢。脾气弱，即肌肉虚，受风邪所侵，故不能为胃通行水谷之气，致四肢肌肉无所禀受。而风邪在经络，搏于阳经，气行则迟，机关缓纵⑪，故令身体手足不随也。

诊脾脉⑫缓者，为风痿，四肢不用。又心脉、肾脉⑬俱至，则难以言，九窍不通，四肢不举。肾脉来多，即死也。其汤熨针石，别有正方；补养宣导，今附于后。

养生方导引法云：极力左右⑭振两臂，不息九通⑮。愈臂痛劳倦，风气不

---

① 髆井：肩井，自《针灸甲乙经》始，后世通用此名。在此指肩部。
② 伸腰：原作"生腰"。据本书卷五消渴候养生导引法及鄂本卷一风痹候改。下同。
③ 两手抱右膝著膺：右，宋本、汪本、周本同，《外台秘要》卷十九风四肢拘挛不得屈伸方作"左"。膺，《说文解字》："胸也。"亦指胸傍。《素问·腹中论》："有病膺肿。"王冰注："膺，胸傍也；胸，膺间也。"
④ 右：原作"左"，形近致误。据《外台秘要》改。
⑤ 掖：通"腋"，即腋窝。《集韵》："腋，胳也。"《外台秘要》即作"腋"。
⑥ 踞坐："坐"字原无。据上条及《外台秘要》补。
⑦ 胫中疼痹："痹"字原无。据上条及《外台秘要》补。
⑧ 风身体：原无。据本候标题及《外台秘要》卷十四风身体手足不随方补。
⑨ 脾与胃合：指十二经脉的阴阳表里关系。足太阴与足阳明为表里，故云"脾与胃合"。
⑩ 为：原无，文义不完整。据《外台秘要》卷十四风身体手足不遂方补。
⑪ 机关缓纵：原作"关以纵"。据本书卷四十三产后中风不随候《外台秘要》改。《素问·生气通天论》："有伤于筋，纵。"王冰注："机关缓纵，形容痿废，若不维持。"
⑫ 脾脉：右手关部脉。
⑬ 心脉、肾脉：心脉，此指洪脉。肾脉，指沉脉。《脉经》："心……其脉洪……肾……其脉沉。"
⑭ 左右：原作"右掖"。据《外台秘要》卷十四风身体手足不随方改。
⑮ 不息九通：吸气后闭气不呼出，至极限时才慢慢吐出，为一遍，如此连续九遍。本书卷二十七白发候养生方导引法云："一通者，一为之，令此身囊之中满其气。"

随。振两臂者，更互蹋踏①，犹言蹶②。九通中间，偃伏③皆为之，名虾蟆④行气，久行不已⑤。愈臂痛劳倦，风气不随，不觉痛痒，作种种形状。

又云：偃卧，合两膝，布两足，伸腰，口内气⑥，振腹七息。除壮热，疼痛，两胫不随⑦。

又云：治四肢疼闷⑧及不随⑨，腹内积气。床席必须平稳，正身仰卧，缓解衣带，枕高三寸，握固⑩。握固者，以两手各自以四指把手拇指。舒臂，令去身各五寸，两脚竖指，相去五寸。安心定意，调和气息，莫思余事，专意念气，徐徐漱醴泉。漱醴泉⑪者，以舌舐略唇口牙齿，然后咽唾。徐徐以口吐气，鼻引气入喉。须微微缓作，不可卒急强作，待好调和。引气、吐气⑫，勿令自闻出入之声。每引气，心心念送之，从脚趾头使气出。引气五息、六息，一出之，为一息⑬。一息数至十息，渐渐增益，得至

百息、二百息，病即除愈。不用食生菜及鱼、肥肉。大饱食后，喜怒忧恚，悉不得辄行气。惟须向晓⑭清静时行气，大佳，能愈万病。

【按语】本节秉承《素问·太阴阳明论》中"今脾病不能为胃行其津液，四肢不得禀水谷气，气日以衰，脉道不利，筋骨肌肉，皆无气以生，故不用也"的论点，阐述了体虚风邪伤于脾胃之经络，致脾不能将胃受纳、腐熟所化生的水谷精微布散到肢体关节，而致肢体痿废，不能随意运动。此亦为《素问·痿论》所言"治痿者，独取阳明"的依据。

十六、风湿痹身体手足不随候

【原文】风寒湿三气，合而为痹，其三气时来，亦有偏多偏少，而风湿之气偏多者，名风湿痹也。人腠理虚者，则由风湿气伤之。搏于血气，血气不行，

① 更互蹋踏（dì cù 弟促）：更迭两脚踏地。更，更迭，交替。蹋踏，《广韵》："蹋，蹋。"《集韵》："踏，迫也。通蹙、蹴。"
② 蹶（jué 决）：原作"厥"。据《外台秘要》卷十四风身体手足不随方改。在此指向后踢腿。
③ 偃伏：导引时俯卧姿势，有特殊要求，如本书卷二十七白发候养生方导引法第四条云："伏者，双膝着地，额直至地，解发破髻，舒头，长敷在地。"
④ 虾蟆：蛤蟆。
⑤ 久行不已："久行"二字原错置于主治病证中间，今据文义移至此。
⑥ 内气：吸气。内，音、义同"纳"。
⑦ 两胫不随：本书卷十二病热候养生方导引法作"通两胫不随"。义胜。
⑧ 闷：在此指肌肤不舒适感。《嵇康书》："头面常一月、十五日不洗。不大闷痒，不能沐也。"
⑨ 不随：《外台秘要》卷十四风身体手足不随方作"四肢不随"。
⑩ 握固：原无。据《外台秘要》补。本书卷二十七白发候养生方导引法云："握固两手，如婴儿握，不令气出。"
⑪ 漱醴泉：原无。据《外台秘要》《济生方》卷九十三中风身体不遂补。漱醴泉，养生方法，即引唾液于口中漱之，然后缓缓吞咽。《养性延命录·老君尹氏内解》曰："唾者，漱为醴泉，聚为玉浆，流为华池，散为精沣，降为甘露，故曰为华池，中有醴泉，漱而咽之，溉脏润身，流利百脉，化养万神，肢节毛发，宗之而生也。"
⑫ 吐气：原无。据《外台秘要》补。
⑬ 引气五息、六息，一出之，为一息：将气几次吸入一次呼出为一息。本书卷三十二疽养生方导引法："行气者，鼻内息五入方一吐，为一通。"可参考。
⑭ 惟须向晓：必须等待临近拂晓。须，等待。《易·归妹》："归妹以须。"《释文》："须，待也。"向，临近，将近。

则不宣，真邪相击，在于肌肉之间，故其肌肤尽痛。然诸阳之经，宣行阳气，通于身体，风湿之气，客在肌肤，初始为痹。若伤诸阳之经，阳气行则迟缓[1]，而机关弛纵，筋脉不收摄，故风湿痹而复身体手足不随也。

【按语】《素问·痿论》曰："大经空虚，发为肌痹，传为脉痿……有渐于湿，以水为事，若有所留，居处相湿，肌肉濡渍，痹而不仁，发为肉痿。故《下经》曰：肉痿者，得之湿地也。"即言痹证经久不愈，经络气血日渐亏虚，常可导致肢体肌肉萎缩，四肢痿废不用而转为痿证。本篇以此为据，论述风湿侵袭所致之风湿痹，日久使阳气运行迟缓，可在风湿痹证的基础上继发"身体手足不随"。

十七、风痹手足不随候

【原文】风寒湿三气，合而为痹。风多者为风痹。风痹之状，肌肤尽痛。诸阳之经，尽起于手足，而循行于身体。风寒之客肌肤，初始为痹，后伤阳经，随其虚处而停滞，与血气相搏，血气行则迟缓，使机关弛纵，故风痹而复手足不随也。其汤熨针石，别有正方；补养宣导，今附于后。

养生方导引法云：左右拱手两臂，不息九通。治臂足痛，劳倦风痹不随。

【按语】以上三候均论述"手足不随"。纵览全书所述，"手足不随"的成因可归纳为以下几个方面：其一为风邪伤及脾胃经络，脾胃亏虚，不能濡养身体四肢，而邪气在于诸阳之经。其二为风湿痹证日久不愈，致使诸阳之经阳气运行迟缓。其三为本候所论之风痹日久，使经络气血运行不畅。后两者均为由痹证继发而致"手足不随"。其四为风热之邪侵袭，如卷四十八中风不遂候所言："风夹寒气者，即拘急挛痛；若夹于热，即缓纵不遂。"其对由外邪引发之"手足不随"的阐释，可谓甚详，宜参阅研读。

十八、风半身不随候

【原文】风[2]半身不随者，脾胃气弱，血气偏虚，为风邪所乘故也。脾胃为水谷之海，水谷之精，化为血气，润养身体。脾胃既弱，水谷之精，润养不周，致血气偏虚，而为风邪所侵，故半身不随也。

诊其脉[3]，寸口沉细，名曰阳内之阴[4]，病苦悲伤不乐，恶[5]闻人声，少气，时汗出，臂偏不举。又，寸口偏绝者，则偏不随；其两手尽绝者，不可治也。

【按语】本篇观点与十五候"风身体手足不随候"所论类似，可相互参阅。

十九、偏风[6]候

【原文】偏风者，风邪偏客于身一边也。人体有偏虚者，风邪乘虚而伤之，

---

① 阳气行则迟缓：宋本、汪本、周本同，《太平圣惠方》卷十九治风湿痹身体手足不遂方作"则阳气行迟缓"。

② 风：原无。据本候标题、《外台秘要》卷十四风半身不遂方补。

③ 脉：原无。据《外台秘要》卷十四风半身不遂方补。

④ 阳内之阴：脉浮为阳，沉细为阴；关前为阳，关后为阴。今寸口见沉细脉，故名曰"阳内之阴"。

⑤ 恶（wù 误）：厌恶，憎恨。

⑥ 偏风：病名。指因风邪而致一侧肢体偏废不用的疾病。

故为偏风也。其状或不知痛痒，或缓纵，或痹痛是也。其汤熨针石，别有正方；补养宣导，今附于后。

养生方导引法云：一手长舒，令掌仰①；一手捉颏②，挽之向外，一时极势二七。左右亦然。手不动，两向侧极③势，急挽之二七。去颈④骨急强，头风脑旋⑤，喉痹，髆内冷注，偏风。

又云：一足蹹地，一手向后长舒努⑥之，一手捉涌泉急挽，足努、手挽，一时极势，左右易⑦，俱二七。治上下偏风，阴气不和。

二十、风𤸷曳候

【原文】风𤸷曳⑧者，肢体弛缓不收摄也。人以胃气养于肌肉、经络⑨也。胃若衰损，其气不实⑩，经脉虚，则筋肉懈惰，故风邪搏于筋，而使𤸷曳也。

【按语】本篇与十五候"风身体手足不随"、十八候"风半身不随"均阐述胃气不足而致肢体痿废。但十五候所论病因为"体虚腠理开，风气伤于脾胃之经络也"，使"脾气弱……不能为胃通行水谷之气，致四肢肌肉无所禀受"，是以外因为主。而十八候及本篇则强调脾胃虚弱，气血化生不足，故而易被风邪侵袭而发为手足不随。

二十一、风不仁候

【原文】风不仁者，由荣气⑪虚，卫气实，风寒入于肌肉，使血气行不宣流。其状，搔之皮肤如隔衣是也。

诊其寸口脉缓，则皮肤⑫不仁。不仁，脉虚数⑬者生，牢急疾者死。其汤熨针石，别有正方；补养宣导，今附于后。

养生方导引法云：赤松子⑭曰，偃卧，展两胫、两手，足外踵⑮，指相向，以鼻内气，自极七息。除死肌、不仁、足寒。

又云：展两足，上⑯，除不仁、胫寒之疾也。

【按语】本篇论述外感皮肤麻木不仁的病因，营卫失调乃其内因，风寒侵袭

---

① 令掌仰：原作"仰掌合掌"，不合导引姿势。据卷二风头眩候养生方导引法、周本改。又，《外台秘要》卷十四《偏风方》作"合掌"。

② 捉颏（kē柯）：握住下巴。颏，指下巴。卷二风头眩候养生方导引法作"颐"，义同。《玉篇》："颏，颐下。"

③ 极：原无。据本书卷二补。

④ 颈：原作"头"，形近致误。据本书卷二改。

⑤ 头风脑旋：头风病引起的眩晕。

⑥ 舒努：用力舒展，如开弓状。

⑦ 易：《外台秘要》卷十四偏风方作"换易"。

⑧ 风𤸷曳（duǒ yè 朵页）：风，原无。据本候标题、《外台秘要》卷十四风𤸷曳及挛躄方补。𤸷曳，指中风所致肢体软弱无力而下垂的病证。《广韵》："𤸷，垂下貌。""曳，牵也，引也。"

⑨ 络：宋本、汪本、周本同，《外台秘要》作"脉"。

⑩ 其气不实：此下《外台秘要》有"气不实则经脉虚"一句，义胜。

⑪ 荣气：即"营气"。荣，通"营"，下同。

⑫ 皮肤：原脱。据元本补。

⑬ 数（shuò朔）：快，次数多。以下凡脉象用"数"者，均同此。

⑭ 赤松子：古代神话传说中的仙人，后为道教所尊奉。《列仙传》："赤松，神农时雨师。"

⑮ 足外踵（zhǒng肿）：脚跟向外。《释名》："足后曰跟，又谓之踵。"

⑯ 上：指仰起足趾向上。

为其外因，强调内外合邪致病，故临床治疗此类疾病时，在疏风散寒的同时，还应注意调和营卫。

二十二、风湿痹候

【原文】风湿痹病之状，或皮肤顽厚，或肌肉酸痛。风寒湿三气杂至，合而成痹。其风湿气多而寒气少者，为风湿痹也。由血气虚，则受风湿，而成此病。久不瘥，入①于经络，搏于阳经，亦变令身体手足不随。其汤熨针石，别有正方；补养宣导，今附于后。

养生方导引法云：任臂②，不息十二通，愈足湿痹不任行、腰脊痹痛。又，正卧，叠两手著背下，伸两脚，不息十二通，愈足湿痹不任行、腰脊痛痹。有偏患者，患左压右足，患右压左足。久行。手亦如足，用行③满十方止。

又云：以手摩腹，从足至头④。正卧，跷⑤臂导引，以手持引足住，任臂，闭气⑥不息十二通。以治痹湿不可任，腰脊痛。

【按语】本篇与本卷十六"风湿痹身体手足不随候"所论一脉相承。阐释气血亏虚是风湿痹病形成的内因，风湿乘虚侵袭为其外因。经久不愈，使阳经气血运行障碍，可继发"身体手足不随"。

二十三、风湿候

【原文】风湿者，是风气与湿气共伤于人也。风者，八方之虚风；湿者，水湿之蒸气也。若地下湿，复少霜雪，其山水气蒸，兼值暖，腼退⑦人腠理开，便受风湿。其状令人懈惰⑧，精神昏愦⑨。若经久，亦令人四肢缓纵不随。入脏则暗痖⑩，口舌不收；或脚痹弱，变成脚气⑪。其汤熨针石，别有正方；补养宣导，今附于后。

养生方真诰云：栉头⑫理发，欲得多过⑬，通流血脉，散风湿。数易栉⑭，更番用之。

① 入：原作"人"，形近致误。据汪本、周本、政保本改。
② 任臂：宋本、汪本、周本同，《外台秘要》卷十九风湿痹方作"任纵臂"。
③ 用行：宋本、汪本、周本同，《外台秘要》卷十九风湿痹方作"周行"，义胜。周行，即全部按上述导引方法进行。周，遍。
④ 从足至头：指摩腹的方向从下向上。
⑤ 跷：宋本、汪本、周本同，《外台秘要》卷十九风湿痹方、《普济方》卷一百八十五风湿痹作"伸"。
⑥ 闭气：《至游子·内德篇》："闭气者，自一至十，以心默数之，九九而止。闭气者，非闭噎其气也，乃神定气和，绝思忘虑，使鼻息若有若无。"
⑦ 腼退：山田业广曰："皆是取义于不充实也。"
⑧ 懈（xiè 谢）惰：倦怠乏力。
⑨ 昏愦（kuì 溃）：昏乱，糊涂。
⑩ 痖：通"哑"。不能正常发音或发音不清。
⑪ 脚气：病名。出自《肘后备急方》卷三，古称缓风、壅疾、脚弱。因外感湿邪风毒，或饮食厚味所伤，积湿生热，流注腿脚而成。症初见腿脚麻木、酸痛，软弱无力，或挛急，或肿胀，或萎枯，或发热。进而入腹攻心而见小腹不仁，呕吐不食，心悸，胸闷，气喘，神志恍惚，言语错乱等症。治宜宣壅逐湿为主，或兼祛风清热，调气行血等法。常用方剂有鸡鸣散、济生槟榔汤、防己饮等。脚气有干脚气和湿脚气之分。
⑫ 栉（zhì 治）头：梳头。
⑬ 过：遍。《素问·玉版论要》："逆行一过。"王冰注曰："过，谓遍也。"
⑭ 栉：梳子、篦子等梳头用具。

【按语】本候论述了风湿病的成因与症状，指出体虚而腠理开合失司为其内因，风湿之邪侵袭乃其外因。症见倦怠乏力，精神萎靡。日久可引起四肢不随、音哑、脚气等继发病。

二十四、风痹候

【原文】痹者，风寒湿三气杂至，合而成痹。其状肌肉顽厚①，或疼痛。由人体虚，腠理开，故受风邪也。病在阳②曰风，在阴③曰痹，阴阳俱病曰风痹。

其④以春遇痹⑤者为筋痹⑥，则筋屈⑦；筋痹不已⑧，又遇邪者，则移入肝；其状夜卧则惊，饮多小便数⑨。夏遇痹者为脉痹⑩，则血凝⑪不流，令人萎黄⑫；脉痹不已，又遇邪者，则移入心；其状心下鼓，气暴上逆，喘不通，嗌干，喜噫⑬。仲夏⑭遇痹为肌痹⑮；肌痹不已，复⑯遇邪者，则移入脾；其状四肢懈惰⑰，发咳呕汁。秋遇痹者为皮痹⑱，则皮肤无所知；皮痹不已，又遇邪，则移入于肺，其状气奔痛⑲。冬遇痹者为骨痹⑳，则骨重不可举，不随而痛；骨痹不已，又遇邪，则移入于肾；其状喜胀㉑。

诊其脉，大而涩者为痹，脉来急者为痹㉒。其汤熨针石，别有正方；补养宣导，今附于后。

---

① 顽厚：肌肤麻木，感觉迟钝。

② 阳：此指皮肤。《灵枢·寿夭刚柔》："皮肤为阳。"

③ 阴：此指筋骨。《灵枢·寿夭刚柔》："筋骨为阴。"

④ 其：假如，假使。《经传释词》："其，犹若也。"

⑤ 痹：《素问·痹论》《针灸甲乙经》卷十第一、《太素》均作"此"。下同。

⑥ 筋痹：原作"痹"。据《素问·痹论》及本卷风四肢拘挛不得屈伸候改。

⑦ 则筋屈：《素问·痹论》作"在于筋则屈不伸"。《针灸甲乙经》作"在筋则屈而不伸"。

⑧ 已：痊愈，停止。

⑨ 饮多小便数：《素问·痹论》作"多饮数小便，上为引如杯"。

⑩ 脉痹：五体痹之一。多因心气不足，风寒湿邪侵袭于血脉，使血脉凝滞而发为脉痹。症见肢节疼痛，痛处固定，遇寒痛甚，或局部冷痛青紫，或血脉显露呈条索状。治宜散寒除湿，活血化瘀。可用当归四逆汤合活络效灵丹。

⑪ 凝：原作"淚"，《太素》同。据《素问·痹论》《针灸甲乙经》《永乐大典》卷一万三千八百七十九风痹改。古书"淚""凝"二字有互用者，但两者音义不同，殆为形近之误。杨上善注曰："淚，音俟，水厓，义当凝也。"

⑫ 令人萎黄：《素问·痹论》《针灸甲乙经》《太素》无此四字。

⑬ 心下鼓，气暴上，逆喘不通，嗌（yì益）干，喜噫（ài爱）：《素问·痹论》作"脉不通，烦则心下鼓，暴上气而喘，嗌干，喜噫，厥气上则恐"。《太平圣惠方》卷十九治风痹诸方作"心下鼓气，卒然逆喘不通"。心下鼓，即心悸。鼓，动。嗌，指咽喉。噫，即嗳气。

⑭ 仲夏：似当作"长夏"，即农历六月份，才与脾所主季节相应。

⑮ 肌痹：五体痹之一。以肌肉顽麻不仁、酸痛为特点。治宜散寒除湿。方用除湿蠲痹汤加减，亦可选薏苡汤、三痹汤、神效黄芪汤（《类证治裁·痹证论治》）。

⑯ 复：原作"后"，形近致误。据《素问·痹论》《太平圣惠方》改。

⑰ 四肢懈（xiè谢）惰：四肢倦怠乏力。

⑱ 皮痹：五体痹之一。多因风寒湿邪乘肺虚表卫不固而侵袭皮肤，留而不去，使营卫受阻而发为皮痹。症见皮寒不仁。治宜调和营卫，祛风散寒除湿。可用黄芪建中汤合羌活胜湿汤加减。

⑲ 气奔痛：《素问·痹论》作"烦满喘而呕"。《太平圣惠方》卷十九治风痹诸方作"气奔喘痛"。

⑳ 骨痹：五体痹之一。症见骨痛不可举，骨酸痛，身寒。治宜温肾散寒。方用右归丸合肾着汤加减，亦可选安肾丸（《类证治裁·痹证论治》）。

㉑ 喜胀：《素问·痹论》作"善胀，尻以代踵，脊以代头"。

㉒ 脉来急者为痹：此后《太平圣惠方》卷十九治风痹诸方有"脉涩而紧者为痹也"一句。

养生方云：因汗入水，即成骨痹。

又云：忍尿不便，膝冷成痹。

又云：大汗勿偏脱衣，喜偏风半身不随。

养生方要集云：大汗急傅①粉。著汗湿衣，令人得疮，大小便不利②。

养生方导引法云③：一曰，以右踵拘左足拇趾④，除风痹；二曰，以左踵拘右足拇趾，除厥痹；三曰，两手更引足跌⑤置膝上，除体痹。

又云：偃卧，合两膝头，翻两足，伸腰坐⑥，口内气，振⑦腹，自极⑧七息。除痹痛、热痛⑨，两胫不随。

又云：踞坐，伸腰，以两手引两踵，以鼻内气，自极七息，引两手⑩布两膝头。除痹呕。

又云：偃卧，端展⑪两手足臂，以鼻内气，自极七息，摇足三十而止。除胸足寒，周身痹，厥逆。

又云：正倚壁，不息行气，从头至足止。愈大风、偏枯、诸痹。

又云：左右手夹据地，以仰引腰，五息止。去痿痹，利九窍。

又云：仰两足指，五息止。引腰背痹，偏枯⑫；令人耳闻声。久行，眼耳诸根，无有挂碍。

又云：踞⑬，伸右脚，两手抱左膝头，伸腰，以鼻内气，自极七息。除难屈伸拜起，胫中疼痛痹。

又云：左右拱两臂，不息九通。治臂足痛，劳倦，风痹不随。

又云：凡人常觉脊倔强⑭而闷，仰面努髆井向上，头左右两向接⑮之，左右三七，一住⑯，待血行气动定，然始⑰更用。初缓后急，不得先急后缓。若无病人，常欲得旦起、午时、日没三辰如用，辰别二七⑱。除寒热病，脊、腰、颈、项痛，风痹。两膝颈头，以鼻内气，自极七息。除腰痹背痛⑲，口内生疮，牙齿风，头眩尽除。

---

① 傅（fū 夫）：通"敷"。搽，抹。

② 大小便不利：此上四条养生方，原书分别列为第二条、第五条、第十三条、第十四条，系错简。据《医方类聚》卷二十四诸风禁忌引《巢氏病源》文乙正。大，《备急千金要方》卷二十七第二作"令人"。

③ 养生方导引法云：原无。据本书体例补。

④ 以右踵拘左足拇趾：《王子乔导引法》作"偃卧，以右踵拘左足拇趾，以鼻内气，自极七息"。下句"以左踵拘右足拇趾"同。义长可从。

⑤ 足跌：足背。跌，通"跗"。《玉篇》："跗，足上也。跌同上。"

⑥ 坐：本卷风身体手足不随候养生方导引法无此字。

⑦ 振：原作"胀"。据本卷风身体手足不随候改。"振""胀"二字，在养生方导引法文中有时互用。

⑧ 自极：本卷风身体手足不随候无此二字。

⑨ 热痛：本卷风身体手足不随候、卷十二病热候作"壮热"。

⑩ 引两手：原在后文"除痹呕"之后，系错简。据文义移此。

⑪ 端展：伸直舒展。《广韵》："端，正也，直也。""展，舒也。"

⑫ 五息止。引腰背痹，偏枯：原作"引五息，止腰背痹枯"。据本卷风偏枯候养生方导引法改。

⑬ 踞：本卷风四肢拘挛不得屈伸候养生方导引法作"踞坐"。

⑭ 倔强：指脊背强直不舒。

⑮ 接（ruó）：同"挼"，挪动。《正字通》："挼，俗接字。"

⑯ 一住：暂停。《广韵》："住，止也。"

⑰ 然始：然后。《资治通鉴·唐纪》："然始开仓赈给。"注："然始，犹今言然后也。"

⑱ 二七：本书卷二十九风齿候养生方导引法作"三七"。

⑲ 两膝颈头……除腰痹背痛：此十七字似衍文，或另为一条导引法。

【按语】本候导引第二条与本卷风身体手足不随候导引第二条同，第五条与本卷风偏枯候导引第一条同，第七条与风偏枯候导引第二条同。

二十五、血痹候

【原文】血痹①者，由体虚邪入于阴经故也。血为阴，邪入于血而痹，故为血痹也。其状，形体如被微风所吹②。此由忧乐之人③，骨弱肌盛，因④疲劳汗出，卧不时动摇，肤腠开，为风邪所侵也。

诊其脉自微涩在寸口，而关上小紧，血痹也。宜可针引阳气，令脉和紧去则愈。

【按语】本候论述了血痹的病因、脉象及针刺法则。强调优越享乐之人"骨弱肌盛"的正虚体质是血痹发生的内因；"劳则气耗"（《素问·举痛论》）致卫外不固，或当风睡卧，腠理开合失司，而

风邪乘虚侵袭是其外因。内外合邪，使血气痹阻不通，故发为血痹。

二十六、风惊邪候

【原文】风惊邪⑤者，由体虚，风邪伤于心之经也。心为手少阴之经，心气虚，则风邪乘虚伤其经，入舍⑥于心，故为风惊邪也。其状乍⑦惊乍喜，恍惚⑧失常是也。

二十七、风惊悸候

【原文】风惊悸⑨者，由体虚，心气不足，心之府⑩为风邪所乘；或恐惧忧迫，令心气虚，亦受于风邪。风邪搏于心，则惊不自安。惊不已，则悸动不定。其状，目精⑪不转，而不能呼⑫。

诊其脉，动而弱者⑬，惊悸也。动则为惊，弱则为悸。

① 血痹：病名。出《灵枢·九针论》。指邪入血分而致的痹证，见《金匮要略·血痹虚劳病脉证并治》。多由气血虚弱，当风睡卧，或因劳汗出，风邪乘虚侵入，使血气痹阻不通所致。症见身体不仁，肢节疼痛，脉微涩，尺脉小紧等。治宜益气和营，通阳行痹。可选黄芪桂枝五物汤、当归汤、防风散等方。亦指风痹，《备急千金要方》："指风痹游走无定处，名曰血痹。"
② 形体如被微风所吹：《金匮要略》卷六作"身体不仁，如风痹状"。
③ 忧乐之人：优越享乐之人。《金匮要略》作"尊荣人"，义同。忧，通"优"，优越。《说文解字》段注："忧，今作优。"《太平圣惠方》卷十九治风血痹诸方即作"优"。
④ 因：《金匮要略》作"重因"，义胜可从。
⑤ 风惊邪：病证名。指心气虚而为风邪所袭导致的精神性疾病。症见忽惊忽喜，精神恍惚。治宜养心安神祛风。方可用茯神丸、地黄煎丸等。
⑥ 舍：停留。
⑦ 乍：突然。
⑧ 恍惚：神思不定。
⑨ 风惊悸：病证名。指心悸因心气不足而风邪乘袭所致者。治宜镇心安神祛风。方可用镇心丸、定心防风散等。
⑩ 府：宋本、汪本、周本同，《外台秘要》卷十五《风惊悸方》作"经"。《备急千金要方》卷十四将心风惊悸亦归入小肠腑。
⑪ 精：宋本、汪本同。周本、《外台秘要》作"睛"，义同。
⑫ 呼：宋本、汪本、周本同。《太平圣惠方》卷二十治风惊悸诸方作"言"。
⑬ 诊其脉，动而弱者：《金匮要略》卷十六作"诊其寸口脉，动而弱者"，可参。

二十八、风惊恐候

【原文】风惊恐①者，由体虚受风，入乘脏腑。其状如人将捕之。心虚则惊，肝虚则恐。足厥阴为肝之经，与胆合；足少阳为胆之经，主决断②众事。心肝虚③而受风邪，胆气又弱，而为风所乘，恐如人捕之④。

二十九、风惊候

【原文】风惊者，由体虚，心气不足，为风邪所乘也。心藏神而主血脉。心气不足则虚⑤，虚则血乱，血乱则气并于血，气血相并，又被风邪所乘，故惊不安定⑥，名为风惊。

诊其脉，至⑦如数，使人暴惊，三四

日自已。其汤熨针石，别有正方；补养宣导，今附于后。

养生方云：精藏于玉房⑧，交接太数，则失精。失精者，令人怅怅，心常惊悸。

【按语】以上四候，论述风候悸恐的发病原因及其临床表现。内容异中有同，可以联系起来探讨。

从症状上看，风惊是惊而脉数；风惊邪是乍惊乍喜，恍惚失常；风惊悸是由惊而悸，甚至目睛不转，而不能呼；风惊恐则惊恐如人将捕之。四者之间，似有轻重缓急之分。其发病原因，虽与情志上的忧虑恐惧、肝胆之气虚怯等有密切的关系，但血虚而风邪伤心则是共同的。其常突然发作，又易迅速恢复，具有"风者善行数变"的特征。所以列入风病诸候。

---

① 风惊恐：病证名。指风邪所致的神志不宁，时发惊恐的病证。治用牡蛎汤、龙齿汤、龙骨汤等方。
② 决断：《素问·灵兰秘典论》："胆者，中正之官，决断出焉。"谓胆刚正果决，直而不疑，故决断出焉。
③ 心肝虚：《外台秘要》卷十五风惊恐方作"心肝既虚"。
④ 恐如人捕之：《外台秘要》卷十五风惊恐方作"故惊恐如人将捕之"。
⑤ 虚：《太平圣惠方》卷二十治风惊诸方作"血虚"。
⑥ 故惊不安定：宋本、汪本、周本同。《太平圣惠方》卷二十治风惊诸方作"故多惊，心神不安"。
⑦ 至：脉搏跳动的次数。
⑧ 玉房：《圣济总录》卷第二百神仙服气上："丹书：玉房为丹田，方一寸。"注曰："玉房在脐下三寸处。"

卷 二

风病诸候下　凡三十论

三十、历节风候

【原文】历节风①之状,短气,自汗出,历节疼痛不可忍,屈伸不得是也。由饮酒②腠理开,汗出当风所致也。亦有血气虚,受风邪而得之者。风历③关节,与血气相搏交攻,故疼痛。血气虚,则汗也④。风冷搏于筋,则不可屈伸,为历节风也。

【按语】本候所论历节风的成因,仅列举出酒后汗出当风和血气虚而受风邪,风寒搏于筋而致,论述较简略。《金匮要略·中风历节病脉证并治》论述该病,则重视内外合邪致病,其所论内因为心、肝、肾等脏气血不足,外因则涉及风、寒、湿、热诸邪,并对各自特点做了较为详尽的论述,宜参阅。

三十一、风身体疼痛候

【原文】风身体疼痛者,风湿搏于阳气故也。阳气虚者,腠理易开,而为风湿所折⑤,使阳气不得发泄,而与风湿相搏于分肉⑥之间,相击,故疼痛也。

诊其脉,浮而紧者,则身体疼痛。

三十二、风入腹拘急切痛候

【原文】风入腹拘急切痛⑦者,是体虚受风冷,风冷客于三焦,经⑧于脏腑,寒热交争,故心腹拘急切痛。

【按语】凡风湿、风冷的侵袭,均能使人发生痛证。其搏于表,则留于分肉,症见身体疼痛;客于里,则经于脏腑,症见心腹拘急切痛。这是邪客深浅不同,所以证候的表里轻重亦异。

三十三、风经五脏恍惚候

【原文】五脏处于内,而气行于外。

---

① 历节风:病名,亦称痛风、痛痹、风痹、白虎风、白虎历节。指气血虚而为风寒侵袭,或酒后当风所致,以关节剧烈疼痛、屈伸不利为主症的疾病。治可用乌头汤、仓公当归汤等方。
② 饮酒:《太平圣惠方》卷二十三治历节风方作"饮酒后"。
③ 历:经历,游走。《文选·东京赋》:"历世弥光。"注曰:"历,经也。"
④ 则汗也:宋本、汪本、周本同。《外台秘要》卷十四历节风方作"则汗出"。
⑤ 折:折伤,伤害。
⑥ 分肉:指皮内近骨之肉,与骨相分者。
⑦ 拘急切痛:拘挛急迫,其痛剧。切痛,痛如刀割。
⑧ 经:经过。在此含有侵入之意。

脏气实者，邪不能伤。虚则外气①不足，风邪乘之。然五脏心为神，肝为魂，肺为魄，脾为意，肾为志。若风气经②之，是邪干于正，故令恍惚。

【按语】本候所论为风邪所引起的精神疾患，与前后病情不相连属，似当移于四十七鬼邪候前。

三十四、刺风候

【原文】刺风③者，由体虚肤腠开，为风所侵也。其状，风邪走遍于身，而皮肤淫跃④。邪气与正气交争，风邪击搏，如锥刀所刺，故名刺风也。

养生方云：触寒来者⑤，寒未解，食热物，亦成刺风⑥。

三十五、蛊风候

【原文】蛊风⑦者，由体虚受风。其风在于皮肤，淫淫跃跃⑧，若画若刺⑨，一身尽痛；侵伤气血，其动作⑩，状如蛊毒⑪，故名蛊风也。

三十六、风冷候

【原文】风冷者，由脏腑虚，血气不足，受风冷之气。血气得温则宣流，冷则凝涩。然风之伤人，有冷有热。若夹冷者，冷折于气血，使人面青心闷，呕逆吐沫，四肢痛冷，故谓之风冷。其汤熨针石，别有正方；补养宣导，今附于后。

养生方导引法云：一足蹹地，足不动，一足向侧如丁字样，转身倚势，并手尽急回，左右迭互二七⑫。去脊风冷，偏枯不通润。

又云：蹲坐，身正头平，叉手按颏下，头不动，两肘向上振摇，上下来去七七。亦持手⑬三七，放纵身心。去乳房风冷肿闷⑭，鱼寸不调，日日损⑮。

又云：坐，两足长舒，自纵身，内

---

① 外气：卫外之气，即上文所言"气行于外"之生于五脏的卫气。
② 经：侵袭。
③ 刺风：病证名。指风寒蕴滞生热，遍身如针刺者。《圣济总录》卷十二："刺风者，以气血为风寒所侵，不得宣利，则蕴滞而生热，寒热相搏于皮肤之间，淫跃不得发泄，故遍身如针刺也。"治用芎枳丸等方。
④ 淫跃：指皮肤之游走性的跳动感。淫，流移。跃，跳跃。
⑤ 者：原无，宋本、汪本、周本同。据《备急千金要方》卷二十七第二补。
⑥ 刺风：原无，宋本、汪本同。据周本补。
⑦ 蛊风：病名。《圣济总录》卷十二："蛊风，论曰蛊风之状，在皮肤间一身尽痛，若划若刺，淫淫跃跃，如中蛊毒，故名蛊风。皆由体虚受风侵伤正气也……治蛊风身痛如刀划，白花蛇煎方。"
⑧ 淫淫跃跃：即"淫跃"的叠词，指游走往来，皮肉眴动感。
⑨ 若画若刺：如用尖锐的东西刻划。
⑩ 动作：指蛊风发作时的状态。
⑪ 蛊毒：病名，出《肘后备急方》。症状复杂，变化不一，病情一般较重。蛊毒可类似于西医学的一些危急病证、恙虫病、急慢性血吸虫病、重症肝炎、肝硬化、重症细菌性痢疾、阿米巴痢疾等。
⑫ 二七：原无。据本书卷一风偏枯候养生方导引法补。
⑬ 持手：握手。《说文解字》："持，握也。"
⑭ 肿闷：肿胀不舒。闷，不爽，不舒畅。
⑮ 鱼寸不调，日日损：其义未详，待考。

气向下，使心内柔和适散①，然始屈一足，按膝下，长舒一足，仰足趾向上使急②，仰眠，头不至席，两手急努向前，头向上努挽，一时各各取势，来去二七，迭互亦然。去脚疼，腰髋冷血冷风，日日渐损。

又云：长舒足，肚腹著席，安徐看气③向下，知有去处，然始著两手掌拓席，努使臂直，散脊背气向下，渐渐尽势，来去二七。除脏腑内宿冷，脉急，腰髋风冷。

又云：欲以气出汗④，拳手⑤屈膝侧卧，闭气自极，欲息气定，复闭气，如此汗出乃止。复转卧，以下居上，复闭气如前，汗大出乃止。此主治身中有风寒。欲治股胫手臂痛法：屈一胫一臂，伸所病者，正偃卧，以鼻引气，令腹满，以意推之，想气行至上，温热，即愈。

又云：肚腹著席，长舒一足，向后急努足指，一手舒向前尽势，将一手向背上挽足倒急势，头仰蹙⑥背使急。先用手足斜长舒者，两向自相挽急，始屈手足共头，一时取势。常记动手足，先后交番，上下来去二七，左右亦然。去背、项、腰、膝、髋井风冷疼闷，脊里倔强。

又云：正坐⑦，两手向后捉腕，反向拓席，尽势，使腹弦弦上下⑧，七，左右换手亦然。损⑨腹肚冷风宿气积，胃口冷，食饮进退⑩，吐逆不下。

又云：凡学将息人，先须正坐，并膝头、足；初坐，先足趾相对，足跟外扒。坐上，欲安稳，须两足跟向内相对，坐上，足指外扒⑪。觉闷痛，渐渐举身似款便⑫，坐上。待共两⑬坐相似不痛，始⑭双竖足跟向上，坐上，足趾并反向外。每坐常学⑮。去膀胱内冷⑯，膝冷，两足冷痛，上气，腰痛，尽自消适。

又云：长舒一足，一脚屈，两手挽膝三里⑰，努膝向前，身却挽，一时取

---

① 柔和适散：柔和，宋本、汪本、周本同。《外台秘要》卷十八脚气论养生方导引法作"气和"。适散，舒适松散。
② 急：与"极势"同义。指尽力使导引姿势达到极点，并感到困难，不能再有进展。
③ 安徐看气：安徐，徐缓。看气，即"内视法"，为养生导引的方法之一。《备急千金要方》卷二十七第二云："常当习黄帝内视法，存想思念，令见五脏如悬磬，五色了了分明，勿辍也，心眼观气，上入顶，下达涌泉。"
④ 欲以气出汗：考下文之意，似当为"欲以闭气出汗"。
⑤ 拳手：手臂弯曲。拳，通"蜷""蜷""卷"二字，本书多作"拳"。如卷七伤寒病诸候有"恶寒身拳而利"。
⑥ 蹙（cù促）：接近，靠近。《广雅》："蹙，迫也。"
⑦ 正坐：原作"坐正"，倒文。据本书卷二十一呕吐候养生方导引法改。
⑧ 使腹弦弦上下：弦弦，原作"眩眩"，形近致误。据本书卷二十一呕吐候养生方导引法改。指两手反向后拓席，并加调气，鼻吸气时，腹部鼓起，使腹壁弦急，并上下运动。
⑨ 损：本书卷二十一呕吐候养生方导引法作"除"，义近。
⑩ 进退：偏义复词，义指"退"，即减少之意。
⑪ 坐上，足指外扒：此与导引动作不相合，似当为"足指外扒，坐上"。
⑫ 款便：款，原作"疑"。据本书卷五腰痛候、卷十三上气候养生方导引法改。款，原意为"欲"，《说文》："意有所欲也。"款便，意即欲解大便，在此引申为作登厕姿势。
⑬ 两：原作"内"，宋本、汪本、周本同。形近之误，据文义改。
⑭ 始：原作"如"。据本书卷五腰痛候、卷十三上气候养生方导引法改。
⑮ 学：原无。据本书卷五腰痛候补。本书卷十三上气候作"觉"。学，指兼学调息方法。
⑯ 冷：原作"气"，与文意不合。据本书卷五腰痛候、卷十三上气候养生方导引法改。
⑰ 膝三里：经穴名，即"足三里"。在外膝眼下3寸，胫骨前峭外旁开1横指犊鼻穴与解溪穴连线上。属足阳明胃经。在此是指该处部位。

势，气内散消，如似骨解。迭互换足，各别三七，渐渐去髀脊冷风、冷血、筋急。

又云：两手向后，倒挽两足，极势。头仰，足指向外努之，缓急来去，七，始手向前直舒，足自摇，膝不动，手足各二七。去脊腰闷风冷。

又云：身平正，舒两手向后，极势，屈肘向后空捺，四七。转腰，垂手向下，手掌四面转之。去臂内筋急。

又云：两手长舒，令①掌向下，手高举与髀齐，极势，使髀闷痛，然始上下摇之二七。手下至髀还，上下缓急。轻手前后散振，双手前拓，努手合掌向下②，七。去髀内风冷疼，日消散。

又云：两③手掌倒拓两髀井前，极势，上下傍两掖，急努振摇，来去三七，竟。手不移处，努两肘向④上急势，上下振摇二七，欲得拳两手七，因⑤相将三七。去项髀筋脉急努⑥。一手屈拳向后⑦左，一手捉肘头，向内挽之，上下一时尽势。屈手散放，舒指三，方转手，皆极势四七。调肘髀骨筋急强。两手拓，向上极势，上下来去三七，手不动，时⑧

两肘向上，极势，七。不动手肘臂，侧身极势，左右回三七。去颈骨冷气风急。前一十二件有此法，能使气。人行之，须在疾中可量。

【按语】 本候导引第一条与卷一风偏枯候导引第五条略同，可互参。

三十七、风热候

【原文】 风热病者，风热之气，先从皮毛入于肺也。肺为五脏上盖⑨，候身之皮毛。若肤腠虚，则风热之气，先伤皮毛，乃入肺也。其状，使人恶风寒战，目欲脱⑩，涕唾⑪出。候之三日内及五日内，目⑫不精明者是也；七八日，微有青黄脓涕，如弹丸⑬大，从口鼻内出，为善也。若不出，则伤肺，变咳嗽唾脓血也。

三十八、风气候

【原文】 风气者，由气虚受风故也。肺主气⑭，气之所行，循经络，荣脏腑，而气虚则受风。风之伤气，有冷有热，

---

① 令：原作"合"，与导引动作不合。据本卷风头眩候养生方导引法改。
② 双手前拓，努手合掌向下：此十字原错简于文末，元本、汪本、周本同。今据导引法乙正。
③ 两：原脱。据本书卷二十二筋急候养生方导引法补。
④ 向：原脱。据本书卷二十二筋急候养生方导引法补。
⑤ 因：本书卷二十二筋急候养生方导引法作"自"。
⑥ 努：本书卷二十二筋急候养生方导引法作"劳"，义胜宜取。
⑦ 后：原无。据本书卷二十二筋急候养生方导引法补。
⑧ 时：本书卷二十二筋急候养生方导引法作"将"，义胜宜取。
⑨ 肺为五脏上盖：肺位最高，居于其它诸脏之上，所以称为五脏上盖。《灵枢·九针论》："肺者，五脏六腑之盖也。"盖，义同"伞"。
⑩ 目欲脱：形容眼球发胀，甚至突出，有如脱出之感。
⑪ 唾：唾沫。
⑫ 目：原无。据《外台秘要》卷十五风热方补。
⑬ 弹丸：弹弓所用的泥丸、石丸或铁丸。
⑭ 肺主气：《素问·五脏生成》："诸气者，皆属于肺。"故言"肺主气"。

冷则厥逆，热则烦惋①。其因风所为，故名风气。其汤熨针石，别有正方；补养宣导，今附于后。

养生方导引法云：一手前拓使急，一手发乳房②，向后急挽之，不得努用力气，心开下散，迭互相换手，三七。始将两手攀膝头，急捉，身向后极势，三七。去腕③闷疼。风府④、云门⑤气散⑥。

三十九、风冷失声候

【原文】风冷失声者，由风冷之气，客于会厌，伤于悬痈⑦之所为也。声气通发，事因关户⑧。会厌是音声之户，悬雍是音声之关。风冷客于关户之间，所以失声也。

四十、中冷声嘶候

【原文】中冷声嘶⑨者，风冷伤于肺之所为也。肺主气，五脏同受气于肺，而五脏有五声⑩，皆禀⑪所而通之。气为

阳，若温暖则阳气和宣，其声通畅。风冷为阴，阴邪搏于阳气，使气道不调流，所以声嘶也。

【按语】失声与声嘶在病理变化上，均有外感与内伤的不同。外感者，多因风热或风寒之邪犯肺，影响声带，即所谓"金实不鸣"，其发病急骤，治宜宣肺散邪。内伤者，多因久病致肺气阴亏虚而发病，即"金破不鸣"，治宜清金润燥。以上两候列于风病诸候之下，又是风冷所致，属于外感病变。

四十一、头面风候

【原文】头面风者，是体虚，诸阳经脉为风所乘也。诸阳经脉，上走于头面，运动劳役，阳气发泄，腠理开而受风，谓之首风⑫。病状，头面多汗，恶风，病甚则头痛。又，新沐⑬中风，则为首风。又，新沐头未干，不可以卧，使头重身热，反得风⑭则烦闷。

---

① 烦惋（wǎn 宛）：同"烦悗"，心胸烦热郁闷。
② 发乳房：从乳房部位开始。《广韵》："发，起也。"
③ 腕：当为"惋"或"脘"。
④ 风府：经穴名。在项后正中入发际1寸处，属督脉。在此是指该处部位。
⑤ 云门：经穴名。在锁骨下缘，距前正中线6寸处，属手太阴肺经。在此是指该处部位。
⑥ 气散：元本、汪本、鄂本均无。据周本、正保本补。
⑦ 悬痈：悬雍垂。俗称小舌头。痈，通"雍"。
⑧ 事因关户：指发声依赖于会厌、悬雍。事，在此指发声。因，依赖。关，即下言之"悬雍是音声之关"。户，即"会厌是音声之户"。
⑨ 中冷声嘶（sī 思）：风冷伤肺而声音嘶哑。前后诸候多以"风"字为首，以此类推，"中"字疑当为"风"字。中冷，作风冷伤肺解。
⑩ 五声：出《素问·阴阳应象大论》。指呼、笑、歌、哭、呻，分别为肝、心、脾、肺、肾所主之声。
⑪ 禀：承受，接受。
⑫ 首风：古病名，即"头面风"。《素问·风论》："新沐中风，则为首风。"《圣济总录·首风》："风邪得以乘之，故客于首而为病，其证头面多汗，恶风头痛。"治宜川芎散、防风饮、前胡汤、白僵蚕丸等方。
⑬ 沐：洗头。
⑭ 反得风：宋本、汪本、周本同。《太平圣惠方》卷二十二治头面风诸方作"或得风"。反，更，复。

诊其脉，寸口阴阳表里互相乘①。如风在首，久不瘥，则风入脑，变为头眩。其汤熨针石，别有正方；补养宣导，今附于后。

养生方云：饱食仰卧，久成气病头风。

又云：饱食沐发，作头风。

又云：夏不用②露面卧，露下堕面上，令面皮厚，喜成癣。一云作面风。

又云③：人常须日已没食讫，食讫即更不须饮酒，终天④不干呕。诸热食腻物，不饮冷醋浆，喜失声失咽。热食枕手卧，久成头风目涩。

养生方导引法云：一手拓颐⑤，向上极势，一手向后长舒急努，四方显手掌，一时俱极势，四七。左右换手皆然。拓颐手两向共头欹侧转身，二七。去臂髆头风，眠睡⑥。

又云：解发，东向坐，握固不息一通，举手左右导引，手掩两耳。治头风。令发不白，以手复捋⑦头五，通脉也。

又云：端坐伸腰，左右倾头⑧，闭目，以鼻内气，自极七息止，除头风⑨。

又云：头痛，以鼻内气⑩，徐吐出气，三十过休。

又云：抱两膝，自弃于地，不息八通。治胸中上至头诸病，耳⑪目鼻喉痛。

又云：欲治头痛，偃卧⑫闭气，令鼻极乃息，汗出乃止。

又云：又两手头后，极势，振摇二七，手掌翻覆安之⑬二七。头欲得向后仰之，一时一势，欲得欹斜四角，急挽之，三七。去头掖髆肘风。

四十二、风头眩候

【原文】风头眩者，由血气虚，风邪入脑，而引目系⑭故也。五脏六腑之精气，皆上注于目，血气与脉并于上系⑮，上属于脑，后出于项中。逢身之虚，则为风邪所伤，入脑则脑转而目系急，目系急，故成眩也。

---

① 寸口阴阳表里互相乘：阴阳表里，是指寸关尺三部所主的脏腑，腑属阳，主表；脏属阴，主里。相乘，指阴阳偏盛，互相乘克，如阴部反见阳脉，为阳气偏盛乘于阴；阳部反见阴脉，为阴气偏盛乘于阳。参阅《脉经》卷一第四。

② 不用：不可以。《说文解字》："用，可施行也。"

③ 又云：此条养生方原书列于养生方导引法第三条，系错简。据全书体例乙正。

④ 终天：宋本、汪本、周本同。《备急千金要方》卷二十六第四作"终身"，义同。终天，即终其天年。

⑤ 颐：下颏，腮部。

⑥ 眠睡：在此指嗜睡。本书卷三十一嗜眠候中亦引用这种导引法可证。

⑦ 捋（lǚ 屡）：抚摩，梳理。

⑧ 倾头：《王子乔导引法》作"倾侧"，义胜宜从。

⑨ 除头风：原在本候文中"自极七息止"之前，文义不通。据导引法文例移此。

⑩ 气：原无。据文义补。

⑪ 耳：原作"取"，形近致误。据正保本、周本、《医方类聚》卷二十四改。

⑫ 偃卧：原在本候文中"令鼻极"之后。据本卷风冷候养生方导引法移此。

⑬ 翻覆安之：即"反覆按之"。翻，通"反"。安，通"按"。

⑭ 目系：出自《灵枢·大惑论》。指眼睛内连于脑的脉络。

⑮ 血气与脉并于上系：宋本、汪本、周本同。《外台秘要》卷十五风头眩方作"血气与脉并上为系"。并于上系，指血气与经脉均上行，并入于目系。

诊其脉，洪大而长者风眩。又得阳经①浮者，暂起②目眩也。风眩久不瘥，则变为癫疾③。其汤熨针石，别有正方；补养宣导，今附于后。

养生方导引法云：以两手抱右膝，著膺，除风眩。

又云：以两手承④辘轳⑤倒悬，令脚反在其上元⑥。愈头眩风癫。坐地，舒两脚，以绳鞯⑦之，大绳鞯讫，拖辘轳上来下去，以两手挽绳，使脚上头下，使离地，自极十二通。愈头眩风癫。久行，身卧空中，而不堕落。

又云：一手长舒，令⑧掌仰；一手捉颐，挽之向外，一时极势，二七。左右亦然。手不动，两向侧，极势，急挽之，二七。去颈⑨骨急强，头风脑旋，喉痹，髆内冷注，偏风。

又云：凡人常觉脊背倔强，不问时节，缩咽髆内，仰面，努髆井向上，头左右两向挼⑩之，左右三七，一住，待血行气动住，然始更用，初缓后急，不得先急后缓。若无病人，常欲得旦起、午时、日没三辰，辰别二七。除寒热病，脊腰颈项痛，风痹，口内生疮，牙齿风，头眩⑪，众病尽除。

又云：坐地，交叉两脚，以两手从曲脚中入，低头，又手项上⑫。治久寒不能自温⑬，耳不闻声。

又云：脚著项上，不息十二通，愈⑭大寒不觉暖热，久顽冷患，耳聋目眩病。久行即成法，法身⑮五六，不能变也。

又云：低头，不息六通。治耳聋，目癫眩，咽喉不利。

又云：伏前侧牢，不息六通。愈耳聋目眩。随左右聋伏，并两膝，耳著地。牢，强意多用力至大极。愈耳聋目眩病。久行不已，耳闻十方，亦能倒头，则不眩也。八件有此术，亦在病疾难为⑯。

【按语】本候导引第一条与本书卷一风四肢拘挛不得屈伸候导引第三条同，第三条与卷一偏风候导引第一条同。第四条与卷一风痹候导引第十条内容略同，可互参。

---

① 阳经：汪本、周本同，宋本、《脉经》卷二第四、《外台秘要》卷十五风头眩方作"阳维"。
② 暂起：突然坐起或起立。暂，猝然、突然。《广雅》："暂，猝也。"
③ 癫疾：原作"癫以"。据汪本、周本改。
④ 承：宋本、汪本、周本同；《宁先生养生导引法》作"捉绳"，义长。
⑤ 辘轳（lù lu 鹿卢）：汲取井水的起重装置。井上立支架，上承横轴，其中段两边装有若干直木，状如车辐，两者之间又连以横木，以扩大横轴转动时的半径，而便于汲水。
⑥ 上元：即上头。
⑦ 鞯（bàn 半）：同"绊"，缠住。原意指套住马脚之绳。《增韵》："系足曰绊。"
⑧ 令：原作"合"，形近致误。据周本改。
⑨ 颈：原作"头"。据本书卷一偏风候养生方导引法改。
⑩ 挼：同"挪"。
⑪ 头眩：此前原有"颈"字，据本书卷一风痹候、卷二十九风齿候养生方导引法删。
⑫ 低头，又手项上：原作"低头又项上"。据本书卷三虚劳寒冷候养生方导引法改。
⑬ 不能自温：原作"不然能自湿"，义不可通。据本书卷三虚劳寒冷候、卷二十九耳聋候养生方导引法改。
⑭ 愈：此后原有"又云"二字。据本书卷二十九耳聋候养生方导引法删。
⑮ 法身：亦称"佛身"。梵文之意译。佛教名词，指以佛法成身，或身俱一切佛法。此下"五六"二字，意未详。
⑯ 八件有此术，亦在病疾难为：指前八条导引法难度都比较大，都是在疾病难以治疗时所用之法。

四十三、风癫候

【原文】风癫①者，由血气虚，邪②入于阴经故也。人有血气少，则心虚而精神离散，魂魄妄行，因为风邪所伤，故邪入于阴，则为癫疾。又人在胎③，其母卒大惊，精气并居④，令子发癫。其发则仆⑤地，吐涎沫，无所觉是也。原⑥其癫病，皆由风邪故也。其汤熨针石，别有正方；补养宣导，今附于后。

养生方云：夫人见十步直墙，勿顺墙而卧，风利吹人，必发癫痫及体重。人卧春夏向东，秋冬向西，此是常法。

养生方导引法云：还向反望⑦，不息七通。治咳逆，胸中病，寒热，癫疾，喉不利，咽干咽塞。

又云：以两手承辘轳倒悬，令脚反在⑧上元。愈头眩风癫。坐地，舒两脚，以绳靽之，以大绳靽讫，拖辘轳上来下去，以两手挽绳，使脚上头下，不使离地⑨，自极十二通。愈头眩风癫。久行，身卧空中，而不堕落。

【按语】本候所论之风癫，实乃当今之癫痫病，其中所述之"人在胎，其母卒大惊，精气并居，令子发癫"一段，出自《素问·奇病论》，故又名为"胎病"，说明早在两千余年以前，我国古代的医家即认识到该病的发生与遗传因素有关。

四十四、五癫病候

【原文】五癫者，一曰阳癫，发如死人，遗尿，食顷⑩乃解。二曰阴癫，初生⑪小时，脐疮未愈⑫，数洗浴，因此得之。三曰风癫，发时眼目相引⑬，牵纵⑭反强⑮，羊鸣，食顷方解。由热作汗出当风，因房室过度，醉饮，令心意逼迫⑯，短气脉悸⑰得之。四曰湿癫，眉头痛，身

---

① 风癫：即痫证。俗称"羊癫风"。多因气血亏虚，邪入阴经；或在胎时母卒受惊，精气并居所致。症见发时仆地吐涎沫而无所觉，眼目相引，牵纵反强，羊鸣，食顷方解。方宜莨菪子散等。
② 邪：《外台秘要》卷十五风癫方作"风邪"。
③ 在胎：《外台秘要》卷十五风癫方作"在胎时"。
④ 精气并居：指精气与逆乱之气相并，损及于胎。《素问·奇病论》："精气并居。"张景岳注曰："惊则气乱而逆，故气上不下，气乱则精亦从之，故精气并及于胎，令子为癫痫疾也。"
⑤ 仆（pū 扑）：跌倒。
⑥ 原：推求其因。
⑦ 还向反望：回头向侧、向后看。
⑧ 反在：《外台秘要》卷十五风癫方作"反在其"。
⑨ 不使离地：本书卷二风头眩候养生方导引法作"使离地"，与导引姿势相合，宜从。
⑩ 食顷：吃一顿饭的时间，形容时间很短。顷，短时间。
⑪ 初生：宋本、汪本、周本同。《外台秘要》卷十五五癫方作"坐"。
⑫ 脐疮未愈：指新生儿脐带断后，创口尚未愈合。疮，通"创"。
⑬ 眼目相引：眼睛呆滞不动，象被牵拉住一般。引，牵拉。
⑭ 牵纵：肢体抽搐。
⑮ 反强（jiàng 匠）：脊强反折。
⑯ 心意逼迫：心中急切不安。
⑰ 脉悸："心悸"的同义词。《灵枢·九针论》云："心主脉。"

重。坐①热沐头，湿结②，脑沸③未止得之。五曰马癫④，发作时时，反目⑤口噤，手足相引，身体皆然⑥。

诊其脉，心脉微涩，并脾脉紧而疾者，为癫脉也⑦。肾脉⑧急甚，为骨癫疾。脉洪大而长者，癫疾；脉浮大附阴⑨者，癫疾；脉来牢⑩者，癫疾。三部脉紧急者可治；发则仆地，吐沫无知，若彊倞⑪，起如狂及遗粪者，难治。脉虚则可治，实则死。脉紧弦实牢者生，脉沉细小者死。脉搏大滑，久久自已。其脉沉小而疾，不治⑫；小牢急，亦不可治。

【按语】癫病的定义，在本书卷三十七癫狂候中有明确描述："癫者，卒发仆地，吐涎沫，口喎，目急，手足缭戾，无所觉知，良久乃苏。"由其症观之，实乃后世所论之癫痫。古代癫痫二字通用，故痫亦称为癫。又有十岁以上为癫，十岁以下为痫之说。《备急千金

要方》始并称为癫痫。本候论述五癫，内容不一致，有的只有症状，有的只有病因，有的两者兼有。其中阳癫、风癫与马癫，殆为癫痫发作时的不同表现；湿癫类似于癫痫性头痛；阴癫虽未论述症状，仅述病因，仔细推究当为小儿破伤风。至于"汗出当风""房室过度，醉饮"以及"热沐头"等有关病因的阐述，可能都为癫痫发病的诱因。文末所论癫病之脉象以及据此而推测癫病的预后吉凶，可供临床参考，不必拘泥。

四十五、风狂病候

【原文】狂病者⑬，由风邪入并于阳所为也。风邪入血，使人阴阳二气虚实不调，若一实一虚，则令血气相并。气并于阳，则为狂发，或⑭欲走，或自高贤，称神圣是也。又肝藏魂，悲哀动中则伤魂，魂伤则狂妄不精明⑮，不敢正当

---

① 坐：因为，由于。

② 结：通"髻"，指头上发髻。

③ 沸：宋本、汪本、周本同，《备急千金要方》卷十四第五作"汗"。沸，水涌出，引申为头汗出如沸。

④ 马癫：本书卷三十七癫狂候作"劳癫"。

⑤ 反目：两目上翻。反，通"翻"。

⑥ 身体皆然：《外台秘要》卷十五之五癫方作"身热，坐小时膏气脑热不和，得之皆然"。

⑦ 并脾脉紧而疾者，为癫脉也：《灵枢·邪气脏腑病形》及《脉经》均曰："肺脉急甚为癫疾。"疑"脾"字当为"肺"字。

⑧ 肾脉：原无，宋本、汪本、周本同。据《脉经》卷三第五、《外台秘要》补。

⑨ 附阴：意义不详，据《脉经》卷五第二云："附阳脉强，附阴脉弱"，姑作"脉弱"解。一说尺为阴部，"附阴"就是见于尺部。并存待考。

⑩ 牢：《外台秘要》卷十五之五癫方作"牢疾"。

⑪ 彊倞（qiáng jìng 强敬）：强劲有力。彊，通"强"。倞，《说文解字》："倞，彊也。"

⑫ 其脉沉小而疾，不治："而"字原书版蚀，据汪本、周本补。宋本、《外台秘要》作"急"。《素问》新校正引巢元方作"脉沉小急实，死不治"。

⑬ 狂病：宋本、汪本、周本同。《外台秘要》卷十五风狂方作"风狂者"，与标题相洽，义较长。

⑭ 或：宋本、汪本、周本同。《太平圣惠方》卷二十治风狂诸方作"时"。

⑮ 不精明：头脑昏乱，神志失常。《素问·脉要精微论》："头者，精明之府。"宋本、元本无"明"字。

人①，阴缩②而挛筋，两胁骨不举③。毛瘁色夭④，死于秋⑤。皆由血气虚，受风邪，致令阴阳气相并所致，故名风狂。

四十六、风邪候

【原文】风邪者，谓风气伤于人也。人以身内血气为正，外风气为邪。若其居处失宜，饮食不节，致腑脏内损，血气外虚，则为风邪所伤。故病有五邪：一曰中风，二曰伤暑，三曰饮食劳倦，四曰中寒⑥，五曰中湿，其为病不同。

风邪者，发则不自觉知，狂惑⑦妄言，悲喜无度是也。其汤熨针石，别有正方；补养宣导，今附于后。

养生方导引法云：脾主土，土暖如⑧人肉，始得发汗，去风冷邪气。若腹内有气胀，先须暖足，摩脐上下并气海⑨，不限遍数，多为佳。如⑩得左回右转，三七。和气如用，要用身内一⑪百一十三法，回转三百六十骨节，动脉摇筋，血

气布泽，二十四气和润，脏腑均调。和气在用，头动转摇振，手气向上，心气则下，分明知去知来。莫问平手、欹腰，转身、摩气，屈蹙回动，尽⑫，心气放散，送至涌泉，一一不失气之行度，用之导益⑬；不解用者，疑如气乱。

【按语】本候所论包括两部分内容，其一论"五邪发病"，承自《难经·四十九难》："何谓五邪？然，有中风，有伤暑，有饮食劳倦，有伤寒，有中湿。此谓之五邪。"二为风邪病，即由风邪所致之神志狂乱，精神失常，但所述内容过于简单。

四十七、鬼邪候

【原文】凡邪气鬼物所为病也，其状不同。或言语错谬⑭，或啼哭惊走，或癫狂惛乱⑮，或喜怒悲笑，或大怖惧⑯如人来逐⑰，或歌谣咏啸⑱，或不肯语。持针置发中，入病者门，取坍岸水，以三尺

----

① 不敢正当人：不敢正面向人，即不敢见人。
② 阴缩：原无。据《灵枢·本神》补。
③ 两胁骨不举：胁肋牵引，不能举动。
④ 毛瘁色夭：毛发枯槁，肤色憔悴。瘁，通"悴"，憔悴。夭，暗，枯槁不泽。
⑤ 死于秋：《太平圣惠方》作"者死"。
⑥ 中寒：宋本、汪本、周本同。《难经·四十九难》作"伤寒"，义同。
⑦ 狂惑：狂乱，精神错乱。《说文解字》："惑，乱也。"
⑧ 如：往，至。《尔雅》："如，往也。"
⑨ 气海：经穴名。在脐下1.5寸，属任脉。在此指该处部位。
⑩ 如：乃。《经传释词》："如，犹乃也。"
⑪ 一：原书版蚀缺字。据本书卷十六、宋本、汪本、周本补。
⑫ 尽：指上述导引动作做完了。《玉篇》："尽，终也。"
⑬ 导益：本书卷十六腹胀候养生方导引法作"有益"，义长宜从。
⑭ 错谬：错乱谬误。
⑮ 惛乱：昏乱。惛，通"昏"。
⑯ 怖惧：恐惧。怖，惶惧。
⑰ 逐：周本同，宋本作"录"，汪本、正保本作"捕"。逐，《说文解字》："追也。"即追捕之意。
⑱ 歌谣咏啸：无乐器伴奏的歌唱称歌谣。曼声长吟，撮口发音而歌唱称咏啸。

新白布覆之，横刀膝上，呼病者前，矜庄①观视病者语言颜色，应对不精明，乃以含水噀②之。勿令病者起，复低头视，满三噀后熟拭之③。若病困劣惛冥④，无令强起，就视之，惛冥遂不知人，不肯语，以指弹其额，近发际，曰："欲愈乎?"犹不肯语，便弹之二七，曰"愈"。愈即就鬼，受以情实。

若脉来迟伏，或如鸡啄⑤，或去，此邪物也。若脉来弱，绵绵迟伏，或绵绵不知度数，而颜色不变，此邪病也。脉来乍大乍小，乍短乍长，为祸⑥脉。两手脉浮之细微⑦，绵绵不可知，俱有阴脉，亦细绵绵，此为阴跷、阳跷⑧之脉也。此家曾有病痱风死⑨，苦恍惚，亡人为祸也。脉来洪大弱者，社祟。脉来沈沈涩涩，四肢重，土祟。脉来如飘风，从阴趋⑩阳，风邪也。一来调，一来速，鬼邪也。脉有表无里，邪之祟⑪上得鬼病也。何谓表里？寸尺为表，关为里；两头有脉，关中绝⑫不至也。尺脉上不至关，为

阴绝；寸脉下不至关，为阳绝。阴绝而阳微，死不治也。其汤熨针石，别有正方；补养宣导，今附于后。

养生方云：《上清真人诀》曰：夜行常琢齿⑬，杀鬼邪。

又云：封君达，常乘青牛；鲁女生，常乘驳牛⑭；孟子绰，常乘驳马；尹公度，常乘青骡。时人莫知其名字为谁，故曰：欲得不死，当问青牛道士。欲得此色，驳牛为上，青牛次之，驳马又次之。三色⑮者，顺生之气也。故曰青牛者，乃柏木之精；驳牛者，古之神亓⑯之先；驳马者，乃神龙之祖也。云道士乘此以行于路，百物之恶精、疫气之疠鬼，长摄⑰之焉。

又云：仙经治百病之道，叩齿二七过，辄咽气二七过，如三百通乃止。为之二十日，邪气悉去；六十日，小病愈；百日，大病除，三蛊伏尸⑱皆去，面体光泽。

---

① 矜庄：端庄严肃。

② 噀（xùn 巽）：喷水。

③ 熟拭之：熟，有热之义。指用热布抹干喷上的水。

④ 困劣惛冥：病人困乏，昏昏欲睡。

⑤ 鸡啄：真脏脉之一，亦称"雀啄"。特点为脉象急数，节律不调，止而复作，犹如鸡雀啄食之状。

⑥ 祸：宋本、汪本、周本同。《脉经》卷四第二作"祟"，义同。《说文解字》："祟，祸也。"

⑦ 两手脉浮之细微：《脉经》卷二第四作"两手阳脉浮而细微"。

⑧ 阴跷、阳跷：均为奇经八脉之一，其循行及病候见《难经》二十八难、二十九难。

⑨ 病痱风死：宋本、汪本、周本同。《脉经》卷四第二作"病鬼魅风死"。

⑩ 趋：同"趋"。

⑪ 祟：原书版蚀缺字。据汪本、周本补。

⑫ 绝：断。

⑬ 琢齿：指上下牙齿相互磨叩。

⑭ 驳牛：杂色牛。驳，毛色不纯，杂色。《说文解字》："驳，马色不纯也。"

⑮ 三色：原作"二已"，形近致误。据本书卷十疫疠候养生方改。

⑯ 神亓（qí 其）：本书卷十作"神宗"。神亓，又作"神祇"，泛指各种神灵。古人将超越物质上的神灵分为三类：在天曰神，在人曰鬼，在地曰亓。

⑰ 摄：同"慑"，惧怕。

⑱ 三蛊伏尸：三蛊，即"三虫"，指长虫、赤虫、蛲虫等肠道寄生虫。详见本书卷十八三虫候。伏尸，病名。以心腹刺痛、胀满喘息、呈阵发性为特点的一类尸病。可参阅本书卷二十三伏尸候。

又，《无生经》曰：治百病、邪鬼、蛊毒①，当正偃卧，闭目闭气，内视②丹田③，以鼻徐徐内气，令腹极满，徐徐以口吐之，勿令有声。令入多出少，以微为之，故存视④五脏，各如其形色；又存⑤胃中，令鲜明洁白如素。为之倦极，汗出乃止，以粉粉身，摩捋形体。汗不出而倦者，亦可止。明日复为之。又当存作大雷电，隆隆鬼鬼⑥走入腹中。为之不止，病自除矣。

四十八、鬼魅⑦候

【原文】凡人有为鬼物所魅⑧，则好悲而心自动，或心乱如醉，狂言惊怖，向壁悲啼，梦寐⑨喜魇⑩，或与鬼神交通⑪，病苦乍寒乍热，心腹满，短气，不能饮食，此魅之所持⑫也。

【按语】鬼邪候与鬼魅候内容，多涉荒诞迷信，这是限于当时的历史条件。原文存而不论。其所述症状，大都是精神病的表现，有可以研究之处。又，因其与风癫、风狂等病相类似，都属于"风者善行而数变"的范围，故同列于风病诸候中。

四十九、恶风⑬须眉⑭堕落候

【原文】大风病，须眉堕落者，皆从风湿冷得之；或因汗出入水得之；或冷水入肌体得之；或饱酒卧湿地得之；或当风冲⑮坐卧树下及湿草上得之；或体痒搔之，渐渐生疮，经年不瘥，即成风疾⑯。八方之风，皆能为邪。邪客于经络，久而不去，与血气相干，则使荣卫不和⑰，淫邪⑱散溢⑲，故面色败，皮肤伤，鼻柱

① 蛊毒：病名。详见本卷蛊风候注释。
② 内视：详见本卷风冷候导引"看气"注释。
③ 丹田：关于丹田的部位，前人说法不一。有谓脐下3寸，有谓脐下1.5寸，有谓脐下1.3寸，有谓脐内1.3寸等。又说，丹田有三，上丹田在两眉之间（或谓在两眼之间），中丹田在心下（或谓在脐下），下丹田在脐下（或谓在会阴）。
④ 存视：即"内视法"。详见本卷风冷候导引"看气"注释。
⑤ 存：按上文义，当为"存视"或"存想"。下一"存"字同。
⑥ 隆隆鬼鬼：从本书卷二十五蛊毒候养生方导引法作"隆晃"。隆晃（huǎng），形容雷电的巨声和亮光。
⑦ 鬼魅（mèi 妹）：鬼魅精怪。旧时迷信以为人死后灵魂所归为"鬼"；物老其精所化为"魅"。《说文解字》："魅，老物精也。"
⑧ 魅：在此作迷惑困扰解。
⑨ 寐：原作"癔"，形近致误。从《外台秘要》卷十三鬼魅精魅方、《太平圣惠方》卷五十六治鬼魅诸方改。
⑩ 魇（yǎn 掩）：即梦魇。梦见可怕的事物而呻吟、惊叫。
⑪ 与鬼神交通：即"梦交"，病名。指睡眠则梦中性交的一种病证。多因摄养失宜，气血衰微；或七情所伤，心血亏虚，神明失养所致。治宜养心安神，方用柏子养心丸、桂枝龙骨牡蛎汤等。
⑫ 持：宋本、汪本、周本同。《太平圣惠方》卷五十六治鬼魅诸方作"致"。持，挟持。
⑬ 恶风：宋本、汪本、周本同。《太平圣惠方》卷二十四治大风鬓眉堕落诸方作"大风"，义同。《外台秘要》卷三十有"恶疾大风方"，内容与此略同。均是指麻风病。
⑭ 须眉：宋本、汪本、周本同。《太平圣惠方》作"鬓眉"。
⑮ 冲：《太平圣惠方》无此字。
⑯ 风疾：此处指"恶风"、"大风"病。
⑰ 和：宋本、汪本、周本同。元本、《太平圣惠方》作"利"字。
⑱ 淫邪：邪气侵淫。此处指下文八方之风太过，变成邪气。
⑲ 溢：宋本、汪本、周本同。《太平圣惠方》作"逸"字，义同。

坏①，须眉落。

西北方乾为老公，名曰金风，一曰黑风，二曰旋风，三曰愒风②，其状似疾。此风奄奄忽忽③，不觉得时，以经七年，眉睫堕落。

东风震为长男，名曰青风，一曰终风，二曰冲风，三曰行龙风，其状似疾。此风手脚生疮，来去有时，朝发夕发，以经五年，眉睫堕落。

东北方艮为小男，名曰石风，一曰春风，二曰游风，三曰乱风，其状似疾。此风体肉顽，班白④如癫，以经十年，眉睫堕落。

北风坎为中男，名曰水风，一曰面风，二曰瓦（字一作玄）风，三曰敖风，其状似疾。春秋生疮，淫淫习习⑤，类如虫行，走作无常，以经十年，眉睫堕落。

西南方坤为老母，名曰穴风，一曰吟风，二曰胪风，三曰脑风，其状似疾。不觉痛痒，体不生疮，真似白癫，以经十年，眉睫堕落。

东南方巽为长女，名曰角风，一曰因风，二曰历节风，三曰膀胱风，其状似疾。以此风有虫三色，头赤腹白尾黑，以经三年，眉睫堕落，虫出可治。

南方离为中女，名曰赤风，一曰水风，二曰摇风，三曰奸风，其状似疾。

此风身体游游奕奕⑥，心不肯定，肉色变异，以经十年，眉睫堕落。

西方兑为少女。名曰淫风，一曰缺风，二曰明风，三曰青风，其状似疾。此风已经百日，体内蒸热，眉发堕落⑦。

五十、恶风候

【原文】凡风病，有四百四种，总而言之，不出五种，即是五风所摄。一曰黄风，二曰青风，三曰赤风，四曰白风，五曰黑风。凡人身中有八万尸虫，共成人身。若无八万尸虫，人身不成不立。复有诸恶横病，诸风生害于人身，所谓五种风生五种虫，能害于人。黑风生黑虫，黄风生黄虫，青风生青虫，赤风生赤虫，白风生白虫。此五种风，皆是恶风，能坏人身，名曰疾风。入五脏，即与脏食⑧。人虫生，其曰无量，在人身中，乃入骨髓，来去无碍。若食人肝，眉睫堕落；食人肺，鼻柱崩倒；食人脾，语声变散⑨；食人肾，耳鸣啾啾⑩，或如雷声；食人心，心不受触而死。

脉来徐去疾。上虚下实，此为恶风。

【按语】以上两候，其所论为麻风病的病因病机，似当列于五十七诸癞候之前，以便与诸癞候联系分析。

---

① 鼻柱坏：鼻梁或鼻中隔塌陷。
② 愒（kài忾）风：急风。愒，急。
③ 奄奄忽忽：为"奄忽"之叠次，即"倏忽"。
④ 班白：即"斑白"。
⑤ 淫淫习习：往来游走，如虫行感。淫淫，往来貌。
⑥ 游游奕奕：往来游走不定。
⑦ 西北方乾为老公……眉发堕落：此八节文字，内容晦涩，不易理解。
⑧ 凡风病……即与脏食：此段文字，内容晦涩，不易理解，故保存原文，不作校释。食，通"蚀"。侵蚀伤害之意。下"食"字同。
⑨ 语声变散（sǎn伞）：语言声音怪异。
⑩ 啾（jiū纠）啾：象声词。虫、鸟的细碎鸣声。这里借以形容耳鸣闻声如虫鸟之啾啾细鸣。

五十一、风瘙①隐轸②生疮候

【原文】人皮肤虚，为风邪所折③，则起隐轸。寒④多则色赤，风多则色白，甚者痒痛，搔之则成疮。

五十二、风瘙身体隐轸候

【原文】邪气客于皮肤，复逢风寒相折，则起风瘙隐轸。若赤轸者，由凉湿折⑤于肌中之热⑥，热结成赤轸也。得天热则剧，取冷则灭⑦也。白轸者，由风气折于肌中热，热与风相搏所为。白轸得天阴雨冷则剧，出风中亦剧；得晴暖则灭，著⑧衣身暖亦瘥也。

脉浮而洪，浮即为风，洪则为气强⑨。风气相搏，隐轸⑩，身体为痒。

养生方云：汗出不可露卧及浴，使人身振、寒热、风轸。

五十三、风瘙痒候

【原文】此由游风⑪在于皮肤，逢寒则身体疼痛，遇热则瘙痒。

【按语】本书卷三十七亦有风瘙痒候，内容较此为详，指出瘙痒多因"邪气微，不能冲击作痛，故但瘙痒也"。可以参阅。

五十四、风身体如虫行候

【原文】夫人虚，风邪中于荣卫，溢于皮肤之间，与虚热⑫并，故游奕⑬遍体，状若虫行也。

五十五、风痒候

【原文】邪气客于肌，则令肌肉虚，真气散去，又被寒搏皮肤⑭，外发腠理，闭毫毛⑮。淫邪与卫气相搏，阳胜则热，阴胜则寒，寒则表虚，虚则邪气往来，故肉痒也。凡痹之类，逢热则痒，逢寒则痛。

【按语】本候内容，殆源于《灵枢·刺节真邪》，但文字出入较大。兹节录

---

① 风瘙（sāo 搔）：皮肤生疮瘙痒。瘙，义同"疮"，所以有时亦称"风疮"。

② 隐轸（zhěn 枕）：今通作"瘾疹"，即"荨麻疹"，又称"风疹块"。指皮肤出现大小不等的风疹块。轸，通"疹"。

③ 人皮肤虚，为风邪所折：宋本、汪本、周本同。《太平圣惠方》卷二十四治风瘙瘾疹生疮诸方作"夫风邪客热在皮肤，遇风寒所折"。

④ 寒：《太平圣惠方》及下文风瘙身体隐轸候均作"热"。结合临床所见，当为"热"。

⑤ 折：宋本、汪本、周本同。《外台秘要》卷十五风搔身体瘾疹方、《太平圣惠方》卷二十四治风瘾疹诸方均作"搏"。下一"折"字同。

⑥ 热：此前原有"极"字。从《外台秘要》卷十五风搔身体瘾疹方删。

⑦ 灭：消失。

⑧ 著：宋本、汪本、周本同。《外台秘要》作"厚"。

⑨ 脉浮而洪，浮即为风，洪则为气强：《外台秘要》作"脉浮而大，浮为风虚，大为气强"。

⑩ 隐轸：《外台秘要》作"即成隐轸"。

⑪ 游风：游走不定的风邪。

⑫ 虚热：这里不是泛指一般的体虚发热，而是与前"风瘙身体隐疹候"中的"肌中之热"同义语。

⑬ 游奕："游游奕奕"之简词，指往来游走不定，状如虫行。

⑭ 皮肤：此后原有一"皮"字，衍文。据《太平圣惠方》卷二十四治风瘙痒诸方删。

⑮ 闭毫毛：《太平圣惠方》无此三字。

《灵枢》原文如下，以供参考："虚邪之中人也，洒淅动形，起毫毛而发腠理。其入深，内搏于骨，则为骨痹；搏于筋，则为筋挛；搏于脉中，则为血闭，不通为痈；搏于肉，与卫气相搏，阳胜者则为热，阴胜者则为寒。寒则真气去，去则虚，虚则寒搏于皮肤之间，其气外发，腠里开，毫毛摇，气往来行，则为痒。"

本候指出风痒候是因邪气客于肌肉，发生肉痒，以示与皮肤瘙痒有别。

五十六、风痦瘰候

【原文】夫人阳气外虚①则多汗，汗出当风，风气搏于肌肉，与热所并，则生痦瘰②。状如麻豆，甚者渐大，搔之成疮。

五十七、诸癞候

【原文】凡癞③病，皆是恶风及犯触忌害④得之。初觉皮肤不仁，或淫淫⑤苦痒如虫行，或眼前见物如垂丝，或隐轸轺赤黑，此皆为疾始起，便急治之，断米谷肴鲑⑥，专食胡麻松术⑦辈，最善也。

夫病之生，多从风起，当时微发，不将为害，初入皮肤里，不能自觉。或流通四肢，潜于经脉；或在五脏，乍寒乍热，纵横⑧脾肾，蔽诸毛腠理，壅塞难通，因兹气血精髓乖离⑨，久而不治，令人顽痹⑩。或汗不流泄，手足痠疼，针灸不痛；或在面目，习习奕奕⑪；或在胸颈，状如虫行；或⑫身体遍痒，搔之生疮；或身面肿，痛彻骨髓；或顽如钱大，状如蛓⑬毒；或如梳，或如手，锥刺不痛；或青赤黄黑，犹如腐木之形；或痛无常处，流移非一；或如酸枣，或如悬铃；或似绳缚，拘急难以俯仰，手足不能摇动，眼目流⑭肿，内外生疮⑮，小便赤黄，尿有余沥，面无颜色⑯，恍惚多忘。其间变状多端。

毒虫若食人肝者，眉睫堕落。食人肺，鼻柱崩倒，或鼻生息肉，孔气不

---

① 阳气外虚：宋本、汪本、周本同。《圣济总录》卷十一风痦瘰作"由腠理不密，阳气外泄"。
② 痦瘰：病名，后世又称为"痱痦""痱瘰"等。《医宗金鉴》卷七十四痦瘰注："此症俗名鬼饭疙瘩，初起皮肤作痒，次发扁疙瘩，形如豆瓣，堆累成片。"
③ 癞（lài 赖）：即本卷前述之"恶风""大风恶疾"。相当于当今之麻风病。
④ 触忌害：触犯禁忌或有害的事物。
⑤ 淫淫：流动貌。形容身体上的一种游走感，即下文所说的"苦痒如虫行"。
⑥ 肴鲑（yáo guī 摇龟）：荤菜鱼肉。肴，煮熟可食之肉。鲑，鱼名。泛指鱼类食品。
⑦ 胡麻松术：即脂麻、松脂、白术。脂麻、白术可补益肝肾脾胃。松脂、白术可祛风燥湿，治恶疮、疥癣、大风、顽痹。
⑧ 纵横：恣肆横行，无所忌惮。
⑨ 乖离：不和。
⑩ 令人顽痹：《太平圣惠方》卷二十四治大风癞诸方作"令人皮肤顽痹"，义长可从。
⑪ 习习奕奕：形容感觉异常。习习，微风吹拂貌。奕奕，闪动不定貌。
⑫ 或：原无。据《外台秘要》卷三十诸癞病补。
⑬ 蛓（cì 次）：同"蛾"。毛虫，有毒，螫人即起肉疱。《广韵》："蛓，同蛾。"《说文解字》："蛾，毛虫也。"
⑭ 流：宋本、汪本、周本同。《圣济总录》卷十八大风癞病篇作"浮"，义长可从。
⑮ 内外生疮：《圣济总录》无此四字。
⑯ 颜色：此指面部色泽。

通①。若食人脾，语声变散。若食人肾，耳鸣啾啾，或如雷鼓之音。若食人筋脉，肢节堕落。若食人皮肉，顽痹不觉痛痒，或如针锥所刺，名曰刺风。若虫乘风走于皮肉，犹若外有虫行。复有食人皮肉，彻外从头面即起为皰肉②，如桃核、小枣。从头面起者，名曰顺风；病从两脚起者，名曰逆风。令人多疮，犹如癣疥，或如鱼鳞，或痒或痛，黄水流出。初起之时，或如榆荚，或如钱孔，或青或白，或黑或黄，变异无定，或起或灭，此等皆病之兆状。

又云：风起之由，皆是冷热交通，流于五脏，彻入骨中，虚风因湿，和合虫生，便即作患。论其所犯，多因用力过度，饮食相违，行房太过，毛孔既开，冷热风入五脏，积于寒热，寒热之风，交过通彻，流行诸脉，急者即患，缓者稍远③。所食秽杂肉，虫生日久，冷热至甚，暴虫遂多，食人五脏骨髓，及于皮肉筋节，久久皆令坏散，名曰癞风。若其欲治，先与雷丸等散，服之出虫。见其虫形，青赤黑黄白等诸色之虫，与药治者，无有不瘥。

然癞名不一。木癞者，初得先当落眉睫，面目痒，如复生疮，三年成大患。急治之愈，不治患成。火癞者，如④火烧疮⑤，或断人支节，七年落眉睫。急治可愈，八年成疾难治。金癞者，是天所为也，负功德祟⑥，初得眉落，三年食鼻⑦，鼻⑧柱崩倒，叵⑨治，良医难为。土癞者，身体块磊如鸡子、弹丸许⑩。此病宜急治之，六年便成大患，十五年不可治。水癞者，先得水病，因即留停，风触发动，落人眉须。不急治之，经年病成。蟋蟀癞者，虫如蟋蟀，在人⑪身体内，百节头皆欲血出。三年叵治。面癞者，虫⑫如面，举体艾白⑬，难治，熏药可愈，多年叵治。雨癞⑭者，斑驳⑮或白或赤。眉须堕落，亦可治，多年难治。麻癞⑯者，状似癣瘑，身体狂痒。十年成大患，可急治之，愈。风癞者⑰，风从体入。或手足刺疮⑱，风冷痹痴⑲。不治，二十年后便

---

① 或鼻生息肉，孔气不通：《外台秘要》卷三十诸癞方作“或鼻生息肉塞孔，气不得通”，义长宜从。

② 皰（pào 泡）肉：皰，同“疱”。皮肤上长的肉疙瘩。在此指麻风病人的皮肉变形。

③ 远：久远。

④ 如：此前《外台秘要》有“生疮”二字。

⑤ 火烧疮：被火烧灼后，破溃成疮。现在通称烧伤。

⑥ 祟：原作“崇”，形近致误。据宋本、周本改。

⑦ 三年食鼻：宋本、汪本、周本同。《太平圣惠方》卷二十四治大风癞诸方作“经久则虫食于肺”。《外台秘要》“三”作“二”。

⑧ 鼻：原无。据《外台秘要》补。

⑨ 叵（pǒ笸）：不可。

⑩ 许：此后《太平圣惠方》有“渐烂出于脓水”六字。

⑪ 人：原书版蚀缺字。据宋本、汪本、周本补。

⑫ 虫：《外台秘要》作“虫出”。

⑬ 举体艾白：全身苍白如艾色。举，全。艾白，如艾叶的苍白色。

⑭ 雨癞：宋本、汪本、周本同。《外台秘要》作“白癞”。

⑮ 斑驳：颜色杂而不纯。

⑯ 麻癞：宋本、汪本、周本同。《千金翼方》《外台秘要》作“疥癞”，义胜。

⑰ 风癞者：原无。据《千金翼方》《外台秘要》补。

⑱ 疮：宋本、汪本、周本同。《千金翼方》作“痛”，义长。

⑲ 痹痴：麻痹无知觉。

成大患，宜急治之。蚼①癞者，得之身体沉重，状似风癞。积久成大患，速治之，愈。酒癞者，酒醉卧黍穰②上，因汗体虚，风从外入，落入眉须，令人惶惧，小治大愈③。

养生禁忌云：醉酒露卧，不幸生癞。

又云：鱼无鳃，不可食。食之，令人五月发癞。

五十八、乌癞候

【原文】凡癞病，皆是恶风及犯触忌害所得。初觉皮毛变异，或淫淫苦痒如虫行，或眼前见物如垂丝，言语无定，心常惊恐。皮肉中或如桃李子，隐轸赤黑，手足顽痹，针刺不痛④，脚下⑤不得蹹⑥地。凡食之时，开口⑦而鸣，语亦如是，身体疮痛⑧，两肘如绳缚，此名黑癞⑨。

五十九、白癞候

【原文】凡癞病，语声嘶破⑩，目视不明，四肢顽痹，支节火燃，心里懊热⑪，手脚俱缓，背膂⑫至急⑬，肉如遭劈⑭，身体手足隐轸起，往往正白在肉里，鼻有息肉，目生白珠⑮当瞳子⑯，视无所见，此名白癞。

【按语】本卷所论之恶风、大风及诸癞候，名异实同，都是指的麻风病。《素问》《灵枢》虽对麻风病证早已有记载，但较简略。本书综合前代的成就，对麻风病的论述，有了很大发展，总括而言，主要有以下几点：

（1）病因方面，已由自然因素的"风"，进而考虑到生物因素的"虫"，提出了毒虫、暴虫之说。

（2）在分类方面，将癞病分为十三种。这种分类，虽然不尽恰当，而且还夹杂了个别非麻风病的皮肤病，但却反映出当时对麻风病的认识，已有相当的水平。

（3）对本病的症状，如眼、鼻、关节等损害，做了比较具体的描述。特别是皮肤损害的形态、色泽以及感觉等，记载尤为详细。此外，还对各种癞病的预后，进行了适当的判断。

---

① 蚼（xún 旬）：虫名，似蝉。

② 黍穰（shǔ ráng 鼠瓤）：黍的茎秆。旧时北方多用以铺床或作燃料。黍，亦称"穈子""稷""黄米"，子粒供食用或酿酒。

③ 小治大愈：宋本、汪本、周本同。《千金翼方》作"速治可差"。

④ 针刺不痛：《外台秘要》卷三十乌癞方作"针刺不觉痛"。

⑤ 脚下：《太平圣惠方》卷二十四治乌癞诸方作"脚下痛顽"。

⑥ 蹹（tà 踏）：同"踏""踢"。即踩，著地。

⑦ 开口：《太平圣惠方》作"开口取气"。

⑧ 疮痛：宋本、汪本、周本同。《太平圣惠方》作"生疮痛痒而时如虫行"。疮，同"创"，即创口，在此指皮损。

⑨ 黑癞：从《太平圣惠方》作"乌癞"，与题相应。

⑩ 语声嘶破：声音嘶哑。破，《太平圣惠方》卷二十四治白癞诸方作"嘎"。

⑪ 懊热：宋本、汪本、周本同，《太平圣惠方》作"懊憹"。懊热，烦闷而热。

⑫ 背膂（lǚ 旅）：背脊骨。膂，脊椎骨，亦指脊椎骨两侧的肌肉。

⑬ 至急：宋本、汪本、周本同。《太平圣惠方》《圣济总录》作"拘急"，义同。

⑭ 遭劈：宋本、汪本、周本同，《太平圣惠方》作"针刺"，《圣济总录》卷十八白癞作"刀劈"。

⑮ 白珠：此指黑睛上呈点状之白色混浊翳膜。

⑯ 当瞳子：遮蔽瞳孔。当，遮蔽。

卷　三

虚劳病诸候上　凡三十九论

【提要】本篇论述虚劳病诸候，包括三、四两卷。主要论述了五劳、六极、七伤。五劳内容有二：一为志劳、思劳、心劳、忧劳、瘦劳；二为肺劳、肝劳、心劳、脾劳、肾劳。六极包括气极、血极、筋极、骨极、肌极、精极。七伤内容亦有二：一为肾气亏虚之七种证候；二指五脏伤以及形志伤。同时以五脏为纲，分述各种虚证，如脾胃病有不能食、不能消谷、吐逆、心腹痞满、下利、秘涩，以及痰饮、积聚、癥瘕等。肺病有上气、少气、咳嗽等。心肝病有肢体筋骨病、脉结、惊悸、失眠、汗出、目暗、血证等。肾病有虚劳骨蒸、发热、耳聋、无子、少精、失精，以及前阴诸病等。最后论及风劳、大病后虚不足，指出病后要注意调理，免致反复。

其病因包括七情、饮食、劳倦、酒色所伤，或病后失于调理，以致脏腑、气血、阴阳虚损而发。较之《金匮要略》所述之五劳、六极、七伤，论理清晰，述证扼要详明，多有阐发。尤其是在阐述虚劳发病及演化过程中，极为重视脾胃两脏，极具卓见。脾胃为后天之本，气血生化之源，直接关系到虚劳病之预后转归，此观点对后世虚劳病的防治具有极为重要的指导意义。

一、虚劳候

【原文】夫①虚劳者，五劳、六极、七伤是也。五劳者，一曰志劳，二曰思劳，三曰心劳，四曰忧劳，五曰瘦②劳。又，肺劳者，短气而面肿，鼻不闻香臭。肝劳者，面目干黑，口苦，精神不守，恐畏不能独卧，目视不明。心劳者，忽忽③喜忘，大便苦难，或时鸭溏④，口内生疮。脾劳者，舌本苦直⑤，不得咽唾。肾劳者，背难以俯仰，小便不利，色赤黄而有余沥⑥，茎⑦内痛，阴湿囊生疮，小腹满急。

六极者，一曰气极，令人内虚，五脏不足，邪气多，正气少，不欲言。二

①　夫：原作"大"，形近致误。据周本、《外台秘要》卷十七五劳六极七伤方改。
②　瘦：宋本、汪本、周本同。《备急千金要方》卷十九第八作"疲"。疑当为"瘦"。参见本候按语。
③　忽忽：心中空虚恍惚。
④　鸭溏：亦称"鹜溏"。大便水粪杂下，泄泻如鸭屎称鸭溏。溏，大便溏泄。
⑤　舌本苦直：舌根苦于强硬。
⑥　余沥（lì例）：谓小便以后尚滴沥不净。沥，水下滴。
⑦　茎（jīng泾）：阴茎。

曰血极，令人无颜色，眉发堕落，忽忽喜忘。三曰筋极，令人数转筋①，十指爪甲皆痛，苦倦不能久立。四曰骨极，令人痠削②，齿苦痛，手足烦疼，不可以立，不欲行动。五曰肌极，令人赢瘦无润泽，饮食不为肌肤。六曰精极，令人少气③，蹻蹻然④内虚，五脏气不足，发毛落，悲伤喜忘。

七伤者，一曰阴寒，二曰阴萎⑤，三曰里急，四曰精连连⑥，五曰精少、阴下湿，六曰精清⑦，七曰小便苦数，临事不卒⑧。又，一曰大饱伤脾，脾伤，善噫，欲卧，面黄。二曰大怒气逆⑨伤肝，肝伤，少血目暗⑩。三曰强⑪力举重，久坐湿地伤肾，肾伤，少精，腰背痛，厥逆下冷。四曰形寒寒饮伤肺，肺伤，少气，咳嗽，鼻鸣。五曰忧愁思虑伤心，心伤，苦惊，喜忘善怒。六曰风雨寒暑伤形，形伤，发肤枯夭⑫。七曰大恐惧不节伤志，志伤，恍惚不乐。

男子平人⑬脉大为劳，极虚亦为劳。男子劳之为病，其脉浮大，手足烦，春夏剧，秋冬差⑭。阴寒精自出，痠削不能行。寸口脉浮而迟，浮即为虚，迟即为劳，虚则卫气不足，劳⑮则荣气竭。脉直上者，迟⑯逆虚也。脉涩无阳⑰，是肾气少。寸关涩，无血气，逆冷，是大虚。脉浮微缓，皆为虚；缓而大者，劳也。脉微濡相搏为五劳，微弱相搏虚损为七伤。其汤熨针石，别有正方；补养宣导，今附于后。

养生方导引法云：唯欲嘿气⑱养神，闭气使极，吐气使微。又不得多言语，大呼唤，令神劳损。亦云：不可泣泪，及多唾洟⑲。此皆为损液漏津，使喉涩大渴。

又云：鸡鸣时，叩齿三十六通，讫，

---

① 转筋：肌肉跳动抽掣。通常指腓肠肌痉挛。

② 痠削：肢体痠痛。

③ 少气：呼吸气息不足。

④ 蹻（xī吸）蹻然：形容气短乏力，说话时上气不接下气。蹻，同"吸"。

⑤ 阴萎：即"阳痿"。指性交时阴茎痿软不举。

⑥ 精连连：《普济方》卷二百二十七虚劳门作"精漏遗"。精连连，指经常遗精、滑精。

⑦ 精清：精液清冷。

⑧ 临事不卒：卒，宋本、汪本、周本同。《外台秘要》卷十七五劳六极七伤方作"举"。此处指"早泄""阳痿"。

⑨ 逆：原作"道"，形近致误。据宋本、汪本、周本改。

⑩ 目暗（àn暗）：目视昏暗。暗，通"暗"。《说文解字》段注："暗，借以为幽暗字。"

⑪ 强（qiǎng抢）：强迫，勉强。

⑫ 发肤枯夭：宋本、汪本、周本同。《外台秘要》卷十七五劳六极七伤方作"发落，肌肤枯夭"。指肌肤憔悴不泽，毛发枯萎。

⑬ 平人：这里是指外表如常，但实际气血已经虚损的病人。

⑭ 差（chài瘥）：在此作"减轻""好转"解。

⑮ 劳：原作"浮"。据《金匮要略》第十三改。

⑯ 迟：宋本、汪本、周本同。《外台秘要》卷十七五劳六极七伤方无"迟"字，义长。

⑰ 无阳：在此作无阳脉解。《脉经》卷一第九"凡脉大为阳，浮为阳，数为阳，动为阳，长为阳，滑为阳"。

⑱ 嘿气：静默地调和气息。嘿，同"默"。《玉篇》："嘿，与默同。"

⑲ 唾洟（yí夷）：唾沫鼻涕。洟，鼻涕。

舐唇漱口，舌聊①上齿表，咽之三过。杀虫补虚劳，令人强壮。

又云：两手拓两颊，手不动，搂肘使急②，腰内亦然，住定。放两肘③头向外，肘膊腰④气散，尽势，大闷始起，来去七通。去肘臂劳。

又云：两手抱两乳，急努，前后振摇，极势二七。手不动摇，两肘头上下来去三七。去两肘内劳损，散心向下，众血脉遍身流布，无有壅滞。

又云：两足跟相对，坐上，两足指向外⑤扒。两膝头拄⑥席，两向外扒使急，始长舒两手，两向取势，一一皆急三七。去五劳，腰脊膝疼，伤冷脾痹。

又云：跪一足，坐上，两手脾⑦内卷足。努踹⑧向下，身外扒，一时取势，向心来去二七。左右亦然。去五劳、足臂疼闷，膝冷阴冷。

又云：坐抱两膝，下去三里二寸，急抱向身极势，足两向身，起，欲似胡床⑨。住势，还坐，上下来去三七。去腰足臂内虚劳，膀胱冷。

又云：外转两脚，平踦而坐，意努动膝节，令骨中鼓，挽向外十度，非转也。

又云：两足相踦，向阴端急蹙⑩，将两手捧膝头，两向极势，捧⑪之二七，竟；身侧两向取势二七，前后努腰七。去心劳，痔病，膝冷。调和未损尽时，须言语不瞋⑫喜，偏跏⑬，两手抱膝头，努膝向外，身手膝各两极势，挽之三七，左右亦然。头须左右仰扒。去背急臂劳。

又云：两足相踦，令足掌合也，蹙足极势。两手长舒，掌相向脑项之后，兼至髀，相挽向头，髀头向席，来去七，仰手七，合手七。始两手角上极势，腰正，足不动。去五劳七伤，齐⑭下冷暖不和。数用之。常和调适。

又云：一足踦地，一足屈膝，两手抱犊鼻⑮下，急挽向身极势。左右换易，四七。去五劳，三里气不下。

又云：蛇行气，曲卧，以正身，复起，踞。闭目随气所在，不息，少食裁⑯通肠，服气为食。以舐为浆，春出冬藏，

① 聊：通"撩"。本书卷四虚劳口干燥候养生方导引法有"以舌撩口"即作"撩"。此处指以舌来回在上齿面上舐掠。
② 搂肘使急：原作"楼肚肘使急"，宋本、汪本同。"楼"为"搂"之形误，据周本、《外台秘要》卷十七五劳六极七伤方改。"肚"，衍文，据本书卷三十喉痹候养生方导引法删。此句含义为将两肘用力抱紧。
③ 肘：原作"肋"，形似之误。据《外台秘要》改。
④ 腰：原无。据本书卷三十喉痹候养生方导引法及《外台秘要》补。
⑤ 外：宋本、汪本、周本同，鄂本作"下"。
⑥ 拄（zhǔ 主）：支撑。
⑦ 脾（bì 陛）：通"髀"，大腿。
⑧ 踹（chuàn 串）：足跟。《玉篇》："踹，足跟也。"
⑨ 胡床：亦称交椅、交床。是一种可以折叠的轻便坐具。因其由胡地传入，故名。《清异录》："胡床，施转关以交足，穿便绦以容坐，转缩须臾，重不数斤。"此处指身形如胡床状。
⑩ 蹙（cù 促）：接近，迫近。
⑪ 捺：本书卷三十四诸痔候养生方导引法作"捧"。
⑫ 瞋（chēn 抻）：发怒。《广韵》："瞋，怒也。"
⑬ 偏跏（jiā 加）：俗称单盘膝，即盘膝而坐时，一侧足趾压于对侧大腿上，令足掌仰于股上。
⑭ 齐：通"脐"。
⑮ 犊鼻：经穴名。在髌骨下缘，髌韧带外侧凹陷中，属足阳明胃经。在此是指该处部位。
⑯ 裁：通"才"。

不财不养①。以治五劳七伤。

又云：虾蟆行气。正坐②，动摇两臂，不息十二通。以治五劳、七伤、水肿之病也。

又云：外转两足，十遍引③，去心腹诸劳。内转两足，十遍④引，去心五息止⑤。去身一切诸劳疾疹⑥。

【按语】本卷所论之虚劳病，包括五劳、六极、七伤，非传尸骨蒸之类。五劳内容有二：一为志劳、思劳、心劳、忧劳、瘦劳，指五种过劳所致之疾病；二为肺劳、肝劳、心劳、脾劳、肾劳，乃五脏劳损疾病。六极包括气极、血极、筋极、骨极、肌极、精极。是因脏腑虚衰，生化乏源，而致精、气、血、肌、筋、骨极度虚损。七伤内容亦有二：一为阴寒，阴萎，里急，精连连，精少、阴下湿，精清，小便苦数、临事不举，指男性肾气亏虚之七种证候；二指肺伤、肝伤、心伤、脾伤、肾伤、形伤、志伤的病因及症状。

其中五劳中的"瘦劳"，除《备急千金要方》作"疲劳"外，一直据《诸病源候论》相因承袭。对其含义，亦莫衷一是，或谓疲劳过度，内损五脏；或谓虚损已甚。但无论作"瘦劳"解，或作"疲劳"解，均与上文的志劳、思劳、心劳、忧劳等由情志所致疾病的内容不相协调。丁光迪氏细考《尔雅》《小雅》之文，认为"瘦"当为"痩"字之形误，而"瘦劳"亦当为"痩劳"，即指因不得志，心怀忧思所致之疾，如此则与前四劳之内涵协调一致。丁氏所释，甚为精当。

二、虚劳羸瘦候

【原文】夫血气者，所以荣养其身也。虚劳之人，精髓萎竭⑦，血气虚弱，不能充盛肌肤，此故羸瘦也。其汤熨针石，别有正方；补养宣导，今附于后。

养生方云：朝朝服玉泉，使人丁壮⑧，有颜色，去虫而牢齿也。玉泉，口中唾也。朝未起，早漱口中唾，满口乃吞之⑨，辄琢齿二七过。如此者三，乃止，名曰练精。

又云：咽之三过，乃止。补养虚劳，令人强壮。

三、虚劳不能食候

【原文】脾候身之肌肉，胃为水谷之海。虚劳则脏腑不和，脾胃气弱，故不能⑩食也。

---

① 不财不养：不追求过分富裕的生活。

② 坐：原无。据本书卷二十一水肿候养生方导引法补。

③ 十遍引：引气十遍。引，引气，为道家炼气之术。

④ 十遍：此前原有"各"字。据《外台秘要》卷十七五劳六极七伤方删。《普济方》同。

⑤ 去心五息止：宋本、汪本、周本同。与上下文不连属，似为衍文。

⑥ 疹（chèn 趁）：通"疢"，疾病。

⑦ 萎竭：枯萎衰竭。

⑧ 丁壮：强壮。《玉篇》："丁，强也，壮也。"

⑨ 早漱口中唾，满口乃吞之：原作"早漱口吞之"。据本书卷二十九齿中候养生方改。唾，《备急千金要方》卷二十七第一作"津"。

⑩ 能：《太平圣惠方》卷二十八治虚劳不思食诸方作"思"。

四、虚劳胃气虚弱不能消谷候

【原文】胃为腑，主盛水谷；脾为脏，主消水谷。若脾胃温和，则能消化。今虚劳，血气衰少，脾胃冷弱，故不消谷也。

【按语】以上两候所论均为脾胃虚弱病证，但前者重点为不能食，病位在胃，为胃气虚弱；后者病位在脾，因脾气虚冷而不能消谷。

脾胃为后天之本，气血生化之源。脾胃虚弱，则气血生化乏源，必然影响虚劳病的治疗和恢复。《诸病源候论》在虚劳候、虚劳羸瘦候之后，紧接着即论不能食、不能消谷之病证，足见作者在阐述虚劳病时，极为重视脾胃，体现了治病求本之要义。

五、虚劳三焦不调候

【原文】三焦者，谓上中下也。若上焦有热，则胸膈否满①，口苦咽干；有寒则吞酢②而吐沫。中焦有热，则身重目黄；有寒则善胀而食不消。下焦有热，则大便难；有寒则小腹痛而小便数。三焦之气，主焦熟③水谷，分别清浊，若不调平，则生诸病。

六、虚劳寒冷候

【原文】虚劳之人，而血虚竭，阴阳不

守④，脏腑俱衰，故内生寒冷也。其汤熨针石，别有正方；补养宣导，今附于后。

养生方导引法云：坐地，交叉两脚，以两手从曲脚中入；低头，叉手项上。治久寒不能自温，耳不闻声。

【按语】本候导引与卷二风头眩候导引第五条同。

七、虚劳痰饮候

【原文】劳伤之人，脾胃虚弱，不能克消水浆⑤，故为痰饮⑥也。痰者，涎液结聚在于胸膈；饮者，水浆停积在膀胱也。

【按语】痰饮的病名，《金匮要略》早有记载，但痰与饮，没有明确区分。本书指出"痰者涎液结聚""饮者水浆停积"，是为两者分论的早期文献。至于文中提及痰在胸膈，饮在膀胱，是由于胸膈为肺胃所主，气郁生热，易于生痰；膀胱化气而通行津液，膀胱气化不利，易于停饮，这是从病理变化而言的，不局限指部位。

又，这里是作为虚劳病的一个兼证提出的，所以论证比较简略，本书卷二十有痰饮病诸候论述甚详，可以参阅。

八、虚劳四肢逆冷候

【原文】经脉所行，皆起于手足。虚劳则血气衰损，不能温其四肢，故四肢

---

① 否满（pǐ mèn 痞闷）：痞塞满闷。否，通"痞"。满，通"懑"。
② 吞酢（cù 醋）：吞酸。酢，酸。"酢"与"醋"，古书每互用。
③ 焦熟：《难经》三十一难作"腐熟"，义长。
④ 阴阳不守：阴阳不能维系正常状态。守，保持不失。
⑤ 克消水浆：消化饮食物。克，制胜。水浆，此指水谷。
⑥ 饮：原无。宋本、汪本、周本同。据标题及上下文义补。

逆冷①也。

九、虚劳手足烦疼候

【原文】虚劳血气衰弱，阴阳不利②，邪气乘之，冷热交争，故以烦疼③也。

十、虚劳积聚候

【原文】积聚④者，腑脏之病也。积者，脏病也，阴气所生也。聚者，腑病也，阳气所成也。虚劳之人，阴阳伤损，血气凝⑤涩，不能宣通经络，故积聚于内也。

【按语】本候是论虚劳而产生积聚，积聚为虚劳的一个兼证。本书卷十九有积聚病候，对积与聚的论述较详，可以参阅。

十一、虚劳癥瘕候

【原文】癥瘕⑥病者，皆由久寒积冷，饮食不消所致也。结聚牢强，按之不能转动为癥；推之浮⑦移为瘕。虚劳之人，脾胃气弱，不能克消水谷，复为寒冷所乘，故结成此病也。

【按语】本候论述虚劳病人产生癥瘕，癥瘕是虚劳的兼证。本书卷十九有癥瘕病诸候，内容较详，可以参阅。

十二、虚劳上气候

【原文】肺主于气，气为阳，气有余则喘满逆上。虚劳之病，或阴阳俱伤，或血气偏损。今是阴不足，阳有余，故上气⑧也。

十三、虚劳客热候

【原文】虚劳之人，血气微弱，阴阳俱虚，小劳则生热，热因劳而生，故以名客热⑨也。

【按语】本候所论虚劳客热的病因病机，责之气血微弱，阴阳俱虚，小劳而生热，与后世所称劳伤发热（或简称劳热），有相似之处。李东垣详论劳倦发热，并提出甘温除热之法，是对其的发挥。

---

① 四肢逆冷：简称"四逆"，四脚厥逆寒冷。
② 利：宋本、汪本、周本同。正保本作"和"，义同。
③ 烦疼：手足烦热疼痛。
④ 积聚：病名。见《灵枢·五变》。为积病与聚病的合称。积是指胸腹内积块坚硬不移，痛有定处的一类疾患；聚是指腹内有块聚散无常的病证。
⑤ 凝：原作"涘"。古书"涘""凝"二字有互用者，但两者音义不同，殆为形近之误。据《太平圣惠方》卷二十八治虚劳积聚诸方改。
⑥ 癥瘕：病证名。见《金匮要略·疟病脉证并治》。指腹腔内结聚成块的一类疾病。后世一般以坚硬不移，痛有定处的为癥；聚散无常，痛无定处的为瘕。本证可见于腹腔内肿瘤和炎性包块等疾病。
⑦ 浮：《太平圣惠方》卷二十八治虚劳癥瘕诸方作"转"。
⑧ 上气：气息喘促，呼多吸少，肺气上逆。
⑨ 客热：先至为主，后至为客，主客在此作先后理解。先有小劳，而后发热，热因过劳产生，所以称为客热。这种客热，实质就是虚热。

十四、虚劳少气候

【原文】虚劳伤于肺，故少气。肺主气，气为阳，此为阳气不足故也。其汤熨针石，别有正方；补养宣导，今附于后。

养生方导引法云：人能终日不唾，恒含枣核而咽之①，受气生津，此大要也。

十五、虚劳热候

【原文】虚劳而热者，是阴气不足，阳气有余，故内外生于热，非邪气从外来乘也。

十六、虚劳无子候

【原文】丈夫无子者，其精清如水，冷如冰铁，皆为无子之候。又，泄精，精不射出，但聚于阴头，亦无子。无此之候，皆有子。交会当用阳时，阳时，从夜半至禺中②是也；以此时有子，皆聪明长寿。勿用阴时，阴时，从午至亥，有子皆顽暗③而短命，切宜审详之。凡妇人月候来时，候一日至三日，子门开，

若交会则有子；过四日则闭，便无子也。

男子脉得微④弱而涩，为无子，精气清冷也。

【按语】男子精清、精冷，以及交会精泄而不射出，为男性不育症，是临床可见的。男子脉微弱而涩，是精血内虚，真阴不足的反映，多精气清冷而无子，亦是临床所常见的。上述证候均为虚劳致肾气虚衰，精血亏虚，重点在于下焦不足。但"交会当用阳时"以下一段文字，事涉诞妄，可存而不论。

十七、虚劳里急候

【原文】虚劳则肾气不足，伤于冲脉⑤。冲脉为阴脉之海⑥，起于关元⑦，关元穴在脐下，随腹直上至咽喉。劳伤内损，故腹里拘急也。

上部之脉微细，而卧引里急，里急⑧心膈上有热者，口干渴。寸口脉阳弦下急，阴弦里急。弦为胃气虚，食难已⑨饱，饱则急痛不得息。寸微、关实、尺弦紧者，少腹腰背下苦拘急痛，外如不喜寒，身愦愦⑩也。其汤熨针石，别有正方；补养宣导，今附于后。

养生方导引法⑪云：正偃卧，以口徐

---

① 恒含枣核而咽之：《养性延命录》注曰："谓取津液，非咽枣核也。"
② 禺中：亦作"隅中"。日近午也。《淮南子·天文训》："日至于冲阳，是谓隅中。"
③ 顽暗：愚昧不明事理。
④ 微：宋本、汪本、周本同。《金匮要略》第六作"浮"。
⑤ 冲脉：奇经八脉之一。其循行有几说，本候所云，是源于《素问·举痛论》以及《灵枢·五音五味》。
⑥ 阴脉之海：冲脉为"十二经之海"，亦称"血海"（《灵枢·海论》）或"经络之海"（《灵枢·五音五味》）。十二经中包括六阴经，且血为阴，故此云"阴脉之海"。
⑦ 关元：经穴名。在脐下3寸。
⑧ 里急：宋本、汪本、周本同。《外台秘要》卷十七虚劳里急方、《太平圣惠方》无此二字，义长。
⑨ 已：宋本、汪本、周本同。《外台秘要》卷十七虚劳里急方作"用"。已，太，过。
⑩ 愦愦：昏乱，胡涂。在此引申为不适。
⑪ 导引法：原无。据文义补。

徐内气，以鼻出之。除里急、饱食。后小咽气数十，令温中①；若气②寒者，使人③干呕腹痛，从口内气七十所，咽，即④大填腹内⑤，小咽气数十。两手相摩，令极热，以摩腹，令气下。

【按语】　"冲脉为阴脉之海"源自《脉经》卷二第四："冲脉者，阴脉之海也。"冲脉为十二经脉汇聚之要冲，可调节诸经气血，故为"血海"（《灵枢·海论》），血属阴，因此亦可称其为"阴脉之海"。除以上别称外，冲脉还有"经脉之海"（《素问·痿论》）、"十二经之海"（《灵枢·海论》）、"五脏六腑之海"（《灵枢·逆顺肥瘦》），均强调冲脉在调节人体经脉气血中的重要性。

另，本候养生方导引法与本书卷十六腹痛候养生方导引法第三条内容基本相同，唯文字有出入，可相互参阅。

十八、虚劳伤筋骨候

【原文】　肝主筋而藏血，肾主骨而生髓。虚劳损血耗髓，故伤筋骨也。

十九、虚劳筋挛候

【原文】　肝藏血而候筋，虚劳损血，不能营养于筋，致使筋气极虚，又为寒邪所侵，故筋挛也。

二十、虚劳惊悸候

【原文】　心藏神而主血脉。虚劳损伤血脉，致令心气不足，因为邪气所乘，则使惊而悸动不定。

【按语】　本候论虚劳惊悸，谓由于心气不足而邪气所乘，这里"邪气"不一定是外感之邪，当为内伤七情之类的情志刺激。由于血气虚损，不能养心，心气不足，所以产生心悸。如再加上七情刺激，则更伤心神而惊悸不定。这种惊悸，与本书卷一风惊悸候有所不同，一为风邪致病，一为虚劳所致，以此为辨。

以上三候从脏腑与形体的关系立论，阐释了虚劳发病时，脏腑与形体病变的相互影响，对于虚劳病兼症的辨治有重要参考价值。

二十一、虚劳风痿痹⑥不随候

【原文】　夫风寒湿三气合为痹。病在于阴⑦，其人苦筋骨痿枯，身体疼痛，此为痿痹之病，皆愁思所致，忧虑所为。

诊其脉，尺中虚小者，是胫⑧寒痿痹也。

---

① 　中：原脱。据本书卷十六腹痛候养生方导引法补。
② 　若气：原无。宋本、汪本、周本同。据《王子乔导引法》补。
③ 　使人：原无。宋本、汪本、周本同。据《王子乔导引法》补。
④ 　即：原无。宋本、汪本、周本同。据《王子乔导引法》补。
⑤ 　内：原作"后"。据《王子乔导引法》改。
⑥ 　痿痹：肢体萎弱而又痹痛。
⑦ 　病在于阴：指病在筋骨。《灵枢·寿夭刚柔》："在外者，筋骨为阴，皮肤为阳。"
⑧ 　胫：自膝至足称胫，泛指小腿。

二十二、虚劳目暗候

【原文】肝候于目而藏血。血则荣养于目。腑脏劳伤，血气俱虚，五脏气不足，不能荣于目，故令目暗也。

二十三、虚劳耳聋候

【原文】肾候于耳，劳伤则肾气虚，风邪入于肾经，则令人耳聋而鸣；若膀胱有停水，浸渍①于肾，则耳聋而气满。

【按语】本候指出，肾虚耳聋有两类证候，一种是肾虚风动，一种是肾虚湿聚。风胜则动，所以耳聋且耳鸣；湿胜则阻滞清阳，所以耳聋且气满。

二十四、虚劳不得眠候

【原文】夫邪气之客于人也，或令人目不得眠，何也？曰：五谷入于胃也，其糟粕、津液、宗气②分为三隧③。故宗气积于胸中，出于喉咙，以贯心肺而行呼吸焉。荣气者，泌④其津液，注之于脉，

也，化为血以荣四末，内注五脏六腑，以应刻数⑤焉。卫气者，出其悍⑥气之慓疾⑦，而先行于四末、分肉、皮肤之间而不休者也⑧，昼行于阳，夜行于阴。其入于阴，常从足少阴之分肉间⑨，行于五脏六腑。今邪气客于脏腑，则卫气独营其外，行于阳，不得入于阴；行于阳则阳气盛，阳气盛则阳跷⑩满，不得入于阴，阴气虚，故目不得眠。

二十五、大病后不得眠候

【原文】大病之后，脏腑尚虚，荣卫未和，故生于冷热⑪。阴气虚，卫气独行于阳，不入于阴，故不得眠。若心烦不得眠者，心热也；若但虚烦而不得眠者，胆冷⑫也。

【按语】关于营卫之气与睡眠的关系，在《灵枢·营卫生会》《灵枢·口问》《灵枢·大惑论》等篇中均有论述，认为营卫之气的昼夜运行节律调控着人体的睡眠觉醒周期，若营卫失和，运行失序，则可导致睡眠障碍，故《灵枢·大惑论》云："卫气不得入于阴，常留于阳。留于阳则阳气满，阳气满则阳跷

---

① 浸渍：水湿浸润渗透。
② 宗气：水谷所化生的精微之气与吸入的清气相合而积于胸中的动气。
③ 隧（suì 岁）：地道。此指经脉气血运行之通道。《素问·调经论》："五脏之道，皆出于经隧。"
④ 泌：原作"秘"，形近致误。据周本、《外台秘要》卷十七虚劳虚烦不得眠方改。
⑤ 刻数：古代以铜壶盛水滴漏计时，一昼夜水下百刻，称"刻数"。在此指营卫循行于周身有一定时数。
⑥ 悍（hàn 旱）：强劲，急暴。
⑦ 慓（piāo 飘）疾：迅速猛烈。
⑧ 也：原无。据《太素》卷十二营卫气行补。
⑨ 分肉间：宋本、汪本、周本同。《针灸甲乙经》卷十三第三作"分间"。
⑩ 阳跷：奇经八脉之一，阳跷脉起自足太阳膀胱经之申脉穴上行于目。
⑪ 冷热：指下文心热、胆冷而言。
⑫ 胆冷：胆腑虚寒。《中藏经》卷上第二十三："胆热则多睡，胆冷则无眠。"

盛，不得入于阴则阴气虚，故目不瞑矣。"以上两候则阐明虚劳及大病之后，易致营卫失调而引起失眠，其治亦当从调和营卫入手，方可用《黄帝内经》之半夏秫米汤，以及《金匮要略》之桂枝加龙骨牡蛎汤。

二十六、病后虚肿候

【原文】夫病后经络既虚，受于风湿，肤腠闭寒，荣卫不利，气不宣泄，故致虚肿。虚肿不已，津液①涩，或变为微水也。

二十七、虚劳脉结候

【原文】脉动而暂止，因不能还而复动，是脉结②也。虚劳血气衰少，脉虽乘气而动，血气虚，则不能连属，故脉为之结也。

【按语】关于结脉，《伤寒论》辨脉法云"脉来缓，时一止复来者，名曰结"，是指迟脉中有歇止现象称结脉。而本候则是泛指脉搏有暂止的，统称结脉。两者不尽相同。

二十八、虚劳汗候

【原文】诸阳主表，在于肤腠之间。若阳气偏虚，则津液发泄，故为汗。汗多则损于心，心液为汗故也。

诊其脉，寸口弱者，阳气虚，为多汗脉也。

【按语】本书卷三十七妇人杂病诸候载有虚汗候，谓："虚汗不止，则变短气，柴瘦而羸瘠，亦令血脉减少，经水否涩，甚者闭断不通也。"论述较本候为详，可以互参。

二十九、虚劳盗汗候

【原文】盗汗者，因眠睡而身体流汗也，此由阳虚所致。久不已，令人羸瘠枯瘦③，心气不足，亡津液故也。

诊其脉，男子平人脉虚弱细微，皆为盗汗脉也。

【按语】从临床来说，自汗多责之阳虚，盗汗多责之阴虚，但盗汗也有属于阳虚的。本候所论，即是其例。阳虚盗汗的脉象，表现为虚弱或细微；如果脉见浮数，或弦急，或细数，即为阴虚盗汗，应加区别。

三十、诸大病后虚不足候

【原文】大病者，中风、伤寒、热劳④、温疟之类是也。此病之后，血气减耗，脏腑未和，使之虚乏不足。虚乏不足，则经络受邪，随其所犯，变成诸病。

【按语】本候主要指出了大病之后，身体虚弱，抵抗力差，容易感受外邪，发生各种变症和后遗症，目的是使人注意病后护理，促进恢复，免致反复。

---

① 津液：此泛指水液，尤其是水湿之气。
② 脉结：亦称结脉。《脉经》卷一第一："结脉，往来缓，时一止，复来。"
③ 羸（léi 雷）瘠枯瘦：形容身体瘦弱而脊骨显露。
④ 热劳：宋本、汪本、周本同。《太平圣惠方》卷二十七治虚劳不足诸方作"热病、劳损"，义长。

三十一、大病后虚汗候

【原文】大病之后，复为风邪所乘，则阳气发泄，故令虚汗。汗多亡阳①，则津液竭，令人枯瘦也。

三十二、风虚汗出候

【原文】夫人䐴肉②不牢，而无分理③，理粗而皮不致者，腠理疏也。此则易生于风，风入于阳④，阳虚则汗出也。

若少气口干而渴，近衣则身热如火，临食则流汗如雨，骨节懈惰⑤，不欲自劳⑥，此为漏风⑦，由醉酒当风所致也。

【按语】本候应分两段读，上段是论"风虚汗出"的一般病理变化，下段是专论醉酒当风所致之"漏风"证。关于漏风一证，《备急千金要方》卷八列入杂风状第一，《外台秘要》风病中有风多汗及虚汗方，《太平圣惠方》《普济方》均把本候列入风病。从本候的内容看，亦是风病证候。本书列入虚劳，可能是错简，或者是与诸汗证连类而及。

又，这里论汗出，都着重在卫阳不固，汗多则心气不足，形体羸瘦。论述不够全面，因为虚劳病中，尚有阴虚之汗，与肺、肝、肾等脏有关，应全面分析。

三十三、虚劳心腹否满候

【原文】虚劳损伤，血气皆虚，复为寒邪所乘，脏腑之气不宣发于外，停积在里，故令心腹否满也。

三十四、虚劳心腹痛候

【原文】虚劳者，脏气不足，复为风邪所乘，邪正相干，冷热击搏，故心腹俱痛。

【按语】本候论述心腹痛，是作为虚劳的一个兼证。本书卷十六有心腹痛病诸候，论述较详，可以参阅。

三十五、虚劳呕逆候

【原文】劳伤之人，五脏不安，六腑不调。胃为水谷之海，今既虚弱，为寒冷所侵，不胜⑧于水谷，故气逆而呕也。

三十六、虚劳咳嗽候

【原文】虚劳而咳嗽者，脏腑气衰，

---

① 亡阳：这里的亡阳，应作伤阳理解，不能作为亡阳证看待。

② 䐴（jiǒng 迥）肉：突起的肌肉，如肱二头肌与腓肠肌等。䐴，原作"胭"，是锓梓之误，据宋本改。

③ 分理：肌肉的纹理。《灵枢·寿夭刚柔》云："形充而大肉无分理不坚者肉脆。"

④ 阳：卫分，卫阳。

⑤ 懈（xiè 谢）惰：骨节松弛，怠惰无力。

⑥ 不欲自劳：懒于劳动。劳，原作"营"，据《备急千金要方》卷八第一改。

⑦ 漏风：古病名，又名酒风。指饮酒后感受风邪所致的疾病。《素问·风论》："饮酒中风，则为漏风。"《备急千金要方》卷八："因醉取风为漏风，其状恶风多汗，少气，口干善渴，近衣则身如火烧，临食则汗出如雨，骨节懈惰，不欲自劳。"可用泽泻散、白术散、漏风汤等方治疗。

⑧ 胜（shèng 剩）：承受，担当。此处指消化。

邪伤于肺故也。久不已，令人胸背微痛，或惊悸烦满，或喘息上气，或咳逆唾血①，此皆脏腑之咳②也。然肺主于气，气之所行，通荣脏腑，故咳嗽俱入肺也。

【按语】本候宜于十二虚劳上气候、十四虚劳少气候联系分析。

三十七、虚劳体痛候

【原文】劳伤之人，阴阳俱虚，经络脉③涩，血气不利。若遇风邪与正风相搏，逢寒则身体痛，值热则皮肤痒。

诊其脉紧濡相搏，主体节痛④。其汤熨针石，别有正方；补养宣导，今附于后。

养生方导引法云⑤：双手舒指向上，手掌从面向南，四方回之，屈肘上下尽势四七，始放手向下垂之，向后双振，轻散气二七，上下动两髀二七。去身内、臂、肋疼闷。渐用之，则永除。

又云：大跂坐⑥，以两手捉足五指，自极，低头不息九通。治颈、脊、腰、脚痛，劳疾。

又云：偃卧，展两足指右向，直两手身旁，鼻内气七息。除骨痛。

又云：端坐，伸腰，举右手仰其掌，却⑦左臂覆右手，以鼻内气，自极七息，息间，稍顿左手。除两臂、背痛。

又云：胡跪⑧，身向下，头去地五寸，始举头，面向上，将两手一时抽出，先左手向身前⑨长舒，一手向身后长舒⑩，前后极势二七。左右亦然。去臂、骨、脊、筋阴阳不和，痛闷疹痛。

又云：坐一足上，一足横铺安膝下押⑪之，一手捺上膝向下，急；一手反向取势长舒，头抑向前，共两手一时取势，捺摇二七。左右迭互亦然。去髀、胸、项、掖脉血迟涩，挛痛闷痛。双足互跪⑫安稳，始抽一足向前，极势，头面过前两足指，上下来去三七。左右换足亦然。去臂、腰、背、髀、膝内疼闷不和，五脏六腑、气津调适。一足屈如向前，使膀胱着膝上，一足舒向后，尽势，足指急怒，两手向后，形状欲似飞仙虚空，头昂，一时取势二七，足左右换易一过⑬。去遍身不和。

又云：长舒两足，足指怒向上；两手长舒，手掌相向，手指直舒；仰头努脊，一时极势；满三通。动足相去一尺，

---

① 唾血：唾液内带血。
② 脏腑之咳：宋本、汪本、周本同。《太平圣惠方》卷二十七虚劳咳嗽诸方作"脏腑之相克"。脏腑之咳，即五腑六腑的咳嗽。参阅本书卷十四咳嗽病诸候。
③ 脉：宋本、汪本、周本同。《太平圣惠方》卷二十九虚劳身体疼痛诸方作"凝"。
④ 紧濡相搏，主体节痛：宋本、汪本、周本同。《太平圣惠方》作"紧者，则肢体疼痛也"，义长。濡，软。浮而迟细，虚软无力称濡脉。
⑤ 云：原作"去"，形近致误。据宋本、汪本、周本改。
⑥ 跂（jī基）坐：坐时两脚伸直岔开，形似簸箕。跂，同"箕"。跂坐，犹言"箕踞"。
⑦ 却：后退，在此作"向后"解。
⑧ 胡跪：胡人跪坐之法。《一切经音义》："胡跪，即右膝着地，竖左膝危坐。"
⑨ 前：原作"用"，误。据下文"前后极势"文义改。
⑩ 一手向身后长舒：原作"一手向后身用长舒"，文句有误。据下文"前后极势"文义改。
⑪ 押：通"压"。
⑫ 互跪：同胡跪法。倦则两膝姿势互换，故称互跪。《归敬仪》："互跪者，左右两膝交互跪也。"
⑬ 过：原作"寸"，疑为形近之误。据文义改。过，遍。

手不移处，手掌向外七通。须臾，动足二尺，手向下拓席，极势三通。去遍身内筋节劳虚①，骨髓疼闷。长舒两手，向身角②上，两手捉两足指急搦③，心不用力，心气并在足下，手足一时努纵，极势三七。去踹、臂、腰疼，解溪④蹙气，日日渐损。

三十八、虚劳寒热候

【原文】劳伤则血气虚，使阴阳不和，互有胜弱故也。阳胜则热，阴胜则寒，阴阳相乘，故发寒热。

【按语】发寒、发热是虚劳病人的常见症状。血气虚弱，阴阳不和，是其基本病机。本卷连出四候：虚劳寒冷候、虚劳客热候、虚劳热候及虚劳寒热候共同探讨其病机。虚劳寒冷，责之脏腑虚衰，内生寒冷；虚劳客热，责之阴阳俱虚，小劳阳气外浮生热；虚劳热候，责之阴气不足，阳气有余；虚劳寒热，是阴阳不和，互有盛衰，阴阳相乘，故发寒热。这就具体地反映了虚劳病人的几种热型，汇而观之，可以较全面地掌握虚劳寒热的大体病情。

三十九、虚劳口干燥候

【原文】此由劳损血气，阴阳断隔，冷热不通，上焦生热，令口干燥也。其汤熨针石，别有正方；补养宣导，今附于后。

养生方导引法云：东向坐，仰头不息五通，以舌撩口中，漱满二七，咽。愈口干。若引肾水⑤，发醴泉⑥，来至咽喉。醴泉甘美，能除口苦，恒香洁，食甘味和正。久行不已，味如甘露，无有饥渴。

又云：东向坐，仰头不息五通，以舌撩口，漱满二七，咽。治口苦干燥。

【按语】本候所云"阴阳断隔，冷热不通"为虚劳口干燥的病机；而"上焦生热，令口干燥"则为阴阳冷热隔绝不通，致心肾不交，水不济火的临床表现。导引法中"引肾水，发醴泉"即为水火既济之法。导引与用药，其理一矣。

本候文字简略，《圣济总录》卷九十一虚劳口干燥的论述，较此为详，录附以供参阅。"水性润下，阳与之升，故津液相成，神乃自生。今肾居下焦，膀胱为表，膀胱者，津液之腑。若其人劳伤，阴阳断隔，不能升降，下焦虚寒，上焦生热，热即水不胜火，津液涸竭，致有口舌干燥之候"。

---

① 筋节劳虚：本书卷五作"筋脉虚劳"，义长可从。
② 角：原作"用"，形近致误。据本书卷五腰痛候养生方导引法改。
③ 两手捉两足指急搦（nuò 诺）：原作"两手足足指急掴"，宋本作"两手捉足指急搦"，文有脱误。据本书卷五改。搦，捉、捏、按。
④ 解溪：经穴名。在足背踝关节横纹中央凹陷中，属足阳明胃经。在此指该处部位。
⑤ 肾水：在此指津液。《素问·逆调论》："肾者水脏，主津液。"
⑥ 醴泉：甘美的泉水。在此指唾液。《医心方》卷二十七用气第四："唾者凑为醴泉。"

卷 四

虚劳病诸候下　凡三十六论

四十、虚劳骨蒸候

【原文】夫蒸病①有五。一曰骨蒸②，其根在肾。旦起体凉，日晚即热，烦躁，寝不能安，食无味，小便赤黄，忽忽烦乱，细喘无力，腰疼，两足逆冷，手心常热。蒸盛过，伤内则变为疳③，食人五脏。二曰脉蒸，其根在心。日增烦闷，掷手出足，翕翕思水④，口唾白沫，睡即浪言⑤；或惊恐不定，脉数⑥。若蒸盛之时，或变为疳，脐下闷⑦，或暴利不止。三曰皮蒸，其根在肺。必大喘鼻干，口中无水，舌上白，小便赤如血。蒸盛之时，胸满，或自称得注热⑧，两胁下胀，大嗽彻背连胛疼，眠寐不安。或蒸毒伤脏，口内唾血。四曰肉蒸，其根在脾。体热如火，烦躁无汗，心腹鼓胀，食即欲呕，小便如血，大便秘涩。蒸盛之时，身肿目赤，寝卧不安。五曰内蒸，亦名血蒸。所以名内蒸者，必外寒而内热，把手附⑨骨而内热甚，其根在五脏六腑。其人必因患⑩后得之，骨肉自消，饭食无味，或皮燥而无光。蒸盛之时，四支渐细⑪，足跗⑫肿起。

---

① 蒸病：病名。出自本篇。以潮热、虚弱为特征。因其热自内向外蒸发而名。病属虚劳范畴，故亦称劳蒸。又因以骨蒸为多见，故又称为骨蒸，此为广义骨蒸，与标题的虚劳骨蒸同义。

② 骨蒸：病理名称。因为蒸病的主要症状为内热，而虚劳久病伤肾，故虚劳内热统称骨蒸。但肾蒸亦称骨蒸，与标题的虚劳骨蒸又有广义与狭义之分。

③ 蒸盛过，伤内则变为疳：宋本、汪本、周本同。《外台秘要》卷十三虚劳骨蒸方作"蒸盛伤内，则变为疳"。《太平圣惠方》卷三十一治骨蒸劳诸方作"蒸盛过伤，则内变为疳"。疳，亦称疳劳。蒸病热甚，消亡津液，致形体羸瘦，津液干枯，变为疳病。亦有以年龄分疳与劳者，如《医宗金鉴》："十五岁以上者，病则为劳；十五岁或以下者，皆名为疳。"

④ 翕（xī吸）翕思水：形容热盛口干欲饮而屡屡伸舌舔唇。《诗·小雅》："载翕其舌。"笺："翕，犹引也。"又，翕，作"火盛"解；翕翕，形容热甚，亦通。

⑤ 浪言：指病人睡梦中胡言乱语。浪，放，滥。

⑥ 脉数：宋本、汪本、周本同。《太平圣惠方》卷三十一治骨蒸劳诸方作"其脉浮数"。

⑦ 闷：宋本、汪本、周本同。《太平圣惠方》作"胀痛"。

⑧ 注热：指其热病程较长，又能转注于人。注，注入，久住。《释名》："注，病，一人死一人复得，气相灌注也。"注病见本书卷二十四，可参。

⑨ 附：近，著。

⑩ 患：宋本、汪本、周本同。《太平圣惠方》作"热病"。

⑪ 渐细：宋本、汪本、周本同。《太平圣惠方》作"无力"。

⑫ 跗（fū夫）：同"跗"，足背。

又有二十三蒸。一胞①蒸，小便黄赤。二玉房②蒸，男则遗沥漏精③，女则月候不调。三脑蒸，头眩闷热。四髓蒸，髓沸热④。五骨蒸，齿黑。六筋蒸，甲焦⑤。七血蒸，发焦⑥。八脉蒸，脉不调⑦。九肝蒸，眼黑。十心蒸，舌干⑧。十一脾蒸，唇焦⑨。十二肺蒸，鼻干。十三肾蒸，两耳焦。十四膀胱蒸，右耳偏焦。十五胆蒸，眼白失色⑩。十六胃蒸，舌下痛。十七小肠蒸，下唇焦⑪。十八大肠蒸，鼻右孔干痛。十九三焦蒸，亦杂病⑫乍寒乍热。二十肉蒸⑬。二十一肤蒸⑭。二十二皮蒸⑮。二十三气蒸⑯，遍身热。

凡诸蒸患，多因热病患愈后，食牛羊肉及肥腻，或酒或房，触犯而成此疾。久蒸不除，多变成疳，必须先防下部，不得轻妄治也⑰。

【按语】蒸病的主证是内热，内热伤阴，日久不愈，即变为疳劳，这是蒸病

的基本病机。隋唐以前，虚劳的范围比较广泛，既囊括了过劳及病后引起的慢性疾患，亦包涵了一些慢性传染性疾病，如结核病之类。后世称前者为虚劳，后者为劳瘵。骨蒸病候，主要见于劳瘵之病。本候所论，从脏腑、五体、五官九窍分论，说明痨瘵日久，可以损及身体各个部位，内容全面详备，乃早期之虚劳骨蒸文献。后世《济生方》论二十四蒸，在此基础上又有发展，可以参阅。

四十一、虚劳舌肿候

【原文】心候舌，养于血，劳伤血虚，为热气所乘。又，脾之大络，出于舌下。若心脾有热，故令舌肿。

四十二、虚劳手足皮剥候

【原文】此由五脏之气⑱虚少故也。血⑲行通荣五脏，五脏之气，润养肌肤。

---

① 胞（pāo 抛）：通"脬"，膀胱。俗称"尿脬"。
② 玉房：指精宫或胞宫。本书卷一风惊候养生方云："精藏于玉房。"
③ 遗沥漏精：遗沥，小便后留有余尿，淋沥不尽，与卷三"余沥"同。漏精，精液不经房事而自动漏出。
④ 髓沸热：《太平圣惠方》作"髓沸热心昏"。沸热，形容热甚如沸汤。
⑤ 焦：在此比喻极干。
⑥ 发焦：《太平圣惠方》作"发焦落"。
⑦ 脉不调：《外台秘要》卷十三虚劳骨蒸方作"脉不调，或急或缓"。
⑧ 舌干：原作"唇焦"，错简。盖心主舌，据《外台秘要》改。
⑨ 唇焦：原作"舌干"，错简。盖脾主唇，据《外台秘要》改。
⑩ 眼白失色：此后《太平圣惠方》有"无故常惊"一句。
⑪ 下唇焦：宋本、汪本、周本同。《太平圣惠方》作"下焦热，尿即痛"，义长。
⑫ 亦杂病：宋本、汪本、周本同。《太平圣惠方》作"生病"。亦杂病，此处指亦是寒热夹杂之病。
⑬ 肉蒸：此后《太平圣惠方》有"肌肉消瘦"一句。
⑭ 肤蒸：宋本、汪本、周本同，《太平圣惠方》作"气蒸，即喘息急"。
⑮ 皮蒸：此后《太平圣惠方》有"即筋皮挛缩"一句。
⑯ 气蒸，遍身热：《太平圣惠方》作"偏身蒸，体气热"。
⑰ 必须先防下部，不得轻妄治也：指治疗骨蒸时必须顾护下焦阴精，不可轻率乱治。下部，指下焦或肾。因骨蒸本于肾，肾藏阴精居于下焦，故治疗时必须先顾护肾精。
⑱ 气：在此包括血，作气血理解。下文"气"字同。
⑲ 血：在此包括气，作血气理解。

虚劳内伤，血气衰弱，不能外荣于皮，故皮剥也。

【按语】本候所论手足皮肤剥脱，乃虚劳之一症，多见于大病之后的恢复期，此与内脏的气血虚衰有直接关系，故称为虚劳手足皮剥。若属于皮肤病之手足皮剥，则另当别论。

四十三、虚劳浮肿候

【原文】肾主水，脾主土。若脾虚则不能克制于水，肾虚则水气流溢，散于皮肤，故令身体浮肿。若气血俱涩，则多变为水病也。

【按语】本候指出虚劳浮肿之病机，重点在于脾肾亏虚，脾虚则运化失司，肾虚则失于蒸化，开阖失司，小便为之不利，故水气泛溢于皮肤而为浮肿。亦提示对于本病的治疗，重在调理脾肾，后世一直遵循此论，且用之甚效。

四十四、虚劳烦闷候

【原文】此由阴阳俱虚，阴气偏少，阳气暴胜，则热乘于心，故烦闷也。

四十五、虚劳凝唾①候

【原文】虚劳则津液减少，肾气不足故也。肾液为唾，上焦生热②，热冲咽喉，故唾凝结也。

四十六、虚劳呕逆唾血③候

【原文】夫④虚劳多伤于肾。肾主唾，肝藏血，胃为水谷之海。胃气逆则呕，肾肝伤损，故因⑤呕逆唾血也。

四十七、虚劳呕血候

【原文】此内伤损于脏也。肝藏血，肺主气。劳伤于血气，气逆则呕，肝伤则血随呕出也。损轻则唾血，伤重则吐血。

【按语】上候云人"呕逆唾血"，本候云"损轻则唾血"，二者同为"唾血"，但前者责之于肝肾，后者责之于肝肺，似为同中有异之处。上候所论呕逆唾血，是指呕吐之涎唾中带血，出血量少，其病机为胃气上逆，肝肾损伤。而本候之唾血、呕血，为血随呕吐而出，呕则有声，吐则无声，出血量大，多为胃中积热或肝火犯胃，使胃络损伤所致。若有阴虚火旺而致者，常伴有潮热、盗汗、失眠、耳鸣、脉细数等症，临证可析而治之。

又，这里所论的唾血、呕血、吐血，是虚劳的一个兼症，不是泛论血证，与本书卷二十七的吐血、呕血、唾血诸候不尽相同，应加区别。

四十八、虚劳鼻衄候

【原文】肺主气而开窍于鼻，肝藏

---

① 凝唾：指唾液凝结而黏稠。
② 上焦生热：宋本、汪本、周本同。《太平圣惠方》卷二十九治劳虚唾稠黏诸方作"上焦若虚，虚则生热"。
③ 呕逆唾血：指呕吐的涎唾中带血。
④ 夫：原作"大"。据元本改。
⑤ 因：随，因而。

血。血之与气，相随而行，俱荣于脏腑。今劳伤之人，血虚气逆，故衄。衄者，鼻出血也。

四十九、虚劳吐下血候

【原文】劳伤于脏腑，内崩①之病也。血与气相随而行，外养肌肉，内荣脏腑。脏腑伤损，血则妄行。若胸膈气逆，则吐血也；流于肠胃，肠虚则下血也；若肠虚而气复逆者，则吐血、下血；表虚者，则汗血②。皆由伤损极虚所致也。

五十、虚劳吐利候

【原文】夫大肠虚则泄利③，胃气逆则呕吐。虚劳又肠虚胃逆者，故吐利。

五十一、虚劳兼痢候

【原文】脏腑虚损，伤于风冷故也。胃为水谷之海，胃冷肠虚则痢也。

【按语】这里的"痢"，是指水谷痢，而且是虚劳虚寒病情，所以病机重点在于胃，是由于"胃冷肠虚"所致，具体可参阅本书卷十七水谷痢候。

五十二、虚劳秘涩候

【原文】此由肠胃间有风热故也。凡肠胃虚，伤风冷则泄利；若实，有风热，则秘涩④也。

五十三、虚劳小便利⑤候

【原文】此由下焦冷故也。肾主水，与膀胱为表里；膀胱主藏津液。肾气衰弱，不能制于津液，胞内虚冷，水下不禁，故小便⑥利也。

五十四、虚劳小便难候

【原文】膀胱，津液之腑；肾主水，二经共为表里。水行于小肠，入于胞而为溲便⑦，今胞内有客热，热则为液涩，故小便难。

五十五、虚劳小便余沥候

【原文】肾主水。劳伤之人，肾气虚弱，不能藏水，胞内虚冷，故小便后，水液不止而有余沥。

尺脉缓细者，小便余沥也。

五十六、虚劳小便白浊候

【原文】劳伤于肾，肾气虚冷故也。肾主水而开窍在阴⑧，阴为溲便之道。胞冷肾损，故小便白而浊也。

---

① 内崩：亦称"崩中"。指内脏虚损，虚极而出血之证。崩，形容出血量很多，来势急暴，犹如堤防之突然崩决。
② 汗血：指汗出色淡红如血，亦称"肌衄""红汗"。
③ 泄利：泄泻。
④ 秘涩：大便秘结难解。
⑤ 小便利：指小便失禁。
⑥ 小便：原无。宋本、汪本、周本同。据《外台秘要》卷十七虚劳小便利方补。
⑦ 溲便：此指小便。
⑧ 阴：前后二阴。此处指前阴。

【按语】虚劳小便白浊，是由于虚劳伤肾，肾气虚冷所致。肾主水，开窍于前阴，而前阴为小便的通道。因为胇内虚冷，肾气亏损，所以小便变白而混浊。

五十七、虚劳少精候

【原文】肾主骨髓，而藏于精。虚劳肾气虚弱，故精液少也。

诊其脉，左手尺中阴绝①者，无肾脉②也。若足下热③，两髀里急，主精气竭少，为劳伤所致也。

五十八、虚劳尿精④候

【原文】虚劳尿精者⑤，肾气衰弱故也。肾藏精，其气通于阴。劳伤肾虚，不能藏于精，故因小便而精液出也。

五十九、虚劳溢精⑥、见闻精出候

【原文】肾气虚弱，故精溢也。见闻感触，则动肾气，肾藏精，今⑦虚弱不能制于精，故因见闻而精溢出也。

【按语】张景岳云："精之藏制虽在肾，而精之主宰则在心。""正以心为君火，肾为相火，心有所动，肾必应之。"所以精不能藏而漏出。这里虚劳溢精、见闻精出，责之于肾，是从"肾气虚弱""不能制于精"的角度提出的，与张氏所论的重点不同。但就全面而论，"见闻精出"感触而动，实际也不能离开于心，所以后世对遗精、漏精，往往责之心肾同病。

六十、虚劳失精候

【原文】肾气虚损，不能藏精，故精漏失。其病小腹弦急⑧，阴头寒⑨，目眶痛⑩，发落。

诊⑪其脉，数而散者，失精脉也。凡脉芤动微紧，男子失精也。

【按语】失精是精液漏失的统称，包括遗精、滑精，但下文尚有梦泄精候，则这里似专指滑精。

---

① 阴绝：在此作"脉短"解。左尺阴绝，乃肾气虚弱之脉，与《伤寒论》平脉法中"尺脉上不至关为阴绝"之属于死脉者不同。

② 无肾脉：左尺为肾脉，无肾脉，即上文左尺阴绝之意。《脉经》卷二第一"左手关后尺中阴绝者，无肾脉也。苦足下热，两髀里急，精气竭少，劳倦所致"，当为这里所本。

③ 下热：原无。宋本、汪本、周本同。义不完整。据《脉经》卷二第一补。

④ 尿精：在小便时精液泄出。

⑤ 虚劳尿精者：原无。宋本、汪本、周本同。据《外台秘要》卷十六虚劳尿精方补。

⑥ 溢清：亦称"漏精"。因见闻感触而精液漏出。

⑦ 今：原作"令"，形近致误。据汪本、周本改。

⑧ 小腹弦急：指小腹部有紧张感。弦，同"弦"。

⑨ 阴头寒：龟头寒冷。

⑩ 目眶痛：宋本、汪本、周本同。《金匮要略》第六作"目眩"。

⑪ 诊：原作"令"。据周本、《外台秘要》卷十六虚劳失精方改。汪本作"今"，亦通。

六十一、虚劳梦泄精①候

【原文】 肾虚为邪②所乘，邪客于阴，则梦交接。肾藏精，今肾虚不能制精，因③梦感动而泄也。

【按语】 虚劳少精、尿精、见闻精出、失精和梦泄精等五候，均责之于肾虚不固，是从"肾藏精"的角度立论的，重点很明确。但亦要考虑到其他脏的影响，如心与肝等。临证应结合具体病情区别对待。

六十二、虚劳喜梦候

【原文】 夫虚劳之人，血气衰损，脏腑虚弱，易伤于邪。邪④从外集⑤内，未有定舍⑥，反⑦淫于脏，不得定处，与荣卫俱行，而与魂魄飞扬，使人卧不得安，喜梦。气淫于腑，则梦⑧有余于外，不足于内；气淫于脏，则梦⑥有余于内，不足于外。

若阴气盛，则梦涉大水而恐惧；阳气盛，则梦大火燔蒳⑨；阴阳俱盛，则梦相杀⑩。上盛则梦飞，下盛则梦坠。甚饱则梦行⑪，甚饥则梦卧⑫。肝气盛则梦怒；肺气盛则梦恐惧哭泣飞扬⑬；心气盛则梦喜笑恐畏；脾气盛则梦歌乐，体重身不举⑭；肾气盛则梦腰脊两解不属⑮。凡此十二盛者，至而泻之立已。

厥气⑯客于心，则梦见山岳燔火⑰；客于肺，则梦飞扬，见金铁之器及⑱奇物；客于肝，则梦见山林树木；客于脾，则梦见丘陵大泽，坏屋风雨；客于肾，则梦见临深⑲，没于水中；客于膀胱，则梦游行；客于胃，则梦饮食；客于大肠，则梦田野；客于小肠，则梦游聚邑街

---

① 梦泄精：梦遗。
② 邪：在此可作五志之火理解，尤其是君相之火，与梦遗症有密切关系。
③ 因：宋本、汪本、周本同。《外台秘要》作"故因"，义长。
④ 邪：《灵枢·淫邪发梦》《针灸甲乙经》卷六第八作"正邪"。正邪，《类经》："凡阴阳劳逸之感于外，声色嗜欲之动于内，但有感于身心者，皆谓之正邪。"
⑤ 集：《针灸甲乙经》《灵枢·淫邪发梦》均作"袭"。
⑥ 未有定舍：没有安定下来。
⑦ 反：原无。据《灵枢·淫邪发梦》《针灸甲乙经》补。
⑧ 梦：原无。据《针灸甲乙经》补。
⑨ 燔蒳（fán ruò 凡弱）：焚烧。蒳，《素问·脉要精微论》作"灼"。《说文解字》："燔，蒳也。""蒳，烧也。"
⑩ 相杀：此后《素问·脉要精微论》《针灸甲乙经》有"毁伤"二字。
⑪ 行：宋本、汪本、周本同。《素问·脉要精微论》《灵枢·淫邪发梦》《针灸甲乙经》作"予"。
⑫ 卧：宋本、汪本、周本同。《素问·脉要精微论》《灵枢·淫邪发梦》《针灸甲乙经》作"取"。
⑬ 则梦恐惧哭泣飞扬：宋本、汪本、周本同。《脉经》卷六第七无"飞扬"二字，《针灸甲乙经》作"则梦哭泣，恐惧飞扬"。
⑭ 体重身不举：宋本、汪本、周本同。《灵枢·淫邪发梦》作"身体重不举"，《针灸甲乙经》作"体重，手足不举"。
⑮ 两解不属：指腰脊分解为二，不相连属。
⑯ 厥气：此指邪气。《中藏经》卷上第二十四即作"邪气"。
⑰ 山岳燔（biāo 标）火：宋本、汪本、周本同。《灵枢·淫邪发梦》《针灸甲乙经》作"丘山烟火"。燔火，迸飞的火焰。《说文解字》："燔，火飞也。"
⑱ 及：原无。据《针灸甲乙经》补。
⑲ 临深：宋本、汪本、周本同。《灵枢·淫邪发梦》《针灸甲乙经》《脉经》作"临渊"，义同。即如临深渊，有恐惧感。

衢①；客于胆，则梦斗讼自割②；客于阴③，则梦接内④；客于项，则梦多⑤斩首；客于胫，则梦行走而不能前，又居深地中⑥；客于股肱⑦，则梦礼节拜起⑧；客于胞，则梦溲便。凡此十五不足者，至⑨而补之，立已。寻其兹梦⑩，以设法治，则病无所逃矣。

【按语】本候所论与《素问·脉要精微论》《灵枢·淫邪发梦》的内容一脉相承。认为虚劳喜梦的病因病机，为气血衰损，脏腑虚弱，邪气内袭，未有定舍，反淫于脏，与荣卫俱行，而与魂魄飞扬，使人卧不得安而喜梦。认为梦也是体内脏腑经络气血阴阳盛衰所引起的，不同的内在变化，就会产生不同的机能活动，因而亦可产生相应不同的梦境。故可依据患者所产生的不同梦境，作为对疾病诊断的一种辅助方法。

本候所论述的十二盛、十五不足诸梦境，一则采用取象思维的方法来阐释。如水属阴，故阴盛就梦见大水；火属阳，故阳盛就梦见大火燃烧；阴阳俱盛，相互斗争剧烈，即梦见互相厮杀。其二是从机体的具体病变部位出发，根据不同脏腑的生理特征归类论述。如肝在志为怒，故"肝气盛则梦怒"；肺在志为悲，故"肺气盛则梦恐惧哭泣"。本候所论可为临床诊断某些脏腑病变提供参考。

六十三、虚劳尿血候

【原文】劳伤⑪而生客热，血渗于胞⑫故也。血得温而妄行，故因热流散，渗于胞而尿血也。

六十四、虚劳精血出候

【原文】此劳伤肾气故也。肾藏精，精者，血之所成也。虚劳则生七伤六极，气血俱损，肾家偏虚，不能藏精，故精血俱出也。

【按语】本候为精血证最早的记载，实为可贵。对其病因责之劳伤肾气，使肾失封藏。验之临床，壮年之人纵欲过度，常致精血杂出，当属房劳过度，劳伤肾气所致。

六十五、虚劳膝冷候

【原文】肾弱髓虚，为风冷所搏故

---

① 聚邑街衢：指城市街道。
② 斗讼自割：斗讼，争吵。自割，用刀自杀。
③ 阴：《灵枢·淫邪发梦》《针灸甲乙经》作"阴器"。
④ 接内：性交。
⑤ 多：宋本、汪本、周本同。《灵枢·淫邪发梦》《针灸甲乙经》无"多"字。
⑥ 又居深地中：宋本、汪本、周本同。《灵枢·淫邪发梦》《针灸甲乙经》作"及居深地窬苑中"。
⑦ 肱：原无，宋本、汪本、周本同。据《灵枢·淫邪发梦》《针灸甲乙经》补。
⑧ 起：宋本、汪本、周本同。《针灸甲乙经》《备急千金要方》作"跪"。
⑨ 至：原无，宋本、汪本、周本同。据《灵枢·淫邪发梦》《针灸甲乙经》《备急千金要方》补。
⑩ 兹梦：即这许多梦。兹，此。
⑪ 劳伤：《太平圣惠方》卷二十九治虚劳小便出血诸方作"夫虚劳之人，阴阳不和"。
⑫ 胞：此处指膀胱。

也。肾居下焦，主腰脚①，其气荣润骨髓，今肾虚受风寒，故令膝冷也。久不已，则脚酸痛屈弱。其汤熨针石，别有正方；补养宣导，今附于后。

养生方导引法云：两手反向拓席，一足跪，坐上，一足屈如，仰面，看气道众处散适，极势，振之四七。左右亦然。始两足向前双蹹，极势二七。去胸腹病，膝冷脐闷。

又云：互跪，调和心气向下至足，意想气索索然②，流布得所，始渐渐平身③，舒手傍肋，如似手掌内气出气不止④，面觉急闷，即起脊⑤至地，来去三七。微减去膝头冷，膀胱宿病，腰内脊强⑥，脐下冷闷。

又云：舒两足坐，散气向涌泉，可三通。气彻到⑦，始收右足屈卷，将两手急捉脚涌泉，挽，足蹹手挽，一时取势，手足用力，送气向下，三七，不失气⑧。数寻⑨，去肾内冷气，膝冷脚疼。

又云：跪一足，坐上，两手髀内卷足，努踹向下，身外扒，一时取势，向心来去二七。左右亦然。去痔，五劳，足臂疼闷，膝冷阴疼。

又云：卧展两胫，足十指相柱⑩，伸两手身旁，鼻内气七息。除两胫冷，腿骨中痛。

又云：偃卧，展两胫两手，足外踵，指相向⑪，以⑫鼻内气，自极七息。除两膝寒，胫骨疼，转筋。

又云：两足指向下柱席，两涌泉相拓，坐两足跟头，两膝头外扒，手身前向下，尽势，七通。去劳损阴疼，膝冷，脾瘦肾干。

又云：两手抱两膝，极势，来去摇之七七，仰头向后。去膝冷。

又云：偃卧，展两胫，两足指左向，直两手身旁，鼻内气七息。除死肌及胫寒。

又云：立，两手捌腰遍，使身正，放纵，气下使得所，前后振摇七七，足并头两向，振摇二七，头上下摇之七，缩咽举两髆，仰柔脊，冷气散，令脏腑气向涌泉通彻。

又云：互跪，两手向后，掌合地，出气向下。始，渐渐向下，觉腰脊大闷，还上，来去二七。身正，左右散气，转腰三七。去脐下冷闷，膝头冷，解溪内病⑬。

【按语】 本候导引第四条与本卷虚劳候导引第六条同，第六条与卷一风不仁

---

① 肾居下焦，主腰脚：《素问·金匮真言论》："病在肾，俞在腰股。"王冰注："腰为肾府，股接次之，故兼言之。"所以谓肾主腰脚。

② 索索然：象声词。指意念中想象气之流动如风吹树叶沙沙有声。

③ 平身：原作"平手"。据本书卷十五膀胱病候养生方导引法改。平身，起立。凡行跪拜礼，由拜而起立曰平身。

④ 止：原作"上"，形近致误。据本书卷十五改。

⑤ 脊：汪本作"背"。

⑥ 腰内脊强：本书卷十五膀胱病候养生方导引法作"腰脊强"，义长。

⑦ 到：原作"倒"，形近致误。据周本、《外台秘要》卷十八脚气论改。

⑧ 不失气：本书卷二风邪候、卷十六腹胀候养生方导引法作"不失气之行度"，义长宜从。

⑨ 数（shuò朔）寻：本书卷十三脚气缓弱候养生方导引法作"数行"，义近。数寻，常常运用这种方法。

⑩ 柱（zhǔ主）：通"拄"，支撑。

⑪ 足外踵，指相同：原作"外踵者相向"。据本书卷一风不仁候养生方导引法改。

⑫ 以：原作"亦"。据本书卷一改。

⑬ 病：本书卷十二风冷候养生方导引法作"疼痛"，义长宜从。

候导引第一条同，第九条与本卷虚劳体痛候导引第三条略同，可互参。

六十六、虚劳阴冷候

【原文】阴阳俱虚弱故也。肾主精髓，开窍于阴。今阴虚阳弱，血气不能相荣，故使阴冷也。久不已，则阴萎弱①。

六十七、虚劳髀枢②痛候

【原文】劳伤血气，肤腠虚疏，而受风冷故也。肾主腰脚，肾虚弱，则为风邪所乘，风冷客于髀枢之间，故痛也。

六十八、虚劳偏枯候

【原文】夫劳损之人，体虚易伤风邪。风邪乘虚，客于半身，留在肌肤，未即发也；因饮水，水未消散，即劳于肾，风水相搏，乘虚偏发，风邪留止，血气不行，故半身手足枯细，为偏枯也。

【按语】以上虚劳偏枯候、髀枢痛候、膝冷候，以及卷三劳伤筋骨候、筋挛候、体痛候等，均属肌肉筋骨病变，

有共通之处，但病因病机不尽相同，宜前后参阅，联系分析。

六十九、虚劳阴萎候

【原文】肾开窍于阴，若劳伤于肾，肾虚不能荣于阴器，故萎弱也。

诊其脉，瞥瞥如羹上肥③，阳气微；连连如蜘蛛丝④，阴气衰。阴阳衰⑤微，风邪⑥入于肾经，故阴不起，或引小腹痛也。

养生方云：水银不得近阴，令玉茎消缩。

七十、虚劳阴痛候

【原文】肾气虚损，为风邪所侵，邪气⑦流入于肾经，与阴气相击，真邪交争，故令阴痛。但冷者唯痛，夹热则肿。其汤熨针石，别有正方；补养宣导，今附于后。

养生方导引法云：两足指向下柱席，两涌泉相拓，坐两足跟头，两膝头外扒，手身前向下尽势七通。去劳损阴疼、膝冷。

【按语】本候导引法与卷三虚劳膝冷候导引法第七条同，可参阅。

---

① 阴萎弱：亦称"阳萎"。阴茎不能勃起，或举而不坚。萎，亦作"痿"。

② 髀（bì 婢）枢：相当于股骨大关节，即髋关节部位。此处有转枢作用，故名。髀，股外部。枢，转轴。

③ 瞥（piē 撇）瞥如羹上肥：形容阳气衰微的脉象，浮虚无力，不耐寻按。瞥瞥，浮薄之意；又，不定貌。羹上肥，指羹汤上漂浮的油脂。

④ 连连如蜘蛛丝：形容阴气衰少的脉象细微如蛛丝。连连，《伤寒论》辨脉法作"萦萦"，连绵不绝之意。蜘蛛丝，形容脉象细微，难以寻按。

⑤ 阴阳衰：原无。宋本、汪本同，文义不贯。据周本、《外台秘要》卷十七虚劳阴萎方补。

⑥ 风邪：此作风冷之邪解。

⑦ 邪气：据以下"冷者唯痛"之文，则此邪气当为风冷之邪。"邪"字原无，宋本、汪本、周本同。据《外台秘要》卷二十六阴痛方补。

七十一、虚劳阴肿候

【原文】此由风热客于肾经，肾经流①于阴器，肾虚不能宣散②，故致肿也。

七十二、虚劳阴疝③肿缩候

【原文】疝④者，气痛也。众筋会于阴器。邪客于厥阴、少阴之经，与冷气相搏，则阴痛肿而挛缩。

七十三、虚劳阴下痒湿候

【原文】大虚劳损，肾气不足，故阴冷，汗液自泄⑤，风邪乘之，则瘙痒。其汤熨针石，别有正方；补养宣导，今附于后。

养生方导引法云：卧⑥，令两手布膝头，取踵置尻下，以口内气，腹胀自极，以鼻出气七息。除阴下湿，少腹里痛，膝冷不随。

七十四、虚劳阴疮候

【原文】肾荣于阴器，肾气虚，不能制津液，则汗湿。虚则为风邪所乘，邪客腠理，而正气不泄，邪正相干，在于皮肤，故痒，搔之则生疮。

【按语】以上阴冷、阴萎、阴痛、阴肿、阴疝、阴下痒湿及阴疮七候，都是前阴部位的病变，从虚劳来看，当以阴萎、阴冷为主。至于阴痛、阴肿、阴疝、阴下痒湿、阴疮等，临床上有虚实、寒热，应作具体分析。不过，在总的病情方面，与肾气都有一定的关系，所以连类而及。

七十五、风虚劳候

【原文】风虚者，百疴之长⑦。劳伤之人，血气虚弱，其肤腠虚疏，风邪易侵。或游易⑧皮肤，或沉滞脏腑，随其所感，而众病生焉。其汤熨针石，别有正方；补养宣导，今附于后。

养生方导引法云：屈一足，指向地努之，使急，一手倒挽足解溪，向心极势，腰、足解溪、头如似骨解、气散，一手向后拓席，一时尽势三七。左右换手亦然。去手、足、腰、髀风热急闷。

又云：抑⑨头却⑩背，一时极势，手向下至膝头，直腰，面身正。还上，来

---

① 流：指经脉流注。
② 肾虚不能宣散：肾气虚弱，不能宣散风热之邪。
③ 阴疝：即癫疝。包括肠癫、卵胀、气癫、水癫四类。
④ 疝：有两种解释，一泛指寒邪引起的腹部疼痛，一指疝气病。此指后者。
⑤ 故阴冷，汗液自泄：宋本、汪本、周本同。《外台秘要》卷二十六阴下痒湿方作"故阴汗阴冷，液自泄"，《太平圣惠方》卷三十虚劳阴下湿痒生疮诸方作"故阴汗自泄也"。
⑥ 卧：本书卷十四诸淋候、气淋候养生方导引法作"偃卧"。
⑦ 风虚者，百疴（kē 苛）之长：意即"风为百病之长"。风虚，同"虚风"，为致病之风邪。疴，病。
⑧ 游易：亦作"游奕"，即游走的意思。
⑨ 抑：原作"仰"，形近致误。据周本改。
⑩ 却：仰。

去三七①。始正身，纵手向下，左右动腰二七，上下挽背脊七。渐去背脊、臂髀、腰冷不和。头向下努，手长舒向背上高举，手向上，共②头渐渐五寸，一时极势，手还收向心前，向背后，去来和谐，气共力调，不欲气强于力，不欲力强于气，二七。去胸背前后筋脉不和，气血不调。

又云：伸左胫，屈右膝内压之，五息止，引肺气③，去风虚，令人目明。依经为之，引肺中气，去风虚病，令人目明，夜中见色，与昼无异。

---

① 来去三七：原作"去三七"，导引动作不完整。据文义补。
② 共（gǒng 巩）：通"拱"，环抱，拱卫。
③ 气：原无。宋本、汪本、周本同。文义不完整。据《彭祖导引法》补。

卷　五

腰背病诸候　凡十论

【提要】本篇论述腰背诸病，内容以腰痛为主。根据病因和病情的不同，腰痛分为肾虚、风痹、劳伤、臂腰及卧湿等5种证候，并比类而及肾着腰痛。又依病程之久暂，分为卒腰痛、久腰痛等。此外，还论及背偻候，因此候与风湿腰痛有一定的关系。

另有胁痛一候，虽与腰背痛有别，盖因肝肾相关，故列入本卷，可与卷十六胸胁痛候联系分析。

一、腰痛候

【原文】肾主腰脚，肾经虚损，风冷乘之，故腰痛也。又邪客于足少阴之络，令人腰痛引少腹，不可以仰息①。

诊其尺脉沉，主腰背痛。寸口脉弱，腰背痛。尺寸俱浮直上②直下，此为督脉腰强痛③。

凡腰痛病有五：一曰少阴，少阴肾也，十月万物阳气伤④，是以腰痛。二曰风痹，风寒著腰，是以痛⑤。三曰肾虚，役用⑥伤肾，是以痛。四曰臂腰⑦，坠堕伤腰，是以痛。五曰寝卧湿地，是以痛。其汤熨针石，别有正方；补养宣导，今附于后。

养生方云：饭了勿即卧，久成气病，令腰疼痛。

又曰：大便勿强努，令人腰疼目涩。

又云：笑多，即肾转腰痛⑧。

又云：人汗次⑨，勿企⑩床悬脚，久成血痹，两足重及腰痛。

养生方导引法云：一手向上极势，手掌四方转回，一手向下努之，合手掌努指，侧身欹形，转身向似看，手掌向上，心气向下，散适⑪，知气下缘上，始

① 邪客于足少阴之络，令人腰痛引少腹，不可以仰息：《素问·缪刺论》作"邪客于足太阴之络，令人腰痛引少腹控䏚，不可以仰息"。仰息，仰伸而行呼吸之貌。
② 直上：原无。宋本、汪本、周本同。据《脉经》卷二第四补。
③ 腰强痛：宋本、汪本、周本同。《脉经》作"腰背强痛，不得俯仰"。
④ 十月万物阳气伤：《太素》作"七月万物阳气皆伤"。杨上善注曰："七月秋气始至，故曰少阴。十一月少阴之气大，三月少阴已厥，故少阴至肾七月之时，三阴已起，万物之阳已衰，太阳行腰，太阳既衰，腰痛也。"
⑤ 痛：《外台秘要》卷十七腰痛方、《医心方》卷六均作"腰痛"。以下三"痛"字同此。
⑥ 役用：使致力于劳作。
⑦ 臂（kuì 溃）腰：病名。突然坠堕，腰部受伤而疼痛。
⑧ 笑多，即肾转腰痛：宋本、汪本同。《外台秘要》作"笑过多，即肾转动，令人腰痛"，义长。
⑨ 汗次：汗出之时。次，时。
⑩ 企：通"跂"。跂坐，谓垂足而坐，跟不及地。《备急千金要方》卷二十七第二作"跂"。
⑪ 散适：使导引之气舒散调适。

极势①。左右上下四七亦然。去髀井、肋、腰脊疼闷。

又云：互②跪，长伸两手，拓席向前，待腰脊须转，遍身骨解气散，长引腰③极势。然始④却跪使急⑤，如似脊内冷气出许，令臂髀痛，痛欲似闷痛，还坐⑥，来去二七。去五脏不和，背痛闷。

又云：凡人常觉⑦脊强，不问时节，缩咽髀⑧内，似回髀内⑨，仰⑩面努髀井向上也。头左右两向⑪挪之，左右三七，一住，待血行气动定，然始更用，初缓后急。若无病人，常欲得旦起、午时、日没三辰如用，辰别三七。除寒热，脊、腰、颈痛。

又云：舒两足，足指努上，两手长舒，手掌相向，手指直舒，仰头努脊，一时极势，满三通。动足相向⑫一尺，手不移处，手掌向外七通。更动足二尺，手向下拓席，极势，三通。去遍身内筋脉虚劳，骨髓疼闷。长舒两足，向⑬身角

上，两手捉两足指急搦，心不用力，心气并在足下，手足一时努纵，极势三七。去踹、臂、腰疼，解溪蹙⑭气，日日渐损。

又云：凡学将息人，先须正坐，并⑮膝头足。初坐，先足指⑯相对，足跟外扒，坐上少欲安稳，须两足跟向内相对，坐上，足指外扒⑰，觉闷痛，渐渐举身似款便⑱，坐⑲足上。待共两⑳坐相似，不痛，始双竖足跟向㉑上，坐上㉒足指并反而向外。每坐常学。去膀胱内冷，面冷风，膝冷，足疼，上气，腰疼，尽自消适也。

【按语】本候对腰痛病的病因病机论述颇为详尽。其中"邪客于足少阴之络，令人腰痛引少腹，不可以仰息"一句，《素问》《针灸甲乙经》《太素》《医心方》均作"邪客于足太阴之络，令人腰痛引少腹，不可以仰息"，而且《素问·

① 知气下缘上，始极势：指感觉到心气又从下往上循行时，才使动作达到最大限度。缘，循行。
② 互：原作"平"，形近致误。
③ 长引腰：伸展腰部。引，伸展。
④ 始：原作"如"。据元本改。
⑤ 使急：原作"便急"，形近致误，文义不贯。据导引动作改。
⑥ 还坐：跪后再坐。古人席地而坐，双膝跪地，臀部靠在脚后跟上。耸身为跪，跪可言坐，坐不可言跪。
⑦ 觉：此前原有"须"字。据本书卷一风痹候养生方导引法删。
⑧ 髀：原作"转"，形近致误。据本书卷一风痹候、卷二风头眩候养生方导引法改。
⑨ 似回髀内：疑为衍文。
⑩ 仰：原作"似"。据本书卷一改。
⑪ 向：原作"句"，形近致误。据宋本、汪本、周本改。
⑫ 相向：本书卷三虚劳体痛候养生方导引法作"相去"，义长宜从。
⑬ 向：原无。据本书卷三虚劳体痛候养生方导引法补。
⑭ 蹙：原作"足"。据本书卷三改。
⑮ 并：原无。据本书卷二风冷候、卷十三上气候养生方导引法补。
⑯ 指：此后原重一"指"字。据本书卷二删。
⑰ 外扒：原作"扠"。据本书卷二风冷候养生方导引法改。
⑱ 款便：即欲解大便，在此引申为登厕姿势。
⑲ 坐：原作"两"。据本书卷二风冷候、卷十三上气候养生方导引法改。
⑳ 两：原无。据本书卷二风冷候、卷十三上气候养生方导引法补。
㉑ 向：原作"而"。据本书卷二风冷候养生方导引法改。
㉒ 坐上：原无。据本书卷二风冷候、卷十三上气候养生方导引法补。

缪刺论》所述邪客手足三阴三阳之络病，唯足太阴之络有腰痛，但足太阴与上文"肾主腰脚"之论又不相协，故不可轻言其引文有误，《素问·刺腰痛论》中"足少阴令人腰痛，痛引脊内廉"之论述，与上文颇为和谐。

本候所论腰痛之脉象，宋以后又有发挥，如《济生方·腰痛论》云："大抵腰痛之脉，脉皆沉弦，脉弦而紧者，寒腰痛；沉弦而浮者，风腰痛；沉弦而濡细者，湿腰痛；坠堕闪腰，以致气凝血滞而痛者，脉多沉弦而实也。当推其所因，合其脉以治，无不效者矣。"对临床诊断大有裨益。

本候导引法第三条与本书卷一风痹候导引法第十条同，第四条与卷三虚劳体痛候导引法第七条同，末条与卷二风冷候导引法第八条、卷十三上气候导引法第二条同。

二、腰痛不得俯仰候

【原文】肾主腰脚，而三阴三阳十二经[1]、八脉[2]，有贯肾络于腰脊者。劳损于肾，动伤经络，又为风冷所侵，血气击搏，故腰痛也。阳病者，不能俯；阴病者，不能仰；阴阳俱受邪气者，故令腰痛而不能俯仰。

又云：伸两脚，两手著足五指上。愈腰折不能低著，唾血久疼愈。

又云：长伸两脚，以两手捉五指七遍。愈折腰不能低仰也。

【按语】《素问·刺腰痛论》论述了各经受病所致腰痛的症状特点及刺治方法。本候承袭此论，指出凡十二正经及奇经八脉之贯于肾，络于腰脊者，其经脉有病，均可影响肾而产生腰痛，如此即避免了凡腰痛则治肾，阐释问题更为全面，更具有临床指导意义。

另，本候导引法原文从"又云"开始，显有脱漏。

三、风湿腰痛候

【原文】劳伤肾气，经络既虚，或因卧湿当风，而风湿乘虚搏于肾[3]经，与血气相击而腰痛，故云风湿腰痛。

四、卒腰痛候

【原文】夫劳伤之人，肾气虚损。而肾主腰脚，其经贯肾络脊，风邪乘虚，卒入肾经，故卒然而患腰痛。

五、久腰痛候

【原文】夫腰痛，皆由伤肾气所为。肾虚受于风邪，风邪停积于肾经，与血气相击，久而不散，故久腰痛。

【按语】以上两候，指出腰痛有两种情况：一是"风邪乘虚，卒入肾经"，表现为突然腰痛；一是"风邪停积于肾经，久而不散"，表现为久腰痛。临床所见，往往前者为病之始发，而后者为前者的延续，如不注意彻底治疗，常使两种证候交替出现，不易治愈。

---

① 三阴三阳十二经：指手足三阴经和三阳经，共为十二经脉。
② 八脉：此前《太平圣惠方》卷四十四腰痛强直不能俯仰诸方有"奇经"二字。八脉，即奇经八脉。
③ 肾：原书重一"肾"字，疑衍。据《太平圣惠方》卷四十四风湿腰痛诸方删。

六、肾著腰痛候

【原文】肾主腰脚。肾经虚则受风冷，内有积水，风水相搏，浸积①于能，肾气内著，不能宣通，故令腰痛。其病状，身重腰冷，腰重如带五千钱②，如坐于水，形状如水，不渴，小便自利，饮食如故。久久变为水病，肾湿故也。

【按语】"肾著"之"著"语意双关，一指风冷水湿痹着于肾之外府；二指肾气内虚，著而不行，邪正相争。肾著腰痛是由于肾阳虚不能化湿，风冷与水湿着于腰部，所以身重腰冷，如坐水中。口不渴，小便自利，饮食如故，说明本证重点是局限于腰部的疼痛，内脏病变尚不明显。对于本病，《金匮要略》采用甘草干姜茯苓白术汤以温阳祛寒湿，亦是邪正兼顾，此亦为后世辨治本病之常规。但在临床应用时，尤应注意顾护肾气，温补肾阳。

七、臀腰候

【原文】臀腰者，谓卒然伤损于腰而致痛也。此由损血③搏于背④脊所为，久不已，令人气息乏少，面无颜色，损肾

故也。

【按语】本候论述较简，《三因极一病证方论·不内外因腰痛论》曰："臀腰痛者，伛偻肿重，引季胁痛，因于坠堕，恶血流滞。"可资参考。

八、腰脚疼痛候

【原文】肾气不足，受风邪之所为也。劳伤则肾虚，虚则受于风冷，风冷与真气交争，故腰脚疼⑤痛。

九、背偻⑥候

【原文】肝主筋而藏血。血为阴，气为阳。阳气，精则养神，柔则养筋。阴阳和同，则血气调适，共相荣养也，邪不能伤。若虚，则受风，风寒搏于脊膂之筋⑦，冷则挛急，故令背偻。

十、胁痛候

【原文】邪气客于足少阳之络，令人胁痛，咳，汗出。阴气击于肝，寒气客于脉中，则血泣⑧脉急，引胁与小腹⑨。

诊其脉弦而急，胁下如刀刺，状如

---

① 积：宋本、汪本、周本同。《外台秘要》卷十七肾着腰痛方作"渍"，义同。
② 腰重如带五千钱：比喻腰部沉重，动作不利。腰重，原作"腹重"，宋本、汪本、周本同。据《脉经》卷六第九改。
③ 损血：因外伤损及腰部而产生的瘀血。
④ 背：宋本、汪本、周本同。《太平圣惠方》卷四十四腰痛诸方作"腰"，义长宜从。
⑤ 疼：原脱。据本候标题补。元本亦有"疼"字。
⑥ 背偻（lóu 娄）：曲背。偻，曲而俯之貌。
⑦ 脊膂（lǚ 旅）之筋：背脊两旁之筋。脊膂，脊梁骨。
⑧ 血泣：血脉凝涩，运行不畅。泣，同"涩"。
⑨ 引胁与小腹：《素问·举痛论》作"胁肋与少腹相引痛矣"，义长。

飞尸①，至困不死②。左手脉大，右手脉小，病右胁下痛。寸口脉双弦，则胁下拘急，其人涩涩而寒。其汤熨针石，别有正方；补养宣导，今附于后。

养生方导引法云：卒左胁痛，念③肝为青龙④，左目中魂神，将五营兵，千乘万骑，从甲寅⑤直符⑥吏，入左胁下取病去。

又云：右胁痛，念肺为白虎⑦，右目中魄神，将五营兵，千乘万骑，从⑧甲申直符吏，入右胁下取病去。

胁侧卧，伸臂直脚，以鼻内气，以口出之，除胁皮肤痛，七息止。

又云：端坐伸腰，右顾视月，口内气，咽之三十。除左胁痛，开目。

又云：举手交项上，相握自极。治胁下痛。坐地，交两手著不周遍握，当挽⑨。久行，实身如金刚，令息调长，如风云，如雷。

【按语】本候与腰背病牵涉甚少，盖因腰痛重在治肾，胁痛重在理肝，而肝肾在生理、病理上关系密切，故纳入本卷。本书卷十六尚有胸胁痛候、卒苦烦满又胸胁痛欲死候，可以相互参阅。

本候导引法第一条及第二条内容，乃道教以符咒治疗疾病的文字，说明在隋唐时期，道教理论在医学中有明显的影响，道教养生修炼方法甚多，有导引、服饵、胎息、内丹、外丹、辟谷、房中、符咒等，其中亦不乏可以发掘之精华。本候所论从表面上看带有迷信色彩，但亦可以理解为一种心理疗法，可做进一步研究。

---

① 飞尸：古病名。指一种突然发作的危重疾患。《太平圣惠方》卷五十六："飞尸者，发无由渐，忽然而至，若飞走之急疾，故谓之飞尸。其状心腹刺痛，气息喘急，胀满上冲心胸也。"可用细辛散、瓜蒂散、蜥蜴圆治疗。尸，原作"户"，形近致误。据宋本、汪本、周本改。

② 至困不死：病情虽重，但不至于死。

③ 念：念诵，即心念口诵咒语，乃道教以符咒驱鬼治病方法之一。

④ 青龙：即二十八宿中东方七宿，因其似龙形，位于东方，色青，故名。在古代神话被认为是东方之神，同西方白虎、南方朱雀、北方玄武合称为四象，乃四方之神。道教常以青龙、白虎、朱雀、玄武作护卫神，以壮威仪。按道教理论，东方青龙应肝、西方白虎应肺、北方玄武应肾、南方朱雀应心。

⑤ 甲寅：道教神名，为六丁六甲之一。六甲（包括甲子、甲戌、甲申、甲午、甲辰、甲寅）为阳神，六丁（包括丁卯、丁巳、丁未、丁酉、丁亥、丁丑）为阴神。《无上九霄雷霆玉经》："六丁玉女，六甲将军。"传云："六丁六甲"为天帝役使，能"行风雷，制鬼神"，道士可用符咒召请之，"祈禳驱鬼"。

⑥ 直符：六阴神。《至游子·内德篇》："直符，六阴神也。"

⑦ 虎：原作"帝"，鄂本同。据汪本改。

⑧ 从：原无。宋本、汪本、周本同。据鄂本补。

⑨ 交两手著不周遍握，当挽：交叉两手，手指不完全相握，并作相挽之姿势。不周遍握，即不完全接触。

消渴病诸候　凡八论

【提要】本篇是专论消渴病诸候。文中依据消渴病病情发展及其临床证候的差异，将其分为消渴、渴利和内消3证。篇内"强中"病与消渴病同样是由于服用石药，肾虚有热所引起，所以连类而及。至于消渴病之诸多变症，如疮疡、水肿等均随文而论，未立专候。

一、消渴候

【原文】夫消渴者，渴不止，小便多①是也。由少服五石诸丸散②，积经年岁，石势③结于肾中，使人下焦虚热。及至年衰，血气减少，不复能制④于石。石势独盛，则肾为之燥，故引水而不小便⑤也。其病变多发痈疽，此坐热气⑥，留于经络不引⑦，血气壅涩，故成痈脓。

诊其脉，数大者生，细小浮⑧者死。又沉小者生，实牢⑨大者死。

有病口甘者，名为何，何以得之？此五气⑩之溢也，名曰脾瘅⑪。夫五味入于口，藏于胃，脾为之行其精气。溢⑫在脾，令人口甘，此肥美之所发。此人必数食甘美而多肥，令人内热⑬，甘者令人满⑭，故其气上溢，转⑮为消渴。

---

① 小便多：宋本、汪本、周本同。本候下文、《外台秘要》卷十一消渴方、《医心方》卷十二第一、《太平圣惠方》卷五十三治消渴诸方均作"不小便"。

② 五石诸丸散：指以五种热性矿石类药为主的丸散制剂，又名"寒食散"。其药物组成，各医著记载有差异。《抱朴子》金丹卷第四作丹砂、雄黄、曾青、白矾、磁石。本书卷六解散病诸候记载是钟乳、硫黄、白石英、赤石脂、紫石英。

③ 石势：石药的作用。势，《医心方》卷十二第一作"热"。

④ 制：克制，控制，制约。

⑤ 不小便：此处指小便减少，并非小便不通，是和上文"小便多"相对而言。《太平圣惠方》即作"小便少"。

⑥ 此坐热气：宋本、汪本、周本同，《太平圣惠方》作"此由滞于血气"。坐，由于。

⑦ 留于经络不引：宋本、汪本、周本同，《外台秘要》《医心方》均作"留于经络，经络不利"。不引，即不退。

⑧ 浮：此后《脉经》卷四第七有"短"字。

⑨ 牢：《脉经》作"坚"。"牢"与"坚"是通假字，古书有时互用。牢，指牢脉。

⑩ 五气：脾气。《素问集注》："五气者，土气也，土位中央，在数为五，在味为甘，在臭为香，在脏为脾。"一说五气是五味所化之气，亦通。

⑪ 脾瘅（dān 单）：病名。是脾有积热，上泛而为口甘，日久可转化为消渴的一种病变。瘅，热。

⑫ 溢：《素问·奇病论》作"津液"，《太素》卷三十脾瘅消渴作"液"。

⑬ 令人内热：《素问·奇病论》作"肥者令人内热"，义长。

⑭ 满：《素问·奇病论》作"中满"，《外台秘要》同。

⑮ 转：原无。据《素问》《针灸甲乙经》《太素》补。

厥阴之病，消渴重①，心中疼②，饥而不欲食，甚则欲吐蛔。其汤熨针石，别有正方；补养宣导，今附于后。

养生法云：人睡卧，勿张口，久成消渴及失血色。

赤松子云：卧，闭目，不息十二通，治饮食不消。

法云：解衣惔③卧，伸腰膜④少腹，五息止。引肾，去消渴，利阴阳。解衣者，无使挂碍。惔卧者，无外想，使气易行。伸腰者⑤，使肾无逼蹙⑥。膜者，大努使气满少腹者，即摄腹牵气使上，息即为之⑦。引肾者，引水来咽喉，润上部，去消渴枯槁病。利阴阳者，饶气力也⑧。此中数虚⑨，要与时节而为避，初食后，大饥时，此二时不得导引，伤人。亦避恶日，时节不和时亦避。导已，先行一百二十步，多者千步，然后食之。法不使大冷大热，五味调和。陈秽宿食，虫蝎余残，不得食。少眇⑩著口中，数嚼少湍咽⑪。食已，亦勿眠。此名谷药，并与气和，即真良药。

【按语】消渴病在《黄帝内经》中无专题论述，散见于《素问·脉要精微论》《素问·通评虚实论》《素问·奇病论》《灵枢·邪气脏腑病形》《灵枢·师传》《灵枢·五变》《灵枢·本脏》各篇，

《伤寒论》中亦有"消渴"之名，至《脉经》《针灸甲乙经》《太素》始列专篇。依据其发病病因、临床证候，有"消渴""消中""消瘅""脾瘅""鬲消""肺消"等不同名称，但均无明确分证。《诸病源候论》将其分为消渴、渴利、内消三个证候，盖源于《小品方》。《医心方》卷十二载《小品方》曰："石热结于肾中，使人下焦虚热，小便数利，则作消利。消利之病，不渴而小便自利也；亦作消渴，消渴之疾，但渴不利也；又作渴利，渴利之病，随饮小便也。"不过《诸病源候论》把《小品方》的"消利"改称为"内消"，而内消文中仍然保存"消利"一词。至于分证内容，与《小品方》完全一致。而将消渴分为"三消"者，则是唐代以后的发展，如《外台秘要》卷十一消中消渴肾消方引《古今录验》曰："消渴病有三：一渴而饮水多，小便数、无脂、似麸片、甜者，皆是消渴病也；二吃食多，不甚渴，小便少、似有油而数者，此是消中病也；三渴饮水不能多，但腿肿，脚先瘦小，阴痿弱，数小便者，此是肾消病也，特忌房劳。"迨至宋朝，《简易方》《仁斋直指方》则进一步明确指出，消渴、消中、肾消三

① 重：宋本、汪本、周本同。《伤寒论》厥阴篇作"气上撞心"，《外台秘要》作"气上冲"。
② 疼：此后《伤寒论》有"热"字。
③ 惔（tán谈）：原作"恢"。据《外台秘要》卷十一消渴方改。惔，安静。
④ 膜：原作"瞋"。据《外台秘要》改。下同。膜，鼓起，胀起。
⑤ 者：原无。据《外台秘要》补。
⑥ 逼蹙（cù醋）：迫急。
⑦ 摄腹牵气使上，息即为之：宋本、汪本、周本同。《外台秘要》作"摄腹牵气，使五息，即止之"。摄，原作"膈"，形近致误。据《外台秘要》改。摄，收。
⑧ 饶气力也：原无。据《外台秘要》补。意即补益增强气力。
⑨ 数虚：数处。
⑩ 少眇（miǎo秒）：联绵字，即"少"。《正韵》："眇，微也。"
⑪ 少湍咽：咽，原作"洇"，形近致误。据周本改。意即缓缓咽下。

者，分属于上、中、下三焦，后世遂有"三消"之名，即上消、中消、下消。

本候所述消渴的主要症状是"渴不止，小便多"。对于其病因，《内经》认为主要是"五脏皆柔弱"（《灵枢·五变》）和"数食甘美而多肥者"（《素问·奇病论》）。而在《诸病源候论》成书年代，正是六朝炼丹术盛行之时，服用五石散一类石药以求长生不老的风气很盛，后遗症亦多。因此本书对消渴、渴利、内消、强中等候的论述，均归咎于服用五石散。认为少壮时服用五石散一类石药，以致积热在内，到了年老血气衰少，因而发病。

本候指出消渴的另一个原因，是由于平日多吃了甜味美食，或肥腻的东西，而成"脾瘅"，日久可转为消渴，此与《黄帝内经》观点一脉相承。此外，还论及消渴病的并发症痈疽。其原因是由于石药热气留滞于经络，血气壅滞不通，热毒熏蒸而致。

末段"厥阴之病，消渴重，心中疼，饥而不欲食，甚则欲吐蛔"，是源于《伤寒论》厥阴篇与《金匮要略》消渴小便不利淋病篇。这里的消渴，是指口渴而言，即厥阴病的一个症状，和消渴病不同，应加以区别。而且，在《金匮要略》中，消渴病没有分证。

又，本候养生方中自"赤松子云"以

下，疑为卷二十一宿食不消候错简于此。

二、渴病候

【原文】五脏六腑，皆有津液。若脏腑因虚实而生热者①，热气在内，内津液竭少，故渴也。夫渴数饮，其人必眩，背寒而呕者，因利虚故也②。

诊其脉，心脉滑甚，为善渴。其久病变，成③发痈疽，或成水疾④。

三、大渴后虚乏候

【原文】夫人渴病者，皆由脏腑不和，经络虚竭所为。故病虽瘥，血气未复，仍虚乏也。

四、渴利候

【原文】渴利者，随饮随⑤小便故也。由少时服乳石⑥，石热盛时，房室过度，致令肾气虚耗，下焦生热，热则肾燥，燥⑦则渴，肾虚又不得传制⑧水液，故随饮随小便。以其病变，多发痈疽。以其内热，小便利故也。小便利，则津液竭；津液竭，则经络涩；经络涩，则荣卫不行；荣卫不行，则由热气留滞，故成痈疽。

---

① 若脏腑因虚实而生热者：宋本、汪本、周本同。《太平圣惠方》卷五十三治热渴诸方作"若五脏因虚而生热者"。虚实，即正虚邪实。

② 因利虚故也：意指原有渴利病，中焦本已先虚，不能运化水饮之故。利，即渴利病。

③ 成：《外台秘要》卷十一渴后恐成水病方作"或"。

④ 或成水疾：指消渴病后，可并发水肿。

⑤ 随：原无。据《医心方》卷十二第二补。下一"随"字同。

⑥ 乳石：指钟乳石等一类石药。

⑦ 燥：本卷渴利后发疮候、《外台秘要》卷十一渴利虚经脉涩成痈脓方作"肾燥"。

⑧ 传制：传化，节制。

五、渴利后损候

【原文】夫渴利病后，荣卫虚损，脏腑之气未和，故须各宣畅也。

六、渴利后发疮候

【原文】渴利之病，随饮随①小便也。此谓服石药之人，房室过度，肾气虚耗故也。下焦生热，热则肾燥，肾燥则渴。然肾虚又②不能制水，故小便利。其渴利虽瘥，热犹未尽，发于皮肤，皮肤先有风湿，湿热相搏，所以生疮。

七、内消候

【原文】内消病者，不渴而小便多是也。由少服五石，石热结于肾，内热之所作也③。所以服石之人，小便利者，石性归肾④，肾得石则实⑤，实则消水浆，故利。利多不得润养五脏，脏衰则生诸病。由肾盛之时，不惜其⑥气，恣⑦意快情，致使虚耗，石热孤⑧盛，则作消利⑨，故不渴而小便多也。

【按语】本候指出内消病的主要症状是"不渴而小便多"，这在消渴病后期或慢性迁延时期可以见到，但"不渴"二字，须灵活看待，不能拘泥，是渴饮的程度较消渴、渴利为轻而已。若将小便与饮水相比较，则小便多于所饮。所以《备急千金要方》云："内消之为病，当由热中所作也，小便多于所饮，令人虚极短气。"本书成编时代，尚无"三消"名称，亦无上消、中消、下消的专条论述。这里的内消即是肾消，亦即后世所说的下消。

文中云"肾得石则实，实则消水浆，故利"，以"消水浆"为小便利的原因，殊难理解。若在"故利"之前补入"然肾虚不能制水"，则全文贯通，亦合医理，这在上文渴利候、渴利后发疮候中均有例可证。因此，读《诸病源候论》，应前后互参，则可融会贯通。对于其他古医籍亦应如此。

八、强中候

【原文】强中病者，茎长兴盛不痿，精液自出⑩。是由少服五石，五石热住于肾中，下焦虚热⑪。少壮之时，血气尚丰，能制于五石，及至年衰，血气减少，肾虚不复能制精液。若精液竭，则诸病生矣。

---

① 随：原无。据上条渴利候补。
② 又：原作"人"。据元本改。上条渴利候亦作"又"。
③ 也：原在"内"字后，宋本、汪本、周本同。据《外台秘要》卷十一消中消渴肾消方改。
④ 石性归肾：指石药之性质重下趋，且多为热性药，故易结热于肾。
⑤ 实：原作"石"，宋本、汪本同。鄂本作"热"。据周本、《外台秘要》改。实，指邪实，即石热内结。下一"石"字同。
⑥ 其：宋本、汪本、周本同。《外台秘要》作"真"。
⑦ 恣：放纵。
⑧ 孤：作"独"或"特"字解。
⑨ 消利：原为《小品方》病名，《诸病源候论》改作内消，义同。
⑩ 茎长兴盛不痿，精液自出：宋本、汪本、周本同。《备急千金要方》卷二十一第一作"茎长兴盛，不交精液自出"。
⑪ 热：原无，宋本、汪本、周本同。据本篇诸候文例、《外台秘要》补。

【按语】强中病，宋代以前的医著多归入消渴门中，认为是服用五石所致，属于消渴病之危重证候。《备急千金要方》《外台秘要》均持此论，如《三因极－病证方论》云："三消病至强中，不亦危矣。"《仁斋直指方》曰："自消肾而析之，又有五石过度之人，阳道与强，不交精泄，谓之强中。消渴轻也，消中甚焉，消肾又甚焉，若强中则其毙可立待也。"后世又将其归入肾病门中，与遗精、阳痿等并论，认为与酒色过度有关。这种分类的演变，亦反映着祖国医药的发展，并与时代背景有一定联系。

卷　六

解散病诸候　凡二十六论

【提要】本篇论述解散病，重点是叙述解救寒食散发动所致疾病的各种证候，共计26论。其中，第一候内容很多，从诊断、服药、护理、各种反应、解救方法，以及作者的看法等，都有所论及。以后二十五候，则是对第一候中各种临床常见而多发症的复述和补充，但对病理阐发较多。

本篇是寒食散病最全面的医学资料，也是我国系统论述药源性疾病最早的医学文献。

一、寒食散发①候

【原文】夫散脉②，或洪实；或断绝不足③，欲似死脉；或细数；或弦駃④。坐⑤所犯非一故也。脉无常投⑥，医不能识。热多则弦駃，有癖⑦则洪实，急痛则断绝。凡寒食药率如是⑧，无苦⑨，非死候也。勤从节度⑩，不从节度则死矣。

欲服散，宜诊脉候，审正其候，尔乃毕愈⑪。脉沉数者，难发，难发当数不之；脉浮大者，易发也。人有服散两、三剂不发者，此人脉沉难发，发不令人觉，药势⑫行已⑬，药但于内发，不出形

---

① 寒食散发：指服用寒食散后药性发作所产生的反应。寒食散，一名五石散，以热性矿石类药物为主组成，因服散以后，宜寒食、冷水洗，取寒解药热，所以称"寒食散"。服寒食散后，有正常反应，亦有不良反应，这种情况叫作"发动"，简称"发"或"动"。

② 散脉：指服寒食后所出现的脉象。散，指寒食散。

③ 断绝不足：脉象沉细欲绝，并有歇止。

④ 駃（kuài 快）：同"快"，疾速。此指脉来疾数。

⑤ 坐：宋本、汪本、周本同。《千金翼方》卷十五第三作"其"。坐，因为，由于。

⑥ 投：宋本、汪本、周本同。《医心方》卷十九第三作"度"。投，指脉搏跳动的次数。《脉经》卷四第六："脉来五十投而不止者，五脏皆受气，即无病。"

⑦ 癖（pǐ 劈）：病名，指生于胁下的痞块。在此指服食寒食散后药石不消，积而成块。与一般的癖病不同。

⑧ 凡寒食药率如是：宋本、汪本、周本同。《千金翼方》作"凡寒食药热，率常如是"。率，大抵，大概。率如是，即大概如此。

⑨ 无苦：宋本、汪本、周本同。《千金翼方》作"自无所苦"，义长。无苦，即无害，指对人体并无危害。苦，患。

⑩ 勤从节度：宋本、汪本、周本同，《千金翼方》作"动从节度，则不死也"。勤从节度，指时刻遵从服药规则。节度，法度，规则。

⑪ 审正其候，尔乃毕愈：指正确审查其证候，如此才能所治皆愈。尔，如此。

⑫ 药势：药物的作用。

⑬ 行已：宋本、汪本、周本同。《千金翼方》卷十五第三作"已行"，义长。

于外①。欲候知其得力②，人进食多，是一候；气下③，颜色和悦，是二候；头、面、身瘙痒④，是三候；策策⑤恶风，是四候；厌厌⑥欲寐，是五候也。诸有此证候者，皆药内发五脏，不形出于外。但如方法，服散勿疑。但数下之，则内虚，自当发也。

诸方互有不同，皇甫唯欲将冷⑦，廪丘公⑧欲得暖将⑨之意，其多有情致⑩也。世人未能得其深趣⑪，故鲜⑫能用之。然其方法，犹多不尽。但论服药之始，将息之度，不言发动之后，治解之宜，多有阙略⑬。江左有道弘道人⑭，深识法

体⑮，凡所救疗，妙验若神。制《解散对治方》云：

钟乳对⑯术，又对栝蒌，其治主肺，上通头胸。术动⑰钟乳，胸寒短气；钟乳动术，头痛目疼。又，钟乳虽不对海蛤，海蛤能动钟乳⑱。海蛤动乳⑲，则目痛短气。有时术动钟乳，直⑳头痛胸塞。然钟乳与术所可为患，不过此也。虽所患不同，其治亦一矣。发动之始，要其有由，始㉑觉体中有异，与上患相应，便速服葱白豉汤㉒。

又云：硫黄对防风，又对细辛，其治主脾肾，通腰脚。防风、细辛㉓动硫

---

① 药但于内发，不出形于外：宋本、汪本、周本同。《千金翼方》作"不出形于外，但以药治于内"。
② 得力：发生作用。
③ 气下：《千金翼方》无此二字。气下，气息下行，此处指气机和调。
④ 瘙痒：原作"痒瘙"。据《千金翼方》改。
⑤ 策策：宋本、汪本、周本同。《千金翼方》作"涩涩"，义同。策策，形容瑟缩恶风貌。又作"瑟瑟"。从风声转义。
⑥ 厌厌（yān 淹）：精神不振貌。
⑦ 皇甫唯欲将冷：皇甫，即皇甫谧，字士安，晋代名医，著有《针灸甲乙经》。《隋书·经籍志》引梁《七录》载：皇甫谧、曹翕撰《论寒食散方》二卷，亡。"唯"，原作"推"，形近致误，据汪本改。将冷，指用冷水洗、进食寒食等法调养。将，将息，调养。冷，冷洗，寒食。
⑧ 廪（lǐn 凛）丘公：即陈廪丘，晋代医家。为提倡服寒食散者。《隋书·经籍志》载其著撰《廪丘公论》一卷，亡。《本草纲目》认为陈廪丘即著《小品方》的陈延之。
⑨ 暖将：指用取暖法将息。
⑩ 情致：深意，意境深远。
⑪ 深趣：深意。
⑫ 鲜：少。
⑬ 阙略：缺略不全。阙，同"缺"。略，粗略。
⑭ 江左有道弘道人：江左，即江东，指长江下游南部地区，今统称江南。道弘道人，指僧人道弘，晋代人，为倡导服寒食散者。《隋书·经籍志》载：释道洪（《外台秘要》称其为"道洪"）撰《寒食散对疗》一卷，已佚。道人，六朝时专指和尚，并不指道士。
⑮ 法体：法度。
⑯ 对：配。以下"对"字均论述寒食散中矿物药与植物药配伍使用问题。
⑰ 动：发动，此处指寒食散中药物之间的相互作用。
⑱ 海蛤能动钟乳：原无。据《备急千金要方》卷二十四第三补。
⑲ 乳：原无。据《外台秘要》卷三十七乳食阴阳体性并草药触动形候补。
⑳ 直：但，仅仅。
㉑ 要其有由，始："由"与"始"字互倒，据周本、《备急千金要方》乙正。要，推求。全句之意为：推求其原因。
㉒ 葱白豉汤：由葱白、豉、甘草、人参（录自《备急千金要方》卷二十四第三）组成。
㉓ 细辛：原无。据《外台秘要》补。

黄，烦疼腰痛①，或瞋忿②无常，或下利不禁。防风、细辛能动硫黄，硫黄不能动彼。始觉发，便服杜仲汤③。

白石英对附子，其治主胃，通至脾肾。附子动白石英，烦满腹胀；白石英动附子，则呕逆不得食④，或口噤不开，或言语难，手脚疼痛。觉发，服生麦门冬汤⑤。

紫石英对人参，其治主心肝，通至腰⑥脚。人参动紫石英，心急而痛，或惊悸不得眠卧；或恍惚忘误，失性发狂⑦；或黯黯⑧欲眠，或愦愦喜瞋，或瘥或剧，乍寒乍热；或耳聋目暗。又，防风虽不对紫石，而能动紫石⑨，紫石由防风而动人参。人参动，亦心痛烦热，头项强。始觉，便宜服麻黄汤⑩。

赤石脂对桔梗，其治主心，通至胸背。桔梗动赤石，心痛口噤，手足逆冷，心中烦闷；赤石动桔梗，头痛目赤，身体壮热。始觉发，即温酒饮之，随能数杯⑪，酒势行则解。亦可服大麦麨良⑫。复若不解，复服。

术对钟乳。术发则头痛目赤，举身⑬壮热。解与钟乳同。

附子对白石英，亦对赤石脂；附子发，则呕逆，手脚疼，体强，骨节痛；或项强，面目满肿，饮酒⑭、食麨自愈。若不愈，与白石英同解。

人参对紫石英，人参发则烦热，头项强，解与紫石英同。

桔梗对赤石脂，又对茯苓，又对牡蛎。桔梗发则头痛目赤，身体壮热，解与赤石同⑮。

干姜无所偏对。

有说者云药性，草木则速发而易歇⑯，土石则迟发而难歇也。夫服药，草、石俱下于喉，其势厉⑰盛衰，皆有先

---

① 烦疼腰痛：宋本、汪本、周本同。《备急千金要方》作"烦热、脚疼、腰痛"。

② 瞋（chēn 琛）忿：睁目大怒。

③ 杜仲汤：由杜仲、枳实、甘草、李核仁、栀子、豉（录自《备急千金要方》）组成。

④ 附子动白石英，烦满腹胀；白石英动附子，则呕逆不得食：宋本、汪本、周本同。《外台秘要》卷三十七乳食阴阳体性并草药触动形候作"附子、白石英两更相触，若白石英先发，令人烦热，腹胀；若附子先发，令人呕逆不食"。

⑤ 生麦门冬汤方：由生麦门冬、甘草、麻黄、豉（录自《备急千金要方》）组成。

⑥ 腰：原作"肾"。据《备急千金要方》改。

⑦ 发狂：原作"狂发"。据《备急千金要方》《外台秘要》改。

⑧ 黯黯：精神昏愦，两目昏黯。

⑨ 防风虽不对紫石，而能动紫石：宋本、汪本、周本同。《外台秘要》作"防风虽不动紫石，而紫石犹动防风"，义长。

⑩ 麻黄汤：宋本、汪本、周本同，《备急千金要方》作"人参汤"。麻黄汤由麻黄、人参、甘草、葱白、豉、大麦奴（录自《外台秘要》卷三十七乳石阴阳体性并草药触动形候）组成。

⑪ 随能（nài 耐）数杯：指按平时饮酒量的大小来计量饮酒杯数。能，通"耐"。数，估算。

⑫ 大麦麨（chǎo 炒）良：宋本、汪本、周本同。《备急千金要方》作"大麦麨方"。大麦麨，即炒大麦粉。《备急千金要方》载其制法："大麦熬令汗出，燥止，勿令大焦，舂去皮，细捣绢筛，以冷水和服之。"

⑬ 举身：全身。

⑭ 饮酒：宋本、汪本、周本同。《备急千金要方》作"发则饮酒"。

⑮ 解与赤石同：此后《备急千金要方》尚有一段文字："茯苓发则壮热烦闷，宜服大黄黄芩汤方。牡蛎发则四肢烦热，心腹烦闷，极渴，解与赤石脂同。"

⑯ 易歇：容易衰减或消失。

⑰ 势厉：药效发作。势，药势，药力。厉，发作，奋起。

后，其始得效，皆是草木先盛耳，土石方引日月①也，草木少时便歇②，石势犹自未成③。其病者，不解消息④，便谓顿休⑤，续后更服；或谓病痼⑥药微，倍更增石；或更杂服众石，非一也。

石之为性，其精华之气，则合五行，乃益五脏；其滓秽便同灰土也。夫病家气血虚少，不能宣通，杂石之性，卒相和合，更相尘瘀⑦，便成牢积⑧。其病身不知，是石不和⑨，精华不发，不能致热消疾，便谓是冷盛牢剧⑩，服之无已。不知石之为体，体冷性热，其精华气性不发，其冷如冰。而疾者，其石入腹即热，既不即热，服之弥多⑪。是以患冷癖之人，不敢寒食，而大服石，石数弥多，其冷癖尤剧，皆石性不发而积也。亦有杂饵诸石丸酒，单服异石，初不息⑫，唯

以大散⑬为数而已。有此诸害，其证甚多。

《小品方》⑭云：道弘道人制《解散对治方》说，草石相对之和⑮，有的能⑯发动为证。世人逐易⑰，不逆⑱思寻古今方说，至于动散⑲，临急便就服之，既不救疾，便成委祸⑳。大散由来是难将㉑之药，夫以大散难将，而未经服者，乃前有慎耳㉒。既心期得益，苟就服之；已服之人，便应研习救解之宜，异日动之，便得自救也。夫身有五石之药，而门内无解救之人，轻信对治新方，逐易服之，从非弃是，不当枉命误药邪？

检《神农本草经》㉓说，草石性味，无对治之和，无指的发动㉔之说。按其对治之和，亦依本草之说耳。且《大散方》

---

① 土石方引日月：土石类药物的药性发作常需延迟一些时间。方，当，常。引，延长。
② 歇：宋本、汪本同。周本作"老"。
③ 成：通"盛"。
④ 不解消息：不了解这种情况。
⑤ 顿休：药力消失。
⑥ 痼：久病，重病
⑦ 尘瘀：淤积。尘，通"陈"。
⑧ 牢积：坚癖。指服石药不当而形成的癖积。
⑨ 石不和：指石药与人体不相和合。和，合适，适宜。
⑩ 牢剧：指病情顽固而严重。
⑪ 弥多：更多，越多。
⑫ 初不息：指开始时不加考虑。
⑬ 大散：寒食散。
⑭ 《小品方》：书名，晋·陈延之撰。
⑮ 和：合在一起。
⑯ 的能：确实能够。
⑰ 逐易：贪图便利。
⑱ 逆：事前，预先。
⑲ 动散：指服寒食散后发动。
⑳ 委祸：困顿之患。委，通"萎"。
㉑ 将：掌握运用。
㉒ 乃前有慎耳：预先有所慎重。
㉓ 《神农本草经》：为我国现存最早的一部中药学专著，约成书于秦汉时代。原书佚，现存本为后人所辑。
㉔ 指的（dì弟）发动：指"药对"之间的相互作用。

说，主患①注②药物，不说其所主治③，亦不说对和④指的发动之性也。鉴皇甫士安撰《解散说》及将服消息节度，亦无对和的发⑤之说也。复有廪丘家，将温法以救变败之色，亦无对和的动之说。若以药性相对为神⑥者，栝蒌恶干姜，此是对之大害者。道弘说对治而不辨⑦此，道弘之方焉⑧可从乎？今不从也，当从皇甫节度，自更改栝蒌，便为良矣。患热则不服其药，惟患冷者服之耳，自可以除栝蒌。若虚劳脚弱者，以石斛十分代栝蒌；若风冷上气咳者，当以紫菀十分代栝蒌，二法极良。若杂患常疾者，止除栝蒌而已，慎勿加余物。

皇甫云：然寒食药者，世莫知焉。或言华佗，或言仲景，考之于实，佗之精微，方类单省⑨；而仲景经⑩有侯氏黑散、紫石英方⑪，皆数种相出入，节度略同。然则寒食、紫石⑫二方，出自仲景，非佗也。且佗之为治，或刳断⑬肠胃，涤洗五脏，不纯任方⑭也。仲景虽精，不及于佗。至于审方物之候，论药⑮石之宜，亦妙绝众医。

及寒食之疗者，御⑯之至难，将之甚苦。近世尚书⑰何晏⑱，耽⑲声好色，始服此药，心加开朗，体力转强，京师翕然⑳，传以相授，历岁之困㉑，皆不终朝㉒而愈。众人喜于近利，未睹后患。晏死之后，服者弥繁，于时不辍，余亦豫㉓焉。或暴发不常，夭害年命。是以族弟长互，舌缩入喉。东海㉔王良夫，痈疮陷

---

① 主患：主治疾病。
② 注：记载，罗列。
③ 所主治：主治的原因。
④ 对和：药对之间相互配合。即前文所言"对治之和"。
⑤ 的发：即"指的发动"之简称。
⑥ 神：规律。
⑦ 辨：讲清楚。
⑧ 焉（yān 烟）：怎么，哪儿。
⑨ 单省：用药简单而明了。《正字通》："省，明也。"
⑩ 仲景经：张仲景的著作。这里当指目前通行的《金匮要略》，因为寒食、紫石二方均见于此书。
⑪ 侯氏黑散、紫石英：方见《金匮要略》第五和第二十三。
⑫ 紫石：原作"草石"。据上文改。
⑬ 刳（kū 枯）断：开刀，动手术。刳，剖开。
⑭ 不纯任方：并不都使用方剂。纯，全，皆。任，使用。
⑮ 药：汪本作"草"。
⑯ 御：驾御，掌握运用。
⑰ 尚书：官名。魏晋时尚书为协助皇帝处理国家政务的重要官员。
⑱ 何晏：三国魏人，累官尚书，倡导玄学，著有《道德论》。
⑲ 耽（dān 单）：通"耽"。沉溺，入迷之意。
⑳ 京师翕（xī 吸）然：京师，古时称首都为京师。晋朝首都为洛阳。翕然，趋合一致貌，即竞相效仿。
㉑ 困：陷在艰难痛苦里面，此处指为病所困。
㉒ 不终朝：不满一天，形容时间很短。终朝，一天。
㉓ 豫（yù 玉）：通"与"，参与。
㉔ 东海：郡名，汉置，晋因之。辖境相当于今之山东省兖州东南至江南、江苏省邳县以东至海。郡治在郯，即今山东郯城县。

背①。陇西②辛长绪，脊肉烂溃。蜀郡③赵公烈，中表六丧④。悉寒食散之所为也。远者数十岁，近者五六岁；余虽视息⑤，犹溺人之笑⑥耳。而世人之患病者，由不能以斯为戒，失节⑦之人多来问余，乃喟然欢曰：今之医官，精方不及华佗，审治莫如仲景，而竞服至难之药，以招甚苦之患，其夭死者，焉可胜计哉！咸宁四年⑧，平阳⑨太宁⑩刘泰，亦沉斯病⑪，使使⑫问余救解之宜。先时有姜子者，以药困绝，余实生之，是以闻焉。然身自荷毒⑬，虽才士不能书，辨者不有说也。苟思所不逮，暴至不旋踵⑭，敢以

教人乎？辞不获已，乃退而惟⑮之，求诸《本草》，考以《素问》，寻故事之所更⑯，参气物之相使⑰，并列四方之本，注释其下，集而与之。匪曰我能也。盖三折臂者为医⑱，非生而知之，试验亦其次也。

服寒食散，二两为剂，分作三贴。清旦⑲温醇酒⑳服一贴；移日一丈㉑，复服一贴；移日二丈，复服一贴，如此三贴尽。须臾，以寒水洗手足，药气两行者㉒，当小痹，便自㉓脱衣，以冷水极浴，药势益行㉔，周体凉了，心意开朗，所患即瘥。虽羸困着床㉕，皆不终日㉖而愈。

---

① 痈疮陷背：指背部痈疮溃烂。陷，陷入，溃破。

② 陇西：郡名，秦置。辖境相当于今甘肃省东南地区。晋隋时郡治在襄武，即今甘肃陇西县。

③ 蜀郡：郡名，秦置。辖境相当于今四川省中部地区。郡治在成都，即今成都市。

④ 中表六丧：指表亲中间有六个人因服此药而死亡。中表，指父之姐妹或母之兄弟姐妹的子女，现在通称表亲。

⑤ 视息：犹言生存。息，呼吸。《宋书·徐湛之传》："靦然视息，忍此余生。"

⑥ 溺人之笑：指落水之人不知危殆，反而自笑。

⑦ 失节：失于服食法度。节，法度。

⑧ 咸宁四年：即278年。咸宁，晋武帝年号。

⑨ 平阳：郡名，三国魏置。郡治在今山西省临汾县。

⑩ 太守：汉晋时官职名称，为一郡最高的行政长官。

⑪ 亦沉斯病：也患这种严重的疾病。沉，没，沉陷。斯，此。

⑫ 使使：派遣一个使者。前者"使"字是动词，后者"使"字是名词。

⑬ 荷（hè 贺）毒：中毒。荷，担负，承受。

⑭ 暴至不旋踵：言疾病突然发生。不旋踵，不及转身，形容来得很快。

⑮ 惟：今作"维"，思考。

⑯ 寻故事之所更：追溯服用寒食散前后的变化经过。故事，旧事。更，经历，经过。

⑰ 参气物之相使：参酌气候方物之间的相互影响。气物，气候方物。相使，相互关系、影响。

⑱ 三折臂者为医：语出《左传·定公十三年》之"三折肱而为良医"，意即多次折断手臂，就能懂得医治折臂的方法。后常以此比喻对某事阅历多，富有经验，自能造诣精深。

⑲ 清旦：早晨。

⑳ 醇酒：厚味的美酒。

㉑ 移日一丈：日影移动一丈所需的时间。移日，日影移动，古代以日晷测日影的移动距离以定时刻。

㉒ 药气两行者：宋本、汪本、周本同。《千金翼方》卷二十二第二五石护命散方后记作"药力行者"。药气两行者，指药力与正气均在体内运行。

㉓ 自：原作"因"。宋本、汪本、周本同。据《千金翼方》改。

㉔ 药势益行：宋本、汪本、周本同。《千金翼方》作"药力尽行"。

㉕ 着床：卧床不起。

㉖ 终日：终朝。

人有强弱，有耐药。若人羸弱者，可先小食①乃服；若人强者，不须食也。有至三剂，药不行者，病人有宿癖者，不可便服也，当先服消石大丸下去②，乃可服之。

服药之后，宜烦劳③，若羸着床不能行者，扶起行之。常当寒衣、寒饮、寒食、寒卧，极寒益善。

若药未发④者，不可浴，浴之则矜寒⑤，使药噤⑥不发，令人战掉⑦，当更温酒饮食，起跳踊⑧，舂磨⑨出力，令温乃浴，解则止，勿过多也。又当数冷食，无昼夜也，一日可六七食，若失食饥，亦令人寒，但食则温矣。若老小不耐药者，可减二两，强者过二两。

少小气盛⑩及产妇卧不起，头不去巾帽，厚衣对火者，服散之后，便去衣巾，将冷如法，勿疑也。虚人亦⑪治，又与此药相宜；实人勿服也。药⑫虽良，令人气力兼倍，然甚难将息⑬。大要在能善消息⑭节度，专心候察，不可失意，当绝人事。唯病⑮着床，虚所不能言⑯，厌病⑰者，精意能尽药意⑱者，乃可服耳。小病不能自劳者，必废失节度，慎勿服也。

若夫⑲伤寒者，下后乃服之，便极饮冷水。若产妇中风寒，身体强痛，不得动摇者，便温服一剂，因以寒水浴即瘥。以⑳浴后身有痹处者，便以寒水洗使周遍㉑。初得小冷，当数食饮酒。于意㉒后愦愦不了快者㉓，当复冷水浴，以病㉔甚

① 小食：稍吃一点东西。

② 消石大丸下去：去，宋本、汪本、周本同。《千金翼方》作"之"，义长。消石大丸由消石、蜀椒、水蛭、虻虫、大黄、茯苓、川芎、蛴螬组成（录自《千金翼方》）。

③ 烦劳：多劳动。烦，同"繁"。

④ 发：原作"散"，宋本、汪本、周本同。据《千金翼方》卷二十二第二改。

⑤ 矜（jīn 今）寒：恶寒而皮肤起粟，汗毛耸立。矜，寒貌。

⑥ 噤：通"禁"，禁闭在内。

⑦ 战掉：战栗，振掉。

⑧ 跳踊：跳跃。

⑨ 舂（chōng 冲）磨：舂米推磨。

⑩ 少小气盛：宋本、汪本、周本同。《千金翼方》卷二十二第二作"若老小上气"，义长。

⑪ 亦：宋本、汪本、周本同。《千金翼方》作"易"，义长。

⑫ 药：宋本、汪本、周本同。《千金翼方》作"此药"。

⑬ 将息：此后原有"适"字，宋本、汪本、周本同，衍文，今删。《千金翼方》作"将适"，义同。将息，即调护。

⑭ 消息：宋本、汪本、周本同。《千金翼方》作"将息"。

⑮ 病：宋本、汪本、周本同。《千金翼方》作"久病"。

⑯ 虚所不能言：汪本、周本同。宋本作"虚所不能治"，《千金翼方》作"医所不治"。

⑰ 厌病：久病。厌，同"奄"。《说文通训定声》："厌，假借为奄。"

⑱ 精意能尽药意：指精心按照服石将息法进行调理。药意，用药之深意。《医心方》卷十九第一载陈延之引鲁国孔恂论曰："寒食散要在消息，精义伺候，乃尽药意。"

⑲ 夫：原作"大"，形近之误。据本文文义改。

⑳ 以：通"已"。

㉑ 周遍：遍及周身。

㉒ 于意：如意。于，通"如"。意，心意。

㉓ 后愦愦不了快者：后，宋本、汪本、周本同。《千金翼方》卷二十二第二作"复"。愦愦不了快，指心中昏乱不安，精神不爽。愦愦，心中昏乱不安貌。了快，明快，爽慧。

㉔ 以病：原无。据《千金翼方》补。

者，水略不去体①也。若药②偏在一处，偏痛、偏冷、偏热、偏③痹及眩、烦、腹满者，便以水逐洗，于水下即了了矣。如此昼夜洗，药力尽④乃止。

凡服此药，不令人吐下也，病皆愈。若膈上大满⑤欲吐者，便餔食⑥即安矣。服药之后，大便当变于常，故⑦小青黑色，是药染耳，勿怪之也。若亦温温⑧欲吐，当遂吐之，不令极⑨也，明旦当更服。

若浴晚者，药势必不行，则不堪冷浴，不可强也，当如法更服之。凡洗太早，则药禁寒⑩；太晚，则吐乱，不可失过⑪也。寒则出力洗，吐则速冷食。若以⑫饥为寒者，食自温。常当将冷，不可热炙⑬之也。若温衣、温食、温卧，则吐逆颠覆⑭矣，但冷饮食、冷浴则瘥矣。

凡服药者，服食皆冷，唯酒冷热自从⑮。或一月⑯而解，或二十余日解，常饮酒令体中醺醺不绝⑰；当饮醇酒，勿饮薄白酒⑱也，体内重，令人变乱。若不发者，要当先下，乃服之也。

寒食药得节度者，一月辄⑲解，或二十日解，堪⑳温不堪寒，即以解之候也。

其失节度者，头痛欲裂，坐㉑服药食温作癖，急宜下之。

或两目欲脱，坐犯热在肝，速下之，将冷自止。

或腰痛欲僻㉒，坐衣厚体温，以冷洗浴，冷石熨也。

或眩冒欲蹶㉓，坐衣厚㉔犯热，宜淋㉕头，冷洗之。

或腰痛欲折，坐久坐下温㉖，宜常令

---

① 水略不去体：指水少不能去除体热。略，少。
② 药：宋本、汪本、周本同；《千金翼方》作"病"，义长。
③ 偏：原无。据《千金翼方》补。
④ 药力尽：药力尽行。
⑤ 大满（mèn 闷）：很闷。满，同"懑"，闷的意思。
⑥ 餔（bǔ 哺）食：宋本、汪本、周本同，《千金翼方》作"餔少冷食"。餔食，进食。《广雅》："餔，食也。"
⑦ 故：宋本、汪本、周本同。《千金翼方》作"或"，义长。
⑧ 温温：形容胃中泛泛不适，欲吐而不得。
⑨ 极：穷。最大限度，极度的意思。
⑩ 药禁寒：禁，《千金翼方》卷二十二第二作"噤"。药禁寒，指药力为外寒遏抑，闭塞不行。
⑪ 过：宋本、汪本、周本同，《千金翼方》卷二十二第二作"适"。
⑫ 以：原作"不"。据《千金翼方》改。以，太，甚。
⑬ 炙：原作"灸"，形近致误。据正保本改。
⑭ 颠覆：犹"颠倒"，此谓吐逆如倾。
⑮ 自从：自便，随意。
⑯ 月：原作"日"。据《千金翼方》卷二十二第二改。
⑰ 醺醺（xūn 熏）不绝：指保持醉醺醺的状态。醺，酒醉的样子。
⑱ 薄白酒：是与醇酒比较而言。俗称淡水酒、新酒。
⑲ 辄：原作"转"。据《外台秘要》卷三十七饵寒食五石诸杂石等解散论并法改。辄，往往。
⑳ 堪：可，能。
㉑ 坐：《千金翼方》卷二十二第三作"由"，《外台秘要》作"为"，意略同。
㉒ 僻（bì 弊）：宋本、汪本、周本同。《千金翼方》《外台秘要》作"折者"。《说文解字》："僻，顿仆也。"
㉓ 蹶（jué 厥）：跌倒。
㉔ 厚：原作"裳"，宋本、汪本、周本同。据《千金翼方》《外台秘要》改。
㉕ 淋：原作"断"。据《外台秘要》改。《千金翼方》作"针"。
㉖ 下温：《外台秘要》作"温处"。

床上①，冷水洗也。

或腹胀欲决②，甚者断衣带，坐寝处久下热，又得温③、失食、失洗、不起行，但冷食、冷洗、当风立④。

或心痛如刺，坐当食而不食，当洗而不洗，寒热相结⑤，气⑥不通，结⑦在心中，口噤⑧不得息，当校口⑨。但与⑩热酒，任本⑪性多少，其令酒气两得行⑫，气自通。得噫⑬，因以冷水浇淹手巾，著所苦处⑭，温复易之，自解。解便速冷食，能多益善。于诸痛之内，心痛最急，救之⑮若赴汤火⑯，乃可济耳。

或有气断绝，不知人，时蹶，口不得开，病者不自知，当须傍人救之，要

以热酒为性命之本。不得下者，当斲齿⑰以酒灌咽中；咽中塞逆，酒入腹⑱还出者，但与勿止也，出复内之，如此或半日，酒下气苏⑲；酒不下者，便杀人也。

或下利如寒中⑳，坐行止㉑食饮㉒犯热所致，人多疑冷病㉓，人又滞癖㉔，皆犯热所为，慎勿疑也，速脱衣，冷食饮、冷洗也。

或百节痠疼，坐卧大厚，又入温被中，衣温不脱衣故也。卧下当极薄单衣㉕不著棉也，当薄且垢故㉖，勿著新衣，多著故也。虽冬寒，常当被头㉗受风，以冷石熨，衣带不得系也。若犯此痠闷㉘者，

① 宜常令床上：《千金翼方》作"宜卧单床行役"。
② 决：宋本、汪本、周本同，《千金翼方》作"死"，《外台秘要》作"裂"。决，作"裂开"解。
③ 温：《千金翼方》《外台秘要》作"温衣"，义长。
④ 当风立：宋本、汪本、周本同。《外台秘要》作"当风取冷，须臾即差"，《千金翼方》作"当风取冷即差，亦宜冷食"。
⑤ 结：宋本、汪本、周本同。《千金翼方》《外台秘要》均作"击"。
⑥ 气：《千金翼方》《外台秘要》《医心方》卷十九第四均作"气结"。
⑦ 结：宋本、汪本、周本同，《千金翼方》作"聚"。
⑧ 噤：原无。据《医心方》补。
⑨ 校口：撬开噤闭之口。校，撬开。
⑩ 但与：宋本、汪本、周本同。《外台秘要》作"宜数饮"。
⑪ 本：宋本、汪本、周本同。《外台秘要》《千金翼方》卷二十二第三无此字。
⑫ 其令酒气两得行：宋本、汪本、周本同。《千金翼方》作"令酒势得行"，义胜。
⑬ 噫：嗳气。
⑭ 苦处：指心痛部位。
⑮ 救之：《外台秘要》卷三十七饵寒食五石诸杂石等解散论并法作"宜速救之"。
⑯ 若赴汤火：指不避艰险，迅速救治。
⑰ 斲（zhuó琢）齿：凿掉牙齿。《说文解字》："斲，斫也。"
⑱ 腹：宋本、汪本、周本同；《千金翼方》《医心方》卷十九第四作"复"，亦通。
⑲ 气苏：宋本、汪本、周本同。《医心方》作"气通乃苏"，义胜。
⑳ 寒中：病名。原指脾胃内寒，症见脘腹冷痛，肠鸣腹泻等之病证。在此指服散后犯热所致之下利，状如寒中之病。
㉑ 行止：指生活起居。
㉒ 食饮：此后原书重一"饮"字，衍文，今删。《医心方》方卷十九第四亦作"食饮"。
㉓ 疑冷病：宋本、汪本、周本同。《千金翼方》卷二十二第三作"疑是卒疾"，《医心方》作"疑是本疾"。
㉔ 人又滞癖：《千金翼方》作"人又滞癖作者"，《医心方》作"又有滞癖"。滞癖，痢疾。
㉕ 卧下当极薄单衣：《外台秘要》卷三十七饵寒食五石诸杂石等解散论并法作"但单床薄被单衣"，义长。
㉖ 当薄且垢故：《医心方》作"衣亦当薄且垢故"，义胜。垢故，指不清洁的衣服。
㉗ 被头：披头散发。被，通"披"。
㉘ 痠闷：酸痛烦闷。

但入冷水浴，勿忍病而畏浴也。

或矜战恶寒①如伤寒，或发热如疟，坐失②食忍饥，洗冷不行，又坐食臭③故也，急冷洗起行。

或恶食如臭物④，坐温食⑤作癖也，当急下之，若不下，万救终不瘥也。

或咽中痛，鼻塞，清涕出，坐温衣近火故也，但脱衣，冷水洗，当风，以冷石熨咽颡⑥，五六遍自瘥。

或胸胁气逆，干呕，坐饥而不食，药气熏膈故也，但冷食、冷饮、冷洗即瘥。

或食下便出⑦，不得安，坐有癖，但下之。

或淋不得小便，为久坐温处⑧及骑马鞍，热入膀胱也，冷食，以冷水洗小腹，以冷石熨，一日即止。

或大行⑨难，腹中牢固如蛇盘⑩，坐犯温，久积腹中，干粪不去故也。消酥蜜⑪膏，便寒服一二升，浸润⑫则下，不下，更服即瘥。

或寒粟头掉⑬，不自支任⑭，坐食少，药气行于肌肤，五脏失守，百脉摇动，与正⑮气争竞故也，努力强饮热酒，以和其脉；强冷⑯食、冷饮，以定其脏；强起行，以调其关节⑰。酒行食充，关机以调，则洗了⑱矣。云了者，是瑟然⑲病除，神明了然之状也。

或关节强直，不可屈伸。坐久停息，不自⑳烦劳，药气停止，络结不散㉑越，沉滞于血中㉒故也。任力㉓自温，便冷洗即瘥。云任力自温者，令行动出力，从劳

---

① 矜（jīn 金）战恶寒：矜，宋本、汪本、周本同。《千金翼方》卷二十二第二、《外台秘要》卷三十七饵寒食五石诸杂石等解散论并法均作"竞"，义通。恶，原作"患"，形近之误，据《千金翼方》卷二十二第三改。矜战，形容恶寒时汗毛竖起，皮肤起粟。

② 失：原无。据《千金翼方》《外台秘要》补。

③ 又坐食臭：又，原作"便"，宋本、汪本、周本同。据《千金翼方》《外台秘要》改。臭，《千金翼方》《外台秘要》均作"臭秽"，义胜。

④ 恶食如臭物：宋本、汪本、周本同。《千金翼方》《外台秘要》均作"恶食臭如死物气"。

⑤ 食：原作"衣"。据《千金翼方》《外台秘要》改。

⑥ 颡（sǎng 嗓）：额。

⑦ 食下便出：食入即吐。《千金翼方》《外台秘要》均作"食便吐出"。

⑧ 为久坐温处：原作"久坐温"，宋本、汪本、周本同。据《外台秘要》补。

⑨ 大行：《千金翼方》作"大便"，义同。

⑩ 腹中牢固如蛇盘：固，原作"因"，据元本改。蛇盘，指腹中的干粪块成串，按之透迤屈曲，犹如蛇盘的样子。

⑪ 蜜：原作"若"，宋本、汪本、周本同。据《千金翼方》《外台秘要》改。

⑫ 浸润：宋本、汪本、周本同；《千金翼方》《外台秘要》均作"津润"，义胜。

⑬ 掉：摇动。

⑭ 不自支任：自己不能控制。形容恶寒战栗得很厉害。

⑮ 正：原无。据《外台秘要》《千金翼方》卷二十二第三补。

⑯ 冷：原作"令"，形近之误。据周本、《千金翼方》改。

⑰ 关节：此后《千金翼方》《外台秘要》有"强洗以宣其拥滞"，义胜。

⑱ 洗（xiǎn 险）了：指病愈。洗，清爽，清晰。

⑲ 瑟然：同"释然"，形容疾病消失。

⑳ 不自：原作"不息"，形近之误。据《外台秘要》《医心方》卷十九第四改。

㉑ 散：原作"敢"，形近之误。据周本、《医心方》改。

㉒ 血中：宋本、汪本、周本同。《千金翼方》作"筋血"。

㉓ 任力：任，原作"住"，形近之误。据周本、《千金翼方》改。任力，用力。下同。

则发温也，非厚衣近火之温也。

或小便稠数①，坐热食及啖②诸含热物饼黍③之属故也。以冷水洗少腹，服栀子汤④即瘥。或失气⑤不可禁，坐犯温不时⑥洗故也。冷洗自寒即止。

或遗粪不自觉，坐久坐下温，热气上入胃，大肠⑦不禁故也。冷洗即瘥。

或目痛如刺，坐热，热⑧气冲肝，上奔两眼故也。勤冷食，清旦温⑨小便洗，不过三日⑩即瘥。

或耳鸣如风声，汁出⑪，坐自劳出力过度，房室不节，气逆奔耳故也。勤好饮食，稍稍行步，数食节情⑫即止。

或口伤舌强烂燥，不得食⑬，坐食⑭少，谷气不足，药在胃脘⑮中故也。急作栀子豉汤。

或手足偏痛，诸节解⑯身体发痈疮靤⑰结，坐寝处久，不自移徙⑱，暴热偏并，聚在一处。或靤结核痛甚者⑲，发如痈，觉便以冷水洗、冷石熨。微者，食顷散也；剧者，数日水不绝乃瘥。洗之无限，要瘥为期。若乃⑳不瘥，即取磨刀石，火烧令热赤，以石投苦酒㉑中，石入苦酒皆破裂，因捣以汁，和涂痛上，三即瘥㉒。取粪中大蛴螬㉓，捣令熟，以涂痛上，亦不过三再即瘥，尤良。

或饮酒不解，食㉔不复下，乍寒乍热，不洗便热，洗复寒，甚者数十日，轻者数日，昼夜不得寐，愁忧恚怒㉕，自惊跳悸恐，恍惚忘误者，坐犯温积久，

---

① 稠数：量多而次频。

② 啖（dàn 淡）：吃。

③ 黍：宋本、汪本、周本同。《千金翼方》作"果肉"，《外台秘要》作"肉"。

④ 栀子汤：由栀子仁、甘草、芒硝、黄芩组成（录自《外台秘要》）。

⑤ 失气：矢气，放屁。

⑥ 不时：不及时。

⑦ 大肠：原作"少腹"。据《外台秘要》卷三十七饵寒食五石诸杂石等解散门改。

⑧ 热：宋本、汪本、周本同。《千金翼方》《外台秘要》无。

⑨ 温：宋本、汪本、周本同。《千金翼方》卷二十二第三作"以"。

⑩ 日：原无。据《千金翼方》《外台秘要》补。

⑪ 汁出：宋本、汪本、周本同。《千金翼方》《外台秘要》均作"又有汁出者"。

⑫ 数食节情：宋本、汪本、周本同。《千金翼方》作"数数冷食，禁房室"。

⑬ 口伤舌强烂燥，不得食：宋本、汪本、周本同。《千金翼方》卷二十二第三、《外台秘要》卷三十七均作"口中伤烂，舌强而燥，不得食味者"。

⑭ 坐食：原无。据《医心方》卷十九第四补。

⑮ 药在胃脘：宋本、汪本、周本同。《千金翼方》《外台秘要》均作"药气积在胃管"。

⑯ 诸节解：宋本、汪本、周本同。《千金翼方》作"诸骨节解"，《医心方》作"诸节欲解"。

⑰ 靤靤（bào 报）：《字汇补》引《诸病源候论》音"报"。《千金翼方》《医心方》"靤"均作"坚"，坚硬之意。

⑱ 徙：原作"從"，形近之误。据周本、《千金翼方》改。

⑲ 或靤结核痛甚者：《千金翼方》作"若坚极痛甚者"，《医心方》"或靤结核"作"或坚结核"。

⑳ 乃：原作"大"。据《千金翼方》改。

㉑ 苦酒：醋。

㉒ 三即瘥：宋本、汪本、周本同。《千金翼方》作"日二三止"。

㉓ 蛴螬（qí cáo 骑曹）：昆虫名。金龟子的幼虫。《本草纲目·蛴螬》："其状如蚕而大，身短，节促，足长，有毛。生树根及粪土中者，外黄内黑；生旧茅屋土者，外白内黯。皆湿热之气熏蒸而化。"

㉔ 食：指寒食散。

㉕ 恚（huì 会）怒：怨恨愤怒。

寝处①失节,食热作癖内实,使热与药并行,寒热交争。虽以法救之,终不可解也。吾尝如此,对食垂涕,援刀欲自刺,未及得施,赖家亲见迫夺,故事不行。退而自思②,乃强食冷、饮水遂止,祸不成若丝发③矣!凡有寒食散药者,虽素聪明,发皆顽嚚④,告令难喻⑤。以此死者,不可胜计,急饮三黄汤⑥下之。当吾之困也,举家知亲,皆以见分别⑦,赖亡兄⑧士元,披方得三黄汤方,合使吾服,大下即瘥。自此常以救急也。

或脱衣便寒,着衣便热,坐脱着之间无适,故小寒自可着,小温便脱,即⑨洗之即慧⑩矣。慎勿忍,使病发也。洗可得了然瘥,忍之则病成矣。

或齿龂⑪肿唇烂,齿牙摇痛,颊车噤,坐犯热不时救故也。当风张口,使冷气入咽,漱寒水即瘥。

或周体患肿⑫,不能自转徙⑬,坐久停息,久不饮酒⑭,药气沉在皮肤之内,血脉不通故也。饮酒、冷洗、自劳行即瘥。极⑮不能行,使人扶曳行之⑯,事宁违意,勿听从之,使支节柔调⑰乃止,勿令过差⑱;过则使极,更为失度,热者复洗也⑲。

或患冷食不可下,坐久冷食,口中⑳不知味故也。可作白酒䊤㉑,益着酥㉒,热食一两顿,闷者,冷饮还冷食。

或阴囊臭烂,坐席厚下热故也。坐冷水中即瘥。

或脚趾间生疮,坐着履温故也。脱履着屐㉓,以冷水洗足即愈。

---

① 寝处:坐卧,起居。
② 恩:原作"佳",宋本、汪本、周本同。据《千金翼方》卷二十二第三改。
③ 若丝发:如一丝一发,相差极为微细。在此是借喻差一点就成祸,很危险。
④ 顽嚚(yín 银):愚蠢而顽固。《广雅》:"顽、嚚,愚也。"
⑤ 告令难喻:原作"若舍难愈也"。据《外台秘要》改。意指叫服散者舍弃寒食散,却难以使其理解。
⑥ 三黄汤:由大黄、黄连、黄芩、芒硝、甘草(录自《千金翼方》卷二十二第四)组成。
⑦ 分别:别,原作"刺",形近之误,据周本、正保本改。分别,指生离死别,形容病情危重。
⑧ 亡兄:宋本、汪本、周本同。《千金翼方》作"三兄",《外台秘要》作"家兄"。
⑨ 即:宋本、汪本、周本同。《千金翼方》卷二十二第三作"又"。
⑩ 慧:清爽。此作病愈解。
⑪ 齿龂(yín 银):"龂"字原无。据《千金翼方》《外台秘要》《医心方》补。龂,同"龈",即牙龈。
⑫ 患肿:宋本、汪本、周本同,《千金翼方》作"患肿痛",《医心方》作"悉肿"。
⑬ 转徙:转动,移动。
⑭ 坐久停息,久不饮酒:宋本、汪本、周本同。《外台秘要》作"为久坐不行,又不饮酒"。
⑮ 极:宋本、汪本、周本同。《外台秘要》作"若",《千金翼方》作"若极"。极,困疲,疲极。
⑯ 使人扶曳行之:原作"使人扶或车行之","人"为"人"之形误,据宋本、周本改。"或"为衍文。"车"为"曳"之形误。全句《外台秘要》作"遣人扶持强行"。
⑰ 柔调:宋本、汪本、周本同。《千金翼方》作"调柔",《外台秘要》作"调畅"。
⑱ 过差:过度,过分。《外台秘要》即作"过度"。
⑲ 热者复洗也:宋本、汪本、周本同。《外台秘要》作"使反发热,或反发热者,还当洗之",义胜。
⑳ 口中:此前原有一"食"字,衍文,今删。
㉑ 白酒䊤:连同酒糟混合在一起的白酒。因酒糟为糜烂之谷物,故名。《释名》:"糜,煮米使糜烂也。"糜,通"䊤",《千金翼方》卷二十二第三即作"糜"。
㉒ 益着酥:多加酥油。益,多。着,增添。酥,酥油。
㉓ 屐(jī 基):木底有齿的鞋子。

或两腋下烂作疮，坐臂胁相亲①也。以物悬手离胁②，冷熨之即瘥。

或嗜寐不能自觉③，坐④久坐热闷故也。急起洗浴饮冷，自精了⑤。或有癖也，当候所宜下之。

或夜不得眠，坐食少，热在内故也。当服栀子汤⑥，数进冷食。

或咳⑦逆，咽中伤，清血出⑧，坐卧温故也，或食温故也，饮冷水、冷熨咽外也⑨。

或得伤寒，或得温疟，坐犯热所为也。凡常服寒食散，虽以久⑩解而更病者，要先以寒食救之，终不中冷⑪也。若得伤寒及温疟者，亦⑫可以常药治之，无咎⑬也，但不当饮热药耳。伤寒药皆除热，疟药皆除癖，不与寒食相妨，故可服也。

或药发辄屏卧⑭，不以语人⑮，坐热气盛，食少，谷不充，邪干正性⑯故也，饮热酒、冷食、自劳便佳。

或寒热累日⑰，张口大呼⑱，眼视高⑲，精候不与人相当⑳，日用水百余石浇㉑，不解者，坐不能自劳，又饮冷酒，复食温食㉒。譬如喝人㉓，心下更寒，以冷救之，愈剧者，气结成冰；得热熨饮，则冰销气通，喝人乃解。令药热㉔聚心，乃更寒战，亦如喝人之类也，速与热酒，寒解气通，酒气㉕行于四肢，

①　相亲：相近，迫近。
②　以物悬手离胁：宋本、汪本、周本同。《千金翼方》作"以物隔之"。
③　自觉：自己觉醒。
④　坐：原无。据前后文例补。
⑤　精了：清醒。精，明白，清楚。了，慧然。
⑥　栀子汤：由栀子仁、大黄、黄芩（录自《外台秘要》）组成。
⑦　咳：宋本、汪本、周本同，《千金翼方》《外台秘要》作"呕"。
⑧　清血出：指吐出纯血。清，纯，净。
⑨　外也：《千金翼方》作"即止"。
⑩　以久：宋本、汪本、周本同。《外台秘要》卷三十七饵寒食五石诸杂石等解散论并法作"已热"，义胜。
⑪　中冷：病名，亦作中寒。指中于寒邪、寒饮食致病。这里包括服寒食散后的冷食、冷洗在内。
⑫　亦：原作"卒"，宋本、汪本、周本同。据《医心方》卷十九第四改。
⑬　咎（jiù 救）：灾祸，罪责。此作"危害"解。
⑭　屏（bǐng 丙）卧：原作"并卧"。据《医心方》卷二九第四改。并，为"屏"字缺损致误。屏卧，屏退他人而卧，乃喜静之意。《说文解字》："屏，蔽也。"段注："引申为屏除，按古无平仄之分。"《千金翼方》卷二十二第三作"尸卧"，《外台秘要》作"安卧"。
⑮　不以语人：宋本、汪本、周本同。《千金翼方》作"不识人者"，《外台秘要》作"不与人语"。
⑯　正性：正常性情。
⑰　日：原作"月"。据《千金翼方》卷二十二第三改。
⑱　大呼：宋本、汪本、周本同。《千金翼方》作"吐舌"。
⑲　眼视高：两目上视，即"戴眼"。
⑳　精候不与人相当：两目直视，视线不能与人相对。精候，眼睛。眼睛为脏腑精气之外候，故名精候。
㉑　浇：宋本、汪本、周本同。《千金翼方》作"洗浇"，《医心方》作"浇洗"。
㉒　温食：此后《千金翼方》有"故也"二字。
㉓　喝（yē 耶）人：中暑病人。
㉔　药热：宋本、汪本、周本同。《千金翼方》作"药气"。
㉕　气：原作"两"。据前文文例改。

周体悉温，然后以冷水三斗洗之，侭然①了了矣。

河东②裴季彦，服药失度，而处三公③之尊，人不敢强所欲，已错之后，其不能自知，左右人不解救之之法④，但饮冷水，以水洗之，用水数百石，寒遂甚，命绝于水中，良可痛也。夫以十石焦炭，二百石水沃⑤之，则炭灭矣。药热虽甚，未如十石之火也。沃之不已，寒足杀人，何怨于药乎？不可不晓此意。世人失救者，例多如此。欲服此药者，不唯己自知也，家人皆宜习之，使熟解其法，乃可用相救也。

吾每一发，气绝不知人，虽复自知有方，力不复施也。如此之弊，岁有八九，幸家人大小以法救之，犹时有小违错，况睹不知者哉！

或大便稠数，坐久失节度，将死候也，如此难治矣。为可与汤下之⑥，倘十

得一生耳，不与汤必死，莫畏不与也，下已致死，令人不恨也⑦。

或人困已⑧而脉不绝，坐药气盛行于百脉，人之真气已尽，唯有药气尚自独行，故不绝，非生气也。

或死之后，体故温如人肌⑨，腹中雷鸣，颜色不变，一两日乃似⑩死人耳。或灸之寻⑪死，或不死，坐药气有轻重，故有死生。虽灸得生，生⑫非已疾⑬之法，终当作祸，宜慎之，大有此故⑭也。

或服药心中乱⑮，坐服温药与疾争结故也。法当大吐下，若不吐下当死。若不吐死者⑯，冷饮自了然瘥。

或偏臂脚急痛，坐久借持⑰卧温，不自转移，热气入肌附骨⑱故也，勤以布冷水淹揾⑲之，温复易之。

或肌皮鞹⑳如木石枯㉑，不可得屈伸，坐食热卧温作癖，久不下，五脏隔闭，

---

① 侭（jǐn 仅）然：完全。
② 河东：郡名。秦置。辖境相当于今山西省西南部地区。隋时郡治在今山西闻喜县。
③ 三公：汉晋时代称太尉、司徒、司空为三公，封建王朝负责军政的最高官职。
④ 之法：此前原衍一"救"字。据文义删。
⑤ 沃：浇灌。
⑥ 为可与汤下之：宋本、汪本、周本同。《外台秘要》卷三十七饵寒食五石诸杂石等解散论并法作"可与前大黄黄芩栀子芒硝汤下之"，义胜。
⑦ 令人不恨也：宋本、汪本、周本同。《外台秘要》作"可为必死之疗，不可不利致死，令人恨也"。
⑧ 困已：宋本、汪本、周本同。《外台秘要》《医心方》卷十九第四作"已困"。
⑨ 体故温如人肌：《外台秘要》作"体因温如生人肌"。义即肌体依然温暖，犹如未死之人。故，仍旧。
⑩ 似：宋本、汪本、周本同。《外台秘要》作"作"。
⑪ 寻：旋即，俄顷之间。
⑫ 生：《医心方》无此字。
⑬ 已疾：愈疾。已，治愈，痊愈。
⑭ 此故：这些事故。
⑮ 心中乱：《外台秘要》卷三十七饵寒食五石诸杂石等解散论并治作"心闷乱"。
⑯ 若不吐死者：《外台秘要》作"若吐不绝"。
⑰ 借持：同"倚息"。指病人倚床而卧。借，依靠。持，支持，引申为倚靠。
⑱ 入肌附骨：宋本、汪本、周本同。《外台秘要》作"入肺脾胃"。
⑲ 揾（tà 塌）：同"搨"，即湿敷。
⑳ 肌皮鞹：《千金翼方》卷二十二第三作"肌肉坚"，《外台秘要》作"肌肤坚"。
㉑ 枯：《千金翼方》《外台秘要》无此字。

血脉不周通故也。但下之①，冷食、饮酒、自劳行即瘥。

或四肢面目皆浮肿，坐食饮温，又不自劳，药与正气停并②故也。饮热酒、冷食、自劳、冷洗之则瘥。

或瞑③无所见，坐饮食居处温故也。脱衣自洗，但冷饮食，须臾自明了。

或鼻中作㱚鸡子④臭，坐著衣温故也。脱衣冷洗即瘥。

或身皮⑤楚痛，转移不在一处，如风⑥，坐犯热所为，非得风⑦也。冷洗熨⑧之即瘥。

或脚痛欲折，由久坐下温，宜坐单床上，以冷水洗即愈⑨。

或苦头眩目疼不用食，由食及犯热，心膈有澼⑩故也。可下之。

或臂脚偏急苦痛者，由久坐卧席温下热，不自移转，气入肺胃脾骨⑪故也。勤以手巾淹冷水迫之，温则易之，如此不过两日即瘥⑫。

凡治寒食药者⑬，虽治得瘥，师终不可以治为恩⑭，非得治人后忘得效也，昔如文挚治齐王病⑮，先使王怒，而后病已。文挚以是虽愈王病，而终为王所杀。今救寒食者，要当逆常理，反正性，或犯怒之，自非达者⑯，得瘥之后，心念犯怒之怨，不必得治之恩⑰，犹齐王杀文挚也，后与太子不能救，况于凡人⑱哉！然死生大事也，如知可生，而不救之，非仁者也。唯仁者心不已⑲，必冒犯怒而治之，为亲戚之故，不但其人而已。

凡此诸救，皆吾所亲更⑳也，试之不借问于他人也。要当违人理，反常性。

---

① 但下之：宋本、汪本、周本同。《医心方》作"促下之"，《外台秘要》作"急服前三黄汤下之"。
② 停并：宋本、汪本、周本同。《千金翼方》《外台秘要》作"相隔"。
③ 瞑（míng 冥）：闭目。此作目暗发黑解。《千金翼方》卷二十二第三即作"目暗"。
④ 㱚（duàn 段）鸡子：败坏而未能孵成小鸡的鸡蛋。㱚，孵卵不成的蛋。
⑤ 身皮：宋本、汪本、周本同。《千金翼方》卷二十二第三作"身肉"。
⑥ 如风：宋本、汪本、周本同。《千金翼方》作"如似游风者"。
⑦ 得风：宋本、汪本、周本同。《医心方》卷十九第四作"真风"。
⑧ 熨：《千金翼方》作"冷石熨"。
⑨ 或脚痛欲折……以冷水洗即愈：因此条与前"腰痛欲折"条内容基本相同，在《千金翼方》《外台秘要》中均只存"脚痛欲折"条。
⑩ 澼（pì 辟）：通"癖"，停积。
⑪ 骨：《外台秘要》无。
⑫ 或臂脚偏急若痛……两日即瘥：文字与前条"或偏臂脚急痛……温复易之"大同小异，可能是重出，《千金翼方》《外台秘要》均只存一条。
⑬ 治寒食药者：指寒食药发动而解救之。
⑭ 以治为恩：救治得愈而居功。
⑮ 文挚（zhì 至）治齐王病：事见《吕氏春秋·至忠》。文挚，东周宋国名医。齐王，东周齐国潜王。
⑯ 达者：通达情理之人。
⑰ 不必得治之恩：指肯定不会感受到治病的恩情。
⑱ 凡人：没有地位的普通人。
⑲ 心不已：不忍坐视。
⑳ 亲更：亲身经历，即自己的实践经验。更，经历。

重衣更寒①，一反②也；饥则生臭③，二反也；极则自劳④，三反也；温则滞利⑤，四反也；饮食欲寒⑥，五反也；痈疮水洗⑦，六反也。

当洗勿失时，一急也；当食不忍饥，二急也；酒必淳清令温，三急也；衣温便脱，四急也；食必极⑧冷，五急也；卧必衣⑨薄，六急也；食不厌多，七急也。

冬寒欲火，一不可也；饮食欲热，二不可也；当疹自疑⑩，三不可也；畏避风凉⑪，四不可也；极不能行，五不可也；饮食畏多，六不可也；居贪⑫厚席，七不可也；所欲从意⑬，八不可也。

务违常理，一无疑也；委心弃本⑭，二无疑也；寝处必寒，三无疑也。

【按语】寒食散最早见载于《金匮要略·杂疗方第二十三》，方名紫石寒食散，由紫石英、白石英、赤石脂、钟乳、栝楼根、防风、桔梗、文蛤、鬼臼、太一余粮、附子、桂枝、干姜组成，为治疗伤寒的方剂。在两晋南北朝时期，随着炼丹术的兴起，本方从组成到功效、主治均发生了变化，《抱朴子·金丹卷第四》载其由丹砂、雄黄、曾青、白矾、磁石组成，作为延年壮阳之品，而为士大夫阶层所追捧，盛极一时，服石之风始于两晋，盛于六朝隋唐，迨至明清，尚有服用者，贻害颇多。

本候从十一个方面论证了解散病的诸多问题：

其一，首先提出"散脉"，体现了当时重视脉诊，以"平脉辨证"为主的学术思想。

其二，指出服寒食散后有"易发"与"难发"之别，这大多与服散人的体质相关，阐述了体质与发病及治疗的关系。

其三，提出服寒食散的将息方法，强调将息很难办，但一定要重视。对"将冷""将暖"进行了分析，并指出不足之处。

其四，论述解散对治方法，由于寒食散方药物配伍中石药与草药相配，且有相反发动的缺点，因此引起很多反应，应该有所加减，并注意及时解救治疗，且提出了相应的解救方药。

其五，论证药物性能，对草药与石

---

① 重衣更寒：寒食人宜薄衣冷洗，今重衣应暖而反更寒，是热极生寒，所以谓之反常现象。

② 反：宋本、汪本、周本同。《外台秘要》卷三十七张文仲论服石法要当违任职常性五乖七急八不可兼备不虞药并论作"乖"。以下各"反"字同。

③ 饥则生臭：指服石之人忍饥失食，亦暖腐食臭，与常人之食不消化，暖腐食臭者不同。臭，原作"寒"，据元本改。

④ 极则自劳：常人极度疲劳宜休息；服石之人则虽然疲劳，还当多劳动，借以消散石气。

⑤ 温则滞利：一般受冷易下利，得温便愈；服石人得温则泄，得冷即愈。

⑥ 饮食欲寒：一般饮食温暖，则五脏调和；服石人则饮食寒冷，才得安稳。

⑦ 痈疮水洗：一般痈疮，宜温热消散；服石人的痈疮，则宜冷敷冷洗。

⑧ 极：宋本、汪本、周本同。《千金翼方》作"须"。

⑨ 衣：宋本、汪本、周本同。《千金翼方》作"底"，《外台秘要》卷三十七张文仲论服石法作"榻"。

⑩ 当疹（zhěn 诊）自疑：指当医生诊病时怀疑他。疹，通"诊"。

⑪ 凉：宋本、汪本、周本同。《千金翼方》《外台秘要》均作"湿"。

⑫ 贪：原作"贫"。据《千金翼方》《外台秘要》改。

⑬ 所欲从意：随心所欲，不按照法度将息调养。

⑭ 委心弃本：舍弃自己的本性，服从服石的将息法度。委，舍弃，抛弃。

药混合使用时，药力、药效参差不齐，应熟悉掌握；同时指出，石药虽能治病，亦有疗效，但不良反应较大，有一定的适应证，不能盲目滥用。

其六，对寒食散的方源作了考证，认为出自张仲景。

其七，指出服寒食散要慎重，并应了解解散方法，一旦发生反应，可以及时解救，否则遗患无穷，并列举了受害者的事例，以资警戒。

其八，指出服寒食散的具体方法，如一般用药，老少差异，以及将息法度，强调冷食、冷饮、冷洗、冷衣、冷卧，多劳动，饮温醇酒。同时，对各种具体病人服散做出了必要说明。至于服散见效和解散时间，亦指出一个大体日期。

其九，集中讨论违反将息法度的各种见症及其病因病机，并提出一些治疗方药。

其十，重申服用寒食散不得法有性命危险，而解救之法亦异乎寻常，病人难以耐受，而其得救之后，还可能迁怒于医者，故医家应怀仁爱之心，忍辱负重，不能见死不救，把病治好后，亦不要居功。

其十一，最后归纳了服散以后有几个反常症候及其注意事项和禁忌，包括"六反""七急""八不可""三无疑"。

本候内容散见于《备急千金要方》《千金翼方》《外台秘要》《医心方》等书，但孙思邈生活于隋唐时期，其论著不大可能援引自《诸病源候论》。而《外台秘要》中凡与本候相同或相近之内容，均引自《小品方》《延年秘录》《张文仲方》等医著，其中尤以《小品方》为多，而非源自本书。至于《医心方》中，除少数文

字注明引自《诸病源候论》外，绝大多数内容均源自皇甫谧、陈延之、释慧义、鲁国孔恂、薛侍郎（中书侍郎薛曜）等，其中引皇甫谧者尤多。由此可见，在两晋六朝时期论述解散病的医著极为丰富，而皇甫谧、陈延之对此研究尤为深入。由是可知，服散之风在当时极为流行。

本候所论正是在上述基础上进行了概括总结，并结合作者的亲身经历及行医所见，有感而发，旨在劝诫世人当以此为戒，反映了作者不主张推广使用寒食散的态度。今天看来，由东汉至隋唐盛行一时的寒食散虽已不复存在，但"药祸"并未消失，当今世人亦当以此为戒。

此文对寒食散的有关问题，讨论得很具体，但是没有提及方药，可能限于全书体例，着重论述"源候"之故。但在该书相近时代的著作如《备急千金要方》《千金翼方》《外台秘要》等，均保存有相关方剂。

二、解散痰癖候

【原文】服散而饮过度，将适失宜，衣厚食温，则饮结成痰癖。其状，痰多则胸膈否满，头眩痛；癖结则心胁结急①是也。

【按语】本候论述了服散后饮水过度，皆成痰癖。可与本书卷二十痰癖、饮癖候互参。

三、解散除热候

【原文】夫服散之人，觉热则洗，觉饥则食，若洗、食不时，失其节度，令

---

① 结急：结聚弦急。急，弦急。《素问·通评虚实论》："急则死。"王冰注："急，谓如弦张之急也。"

石势壅结，否塞不解而生热，故须以药除之①。

【按语】本候将服寒食散后将息失度而发热的病因病机归结于冷洗、冷食不及时，以致石势壅结发热。由此指出其预防措施：觉热则冷洗，觉饥即冷食。若已生热，则需用药物治疗，但由于本书写作体例特点，对治疗药物未予论述。现据上文寒食散发候所载作简要归纳如下：其一为服药犯热，药食互结，成癖内实者，可用三黄汤、硝石大丸之类以下之；其二由于忍饥失食，谷气不充，石热内结，犯于心、胃、小肠诸经，而致口伤舌强烂燥，不得食，小便稠数者，当与栀子汤、栀子豉汤以清之；其三为石热煎熬津液，大肠失濡而致大便难者，可与消酥蜜以润之。至于石热结聚皮肉引发痈疽者，则当配合涂敷外用药。

四、解散浮肿候

【原文】服散而浮肿者，由食饮温而久不自劳，药势与血气相并，使气壅在肌肤，不得宣散，故令浮肿。或外有风湿，内有停水，皆与散势②相搏，致令烦热而气壅滞，亦令浮肿。若食饮温不自劳而肿者，但烦热虚肿而已；其风湿停水而肿者，则身③肿而烦热，或小便涩而肿。

五、解散渴候

【原文】夫服石之人，石势④归于肾，而势冲腑脏，腑脏既热，津液竭燥⑤，肾恶燥，故渴而引饮也。

六、解散上气候

【原文】服散将适失所⑥，取温太过，热搏荣卫而气逆上，其状，胸满短气是也。

七、解散心腹痛心凛⑦候

【原文】膈间有寒，胃脘有热，寒热相搏，气逆攻腹乘心，故心腹痛。其寒气盛，胜于势气，荣卫秘⑧涩不通，寒气内结于心，故心腹痛而心凛寒也。其状，心腹痛而战凛，不能言语是也⑨。

八、解散大便秘难候

【原文】将适失宜，犯温过度，散势⑩不宣，热气积在肠胃，故大便秘难也。

---

① 以药除之：用泻下药，除去寒食散的壅滞。
② 散势：寒食散的作用。义同"石势""药势"。
③ 身：原作"心"。据本书卷二十一风水候改。
④ 势：宋本、汪本、周本同。《医心方》卷二十第四十作"热"。下一"势"字同。
⑤ 竭（jié 捷）燥：枯竭干燥。竭，原作"渴"，据《医心方》改。
⑥ 将适失所：将息失度。
⑦ 心凛（jǐn 紧）：凛，原作"漂"，形近之误，据本候内容改。凛，寒貌。《医心方》卷二十第十一作"噤"。心凛，心中寒冷。
⑧ 秘：《医心方》作"否"，义胜。
⑨ 膈间有寒……不能言语是也：《医心方》卷二十引《诸病源候论》此候分作两条。"膈间有寒……故心腹痛"为一条，"其寒气盛……不能言语是也"为另一条。
⑩ 势：《医心方》卷二十第三十七作"热"。

于大小肠,大小肠否涩⑥,故大小便难也。

九、解散虚冷小便多候

【原文】将适失度,热在上焦,下焦虚冷,冷气乘于胞,故胞冷不能制于小便,则小便多。

十、解散大便血候①

【原文】将适失度,或取热,或伤冷,触动于石,冷热交击②,俱乘于血,致动血气,血渗入于大肠,肠虚则泄,故大便血。

十一、解散卒下利候

【原文】行止违节③,饮食失度,犯触解散④,而肠胃虚弱,故卒然下利了。

十二、解散下利后诸病候

【原文】服散而饮食失度,居处违节,或霍乱,或伤寒,或服药而下利,利虽断而血气不调,石势因动,致生诸病。其状:或手足烦热,或口噤,或呕逆之类是也。随其病证而解之。

十三、解散大小便难候

【原文】积服⑤散,散势盛在内,热气乘

十四、解散小便不通候

【原文】夫服散石者,石势⑦归于肾,而内生热,热结小肠,胞内否涩,故小便不通。

十五、解散热淋候

【原文】夫服散石,石势归于肾。若肾气宿虚⑧者,今因石热,而又将适失度,虚热相搏,热乘于肾。肾主水,水行小肠,入胞为小便。肾虚则小便数,热结则小便涩,涩则茎内痛⑨,故淋沥不快也。

十六、解散发黄候

【原文】饮酒内热,因服石,石势又热,热搏脾胃,脾胃主土,其色黄而候于肌肉,积热蕴结,蒸发于肌肤,故成黄也。

十七、解散脚热腰痛候

【原文】肾主腰脚。服石,热归于肾;若将适失度,发动石热,气乘腰脚,石与血气相击,故脚热腰痛也。其状,

---

① 候:原作"脉"。据本书目录改。
② 交击:交争。
③ 行止违节:生活起居违反常度。
④ 犯触解散:即违犯了服寒食散所必须遵守的规则。
⑤ 积服:久服,多服。积,久,多。
⑥ 否(pǐ痞)涩:同"秘涩",涩滞不畅。
⑦ 势:宋本、汪本、周本同。《医心方》卷二十第三十三作"热"。
⑧ 宿虚:素虚。
⑨ 茎内痛:指尿道疼痛。

脚烦热而腰挛痛。

十八、解散鼻塞候

【原文】石发则将冷，其热尽之后，冷气不退者，冷乘于肺。肺主气，开窍于鼻。其冷滞结不①宣通，故鼻寒。

十九、解散发疮候

【原文】将适失宜，外有风邪，内有积热，热乘于血，血气壅滞，故使生疮。

二十、解散痈肿候

【原文】六腑不和而成痈②。夫服散之人，若将适失宜，散动热气③，内乘六腑。六腑血气行于经脉，经脉为热所搏，而外有风邪乘之，则石热痈④结，血气否涩，而成痈肿。

二十一、解散烦闷候

【原文】将适失宜，冷热相搏，石势不⑤宣化，热气乘于脏，故令烦闷也。

二十二、解散呕逆候

【原文】将适失宜，脾胃虚弱者，石

势结滞，乘于脾胃，致令脾胃气不和，不胜于谷，故气逆而呕。调之即愈。

二十三、解散目无所见目疼候

【原文】将适失宜，饮食乖度⑥，膈内生痰热，痰热之气熏肝，肝候目，故目无所见而疼痛。

二十四、解散心腹胀满候

【原文】居处犯温，致令石势不宣，内壅腑脏，与气⑦相搏，故心腹胀满。

二十五、解散夹风劳候

【原文】本患风劳，而服散石，风劳未尽，石势因发，解石之后，体尚虚羸，故犹夹风劳也。

二十六、解散饮酒发热候

【原文】服散而积饮酒，石因酒势而盛，敷散⑧经络，故烦而发热也。

---

① 不：此前《医心方》卷二十第七有"气"字，义胜。
② 六腑不和而成痈：六腑属阳、主表。六腑不和则营卫不行，气血留滞于皮腠而发为痈。此说原于《灵枢·脉度》："六腑不和，则留为痈。"本书三十二卷有详细论述：认为痈系于六腑，疽连于五脏，可以参阅。
③ 散动热气：指寒食散发动，产生药热。
④ 痈：通"壅"。
⑤ 不：宋本、汪本、周本同。《太平圣惠方》卷三十八治乳石发动烦闷诸方作"不得"，义长。
⑥ 乖（guāi掴）度：违反法度。乖，违反，违背。
⑦ 气：指脏腑之气。
⑧ 敷散：布散，敷布。

卷　七

伤寒病诸候上　凡三十三论

【提要】本篇论述伤寒病，有七、八两卷。其内容大都渊源于《素问·热论》《伤寒论》《金匮要略》等。但编写体裁，与《注解伤寒论》不同，是以证候为主，把各方面的资料加以归纳整理的，大体可分为以下几类。

如伤寒候、伤寒中风候、伤寒一日候、二日候至九日以上候以及伤寒发汗不解候、伤寒取吐候等为一类，重点讨论伤寒的病因病理，以及传经、两感等几个主要问题。又如伤寒咽喉痛候、口疮候、斑疮候、谬语候以及心腹胀满候、大小便不通候等为又一类，这是以常见的主要证候，从六经症证中集中在一起，综合分析论证，此为上下两卷中的重要部分。又如伤寒豌豆疮候、伤寒变成黄候、伤寒热毒利候、脓血利候、脚气候、霍乱候及疟病等为一类，这里列举一些烈性传染病和有急性发作过程的杂病，此与伤寒是比类而及，其中大部分在以后各卷又有专篇叙述。又如伤寒病后热不除候，伤寒病后不得眠候，以及不得食、虚汗、劳复、食复等候，为又一类，

论述伤寒的病后诸症。最后还有伤寒令不相染易候，提出"预服药及为方法以防之"，提示伤寒病有预防方法。这是防治结合的早期资料。

总之，本篇以各种证候为主，将外感疾病在演变过程中出现之证候，进行整理归纳，并从横向方面对其病因、病机、证候等加以比较分析，突出重点，如伤寒谬语候，即鉴别阳明里实、亡阳、热入血室三种不同病情之谬语。其他各候，类多如此，为证候鉴别诊断学开创了先河，此为《诸病源候论》对伤寒病诸候论证之特点。同时，篇中强调辨证论治，亦不拘于常数，如伤寒取吐候之用吐法不限时日，又是一个值得注意之处。

一、伤寒候

【原文】经言，春气温和，夏气暑热，秋气清凉，冬气冰寒，此则四时正气之序①也。冬时严寒，万类深藏，君子固密②，则不伤于寒。夫触冒之者，乃为伤寒③耳。其伤于四时之气④，皆能为病，

① 四时正气之序：四时正常气候的秩序。
② 固密：宋本、汪本、周本同。《外台秘要》诸论伤寒八家作"周密"，义同。周，固。《左传·哀公十二年》："盟，所以周信也。"注："周，固。"周密，在此指善于摄生者，出入周密，不妄动作，阳不外泄，亦即《素问·生气通天论》"阳秘乃固"之义。
③ 寒：原无。据《伤寒论》伤寒例补。
④ 气：在此指邪气。以下"气在孔窍皮肤之间""气浮在上部"及"气深结在脏"等有气字，义均同此。

而以伤寒为毒①者，以其最为杀厉之气②也。即病③者，为伤寒；不即病者，其寒毒藏于肌骨④中，至春变为温病；夏⑤变为暑病。暑病者，热⑥重于温也。是以辛苦之人，春夏必有温病者⑦，皆由其冬时触冒⑧之所致，非时行之气⑨也。其时行者，是春时应暖而反寒；夏时应热而反冷；秋时应凉而反热；冬时应寒而反温，非⑩其时而有其气。是以一岁之中，病无少长，多相似者，此则时行之气也。

夫伤寒病者，起自风寒，入于腠理，与精气交争⑪，荣卫否隔⑫，周行不通。病一日至二日，气在孔窍皮肤之间，故病者头痛恶寒，腰脊强重，此邪气在表，洗浴⑬发汗即愈。病三日以上，气浮在上部，胸心填塞，故头痛，胸中满闷，当吐之则愈。病五日以上，气深结在脏，故腹胀身重，骨节烦疼，当下之则愈。

夫热病者，皆伤寒之类也。或愈或死，其死⑭皆以六七日间，其愈皆以十日以上何也？巨阳者，诸阳之属也⑮，其脉连于风府，故为诸阳主气。故人之伤于寒也，则为病热，热⑯虽甚不死；其两感于寒而病者，必死。两感于寒者，其脉应⑰与其病形何如？两伤⑱于寒者，病一日，则巨阳与少阴俱病。则头痛、口干烦满。二日，则阳明与太阴俱病。则腹满、身热、不食⑲、谵言。三日，则少阳与厥阴俱病。则耳聋、囊缩、厥逆⑳；水浆不入，则不知人，六日而死。夫五脏已伤，六腑不通，荣卫不行，如是之后，三日乃死何也？阳明者，十二经脉之长也，其气血盛，故不知人，三日其气乃尽，故死。其不两伤㉑于寒者，一日巨阳受之，故头项痛，腰背强。二日阳明受之，阳明主肉，其脉夹鼻络于目，故身

---

① 为毒：毒，深重，至极。《说文解字》："毒，厚也。"为毒，为害最甚之义。
② 杀厉之气：谓寒为阴，阴主杀，阴寒之邪，是最为肃杀厉之气。
③ 即病：此前《伤寒论》有"中而"二字。即病，即时发病。
④ 肌骨：宋本、汪本、周本同。《伤寒论》作"肌肤"。
⑤ 夏：此前《伤寒论》有"至"字。
⑥ 热：此后《伤寒论》有"极"字。
⑦ 必有温病者：宋本、汪本、周本同。《伤寒论》作"多温热病"。
⑧ 触冒：宋本、汪本、周本同。《伤寒论》作"触寒"，《外台秘要》在触冒后有"寒冷"二字。
⑨ 时行之气：即四时反常之气，能引起流行性的季节性传染病的致病因素。又称"时气""天行"。
⑩ 非：此前本书卷四十五伤寒候、《伤寒论》有"此"字。
⑪ 精气交争：精气，正气。交，宋本、汪本、周本同。《备急千金要方》卷九第一作"分"。
⑫ 否（pǐ痞）隔：痞塞阻隔。《广韵》："否，塞也。"否，通"痞"。
⑬ 洗浴：宋本、汪本、周本同。《备急千金要方》无。
⑭ 其死：原无。据《素问·热论》补。
⑮ 巨阳者，诸阳之属也：巨阳，太阳经。太阳经与督脉之风府穴相连，汇聚诸阳经之经气，故曰"巨阳者，诸阳之属也"。
⑯ 热：原无。据《素问·热论》《太素》补。
⑰ 脉应：表里相应的经脉。如巨阳与少阴，阳明与太阴，少阳与厥阴等。
⑱ 伤：《素问·热论》作"感"。
⑲ 不食：宋本、汪本、周本同。《素问·热论》作"不欲食"。
⑳ 厥逆：宋本、汪本、周本同。《素问·热论》作"而厥"，《太素》作"厥"。
㉑ 伤：《素问·热论》作"感"。

热目疼①而鼻干，不得卧也。三日少阳受之，少阳主骨②，其脉循胁络于耳，故胸胁痛耳聋。三阳经络皆受病，而未入通于脏③也，故可汗而已。四日太阴受之，太阴脉布于胃④，络于嗌，故腹满而嗌干。五日少阴受之，少阴脉贯肾络肺，系舌本，故口热⑤、舌干而渴。六日厥阴受之，厥阴脉循阴器而络于肝，故烦满而囊缩。三阴三阳，五脏六腑皆病，荣卫不行，五脏⑥不通则死矣。

其不两感于寒者，七日巨阳病衰，头痛少愈。八日阳明病衰，身热少愈。九日少阳病衰，耳聋微闻。十日太阴病衰，腹减⑦如故，则思饮食。十一日少阴病衰，渴止不满，舌干已而嚏⑧。十二日厥阴病衰，囊纵少腹微下。大气⑨皆去，病日已矣。

治之奈何？治之各通其脏脉⑩，病日衰。其病未满三日者，可汗而已；其病三日过者，可泄之而已。太阳病，头痛至七日已⑪上，并自当愈，其经竟⑫故也。若欲作再经⑬者，当针补⑭阳明，使经不传则愈矣。

相病⑮之法，视色听声，观病之所⑯。候脉要诀，岂不微⑰乎。脉洪大者，有热，此伤寒病也。夫伤寒脉洪浮，秋佳春成病⑱。寸口脉紧者，伤寒头痛。脉来洪大，伤寒病。少阴病，恶寒身拳⑲而利，手足四逆者，不治；其人吐利，躁逆者死。利止而眩，时时自冒⑳者死。四逆，恶寒而拳，其脉不至，其人不烦而躁者死。病六日，其息高㉑者死。伤寒热盛，脉浮大者生；沉小者死。头痛，脉短涩者死；浮滑者生。未得汗，脉盛大者生；细小者死。诊人溙溙

① 目疼：原无。据《素问·热论》《针灸甲乙经》卷七补。
② 少阳主骨：宋本、汪本、周本、《针灸甲乙经》《太素》同。《素问·热论》作"少阳主胆"，新校正云："全元起本胆作骨。"元起注云：少阳者，肝之表，肝候筋，筋会于骨，是少阳之气所荣，故言主于骨。"
③ 未入通于脏：通，宋本、汪本、周本同。《素问·热论》《针灸甲乙经》无此字。脏，《针灸甲乙经》《太素》并作"腑"。新校正云："全元起本脏作腑。"脏指三阴经，与三阳经对举而言。
④ 于胃：宋本、汪本、周本同。《针灸甲乙经》《太素》并作"胃中"。
⑤ 热：《素问·热论》《针灸甲乙经》作"燥"。
⑥ 五脏：宋本、汪本、周本同。《太素》卷二十五热病决作"腑脏"。
⑦ 减：原作"满"，误。据《素问》《针灸甲乙经》改。
⑧ 嚏：宋本、汪本、周本并作"咳"。据《素问·热论》改。
⑨ 大气：在此是指邪气。《素问·热论》王冰注："大气，谓大邪之气也。"
⑩ 各通其脏脉：《太素》注："量其热病在何脏之脉，知其所在，即于脉以行补泻之法。"
⑪ 已：通"以"，古书"已""以"二字常互用。
⑫ 竟：通"尽"，《说文解字》："竟，乐曲尽为竟。"引申之，凡事之所止，皆曰竟，或曰尽。
⑬ 再经：再次循经而传。
⑭ 补：《伤寒论》太阳病篇作"足"。
⑮ 相（xiàng 象）病：诊察疾病。相，《尔雅》："视也。"引申为诊察。
⑯ 所：此后《脉经》卷五第三有"在"字。
⑰ 微：深奥，精妙。可参考《素问·脉要精微论》。
⑱ 秋佳春成病：诊脉察病，宜结合四时变化。《素问·玉机真脏论》："脉从四时，谓之可治。""脉逆四时，为不可治。"秋脉浮洪为从，故谓之佳；春脉浮洪为逆，故谓成病。
⑲ 身拳：身，宋本、汪本、周本原无，脱文，据《伤寒论》少阴病篇补。拳，通"蜷"，蜷曲。下同。
⑳ 冒：眩晕，昏冒。
㉑ 息高：呼吸浅表而急促的现象。

大热①，其脉细小者，死不治。伤寒热病，脉盛躁不得汗者，此阳之极，十死不治。未得汗，脉躁疾，得汗生；不得汗难瘥。头痛脉反涩，此为逆，不治；脉浮大而易治；细微为难治。

发汗若吐下者，若亡血②无津液者，而阴阳自和必愈。夫下后发汗，其人小便不利，此亡津液，勿治，其小便利③，必自愈。阳已虚，尺中弱者，不可发其汗也。咽干者，不可发其汗也。伤寒病，脉弦细，头痛而发热，此为属少阳。少阳不可发汗，发汗则诫语④，为属胃。胃和则愈，不和则烦而悸。少阴病，脉细沉而微⑤，病在里，不可发其汗。少阴病，脉微，亦不可发汗。无阳故也。阳已虚，尺中弱涩者，复不可下。太阳病，发热而恶寒，热多而寒少，脉微弱，则无阳，不可发其汗；脉浮，可发其汗。发热自汗出而不恶寒，关上脉细数，不可吐⑥。若诸四

逆病厥者，不可吐⑦，虚家亦然。寒多热少，可吐者，此谓痰多也。治疟亦如之。头项不强痛，其寸脉微浮⑧，胸中愊牢⑨，冲⑩喉咽不得息，可吐之。

治伤寒欲下之，切其脉牢⑪，牢实之脉，或不能悉解，宜摸视手掌，漐漐⑫汗湿者，便可下矣；若掌不汗，病虽宜下，且当消息⑬，温暖身体，都皆津液通，掌亦自汗，下之即了矣。

太阴之为病，腹满吐食，不可下，下之益甚⑭，时腹自痛，下之，胸下结牢⑮。脉浮，可发其汗。阳明病，心下牢满⑯，不可下，下之遂利，杀人，不可不审，不可脱尔⑰，祸福正在于此。

太阳与少阳并病⑱，心下牢，头项强而⑲眩，不可下。三阳合病⑳，腹满身重，大小便调，其脉浮牢而数，渴欲饮水，此不可下。其汤熨针石，别有正方；补

① 瀼（ráng 瓤）瀼大热：汗多而高热。瀼瀼，露盛貌，这里形容汗多。
② 亡血：失血。
③ 利：宋本、汪本、周本原无，脱文。据《伤寒论》太阳病篇补。
④ 诫（xián 咸）语：诫，《伤寒论》少阳病篇作"谵"，下同。在此与"谵语"义同。
⑤ 微：宋本、汪本、周本同。《伤寒论》少阴病篇作"数"。
⑥ 不可吐：宋本、汪本、周本同。《伤寒论》太阳病篇、《脉经》卷七第四并作"吐之过也"。
⑦ 诸四逆病厥者，不可吐：宋本、汪本、周本同，《伤寒论》厥阴病篇、《脉经》均作"诸四逆病厥者，不可下之"。
⑧ 其寸脉微浮：原作"其脉微"。据《伤寒论》太阳病篇改。
⑨ 愊（bì 壁）牢：宋本、汪本、周本同。《伤寒论》作"痞鞕"，《脉经》作"痞坚"。愊，郁结。《集韵》："愊，郁结也。"牢，坚。愊牢，与"痞鞕""痞坚"义同，即痞满坚硬之意。
⑩ 冲：宋本、汪本、周本同。有脱文，据《伤寒论》《脉经》此前有"气上"二字。
⑪ 脉牢：即牢脉。
⑫ 漐（jí 级）漐：微微汗出貌。
⑬ 消息：连绵词，犹言体察、斟酌。
⑭ 腹满吐食，不可下，下之益甚：宋本、汪本、周本同。《伤寒论》太阴病篇作"腹满而吐，食不下，自利益甚"。
⑮ 结牢：与"痞鞕"同义。
⑯ 牢满：与"痞鞕""结牢""痞满"同义。
⑰ 脱尔：轻慢，疏略。《国语·周语》："无礼则脱，寡谋自陷。"
⑱ 并病：并，原作"合"，误，据《伤寒论》太阳病篇改。一经症状未罢，又见另一经症状，称为并病。
⑲ 而：原无。据《伤寒论》补。
⑳ 合病：原作"并病"，误。据《伤寒论》阳明病篇改。合病，指二阳经或三阳经同时受邪，并同时发病。

养宣导,今附于后。

养生方导引法云:端坐伸腰,徐以鼻内气,以右手持①鼻,闭目吐气②。治伤寒头痛洗洗③,皆当以汗出为度。

又云:举左手,顿左足,仰掌,鼻内气四十息止,除身热背痛。

【按语】本候内容较多,相当于伤寒病的总论,其内容渊源于《素问·热论》《伤寒论》和《脉经》,对伤寒的定义,病因、六经形证,传经变化,诊断预后,治疗大法,以及汗、吐、下的注意事项等方面,都做了重点讨论,实为以下伤寒诸候的开端。

论中首先指出"伤寒"一词的概念,有广义和狭义之分,如云"夫热病者,皆伤寒之类也"。即指广义伤寒。又云冬时严寒,触冒之者,乃为伤寒,即为狭义之伤寒。至于四时因暴寒伤人而成病者,亦称伤寒,但这是时行之气为病,谓之时行伤寒,与前述概念又有所差异,因为此时通行此气,故名。本书卷三十九、卷四十五伤寒候,言之甚明,可参阅。文中还提出"感寒而即病者为伤寒,不即病,至春变为温病,夏变为暑病"。似为后世区分"新感"与"伏气"之导源。以感而即病者,名之新感,曰伤寒;不即病,延至春夏而发者,谓之温病、暑病,并归于伏气范围。

论中指出伤寒之邪逐日浅深,并据受病之日数,以及邪气之所在,在表、在上、深结于里,而立汗、吐、下三法,即邪在表者,汗而发之;在上者,因而越之;在里者,夺而下之,使邪气各有出路,此《黄帝内经》因势利导法则的具体应用。

又古人都认为,伤寒病的发展是按六经层次传递,从三阳经传之三阴经,一日一经,七日传变终了,为一周期。《诸病源候论》之据日传经,是根据《素问·热论》,而仲景《伤寒论》论传经则并不尽拘于时日,这应该说是对《素问》的发展。故对三阳传经,一日太阳,二日阳明,三日少阳,亦需活看,而不可执著。临床以证候具体表现,作为分析病情之依据。

伤寒诊病之法,须脉症结合,四诊合参,方可辨别真伪,确定病位,识别虚实,区分寒热,如此才能辨证无误,准确预后。此段文字以对比分析的方法,判断伤寒病预后吉凶,为后世伤寒病症状鉴别提供了范例,值得仔细品味。

此外,根据脉症结合判断伤寒病预后吉凶,本篇所说的死候,如"伤寒热盛,脉浮大者生;沉小者死。头痛,脉短涩者死;浮滑者生。未得汗,脉盛大者生;细小者死"。只是提示病情危重,应给予及时治疗。由于时代变迁,医疗技术发展,很多当时的死候,当今已可治愈,因此不可拘泥而延误治疗。

二、伤寒发汗不解候

【原文】伤寒初一日至二日,病在皮肤,名为在表。表者阳也,法宜发汗。今发汗而不解者,此是阳不受病④。阳受

---

① 持:本书卷二十九鼻息肉候养生方导引法作"捻"。持,握。"持"与"捻"义可通。

② 闭目吐气:本书卷二十九鼻息肉候养生方导引法有"徐徐"二字。

③ 洗(xiǎn 显)洗:寒貌,同"洒洒"。《集韵》:"洗,通作洒。"

④ 阳不受病:结合前文"表者阳也",此指太阳之邪已传入阳明,病不在表。

病者，其人身体疼痛，发热而恶寒，救
嗇拘急①，脉洪大，有此证候，则为病在
表，发汗则愈。若但烦热，不恶寒，身
不疼痛②，此为表不受病③，故虽强发其
汗，而不能解也。

【按语】本候颇具辨证论治精神，恶
寒发热，身体疼痛，为伤寒在表太阳经
病之主证。病在表者，法宜汗解，所谓
在表者汗而发之。但若烦热，不恶寒，
身不疼痛，说明太阳表证已罢，邪气传
里，就不能再用汗法以强发其汗，汗之
非但病不得除，反有亡阳或伤津耗液
之虞。

三、伤寒取吐候

【原文】伤寒大法，四日病在胸膈，
当吐之愈。有得病二三日，便心胸烦闷，
此为毒气④已入，有痰实者，便宜取吐。

【按语】临床治病，有常法，亦有变
法，应该灵活运用。前文伤寒发汗不解
候，和本候不拘日数，邪毒入里，该吐
即吐之精神，就突出了这一点。再联系
第一条伤寒候来看，则本病之常与变，
大法已经具备。

四、中风伤寒候⑤

【原文】中风伤寒⑥之状，阳浮而阴
弱⑦，阳浮热自发，阴弱汗自出，嗇嗇⑧
恶寒，淅淅⑨恶风，噏噏⑩发热，鼻鸣⑪
干呕，此其候也。

太阳病中风，以火劫发其汗，邪风
被火热，血气流溢失常⑫，两阳⑬相熏灼，
其身⑭发黄。阳盛即欲衄；阴⑮虚则小便
难；阴阳俱虚竭，身体则枯燥，但头汗
出，齐颈而还。腹满微喘，口干咽烂，
或不大便，久则谵言，甚者至哕，手足

---

① 救（chì 赤）嗇拘急：形容恶风寒而身体拘急之状。救，通"缩"。《辞通》按："缩朒""救匿"，救字从束得
　声，故与缩字通。
② 但烦热，不恶寒，身不疼痛：此为邪传阳明之证。
③ 表不受病：犹言表证已罢。
④ 毒气：在此指病邪。
⑤ 中风伤寒候：宋本、汪本、周本同。《外台秘要》卷二、《太平圣惠方》卷十均作"伤寒中风"，同时，本篇
　七十余候绝大多数均以"伤寒"标题，故改之。中风，是太阳表证之一，又称太阳中风证，是风邪犯表，表
　卫不固，症见发热，恶风，汗出，脉浮缓，属表虚证。
⑥ 中风伤寒：宋本、汪本、周本同。《太平圣惠方》卷十"治伤寒中风诸方"作"伤寒中风"，《伤寒论》太阳
　病篇作"太阳中风"。
⑦ 阳浮而阴弱：原无，宋本、汪本、周本同。据《伤寒论》太阳病篇补。阳，指卫气；阴，指营气。阳浮而阴
　弱，指风邪犯表之外感表证，卫气趋向肌表而偏亢，营阴相对偏弱。
⑧ 嗇（sè 涩）嗇：恶寒怕冷貌。
⑨ 淅（xī 息）淅：恶风貌。冷水洒身不禁其寒的意思。
⑩ 噏（xī 吸）噏：《伤寒论》《外台秘要》作"翕翕"，义同。发热貌，形容其热在表。方有执："翕为温热而不
　蒸蒸大热也。"
⑪ 鼻鸣：鼻塞不通，病人因鼻塞用力出吸气而似鸣。
⑫ 失常：《伤寒论》作"失其常度"。
⑬ 两阳：这里指风邪与卫气。
⑭ 其身：此下《外台秘要》卷二伤寒中风方有"即"字。
⑮ 阴：原无。宋本、汪本、周本同。脱文。据《伤寒论》《外台秘要》补。

躁扰，寻衣摸床①。小便利者，其人可治。

阳明中风，口苦而咽干，腹满微喘，发热恶寒②，脉浮紧，若③下之则腹满，小便难。阳明病，能食为中风；不能食，此为中寒。

少阳中风，两耳无闻，目赤，胸中满而烦，不可吐之④。吐之则悸而惊。

太阴中风，四肢烦疼，其脉阳微阴涩而长，为欲愈。

少阴中风，其脉阳微阴浮，为欲愈。

厥阴中风，其脉微浮，为欲愈；不浮，为未愈。

【按语】本候内容是论述伤寒病的中风证候，它把《伤寒论》的六经中风证集中在一起，便于汇通参阅，因此《外台秘要》卷二伤寒门作"伤寒中风候"。

本候所说的"伤寒"，是指整个伤寒病而言，"中风"则仅是伤寒病中的一个证候，不与伤寒并立，即不是中风与伤寒两个病。

五、伤寒一日候

【原文】伤寒一日，太阳受病。太阳者，膀胱之经也，为三阳之首，故先受病。其脉络于腰脊，主于头项，故得病一日而头项背膊腰脊痛也。

【按语】本候论伤寒一日足太阳经膀胱经受邪，以头项腰背太阳经所行之处疼痛为主。

六、伤寒二日候

【原文】伤寒二日，阳明受病。阳明⑤胃之经也，主于肌肉，其脉络鼻入目，故得病二日，肉⑥热鼻干，不得眠也。诸阳在表，表始受病，在皮肤之间，可摩膏⑦火灸，发汗而愈。

【按语】本候论伤寒二日足阳明胃经受病的症状及其治疗。伤寒阳明证以身热鼻干、烦躁失眠为主，因邪在肌表，提出可用汗法治疗。这与后世病在阳明用清热通腑有所不同。

七、伤寒三日候

【原文】伤寒三日，少阳受病。少阳者，胆之经也，其脉循于胁，上于颈耳，故得病三日，胸胁热⑧而耳聋也。三阳经络始相传，病未入于脏，故皆可汗而解。

【按语】本候论伤寒三日足少阳胆经受病的症状及其治疗。伤寒少阳证以胸胁烦热、耳聋为主，并在半表半里，此处提出用汗法，后世则以和解少阳治疗。

---

① 寻衣摸床：病人昏迷时两手不自主的抚摸动作。
② 腹满微喘，发热恶寒："喘""发"原无。宋本、汪本、周本同，脱文。据《伤寒论》《外台秘要》补。
③ 若：原在"紧"之前，倒文。据《伤寒论》《外台秘要》乙正。
④ 吐之：宋本、汪本、周本同。《伤寒论》《外台秘要》作"吐下"。下一个"吐之"同。
⑤ 阳明：宋本、汪本、周本同。《外台秘要》卷一论伤寒日数病源并方作"阳明者"，据前后文例其后当有"者"。
⑥ 肉：《外台秘要》卷一论伤寒日数病源并方同。《素问·热论》及本卷伤寒候作"身"，义胜。
⑦ 摩膏：古代的治病方法之一，用药膏摩擦体表一定部位，从而取汗，以治疗疾病。《素问·至真要大论》有"摩之浴之"的记载，《备急千金要方》伤寒门有伤寒膏一章列有青膏、黄膏、白膏等，可参阅。
⑧ 热：宋本、汪本、周本同。《素问·热论》《太素》卷二十五热病决、《外台秘要》卷一论伤寒日数病源并方作及本卷伤寒候均作"痛"。

八、伤寒四日候

【原文】伤寒四日，太阴受病。太阴者，脾之经也，为三阴之首。是故三日已前，阳①受病讫，传之于阴，而太阴受病焉。其脉络于脾，主于喉嗌②，故得病四日，腹满而嗌干也。其病在胸膈，故可吐而愈。

【按语】此为伤寒四日足太阴脾经受邪的症状及其治疗。主症为腹满咽干，病位在胸膈，当用涌吐之法治疗。

九、伤寒五日候

【原文】伤寒五日，少阴受病。少阴者，肾之经也，其脉贯肾络肺，系于舌。故得病五日，口热舌干，渴而引饮③也。其病在腹，故可下而愈。

【按语】此述伤寒五日足少阴肾经受病的症状及其治疗。主症为口燥舌干，口渴喜冷饮，从治疗用下法看，当有大便干燥难下、腹胀等症。

十、伤寒六日候

【原文】伤寒六日，厥阴受病。厥阴者，肝之经也，其脉循阴器络于肝，故得病六日，烦满而囊缩也。此则阴阳俱

受病，毒气在胃，故可下而愈。

【按语】此论伤寒六日足厥阴肝经受病的症状及其治疗。此时三阴三阳俱受病，而胃中燥热，影响足厥阴经气不利，故见烦躁、腹满、囊缩之症，当用清热泻下之法。

以上六候，叙述伤寒三阳三阴经受病的证候、传变病情及其治法，与前伤寒候重复。临床上不能拘泥于按日论治之说，应融汇贯通之。同时，这里的治法，与《伤寒论》不尽相同，盖是别一家言，《诸病源候论》广为搜集罗列者。

十一、伤寒七日候

【原文】伤寒七日④，病法当小愈，阴阳诸经，传病竟⑤故也。今七日已后，病反甚⑥者，欲为再经病也。再经病者，是阴阳诸经络，重受病故也。

【按语】本候论述伤寒再经的病理，其中"伤寒七日，病法当小愈"与前伤寒候"太阳病，头痛至七日已上，并自当愈，其经竟故也"意同，这里重申其义，可以互参。

十二、伤寒八日候

【原文】伤寒八日⑦，病不解者，或是诸阴阳经络重受于病，或因发汗吐下

① 阳：这里指太阳、阳明、少阳三经。
② 络于脾，主于喉嗌：《外台秘要》卷一论伤寒日数病源并方同，本卷伤寒候作"布于胃，络于嗌"，《素问·热论》作"布胃中，络于嗌"。义皆可通。
③ 口热舌干，渴而引饮：宋本、汪本、周本同。《太素》卷二十五热病决作"口热舌干而渴"，《素问·热论》《针灸甲乙经》卷七第一"口热"作"口燥"。
④ 伤寒七日：此前《外台秘要》卷一论伤寒日数病源并方有"伤寒七日，太阳病衰，头痛少愈"十二字。
⑤ 竟：宋本、汪本、周本同。《外台秘要》卷一论伤寒日数病源并方作"尽"字，义同。
⑥ 病反甚：此后《外台秘要》卷一论伤寒日数病源并方有"不除"二字。
⑦ 伤寒八日：此前《外台秘要》卷一论伤寒日数病源并方有"伤寒八日，阳明病衰，身热少愈"十二字。

之后，毒气未尽，所以病证犹有①也。

【按语】本候论述伤寒八日不解的原因，或因重新受邪，或因邪气未尽。

十三、伤寒九日已上候

【原文】伤寒九日②已上病不除者，或初一经受病，即不能相传；或已传三阳讫，而不能传于阴，致停滞累日，病证不罢者；或三阳三阴传病已竟③，又重感于寒，名为两感伤寒，则腑脏俱病④，故日数多而病候改变。

【按语】本候以下，《外台秘要》卷一论伤寒日数病源并方，尚有伤寒十日至十二日一条文字，其内容与伤寒候同，不再补列。

十四、伤寒咽喉痛候

【原文】伤寒病，过经⑤而不愈，脉反沉迟，手足厥逆者，此为下部脉不至⑥，阴阳隔绝⑦，邪客于足少阴之络⑧，毒气上熏，故咽喉不利，或痛而生疮。

【按语】咽痛一症，是因邪客足少阴经，上乘咽喉所致，证属格阳喉痹。据《伤寒论》少阴病篇记载，其病因有属于

客热内郁的，有属于风寒外束的，本候所述，乃为虚阳上浮所致。病因、症状各有不同，治疗亦有差异，有用甘桔汤、升麻汤、半夏散、苦酒汤、附子丸、贴喉膏等，临床应详审病机，随证施治。

十五、伤寒斑疮候

【原文】伤寒病，证在表，或未发汗，或经发汗未解，或吐下后而热不除，此毒气盛故也。毒既未散，而表已虚，热毒乘虚出于皮肤，所以发斑疮隐轸如锦文，重者喉口身体皆成疮也。

【按语】此候为表虚伤寒，热毒炽盛，而致皮肤发斑，甚至咽喉皮肤出现疮痈。治疗当清热解毒为主。

十六、伤寒口疮候

【原文】夫伤寒，冬时发其汗，必吐利，口中烂生疮，以其⑨表里俱热⑩，热不已，毒气熏上焦故⑪也。

【按语】此为伤寒表里俱热，而误用汗法，致使口舌生疮。究其原因，乃心脾有热，辛温发汗则助热、徒伤阴津之故。

---

① 有：宋本、汪本作"有"，周本作"在"，《外台秘要》作"存"。义同。

② 伤寒九日：此前《外台秘要》卷一论伤寒日数病源并方有"又伤寒九日，少阳病衰，耳聋微闻"十三字。

③ 竟：完结，终了。宋本、汪本、周本同。《外台秘要》卷一论伤寒日数病源并方作"毕"字。义同。

④ 名为两感伤寒，则腑脏俱病：宋本、汪本、周本同。《外台秘要》无此十一字，义胜。

⑤ 过经：伤寒自一日至六日传三阳三阴经尽，至七日当愈，七日不愈，病必再传。过经，指超过循经相传的日期。

⑥ 下部脉不至：此指足少阴肾经虚弱不足。

⑦ 阴阳隔绝：上下的气机阻滞不通。隔绝，阻滞不通。

⑧ 络：宋本、汪本、周本同。《外台秘要》卷二伤寒喉咽痛方作"经"字。

⑨ 以其：此下《外台秘要》卷二伤寒口疮方有"热毒在脏，心脾烦壅"二句，可参。

⑩ 热：此前原有"虚"字，义不洽。据《外台秘要》《太平圣惠方》卷十治伤寒口疮候诸方删。

⑪ 故：原脱。据鄂本补。此后《外台秘要》有"令口舌干燥生疮"七字，可参。

十七、伤寒豌豆疮^①候

【原文】 伤寒热毒气盛，多发疱疮，其疮色白或赤，发于皮肤，头作瘭浆^②，戴白脓者，其毒则轻；有紫黑色作根，隐隐在肌肉里，其毒重。甚者五内^③七窍皆有疮。其疮形如豌豆，故以名焉。

【按语】 豌豆疮（豌豆疮）为"痘"之别称，后世通称天花。此病在葛洪《肘后方》中已有记载，称为"虏疮"。本候则对天花的病因、证候，以及病情轻重之鉴别等，做了较深入细致的叙述，于此可见，中医学早在一千多年前，对烈性传染病已经有了较详细之观察和记载，殊堪珍视。

十八、伤寒豌豆疮后灭瘢候

【原文】 伤寒病发疮^④者，皆是热毒所为。其病折^⑤则疮愈，而毒气尚未全散，故疮痂虽落，其瘢犹黡^⑥，或凹凸肉

起，所以宜用消毒灭瘢之药以傅^⑦之。

【按语】 从本候所论，可知古代曾对天花后所致之瘢痕（俗称麻脸），有过消毒灭瘢治疗方法，惜未见方药，但可据此进一步探索挖掘。

十九、伤寒谬语^⑧候

【原文】 伤寒四五日，脉沉而喘满者，沉为在里，而发汗其^⑨，津液越出，大便为难，表虚里实，久久^⑩则谵语。发汗后^⑪，重发其汗，亡阳^⑫谵语^⑬，其脉反和者，不死。阳明病，下血而谵语者，此为热入血室^⑭，但头汗出，当刺期门^⑮穴，随其实者而泻之，濈然汗出者则愈。病若谵言^⑯妄语，身当有热，脉当得洪大，而反手足四厥，脉反沉细而微者，死病也。谵言妄语身热，脉洪大者生，沉细微，手足四逆者死。

【按语】 本候鉴别谵语有三种病机，并指出其预后变化。一是伤寒里证，反

---

① 豌豆疮：《肘后方》称"虏疮"，《备急千金要方》《外台秘要》《太平圣惠方》均作"豌豆疮"，以后又称天痘、天行痘、百岁疮，现在通称天花，是一种传染性极强、病情凶险的传染病。豌，写作"登"，形近之误，为"豌"之古写字。

② 瘭（biāo 标）浆：指豆疮顶部迅速焮起有浆液。瘭，通"熛"，迅猛。《集韵》："瘭，与熛通。"

③ 五内：五脏。

④ 疮：宋本、汪本、周本同。据《太平圣惠方》卷十四治伤寒发豌豆疮灭瘢痕诸方，此前应有"豌豆"二字。

⑤ 病折：病势减退。

⑥ 黡（yǎn 演）：黑色。

⑦ 傅：通"敷"，敷贴。

⑧ 谬语：妄言乱语，即谵语。《说文解字》："谬，狂者之妄言也。"

⑨ 而发汗其：文有脱误，《伤寒论》阳明病篇作"而反发其汗"，应从。

⑩ 久久：宋本、汪本、周本同。《伤寒论》作"久"字。

⑪ 后：宋本、汪本、周本同。《伤寒论》作"多"字。

⑫ 重发其汗，亡阳：宋本、汪本、周本同。《伤寒论》作"若重发汗者，亡其阳"。

⑬ 谵语：此后《伤寒论》有"脉短者死"四字。

⑭ 血室：有三种解释，一指冲脉，以冲为血海；二指肝脏，以肝为藏血之脏；三指胞宫，即子宫。在此盖指肝脏，因下文有"当刺期门穴"句。

⑮ 期门：足厥阴经穴名，在乳下2、3肋之间。

⑯ 谵（zhān 沾）言：言语错乱。同"谵语"。

发其汗，津液外越，致胃中燥，大便难，浊热上扰，心神不安，而发为谵语，此为阳明病里热之实证。其二是亡阳谵语，由发汗过多，阴液走泄，阳气外亡，导致心气散乱，神明无主，故发谵语，属于虚证。此时当凭其脉以决死生，如脉短者，为气血虚，津液竭，主危候；若脉不短而自和，则病虽重而阴阳之气尚未衰竭，仍有生机，故云不死，应积极按证施治。其三为热入血室之谵语，由阳明热盛，侵入血室，邪热迫血妄行，既见下血，又发谵语，这与阳明腑实证之谵语又有别。阳明腑实则腹胀满疼痛，大便不通。本证为热入血室，症见下血，并当伴有胸胁下满或少腹急结等证，《伤寒论》太阳病篇有热入血室三条可参。其后论述谵语妄言，预后当参脉证，如谵语伴有身热、脉洪大等症，是谓脉证相应，预后良好；若反见四肢厥逆，脉沉细微，为脉证相悖，预后不良。可见临证时必须脉证合参，方能做出正确的判断。

二十、伤寒烦候

【原文】 此由阴气少，阳气胜，故热而烦满也。少阴病，恶寒而拳，时自烦，欲去其衣被者，可治也。病脉已解，而反发烦①者，病新瘥又强与谷，脾胃气尚弱，不能消谷，故令微烦，损谷即愈。少阴病，脉微细而沉，但欲卧，汗出不烦，自欲②吐，五六日③，自利后④，烦躁不得卧寐者死。发汗后下之，脉平而小烦，此新虚不胜谷气故也。

【按语】 伤寒发烦，一般责之阴气少，阳气胜，属于表证者，为邪热不得外泄，属于里证者，为里实热盛。少阴病恶寒蜷卧，是阴盛阳衰之证候，如病人时时烦躁，欲去衣被，为阳气来复，与寒邪相争，属于病情好转之征兆。若少阴病，下利，烦躁不得卧寐，是阴气更胜，阳气更衰，病情转剧，有阴阳离决之危，故属死候。

二十一、伤寒虚烦候

【原文】 伤寒发汗吐下已后，腑脏俱虚，而热气不散，故虚烦也。

【按语】 伤寒汗吐下之后，阴液损伤，余热未尽，故见虚烦，治应滋阴清热除烦。

二十二、伤寒烦闷候

【原文】 伤寒毒气攻胃，故烦闷。或服药已后，表不解，心下有水气，其人微呕，热满而烦闷也。

【按语】 伤寒热盛于胃，影响胃气降浊，而见微呕、烦热、脘腹满闷，当清热降逆止呕。

二十三、伤寒渴候

【原文】 伤寒渴者，由热气入于脏，流于少阴之经。少阴主肾，肾恶燥，故渴而引饮。

---

① 反发烦：宋本、汪本、周本同。《伤寒论》劳复病篇作"日暮微烦"。
② 自欲：原作"欲自"。据《伤寒论》改。
③ 五六日：此前《伤寒论》少阴病篇有"至"字。
④ 后：宋本、汪本、周本同。《伤寒论》作"复"字，属下读，义胜。

厥阴，渴欲饮水者，与之愈①。

【按语】伤寒口渴，除太阴病外，其他各经病证均可出现。太阳表证无口渴，而太阳表不解有水气，或热入膀胱，多有口渴；少阳小柴胡汤证也有"或渴"的兼证；阳明则无论经证腑证均以口渴为里热转盛的主要标志；少阴有热，津液衰少，可以致渴。下焦虚寒，气不化水亦能致渴；厥阴则更有消渴一证。同一口渴，而病因不同，证候各异，《伤寒论》各经论述颇多，可以参阅。

二十四、伤寒呕候

【原文】伤寒阳明病，热入胃，与谷气并，故令呕。或已经吐下，虚热在脏，必饮水，水入则胃家虚冷，亦呕也。伤寒发热无汗，呕不能食，而反汗出濈然，是为转在②阳明。伤寒呕多，虽有阳明证，不可攻也。少阴病，下利，脉微涩，呕而汗出，必数更衣，反少者③，当温其上，灸之④。

【按语】本候综述伤寒呕吐，有阳明病，热与谷气相并致呕者；有胃虚冷，饮水不化致呕者；有伤寒表证转入阳明，热盛致呕者；有少阴亡阳，阳气上越致呕等。同时说明伤寒呕多，虽有阳明腑证，亦不可攻，因为呕是胃气上逆，病之重点不在积滞结实。少阴阳虚血少，阴邪上逆致呕，此属亡阳致呕，宜用温灸治之。这种辨证求因，审因论治的方法，颇有启发意义。此外，伤寒少阴病，胆火内郁，胃失和降，亦每见心烦喜呕之证，文中没有提及，特为补充。

二十五、伤寒干呕候

【原文】此谓热气在于脾胃也。或发汗解后，胃中不和，尚有蓄热⑤，热气上熏，则心下否结⑥，故干呕。

【按语】本候论伤寒干呕候，缘于胃有余热，熏蒸于上，胃气痞结，故出现干呕。

二十六、伤寒吐逆候

【原文】伤寒少阴病，其人饮食入口⑦则吐，或心中温温，欲吐不能⑧，当遂吐之。若始得之，手足寒，脉弦迟，

---

① 厥阴，渴欲饮水者，与之愈：是论厥阴渴证，原在下条伤寒呕候之末，据文义当为错简，今移于此。另，《伤寒论》厥阴病篇在"与之愈"之前有"少少"二字。
② 在：宋本、汪本、周本同。《伤寒论》阳明病篇作"属"。
③ 呕而汗出，必数更衣，反少者：原作"者，即呕汗者，必数更衣反少"，文字有误。据《伤寒论》少阴病篇改。数更衣，反少者，即大便次数增多而量反少。
④ 灸之：原作"灸其"。据《伤寒论》少阴病篇改。又，此后原有"厥阴，渴欲饮水者，与之愈"十字，与标题内容不符，当为错简，今移"伤寒渴候"。
⑤ 蓄热：作余热逗留解。
⑥ 心下否结：胃脘气机痞塞不通。心下，指胃脘。否，同"痞"，痞塞不通。
⑦ 口：原无，宋本、汪本、周本同。据《伤寒论》少阴病篇补。
⑧ 欲吐不能：宋本、汪本、周本同。《伤寒论》少阴病篇作"欲吐复不能吐"。

此中有寒饮，不可吐也，当温之①。病人脉数，数为有热，当消谷引食。反吐者，师发其汗，阳微②，膈气虚，脉则为数，数为客阳③，不能消谷，胃中虚冷故④也。

【按语】病人胃热脉数，易饥而能食，其脉必定数而有力。若胃中虚冷，其脉亦数，当脉数而无力。此是因虚而脉数，形似有热，实属假热，故不能消谷，且因胃气上逆，发生吐逆。文中指出此为"客阳"，是示人当辨寒热真假者也。

二十七、伤寒哕候

【原文】伤寒大吐下之后，极虚，复极汗出者⑤，其水郁⑥以发其汗者，因得哕。所以然者，胃中寒⑦冷故也。伤寒哕而腹⑧满者，视其前后⑨，知何部不利，利之即愈。阳明病能食，下之不解，其人不能食，攻其热必哕，所以哕者，胃中虚冷故也。又病人本虚，伏热在胃，则胸满，胸满则气逆，气逆不可攻其热，攻其热，必哕。

【按语】本候哕证，首述误汗伤阳，复与之水，使胃中寒冷致哕。次述哕逆实证的治疗原则。再述胃中虚冷者，或

病人本虚，胃虽有热，而胸满气逆者，均禁攻下，若误攻之，则胃阳受损，浊阴之气上逆，必生哕逆变证。可见，同一哕证，因体质禀赋和治疗用药不同，而有寒热虚实之别，临证应详为辨治，方为适宜。

二十八、伤寒喘候

【原文】伤寒太阳病，下之微喘者，外未解故也。夫发汗后，饮水多⑩者必喘。以水停心下，肾气⑪乘心故喘也。以水灌⑫之，亦令喘也。

【按语】伤寒太阳病误用下法而致喘，乃是由于太阳病用下法，外邪未解，水气内停胃中，上逆犯肺，使肺失肃降而喘。治疗以宣肺解表、降逆平喘为法。

二十九、伤寒厥候

【原文】厥者，逆也。逆者，谓手足逆冷也。此由阳气暴衰，阴气独盛，阴胜于阳，故阳脉为之逆，不通于手足，所以逆冷也。伤寒一⑬日至四五日厥者，必发热。前发热者后必厥，厥深热亦深，

---

① 若始得之……当温之：宋本、汪本、周本同。《伤寒论》少阴病篇作"始得之，手足寒，脉弦迟，此胸中有实，不可下也，当吐之。若膈上有寒饮，干呕者，不可吐也，当温之，宜四逆汤。"可参。

② 师发其汗，阳微：宋本、汪本、周本同。《伤寒论》太阴病篇作"此以发汗，令阳气微。"

③ 客阳：浮阳，虚热。《伤寒论》太阳病篇作"客热"，义同。

④ 故：此后《伤寒论》少阴病篇有"吐"字。

⑤ 复极汗出者：原作"复虚极"，宋本、汪本、周本同。据《伤寒论》厥阴病篇改。

⑥ 其水郁：宋本、汪本、周本同。《伤寒论》厥阴病篇作"以其人外气怫郁，复与之水"，义更明了。

⑦ 胃中寒：原作"背寒中"，误。据《伤寒论》厥阴病篇改。

⑧ 腹：原无，宋本、汪本、周本同，脱文。据《伤寒论》厥阴病篇补。

⑨ 前后：指二便，前指小便，后指大便。

⑩ 多：原无，宋本、汪本、周本同。据《伤寒论》太阳病篇补。

⑪ 肾气：这里作水气理解。

⑫ 水灌：古时以冷水溇灌治疗热郁不得外泄之证，为水治法之一。

⑬ 一：宋本、汪本、周本同。《伤寒论》厥阴病篇此后有"二"字。

厥微热亦微。厥应①下之，而反②发其汗者，口伤烂赤③。伤寒，先厥后④发热，下利必自止。而反汗出，必咽喉中强痛，甚为喉痹⑤。发热无汗，而利必自止，不止，便脓血⑥。便脓血者，其喉不痹。伤寒先厥者，不可下之。后⑦发热而利者，必自⑧止，见厥复利。伤寒病，厥五日，热亦五日，设六日，当复厥，不厥之者，自愈。厥终不过五日，以热五日⑨，故知愈也。发热而厥，七日而下利者，为难治。伤寒脉促⑩，手足厥逆者，可灸之。下利，手足厥，无脉，灸之不温，反微喘者，死。下利，厥，烦躁不能卧者，死。病六七日，其脉数⑪，手足厥，烦躁，阴⑫厥不还者死。发热，下利至⑬，厥不止者死。下利后，其脉绝，手足厥，卒时⑭脉还，手足温者为生，不还者死。

【按语】本候综合分析厥证，首先明确厥逆的特征，为手足逆冷，然后列举10种厥逆证候，分别其为寒为热，治疗宜忌，以及脉证变化、预后良恶等，颇具辨证意义，文中"伤寒先厥后发热""伤寒先厥者"，均指寒厥而言。寒厥当兼腹痛腹满，泄利清谷，小便清白，口不渴，恶寒战栗等相应寒证。其云"不可下之"，提示寒厥禁用下法。至于热厥之四肢逆冷，是因邪热深伏，阳气内郁，不能外达于四肢，当有胸腹灼热，腹痛便秘，或后重泄利稠黏，小便涩赤，渴而欲饮等热证。文中谓"下之"，尤对热实证为宜，如热厥而未成里实者，当用清泄、清解等法，如《伤寒论》载"伤寒脉滑而厥者，白虎汤主之"，即是其例。又，本书卷十二有寒热厥候及六经厥证之叙述，可前后互参，加深认识。总之，对于伤寒厥候，当汇通参阅，辨证施治。

三十、伤寒悸候

【原文】悸者，动也，谓心下悸动也。此由伤寒病发汗已后，因又下之，内有虚热则渴，渴则饮水，水气乘心，必振寒而心下悸也。太阳病，小便不⑮利者，为多饮水，心下必悸。小便少者，必苦里急。夫脉浮数，法当汗出而愈，而下之，身体重，心悸，不可发汗，当

---

① 应：原无，宋本、汪本、周本同。据《伤寒论》厥阴病篇补。
② 而反：原无，宋本、汪本、周本同。据《伤寒论》补。
③ 口伤烂赤：口舌生疮，红肿糜烂。《伤寒论》厥阴病篇此前有"必"字。
④ 后：原无，宋本、汪本、周本同。据宋本、《伤寒论》厥阴病篇补。
⑤ 甚为喉痹：甚，汪本、周本同，形近之误，据《伤寒论》厥阴病篇应为"其"字。喉痹，病名，《杂病源流犀烛》："喉痹，痹者闭也，必肿甚，咽喉闭塞。"参看本书卷三十喉痹候。
⑥ 不止，便脓血：宋本、汪本、周本同，《伤寒论》作"若不止，必便脓血。"
⑦ 后：原无，宋本、汪本、周本同。据《伤寒论》补。
⑧ 自：原无，宋本、汪本、周本同。据《伤寒论》补。
⑨ 厥终不过五日，以热五日：原作"厥不过热五日"。据《伤寒论》厥阴病篇改。
⑩ 伤寒脉促：原作"其脉从"。据《伤寒论》厥阴病篇改。
⑪ 数：《伤寒论》厥阴病篇、《脉经》卷七第十一作"微"，义胜。
⑫ 阴：有脱文，此前《伤寒论》有"灸厥"二字。
⑬ 至：据桂林古本《伤寒杂病论》厥阴病篇此后有"甚"字。
⑭ 卒（zuì 醉）时：即一昼夜的时间。卒，通"晬"。《伤寒杂病论》厥阴病篇即作"晬时"。
⑮ 不：宋本、汪本、周本同。《伤寒论》太阳病篇原无。

自汗出而解。所以然者，尺中脉①微，里虚，须表里实②，津液自和，便自汗出愈也。

【按语】本候论述伤寒心悸的原因及其治疗。伤寒发汗之后，又用下法，或径用下法，致里虚表实，小便不利，水气停蓄心下，上凌于心，故有心悸振寒，此时不可再单独发汗。

三十一、伤寒痉③候

【原文】痉之为病，身热足寒，项颈强，恶寒，时头热，面目热④，摇头，卒口噤，背直身体反张⑤是也。此由肺移热于肾，传而为痉。痉有刚柔，太阳病，发热无汗，而反恶寒，为刚痉；发热汗出而恶寒，为柔痉。诊其脉沉细⑥，此为痉也。

【按语】伤寒热病引起痉病的，原因甚多，本节主要引用《伤寒论》刚痉、柔痉二证，这仅是痉病的一部分。临床所见，属于邪热亢盛，阴虚动风所致的痉病比较多。本候"肺移热于肾，传而为痉"的论述，对于邪热亢盛，伤及肾阴，从而引起痉病的机理，已有一定的

认识。

三十二、伤寒心否候

【原文】太阳少阳⑦并病，脉浮⑧紧，而下之，紧反入里⑨，则作否。否者，心下满也。病发于阴⑩者，不可下，下之则心下否，按之自耎⑪，但气否耳，不可复下也。若热毒气乘心，心下否满，面赤目黄，狂言恍惚者，此为有实，宜速吐下之。

【按语】此为伤寒太少同病误用下法而致心下痞的论述。若心下痞满，但按之柔软，是气滞胃脘，当用行气之法；若热毒炽盛，胃脘胀满，面红目黄，神昏谵语者，是阳明实热，可因势利导，用吐下之法。

三十三、伤寒结胸候

【原文】结胸者，谓热毒⑫结聚于心胸也。此由病发于阳，而早下之，热气乘虚而否结不散也。按之痛，其脉寸口浮，关上反自沉是也。脉大⑬，不可下，

① 脉：原无，宋本、汪本、周本同。据《伤寒论》太阳病篇补。
② 须表里实：原作"表实"，文有脱误。据《伤寒论》改补。
③ 痉：原作"痓（chì 赤）"。《说文解字》："痉，僵急也。"而无"痓"字。《广雅》："痓，恶也。"而无僵急之义。《伤寒论》辨痉湿暍脉证第四成无己注："痓，当作痉，传写之误也。"今据宋本改，下同。
④ 面目热：宋本、汪本、周本同。《金匮要略》第二作"面赤目赤"。
⑤ 背直身体反张：宋本、汪本、周本同。《金匮要略》第二作"背反张"，义胜。
⑥ 细：此前《金匮要略》第二有"而"字。
⑦ 少阳：原作"少阴"。据《伤寒论》太阳病篇改。
⑧ 浮：原作"数"，误。据《伤寒论》太阳病篇改。
⑨ 紧反入里：指在表的寒邪反向内传。
⑩ 阴：在此作里虚解。
⑪ 耎（ruǎn 软）：与"软"同义，柔软。《伤寒论》作"濡"。
⑫ 热毒：此后《外台秘要》卷二伤寒结胸方有"气"字。
⑬ 脉大：宋本、汪本、周本同。《伤寒论》太阳病篇作"脉浮大"。

下之即死。脉浮而大，下之为逆。若①阳脉浮，关上②细沉紧，而饮食如故，时时下利③者，名为脏结。脏结病，舌上白胎滑，为难治。不往来寒热，其人反静，舌上胎滑④者，不可攻之。

【按语】以上二条，论伤寒心下痞与结胸，并做出比较分析。两者均自误下而致。但病情各异。伤寒心下痞，是由太阳病误下以后，里虚邪陷，影响脾胃升降功能，使气机痞塞而成。按之柔软，不硬不痛，为无形之邪气，故云"但气否耳"。结胸是由伤寒误下，邪热与痰水相搏所致，为有形之实邪内结，故其证或胸胁硬满，或心下硬满，按之必痛。两病以此为别。

结胸与脏结一证，同具心下鞕痛症状，但前者属实属热，常伴大便秘结，后者属虚属寒，时时下利，二者病情不同。至于结胸证脉浮大者，"下之为逆"，这是因为寸口脉浮为病在上焦，病既误下成结胸，再下之则表邪尽陷，病更加剧，正气不支，有虚脱致死的危险。但结胸证关上脉沉或脉沉而紧，里有实邪者，也当使用下法，如大陷胸汤、丸之类。这一点须加注意。

---

① 若：原作"而"，宋本、汪本、周本同。据元本改。
② 关上：宋本、汪本、周本同。《伤寒论》《外台秘要》后有"小"字。
③ 时时下利：原作"时小便利"，宋本、汪本、周本同。据《伤寒论》太阳病篇改。
④ 胎滑：原作"不胎"，宋本、汪本、周本同。据《伤寒论》改。

卷　八

伤寒病诸候下　凡四十四论

三十四、伤寒余热①候

【原文】伤寒病，其人或未②发汗吐下，或经服药已后，而脉洪大实数，腹内胀满，小便赤黄，大便难，或烦或渴，面色变赤，此为腑脏有结热③故也。

【按语】此论伤寒实热候。其症状以脉洪大有力而数，腹部胀满，大便难，小便黄赤，烦渴面赤为特点，这是脏腑郁热的表现。

三十五、伤寒五脏热候

【原文】伤寒病，其人先苦身④热，嗌干而渴，饮水即心下满，洒淅身热⑤，不得汗，恶风，时咳逆者，此肺热也。若其人先苦身热嗌干，而小腹绕脐痛，腹下满，狂言默默⑥，恶风欲呕者，此肝热也。若其人先苦手掌心热，烦心欲呕，

身热心下满，口干不能多饮，目黄，汗不出，欲得寒水，时妄笑者，此心热也。若其人先苦身热，四支不举，足胫寒，腹满欲呕而泄，恶闻食臭者，此脾热也。若其人先苦嗌干，内热连足胫，腹满大便难，小便赤黄，腰脊痛者，此肾热也。

【按语】此论伤寒五脏热候，条分缕析，对于临床脏腑辨证，很有指导意义。

三十六、伤寒变成黄候

【原文】阳明病，无汗，小便不利，心中懊憹，必发黄。若被火⑦，额上微汗出，而但小便不利⑧，亦发黄。其人状，变黄如橘色，或如桃枝色，腹微满。此由寒湿气不散，瘀热在于脾胃故也。

【按语】本候首先引述《伤寒论》阳明病湿热郁蒸发黄，和阳明病误用火法变黄两候，而后以黄疸的色泽变化，辨

---

① 余热：《太平圣惠方》卷十二作"余热不退"。余热，原指余热不退。这里所指的"余热"，是属于实热，这个"余"字，应作"饶"，有余解，不是剩余的意思。

② 或未：《太平圣惠方》治伤寒余热不退诸方作"已经"。

③ 结热：余热结聚不退。

④ 身：汪本、周本同。宋本作"腹"。

⑤ 洒（xiǎn 显）淅身热：恶寒战栗而又身体发热。洒淅，寒栗貌。

⑥ 狂言默默：妄言无知。默默，无知貌。《庄子·天运》："荡荡默默。"疏："默默，无知之貌。"《素问·刺腰痛》："其病令人善言，默默然不慧。"

⑦ 被火：用火法治疗。如烧针、灸、熏、熨等，皆是火法。

⑧ 而但小便不利：宋本、汪本、周本同。《伤寒论》作"而小便不利者"。

别病情之属瘀热或寒湿。若黄色鲜明如橘皮者，是由湿热郁蒸于脾胃而成，后世称之为阳黄；若黄色晦暗如桃枝者，是由寒湿之气不散，阳气被遏所致，后世称之为阴黄。

三十七、伤寒心腹胀满痛候

【原文】此由其人先患冷癖①，因发热病，服冷药及饮冷水，结在心下，此为脏虚，动于旧癖故也。或吐下已后，病不解，内外有热，故心腹胀满痛，此为有实也。

【按语】此论伤寒脘腹胀满痛候的虚实辨证。若原来有冷癖而发热病，用寒凉之药清泄或饮用冷水，则出现虚性的脘腹胀满痛；若用吐下而伤寒不解，内外皆热，气机不畅，则出现实性的脘腹胀满痛。可见，详细询问病史，有助于辨别证候虚实。

三十八、伤寒宿食不消②候

【原文】此谓被下后，六七日不大便，烦热不解，腹满而痛，此为胃③内有干粪，夹宿食故也。或先患寒癖，因有宿食，又感于伤寒，热气相搏，故宿食不消。

【按语】此候为伤寒食积。内有宿

食，外感伤寒，内外搏结，而成伤寒食积，当用清热导滞之法。

三十九、伤寒大便不通候

【原文】伤寒，阳脉微而汗出少，为自和，汗出多为太过。阳明脉实④，因发其汗，汗出多者，亦为太过。太过者，阳气绝于里⑤。阳气绝于里则津液竭，热结在内，故大便牢⑥而不通也。

【按语】此论伤寒发汗太过伤及津液，阳明热盛，燥热内结，致大便坚硬不通，治疗当泻下存阴。

四十、伤寒小便不通候

【原文】伤寒，发汗后而汗出不止，津液少，胃内极干，小肠有伏热，故小便不通。

【按语】伤寒小便不通之候，责之汗多伤津，热结于内，提示伤寒之治，发汗应有尺度，注意泄热保津。

四十一、伤寒热毒利候

【原文】此由表实里虚⑦，热气乘虚而入，攻于肠⑧胃，则下黄赤汁，此热毒所为也。

【按语】伤寒若素体脾胃虚弱，则邪

---

① 癖：病名，又称癖气。指痞积生于两胁，平时寻摸不见，痛时则可触及者。详参本书癖病诸候篇。

② 宿食不消：即伤食、食积。谓谷食入胃，隔宿尚未能消化。

③ 胃：在此当指肠道。《灵枢·本输》："大肠、小肠皆属于胃。"

④ 阳明脉实：宋本、汪本、周本同。《伤寒论》作"阳明实"，可参。

⑤ 阳气绝于里：阳热之气极盛于里。绝，极。《说文解字》注："绝，引申为极。"里，指阳明。

⑥ 大便牢：大便硬结。牢，在此为避讳字，义训"坚"，即坚或硬的意思。《金匮玉函经》卷三即作"坚"。《伤寒论》作"大便鞭"。

⑦ 表实里虚：谓外有伤寒表实证而内有肠胃虚弱。里，指肠胃。这里的里虚，是与表实比较而言的。

⑧ 肠：原作"脾"。据汪本改。

热易下迫肠道，而致热毒下利，治疗时需注意兼顾里虚。

四十二、伤寒脓血利候

【原文】此由热毒伤于肠胃，故下脓血如鱼脑，或如烂肉汁，壮热而腹①痛，此湿毒气盛故也。

【按语】以上二候，热毒利和脓血利在伤寒病中论述，盖因其发病急，而表证重，热毒为甚之故。本书卷十七有痢病诸候，可以参阅。

四十三、伤寒利候

【原文】伤寒病，若表实里虚，热乘虚而入，攻于肠胃，则下黄赤汁。若湿②毒气盛，则腹痛壮热，下脓血如鱼脑，如③烂肉汁。若寒毒入胃，则腹满，身热，下清谷④。下清谷者，不可攻其表，汗出必胀满，表里俱虚故也。伤寒六七日不利，更发热而利者，其人汗出不止者死，但有阴无阳⑤故也。下利有微热，其人渴，脉弱者，今自愈。脉沉⑥弦者，下重，其脉大者，为未止；脉微弱数者，

为欲自止，虽发热不死。少阴病，八九日，而⑦身手足尽热，热在膀胱，必便血。下利，脉浮数⑧，尺中自滑⑨，其人必清⑩脓血。若利止，恶寒而拳⑪，手足温者，可治也。阳明病，下利，其脉浮大，此皆为虚弱强下之故。伤寒下利，日十余行，其脉反实死。

【按语】本候综合分析伤寒下利证，举出寒热虚实的各种病情，加以比较论证，并指出预后的良恶。又，这里的下利，包括泄泻与痢疾在内，在当时病名，二者尚未明确区分。

四十四、伤寒病后胃气不和利候

【原文】此由初受病时，毒热气盛，多服冷药，以自泻下⑫，病折已后，热势既退，冷气乃动，故使心下愊牢⑬，噫哕食臭，腹内雷鸣而泄利⑭。此由脾胃气虚冷故也。

【按语】本候可与伤寒病后诸候联系分析。本候心下痞硬，噫哕食臭，腹内雷鸣而泄利之证，是由伤寒热毒炽盛，过用寒凉药泻下，使脾胃气虚冷所

---

① 腹：原作"肠"。据下文伤寒利候改。《太平圣惠方》卷十三伤寒下脓血痢诸方亦作"腹"。

② 湿：宋本、汪本、周本同。《外台秘要》卷二伤寒下痢及脓血黄赤方作"温"。

③ 如：宋本、汪本、周本同。本篇伤寒脓血利候、《外台秘要》此前有"或"字。

④ 谷：原无，宋本、汪本、周本同。据《外台秘要》卷二伤寒下痢及脓血黄赤方补。下一个"谷"字同。

⑤ 有阴无阳：这里作阴盛格阳解。

⑥ 脉沉：此后原有"弱"字，错简。据《伤寒论》厥阴病篇移于下文"脉微"之下。

⑦ 而：宋本、汪本、周本同。《伤寒论》少阴病篇作"一"。

⑧ 脉浮数：宋本、汪本、周本同。《伤寒论》厥阴病篇作"寸脉反浮数"，《外台秘要》作"脉反浮数"。

⑨ 滑：宋本、汪本、周本同。《伤寒论》《外台秘要》均作"濇"。

⑩ 清：同"圊"，厕所。这里作大便解。

⑪ 拳：通"蜷"，蜷缩。

⑫ 多服冷药，以自泻下：宋本、汪本、周本同。《外台秘要》卷二伤寒呕哕方作"多服冷药泻下，及饮冷水"。

⑬ 愊（bì 壁）牢：愊，郁结。《集韵》："愊，郁结也。"牢，坚也。愊牢，与"痞鞕""痞坚"义同，痞满坚硬之意。

⑭ 泄利：《太平圣惠方》卷十三治伤寒后脾胃气不和诸方作"不能饮食，四肢无力"。

致,与上述下利有别。方书所谓"上热方除,中寒复起",正是此等证候。因此,在临证时,必须权衡病情轻重缓急,掌握用药分寸,勿使太过或不及,实为至要。

四十五、伤寒上气候

【原文】此由寒毒气伤于太阴经也。太阴者肺也。肺主气,肺虚为邪热所客,客则胀①,胀则上气也。

【按语】肺乃娇脏,性喜清肃。邪热客肺,肺失清肃则气逆为胸膈胀满、喘咳。

四十六、伤寒咳嗽候

【原文】此由邪热客于肺也。上焦有热,其人必饮水,水停心下,则肺为之浮②,肺主于咳,水气乘之,故咳嗽。

【按语】本候论伤寒邪热袭肺,水蓄心下,影响肺气肃降,肺气上逆而致咳嗽。

四十七、伤寒衄血候

【原文】伤寒病衄血③者,此由五脏热结所为也。心主于血,肝藏于血,热邪伤于心肝,故衄血也。衄者,鼻出血④也。肺主于气,而开窍于鼻,血随气行,所以从鼻出。阳明病口燥,但欲漱水,不欲咽者,必衄。衄家⑤不可攻其表,汗出额上莏急而紧⑥,直视而不能眴⑦,不得眠。亡血,不可攻其表,汗出⑧则寒慄而振。太阳病⑨脉浮紧,发热,其身无汗,自衄者愈。

【按语】伤寒衄血,大多由于表实证,当汗不汗,失于表散,在外不得汗,热郁于营,阳气上盛,因而发衄。失汗则邪无出路,往往从血分外泄,邪热随衄而解,古人称为"红汗"。若衄后热仍不退,则为邪热入营,热势鸱张,血热妄行之候。病情比较严重,治宜清热凉血,全在临证时消息之。至于阳明病口燥,但欲漱水,不欲咽者,必衄。此为阳明经热炽甚,邪热入营,血循经上溢而为鼻衄,与太阳病衄血不同。

又,衄家不可攻其表;亡血,不可攻其表,指明衄家亡血家在禁汗之例。此在《灵枢·营卫生会》已有"夺血者无汗"之明训。文中额上脉急而紧,直视不能眴,不得眠,寒慄而振,是误汗所致危候,当引以为戒。

---

① 胀:指肺胀。

② 浮:高貌,谓肺气上逆,而不肃降。

③ 衄血:原作"血衄",倒文。据本候标题及《外台秘要》卷二伤寒衄血方乙正。

④ 出血:原作"血出",倒文。据《外台秘要》卷二伤寒衄血方乙正。

⑤ 衄家:指鼻出血的病人。

⑥ 汗出额上莏急而紧:宋本、汪本、周本同。《伤寒论》太阳病篇作"汗出必额上陷脉急紧",《金匮玉函经》卷五作"汗出则额陷脉上促急而紧",《外台秘要》作"汗出额上脉急而紧"。莏,当"脉"字之误。

⑦ 眴(xuàn眩):通"眩",目睛转动。

⑧ 汗出:宋本、汪本、周本、《外台秘要》同。《伤寒论》作"发汗"。

⑨ 太阳病:原无,宋本、汪本、周本、《外台秘要》同。据《伤寒论》太阳病篇补。

四十八、伤寒吐血候

【原文】此由诸阳①受邪，热初在表，应发汗而汗不发，致使热毒入深，结于五脏，内有瘀积，故吐血。

【按语】伤寒吐血，亦由邪初在表，当汗未汗，失于表散，使邪无出路，而深入营分，邪热迫血妄行所致。故临证时，必须紧紧把握病机，因势利导，乃为至要。

四十九、伤寒阴阳毒候

【原文】夫欲辨阴阳毒病者，始得病时，可看手足指，冷者是阴，不冷者是阳。若冷至一二三寸者病微，若至肘膝为病极，过此难治。阴阳毒病无常也，或初得病便有毒，或服汤药，经五六日以上，或十余日后不瘥，变成毒者。其候身重背强，喉咽痛，糜粥不下；毒气攻心，心腹烦痛，短气，四支厥逆，呕吐；体如被打，发斑，此皆其候。重过三日则难治。阳毒者，面目赤，或便脓血；阴毒者，面目青而体冷。若发赤斑，十生一死；若发黑斑，十死一生。阳毒为病，面赤②，斑斑如锦纹，喉咽痛，清便脓血，七日不治，五日可治，九日死，十一日亦死。

【按语】文中"阳毒为病……十一日亦死"之下，似脱阴毒为病云云一段文字。《金匮要略》《脉经》等所记载的阴阳毒，与本候略有差异，录此以供参考。

《金匮要略》曰："阳毒之为病，面赤斑斑如锦文，咽喉痛，唾脓血，五日可治，七日不可治。""阴毒之为病，面目青，身痛如被杖，咽喉痛，五日可治，七日不可治。"《脉经》曰："阳毒为病，身重腰背痛，烦闷不安，狂言或走，或见鬼，或吐血下痢，其脉浮大数。面赤，斑斑如锦纹，喉咽痛，唾脓血，五日可治，至七日不可治也。有伤寒一二日便成阳毒，或服药吐下后变成阳毒。""阴毒为病，身重背强，腹中绞痛，咽喉不利，毒气攻心，心下坚强，短气不得息，呕逆，唇青面黑，四肢厥冷，其脉沉细紧数，身如被打。五六日可治，至七日不治也。或伤寒初病一二日，便结成阴毒，或服药六七日以上至十日，变成阴毒。"综上所述，阴阳毒有两种不同的外候，面赤，斑斑如锦纹，咽喉痛，唾脓血或便脓血，为阳毒之主证；面目青，身痛如被杖，四肢逆冷，咽喉痛，为阴毒之主证。又，《诸病源候论》谓阴毒亦发斑，而《金匮要略》不言，这在辨证方面，又有进一步补充，可作为临床上之重要参考。

五十、坏伤寒候

【原文】此谓得病十二日已上，六经俱受病讫，或已发汗吐下，而病证不解，邪热留于腑脏，致令病候多变，故曰坏伤寒。本太阳病不解，转入少阳，胁下牢满，干呕不能食，往来寒热，尚未吐下，其脉沉紧，与小柴胡汤；若已吐下

---

① 诸阳：指诸阳经脉，尤其太阳经。
② 赤：原作"目"，误。据《金匮要略》第三、《脉经》卷八第三改。

发汗温针，谵语①，饮柴胡②证罢，此为坏病。知犯何逆，以法治之。寸口脉洪而大，数而滑，洪大荣气长③，滑数胃气实。荣长阳即盛，怫郁④不得出，胃实即牢，大便难即干燥。三焦闭塞，津液不通，医发其汗⑤，阳气盛不用⑥，复重下之，胃燥热⑦畜，大便遂俍⑧，小便不利。荣卫相搏，心烦⑨发热，两目如火，鼻干面正赤，舌燥齿黄焦，大渴，故⑩过经成坏病。

【按语】 本候论述坏伤寒，亦即伤寒坏病。论述了坏伤寒的概念，其病情是伤寒已过经，或用各种治疗方法而病仍不解，并趋向恶化。文中例举出二例坏伤寒证。一为太阳表证不解，转入少阳，误用汗、吐、下等法治疗，变为坏病。二为阳热亢盛，误用汗下，耗伤津液，导致胃燥热蓄，成为坏病。

五十一、伤寒百合候

【原文】 百合病者，谓无经络⑪，百脉一宗⑫，悉致病也。多因伤寒虚劳，大病之后不平复，变成斯疾也。其状，意欲食，复不能食，常默默，欲得卧，复不得卧，欲出行，复不能行，饮食或有美时，或有不用饮时。如强健人⑬，而卧不能行⑭，如有寒，复如无寒，如有热，复如无热，口苦⑮，小便赤黄。百合之病，诸药不能治，得药则剧吐利，如有神灵者⑯。身形如和，其人脉微数，每尿辄头痛，其病六十日乃⑰愈；若尿⑱头不痛，淅淅然⑲者，四十日愈；若尿快然，但眩⑳者，二十日愈。体证或未病而预

---

① 温针、谵语：宋本、汪本、周本同，脱文。据《伤寒论》少阳病篇补。
② 饮柴胡：宋本、汪本、周本同。《伤寒论》作"柴胡汤"，义长可从。
③ 荣气长（cháng 常）：营分热盛。长，盛。《太平圣惠方》卷十三治坏伤寒诸方即作"荣气盛"。
④ 怫（fèi 沸）郁：原作"郁怫"。据《脉经》卷七第十五改。怫郁，郁积不通畅。
⑤ 医发其汗：原作"医已发"，汪本、周本同。宋本作"医其汗"，文均有误。据《脉经》卷七第十五、《金匮玉函经》卷六第二十八改。
⑥ 用：宋本、汪本、周本同。《脉经》《金匮玉函经》作"周"。
⑦ 热：原无，宋本、汪本、周本同。脱文。据《脉经》《金匮玉函经》补。
⑧ 俍（bēng 绷）：通"绷"，作秘结或坚硬理解。绷、俍同为帮纽，耕真对转。
⑨ 心烦：原作"烦心"。据《脉经》改。
⑩ 故：原在"大渴"前，宋本、汪本、周本同。错简。据文义及《太平圣惠方》乙正。
⑪ 谓无经络：宋本、汪本、周本同。《金匮要略》第三无此四字，《太平圣惠方》卷十治伤寒百合病诸方无"无"字。
⑫ 百脉一宗：《金匮要略心典》："百脉一宗者，分之则为百脉，合之则为一宗。"百合病是一种心肺阴虚内热之疾。心主血脉，肺朝百脉，心肺正常，则气血调和，而百脉皆得其养；如心肺阴虚，则百脉具受其累，证候百出，故称"百脉一宗，悉致病也"。
⑬ 如强健人：此前《脉经》卷八第三、《外台秘要》卷二伤寒百合病方有"或"字，《太平圣惠方》有"卧时"二字。
⑭ 而卧不能行：宋本、汪本、周本同。《外台秘要》卷二伤寒百合病方作"而欲卧，复不得眠"，《太平圣惠方》无"卧"字。《外台秘要》义胜。
⑮ 口苦：原作"苦"。据《金匮要略》第三改。《备急千金要方》卷十第三及《外台秘要》并作"至朝口苦"。
⑯ 如有神灵者：宋本、汪本、周本同。《外台秘要》无"者"字，后有"所加也"三字。
⑰ 乃：原作"不"，误。据《金匮要略》《备急千金要方》《外台秘要》改。
⑱ 若尿：此后《备急千金要方》《外台秘要》有"时"字。下一个"若尿"同。
⑲ 淅淅然：此后《外台秘要》有"如寒"二字。淅淅然，恶寒貌。
⑳ 但眩：《外台秘要》同，《金匮要略》作"但头眩"。

见①，或病四五日而出，或病二十日、一月微②见。其状，恶寒而呕者，病在上焦也，二十三日当愈。其状，腹满微喘，大便硬③，三四日一大便，时复小溏者，病在中焦也，六十三日当愈。其状，小便淋沥难者，病在下焦也，四十三日当愈。各随其证，以治之耳。

【按语】此论百合病症状、预后及其治疗。百合病，责之心肺阴虚内热，诸脏受累，症状百出多变。而又有上焦、中焦、下焦不同表现，治疗当辨证施治。其所说预后，可作为参考，不可拘泥。

五十二、伤寒狐惑候

【原文】夫狐惑二病者，是喉阴④之为病也。初得状如伤寒，或因伤寒而变成斯病。其状，默默欲眠，目睥不得卧⑤，卧起不安。虫食⑥于喉咽为惑，食于阴肛为狐。恶饮食，不欲闻食臭，其人面目翕⑦赤翕黑翕白。食于上部，其声嗄⑧；食于下部，其咽干。此皆由湿毒气所为也。

【按语】此狐惑乃为虫症。其候四肢沉重，恶闻食气，默默欲眠，齿龈无色，面目间赤、白、黑色，变易无常。虫蚀下部为狐，下唇有疮，其咽干。虫蚀上部咽喉为惑，上唇有疮，其声嘶哑。

五十三、伤寒湿䘌候

【原文】凡得伤寒、时气、热病⑨，腹内有热，又人食少，肠胃空虚，三虫行作求食，食人五脏及下部。䘌病⑩之候，齿龂⑪无色，舌上尽白，甚者唇里有疮，四支沉重，忽忽⑫喜眠，如此皆为虫食其肛。肛烂⑬见五脏即死。当数看其上唇内，有疮唾血，唇内如粟疮者，则心内懊侬痛，此虫在上，食其五脏；下唇内生疮者，其人不寤，此虫食下部，皆能杀人。

【按语】此湿䘌候亦属虫症，诊病时，注意观察口唇。因脾开窍于口，其华在唇，足阳明胃之经脉环口唇，故望诊口唇，可诊察脾胃之疾病。唇内生粟疮，多由脾胃经湿热熏蒸所致。望唇内粟疮以候肠胃之寄生虫病，此种诊法，首载于本书，可见古人对于疾病诊察之

① 体证或未病而预见：宋本、汪本、周本同。《备急千金要方》作"其人或未病而预见其候者"，《金匮要略》《外台秘要》"体"作"其"。
② 微：宋本、汪本、周本同，《备急千金要方》作"后"，《外台秘要》作"复"，陆心源校作"微"。
③ 硬：原作"鞕"，《备急千金要方》作"坚"，义同。据《外台秘要》改。
④ 喉阴：指咽喉与前后二阴部位。
⑤ 目睥不得卧：《金匮要略》第三、《备急千金要方》卷十第四并作"目不得闭"，《外台秘要》卷二伤寒狐惑病方作"目瞑不得眠"。
⑥ 食：通"蚀"。下三个"食"字同。
⑦ 翕：宋本、汪本、周本同。《金匮要略》均作"乍"字。翕，变动貌。《广韵》："翕，动也。"在此形容面色变动无常。下两个"翕"同义。
⑧ 嗄（shà霎）：声音嘶哑。《玉篇》："嗄，声破。"
⑨ 热病：此后《外台秘要》卷二伤寒䘌疮方有"日数较多"一句，可参。
⑩ 䘌（nì逆）病：虫蚀病。详见本书卷十八湿病诸候。
⑪ 龂：原无。据《外台秘要》卷二伤寒䘌疮方补。
⑫ 忽忽：不爽貌。《素问·玉机真脏论》："忽忽眩冒而巅疾。"王冰注："忽忽，不爽也。"
⑬ 烂：原作"乱"。据《外台秘要》、周本改。

细致，于今仍有其实用价值。

五十四、伤寒下部痛候

【原文】此由大肠偏虚，毒气冲于肛门。故下部卒痛，甚者痛如鸟啄。

【按语】此论大肠虚弱而湿热下迫所致的腹部猝然作痛，当有下利表现。

五十五、伤寒病后热不除候

【原文】此谓病已间①，五脏尚虚，客邪未散，真气不复，故旦暮犹有余热如疟状。此非真实，但客热也。

【按语】自此以下六候，均是论述伤寒病后诸证，便于联系分析。伤寒病后余热不除乃是正虚邪留，需扶正祛邪。

五十六、伤寒病后渴候

【原文】此谓经发汗、吐、下已后，腑脏空虚，津液竭绝，肾家有余热，故渴。

【按语】伤寒后口渴候是汗吐下伤及津液，肾虚有热，其口渴当为喝水不解其渴。

五十七、伤寒病后不得眠候

【原文】夫卫气昼行于阳，夜行于阴。阴主夜，夜主卧，谓阳气尽，阴气盛，则目瞑②矣。今③热气未散，与诸阳

并，所以阳独盛，阴偏虚，虽复病后，仍不得眠者，阴气未复于本故也。

【按语】伤寒病后不得眠的原因在于余热未散，阴气未复，治疗当滋阴清热，养心安神。

五十八、伤寒病后虚羸候

【原文】其人血气先虚，复为虚邪所中，发汗吐下之后，经络损伤，阴阳竭绝，热邪始散，真气尚少，五脏犹虚，谷神④未复，无津液以荣养，故虚羸而生病焉。

【按语】伤寒病后虚羸候，究其原因，责之素体血气不足，复感外邪，经汗吐下后，阴阳俱损，五脏亏虚，谷气未复，气血津液皆无以化生所致。

五十九、伤寒病后不能食候

【原文】此由阳明太阴受病，被下之后，其热已除，而脾胃为之虚冷，谷气⑤未复，故不能食也。

【按语】伤寒病后不能食候缘于用苦寒攻下之后，脾胃受损，胃气未复，当温中健脾，鼓舞胃气。

六十、伤寒病后虚汗候

【原文】夫诸阳在表，阳气虚则自汗。心主于汗，心脏偏虚，故其液妄出也。

【按语】本候指出伤寒病后虚汗，其

---

① 间（jiàn 见）：痊愈或好转。《集韵》："间，瘳也。"
② 目瞑（míng 明）：在此作目合欲寐解。瞑，目合。
③ 今：原作"令"，形近之误。据《外台秘要》卷二伤寒不得眠方及周本改。
④ 谷神：即水谷之精气。《伤寒论·平脉法》："以无谷神。"成无己注："谷神者，谷气也。"
⑤ 谷气：胃气。

机理有二：一责之阳气虚弱，卫外不固；二责之心脏偏虚。临床上不少汗证，确与心有着密切之关系。如心阳虚，卫阳不固，能引起虚汗；心阴虚，心火内扰，又可出现盗汗；心气衰竭时，亦每见汗出如油等。《诸病源候论》伤寒后虚汗，责之心脏偏虚，与《灵枢·九针论》"心主汗"之理论，是一脉相承的。

六十一、伤寒内有瘀血候

【原文】夫人先瘀结在内，因伤寒病，若热抟于久瘀，则发热如狂；若有寒，则小腹满，小便反利此为血瘀宜下之。其脉沉结者，血证谛①也。

【按语】文中"若有寒"三字，疑误。《伤寒论》太阳病篇抵当汤、丸证诸条，均言瘀热在里，未言属寒者。亦有认为此"寒"，乃非是真寒，而是邪实之义。如本书卷十五胃病候有"关脉滑，胃内有寒"句，《伤寒论》太阳病篇瓜蒂散证有"此为胸中有寒也，当吐之"句，白虎汤证有"伤寒脉浮滑，此以表有热，里有寒"句等，均可为证。

六十二、伤寒毒攻眼候

【原文】肝开窍于目。肝气虚，热乘虚上冲于目，故目赤痛；重者生疮翳、白膜、息肉。

【按语】宋本、元本、汪本、周本，此前均脱漏一候，即"伤寒攻目生疮候"，《外台秘要》卷二伤寒攻目生疮兼赤白翳方，记载《诸病源候论》内容，今录之，供参阅。"目者，脏腑之精华，肝之外候也。伤寒热毒壅滞，熏蒸于肝，上攻于目，则令目赤肿痛；若毒气盛者，眼生翳膜。又，肝开窍于目。肝气虚，热乘虚上冲于目，故目赤痛，重者生疮翳白膜息肉"。

六十三、伤寒毒攻手足②候

【原文】此由热毒气从内而出，循径络攻于手足也。人五脏六腑井荣俞③，皆出于手足指，故毒从脏腑而出。

【按语】本候只述病源，未言症状，考《肘后备急方》有疗热病手足肿欲脱者方，范汪疗伤寒热病，手足肿欲脱方，《备急千金要方》疗毒热病攻手足，疼痛欲脱方等，由此可见，本候常见手足肿热，疼痛欲脱等症状。

六十四、伤寒毒流肿候

【原文】人阴阳俱虚，湿毒气与风热相搏，则荣卫涩，荣卫涩则血气不散，血气不散则邪热致壅，随其经络所生而流肿也。

【按语】本条仅述伤寒毒流肿的病因病机，未言及症状，本书卷三十一肿病诸候中有流肿候，可以前后参阅。

---

① 谛（dì 帝）：同"谞"，是。《广雅》："谞，是也。"
② 伤寒毒攻手足：原作"伤寒毒攻足"，宋本、汪本、周本同。《外台秘要》卷二作"伤寒手足欲脱疼痛"，《太平圣惠方》卷十二作"伤寒毒气攻手足"。据《外台秘要》《太平圣惠方》补"手"字。下一个"手"字同。
③ 井荣俞：井，原作"并"；荣，原作"荣"，形近之误。据《外台秘要》改之。井荣俞，即五输穴中井穴、荣穴。

六十五、伤寒病①后脚气候

【原文】此谓风毒湿气，滞于肾经。肾主腰脚，今肾既湿，故脚弱而肿②。其人小肠有余热，即小便不利，则气上，脚弱而气上，故为脚气也。

【按语】本候论述伤寒病后发生脚气，当是伤寒病的并发症，其病情当有脚气肿满和脚气上气二候。关于脚气病的具体病情，参看本书卷十三脚气病诸候。

六十六、伤寒病后霍乱候

【原文】霍乱吐下，利止后，更发热③。伤寒其脉微涩，本是霍乱，今是伤寒，却四五日，至阴经上，转入阴当利，本素呕下利者，不治。若其人似④欲大便，但反失气而仍⑤不利，是为更⑥属阳明，便必强⑦，二十二⑧日愈。所以然者，经竟故也。下利后便当强⑨，强则⑩能食者愈。今反不能食，到后经⑪中颇⑫能食，复过⑬一经能食，过之一日当愈。若不愈者，不属阳明也。恶寒脉浮而复⑭利，利止必亡血⑮。

【按语】本候讨论霍乱的病情变化及其预后良恶，并分析了与伤寒病的关系。但霍乱不一定出现于伤寒病后，所以标题与内容不全相符。

又，本书卷二十二有专篇讨论霍乱病，可以参阅。

六十七、伤寒病后疟候

【原文】病后邪气未散，阴阳尚虚，因为劳事，致二气⑯交争，阴胜则发寒，阳胜则发热，故寒热往来，有时休作⑰，而成疟也。

---

① 病：汪本、周本同，宋本无。

② 肿：汪本、周本同；宋本作"满"，在此义同。《说文解字》："满，盈溢也。"水气盈满，即成脚气。

③ 霍乱吐下，利止后，更发热：《伤寒论》霍乱病篇原文是"问曰：病发热头痛，身疼恶寒，吐利者，此属何病。答曰：此名霍乱，自吐下，又利止，复更发热也"。

④ 似：原作"即"。据《伤寒论》霍乱病篇和《伤寒玉函经》卷四十一改。

⑤ 仍：原无，宋本、汪本、周本同。据《伤寒论》《伤寒玉函经》改。

⑥ 更：宋本、汪本、周本同，《伤寒论》《伤寒玉函经》无。

⑦ 便必强（jiàng 酱）：便，原无，宋本、汪本、周本同。据《伤寒论》《伤寒玉函经》补。必，原误作"心"，据改同上。《伤寒论》作"便必鞕"，《伤寒玉函经》作"便必坚"，义同。强，作"硬"解，指大便硬。古书"强""硬"二字时有互用者。

⑧ 二十二：宋本、汪本、周本同。《伤寒论》《伤寒玉函经》均作"十三"。

⑨ 下利后便当强："利""便"二字原无，宋本、汪本、周本同。据《伤寒论》《伤寒玉函经》补。

⑩ 则：原无，宋本、汪本、周本同。据《伤寒论》《伤寒玉函经》补。

⑪ 后经：即伤寒七日不解再行传经。

⑫ 颇：少。《汉书·高帝纪》："颇取山南太原之地益属代。"颜注："少割以益之，不尽取也。"

⑬ 过：原无，宋本、汪本、周本同。据《伤寒论》《伤寒玉函经》补。

⑭ 复：原作"后"，形近之误。据《伤寒论》《伤寒玉函经》改。

⑮ 必亡血：宋本、汪本、周本同。《伤寒论》《伤寒玉函经》均作"亡血也"。在此非指失血，而作津液内竭理解。

⑯ 二气：指阴阳二气。

⑰ 有时休作：有定时的发作与休止。

【按语】本候讨论疟病的病机，乃由于伤寒后邪气未尽，阴阳二气失于平衡所致。

六十八、伤寒病后渴利候

【原文】此谓大渴饮水，而小便多也。其人先患劳损，大病①之后，肾气虚则热，热乘之则肾燥，肾燥则渴，渴则引水，肾虚则不能制水，故饮水数升，小便亦数升，名曰渴利也。

【按语】此候渴利，是伤寒病之后遗症，与消渴病之渴利有间，名同实异，应加鉴别。

六十九、伤寒肺萎候

【原文】大发汗后，因复下之，则亡津液，而小便反利者，此为上虚②不能制于下也。虚邪中于肺，肺萎之病也。欲咳而不能，唾浊③涎沫，此为肺萎之病也。

【按语】《金匮要略》第七对肺萎的病源、证候，论述较详，可以参阅。

七十、伤寒失声候

【原文】邪客于肺，肺主声而通于气。今外邪与真气相搏，真气虚而邪气胜，故声为之不通也。

【按语】失音一症，外感内伤皆可引起。前者多为"金实不鸣"，属实；后者多为"金破不鸣"，属虚。本候邪客于肺，肺气失宣，以致失声，当为外感，当属实证；若病久，邪尽而肺气受损，出现失音，即属虚证。

七十一、伤寒梦泄精候

【原文】邪热乘于肾，则阴气虚，阴气虚则梦交通④。肾藏精，今肾虚不能制于精，故因梦而泄。

【按语】本书卷四有虚劳梦泄精候，可以参阅，但两者病同而因异，治疗自当有别，应加以辨析。

七十二、伤寒劳复候

【原文】伤寒病新瘥，津液未复，血气尚虚，若劳动早，更复成病，故劳⑤复也。若言语思虑则劳神，梳头澡洗则劳力。劳则生热，热气乘虚还入经络，故复病也。其脉沉紧⑥者，宜下之。

【按语】此论伤寒病后劳复病因病机。除了文中提到的劳力和劳神外，尚有房劳亦可导致劳复。其脉沉紧说明肠中燥结，当用下法。

七十三、伤寒病后食复候

【原文】伤寒病新瘥，及大病之后，

---

① 大病：在此指伤寒病。
② 上虚：指肺气虚。
③ 唾浊：稠黏的痰液。《金匮要略》第七作"浊唾"，义同。
④ 梦交通：梦中性交。
⑤ 劳：汪本、周本同。宋本、《外台秘要》卷二伤寒劳复食复方均作"云"。
⑥ 沉紧：原作"紧"。据《外台秘要》卷二伤寒劳复食复方补。《伤寒论》辨阴阳易差后劳复病篇作"沉实"。

脾胃尚虚，谷气未复，若食猪肉、肠、血、肥鱼及油①腻物，必大下利，医所不能治也，必至于死。若食饼饵②粢③黍、饴餔④、炙鲙、枣、栗诸果脯物，及牢强难消之物，胃气虚弱，不能消化，必更结热。适以药下之，则胃气⑤虚冷，大利难禁。不⑥下之必死，下之亦危，皆难救也。大病之后，多坐⑦此死，不可⑧不慎护也。夫病之新瘥后，但得食糜粥，宁少食乃饥⑨，慎勿饱，不得他有所食，虽思之勿与，引日转久，可渐食羊肉糜若羹⑩，慎不可食猪狗等肉。

【按语】此论伤寒病后食复的证候和机理。食复的发生根源于病后脾胃受损，胃气未复，强食油腻难消的食物，更伤脾胃，或内结郁热，或脾胃虚寒，故提出"慎勿饱""慎不可食猪狗等肉"。这对于现代临床护理有着指导作用。

七十四、伤寒病后令不复候

【原文】伤寒病后，多因劳动不节，饮食过度，更发于病，名之为复。复者，

谓复病如初也。此由经络尚虚，血气未实，更致于病耳。令预服药及为方法以防之，故云令不复也。

【按语】本候指出"令预服药及为方法以防之"，文中虽未提出具体的药物和方法，但已体现出养生和防治医学相结合，预防善后之方针，确是难能可贵。

七十五、伤寒阴阳易候

【原文】阴阳易病者，是男子妇人伤寒病新瘥未平复，而与之交接得病者，名为阴阳易也。其男子病新瘥未平复，而妇人与之交接得病者，名阳易。其妇人得病新瘥未平复，而男子与之交接得病者，名阴易。若二男二女，并不相易。所以呼为易者，阴阳相感，动其毒，度着于人，如换易也⑪。其得病之状，身体重，小腹里急，或引阴中拘挛，热上冲胸⑫，头重不能举，眼内生瞙⑬，四支拘急，小腹疠痛⑭，手足拳，皆即死。其亦有不即死者，病苦小腹里急，热上冲胸，

---

① 油：原作"久"，误。据《外台秘要》卷二伤寒劳复食复方改。

② 饵：原无，宋本、汪本、周本同。据《外台秘要》补。

③ 粢（cí慈）：同"粢"，糙饭团、糙糕。

④ 饴餔：为饴糖的一种成品。《释名》："糖之清者曰饴，稠者曰饧，如饧而浊者曰餔。"

⑤ 气：原无，宋本、汪本、周本同。据《外台秘要》补。

⑥ 不：此后原衍有"可"字。据《外台秘要》删。

⑦ 坐：因为，由于。

⑧ 不可：原无，宋本、汪本、周本同。据《外台秘要》补。

⑨ 宁少食乃饥：《外台秘要》卷二伤寒劳复食复方作"宁可少食令饥"。乃，《经传释词》："乃，犹则也。"

⑩ 若羹：此后《外台秘要》卷二伤寒劳复食复方有一"汁"字。若，及，或。

⑪ 度着于人，如换易也：原作"度着如人之换易也"。据本书卷九时气病后阴阳易候、卷十温病阴阳易候及《外台秘要》卷二伤寒阴阳易方改。

⑫ 身体重，小腹里急，或引阴中拘挛，热上冲胸：原作"身体热冲胸"，文有脱漏。据《外台秘要》卷二伤寒阴阳易方改。《伤寒论》辨阴阳易差后劳复病篇在"身体重"之下有"少气"二字。

⑬ 瞙（miè灭）：原作"眯"，《伤寒论》作"花"。据《外台秘要》改。瞙，目赤多眵。

⑭ 疠（jiǎo绞）痛：腹中绞急作痛。

头重不欲①举，百节解离，经脉缓弱，气血虚，骨髓空竭②，便悦悦③吸吸，气力转少，著床不能摇动，起居仰人④，或引岁月方死。

【按语】阴阳易是大病初愈，正气未复，邪气未尽之时，男女进行房事相互染易邪毒而发生的疾病。本候论阴阳易病因病机最详，认为六淫之邪伤于男女，病新瘥，未平复，与之交接，均可造成此病的发生；疾病的变易分两种：一是病后交接，男病传女，女病传男；二是病后因交接而病复发，病上加病，不传无病之人。其症状及治疗可参考本书卷九时气病后阴阳易候、卷十温病阴阳易候、《外台秘要》卷二伤寒阴阳易方及《伤寒论》辨阴阳易差后劳复病脉证并治。

七十六、伤寒交接劳复候

【原文】夫伤寒病新瘥，未满日，气力未平复而以房室者，略无不死也⑤。有得此病，愈后六十日，其人已能行射猎，因而房室，即吐涎而死。病虽云瘥，若未平复，不可交接，必小腹急痛，手足拘拳，二时之间亡。《范汪方》⑥云，故督邮⑦顾子献，得病已瘥未健，诣华尃⑧视脉，尃曰：虽瘥尚虚，未平复，阳气不足，勿为劳事也，余劳⑨尚可，女劳即死。临死当吐舌数寸。献妇闻⑩其瘥，从百余里来省之，住数宿止，交接之间，三日死。妇人伤寒，虽瘥未满百日，气血骨髓未牢实，而合阴阳⑪快者，当时乃未即觉恶，经日则令百节解离，经络缓弱，气血虚，骨髓空竭，便悦悦吸吸，气力不足，著床不能动摇，起居仰人，食如故，是其证也。丈夫亦然。其新瘥，虚热未除而快意交接者，皆即死。若瘥后与童男交接者，多不复发；复者，亦不必死。

【按语】本候论述交接劳复，为病后阴阳气血未复，余热未尽，又房室肾虚精伤，余热乘虚复燃，热入骨髓，散于气血经络，形成精竭气脱之证，预后甚恶，在临床上是可以遇到的。

七十七、伤寒令不相染易候

【原文】伤寒之病，但人有自触冒寒毒之气生病者，此则不染着他人。若因岁时不和⑫，温凉失节，人感其乖戾⑬之

---

① 欲：宋本、汪本、周本同。《外台秘要》作“能”。

② 气血虚，骨髓空竭：宋本、汪本、周本同。《外台秘要》作“血气空虚，骨髓枯竭”。

③ 悦悦：心神不定貌。《外台秘要》作“嘘嘘”。悦，亦通“慌”“忧”。

④ 起居仰人：病人虚羸之极，起居需要借助别人的帮助。仰，依赖，借助。《一切经义·卷二》：“谓取资于人曰仰。”

⑤ 死也：原作“也死”，倒文。据宋本、汪本、周本改。

⑥ 《范汪方》：书名。已佚，晋代医家范汪著。范汪字玄平，南阳人。

⑦ 督邮：汉代的地方官名，为郡的重要属吏，唐以后废。

⑧ 华尃（fū 敷）：即华陀，字元化，东汉末杰出的外科学家，沛国谯（今安徽亳县）人。

⑨ 余劳：其他轻微劳动。余，原作“能”，误，据《备急千金要方》卷十第二、周本改。

⑩ 献妇闻：此下一段文字原缺。据宋本、汪本、周本补。

⑪ 合阴阳：即房室交接。

⑫ 岁时不和：一年四季的气候失调。

⑬ 乖戾（h 立）：汪本、周本同。宋本作“乖候”。乖戾，不正常，此指反常气候，具有传染性的致病邪气。《史记·天官书》：“不齐，为乖戾。”

气而发病者，此则多相染①易。故须预服药，及为方法以防之。

【按语】从本候所论，可以看出，在我国隋代时期，对传染病病因的认识已有新发展，认识到另有一种"乖戾之气"，具有"多相染易"性，这已近似于对生物性致病因素的认识；并且提出需要用药物及其他方法进行预防，体现着防治结合的医学思想，值得认真揣摩。

---

① 染：原本空白漏刻。据宋本、汪本、周本补。

卷　九

时气病诸候　凡四十三论

【提要】本篇论述时气病，共 43 论。时气病的含义是"非其时而有其气，是以一岁之中，病无少长，率相似者"。言此时通行此气为病，亦称天行。似指某些季节性的流行病。但其因还是受寒致病，所以又称"时行伤寒"。而与冬时发作的伤寒病，又有季节性和病情轻重的不同。

时气病具有明显的季节性，是"从春分以后至秋分节前"，三四月发病，病热小轻，五六月发病，病情则重，七八月发病，病热亦小微，病情与当时的气候影响，关系密切。正由于这个时节，是由温到暑的阶段，所以时气病又与温病、暑病有相近之处；但本病为受寒致病，在治法上就有其特殊性。

整卷内容，从病因、病机、证候变化及其预后，与伤寒病篇略同，但证候较少，叙述亦简，病后诸证亦较少，这可能是由于时气病的整个病情和病程较轻较短，或鉴于大部分病候已于伤寒病篇详细论述，故这里简要一些。

又，本书卷四十六有时气腹满、时气结热候、时气病得吐下后犹热候等，虽列于小儿杂病，但其义可参。

一、时气候

【原文】时行病者，是春时应暖而反寒，夏时应热而反冷，秋时应凉而反热，冬时应寒而反温，非其时而有其气，是以一岁之中，病无长少，率①相似者，此则时行之气也。从立春节②后，其中无暴③大寒不冰雪，而人有壮热为病者，此则属春时阳气，发于冬时，伏寒变为温病也。从春分以后至秋分节前，天有暴寒者，皆为时行寒疫也。一名时行伤寒。此是节候有寒伤于人，非触冒之过也。若三月、四月有暴寒，其时阳气尚弱，为寒所折，病热犹小④轻也；五月、六月，阳气已盛，为寒所折，病热则重也；七月、八月，阳气已衰，为寒所折，病热亦小微也。其病与温及暑病相似，但治有殊耳。

然得时病，一日在皮毛，当摩膏火灸愈。不解者，二日在肤⑤，法针⑥，服

---

① 率：宋本、汪本、周本同。《伤寒论》作"多"。率，皆。
② 立春节：原作"春分"。据《伤寒论》伤寒例改。
③ 暴：突然。
④ 小：宋本、汪本、周本同。《伤寒论》无。下一个"小"字同。
⑤ 在肤：原无，宋本、汪本、周本同。据《备急千金要方》卷九第一及《外台秘要》卷三天行病发汗等方补。
⑥ 法针：此前《备急千金要方》有"可依"二字。

行解散①汗出愈。不解，三日在肌②，复发汗，若大汗即愈；不解，止勿复发汗也。四日在胸③，服藜芦丸④微吐愈；若病固⑤，藜芦丸不吐者，服赤豆瓜蒂散⑥，吐已解⑦，视病者尚未了了者，复一法针之当解。不愈者⑧，六日热已入胃，乃与鸡子汤⑨下之愈。百无不如意，但当谛视节度与病耳⑩。

食不消病⑪，亦如时行⑫病，俱发热、头痛。食病，当速下之；时行病当待六七日下之。

时行病始得，一日在皮，二日在肤，三日在肌，四日在胸，五日入胃，入胃乃可下也。热在胃外而下之，热乘虚便入胃，然病要当复下之。不得下⑬，胃中余热⑭致⑮此为病，二⑯死一生。此辈⑰不愈，胃虚热入胃烂。微者⑱赤斑出，五死一生；剧者黑斑出，十死一生。病人有强弱相倍也⑲。

若得病无热，但狂言烦躁不安，精神语言与人不相主当⑳者，勿以火迫㉑，但以猪苓散㉒一方寸匕，水和服之㉓，当以新汲井水，强令饮一升，若升半水，可至二升益佳㉔，以指刺喉中吐之，随手愈。不时㉕吐者，此病皆多不瘥，勿以余

① 行解散：宋本、汪本、周本同。《备急千金要方》《外台秘要》均作"解肌散"，正保本作"汗解散"。
② 在肌：原无，宋本、汪本、周本同。据《备急千金要方》补。
③ 在胸：原无。据《备急千金要方》《外台秘要》补。
④ 藜芦丸：见《备急千金要方》卷九第七宜吐门。方药组成：藜芦、附子。
⑤ 固：宋本、汪本、周本同。《备急千金要方》作"困"。固，固塞，固结。《说文解字》："固，四塞也。"
⑥ 赤豆瓜蒂散：见《备急千金要方》卷九第七宜吐门，原名为瓜蒂散。方药组成：赤小豆、瓜蒂为散，并以香豉煮作稀糜调服。
⑦ 吐已解：宋本、汪本、周本同。《外台秘要》作"吐之即愈"。
⑧ 不愈者：宋本、汪本、周本同。《备急千金要方》作"五日在腹"。
⑨ 鸡子汤：《外台秘要》卷三天行病发汗等方作"利汤"。
⑩ 百无不如意，但当谛（dì 帝）视节度与病耳：意谓此法百治百中，没有失误，但应当仔细审察用药法度与病情轻重是否相符合。谛视，详视，审察。
⑪ 食不消病：指宿食病。
⑫ 行：原无。据《外台秘要》补。下一个"行"字同。
⑬ 不得下：宋本、汪本、周本同。《外台秘要》卷三天行病发汗等方作"不得留于胃中也"。
⑭ 余热：此指实热，《外台秘要》即作"实热"。
⑮ 致：原作"置"。据《外台秘要》改。
⑯ 二：宋本、汪本、周本同。《备急千金要方》《外台秘要》均作"三"。
⑰ 此辈：此后《外台秘要》有"皆多"二字。辈，类，等。李白《南陵别儿童入京》："仰天大笑出门去，我辈岂是蓬蒿人。"
⑱ 微者：此前《外台秘要》有"其热"二字。
⑲ 病人有强弱相倍也：宋本、汪本、周本同。《外台秘要》作"但论人有强弱，病有难易，功效相倍耳"。相倍，相反。
⑳ 与人不相主当：意谓精神语言失其常态，答非所问。
㉑ 火迫：又称"火劫""火攻"，是一种用火灸的治疗方法。
㉒ 猪苓散：见《太平圣惠方》卷十五时气谵言诸方，方药组成：猪苓、赤茯苓、泽泻、白鲜皮、大青叶、川大黄、麦门冬、甘草。
㉓ 水和服之：原作"已上饮之"。据《外台秘要》改。
㉔ 当以新汲井水，强令饮一升，若升半水，可至二升益佳：原作"以一升，若升半水，可至二升益佳。当以新汲井水，强令饮"，此系倒文。据《外台秘要》乙正。
㉕ 不时：《备急千金要方》作"不能"，《外台秘要》作"不即"。

药治也。不相主当必危。若此病不时①以猪苓散吐解之者，其殆速死。亦可先以法针之，尤佳。以病者过日不以时下之，热不得泄，亦胃烂矣②。其汤熨针石，别有方正；补养宣导，今附于后。

养生方导引法云：清旦初起，以左右手交互从头上挽两耳，举，又引鬓发，即流通③，令头不白，耳不聋。

又，摩手掌令热，以摩面从上下二七止④。去奸⑤气，令面有光。

又，摩手令热，令热从体上下⑥，名曰干浴。令人胜风寒时气，寒热头痛，百病皆愈。

【按语】本候相当于时气病的总论，对时气病的发病情况、发展变化、鉴别诊断，以及大体的治疗方法，都有所论及。至于时行伤寒与温病、暑病，其症状虽有相似之处，但治法有所不同。又提出与宿食病相鉴别，两者在症状上虽同有发热头痛，但病情根本有别。在治疗上亦不相同，文中指出，宿食病宜早用下法，时行病不宜早用攻下，须待邪热入时，方可攻下。但如果证已成，而不及时攻下，胃腑热毒炽盛，又可导致胃烂发斑之危候。

关于猪苓散的病证，为胸膈邪热，影响心包，以致神志失常，与上述胃热发斑不同，一是无热，二为病位在胸，有上下浅深之别，所以一用下法，一用吐法。此处深含辨证意义。

二、时气一日候

【原文】时气病一日，太阳受病。太阳为三阳之首，主于头项，故得病一日，头项腰脊痛。

【按语】时气病亦属伤寒之类，其证候和传经，次第变化，与伤寒基本一致。时气一日候，可参阅卷七伤寒一日候。以下时气二日候至八九日已上候，均可互参。

三、时气二日候

【原文】时气病二日，阴明受病。阳明主于肌肉，其脉络鼻入目，故得⑦病二日，肉⑧热，鼻干不得眠。夫诸阳在表，始受病⑨，故可摩膏火灸，发汗而愈。

---

① 时：《外台秘要》作"急"。
② 以病者过日不以时下之，热不得泄，亦胃烂矣：原在本段全文之末，当为错简，今据《外台秘要》移此。又"胃烂"之后，《外台秘要》有"斑出"二字。
③ 即流通：文义不明。据《备急千金要方》卷十二养性禁忌于"流通"之前补"面气"二字。
④ 止：原作"正"，形近之误。据《外台秘要》及周本改。
⑤ 奸（gǎn敢）：原作"肝"，形近之误。据《外台秘要》卷三天行病发汗等方改。
⑥ 令热从体上下：《外台秘要》"令热"二字不重。文似有脱误，据《养性延命录》改为"摩身体从上至下"。
⑦ 得：原无。据本卷文例补。
⑧ 肉：底本版蚀为"内"。据宋本、周本补全。
⑨ 始受病：此后《外台秘要》卷三天行病发汗等方有"皮肤之间"一句，可参。

四、时气三日候

【原文】时气病三日，少阳受病。少阳脉循于胁，上于颈耳，故得病三日，胸胁热①而耳聋也。三阳经络始相传病②，未入于脏③，故可汗而愈。

五、时气四日候

【原文】时气病四日，太阴受病，太阴为三阴之首。三日已后，诸阳受④病讫，即传之于阴。太阴之脉，络于脾⑤，主于喉嗌，故得病四日，腹满而嗌干。其病在胸膈，故可吐而愈也。

六、时气五日候

【原文】时气病五日，少阴受病。少阴脉贯肾络肺系于舌，故得病五日，口热⑥舌干而引饮。其病在腹，故可下而愈。

七、时气六日候

【原文】时气病六日，厥阴受病。厥阴脉循阴器，络于肝，故得病六日，烦满而阴⑦缩。此为三阴三阳俱受病，毒气入于肠胃，故可下而愈。

【按语】本候在《素问》《针灸甲乙经》《太素》均言三阴三阳五脏六腑皆受病，营卫不行，五脏（《太素》作"腑"）不通，则死矣。而未确指病邪部位和治法，独《诸病源候论》指出"毒气入于肠胃，可下而愈"，明确受病部位和治法，此为又一发展。

八、时气七日候

【原文】时气病七日，法当小愈，所以然者，阴阳诸经传病竟故也。今病不除者，欲为再经病也。再经病者，谓经络⑧重受病也。

九、时气八九日已上候

【原文】时气病八九日已上不解者，或是诸经络⑨重受于病；或已发汗、吐、下之后，毒气未尽，所以病不能除；或一经受病，未即相传，致使停滞累日，病证不改者，故皆当察其证候而治之。

【按语】时气病亦属伤寒之类，其证候和传经，次第变化，与伤寒基本一致。时气一日候至八九日已上候，均可参阅

---

① 热：宋本、汪本、周本同。《太素》卷二十五热病诀、《素问·热论》均作"痛"。
② 始相传病：《太素》《素问》均作"皆受其病"。
③ 脏：《太素》作"腑"。
④ 受：原作"乎"，误。据宋本、汪本、周本改。
⑤ 络于脾：原无。据本书卷七伤寒四日候补，能与下文"腹满"之症相合。
⑥ 热：宋本、汪本、周本、《太素》同。《素问·热论》《针灸甲乙经》卷七第一均作"燥"。
⑦ 阴：宋本、汪本、周本同，《针灸甲乙经》卷七第一、《太素》卷二十五热病诀、《外台秘要》卷三天行病发汗等方及本书卷七伤寒六日候均作"囊"。
⑧ 经络：《外台秘要》卷三天行病发汗等方作"阴阳诸经"。
⑨ 诸经络：《外台秘要》卷三天行病发汗等方作"阴阳诸经"。

卷七伤寒一日候至八九日已上候。以下凡属两病相同的证候，均可互参，有利于分析比较，融会贯通，掌握重点。

十、时气取吐候

【原文】夫得病四日，毒在胸膈，故宜取吐。有得病二三日，便心胸烦满，此为毒气已入。或有五六日已上，毒气犹在上焦者，其人有痰实故也，所以复宜取吐也。

【按语】从本候所述，可悟出两个道理，一是应用吐法之准则，凡毒邪在胸膈，证见心胸烦满者，可用吐法，正如《素问·阴阳应象大论》所说："其高者，因而越之。"二是运用治法关键在于辨证，日数是相对而言，文中提到"或有五六日已上，毒气犹在上焦者，其人有痰实故也，所以复宜取吐也"，此观点对临证很有帮助，值得仔细玩味。

十一、时气烦候

【原文】夫时气病，阴气少，阳气多，故身热而烦。其毒气在于心而烦者，则令人闷而欲呕；若其人胃内有燥粪而烦者，则谬语，时绕脐痛，腹为之满①，皆当察其证候②也。

【按语】本候论时气心烦，指出是"阴气少，阳气多"，因此极易化热伤阴，发生身热心烦，这个论点，对后世温病学说的产生和发展，有一定的启发和影响作用。即对时行热病的治疗，重视顾护阴液，清热解毒，亦有其源流关系。此外，对于身热而烦的两种病情提出鉴别，一为无形之邪热，扰乱心胸，使人烦闷欲吐；一为有形之结聚，邪热与燥屎搏结。在治法上，前者应清解，后者当攻下。均提示临床应细察证候，辨证施治。

十二、时气狂言候

【原文】夫病甚③则弃衣而走，登高而歌，或至不食数日，踰垣上屋，所上，非其素时所能也，病反能者，皆阴阳④争而外并于阳。四支者，诸阳之本也。邪⑤盛则四支实，实则能登高而歌；热盛于身，故弃衣而走；阳盛，故妄言骂詈⑥，不避亲戚⑦。大热遍身，狂言而妄见妄闻也⑧。

【按语】本候论述了时气狂言的机理及表现。究其狂言骂詈，弃衣裸行，登高而歌，踰垣上屋，皆邪热炽盛，扰乱神明，充斥四肢，治疗当用苦寒清泄之法。

---

① 腹为之满：宋本、汪本、周本同。《太平圣惠方》卷十六治时气烦躁诸方作"其腹胀满"。
② 证候：此后《太平圣惠方》有"而治之"三字。
③ 甚：宋本、汪本、周本同。《外台秘要》卷三天行狂语诸方作"热盛"。
④ 阴阳：此后《外台秘要》有"气"字。
⑤ 邪：宋本、汪本、周本同。《素问·阳明脉解》《外台秘要》作"阳"。
⑥ 骂詈（lì利）：恶言骂人。《韵会》："正斥曰骂，旁及曰詈。"
⑦ 戚：宋本、汪本、周本同。《素问》《外台秘要》作"疏"。
⑧ 也：原作"之"。据《外台秘要》卷三天行狂语改。本书卷十温病狂言候亦作"也"。

十三、时气呕候

【原文】胃家有热，谷气入胃，与热相并，气逆则呕。或吐、下后，饮水①多，胃虚冷，亦为呕也。

【按语】时气呕吐，可有两种机理：一是胃中有热，胃气上逆而呕，为实为热；二是吐下太过，或饮水不化，使胃中虚冷，气逆而呕，属虚属寒。临床当辨其寒热虚实。

十四、时气干呕候

【原文】热气在于脾胃，或发汗解后，或大下之后，胃内不和，尚有蓄热，热气上熏，故心烦而呕也。

【按语】干呕总由胃气上逆所致，此论胃气上逆乃胃内有热，火热炎上，故见心烦干呕。

十五、时气哕候

【原文】伏热在胃，令人胸满，胸满②则气逆，气逆则哕。若大下后，胃气虚冷，亦令致哕也。

【按语】时气哕候，有胃中蓄热和胃气虚冷两种机理，临床当鉴别。

十六、时气嗽候

【原文】热邪客于肺，上焦有热，其人必饮水，水停心下，则上乘于肺，故上气而嗽也。

【按语】此论时气咳嗽，与伤寒咳嗽候机理相同，可互参。

十七、时气渴候

【原文】热气入于肾③脏，肾恶燥，热气盛则肾燥，肾燥故渴而引饮也。

【按语】热入于肾，伤及阴液，故见到渴而引饮。

十八、时气衄血候

【原文】时气衄血者，五脏热结所为。心主于血，邪热中于手少阴之经，客于足阳明之络，故衄血也。衄者，血从鼻出也。

【按语】文中论时气病衄血候，指出"邪热中于手少阴经"和"客于足阳明之络"两种病情。伤寒衄血有论及心、肝、肺、胃者，较为全面，宜参阅。

十九、时气吐血候

【原文】诸阳受病，不发其汗，热毒入深，结在④五脏，内有瘀血积，故令吐血也。

【按语】时气病邪在三阳经，没有及时汗解，热毒结于五脏，入于营血，迫血妄行，瘀血内积，致吐血。

---

① 水：原作"食"，误。据本书卷十温病呕候、《外台秘要》卷三天行呕逆方改。
② 胸满：原无。宋本、汪本、周本同。据本书卷七伤寒哕候、《外台秘要》卷三天行呕哕方补。
③ 肾：原作"胃"，形近之误。据正保本、周本改。
④ 在：汪本、周本同。宋本作"于"，义通。《经传释词》："于，犹在也。"

二十、时气口疮候

【原文】发汗下后，表里俱虚，而毒气未尽，熏于上焦，故喉口生疮也。

【按语】此论时气口疮，缘于汗下之后，邪气未尽，余热熏蒸于上焦，致口咽生疮。

二十一、时气喉咽痛候

【原文】阴阳隔绝，邪客于足少阴之络，毒气上熏，攻于咽喉，故痛或生疮也。

【按语】本候开首即用"阴阳隔绝"句，读来有些突兀，显有脱文，参阅卷七伤寒咽喉痛，此前尚有"伤寒病，过经而不愈，脉反沉迟，手足厥逆者，此为下部脉不至"一段文字，两者连贯起来，就有助于全面理解。

二十二、时气发斑候

【原文】夫热病在表，已发汗未解，或吐下后，热毒气不散，烦躁谬言①语，此为表虚里实。热气燥②于外，故身体发斑如锦文。凡发斑不可用发表药，令疮开泄，更增斑烂，表虚故也。

【按语】本候提出"凡发斑不可用发表药"，这对发斑的治疗是一原则问题。发斑是热毒入里，血分热盛，不可更行发散，尤其不能辛温发汗，应急投凉营清热、护阴解毒方剂，可以转危为安。假如误用发表，则阴津耗竭，热毒炽盛，后果是很差的。临床应加注意。

二十三、时气毒攻眼候

【原文】肝开窍于目，肝气虚，热毒③乘虚上冲于目，故赤痛，或生翳④、赤白膜、息肉及疮也。

【按语】热毒沿肝经上攻于目，而见目赤肿痛等症，其治疗当以清泄肝经热毒为主。

二十四、时气毒攻手足候

【原文】热气毒从脏腑出，攻于手足⑤，手足则焮热赤肿疼痛也。人五脏六腑井荥⑥俞，皆出于手足指，故此毒从内而出⑦也。

【按语】热毒从脏腑外出于四肢，而见手足红赤肿痛，因为井穴和荥穴均出于指（趾）端。此属疾病传变中的由里向外传变。

① 言：宋本、汪本、周本同。元本、《外台秘要》卷三天行发斑方无。
② 燥：原作"躁"，形近之误。据《外台秘要》卷三天行发斑方改。
③ 热毒：此后《太平圣惠方》卷十六治时期热毒攻眼诸方有"气则"二字。
④ 或生翳：本书卷八伤寒毒攻眼候作"重者生疮翳"。翳，同"翳"。
⑤ 手足：宋本、汪本、周本同。《外台秘要》卷三天行热毒攻手足方无此二字。
⑥ 井荥：井，原作"并"；荥，原作"荣"。均形近之误。据宋本、周本改。
⑦ 从内而出：此后《外台秘要》卷三天行热毒攻手足方有"攻于手足"四字。

二十五、时气皰疮候

【原文】夫表虚里实，热毒内盛①，则多发皰疮②。重者周币③遍身，其状如火疮。若根赤头白者，则毒轻；若色紫黑则毒重。其疮形如登豆，亦名登豆疮④。

脉洪数者，是其脉也⑤。

【按语】此候所言登豆疮即后世的天花。详细描述了其形状，并从色泽分辨轻重，卷七伤寒病诸候第十七伤寒登豆疮亦有论述，可参。

二十六、时气瘑疮候

【原文】夫病新瘥，血气未复，皮肤尚虚疏，而触冒风日，则遍体起细疮，瘙痒如癣疥状，名为逸风⑥。

【按语】该病因血虚肌肤失养，风邪客于肌表所致。症见遍体起小丘疹，自觉瘙痒，如疥疮状。治宜养血疏风。可用消风散化裁。本书卷三十五疮病诸候中有逸风疮候，可以参阅。

二十七、时气蠦候

【原文】毒气⑦结在腹内，谷气衰，毒气盛，三虫动作，食人五脏，多令泄利，下部疮痒。若下⑧唇内生疮，但欲寐者，此虫食下部也，重者肛烂见五脏也。

【按语】此候论虫症。寄生虫病望唇诊法的记载，首见于《诸病源候论》。本书卷八伤寒湿蠦候内容更详，可参。

二十八、时气热利候

【原文】此由热气在于肠⑨胃，夹毒则下黄赤汁也。

【按语】此候论湿热泄利，从黄赤汁症状来看，当属痢疾初起表现，湿重于热。

二十九、时气脓血利候

【原文】此由热毒⑩伤于肠胃，故下脓血如鱼脑，或如烂肉汁，壮热而腹疠⑪痛，此湿毒气⑫所为也。

【按语】此候与卷八伤寒脓血利候文字基本相同，可互参。本候乃热毒炽盛，伤及肠络，而见下利脓血、高热、腹部绞痛，与上候所述均属痢疾，当属热重于湿的痢疾。

---

① 热毒内盛：此后《外台秘要》卷三天行发疮豌豆皰疮方，尚有"攻于脏腑，余气流于肌肉，遂（当作"逐"）于皮肤毛孔之中"三句十八字。
② 则多发皰疮：宋本、汪本、周本同，《外台秘要》卷三天行热毒攻手足方作"结成此疮"。
③ 币（zā匝）：汪本、周本作"布"。币，通"匝"。《韵会》："币，通作匝。"《广雅》："币，遍也。"
④ 登豆疮：《外台秘要》作"豌豆疮"，此后并有"脉洪数者，是此候也"八字。
⑤ 脉洪数者，是其脉也：原脱。据《外台秘要》补。
⑥ 逸风：病名。为风气散逸于皮肤，故名。
⑦ 气：宋本、汪本、周本同。《外台秘要》卷三天行热疮方作"热"。
⑧ 下：原无，宋本、汪本、周本同。据本书卷八伤寒湿蠦候及《外台秘要》补。
⑨ 肠：原作"腹"，形近之误。据下文时气脓血利候、《外台秘要》卷三天行热痢及诸痢方、周本改。
⑩ 毒：原无，宋本、汪本、周本同。据《外台秘要》卷三天行热痢及诸痢方补。
⑪ 疠（jiǎo绞）：腹中急痛。
⑫ 湿毒气：宋本、汪本、周本同。《外台秘要》卷三天行热痢及诸痢方作"温毒热气"。

三十、时气䘌利候

【原文】夫热蓄在脏，多令人不利。若毒气盛，则变脓血，因而成䘌。䘌者，虫食人五脏及下部也。若食下部，则令谷道生疮而下利，名为䘌利；若但生疮而不利者，为䘌也。

【按语】此候属虫证兼证，肛门生疮，若下利，名为䘌利；若不下利，则为䘌。

三十一、时气大便不通候

【原文】此由脾胃有热，发汗太过，则津液竭，津液竭，则胃干①，结热在内，大便不通也。

【按语】此候为脾胃有热，津液匮乏，肠失濡润，而致燥热内结，大便不通。

三十二、时气小便不通候

【原文】此由汗后津液虚少，其人小肠有伏热，故小便不通也。

【按语】此候小便不通，乃小肠主液，其有热，津液虚少，不能渗灌津液到膀胱之故。

三十三、时气阴阳毒候

【原文】此谓阴阳二气偏虚，则受于毒。若病身重腰脊痛，烦闷，面赤斑出，咽喉痛，或下利狂走，此为阳毒。若身重背强，短气呕逆，唇青面黑，四支逆冷，为阴毒。或得病数日，变成毒者，或初得病，便有毒者，皆宜依证急治。失候则杀人②。

【按语】时气阴阳毒辨证分为阳毒和阴毒两类，其证候危急，需及时诊治。关于鉴别诊断，可以参考卷八伤寒阴阳毒候。

三十四、时气变成黄候

【原文】夫时气病，温毒气盛，蓄于脾胃，脾胃有热，则新谷郁蒸，不能消化，大小便结涩，故令身面变黄，或如橘柚，或如桃枝色③。

【按语】此论时气变黄候，乃脾胃有热，郁蒸水谷，水谷不化，二便不利，致身面发黄。辨别要点是看色泽：亮黄如橘柚者，为阳黄，是湿热；暗黄如桃枝色者，为阴黄，是寒湿。

三十五、时气变成疟候

【原文】病后邪气未散，阴阳尚虚，因为劳事，致二气交争，阴胜则发寒，阳胜则发热，故令寒热往来，有时休作而成疟。

【按语】"时气变成疟候"标题，似应改为"时气病后变成疟候"，文中第一句即云"病后邪气未散"，可以为证。卷

---

① 胃干：此后《外台秘要》卷三天行大小便不通胀满及涩方有一"燥"字。
② 失候则杀人：谓失于及时诊候，贻误治疗时机，则有生命之危。
③ 或如橘柚（yòu 又），或如桃枝色：柚，宋本作"状"，《太平圣惠方》卷十六治时气发黄诸方作"色"。柚，果木名，又名文旦。其果实成熟时呈淡黄色或橙色，黄而光亮。二句意谓时气发黄，有两种病情，前者称为阳黄，后者称为阴黄。

八"伤寒病后疟候",全文内容与此相同,标题冠以"病后"二字,更可证明此处标题有缺文。

三十六、时气败候①

【原文】此谓病后余毒未尽,形证变转,久而不瘥,阴阳无复纲纪②,名为败病。

【按语】时气败候乃是余毒未清,正气已衰,阴阳不能相互资生,病情危重,又称坏病。

三十七、时气劳复候

【原文】夫病新瘥者,血气尚虚,津液未复,因即劳动,更③成病焉。若言语思虑则劳④于神,梳头澡洗则劳于力,未堪劳而强劳之,则生热,热气还经络⑤,复为病者,名曰劳复。

三十八、时气食复候

【原文】夫病新瘥者,脾胃尚虚,谷气未复,若即食肥肉、鱼鲙、饼饵、枣、栗之属,则未能消化,停积于肠胃,使胀满结实,因更发热,复为病者,名曰食复也。

三十九、时气病瘥后交接劳复候

【原文】夫病新瘥者,阴阳二气未和,早合房室,则令人阴肿入腹,腹内疞痛,名为交接劳复。

【按语】以上三候,与卷八伤寒劳复、食复、交接劳复候内容全同,理解可以参前。

四十、时气病后阴阳易候

【原文】阴阳易病者,是男子妇人时气病新瘥未平复,而与之交接得病者,名阴阳易也。其男子病新瘥未平复,而妇人与之交接得病者,名曰阳易。其妇人得病新瘥未平复,而男子与之交接得病者,名曰阴易。若二男二女,并不相易。所以呼为易者,阴阳相感动,其毒度著于人,如换易也。其病之状,身体重,小腹里急,或引阴中拘挛,热上冲胸⑥,头重不能举,眼中生眵⑦,四支拘急,小腹疞痛,手足拳,皆即死。其亦有不即死者,病苦小腹里急,热气上冲胸,头重不欲举,百节解离,经脉缓弱,

---

① 败候:坏病。
② 阴阳无复纲纪:此指阴阳失其资生之用。《素问·阴阳应象大论》:"阴阳者,万物之纲纪。"王冰注:"滋生之用也。"
③ 更:再。《正字通》:"更,再也,复也。"下文即作"复"字。
④ 劳:此后《外台秘要》卷三天行劳复食复方有一"伤"字。
⑤ 热气还经络:宋本、汪本、周本同。《外台秘要》卷三天行劳复食复方作"热气既还入经络",《太平圣惠方》卷十六治时气候劳复诸方在"还"后有"于"字。
⑥ 身体重,小腹里急,或引阴中拘挛,热上冲胸:原作"身体热冲胸"。据《外台秘要》卷二伤寒阴阳易方改。《伤寒论·辨阴阳易瘥后劳病病篇》亦同,唯于"身体重"后有"少气"二字。
⑦ 眵:原作"眯"。据《外台秘要》卷二伤寒阴阳易方改。《伤寒论·辨阴阳易差后劳复病篇》作"花"。眵,俗称眼屎。

气血虚，骨髓竭，便①悗悗②吸吸，气力转少，着床不能摇动，起居③仰人，或引岁月方死。

【按语】本候与卷八伤寒阴阳易候内容相同，可参前。

四十一、时气病后虚羸候

【原文】夫人荣卫先虚，复为邪热④所中，发汗、吐、下之后，经络损伤，阴阳竭绝，虚邪⑤始散，真气尚少，五脏犹虚，谷神未复，无津液以荣养，故虚羸而生众病焉。

【按语】本候与卷八伤寒病后虚羸候内容相同，可参前。

四十二、时气阴茎肿候

【原文】此由肾脏虚所致。肾气通于阴，今肾为热邪所伤，毒气下流，故令阴肿。

【按语】本候时气病伤肾，湿热毒气下流，而见阴茎肿胀。当清利湿热为治。

四十三、时气令不相染易候

【原文】夫时气病者，此皆因岁时不和，温凉失节，人感乖戾⑥之气而生病者，多相染易，故预服药及为方法以防之。

【按语】此候内容与卷八伤寒令不相染易候略同，但前者指出伤寒触冒寒毒之气生病，不相染易。这里感时气，更加乖戾之气，所以多相染易，同中有异。

---

① 便：原作"使"，形近之误。据本书卷八伤寒交接劳复候、卷十温病阴阳易候及《外台秘要》卷二改。
② 悗悗：宋本、汪本、周本同。《外台秘要》作"嘘嘘"。
③ 起居：宋本、汪本、周本同。《外台秘要》作"起止"，义同。
④ 邪热：卷八伤寒病后虚羸候作"虚邪"。
⑤ 虚邪：卷八伤寒病后虚羸候作"热邪"。
⑥ 戾：汪本、周本同。宋本作"候"。

热病诸候　凡二十八论

【提要】本篇论述热病。热病的含义是"冬伤于寒……夏变为暑病。暑病者，热重于温也"。但这种热病，与目前临床所说的暑病，如伤暑、中暑等，又有不同，即热病候首先指出的，"热病者，伤寒之类也"。实际还是伤寒病之发于夏季者。

其中，热病候相当于热病的总论。对五脏热病，热病九种死候，热病的诊断和预后等，做了重点的叙述。以下如热病一日至八九日以上候，是热病的发展传变，总的规律与伤寒、时气略同。至于烦候、疱疮候、斑疮候、热疮候等等，是热病的常见诸证；文中首先提出热病烦候，是突出反映热病本身的特点，但大体接近于伤寒、时气，可以互相参阅。

一、热病候

【原文】热病者，伤寒之类也。冬伤于寒，至春变为温病。夏变为暑病。暑病者，热重于温也。

肝热病者，小便先黄，腹痛多卧，身热。热争①则狂言及惊，胁满痛②，手足躁，不③安卧。庚辛④甚，甲乙⑤大汗，气逆⑥则庚辛死。心热病者，先不乐，数日乃热。热争则卒心痛，烦冤⑦善呕，头痛面赤无汗。壬癸⑧甚，丙丁⑨大汗，气逆则壬癸死。脾热病者，先头重颊痛，烦心⑩，欲呕，身热。热争则腰痛⑪，腹满泄，两颔痛。甲乙甚，戊己⑫大汗，气逆则甲乙死。肺热病者，先淅然起毛恶风⑬，舌上黄，身热，热争则喘咳，痛走

---

① 热争：邪热与正气相争。《素问·刺热》王冰注："经络虽已受热，而神藏犹未纳邪，邪正相薄，故云争也。"下同。
② 胁满痛：《素问·刺热》同，《针灸甲乙经》卷七第一作"胸中胁满痛"，《太素》卷二十五五脏热病作"胁痛"。
③ 不：《太素》同，《素问》《针灸甲乙经》均作"不得"。
④ 庚辛：庚辛属金，指金旺之日。
⑤ 甲乙：甲乙属木，指木旺之日。
⑥ 气逆：病情逆转，恶化。逆，指邪气胜脏。下同。
⑦ 烦冤：《素问》作"烦闷"。心中烦闷的意思。
⑧ 壬癸：此前原有"至"字。据本候前后文例及《素问》《针灸甲乙经》删。壬癸属水，指水旺之日。
⑨ 丙丁：丙丁属火，指火旺之日。
⑩ 烦心：此后《素问》有"颜青"二字；《太素》作"心烦"，无"颜青"二字。
⑪ 腰痛：此后《素问》《针灸甲乙经》有"不可用俯仰"五字，《太素》有"不用"二字。
⑫ 戊己：戊己属土，指土旺之日。
⑬ 起毛恶风：宋本、汪本、周本、《太素》同。《素问》作"厥起毫毛，恶风寒"。起毛，谓皮肤毫毛耸起。

胸应背①，不得太息，头痛不甚②，汗出而寒。丙丁甚，庚辛大汗，气逆则丙丁死。肾热病者，先腰痛胫酸，苦渴数饮，身热，热争则项痛而强，胫寒骨③且酸，足下热，不欲言，其项痛淖澹④。戊己甚，壬癸大汗，气逆则戊己死。

肝热病者，左颊先赤。心热病者，额⑤先赤。脾热病者，鼻先赤。肺热病者，右颊先赤。肾热病者，颐⑥先赤。凡病虽未发，见其赤色者刺之，名曰治未病。

热病不可刺者有九⑦。一曰⑧，汗不出，大颧发赤，哕者死。二曰，泄而腹满甚者死。三曰目不明，热不已者死。四曰，老人婴儿，热而腹满者死。五曰，汗不出，呕血⑨者死。六曰，舌本烂，热不已者死。七曰，咳血⑩衄血，汗不出，出不至足者死。八曰，髓热者死。九曰热而痉者死⑪。凡此⑫者，不可刺也。

热病已得汗，而脉尚躁盛，此阴脉之极也，死；其得汗而脉静者，生。热病者，脉常⑬盛躁而不得汗者，此阳脉之极也，死；脉盛躁，得汗静⑭者，生。热病七八日，脉微小，病者溲血，口中干，一日半死；脉代一日死。热病已得汗，脉尚数⑮，躁而喘，且复热，勿庸刺⑯，喘甚者死。热病七八日，脉不躁，躁不数⑰，后三日中有汗，三日不汗，四日死。未常汗⑱者，勿庸刺也。

诊人热病七八日，其脉微小⑲，口干⑳，脉代，舌焦黑者死。诊人热病七八日，脉不数不喘者，当痦，之㉑后三日，

---

① 痹走胸应背：宋本、汪本、周本、《太素》同。应，通"膺"。《素问》《针灸甲乙经》均作"痛走胸膺背"。"痛"字义胜，宜从。

② 不甚：《太素》同，《素问》作"不堪"。

③ 骨：宋本、汪本、周本同。《素问》《针灸甲乙经》《太素》均无此字，宜从。

④ 其项痛淖澹（nào dàn 闹淡）：宋本、汪本、周本同。《素问》作"其逆则项痛员员澹澹然"，《针灸甲乙经》作"其逆则项痛员员"，《太素》作"其项痛员员澹澹"。淖澹，本意为泥沼中水荡漾不定，这里借以形容头目眩晕，掉摇不稳。

⑤ 额：宋本、汪本、周本同。《素问·刺热》《太素》作"颜"。

⑥ 颐（yí 夷）：下颌。

⑦ 热病不可刺者有九：原无，宋本、汪本、周本同。《针灸甲乙经》卷七第一作"热病死候有九"。据《灵枢·热病》《太素·热病说》补。

⑧ 曰：原作"日"，形近之误。据《灵枢》《太素》改。下同。

⑨ 呕血：《针灸甲乙经》同。《灵枢》《太素》作"呕下血"。

⑩ 血：宋本、汪本、周本同。《灵枢》《太素》作"而"。

⑪ 热而痉者死：此后《灵枢》有"腰折，瘛疭，齿噤齘也"八字。

⑫ 此：宋本、汪本、周本同。据《灵枢》《太素》此后应有"九"字。

⑬ 常：《灵枢》《脉经》作"尚"，宜从。

⑭ 静：原无，宋本、汪本、周本同。脱文。据《灵枢》《太素》补。

⑮ 数：宋本、汪本、周本同，《灵枢》《脉经》《针灸甲乙经》《太素》均无。

⑯ 勿庸刺：宋本、汪本、周本同。《灵枢》作"勿刺肤"，《脉经》作"勿庸刺"。

⑰ 躁不数：宋本、汪本、周本同。《灵枢》作"躁不散数"，《脉经》作"不躁数"，《针灸甲乙经》作"不躁不散数"。

⑱ 未常汗：《太素》卷二十五热病说作"未曾刺"。常，周本作"尝"，字通。

⑲ 小：《脉经》卷四第七、《备急千金要方》卷二十八第十五作"细"，此后并有"小便不利"四字。

⑳ 口干：宋本、汪本、周本同。《脉经》《备急千金要方》作"加暴口燥"。

㉑ 之：宋本、汪本、周本同。《脉经》《备急千金要方》作"痦"。

温①汗不出者死。热病已得汗，常大热②不去者，亦死不治也。热病已得汗③，脉静安者生，脉躁者难治；脉常躁盛④，此气之极⑤，亦死也。腹满⑥常喘，而热不退者死。多汗⑦，脉虚小者生，紧⑧实者死。

养生方云：三月勿食陈齑⑨，必遭热病。

【按语】本候相当于热病的总论，首段明确热病的概念，属于广义伤寒的一种，也就是冬伤于寒，至夏发病的暑病。第二段论述五脏热病的症状，从五脏生理特征和经络循行的部位进行叙述。关于从五行生克的理论推演五脏热病的预后，可参阅本书卷十五脏腑病诸候，较此有更详细的叙述。第三段论述面部望诊，从这里可以预知五脏热病的先兆证候。第四段论热病的九种死证。第五段论述热病的诊断，从脉证互参，预测吉凶，对于热病的预后，迄今仍然有指导意义。

二、热病一日候

【原文】热病一日，病在太阳，太阳主表，表谓皮肤也。病在皮肤之间⑩，故头项腰脊疼痛。

三、热病二日候

【原文】热病二日，阳明受病。病在肌肉，故肉热鼻干不得眠。故可摩膏火灸⑪发汗而愈。

四、热病三日候

【原文】热病三日，少阳受病⑫。诸阳相传病讫，病犹在表，未入于脏，故胸胁热而耳聋，故可发汗而愈。

五、热病四日候

【原文】热病四日，太阴受病。太阴者，三阴之首也。三阳受病讫，传入于阴，故毒气已入胸膈。其病喉干腹满⑬，故可吐而愈。

六、热病五日候

【原文】热病五日，少阴受病，毒气

---

① 温：《脉经》注文引《备急千金要方》作"若"。
② 常大热：原作"当热"，文义不洽。据《脉经》《备急千金要方》改补。
③ 热病已得汗：原无，宋本、汪本、周本同。据《太素》《脉经》《备急千金要方》改。
④ 盛：原作"静"。据《备急千金要方》卷二十八第十五改。
⑤ 此气之极：宋本、汪本、周本同。《备急千金要方》作"阴气之极也"，并注云：《太素》作"阳极"。
⑥ 满：原作"鞕"。据《太平圣惠方》卷十七热病论改。
⑦ 多汗：此前《太平圣惠方》有"热病"二字。
⑧ 紧：原作"鞕"。据《太平圣惠方》改。
⑨ 齑（jī 机）：细切的腌菜或酱菜，或捣碎的姜、蒜、韭菜等。
⑩ 病在皮肤之间：本书卷七伤寒一日候作"其脉络于腰脊"，与下文证候相合。
⑪ 灸：原作"炙"，形近之误。据周本改。
⑫ 少阳受病：原无。据卷七伤寒三日候和本卷时气三日候文例补。
⑬ 喉干腹满：宋本、汪本、周本同。《太平圣惠方》卷十七治热病四日诸方作"咽喉干，胸膈满"，义胜。

入腹内，其病口①舌干而②引饮，故可③下而愈。

七、热病六日候

【原文】热病六日，厥阴受病。毒气入肠胃，其人烦满而阴④缩，故可下而愈。

八、热病七日候

【原文】热病七日，三阴三阳传病讫，病法当愈，今病不除者，欲为再经病也。再经者，谓经络重受病也。

九、热病八九日已上候

【原文】热病八九日已上不解者，皆由毒气未尽，所以病证不除也。

【按语】热病一日至八九日以上的发展传变，与伤寒、时气略同，可以参阅。但热病一日候云"病在皮肤之间"，不如伤寒一日候作"其脉络于腰脊，主于头项"，与下文"头项腰脊疼痛"较易联系。

十、热病解肌发汗候

【原文】此谓得病三日已还⑤，病法⑥在表，故宜发汗。或病已经五六日，然其人喉口不焦干，心腹不满，又不引饮，但头痛，身体壮热，脉洪大者，此为病证在表，未入于脏。故虽五六日，犹须解肌发汗，不可苟依日数⑦，辄取吐下。

【按语】本候通过对热病运用解肌发汗的讨论，突出临床要紧紧把握辨证施治精神，不能机械地推演日数，进行治疗。这里虽然是对热病而言，其实伤寒、时行都是如此。卷七伤寒发汗不解候和伤寒取吐候以及本卷时气取吐候等，均具有同样精神，可举一而反三。

十一、热病烦候

【原文】此由阳胜于阴，热气独盛，否结于脏，则三焦隔绝，故身热而烦也。

【按语】此论热病烦候，言简意赅，属阳盛阴少，可与伤寒烦候、时气烦候互参。

十二、热病皰疮候

【原文】夫热病皰疮者，此由表虚里实，热气盛则发疮，重者周帀遍身。若疮色赤头白，则毒轻，色紫黑则毒重。其形如登豆，故名登豆疮。

【按语】热病疱疮候，与卷七伤寒登豆疮候和本卷时气疱疮候内容相同，可以互参。

---

① 口：此后本书卷七伤寒五日候及本卷时气五日候均有"热"字。《素问·热论》有"燥"字。

② 而：此前《太平圣惠方》卷十七治热病五日诸方有"渴"字。

③ 可：原无。据前后文例及周本补。

④ 阴：本书卷七伤寒六日候作"囊"。

⑤ 已还：同"以上"。

⑥ 法：鄂本作"发"。

⑦ 不可苟依日数：意谓不可机械地按照日数治疗，要进行辨证施治。苟，苟且，拘泥。依，按照。

十三、热病斑疮候

【原文】夫热①病在表，或未发汗，或已汗吐下后，表证未解，毒气不散，烦热而渴，渴而②不能饮，表虚里实，故身体发斑如锦文。

【按语】本候热病斑疮候与伤寒斑疮候内容相似，症状更详，既有发斑如锦文，又有烦热而渴，渴而不能饮。机理均为表虚里实，热入营分，出于肌表而发斑。

十四、热病热疮候

【原文】人脏腑虚实不调，则生于客热。表有风湿，与热气相搏，则身体生疮，痒痛而脓汁出，甚者一瘥一剧③，此风热所为也。

【按语】此论表有风湿，与热邪相搏，出现肌表热疮，痒痛流脓，此起彼伏，风性善行而数变，热邪多发疮疡疼痛故也。

十五、热病口疮候

【原文】此由脾脏有热，冲于上焦，故口生疮也。

【按语】热病口疮候，缘于脾脏有热，随经上炎于其窍，可予泻黄散清泄

脾经郁热。

十六、热病咽喉疮候

【原文】上实下虚④，热气内盛，熏于咽喉，故生疮也。

【按语】热病咽喉疮与卷七伤寒咽喉痛候及本卷时气喉咽痛候，在证候上有相同之处，但伤寒咽喉痛提出"伤寒病，过经而不愈，脉反沉迟，手足厥逆者"，是阴盛于下，阳越于上，属于格阳喉痹之类的病情。时气喉咽痛亦是"阴阳隔绝，邪客于足少阴之络"，但没有讲有无脉反沉迟，手足厥逆等症。本候则仅云"上实下虚""热气内盛"，这种证候相同，病情有异，是很值得探索研究的。

十七、热病大便不通候

【原文】夫经发汗⑤，汗出多则津液少，津液少则胃干结，热在胃，所以大便不通。又有腑脏自生于热者，此由三焦否隔，脾胃不和，蓄热在内，亦大便不通也。

【按语】本候与伤寒大便不通候、时气大便不通候所述内容基本相同，可前后互参。此又提出脏腑有热，脾胃不和，导致大便不通。临床亦较常见。

---

① 热：原无。据《太平圣惠方》卷十八治热病发斑诸方补。
② 渴而：宋本、汪本、周本同。《太平圣惠方》作"得水"。
③ 一瘥一剧：指一处初愈，一处又剧，即此愈彼起的意思。
④ 上实下虚：作"上焦热盛，下焦阴虚"理解。
⑤ 经发汗：宋本、汪本、周本同。《太平圣惠方》卷十八治热病大便不通方作"热病经发汗之后"。

十八、热病小便不通候

【原文】热在膀胱，流于小肠；热盛则脾胃干，津液少，故小便不通也。

【按语】本候与伤寒小便不通候、时气小便不通候内容相似，均有热盛，胃中干燥，津液少的病机，而本候热从膀胱传至小肠，与后两者热在小肠稍有不同。

十九、热病下利候

【原文】热气攻于肠胃，胃虚则下赤黄汁，夹毒则成脓血。

【按语】本候由热邪下迫肠道所致，伤寒热毒利候、时气热利候论述相似，可参。

二十、热病䘌候

【原文】热气攻于肠胃，则谷气衰，所以三虫动作，食人五脏及下部，重者肛烂见腑脏。

【按语】热病虫症，与卷八伤寒湿䘌候（内容更详）、本卷时气䘌候内容相同，可参。

二十一、热病毒攻眼候

【原文】肝脏开窍于目，肝气虚，热毒乘虚则上冲于目，重者生疮翳及赤白膜也。

【按语】此候与伤寒毒攻眼候、时气毒攻眼候内容相同，可参。

二十二、热病毒攻手足候

【原文】夫热病毒①攻手足，及②人五脏六腑井荥③俞皆出于手足指。今毒气从腑脏而出，循于经络，攻于手足，故手足指皆肿赤④焮痛也。

【按语】本候与伤寒毒攻手足候、时气毒攻手足候文字大同小异，仅症状描述为详。

二十三、热病呕候

【原文】胃内有热，则谷气不和，新谷入胃，与热气相搏，胃气不平，故呕。或吐下已后，脏⑤虚亦令呕也。

【按语】热病呕候，有胃热气逆和胃虚气逆两种，临床须鉴别。

二十四、热病哕候

【原文】伏热在胃，则令人胸满，胸满则气逆，气逆则哕。若大下已后，饮水多，胃内虚冷，亦令哕也。

【按语】哕即呃逆，本候指出热病呃逆有二：一是热气郁伏于胃，上下不通，气逆而为哕者；一由下之太过，胃气受

---

① 毒：原无，脱文。据本候标题补。
② 及：训为"乃"，《经词衍释》："及，犹乃也。"周本即作"乃"。
③ 荥：原作"荣"，形近之误，今改之。
④ 赤：原作"亦"，形近之误。据本卷时气毒攻手足候及周本改。
⑤ 脏：本书卷九时气呕候作"胃"。

损，或恣饮冷水，使水寒相搏，胃虚气逆而哕。两者之间，有寒热虚实之别，临证须细察之。

二十五、热病口干候

【原文】此由五脏有虚热，脾胃不和，津液竭少，故口干也。

【按语】热病口干乃源于五脏虚热，津液亏损，不能上荣于口舌所致。宜甘寒滋阴清热。

二十六、热病衄候

【原文】心脏①伤热所为也。心主血，肺主气，开窍于鼻，邪热与血气并，故衄也。衄者，血从鼻出也。

【按语】热病衄血，病在心肺有热；伤寒衄血，病在心肝肺胃热结；时气衄血，病在心胃热盛。可见《诸病源候论》所论衄血侧重点有所不同，稍有差异，临床不可不辨。

二十七、热病劳复候

【原文】夫热病新瘥，津液未复，血气尚虚，因劳动早，劳则生热，热气乘虚还入经络，故复病也。

【按语】以上八候内容，与伤寒时气相应条文基本相同，可以参前。

二十八、热病后沉滞②候

【原文】凡病新瘥后，食猪肉及肠血，肥鱼脂腻，必大下利，医所不能复治也，必至于死。若食饼饵，粢饴，晡③炙脍、枣、栗诸果物脯④，及牢实难消之物，胃气尚虚弱，不能消化，必结热复病，还以药下之。

【按语】热病后沉滞，是指病后胃气尚虚，消化功能未全恢复，而饮食不节，食滞内停，致使病情缠绵反复，甚至危及生命。内容与伤寒病后食复候、时气食复候相同。

---

① 脏：宋本、汪本、周本同。《普济方》卷一百五十三热病鼻衄门作"肺"，义胜，能与下文贯通。
② 沉滞：沉积不愈。此指热病后因饮食积滞，导致结热不散，引起食复病。
③ 晡：卷八伤寒病后食复候作"餔"。
④ 物脯：卷八伤寒病后食复候作"脯物"。

卷　十

温病诸候　凡三十四论

【提要】本篇论述的温病，是冬伤于寒，至春发病，即所谓伏气温病，它与新感发病的冬温是不同的。因此，其病还是属于伤寒之类的病情。

其中，温病候相当于本篇的总论，对发病的原因，温病与冬温的鉴别，温病的变证"阴阳交"，以及从温病脉证变异，观察预后吉凶等，都有所论及。以下温病一日至九日以上候，温病取吐候等，叙述温病的发展传变，其总的过程与伤寒、时气及热病略同，其次是温病的常见诸证，亦与伤寒、时气等大体相同，但亦反映温病的特点，如温病最易伤阴，强调精气与汗，和温病预后的密切联系，这是本篇的最大特点，亦是最有价值之处。此外，在温病令人不相染易候，对此病的强烈传染性和重视预防的论述，体现防治结合的思想，也是比较突出的。

又，本书卷二十四有温注候，论述温热病之后遗症，可以汇通参阅。

一、温病候

【原文】经言春气温和，夏气暑热，秋气清凉，冬气冰寒，此四时正气之序也。冬时严寒，万类深藏，君子固密，则不伤于寒。触冒之者，乃为伤寒①耳。其伤于四时之气，皆能为病，而以伤寒为毒者，以其最为杀厉之气焉。即病者②为伤寒；不即病者为寒毒藏于肌骨中③，至春变为温病。是以辛苦之人，春夏必④有温病者，皆由其冬时触冒⑤之所致也。凡病伤寒而成温者，先夏至日者为病温，后夏至日者为病暑。其冬复有非节之暖⑥，名为冬温之毒，与伤寒大异也。

---

① 寒：宋本、汪本、周本同，有脱文。据《伤寒论·伤寒例》《外台秘要》卷四温病论补。
② 即病者：此前《伤寒论·伤寒例》《外台秘要》均有"中而"二字。
③ 肌骨中：宋本、汪本、周本同。《伤寒论》作"肌肤"。
④ 必：宋本、汪本、周本同，《伤寒论》作"多"。
⑤ 触冒：宋本、汪本、周本同。此后《外台秘要》有"寒气"二字。
⑥ 其冬复有非节之暖：宋本、汪本、周本同。《外台秘要》作"又有冬时伤非节之暖"。

有病温者，汗出辄复热，而脉躁疾①，不为汗衰，狂言不能食，病名为何也？曰：病名曰阴阳交②，阴阳交者死。人所以汗出者，皆生于谷，谷生于精。今邪气交争于骨肉之间而得汗者，是邪却而精胜，则当食③而不复热。热者④邪气也，汗者精气也。今汗出而辄复热者，是邪胜也。汗出而脉尚躁盛者死。今脉不与汗相应，此不胜⑤其病也，其死明矣。狂言者是失志，失志者死。今见三死，不见一生，虽愈必死。

凡皮肤⑥热甚，脉盛躁者，病温也。其脉盛而滑者，汗且出也。凡温病人，二三日，身躯热，腹满⑦头痛，食欲如故，脉直疾，八日死。四五日，头痛，腹满而吐⑧，脉来细强⑨，十二日死，此病不治⑩。八九日，头不疼⑪，身不痛，目不赤，色不变，而反利，脉来牒牒⑫，按不弹手，时大，心下坚⑬，十七日死。病三四日以下不得汗，脉大疾者生；脉细小难得者，死不治也。下利，腹中痛甚者，死不治。其汤熨针石，别有正方，存神攘辟，今附于后。

养生方导引法云：常以鸡鸣时，存心念四海神名三遍，辟百邪止鬼，令人不病。

东海神名阿明，南海神名祝融，西海神名巨乘，北海神名禺强。

又云：存念心气赤⑭，肝气青，肺气白，脾气黄，肾气黑，出周其身，又兼辟邪鬼。欲辟却众邪百鬼，常存心为炎火如斗，煌煌光明⑮，则百邪不敢干之。可以入温疫之中。

【按语】本候论述的温病，是冬伤于寒，至春变为温病，即后世所说的伏气温病。而且明确指出，冬时感受非时之暖而即病的冬温，与此不同。

文中强调精气与汗、汗与温病预后的密切关系。认为温病之所以能够汗出热退，在于精胜而邪却。反之，如果邪气胜，精气衰，就会导致汗出而热不退，脉躁疾，精神失常，这是热邪深入阴分，精气耗竭的危笃病候，即所谓阴阳交。这个论点，源于《素问·评热病论》。

说明阴液之耗损程度，关系着温病之预后吉凶。正如吴锡璜所说"存得一分津液，便有一分生机"。因此，温病初

① 疾：原作"病"，误。据《素问·评热病论》《针灸甲乙经》卷七第一、《太素》卷二十五热病说改作"疾"。
② 阴阳交：病证名。阳热之邪深入阴分，阴气消烁，而热邪不退，交结不解，从而出现的危证，谓"阴阳交"。临床应根据病人有无阳明腑实证而采用清法或下法。
③ 则当食：《素问》《针灸甲乙经》《外台秘要》均作"精胜则当有食"。
④ 热者：文义不完整，此前《素问》《针灸甲乙经》有"复"字。
⑤ 胜：原作"称"，宋本、汪本、周本同。据《素问》《外台秘要》改。
⑥ 皮肤：宋本、汪本、周本同。《灵枢·论疾诊尺》作"尺肤"，宜从。
⑦ 腹满：原作"脉疾"，与下文"脉直疾"重复。据《脉经》卷四第七、《备急千金要方》卷二十八第十五改。
⑧ 腹满而吐：原作"脉疾喜吐"，与下文"脉来细强"相悖。据《脉经》改。
⑨ 强：原无，宋本、汪本、周本同。据《脉经》《备急千金要方》补。
⑩ 此病不治：宋本、汪本、周本同。《脉经》无此句。
⑪ 头不疼：原作"脉不疾"，与下文"脉来牒牒"重。据《脉经》《备急千金要方》改。
⑫ 脉来牒牒：形容脉搏很快。牒，通"叠"。
⑬ 坚：原作"鞕"。据《脉经》改。
⑭ 存念心气赤：此前本卷疫疠病候有"延年之道"一句，可参。
⑮ 炎火如斗，煌煌光明：炎火，阳气旺盛。二句意谓阳气旺盛如斗大，灿烂光明。故"百邪不敢干之"。

期，应预护阴液。后世在治疗温病时重视养阴护津，实渊源于此。最后，论述温病的脉证变化，从而观察邪正盛衰，判断预后吉凶，很可参考。

本候养生导引内容，有诸多古代祝由内容，不易理解，但提示心理调节对提高正气，预防温病有辅助作用，可资参考。

二、温病一日候

【原文】温病一日，太阳受病。太①阳主表，表谓皮肤也。病在皮肤之间，故头项腰脊痛。

三、温病二日候

【原文】温病二日，阳明受病，病在于肌肉，故肉热鼻干，不得眠，故可摩膏火灸，发汗而愈。

四、温病三日候

【原文】温病三日，少阳受病，故胸胁热②而耳聋。三阳始传病讫，未入于脏③，故可发汗而愈。

五、温病四日候

【原文】温病四日，太阴受病。太阴者，三阴之首也。三阳受病讫，传入于阴，故毒气入胸膈之内，其病咽干腹满④，故可吐而愈。

六、温病五日候

【原文】温病五日，少阴受病。毒气入腹，其病口热⑤舌干而引饮，故可下而愈。

七、温病六日候

【原文】温病六日，厥阴受病。毒气入肠⑥胃，其病烦满而阴⑦缩，故可下而愈。

八、温病七日候

【原文】温病七日，病法当愈，此是三阴三阳传病竟故也。今七日病不除者，欲为再经病也。再经病者，是经络重受病也。

九、温病八日候

【原文】温病八日已上病不解者，或是诸经络重受于病，或经发汗、吐、下之后，毒气未尽，所以病证不罢也。

---

① 太：原作"诸"。据本书卷九热病一日候改。
② 热：宋本、汪本、周本同。《素问·热论》《太素》卷二十五热病决作"痛"。
③ 脏：宋本、汪本、周本同。《太素》作"腑"。
④ 咽干腹满：宋本、汪本、周本同。《太平圣惠方》卷十七治热病四日诸方作"咽喉干，胸膈满"，义胜。
⑤ 热：宋本、汪本、周本同。《素问·热论》《针灸甲乙经》卷七第一作"燥"。
⑥ 肠：原作"腹"。据本书卷九时气六日候和热病六日候改。
⑦ 阴：本书卷七伤寒六日候作"囊"。

十、温病九日已上候

【原文】温病九日已上病不除者，或初一经受病即不能相传，或已传三阳讫而不能传于三阴，所以停滞累日，病证不罢，皆由毒气未尽，表里受邪，经络损伤，腑脏俱病也。

【按语】由伤寒而变成的温病，亦属于广义伤寒之类，所以其病情的发展传变和证候内容与伤寒、时气、热病略同。以上九候，可与本书卷七、卷八、卷九，伤寒、时气病、热病各相应条文互参，此处不再赘言。

十一、温病发斑候

【原文】夫人冬月触冒寒毒者，至春始发病，病初在表，或已发汗、吐、下，而表证未罢，毒气不散，故发斑疮。又冬月天时温暖，人感乖戾①之气，未即发病；至春又被积寒所折，毒气不得发泄；至夏遇热②，温毒始发出于肌肤，斑烂隐轸③如锦文也。

【按语】此论温病发斑，其病因又多伏气温毒郁积至夏发于肌肤一端。可与伤寒斑疮、时气发斑、热病斑疮内容相参。

十二、温病烦候

【原文】此由阴气少，阳气多，故身热而烦。其毒气在于心④而烦者，则令人闷而欲呕⑤；若其胃内有燥粪而烦者，则谬语而绕脐痛也。

【按语】温病烦候，与伤寒烦候、时气烦候、热病烦候内容有相同之处，可以互参。

十三、温病狂言候

【原文】夫病甚⑥则弃衣而走，登高而歌，或至不食数日，踰垣上屋，所上非其素时所能也，病反能者，皆阴阳⑦争而外并于阳。四支者，诸阳之本也。邪⑧盛则四支实，实则能登高而歌；热盛于身，故弃衣欲走；阳盛，故妄言骂詈，不避亲戚⑨。大热遍身，狂言而妄闻视⑩也。

【按语】此候与时气狂言候内容全同，均属邪热内盛，扰乱神明，充斥四肢所致。可参。

十四、温病嗽候

【原文】邪热客于胸府，上焦有热，

---

① 戾：宋本、汪本、周本同。《外台秘要》卷四温病发斑方作"候"。

② 遇热：此下《外台秘要》有"其春寒解，冬"五字。

③ 轸：通"疹"。

④ 心：此后原有"腑"字。据本书卷九时气烦候删。

⑤ 呕：鄂本作"吐"。

⑥ 甚：宋本、汪本、周本同。《外台秘要》卷三天行狂语作"热盛"。

⑦ 阴阳：此后《外台秘要》有"气"字。

⑧ 邪：宋本、汪本、周本同。《素问·阳明脉解》作"阳"。

⑨ 戚：《素问》作"疏"。

⑩ 妄闻视：本书卷九时气狂言候作"妄见妄闻"。

其人必饮水，水停心下，则上乘于肺，故令嗽。

【按语】温病嗽候，与时气嗽候内容完全相同，可参。

十五、温病呕候

【原文】胃中有热，谷气入胃，与热相并，气逆则呕。或吐下后，饮水多，胃虚冷，亦为呕也。

十六、温病哕候

【原文】伏热在胃，令人胸满，胸满则气逆，气逆则哕。若大下后，胃气①虚冷，亦令致哕。

【按语】以上两候与时气、热病呕候和哕候，均内容相同，临床需鉴别实热和虚寒之证。

十七、温病渴候

【原文】热气入于肾脏，肾脏恶燥，热盛则肾燥，肾燥则渴引饮。

十八、温病取吐候

【原文】温病热发四日，病在胸膈，当吐之愈。有得病一二日，便心胸烦满，为毒已入，兼有痰实，亦吐之。

【按语】本候内容与时气取吐候略同，可以参阅。凡邪实在胸膈，均可取吐治疗。

十九、温病变成黄候

【原文】发汗不解，温毒气瘀结在胃，小便为之不利，故变成黄，身如橘色。

【按语】温病黄候，与伤寒变成黄候、时气变成黄候，内容有相同之处，不过此处仅言色如橘子皮的阳黄。

二十、温病咽喉痛候

【原文】热毒在于胸腑②，三焦隔绝，邪客于足少阴之络，下部脉不通，热气上攻喉咽，故痛或生疮也。

【按语】伤寒、时气、热病咽喉痛候，均未论及"热毒在于胸腑"之变，这里补出，对咽喉痛之病情叙述更为全面。就此而言，咽喉痛一症，有上下内外肺肾之异，虚实之别，应注意分析，随证施治。

二十一、温病毒攻眼候

【原文】肝开窍于目，肝气虚，热毒乘虚上冲于目，故赤痛，重者生疮翳也。

【按语】此候与伤寒、时气、热病毒攻眼候内容相同，可参。

---

① 气：《外台秘要》卷四温病哕方作"中"。
② 胸腑：作"胸中"理解。

二十二、温病衄候

【原文】由五脏热结所为。心主血，肺主气而开窍于鼻，邪热伤于心，故衄。衄者，血从鼻出也。

【按语】温病衄候，责之心肺热结。伤寒、时气、热病衄候，论述稍异，可结合看。

二十三、温病吐血候

【原文】诸阳受邪，热初在表，应发汗而不发，致热毒入深，结于五脏，内有瘀血积，故吐血也。

【按语】此候与时气吐血候内容相同，均是失于汗解，热毒深入五脏，迫血妄行所致。

二十四、温病下利候

【原文】风热入于肠胃，故令洞泄。若夹毒，则下黄赤汁及脓血。

【按语】本候谓"洞泄"，泛指泄泻之甚者，不能作为"洞泄寒中"理解，因为这里指出"风热入于肠胃"，当属热利。

又，温病下利，在病因上提出"风热"，在证候上讲"洞泄"，与时气热利、热病下利均略有差异。

二十五、温病脓血利候

【原文】热毒甚者，伤于肠胃，故下脓血如鱼脑，或如烂肉汁，此由温毒气盛故也。

【按语】文中"温毒"二字，在伤寒脓血利候和时气脓血利候均作"湿毒"。

二十六、温病大便不通候

【原文】脾胃有积热，发汗太过，则津液少，使胃干，结热在内，故大便不通。

二十七、温病小便不通候

【原文】发汗后，津液少，膀胱有结热，移入于小肠，故小便不通也。

【按语】以上温病大小便不通候，均有热结在里，津液亏少，只不过病位不同而已。

二十八、温病下部疮候

【原文】热攻肠胃，毒气既盛，谷气渐衰，故三虫动作，食人五脏，则下部生疮，重者，肛烂见脏腑。

【按语】温病下部疮候，与伤寒湿䘌候、时气和热病的䘌候，名称不同，病情是一致的。

二十九、温病劳复候

【原文】谓病新瘥，津液未复，血气尚虚，因劳动早，更生于热，热气还入经络，复成病也。

【按语】温病劳复与伤寒劳复、时气劳复、热病劳复基本相同，时气劳复更详，可参。

三十、温病食复候

【原文】凡得温毒病新瘥，脾胃尚虚，谷气未复，若食犬、猪、羊肉并肠、血，及肥鱼炙脂腻食，此必大下利。下利则不可复救。又禁①食饼饵，炙脍，枣、栗诸生果难消物，则不消化，停积在于肠胃，便胀满结实，大小便不通，因更发热，复成病也。非但杂食，梳头、洗浴诸劳事等，皆须慎之。

【按语】 温病食复与伤寒食复、时气食复、热病食复基本相同，皆病后脾胃尚虚即进食肥厚滋腻食物，酿生内热，导致复发。故外感热病后需要注意饮食，以清淡为主。

三十一、温病阴阳易候

【原文】 阴阳易病者，是男子、妇人温病新瘥未平复，而与之交接，因得病者，名为阴阳易也。其男子病新瘥未平复，而妇人与之交接得病者，名阳易。其妇人得病虽瘥未平复，男子与之交接得病者，名阴易。若二男二女，并不自相易。所以呼为易者，阴阳相感动，其毒度著于人，如换易也。其病之状，身体热冲胸②，头重不举，眼中生眵③，四支拘急，小腹疠痛，手足拳，皆即死。其亦有不即死者④，病苦小腹里急，热上冲胸，头重不欲举，百节解离，经脉缓弱，气血虚，骨髓竭，便怳怳吸吸，气力转少，著床不能摇动，起居仰人，或

引岁月方死。

【按语】 此候与伤寒、时气病后阴阳易候基本相同，可参。

三十二、温病交接劳复候

【原文】 病虽瘥，阴阳未和，因早房室，令人阴肿缩入腹，腹疠痛，名为交接之劳复也。

【按语】 此候乃温病后正气未复，阴阳不和，过早进行房事，致囊缩腹痛。

三十三、温病瘥后诸病候

【原文】 谓其人先有宿痾⑤，或患虚劳、风冷、积聚、寒疝等疾，因温热病，发汗、吐、下之后，热邪虽退，而血气损伤，腑脏皆虚，故因兹而生诸病。

【按语】 温病瘥后诸病候，与时气病后虚羸候相同，需细辨气血阴阳的亏虚。

三十四、温病令人不相染易候

【原文】 此病皆因岁时不和，温凉失节，人感乖戾之气而生病，则病气转相染易，乃至灭门，延及外人，故须预服药及为法术以防之。

---

① 禁：宋本、汪本、周本同。《外台秘要》卷四温病劳复方无，义胜。
② 身体热冲胸：宋本、汪本、周本同。《伤寒论》辨阴阳易差后劳复病证篇作"身体重，少气，小腹里急，或引阴中拘挛，热上冲胸"。
③ 眵：原作"眛"。据《外台秘要》卷二伤寒阴阳易方改。《伤寒论》作"花"。
④ 不即死者：原作"即不死者"，倒文。据本书卷九时气病后阴阳易候乙正。
⑤ 宿痾（chèn chèn）：旧病。痾，同"疢"。《集韵》："疢，或作痾。"《广雅》："疢，病也。"

【按语】温病与时行病及寒疫，在《诸病源候论》均责之岁时不和，温凉失节，人感乖戾之气而得病，具有传染的特性。但此处对温病的传染性较伤寒时行更为强调，病证也较严重，指出"乃至灭门，延及外人"。在现在临床上，时行及温疫（疫疠）的传染性，确较一般外感热病更为强烈。这种认识，是中医传染病学之早期资料，亦是这一时期临床实践经验之总结，具有历史意义，值得重视。

又，本候与卷九时气令人不相染易候对传染病宜采取预防措施，以达到"令不相染易"之目的。

疫疠病诸候　凡三论

【提要】本篇论述疫疠病，其内容有：一是疫疠；一是瘴气。瘴气包括在疫疠之内，所以统称疫疠病诸候。

"疫疠"，所指的范围很广，此篇只有二条：一条是论疫疠的病源和概念；一条是以疱疮候作为举例。

瘴气的范围亦较广，这里仅就岭南青草瘴、黄芒瘴而言，本书卷十一疟病诸候中有山瘴疟候，可以互参。

一、疫疠病①候

【原文】其病与时气、温、热等病相类，皆由一岁之内，节气不和，寒暑乖候②，或有暴风疾雨，雾露不散，则民多疾疫。病无长少，率皆相似，如有鬼厉之气，故云疫疠病。

养生方云：封君达，常乘青牛，鲁女生，常乘駮③牛；孟子绰，常乘駮马，尹公度，常乘青骡。时人莫知其名字为谁，故曰：欲得不死，当问青牛道士。欲得此色，駮牛为上，青牛次之，駮马又次之。三色者，顺生之气也。云古之

青牛者，乃柏木之精也；駮牛者，古之神宗之先也；駮马者，乃神龙之祖也。云道士乘此以行于路，百物之恶精，疫气之疠鬼，将长揖④之焉。

养生方导引法云⑤：延年之道，存念心气赤，肝气青，肺气白，脾气黄，肾气黑，出周其身，又兼辟邪鬼。欲辟却众邪百鬼，常存心为炎火如斗，煌煌光明，则百邪不敢干之。可以入温疫之中。

【按语】本候养生方前部分内容与本书卷二鬼邪候养生方第三条同，后部分内容与卷十温病候养生方导引法第二条同，内容不易理解，可互参。

二、疫疠疱疮候

【原文】热毒盛，则生疱疮，疮周布遍身，状如火疮，色赤头白者毒轻，色黑紫瘀者毒重。亦名为瘟豆疮。

【按语】疱疮候内容，与本书卷七伤寒瘟豆疮候，卷九时气、热病疱疮候略同，但这里称疫疠疱疮候，当是强调疱疮的烈性传染性和大流行性。

---

① 疫疠病：指急性烈性传染病。
② 乖候：不合时令的反常气候。
③ 駮（bó 脖）：通"驳"，毛色混杂不纯。
④ 揖：本书卷二作"摄"。揖，退让。
⑤ 养生方导引法云：原无。据前温病候相同内容补。

三、瘴气①候

【原文】夫岭南②青草、黄芒瘴，犹如岭北伤寒也。南地暖，故太阴③之时，草木不黄落，伏蛰④不闭藏，杂毒因暖而生。故岭南从仲春⑤讫仲夏，行青草瘴，季夏⑥讫孟冬⑦，行黄芒瘴。量其用药体性，岭南伤寒，但节气多温，冷药小寒于岭北。时用热药，亦减其锱铢⑧，三分去二。但此病外候小迟，因经络之所传，与伤寒不异。然阴阳受病，会同表里，须明识患源，不得妄攻汤艾。假令宿患痼热，今得瘴毒，毒得热更烦，虽形候正盛，犹在于表，未入肠胃，不妨温而汗之。已入内者，不妨平而下之。假令本有冷，今得温瘴，虽暴壮热烦满，视寒⑨正须温药汗之，汗之不歇，不妨寒药下之。夫下痢⑩治病等药在下品，药性凶毒，专主攻击，不可恒服，疾去即止。病若日数未入于内，不可预服利药，药尽胃虚，病必承虚而进。此不可轻治。治不瘥，成黄疸；黄疸不瘥，为尸疸。尸疸疾者，岭南中瘴气，土人连历不瘥⑪，变成此病不须治也。岭北客人，犹得斟酌救之。病前热而后寒者，发于阳；无热而恶寒者，发于阴。发于阳者，攻其外；发于阴者，攻其内。其一日、二日，瘴气在皮肤之间，故病者头痛恶寒，腰背强重。若寒气在表，发汗及针必愈。三日以上，气浮于上，填塞心胸，使头痛胸满而闷，宜以吐药，吐之必愈。五日已上，瘴气深结在脏腑，故腹胀身重，骨节烦疼，当下之。或人得病久，方告医，医知病深，病已成结，非可发表解肌，所当问病之得病本末，投药可专依次第也。

【按语】瘴气候是流行在岭南——我国南方山村地带的地方性疾病。由于感触了湿热熏蒸之气，因而产生急性热病。从文中"治不瘥，成黄疸，黄疸不瘥，为尸疸"的论述来看，似包括现代所说的恶性疟疾在内，以下疟病诸候中有"山瘴疟候"，可以证明。所述病情，亦可以互相参阅。

在中医书籍中，指出疫疠及瘴气，并列为专候加以讨论的，当以本书为最早。因此，这些资料，在医学发展史上，颇具历史价值。

---

① 瘴气：病名，亦称瘴毒、瘴疠。指感受山林间湿热蕴蒸的一种疫疠之气而成的传染疾病。属于疫疠之疾，其中有些是恶性疟疾。

② 岭南：今广东、广西一带。

③ 太阴：这里指冬天。古人有以阴阳分四时方法，春为少阳，夏为太阳，秋为少阴，冬为太阴。

④ 伏蛰：指虫蛇类动物冬眠伏藏，不食不动。

⑤ 仲春：农历二月。

⑥ 季夏：农历六月为季夏。

⑦ 孟冬：初冬，农历十月。

⑧ 锱（zī 滋）铢：古代的衡量单位，六铢为一锱，四锱为一两。

⑨ 视寒：看到有寒冷。

⑩ 下痢：应作"利下"理解，即指攻下，不是病名。

⑪ 土人连历不瘥：当地人屡患此病不能痊愈。土人，这里指岭南当地人。

卷　十一

疟病诸候　凡十四论

【提要】 本篇论述疟病，对疟病的病源及其分类，叙述甚详。在病源方面，有伤暑、伤风、伤寒，特别是夏伤于暑，秋伤于风寒，寒热交争，其病发作。在证候分类方面，有六经疟、五脏疟、间日疟、寒疟、温疟、瘅疟等。另外，还述及痰实疟、劳疟、久疟等，这是根据疟病的兼证、复发以及病程新久而命名的。

又，本书卷三十九有妇人疟候、卷四十二有妇人妊娠疟候、卷四十四有妇人产后疟候及卷四十六有小儿疟候等，在阐述病理方面，又多有新的见解，并突出妇人、小儿疟病之各自特点，实为中医早期之疟病专著。可以互参。

一、疟病候

【原文】 夏日伤暑，秋必病疟。疟之

发以时者，此是邪客于风府，循脊而下。卫气一日一夜常大会于风府，其明日日下一节①，故其作则腠理开②，腠理开则邪气入，邪气入则病作，此所以日作常③晏也。卫气之行风府，日下一节，二十一日下至尾骶，二十二日入脊内，注于伏冲之脉④，其气上⑤行九日出于缺盆之中。其所既上，故其病稍早发⑥。其间日发者，由邪气内薄五脏，横连募原，其道远，其气深，其行迟，不能日作，故间日蓄积乃作。夫卫气每至于风府，腠理而开，开则邪入焉。其卫气日下一节，其气之发也，不当风府，其日做者奈何⑦？然风府无常⑧，卫气之所应⑨，必开其腠理，邪⑩气之所舍，则其病作。

风之与疟也，相与同类，而风独常在也，而疟特以时休何也？由风气留其处，疟气随经络沉以内薄，故卫气应乃

---

① 日下一节："日"原无。据本书卷三十九、四十二妊娠疟候、《素问》补。日下一节，谓卫气运行，循背脊骨逐日下移一个骨节。

② 故其作则腠理开：《太素》卷二十五疟解作"故其作也晏，此先客于脊背也，每至于风府则腠理开"。

③ 常：宋本、汪本、周本同。《素问》《太素》《外台秘要》作"稍益"。

④ 伏冲之脉：此后原重出"伏冲"二字，衍文；之，原无。据本书卷三十九、四十二删补。伏冲、宋本、汪本、周本同，《素问》《外台秘要》作"伏膂"，《针灸甲乙经》作"太冲"。词异义同。指伏行于腹内的冲脉。

⑤ 气上：原无，宋本、汪本、周本同。据《素问》《针灸甲乙经》《太素》《外台秘要》补。

⑥ 故其病稍早发：本书卷三十九、卷四十四作"故其病发更早"，《素问》作"故作日益早也。"

⑦ 其气之发也，不当风府，其日做者奈何：原作"则不当风府奈何"，文义不完整。据《素问》《外台秘要》改补。

⑧ 风府无常：《素问》《太素》均作"风无常府"。义胜。

⑨ 应：宋本、汪本、周本同。《素问》《太素》《外台秘要》均作"发"。

⑩ 邪：原无。据《素问》《针灸甲乙经》补。

作。阳当陷而不陷，阴当升而不升，为邪所中，阳遇邪则捲①，阴遇邪则紧，捲则恶寒，紧则为慄，寒慄相薄，故名疟。弱乃发热，浮乃汗②出。旦中旦发，暮中暮发。夫疟，其人形瘦，皮必慄③。

问曰④，病疟以月一日发，当以十五日愈⑤。设不愈，月尽解⑥。

足太阳疟，令人腰痛头重，寒从背起，先寒后热，渴，渴止汗出⑦，难已，刺郄中⑧出血。

足少阳疟，令人身体解倦⑨，寒不甚，热不甚，恶见人，见人心惕惕然⑩，热多汗出甚⑪，刺足少阳。

足阳明疟，令人先寒，洒淅洒淅，寒甚久乃热，热去汗出，喜见日光火气乃快然，刺足阳明脚跗上⑫。

足太阴疟，令人不乐，好太息，不嗜食，多寒热⑬汗出，病至则善呕，呕已乃衰，即取之⑭。

足少阴疟，令人吐呕甚，久寒热⑮，热多寒少，欲闭户而处，其病难止⑯。

足厥阴疟，令人腰痛，少腹满，小便不利，如癃状⑰，非癃也，数小便，意恐惧，气不足，腹⑱中悒悒⑲，刺足厥阴。

肺疟者，令人心寒，寒甚热间⑳，善惊如有所见者，刺手太阳、阳明。

心疟者，令人烦心甚，欲得清水，乃㉑寒多，寒不甚，热甚㉒，刺手少阴。

肝疟，令人色苍苍然，太息，其㉓状若死者，刺足厥阴见血。

---

① 捲（juǎn卷）：收敛。《说文解字》："捲，一曰收也。"《集韵》："捲，敛也。"
② 汗：原作"来"，误。据《外台秘要》卷五疗疟方改。
③ 慄：指皮肤收缩，毫毛竖起。《增韵》："慄，竦缩也。"
④ 问曰：据前后文例，疑为衍文。
⑤ 十五日愈：古以五天为一候，三候为一气。认为人体气化与节气相应，节气更换，人身之气旺，则正胜邪衰而病愈。此为估计病程之约数，不可拘泥。下同。
⑥ 月尽解：指十五天病不愈，又要到下一个旺气，即再过十五天，才会痊愈。
⑦ 渴，渴止汗出：原作"渴，渴然后热止而汗出"，文字有误。据《素问·刺疟》、新校正改。
⑧ 郄（xì戏）中：即委中穴。
⑨ 解（xiè懈）倦：解，通"懈"。《素问》《太素》作"解㑊"。指身体疲倦无力。
⑩ 惕惕然：忧惧貌。
⑪ 甚：原作"其"，形近之误。据《素问》《太素》《外台秘要》改。
⑫ 脚跗上：此处指冲阳穴。跗，足背。跗，原作"肤"，"肤"乃"趺"字之误，"趺"同"跗"。据《素问》《太素》改。
⑬ 热：此前《针灸甲乙经》卷七第五有"少"字，义胜。
⑭ 即取之：此后《针灸甲乙经》有"足太阴"三字，义胜。王冰注："即取之井俞及公孙也。"
⑮ 令人吐呕甚，久寒热：《太素》作"令人吐呕，甚多寒热"，《素问》作"令人呕吐甚，多寒热"，《针灸甲乙经》作"令人呕吐甚，多寒少热"，无下文"热多寒少"四字。
⑯ 难止：此后《针灸甲乙经》有"取太溪"三字，义胜。
⑰ 状：原在"非癃"之后，误倒。据《素问》《针灸甲乙经》《太素》乙正。
⑱ 腹：原作"肠"。据《素问》《外台秘要》改。
⑲ 悒悒（yì意）：忧闷不乐貌。王冰注："悒悒，不畅之貌。"
⑳ 寒甚热间：以下肺病为疟作"寒甚则热发"，《外台秘要》卷五之五脏及胃疟方作"寒甚热发，热间"。间，在此指减轻，即谓寒重热轻。
㉑ 乃：《素问·刺疟》作"反"，《太素》卷二十五十二疟篇作"及"，形近之误。
㉒ 甚：原无，文义不明。据《太素》补。
㉓ 其：原作"甚"，形近之误。据《素问》《太素》《外台秘要》改。

脾疟，令人疾寒①，腹中痛，热则肠中鸣，鸣②已汗出，刺足太阴。

肾疟，令人洒洒，腰脊痛宛转③，大便难，目眩眴眴然④，手足寒，刺足太阳、少阴。

胃疟，令人且病也⑤。善饥而不能食，食而支满腹大，刺足阳明、太阴横脉⑥出血。

肺病为疟，乍来乍去，令人心寒，寒甚则热发，善惊，如有所见，此肺疟证也。若人本来语声雄，恍惚尔不亮⑦，拖气用力，方得出言，而反于常人，呼共语⑧，直视不应。虽曰未病，势当不久。此即肺病声之候也，察病观疾⑨，表里相应，依源审治，乃不失也。

心病为疟者，令人心烦，其病欲饮清水多，寒少热甚⑩。若人本来心性和雅，而急卒反于常伦，或言未竟便住，以手剔脚爪，此久必死，祸虽未及，呼曰行尸。此心病声之候也，虚则补之，实则泻之，不可治者，明而察之。

肝病为疟者，令人色苍苍然，气息喘闷，战掉，状如死者。若人本来少于悲患，忽尔嗔怒，出言反常，乍宽乍急，言未竟，以手向眼，如有所思⑪，若不即病，祸必至矣。此肝病声之候也。其人若虚，则为寒风所伤；若实，则为热气所损。阳则泻之，阴则补之。

脾病为疟者，令人寒则⑫腹中痛，热则⑬肠中鸣，鸣已汗出。若其人本来少于喜怒，而忽反常，嗔喜无度，正言鼻笑⑭，不答于人。此是脾病声之候证。不盈旬月⑮，祸必至也。

肾病为疟者，令人悽悽然，腰脊痛而宛转，大便涩⑯，自⑰掉不定，手足寒。若人本来不喜不怒⑱，忽然謇⑲而好嗔怒，反于常性，此肾已伤，虽未发觉，是其候也。见人未言而前开口笑，还闭口不声，

---

① 疾寒：《素问》无"疾"字。《外台秘要》卷五五脏及胃疟方作"寒则"。意为病寒，"疾寒"与下文"热则"是对举而言的。

② 鸣：原无，宋本、汪本、周本同。据下文脾病为疟条、《素问》《外台秘要》补。

③ 腰脊痛宛转：指腰脊疼痛，常辗转身体，以求有所减轻，故见辗转不安状。

④ 目眩眴眴（xuàn 炫）然：汪本、周本同。《素问》《太素》《外台秘要》均无"眩"字。此谓目视发花，看东西摇晃不清楚。

⑤ 且病也：《针灸甲乙经》卷七第五作"且病寒"，《太素》作"疸病也"。

⑥ 横脉：王冰注指足内踝前斜过之大脉（足太阴经），张景岳认为是商丘穴。

⑦ 语声雄，恍惚尔不亮：《备急千金要方》卷十七第一肺脏论作"语声雄烈，忽尔不亮"。义胜。

⑧ 呼共语：宋本、汪本、周本同。《太平圣惠方》卷五十二治五脏疟诸方作"呼其语"。

⑨ 察病观疾：原作"察观疾"，宋本、汪本、周本同。据《外台秘要》补"病"字。

⑩ 甚：原无。据《太素》补。

⑪ 思：宋本、汪本、周本同。《备急千金要方》卷十一第一作"畏"。

⑫ 则：原无。据《外台秘要》补。

⑬ 热则：原无，宋本、汪本、周本同。据上下文脾疟条、《外台秘要》补。

⑭ 正言鼻笑：宋本、汪本同，周本"正"作"政"，《外台秘要》《太平圣惠方》作"多言鼻笑"。正言，指说话态度严肃；鼻笑，形容轻视或嘲笑之表情。正言鼻笑，即病人喜怒无常之症状。

⑮ 旬月：宋本、汪本、周本同。《外台秘要》作"旬日"，义胜。

⑯ 涩：宋本、汪本、周本同。《备急千金要方》卷十九第一作"难"。

⑰ 自：宋本、汪本、周本同。《备急千金要方》《外台秘要》作"身"，此前《备急千金要方》尚有"目眴眴然"四字。

⑱ 不喜不怒：宋本、汪本、周本同，《备急千金要方》作"不吃"二字。

⑲ 謇（jiǎn 简）：此后《备急千金要方》有"吃"字。另，此前《外台秘要》有"语"字。謇，口吃。

举手栅①腹。此是肾病声之候②也。虚实表里，浮沉清浊，宜以察之，逐以治之。

夫疟脉者自弦，弦数多热；弦迟多寒。弦小紧者，可下之；弦迟者，温药已；脉数而紧者③，可发其汗，宜针灸之；脉浮大者，不可针灸，可吐之。

凡疟先发如食顷，乃可以治之，过之则失时。

【按语】本候内容，论述了疟病的病因、病机、症状、脉象、预后及治疗等，内容比较丰富，相当于疟病的总论。文中五脏疟有两段文字，第一段与《内经》同；第二段，叙述与《内经》有别，唯《备急千金要方》《外台秘要》有记载，盖是别一家言，或是罗列诸家之说者。

本候脉诊部分，以弦脉为疟病之主脉，是言其常。但随着疟病寒热发作之不同阶段或复杂病情，亦会出现变化。如一般寒战期，多见弦脉，而高热期，则又兼见洪大而数或滑数；又有其他疟证，甚至不是弦脉，出现其他脉象。因此，临证还应根据具体病情，脉症合参，灵活处理。

二、温疟候

【原文】夫温疟与寒疟安舍④？温疟者，得之冬中于风寒，寒气藏于骨髓之中，至春则阳气大发，邪气不能出，因遇大暑，脑髓烁⑤，肌肉消⑥，腠理发泄，因⑦有所用力，邪气与汗偕出。此病⑧藏于肾，其气先从内出之于外，如此则阴虚而阳盛，阳盛则热矣⑨。衰⑩则气复反入，入则阳虚，阳虚则寒矣，故先热而后寒，名曰温疟。

疟先寒而后热，此由夏伤于暑，汗大出，腠理开发，因遇夏气凄沧⑪之水寒，藏于腠理皮肤之中，秋伤于风，则病成矣。夫寒者阴气也，风者阳气也，先伤于寒，而后伤于风，故先寒而后热，病以时作，名曰寒疟⑫。先伤于风而后伤于寒，故先热而后寒，亦以时作，名曰温疟。

夫病疟六七日，但见热者，温疟矣。

【按语】本候论述温疟，举出三种病情，一种是冬时伏邪，至夏发作；一种是先伤于风邪，后伤寒邪；一种是病疟六七日，但热不寒。这些病情，都可以称为温疟，其特点是先热后寒，或者但热不寒，以温热为主。至于文中第二段论及之寒疟，盖是与温疟对比而言，不属于温疟范畴。

① 栅：宋本、汪本、周本同。鄂本作"扪"。此前《外台秘要》有"爪"字。栅，栅栏，引申为围护。
② 候：原作"证"，与前后文例不协。据《外台秘要》改。
③ 脉数而紧者：宋本、汪本、周本同。《金匮要略》第四作"弦紧者"。
④ 安舍：谓病邪留舍于何处。
⑤ 脑髓烁（shuò 朔）：谓暑热之气上熏于脑，脑髓受到消烁。烁，通"铄"，消烁，灼烁。
⑥ 肌肉消：原作"脉肉消释"。据《素问·疟论》改。
⑦ 因：《素问》作"或"。
⑧ 病：宋本、汪本、周本同。《外台秘要》作"邪气先"。
⑨ 阳盛则热矣：原作"则热"。据《素问》改。
⑩ 衰：此前《外台秘要》有"阳"字。
⑪ 凄沧（qī cāng 妻仓）：寒冷。王冰注："凄沧，大凉也。"
⑫ 病以时作，名曰寒疟：原无，宋本、汪本同。文义不完整。据《素问》《外台秘要》、周本补。

三、痎疟①候

【原文】夫痎疟者，夏伤于暑也。其病秋则寒甚，冬则寒轻，春则恶风，夏则多汗者，然其蓄作②有时。以疟之始发，先起于毫毛，伸欠乃作，寒慄鼓颔，腰脊痛，寒去则外内皆热，头痛而渴欲饮③。何气使然？此阴阳上下交争④。虚实更作⑤，阴阳相移⑥也。阳并于阴，则阴实阳虚，阳明虚则寒慄鼓颔，巨阳虚则腰背头项痛，三阳俱虚，阴气胜，胜则骨寒而痛，寒生于内，故中外皆寒。阳盛则外热，阴虚则内热，内外皆热，则喘而渴欲饮⑦。此得之夏伤于暑，热气盛，藏之于皮肤之间，肠胃之外，此荣气之所舍。此令⑧汗出空疏，腠理开，因得秋气，汗出遇风乃得之，及以浴⑨，水气舍于皮肤之内，与卫气并居。卫气者，昼日行阳，夜行于阴⑩，此气得阳如⑪外出，得阴如内薄，内外相薄⑫，是以日作。

其间日而作者，谓其气之舍深⑬，内薄于阴，阳气独发，阴邪内著，阴与阳争不得出，是以间日而作。

【按语】此论痎疟候，是疟疾的总称，包括间日疟候。《素问·生气通天论》《素问·阴阳应象大论》均提及"夏伤于暑，秋病痎疟"，夏季伤于暑邪，未即发病，蕴伏于内，至秋与凉合邪，可变生疟疾。疟之为病，种类繁多，统称痎疟。

四、间日疟候

【原文】由此邪气与卫气俱行⑭于风府⑮，而有时相失不相得，故邪气内薄五脏，则道远气深，故其行迟，不能与气偕出，是以间日而作也。

【按语】关于间日疟之间日发作，《内经》早有论述，然"间日疟"作为一个病证名称，系本书最早提出。

五、风疟候

【原文】夫疟，皆生于风。风者，阳气也，阳主热。故卫气每至于风府则腠理开，开则邪入，邪入则病作。先伤于

① 痎（jiē 阶）疟：间日疟，或泛指疟疾。这里泛指疟疾，包括间日疟。
② 蓄作：指疟疾的停止与发作。不发谓之蓄，发作谓之作。
③ 头痛而渴欲饮：《素问》作"头痛如破，渴欲冷饮"。
④ 阴阳上下交争：《素问》王冰注："阳气者，下行极而上，阴气者，上行极而下，故曰阴阳上下交争也。"
⑤ 虚实更作：因为阴阳交争，阴胜则阳虚，阳胜则阴虚，疟疾发作，阴阳更替相胜，所以有寒有热，就是虚实更作的表现。
⑥ 阴阳相移：指阴并于阳，阴并于阳，虚实互相转变的意思。
⑦ 欲饮：宋本、汪本、周本同。《素问》《针灸甲乙经》《外台秘要》作"故欲冷饮"。
⑧ 令：此后《素问》《太素》均有"人"字。
⑨ 乃得之，及以浴：《素问》作"及得之以浴"，《针灸甲乙经》作"得浴"，《太素》作"乃得之以浴"。
⑩ 夜行于阴：原无，宋本、汪本、周本同。文义不完整。据《素问·疟论》和《针灸甲乙经》卷七第五补。
⑪ 如：宋本、汪本、周本同。《素问》《太素》《外台秘要》均作"而"，义同。下一"如"字同。
⑫ 内外相薄：原无，宋本、汪本、周本同。文义不完整。据《素问》《针灸甲乙经》补。薄，通"搏"。
⑬ 深：原作"写"，误。据《素问》《外台秘要》、汪本、周本改。
⑭ 俱行：《太素》卷二十五之三疟作"客"。
⑮ 风府：原作"六府"。据本卷疟病候文义改。《素问识》亦认为应作"风府"。

风，故发热而后寒慄。

【按语】风疟是因夏季阴暑内伏，复感风邪而发的一种疟疾。临床表现有先热后寒，寒少热多，头疼，发热时自汗出，脉弦数等症。

六、瘅疟候

【原文】夫瘅疟者，肺素①有热，气盛于身，厥逆上冲②，中气实而不外泄，因有所用力，腠理开，风寒舍于皮肤之内，分肉之间而发。发则阳气盛，阳气盛而不衰则病矣。其气不及③之阴，故但热而不寒，热④气内藏于心，而外舍分肉之间，令人消烁脱肉，故命曰瘅疟。其状，但热不寒，阴气孤⑤绝，阳气独发，则少气烦悗，手足热而呕也。

【按语】瘅疟首见于《素问·疟论》："其但热不寒者，阴气先绝，阳气独发，则少气烦冤，手足热而欲呕，名曰瘅疟。"王冰注："瘅，热也，极热为之也。"主要症状是高热，寒战较轻，烦躁，口渴，呕吐等。

七、山瘴疟候

【原文】此病生于岭南，带山瘴之气。其状，发寒热⑥，休作有时，皆由山⑦溪源岭嶂⑧湿毒气故也。其病重于伤暑之疟。

【按语】古代所称瘴气、瘴疟，是属于地方性疾病，尤其是山区偏僻之地，其疟发病情，较间日疟为重，所以本候云"重于伤暑之疟"。这里瘴气、瘴疟的记载，较之《内经》《金匮要略》已有很大的发展。现在临床对于瘴疟证治，又常结合疫疟而论，较之古代所述，其范围又有所扩大，几与现在之恶性疟疾、脑型疟疾相等。

八、痰实疟候

【原文】痰实疟者，谓患人胸鬲先有停痰结实，因成⑨疟病，则令人心下胀⑩满，气逆烦呕也。

【按语】本候痰实疟是素有痰饮停留胸膈，再感疟病，以往来寒热、胃脘胀满、心烦呕吐为主。后世以截疟七宝饮祛痰截疟。

九、寒热疟候

【原文】夫疟者，风寒之气也。邪并

① 素：原作"系"，缺笔之误。据《素问·疟论》《太素》卷二十五之三疟、《外台秘要》卷五温疟方、汪本、周本改。

② 厥逆上冲：原作"厥逆上下"，文义不通。据汪本、周本、《素问》改。《针灸甲乙经》卷五第七、《外台秘要》作"厥气逆上"，义同。

③ 及：《针灸甲乙经》《太素》作"反"，作"返"解。义胜。

④ 热：原作"寒"，《太素》同。据本候上下文例和《外台秘要》改。《金匮要略》第四做"邪"字，亦通。

⑤ 孤：宋本、汪本、周本同。均作"先"；《金匮要略》作"孤"，义胜，从之。

⑥ 发寒热：宋本、汪本、周本同。《医心方》卷十四第十九无"发"字，而"寒热"二字连下句读。

⑦ 山：汪本、周本同，宋本、《外台秘要》卷五山瘴疟方、《医心方》作"挟"，《太平圣惠方》卷五十二治山瘴疟方作"游"。

⑧ 岭嶂：宋本、汪本同，《太平圣惠方》作"中于"。

⑨ 成：《医心方》卷十四第十七作"感"字。

⑩ 胀：宋本、汪本、周本同。《医心方》《太平圣惠方》卷五十二治痰实疟诸方作"支"。

于阴则寒，并于阳则热，故发作皆寒热也。

【按语】本候是复述疟病发寒发热的病机，并非是另有一种寒热疟病，可与以上诸候互参。

十、往来寒热疟候

【原文】此由寒气并于阴则发寒，风气并于阳则发热，阴阳二气更实更虚，故寒热更往来也。

【按语】"此由寒气并于阴则发寒，风气并于阳则发热"。与前寒热疟候"夫疟者，风寒之气也，邪并于阴则寒，并于阳则热"，意义相同。"阴阳二气更实更虚"，与痎疟候的"阴阳上下交争，虚实更作"亦是同一病机，可以前后互参。

十一、寒疟候

【原文】此由阴阳相并，阳虚则阴胜，阴胜则寒，寒发于内而并于外，所以内外俱寒，故病发但战慄而鼓颔颐也①。

【按语】本候乃因寒气内伏，再感风邪而诱发的一种疟疾。临床表现寒多热少，日发一次，或间日发作，发时寒战鼓颔，头痛，无汗或微汗，脉弦紧有力等。

十二、劳疟候

【原文】凡疟积久不瘥者，则表里俱

虚，客邪未散，真气不复，故疾虽暂间，小劳便发②。

【按语】劳疟之病名，首见于《金匮要略》，但病因病机之描述，则以《诸病源候论》为先。而《圣济总录》卷三十五对其症状描述更具体，录以参考："劳疟者，以久疟不差，气血俱虚，病虽间歇，劳动则发，故谓之劳疟。邪气日深，真气愈耗。表里既虚，故食减肌瘦，色悴力劣，而寒热如故也。"其治疗需扶正祛邪兼顾。

十三、发作无时疟候

【原文】夫卫气③一日一夜大会于风府，则腠理开，开④则邪入，邪入则病作。当其时，阴阳相并，随其所胜，则⑤生寒热，故动作皆有早晏者。若腑脏受邪，内外失守，邪气妄行，所以休作无时也。

【按语】此论发作午时疟候的机理，在于不单单是腠理受邪，而且脏腑受邪，表里皆病，邪气妄行所致。

十四、久疟候

【原文】夫疟皆由伤暑及伤风所为，热盛之时，发汗吐下过度，腑脏空虚，

---

① 颐（yí夷）也：宋本、汪本、周本同。《医心方》卷十四第十六无此二字。疑为"颔"字注文混入。颐，与"颔"义同，指下巴。
② 故疾虽暂间，小劳便发：宋本、汪本、周本同。《太平圣惠方》卷五十二治劳疟方作"因其寒热不止，食饮渐少，肌肤羸瘦，颜色萎黄，四肢无力，故名劳疟也"。可参。
③ 卫气：此后《外台秘要》卷五发作无时疟方有"者，阳气也"四字。
④ 开：宋本、汪本、周本同。此前《外台秘要》有"腠理"二字。
⑤ 则：原作"故"，义同。宋本、汪本、周本同。据《外台秘要》卷五发作无时疟方改。

荣卫伤损，邪气伏藏，所以引日①不瘥，仍故休作也②。夫疟岁岁③发，至三岁发、连月④发不解，胁下有否⑤，治之不得攻其否，但得虚其津液，先其时发其汗，服汤已，先小寒者⑥，引衣自温覆汗出，小便自利⑦，即愈也。

【按语】本候论久疟候，久疟脏腑虚弱，气血俱损，发为疟母胁下痞块。其治疗不可攻逐痞块，需在发病之前先发其汗。《金匮要略》制鳖甲煎丸治疗久疟疟母。可参。

---

① 引日：时日久长。引，长。
② 仍故休作也：宋本、汪本、周本同。《太平圣惠方》卷五十二治久疟诸方作"故止而复作"。
③ 岁岁：《太平圣惠方》卷五十二治久疟诸方作"一岁"。
④ 连月：《外台秘要》卷五久疟方、元本作"连日"，此前《太平圣惠方》有"或"字。
⑤ 否：通"痞"，指胁下的痞块。今谓之肝、脾肿大，尤以脾肿为显著。
⑥ 先小寒者：宋本、汪本、周本同。《外台秘要》作"先寒"二字。
⑦ 利：此前原有"引"字，宋本、汪本、周本同。据《外台秘要》卷五久疟方删。

卷　十二

黄病诸候　凡二十八论

【提要】本篇论述黄病的病源、分类、诊断及其并发症,乃记述黄病之最早专著。

总括其内容,包括两大部分:黄病、黄疸。文中先论及黄病、急黄、黄汗、犯黄、劳黄、脑黄、阴黄、内黄、行黄、癖黄、嚛黄、五色黄、风黄等候。其中黄汗一候,《金匮要略》列入水气病篇,本书移入黄病诸候,是以类相从。而急黄、脑黄、癖黄、嚛黄,乃《金匮要略》之后的发展,使本篇内容更为丰富;尤其急黄,是黄病中的一种危重证候,为本书所首载。而五色黄候,则阐述了黄病的诊断方法。至于因黄发血、发痢、发痔、发癖、发吐以及因黄小便涩兼石淋等,则为黄病的并发症。

次论黄疸、酒疸、谷疸、女劳疸、黑疸、胞疸、九疸、风黄疸以及湿疸诸候,其中黄疸、酒疸、谷疸、女劳疸、黑疸与《金匮要略》黄疸病篇的内容基本相同。九疸则为黄疸的一种分类方法。其将黄疸各候列在黄病之后,与《金匮要略》以黄疸为标题有所不同,但其内容,无太大区别。

一、黄病候

【原文】黄病①者,一身尽疼,发热,面色洞黄②;七、八日后,壮热③在里,有血当下之法④,如㹠肝⑤状。其人少腹内急⑥。

若其人眼睛涩疼,鼻骨疼,两膊及项强,腰背急,即是患黄。多大便涩,但令得小便快,即不虑死。不用⑦大便多,多即心腹胀不存⑧。此由寒湿在表,则热畜于脾胃,腠理不开,瘀热与宿谷相搏,烦郁⑨不得消,则大小便不通,故身体面目皆变黄色。

凡黄候,其寸口近掌⑩无脉,口鼻冷

---

① 黄病:病名。指身体面目皆变黄的病证。《备急千金要方》卷十第五作"湿疸者,始得之"。

② 洞黄:深黄色。洞,作"深"字解。《广雅》:"洞,深也。"《备急千金要方》作"黑黄"。

③ 壮热:宋本、汪本、周本同。《外台秘要》卷四诸黄方作"结热",义胜。

④ 之法:宋本、汪本、周本同。《外台秘要》《太平圣惠方》卷五十五黄病论作"去之"。

⑤ 㹠(tún 屯)肝:猪肝。㹠,同"豚"。

⑥ 少腹内急:《备急千金要方》作"小腹满者,急下之",《外台秘要》作"小腹满急"。

⑦ 用:使。《广韵》:"用,使也。"

⑧ 不存:不安。《太平圣惠方》卷五十五黄病论即作"不安"。

⑨ 烦郁:宋本、汪本、周本同。《外台秘要》作"郁蒸"。

⑩ 近掌:指寸口脉上部。

气①，并不可治也②。

【按语】本候所论有三，一是蓄血发黄的症状及治疗方法，指出可用下法治疗；若其人少腹满急者，当急下之。二是寒热交争发黄的机理和症状，黄病一般多大、小便不利，治疗宜利小便，使黄从小便而去，即"但令得小便快，即不虑死"；此与《金匮要略》黄疸病茵陈蒿汤证之服药后"小便当利，尿如皂角汁状，色正赤，一宿腹减，黄从小便出也"同一机理。三是黄病的危重脉证，"寸口近掌处无脉，口鼻气冷"。

二、急黄候

【原文】脾胃有热，谷气郁蒸，因为热毒所加，故卒然发黄，心满气喘，命在顷刻，故云急黄③也。

有得病即身体面目发黄者，有初不知是黄，死后乃身面黄者。其候，得病④但发热心战⑤者，是急黄也。

【按语】急黄证候的记载，最早见于本书。急黄乃黄疸病中的一种危重证候。其病因，除"脾胃有热，谷气郁蒸"外，还强调"因为热毒所加"，这就突破了一般黄病的寒湿、湿热范围，是对黄疸病因的一种创见。其症状为"卒然发黄，心满气喘，命在顷刻"，发黄之前加上"卒然"二字，并曰"有初不知是黄，死后乃身面黄者"，突出了病情危急。这些都说明急黄病的特殊性。急黄证常见高热、神昏、谵语、心烦口渴、胸满腹胀、吐、衄、便血，以及腹水等症，当及时救治，以清热解毒，凉血开窍为法。可选《太平圣惠方》卷五十五治急黄诸方之龙胆散、犀角散等方。

三、黄汗候

【原文】黄汗⑥之为病，身体洪肿⑦，发热，汗出不渴⑧，状如风水，汗染衣，正黄如蘖⑨汁，其脉自沉。此由脾胃有热，汗出而入水中浴，若水入汗孔中，得成黄汗也。

---

① 冷气：宋本、汪本、周本同。《外台秘要》《太平圣惠方》作"气冷"，义胜。

② 并不可治也：宋本、汪本、周本同。《外台秘要》卷四诸黄方作"不可疗之，必死"。

③ 急黄：病名。见本篇。指黄疸病中病势急骤、病情险恶的一类。多因湿热毒邪深重、燔灼营血所致。症见高热烦渴，尿赤，突然面目全身发黄（亦有初不发黄，死后身面发黄者）胸满腹胀，甚则神昏谵语，吐、衄、便血，发斑等，舌红绛，苔黄腻或燥，脉多弦滑数。急黄与后世所称之"瘟黄"相似。治以清热解毒、凉血开窍为主。方可选《备急千金要方》犀角散、黄连解毒汤、栀子丸、神犀丹、安宫牛黄丸等。本病可见于急性、亚急性肝坏死、化脓性胆管炎以及钩端螺旋体病之黄疸出血型等。

④ 得病：宋本、汪本、周本同。《太平圣惠方》卷五十五治急黄诸方作"初得黄病"，义胜。

⑤ 心战：心慌。战，悸。

⑥ 黄汗：病名。《金匮要略·水气病脉证并治》："黄汗之为病，身体肿，发热，汗出而渴，状如风水，汗沾衣，色正黄如蘖汁，脉自沉。"可伴有两胫冷，身体疼痛，腰髋弛痛或小便不利等症。由汗出入水，壅遏营卫；或脾胃湿热郁伏，熏蒸肌肤所致。治宜实卫和营，行阳益阴。方用芪芍桂酒汤、桂枝加黄芪汤等。后世医书如《证治准绳》《症因脉治》等以黄汗身肿者属水肿门，黄汗身不肿者属黄疸门。

⑦ 洪肿：宋本、汪本、周本同。《金匮要略》第十四作"肿"。洪肿，大肿。《尔雅》："洪，大也。"

⑧ 不渴：宋本、汪本、周本同。《金匮要略》《外台秘要》卷四黄汗方作"而渴"。

⑨ 蘖（bò 柏）：原作"蘗"。据《备急千金要方》第五改。蘖，黄柏。

四、犯黄候

【原文】 有得黄病已瘥，而将息失宜，饮食过度，犯触禁忌，致病发胃①，名为犯黄②候。

五、劳黄候

【原文】 脾脏中风，风与瘀热相搏，故令身体发黄。额上黑，微汗出，手足中热，薄暮③发，膀胱急，四肢烦，小便自利，名为劳黄④。

【按语】 本候叙述的劳黄症状，自"额上黑"以下，与《金匮要略》第十五的女劳疸略同。但从"脾脏中风，风与瘀热相搏"的病因、病机来看，则与女劳疸又不尽相同。究竟指何种病证，有待进一步研究。

又，黄病候、劳黄候可与下文黄疸候、酒疸候、女劳疸候等互参。

六、脑黄候

【原文】 热邪在骨髓，而脑为髓海，故热气从骨髓流入于脑，则身体发黄，头脑痛，眉疼，名为脑黄⑤候。

【按语】 《太平圣惠方》卷五十五治三十六种黄证候点烙论并方，载有脑黄候点烙法并方治，可以参考。

七、阴黄候

【原文】 阳气伏，阴气盛，热毒加之，故但身面色黄，头痛而不发热，名为阴黄。

【按语】 本候所论阴黄，是指患者阳伏阴盛，发黄但并不发热而言，其病仍为热毒所致，而后世所称之阴黄乃因阳黄日久转化，或脾阳不振、寒湿内蕴、胆汁不循常道外溢肌肤所致，属寒湿之类，与本候所论不同。

八、内黄候

【原文】 热毒气在脾胃，与谷气相搏，热蒸在内，不得宣散，先心腹胀满气急，然后身面悉黄，名为内黄⑥。

【按语】 本候所论内黄，乃因"热蒸在内，不得宣散"，而致"身面悉黄"；与下文风黄候所言之"先患风湿，复遇冷气相搏"两者合参，可以了解黄病的病因有内外之异；而黄疸出现，亦有先后之别。

九、行黄候

【原文】 瘀热在脾脏，但肉微黄，而身不甚热，其人头痛心烦，不废行立，

---

① 致病发胃：指由于饮食伤胃，热蕴中焦，以致黄病复发。此乃犯黄之病机。
② 犯黄：指触犯禁忌，饮食过度而致黄病复发。
③ 薄（bó博）暮：傍晚。薄，迫近。暮，天快黑时。
④ 劳黄：黄病二十八候之一，首见于本卷。治宜选用柴胡散、龙胆散、秦艽散、鳖甲散等方。
⑤ 脑黄：黄疸二十八候之一，症状如本候所述。治宜石膏散等方。
⑥ 内黄：黄疸二十八候之一，症状如本候所述。治宜栀子散、茵陈散、三黄散等方。

名为行黄①。

十、癖黄候

【原文】气水饮停滞②，结聚成癖。因热气相搏，则郁蒸不散，故胁下满痛，而身发黄，名曰癖黄③。

十一、噤黄候

【原文】心脾二脏有瘀热所为。心主于舌，脾之络脉，出于舌下。若身面发黄，舌下大脉起青黑色，舌噤强④不能语，名为噤黄也。

【按语】本证病情危重，影响心脑，可与急黄候互参。

十二、五色黄候

【原文】凡人著黄⑤，五种黄皆同。其人至困⑥，冥漠⑦不知东西者，看其左手脉，名手肝脉，两筋中其脉如有如无。又看近手屈肘前臂上，当有三歧脉，中央者，名为手肝脉，两厢⑧者，名歧脉。看时若肝脉全无，两厢坏，其人十死一生，难可救济。若中央脉近掌三指道有

如不绝，其人必不死。脉经三日渐彻⑨至手掌，必得汗，汗罢必愈。妇人患黄，看右手脉。

其人身热⑩，眼青黄，视其瞳子青，脉亦青，面色青者是，其由脾移热于肝，肝色青也。其人身热而发黄赤，视其眼赤，高视⑪，心腹胀满，脉赤便是，此由脾移热于心，心色赤，故其人身热而发赤黄，不可治，治之难差。其人身热发黄白，视其舌下白垢生者是，此由脾移热于肺，肺色白也。其人身热发黑黄，视其唇黑眼黄，舌下脉黑者是，此由脾移热于肾，肾色黑也，故其身热而发黑⑫黄也。

【按语】本候是论述黄病的诊察方法，内容可分为两部分，首先阐述手肝脉诊，以测黄病预后，但这种诊法，后世很少运用。其次阐释色诊，临床比较常用。这里着重观察面、目、唇、舌的色泽变化，以判断病症的轻重吉凶。至于其中所述"脉"字，当是诊"络脉"，这在《内经》里有很多记载。例如五脏热病的色诊以及五脏邪热相移的病理变化等，《素问·刺热论》以及《气厥论》均有记载，可以参考。

---

① 行黄：黄疸二十八候之一，症状见本候所述。《太平圣惠方》卷五十五有治行黄方，由黄芩、麦门冬、犀角屑、栝楼根、栀子仁、甘草等药组成。
② 气水饮停滞：宋本、汪本、周本同。《太平圣惠方》卷五十五癖黄证候作"癖黄者，由饮水停滞"。
③ 癖黄：黄疸二十八候之一，症状见本候所述。《太平圣惠方》卷五十五治癖黄用半夏散。
④ 舌噤强：此指舌强不能讲话，不能发声。噤，义同"闭"。
⑤ 著（zhuó 着）黄：指染着黄病。著，同"着"，附着。
⑥ 至困：极度困乏。
⑦ 冥漠：在此作"昏昧"解。冥，通"瞑"，昏昧不清。漠，通"寞"，表情淡漠。
⑧ 两厢：两侧，两边。
⑨ 彻：贯通，透彻。
⑩ 其人身热：原无。据本候下文文例改。
⑪ 高视：两目上视。
⑫ 黑：原无。据上下文义补。

复杂，预后亦较差。

十三、风黄候

【原文】凡人先患风湿，复遇冷气相搏，则举身疼痛，发热而体黄也。

十四、因黄发血候

【原文】此由脾胃大热，热伤于心，心主于血，热气盛，故发黄而动血①，故因名为发血。

【按语】因黄发血，是由于脾胃大热，伤及于心所致。一般所见，黄病并发出血，是病邪由气入营，为病情恶化，应引起足够重视。

又，自此以下六候，均论述黄病的并发症。

十五、因黄发痢候

【原文】此由瘀热在于脾胃，因而发黄，夹毒即下痢，故名为发痢。

十六、因黄发痔候

【原文】此病由热伤于心，心②主血，热盛则随大便而下，名为血痔。

【按语】因黄发痔，当是因发黄而促使血痔复发。发黄乃为脾胃瘀热或热毒，热盛伤心，迫血妄行，所以血痔复发。此血痔非一般痔病，其病因、证候更为

十七、因黄发癖候

【原文】夫黄病皆是大热所为，热盛之时，必服冷药，冷药多则动旧癖。

【按语】因黄发癖，在临床上较多见，一般是先有黄疸，而后胁下有癖块，如黄疸型肝炎的肝肿大、肝硬变等。这里讲"动旧癖"，则是先有癖块，而后又发黄动癖，这可能为肝病复发而出现黄疸。

又，文中"动旧癖"前，有"冷药多"三字，指出本候由于多用寒冷药所引起，颇有实际意义。

十八、因黄发病后
小便涩兼石淋候

【原文】黄病后，小便涩，兼石淋，发黄疸，此皆由蓄热所为。热流小肠，小便涩少而痛，下物如沙石也。

【按语】本候"热流小肠"以下文字，是专论石淋证候，本书卷十四淋病诸候中有石淋候，内容较此为详，可以参阅。

十九、因黄发吐候

【原文】黄病吐下之后，胃气虚冷，其人宿病有寒饮，故发吐。

---

① 血：原作"热"。据本候文义改。
② 心：原无。据因黄发血候文例补。

二十、黄疸候

【原文】 黄疸之病，此由酒食过度，腑脏不和①，水谷相并，积于脾胃。复为风湿所搏，瘀结不散，热气郁蒸②，故食已如饥，令身体面目及爪甲③小便尽黄，而欲安卧。

若身脉④多赤、多⑤黑、多青皆见者，必寒热身痛。面色微黄，齿垢黄，爪甲上黄，黄疸也。

疸而渴⑥者，其病难治；疸而不渴，其病可治。发于阴部⑦，其人必呕；发于阳部⑧，其人振寒而微⑨热。

【按语】 本候论述黄疸病的病因、症状、诊断、预后等。似为黄疸病的总论。

二十一、酒疸候

【原文】 夫虚劳之人，若饮酒多，进

谷少者，则胃内生热。因大醉当风入水，则身目发黄，心中懊痛，足胫满，小便黄，面发赤斑。若下之，久久变为黑疸，面目黑⑩，心中如啖蒜虀状⑪，大便正黑，皮肤爪之不仁。其脉浮弱，虽黑微黄⑫故知之⑬。

酒疸⑭，心中热，欲呕者，当吐之则愈。其小便不利，其候当心中热，足下热，是其候证明也⑮。

若腹满欲吐，鼻燥，其⑯脉浮，先吐之；沉弦，先下之。

【按语】 本候论述酒疸病的病因、病机、症状及诊断等。内容与《金匮要略》同。酒疸本有可下之证，必以腹满，脉沉弦而后下之。若下之不当，则致湿热乘虚内陷，邪入血分，熏蒸日久，使血流郁滞，则变为黑疸，症见"目青面黑，心中如啖蒜虀状，大便正黑，皮肤爪之不仁"，皆为血瘀之征。然此黑疸，由酒疸误下而致，正因为是酒家，故心中热

---

① 不和：宋本、汪本、周本同。《太平圣惠方》卷五十五治黄疸方作"热极"。

② 郁蒸：作"熏蒸"理解。

③ 及爪甲：宋本、汪本、周本同。《外台秘要》卷四黄疸方作"爪甲及"。

④ 脉：原作"体"。据《外台秘要》改。脉，指络脉而言。《灵枢·论疾诊尺》："诊血脉者，多赤多热，多青多痛，多黑为久痹。"

⑤ 多：原无，宋本、汪本、周本同。据《外台秘要》补。

⑥ 疸而渴：原作"渴而疸"，宋本、汪本、周本同。据《金匮要略》第十五改。

⑦ 阴部：指病在里。

⑧ 阳部：指病在表。

⑨ 微：宋本、汪本、周本同。《金匮要略》《外台秘要》作"发"。

⑩ 面目黑：宋本、汪本、周本同。《金匮要略》第十五、《外台秘要》卷四酒疸方作"目青面黑"。

⑪ 如啖蒜虀（jī基）状：形容胃中嘈杂，如吃蒜一样。虀，指捣碎的姜、蒜、韭薤等。

⑫ 虽黑微黄：原无。据《金匮要略》补。

⑬ 之：原无。据《金匮要略》《外台秘要》补。

⑭ 酒疸：五疸之一。亦称酒黄疸，见《金匮要略·黄疸病脉证并治》。多因饮酒过度，湿热郁蒸，胆热液泄所致。症见身目俱黄，面发赤斑，心中懊侬热痛，鼻燥，腹满不欲食，时时欲吐等。治宜清利湿热，解酒毒。若脉浮滑，欲吐甚者，当先探吐；脉沉滑而腹满、大便秘者，当先下之。方可选用大黄汤、葛花解醒汤、旺胆消酒汤等。本病可见于酒精性肝炎、酒精性肝硬化、胆汁郁积性肝炎等。

⑮ 是其候证明也：《金匮要略》作"是其证也"，《外台秘要》亦无"候"字。

⑯ 若腹满欲吐，鼻燥，其：原无。据《金匮要略》《外台秘要》补。

气熏灼，犹如唉蒜齑状，且其脉当浮弱；其色虽黑，犹微带黄色，不若女劳疸之色纯黑而脉必沉，可资鉴别。

二十二、谷疸候

【原文】谷疸①之状，寒热不食②，食毕头眩，心忪怫郁不安③而发黄，由失饥大食，胃气冲熏所致。

阳明病，脉迟，食难用饱④，饱者，则发烦头眩者，必小便难，此欲为谷疸。虽下之，其腹必满⑤，其脉迟故也。

【按语】本候首先论述了谷疸的症状"寒热不食，食毕头眩，心忪怫郁不安而发黄"。其次，指出其病因为过饥暴食伤胃，积热冲熏所致，属阳明实证。最后阐释了谷疸寒化的病机，其辨证重点在于"脉迟"，细研其意，此处"脉迟"，当是迟而无力。因谷疸本为热证，其脉当数，今脉反迟，提示胃弱不能腐熟水谷，故"食难用饱"，饱则气滞不化，产生烦闷等症。腹满乃脾虚不能运化水谷而致，当以健脾温运为治，若误以为阳明湿热而下之，则更伤脾胃，则"虽下

之，其腹必满"，故临证当"脉症合参"。

二十三、女劳疸候

【原文】女劳疸⑥之状，身目皆黄，发热恶寒，小腹满急，小便难。由大劳大热而交接，交接竟⑦入水所致也。

二十四、黑疸候

【原文】黑疸之状，苦⑧小腹满，身体尽黄，额上反黑，足下热，大便黑是也⑨。夫黄疸、酒疸、女劳疸，久久多变为黑疸。

二十五、九疸候

【原文】夫九疸者，一曰胃疸，二曰心疸，三曰肾疸，四曰肠疸，五曰膏疸，六曰舌疸，七曰体疸，八曰肉疸，九曰肝疸。

凡诸疸病，皆由饮食过度，醉酒劳伤，脾胃有瘀热所致。其病，身面皆发黄，但立名不同耳。

---

① 谷疸：五疸之一。《金匮要略·黄疸病脉证并治》："谷疸之为病，寒热不食，食即头眩，心胸不安，久久发黄。"可伴见食难用饱，小便不利，脉沉等。治宜清热、化湿、消导。方可选谷疸丸、加味枳术汤等。
② 寒热不食：原无，宋本、汪本、周本同。据《金匮要略》第十五补。
③ 心忪怫（zhōng fú 钟伏）郁不安：心中悸动，胸部郁闷不舒。忪，惊，惶遽。怫，郁。
④ 食难用饱：用，原作"因"，形近致误。据《金匮要略》《外台秘要》卷四谷疸方改。食难用饱，意即虽饥欲食，但不可过饱。
⑤ 其腹必满：宋本、汪本、周本同。《金匮要略》作"腹满如故"。
⑥ 女劳疸：五疸之一。《金匮要略·黄疸病脉证并治》："额上黑，微汗出，薄暮即发，膀胱急，小便自利，名曰女劳疸。"多因房劳伤肾，瘀血内阻所致。治宜补肾化瘀为主。方可选减黄丹、菟丝子丸、硝石矾石散等。
⑦ 竟：终结。
⑧ 苦：原作"若"，形近致误。据周本、《外台秘要》卷四黑疸方改。
⑨ 也：原无。据《外台秘要》卷四黑疸方补。

【按语】 九疸乃黄疸病的另外一种分类法，后世已不再使用。但文中所言疸病的病因病机"由饮食过度，醉酒劳伤，脾胃有瘀热所致"，可谓要言不烦，对后世临床有重要指导意义。

二十六、胞疸候

【原文】 胞疸之病，小肠有热，流于胞内，故大小便皆如蘗汗①，此为胞疸。

【按语】 胞疸的病理变化，为小肠有热，下流于膀胱。其症状表现为大小便颜色皆黄如柏汁。但胞疸名称，除见于本书外，医药文献均无从考证，后世已不再沿用。

二十七、风黄疸②候

【原文】 夫风湿③在于腑脏，与热气相搏，便发于黄，即小便或赤或白④，好卧而心振⑤，面虚黑⑥，名为风黄疸。

【按语】 风黄疸候与前风黄候有类似之处，均为先患风湿，尔后郁蒸发黄。但前者是感寒冷，遏抑风湿，所以见"举身疼痛，发热"之表证；后者是风湿与热气相搏，热甚于里，所以见"小便或赤或白，好卧心振，面色虚黑"等症，这里似尚有表里寒热之异。

二十八、湿疸候

【原文】 湿疸病者，脾胃有热，与湿气相搏，故病苦身体疼，面目黄，小便不利，此为湿疸。

---

① 蘗汁：指黄蘗汁。蘗，即"黄柏"。蘗，原作"蘗"，据《备急千金要方》第五改。
② 风黄疸：《太平圣惠方》卷五十五治风疸诸方、《普济方》卷一百九十六风疸附论均作"风疸"。
③ 风湿：宋本、汪本、周本同。《太平圣惠方》作"风气"。
④ 白：宋本、汪本、周本同。《太平圣惠方》作"黄"，义长。
⑤ 心振：指心悸动不安。振，通"震"。
⑥ 虚黑：此作浅黑色解。

冷热病诸候　凡七论

【提要】 本篇论述冷热病的病因、病机及症状，其中寒热候与寒热厥候是重点。冷热病的病机，主要由于寒热偏胜，阴阳失去平衡所致。或偏于阴，或偏于阳，就表现为病热、客热、病冷、五脏及身体热等；阴阳二气虚实不调，又为寒热往来、冷热不调等。

一、病热候

【原文】 夫患热者，皆由血气有虚实。邪在脾胃，阳气有余，阴气不足，则风邪不得宣散，因而生热，热搏于腑脏，故为病热也。

诊其脉，关上浮而数，胃中有热；滑而疾者，亦为有热；弱者无胃气，是为虚热。趺阳①脉数者，胃中有热，热则消谷引食。趺阳脉粗②而浮者，其病难治。若病者苦③发热，身体疼痛，此为表有病，其脉自当浮，今脉反沉而迟，故知难差；其人不即得愈，必当死，以其病与脉相反故也。其汤熨针石，别有正方；补养宣导，今附于后。

养生方导引法云：偃卧，合两膝，布两足而伸腰，口内气，振腹七息。除壮热疼痛，通两胫不随。

又云：覆卧去枕，立两足，以鼻内气四十所，复以鼻出之。极令微气入鼻中，勿令鼻知。除身中热，背痛。

又云：两手却据④，仰头向日，以口内气，因而咽之数十。除热，身中伤，死肌。

【按语】 本候论述病热的虚实和预后。在病源方面，指出是由于风邪化热入里，形成热病；而病情的变化，关键在于患者的气血虚实。因其邪在脾胃，故在诊断方面，重在候关上、趺阳之脉，可以脉象的有力、无力辨别虚实；可从脉症的相符与否判断预后。

又，本候导引第一条与本书卷一风身体手足不随候导引第二条同。

二、客热候

【原文】 客热者，由人腑脏不调，生于虚热。客于上焦，则胸膈生痰实，口苦舌干；客于中焦，则烦心闷满，不能下食；客于下焦，则大便难，小便赤涩。

【按语】 本书卷三有虚劳客热候，病因病机责之气血虚弱，阴阳两亏，因小劳而生热。而本候客热，则因脏腑不调，生于虚热。可知本候之客热，非外来之邪热，乃指虚热或假热。

---

① 趺阳：足阳明胃经的经脉，位于足背胫前动脉搏动处。趺阳，同"跗阳"，又名冲阳。
② 脉粗：指洪大之脉。《素问·脉要精微论》："粗大者，阴不足，阳有余，为热中也。"
③ 苦：原作"若"，形近致误。据周本改。
④ 两手却据：指两手向后按地。却，向后。据，按。《广雅》："据，按也。"

三、病冷候①

【原文】夫虚邪在于内，与卫气相搏，阴胜者则为寒；真气去②，去则虚，虚则内生寒。

视其五官，色白为有寒。诊其脉，迟则为寒，紧则为寒，涩迟为寒，微者为寒，迟而缓为寒，微而紧为寒，寸口虚为寒。其汤熨针石，别有正方；补养宣导，今附于后。

养生方导引法云：一足向下踏地，一足长舒向前，极势，手掌四方取势，左右换易，四七。去肠冷，腰脊急闷，骨疼，令使血气上下布润。

又云：两足相合，两手仰捉两脚，向上急挽，头向后振，极势③三七。欲得努足，手两向舒张，身手足极势，二七。去窍④中生百病，下部虚冷。

又云：叉跌⑤，两手反向拓席，渐渐向后，努齐腹向前散气，待大⑥急还放，来去二七。去齐下冷，脚疼，五脏六腑不和。

又云：两手向后拓腰，蹙膊极势，左右转身来去三七。去腹肚齐冷，两膊急，胸掖不和。

又云：互⑦跪，两手向后，手掌合地，出气向下。始渐渐向下，觉腰脊大闷还上，来去二七。身正，左右散气，转⑧腰三七。去齐下冷，解溪内疼痛。

【按语】本候是论述寒证的病理变化以及望诊与脉诊，可与上文病热候对比分析。

又，本候导引第五条与本书卷四虚劳膝冷候导引第十一条同。

四、寒热候

【原文】夫阳虚则外寒，阴虚则内热；阳盛则外热，阴盛则内寒。阳者，受气于上焦⑨，以温皮肤分肉之间，今⑩寒气在外，则上焦不通，不通则寒独留于外，故寒栗也。阴虚生内热⑪者，有所劳倦，形气衰少，谷气不盛，上焦不行，下脘不通，胃气热熏胸中，故内热也。阳盛而外热者，上焦不通利，皮肤致密，腠理闭塞不通，卫气不得宣越，故外热也。阴盛而内寒者，厥气上逆，寒气积

---

① 病冷候：原作"冷热候"。据本书目录改。
② 真气去：真气损失。真气，《灵枢·刺节真邪》："真气者，所受于天，与谷气并而充身也。"有时亦称为"元气"或"正气"。去，失去，损失。
③ 极势：原作"势极"。据前后文例改。
④ 窍：九窍。《素问·阴阳应象大论》："清阳出上窍，浊阴出下窍。"王冰注："上窍，谓耳目鼻口；下窍，谓前阴后阴。"
⑤ 叉跌：交叉两脚掌，即两足交叠而坐。
⑥ 大：原作"火"，疑形似之误。据文义改。
⑦ 互：原作"牙"。据本书卷三虚劳膝冷候养生方导引法改。
⑧ 转：原作"髀"。据本书卷四虚劳膝冷候养生方导引法改。
⑨ 阳者，受气于上焦：《灵枢·决气》曰："上焦开发，宣五谷味，熏肤、充身、泽毛，若雾露之溉，是为气。"故言"阳者，受气于上焦"。
⑩ 今：原作"令"。据宋本改。
⑪ 生内热：原作"内生热"。据《素问·调经论》改。

于胸中而不泻，不泻则温气去，寒独留，则血凝①泣，血凝泣则脉不通，其脉不通，脉则②盛大以涩，故中寒③。

阴阳之要，阴密阳固④，若两者不和，若春无秋，若冬无夏，因而和之，是谓圣度⑤。故阳强不能密⑥，阴气乃绝。

因于露风，乃生寒热。凡小骨弱肉者，善病寒热。

骨寒热，病无所安，汗注不休⑦。齿本槁⑧，取其少阴于阴股⑨之络；齿爪槁⑩，死不治。诊其脉，沉细数散也。

【按语】本候承袭《素问·调经论》的观点，论述了外感表证中发热、恶寒症状产生的机理，以及脾虚发热、心痛、胸痹病发生的机理。"阳虚则外寒"是指外感表证中出现恶寒症状的机理，寒袭肌表，肺失宣发，卫气不能正常敷布于肌表，肌表失于温煦故恶寒。"阴虚则内热"阐释的是脾气不运，水谷精气滞留胃中，郁而化热的机理，劳倦太过，损伤脾胃，脾胃虚损，升降失司，胃中谷气郁滞化热。"阳盛则外热"是指外感表证中出现发热症状的机理，外邪袭表，肺失宣发，汗孔开合失常，卫气郁于肌表，肌表内侧卫气偏盛，温煦功能呈病理性亢奋故发热。"阴盛则内寒"则指心

痛、胸痹病发生的机理，寒气积于胸中，损伤胸阳，使血脉凝涩不畅而发为心痛、胸痹。

五、寒热往来候

【原文】夫寒气并于阴则发寒，阳气并于阳则发热，阴阳二气虚实不调，故邪气更作，寒热往来也。

脉紧而数，寒热俱发，必当止⑪乃愈。脉急如弦者，邪入阳明，寒热。脾脉小甚为寒热。

养生方云：已醉饱食，发寒热也。

六、冷热不调候

【原文】夫人荣卫不调，致令阴阳否塞，阳并于上则上热，阴并于下则下冷。上焦有热，或喉口生疮，胸膈烦满；下焦有冷，则腹胀肠鸣，绞痛泄痢。

七、寒热厥候

【原文】夫厥者，逆也；谓阴阳二气卒有衰绝，逆于常度。若阳气⑫衰于下，则为寒厥，阴气⑬衰于下，则为热厥。

---

① 凝：原作"涘"。据《素问》改。
② 不通，脉则：《素问》《太素》卷二十四虚实所生均无此四字。
③ 中寒：原无。据《素问》《太素》补。
④ 阴密阳固：《素问·生气通天论》作"阳密乃固"。
⑤ 圣度：在此指最佳的摄生保健法度。度，法度。
⑥ 密：原无。据《素问·生气通天论》补。
⑦ 汗注不休：汗出不止。
⑧ 齿本槁：《灵枢·寒热病》《太素》卷二十六寒热杂说作"齿未槁"。齿本，牙龈。槁，枯干。
⑨ 阴股：大腿内侧。
⑩ 齿爪槁：《灵枢·寒热病》《太素》卷二十六寒热杂说均作"齿已槁"。
⑪ 必当止：《脉经》卷四第二作"必下"，义胜。
⑫ 阳气：指足三阳经脉之气。
⑬ 阴气：指足三阴经脉之气。

热厥之为热也，必起于足下者。阳气①起于足②五指之表，阴脉者③，集于足下而聚于足心故也。故阳胜则足下热。热厥者，酒入于胃，则络脉满而经脉虚④，脾主为胃行其津液，阴气虚则阳气入，阳气入则胃不和，胃不和则精气竭，精气竭则不营其四支。此人必数醉，若饱已入房，气聚于脾中未得散，酒气与谷气相并⑤，热起于内⑥，故⑦遍于身，内热则尿赤。夫酒气盛而慓悍⑧，肾气有衰，阳气独胜，故手脚为之热。

寒厥之为寒，必从五指始，上于膝下，阴气起于五指之里，集于膝下，聚于膝上，故阴气胜则五指至膝上寒。其寒也，不从外，皆从内寒。寒厥何失而然？前⑨阴者，宗筋⑩之所聚，太阴阳明之所合也，春夏则阳气多而阴气衰，秋冬阴气盛而阳气衰。此人者，质壮，以秋冬夺其所用，下气⑪上争未能复，精气溢下，邪气因从之而上，气因于中⑫，阳气衰，不能渗荣⑬其经络，故阳气日损，阴气独在，故手足为之寒。

夫厥者，或令人腹满，或令人暴不知人，或半日远至一日乃知人者，此由阴气盛于上则下虚，下虚则腹胀满；阳气盛于上⑭，则下气重⑮上而邪气逆，逆则阳气乱，乱则不知人。

太阳之厥，踵⑯首头重，足不能行，发为眴仆⑰。阳明之厥，则癫疾欲走呼⑱，腹满不能⑲卧，卧则⑳面赤而热，妄见妄言。少阳之厥，则暴聋颊肿，胸热胁痛，箭支㉑不可以运。太阴之厥，腹满䐜胀，后不利㉒，以㉓不欲食，食之则呕，不得卧也。少阴之厥者，则舌干尿赤，腹满心痛。厥阴之厥者，少腹肿痛，䐜胀，

---

① 气：原无。据《素问·厥论》补。
② 足：原无。据《素问·厥论》补。
③ 阴脉者：原无。据《素问·厥论》补。
④ 络脉满而经脉虚：指酒为水谷悍热之液，酒液入胃，从卫气而先行于皮肤，从皮肤而充于络脉；又从脾气而行于经脉，所以络脉满而经脉虚。
⑤ 相并：《素问》作"相薄"，《太素》卷二十六寒热厥作"相搏"，义同。
⑥ 热起于内：《素问》作"热盛于中"。
⑦ 故：此后《素问》有"热"字。
⑧ 慓悍：在此作"急暴"解。慓，疾、急。悍，凶暴。
⑨ 前：原无。据《素问》补。
⑩ 宗筋：指众多筋脉。
⑪ 下气：此指肾气。
⑫ 气因于中：指寒气在于中而损及阳气。
⑬ 渗荣：渗，原作"添"，形近致误。据《素问》《太素》改。渗荣，温煦濡养。
⑭ 则下虚，下虚则腹胀满，阳气盛于上：原无。据《素问·厥论》《太素》补。
⑮ 重：并，聚。
⑯ 踵：通"肿"。
⑰ 眴（xuàn 眩）仆：指眼睛发黑而跌倒，即昏厥。眴，通"眩"。
⑱ 呼：此前原有"则"字。据《素问》《太素》删。
⑲ 能：原无。据《太素》补。
⑳ 卧则：《素问》《针灸甲乙经》《太素》均无此二字。
㉑ 支：《素问》《针灸甲乙经》均无此字。
㉒ 后不利：此指大便不通。
㉓ 以：《素问》《针灸甲乙经》《太素》均无此字。

泾溲①不利，好卧屈膝，阴缩肿，胫内②热。其汤熨针石，别有正方；补养宣导，今附于后。

养生方导引法云：正偃卧，展两足，鼻内气，自极七息③，摇足三十过止。除足寒厥逆也。

【按语】本候承袭《素问·厥论》，阐述了寒热厥证的含义、病因、病机，以及六经厥证的症状，内容比较完整。

本候开篇"厥者，逆也"，即明言"厥"乃气机逆乱之病证。其病机为"阴阳二气卒有衰绝"，不相顺接，循行失常而致。其后，认为其病因，为纵欲伤肾，醉饱伤中，使体内阴阳二气失调，气机逆乱而发病。并阐明寒厥是由于精虚于下，寒气上逆，因聚于中，阳气日衰，阴气独在而致；热厥是因为脾阴虚，精气竭，肾气衰，阳气独盛而发病。由是可知，脾肾二脏作为先后天之本，与厥证的发病，有着密切的关系。紧承其后，

论述了厥证发作时的症状，皆起于足，热厥为"手脚为之热"，寒厥则"手足为之寒"，二者可兼"或令人腹满，或令人暴不知人，或半日远至一日乃知人"等症。诚如张景岳所言："厥证之起于足者，厥发之始也，甚至猝然暴厥，忽不见人，轻则渐苏，重则即死，最为急候。"对此应引起临床上足够重视，尽早防范。

最后，论述了足六经厥证的症状，总的特点为厥逆之气循经脉所过之处，影响其正常的功能而产生相应部位的症状。如足太阳经，起于目内眦，上额交颠，从颠络脑，还出别下项，其支者下合腘中，循腨内而出外踝之后。故其厥表现为"踵首头重，足不能行"；若厥气上逆，扰乱神明，则"发为眴仆"。其余各经症状，可据此类推。而其总的治则，自当是循经论治。

---

① 泾溲：原无，文义不明。据《素问》《针灸甲乙经》卷七第三补。泾溲，此指小便。
② 内：原作"外"。据《素问》《针灸甲乙经》《太素》改。足厥阴经不行于胫外。
③ 七息：原无，宋本、汪本、周本同。据《王子乔导引法》补。

卷十三

气病诸候　凡二十五论

【提要】 本篇论述各种气病的病源及证候。主要内容有上气、贲豚气、七气、九气、五膈气、逆气、短气、冷气、少气、结气、气分、胸胁支满等候。其中，上气又分为奔气、逆气、上气等几种形证；上气之兼夹证，则又有呕吐、肿、胸胁支满等；还列举了部分一时性上气及其成因，如奔走疲乏、食热后饮水上气等。七气候专论积聚，指出情志所伤是积聚发病的重要成因。而九气、五膈气、结气所论之"气"均与情志因素有关。五膈气是论证膈气的分类。冷气候则与《金匮要略》之寒疝类似。

本篇内容，对证候分类及寒热虚实之辨证非常具体，极具临床指导意义。

一、上气候

【原文】 夫百病皆生于气，故怒则气上，喜则气缓，悲则气消，恐则气下，寒则气收聚，热①则腠理开而气泄，忧②则气乱，劳则气耗，思则气结，九气不同。

怒则气逆，甚则呕血，及食而气逆上也③。喜则气和④，荣卫⑤通利，故气缓⑥焉。悲则心系急，肺布叶举⑦，使上焦不通，荣卫不散，热气在内，故气消也。恐则精却⑧，精却则上焦闭，闭则气还，还则下焦胀，故气不行⑨。寒则经络涘涩⑩，故气收聚也。热则腠理开⑪，荣卫通，故汗大泄⑫也。忧则心无所

---

① 热：《素问·举痛论》《太素》卷二九气均作"炅"，义同。
② 忧：《太素》同，《素问·举痛论》作"惊"。
③ 食而气逆上也：《素问·举痛论》作"飧泄，故气上矣"，《针灸甲乙经》卷一第一作"食而气逆，故气上"。
④ 气和：此后《素问·举痛论》《针灸甲乙经》《太素》卷二均有"志达"二字。
⑤ 荣卫：此后原有"行"字。据本卷九气候删。
⑥ 气缓：《类经》："喜甚则气过于缓而渐至涣散，故《调经论》曰：喜则气下。《本神》篇曰：喜乐者，神惮散而不藏，义可知也。"
⑦ 悲则心系急，肺布叶举：《素问》新校正引全元起注："悲则损于心，心系急则动于肺，肺气系诸经，逆故肺布而叶举。"《类经》："心……其系有五，上系连肺，肺下系心，心下三系，连脾、肝、肾。"
⑧ 恐则精却：指恐惧伤肾，则精气退却，气下而不能上升。
⑨ 气不行：《素问》新校正："详气不行，当作气下行也。"盖肾气主升，今"恐则精却"，陷而无升，故云"气下行"。
⑩ 经络涘涩：《太素》作"寒则腠理闭，气不行"。涘涩，作"凝涩"解。
⑪ 腠理开：此后原有"窍"字，《太素》亦无"窍"字。据本卷九气候删。
⑫ 故汗大泄：《素问》作"汗大泄，故气泄"，义胜。

寄①，神无所归，虑无所定，故气乱矣。劳则喘且汗②，外内皆越③，故气耗矣。思则身心有所止④，气留不行，故气结矣。

诊寸口脉伏，胸中逆气⑤，是诸气上冲胸中⑥，故上气、面胕肿⑦、髃息⑧，其脉浮大不治。上气，脉躁而喘者，属肺；肺胀⑨欲作风水⑩，发汗愈⑪。脉洪则为气。其脉虚宁伏匿⑫者生，牢强⑬者死。喘息低仰⑭，其脉滑、手足温者，生也；涩而四末寒者，死也。数者死也⑮，渐渐举身似款便，坐足上。待共两⑳坐

谓其形损故。其汤熨针石，别有正方；补养宣导，今附于后。

养生方云：饮水勿急咽，久成气病。

养生方导引法云：两手向后，合手拓腰⑯向上，极势，振摇臂肘，来去七。始得手不移，直向上向下，尽势，来去二七。去脊、心、肺气，壅闷散消。

又云：凡学将息人，先须⑰正坐，并膝头、足；初坐，先足指相对，足跟外扒，坐上⑱，少欲安稳，须两足跟向内相对。坐上⑲，足指外扒，觉闷痛，

---

① 忧则心无所寄：忧，《素问·举痛论》《针灸甲乙经》均作"惊"。寄，《素问》《针灸甲乙经》均作"倚"，义同。

② 喘且汗：《素问》作"喘息汗出"，《太素》作"喘喝汗出"。

③ 外内皆越：原作"外内迅"。据本卷九气候改。《素问》《针灸甲乙经》《太素》均作"内外皆越"。《素问注证发微》："喘则内气越，汗则外气越，故气以之而耗散也。"

④ 身心有所止：《素问》作"心有所存，神有所归"，《针灸甲乙经》作"心有所伤，神有所正"，《太素》作"身心有所存，神有所止"。

⑤ 胸中逆气：此后《脉经》卷二第三有"噎塞不通"四字，义胜。

⑥ 是诸气上冲胸中：宋本、汪本、周本同。《脉经》作"是胃中冷，气上冲心胸"。

⑦ 面胕肿：面目浮肿。

⑧ 髃息：喘息而抬肩。髃，肩胛。

⑨ 上气，脉躁而喘者，属肺；肺胀：《金匮要略》第七作"上气喘而躁者，属肺胀"。肺胀，病名。《灵枢·胀论》："肺胀者，虚满而喘咳。"《金匮要略·肺痿肺痈咳嗽上气病脉证治》："咳而上气，此为肺胀，其人喘，目如脱状，脉浮大者，越婢加半夏汤主之。""肺胀，咳而上气，烦躁而喘，脉浮者，小青龙加石膏汤主之。"乃邪聚于肺，肺气胀满之证。

⑩ 风水：病名，水肿病之一。出《素问·水热穴论》。《金匮要略·水气病脉证并治》："风水，脉浮身重，汗出恶风者，防己黄芪汤主之。""风水，恶风，一身悉肿，脉浮而渴，续自汗出，无大热，越婢汤主之。"《医宗金鉴》："上肿曰风，下肿曰水。故风水之证，面与胫同肿也。""从上肿者，多外感风邪，故宜乎汗；从下肿者，多内生湿邪，故宜乎利水。"本证可见于急性肾小球肾炎等疾患。

⑪ 上气、面胕肿、髃息，其脉浮大不治。上气，脉躁而喘者，属肺；肺胀欲作风水，发汗愈：《金匮要略》第七、《脉经》作"上气、面浮肿、肩息，其脉浮大不治；又加利尤甚。上气，喘而躁者，属肺胀，欲作风水，发汗则愈"。

⑫ 脉虚宁伏匿：指脉象虚静不躁，隐伏难触。宁，安静。《尔雅》："宁，静也。"匿，隐蔽。《广韵》："匿，藏也，微也，隐也。"

⑬ 牢强：指脉象坚实强劲。

⑭ 喘息低仰：指喘息困难，需以身体俯仰协助。

⑮ 数者死也：此前《脉经》卷四第七有"上气脉"三字。

⑯ 合手拓腰：即两手相合，托住腰部。拓，通"托"。

⑰ 又云：凡学将息人，先须：原无。据本书卷二风冷候、卷五腰痛候养生方导引法补。

⑱ 上：原作"止"。据本书卷二风冷候养生方导引法改。

⑲ 上：原无。据本书卷二、卷五补。

⑳ 两：原作"内"，形近致误。据文义改。

相似，不痛，始双竖脚跟向上，坐上，足指并反向外。每坐常学①。去膀胱内冷，膝风冷，足疼，上气，腰痛，尽自消适也。又云：两足两指相向，五息止②，引心肺，去厥逆上气。极用力，令两足相向，意止引肺中气出，病人行肺内外，展转屈伸，随适③，无有违逆。

【按语】本候内容，可分上下两段，上半部分承袭《素问》《太素》论述九气病，与下文九气候重复，且与标题"上气候"不符。

下半部分是汇集《金匮要略》和《脉经》有关上气的脉证，虽与标题上气候相符，但对上气病候的具体论述则又缺如。

按照本书以病分篇的编写体例，如疟病诸候下即为"疟病候"，黄病诸候下即为"黄病候"，则本卷气病诸候下，当为"气病候"，而不是"上气候"。从此推论，本候上半段似缺"气病候"的标题。加上这个标题，就能与气病的内容相吻合。至于上气病，当另立一候，但仅有上气的脉证，而无"上气候"的具体证候，又不全面，疑有脱简。兹录《圣济总录》卷六十七上气门论文于下，以供参考，"人一日一夜，凡一万三千五百息，呼随阳出，气于是升，吸随阴入，气于是降，一升一降，阴阳交通，气乃亨融。所谓上气者，盖气上而不下，升而不降，痞满膈中，胸背相引，气道奔迫，喘急而有声者是也。本于肺脏之虚，复感风邪，肺胀叶举，诸脏之气又上冲而壅遏，此所以有上气之候也"。

又，本候导引第二条部分内容与本书卷二风冷候导引法第七条、卷五腰痛候导引法第五条同。

二、卒上气候

【原文】肺主于气，若肺气虚实不调，或暴为风邪所乘，则腑脏不利，经络否涩，气不宣和，则卒④上气也。又因有所怒，则气卒逆上⑤，甚则变呕血，气血俱伤。其汤熨针石，别有正方；补养宣导，今附于后。

养生方导引法云：两手交叉颐下，自极，致补气，治暴气咳。

以两手交颐下，各把两颐脉⑥，以颐句⑦交中，急牵来着喉骨，自极三通，致补气充足，治暴气上气，写喉⑧等病，令气调长，音声弘亮⑨。

---

① 学：原作"觉"。据本书卷五腰痛候养生方导引法改。
② 止：原作"正"。据本书卷一风偏枯候养生方导引法改。
③ 随适：指全身放松，舒展气机，随其所适。
④ 卒：原无。据本候题目补。《太平圣惠方》卷四十二治卒上气诸方亦有"卒"字。
⑤ 则气卒逆上：《太平圣惠方》作"则卒逆气上冲"。
⑥ 把两颐脉：即按住面部两侧动脉。把，按，如通常称诊脉为"把脉"。两颐脉，指面部两侧的动脉，在下颔角前转动处。
⑦ 颐句（gōu勾）：下颔角。句，同"勾"。
⑧ 写喉：古病名。似指失音。
⑨ 弘亮：宏亮。弘，同"宏"。《尔雅》："弘、宏，大也。"

三、上气鸣息①候

【原文】肺主于气，邪乘于肺则肺胀，胀则肺管不利，不利则气道涩，故气上喘逆，鸣息不通。

诊其肺脉滑甚，为息奔②上气。脉出鱼际③者，主喘息。其脉滑者生，駃④者死也。

【按语】本候论述以脉测上气之预后曰"脉滑者生"，盖因滑脉为气血充盛，邪正两盛之象，故治疗得当，可望痊愈。"駃者死"，则需辨别对待，若为火盛刑金，气血大伤，虚数之脉，则预后不佳；若为数实之脉，邪盛正未衰，治疗得法，尚可挽救，并非上气喘息，凡见数脉，皆为死候。

四、上气喉中如水鸡鸣⑤候

【原文】肺病令人上气，兼胸膈痰满，气机壅滞，喘息不调，致咽喉有声，如水鸡之鸣也。

【按语】以上二候均为上气喘息之病，然病机、主症有明显差异：上气喘息，乃因邪乘于肺，肺胀而气机不利，气道狭窄所致，其喘息伴有如哨管吹鸣之声音，多见于暴病。本候除肺气上逆外，主要是胸膈有宿痰，痰气交阻，痰随气逆，所以喘息时伴有如水鸡鸣叫般之痰鸣音，后世又称为痰哮，多为宿疾。

五、奔气⑥候

【原文】夫气血循行于经络，周而复始，皆有常度。肺为五脏上盖，主通行于腑脏之气。若肺受邪，则气道不利；气道不利，则诸脏气壅；则失度，故气奔急也。

六、贲豚气候

【原文】夫贲豚气⑦者，肾之积气，起于惊恐、忧思所生。若惊恐则伤神，心藏神也；忧思则伤志，肾藏志也。神志伤，动气积于肾，而气⑧下上游走如豚之奔，故曰贲豚。其气乘心，若心中踊踊⑨，如事⑩所惊，如人所恐，五脏不定，

---

① 鸣息：指呼吸喘促时发出的哮鸣音。

② 息奔：在此指喘息气逆。

③ 鱼际：身体部位名称，又为经穴名，手拇指后方掌骨中点的桡侧，赤白肉际处，因其白肉隆起，状如鱼腹，故名。

④ 駃：音义同"快"。

⑤ 如水鸡鸣：形容哮喘的声音如水鸡鸣声，即痰鸣音。水鸡，青蛙，一说为秧鸡。

⑥ 奔气：呼吸急促。下文"气奔急"义同。

⑦ 贲豚气：古病名。又称贲豚、奔豚。《灵枢·邪气脏腑病形》："肾脉……微急为沉厥，贲豚。"《难经·五十四难》："肾之积，名贲豚，发于少腹，上至心下，若豚状，或上或下无时，久不已，令人喘逆，骨痿，少气。"《金匮要略·奔豚气病脉证治》："奔豚病从少腹气上冲咽喉，发作欲死，复还止，皆从惊恐得之。""奔豚，气上冲胸，腹痛，往来寒热，奔豚汤主之。""发汗后，烧针令其汗，针处被寒，核起而赤者，必发奔豚，气从少腹上至心，灸其核上各一壮，与桂枝加桂汤主之。""发汗后，脐下悸者，欲作奔豚，茯苓桂枝甘草大枣汤主之。"

⑧ 气：宋本、汪本、周本同。湖本作"直"。

⑨ 心中踊踊：形容心跳动得厉害。踊，跃起。

⑩ 事：宋本、汪本、周本同。湖本作"车"。

食饮辄呕，气满胸中，狂痴①不定，妄言妄见，此惊恐奔豚之状。若气满支心②，心下闷③乱，不欲闻人声，休作有时，乍瘥乍极④，吸吸⑤短气，手足厥逆，内烦结痛，温温欲呕，此忧思贲豚之状。

诊其脉来触祝触祝⑥者，病贲豚也。肾脉微急，沉厥，贲豚⑦，其足不收，不得前后。

【按语】贲豚气病，古代医著记载颇多。本候所论属《黄帝内经》《难经》《金匮要略》之肾积奔豚，《灵枢·邪气脏腑病形》对其论述甚简，《难经·五十四难》详述其症状，但未论病因病机，《金匮要略》对其症状和主治方剂有较详的论述。本候则在上述记载的基础上，将本病分为惊恐贲豚和忧思贲豚两种类型，是对其证候学的发展。

七、上气呕吐候

【原文】肺主于气，肺为邪所乘，则上气。此为膈内有热，胃间有寒，寒从胃上乘于肺，与膈内热相搏，故乍寒乍热而上气。上气动于胃，胃气逆，故呕吐也。

八、上气肿候

【原文】肺主于气，候身之皮毛。而气之行，循环脏腑，流通经络。若外为邪所乘，则肤腠闭密，使气内壅，与津液相并，不得泄越，故上气而身肿也。

【按语】此上二候，均为上气候之变症。上条云："上气动于胃，胃气逆，故呕吐也。"本条曰："与津液相并，不得泄越，故上气而身肿也。"显而易见，其本皆为肺气逆行所致，与一般的呕吐、水肿有明显差别。

九、结气候

【原文】结气病者，忧思所生也，心有所存，神有所止，气留而不行，故结于内。其汤熨针石，别有正方；补养宣导，今附于后。

养生方云：哭泣悲来⑧，新哭讫，不用⑨即食，久成气病。

---

① 痴：疯癫。
② 气满支心：指气逆支撑到心部。支，支撑。
③ 闷：宋本、汪本、周本同。《外台秘要》卷十二奔豚气方、《医心方》卷九第六作"烦"，义同。
④ 乍瘥乍极：宋本、汪本、周本同。极，《外台秘要》《医心方》均作"剧"。乍瘥乍极，即忽而好转，忽而加重。
⑤ 吸吸：是短气的形容词，即呼吸不能接续。
⑥ 触祝触祝：宋本、汪本、周本同。《外台秘要》作"祝祝（一云触祝）"。触祝触祝，形容脉象阵阵跃动，其来搏手。
⑦ 沉厥，奔豚：《灵枢·邪气脏腑病形》同。《太素》卷十五之五脏脉诊无"奔豚"二字，《脉经》卷三第五作"奔豚，沉厥"。沉厥，古病名。《太素》卷十五之五脏脉诊注曰："肾冷发沉厥之病，足脚沉重，逆冷不收。"
⑧ 悲来：悲哀。《释名》："来，哀也。"
⑨ 不用：不能，不可以。

养生方导引法云：坐，伸腰，举左手，仰其掌，却右臂①，覆右手。以鼻内气，自极七息。息间，稍顿②右手。除两臂背痛，结气。

又云：端坐，伸腰，举左手，仰掌，以右手承右胁，以鼻内气，自极七息。除结气。

又云：两手拓肘头，柱席，努肚上极势，待大闷始下，来去上下五七。去脊背体内疼，骨节急强，肚肠宿气。行忌太饱，不得用肚编③也。

【按语】结气候，即"思则气结"之病，为气病之一种，可与上气候、九气候合参。关于"结气"病名，现在临床已很少应用，一般称为"气郁"或"郁结"。

十、冷气候

【原文】夫脏气虚，则内生寒也。气常行腑脏，腑脏受寒冷，即气为寒冷所并，故为冷气。其状，或腹胀，或腹痛，甚则气逆上而面青、手足冷。

【按语】本候与《金匮要略》之腹满、寒疝在病因病机以及症状方面颇为类似，《金匮要略》叙述较详，并有虚实、轻重、缓急之分，可以互参。

十一、七气候

【原文】七气者，寒气、热气、怒气、恚气④、忧气、喜气、愁气。凡七气积聚，牢大如杯若柈⑤，在心下腹中，疾痛⑥欲死，饮食不能，时来时去，每发欲死，如有祸状⑦，此皆七气所生。

寒气则呕吐，恶心。热气则说物不章⑧，言而遑⑨。怒气则上气⑩不可忍，热上抢心⑪，短气欲死，不得气息也。恚气则积聚在心下，不可饮食。忧气则不可极作⑫，暮卧不安席。喜气即不可疾行，不能久立。愁气则喜忘，不识人，置物四方，还取不得去处；若闻急，即手足筋挛不举。

【按语】本候论述七气所发生的积聚，与后世所说的七气，不尽相同。七气之中，除寒热二气外，其余怒、恚、忧、喜、愁五气均属情志之变。指出了情志不遂，是发生积聚的一个重要因素。

十二、九气候

【原文】九气者，谓怒、喜、悲、恐、寒、热、忧、劳、思。因此九事，

---

① 却右臂：指右臂向后伸。
② 顿：抖动，振动。
③ 肚编：肚带。现称裤带。
④ 恚（huì 惠）气：怨恨之气。
⑤ 柈（pán 盘）：原作"拌"，形近之误。据《外台秘要》卷八之七气方改。柈，通"盘"。
⑥ 疾痛：宋本、汪本、周本同。《太平圣惠方》卷二十四治七气作"疼痛"。
⑦ 状：宋本、汪本、周本同。《外台秘要》《太平圣惠方》作"祟"。
⑧ 说物不章：说话欠条理。章，有条理。《外台秘要》作"竟"。
⑨ 言而遑：言语急迫。遑，急迫。《外台秘要》即作"迫"。
⑩ 上气：宋本、汪本、周本同。《太平圣惠方》作"上气热痛"。
⑪ 抢（qiāng 呛）心：冲撞心下。抢，顶触，冲撞。
⑫ 不可极作：不能尽力劳动。

而伤动于气。一曰怒则气逆，甚则呕血及食而气逆也。二曰喜则其气缓，荣卫通利，故气缓。三曰悲则气消，悲则使心系急，肺布叶举，使上焦不通，热气在内，故气消也。四曰恐则气下，恐则精却，精却则上焦闭，闭则气还，气还则下焦胀，故气不行。五曰寒则气收聚，寒使经络涘涩，使气不宣散故也。六曰热则腠理开，腠理开则荣卫通，汗大泄。七曰忧则气乱，气乱则心无所寄，神无所归，虑无所定，故气乱。八曰劳则气耗，气耗则喘且汗，外内皆越，故气耗也。九曰思则气结，气结则心有所止，故气留而不行。众方说，此九气互有不同，但气上之由有九，故名为九气类也。

【按语】本候内容与本卷上气候中九气基本相同，注释见前，可互参。

十三、短气候

【原文】平人无寒候，短气不足以息者，体实①，实则气盛，盛则气逆不通，故短气。又，肺虚则气少不足，亦令短气，则其人气微，常②如少气，不足以呼吸③。

诊其脉，尺寸俱微，血气不足，其人短气。寸口脉沉，胸中短气。脉前小后大，则为胸满短气。脉洪大者，亦短气也。

【按语】本候对短气的分析，虚实对举，脉证合参，是对《金匮要略》内容的拓展，同时亦示人以辨证方法，故临床既不可将短气仅看作实证，亦不可见短气即作肺虚而论。

又，短气候与乏气、少气候在症状上有相似之处，而肺虚短气与乏气、少气在病机上亦有相关之处，可相互参阅。

十四、五膈气候

【原文】五膈气者，谓忧膈、恚膈、气膈、寒膈、热膈也。忧膈之病④，胸中气结烦闷，津液不通，饮食不下，羸瘦，不为⑤气力。恚膈之为病，心下苦实满，噫辄酢心⑥，食不消，心下积结，牢在胃中，大小便不利。气膈之为病，胸胁逆满，咽塞，胸膈不通，恶⑦闻食臭。寒膈之为病，心腹胀满，咳逆，腹上苦冷，雷鸣，绕脐痛，食不消，不能食肥。热膈之为病，脏有热气，五心中热，口中烂生疮，骨烦，四支重，唇口干燥，身体头面手足或热，腰背皆疼痛，胸痹引背，食不消，不能多食，羸瘦少气及癖⑧也。此是方家所说五膈形证也。

经云：阳脉结，谓之膈⑨。言忧恚寒

---

① 体实：宋本、汪本、周本同。《金匮要略》第九作"实也"。
② 常：宋本、汪本、周本同。《太平圣惠方》卷四十二治短气诸方作"有"。
③ 不足以呼吸：宋本、汪本、周本同。《太平圣惠方》作"故呼吸不利"。
④ 之病：《外台秘要》卷八之五膈方作"之为病"，与下文体例统一。
⑤ 不为：宋本、汪本、周本同。《太平圣惠方》卷五十五膈气论作"全无"。
⑥ 酢心：吞酸。酢，同"醋"。
⑦ 恶：宋本、汪本作"噫"。
⑧ 癖（pǐ痞）：腹有积聚而成块之病，俗名痞块。本书卷十二癖候"癖者，谓僻侧在于两胁之间，有时而痛是也"。
⑨ 阳脉结，谓之膈：谓阳脉的经气壅滞，膈气上逆，成为膈证。《素问集注》："阳气结则膈气不通……膈气逆，则饮食亦膈塞而不下矣。"阳脉，《素问·阴阳别论》作"三阳"，《太素》卷三阴阳杂说作"二阳"。

热，动气伤神，而气之与神，并为阳也。伤动阳气，致阴阳不和，而腑脏生病，结于胸膈之间，故称为膈气。众方说，五膈互有不同，但伤动之由有五，故云五膈气。

【按语】本候所论五膈气，是膈气病分类论证的最早资料。膈气中忧膈、恚膈的发生，与情志变化有一定的关系，因此五膈气候与七气候可以结合起来学习研究。

十五、逆气候

【原文】夫逆气者，因怒则气逆，其则呕血，及食而气逆上①。

人有逆气，不得卧而息有音者；有起居如故，而息有音者；有得卧，行而喘者；有不能②卧，不能行而喘者；有不能卧，卧而喘者，皆有所起。

其不得卧而息有音者，是阳明之逆。足三阳者下行，今逆而上行，故息有音。阳明者，为胃脉也；胃者，六腑之海，其气亦下行。阳明逆，气不得从其道③，故不得卧。夫胃不和则卧不安，此之谓也。

夫起居④如故，而息有音者，此肺之络脉⑤逆。络脉之气不得随经上下，故留经而不行，此络脉之疾人⑥，起居⑦如故而息有音。

不得卧，卧则喘者，是水气之客。夫水者，循津液而流也。肾者水脏，主津液，津液主卧与喘⑧。

诊其脉，趺阳脉⑨太过，则令人逆气，背痛温温然⑩。寸口脉伏，胸⑪中有逆气。关上脉细，其人逆气，腹痛胀满。其汤熨针石，别有正方；补养宣导，今附于后。

养生方导引法云：偃卧，以左足踵拘右足拇指，鼻内气，自极七息。除癖逆气。

【按语】本候主要论述"卧"与"息"的病理联系，指出肺、胃、肾三脏之气逆乱，是导致躺卧时呼吸喘鸣之病理根源。除此三脏外，其他脏气逆乱亦可引发逆气证候，如文中所言"怒则气逆"，即属肝脏气逆，但本文未加深论。

十六、厥逆气候

【原文】厥者，逆也，谓阴气乘于

---

① 食而气逆上：宋本、汪本、周本同。《素问·举痛论》作"飧泄，故气上矣"，《针灸甲乙经》卷一第一作"食而气逆，故气上"。
② 不能：《素问·逆调论》《太素》卷三十卧息喘逆均作"不得"，义同。
③ 其道：原无。据《素问》《太素》补。
④ 起居：此后原有"有"字。据《太素》《素问》删。
⑤ 脉：原无。据《素问》补。
⑥ 此络脉之疾人：《素问》《太素》均作"络脉之病人也微"。
⑦ 起居：此前《素问》《太素》均有"故"字。
⑧ 津液主卧与喘：《太平圣惠方》作"津液不顺，故卧与喘"，义胜。此句意指津液不流行，可导致卧下则喘。此为水气犯肺之证，其本在肾，其末在肺。
⑨ 趺阳脉：宋本、汪本、周本同。《素问·玉机真脏论》《脉经》卷三第四均作"秋脉"，《太素》卷十四之四时脉形作"肺脉"。
⑩ 温温（yùn 酝）然：通"愠愠然"，不舒畅貌。
⑪ 胸：原作"背"。据《脉经》卷二第三改。

阳。阴气居于下，阳气处于上。阳虚则阴实，实则阴盛，阴盛则上乘于阳，卫气为之厥逆，失于常度，故寒从背起，手足冷逆，阴盛故也。

【按语】本候与卷十二寒热厥候论寒气厥逆可以互参。

十七、少气候

【原文】此由脏气不足故也。肺主于气而通呼吸，脏气不足，则呼吸微弱而少气。胸痛少气者，水在脏腑。水者，阴气，阴气在内，故少气。

诊右手寸口脉，阴实①者，肺实也。苦少气，胸内满彭彭②，与髃相引③，脉来濡者，虚少气也。左手关上脉阴阳俱虚者，足厥阴、少阳俱虚也，病苦少气不能言。右手关上脉阴阳俱虚着，足太阴、阳明俱虚也，病苦胃中如空状，少气不足以息，四逆寒。脉弱者，少气，皮肤寒。脉小者，少气也。

【按语】本候论述少气，亦是虚实对举，颇具辨证精神，行文与短气候相似，全从鉴别诊断中反映少气候之各种具体病情，实属对《黄帝内经》《伤寒论》之拓展。

十八、游气④候

【原文】夫五脏不调，则三焦气满，满则气游于内，不能宣散，故其病但烦满⑤虚胀。

【按语】本候所论游气，似指三焦气满而产生的胀满病。本书卷十五三焦病候中说："三焦气盛，为有余，则胀；气满于皮肤内，轻轻然而不牢，或小便涩，或大便难，是为三焦为实也。"据此，游气的三焦气满，似即三焦气胀。

十九、胸胁支满候

【原文】肺之积气，在于右胁⑥；肝之积气，在于左胁⑦。二脏虚实不和，气蓄于内，故胸胁支满。

春脉不及⑧，令人胸痛引背，下则两胁胀满。寸口脉滑为阳实⑨，胸中逆满也⑩。

【按语】本候从肝肺两脏虚实不和阐释胸胁支满，并以胸胁之左右，分候肝肺升降逆乱之气，对临床辨证施治，有一定指导意义。

---

① 阴实：指脉象沉取有力。
② 胸内满彭彭：形容胸部胀满之甚。彭，通"膨"。
③ 与髃相引：指肺气壅塞，呼吸困难，息引肩胛抬动。今谓之"肩息"。
④ 游气：病名。泛指游走之气。
⑤ 满：通"懑"，烦闷。
⑥ 肺之积气，在于右胁：《难经·五十六难》："肺之积在右胁下。"盖因肺气主降，右为下降之通道，故气积于右胁。
⑦ 肝之积气，在于左胁：《难经·五十六难》："肝之积在左胁下。"盖因肝气主升，左为上升之通道，故气积于左胁。
⑧ 春脉不及：春脉即肝脉。肝脉应弦而反微，故称不及。《素问·玉机真脏论》："其气来不实而微，此谓不及。"
⑨ 阳实：寸口为阳，滑脉属实，故曰"寸口脉滑为阳实"。
⑩ 逆满也：宋本、汪本、周本同。《脉经》卷二第三作"壅满，吐逆"。

二十、上气胸胁支满候

【原文】寒冷在内，与脏腑相搏，积于胁下，冷乘于气，气则逆上，冲于胸胁，故上气而胸胁支满。

二十一、久寒胸胁支满候

【原文】阴气积于内，久而不已，则生寒，寒气与脏气相搏，冲于胸胁，故支满。

【按语】以上三候论述胸胁支满的病源，第一候是肝肺"二脏虚实不和，气蓄于内"；第二候是"寒冷在内"，"冷乘于气，气则逆上，冲于胸胁"；第三候是"阴气积于内，久而不已"。三候主症是相同的，但病因病机不同，则当审因论治。

二十二、乏气候

【原文】夫虚极之人，荣卫减耗，腑脏虚弱，气行不足，所以呼吸气短也。

【按语】本候宜与短气、少气候合参。

二十三、走马奔走及人走乏
饮水得上气候

【原文】夫走马①及人走②，则大动于气，气逆于胸内，未得宣散，而又饮水，水搏于气，故有上气。

二十四、食热饼触热
饮水发气③候

【原文】夫食热皆触动肺气，则热聚肺间，热气未歇④而饮冷水，水入于肺，冷热相搏，气聚不宣，为冷所乘，故令发气。

【按语】以上两候皆论述生活起居失常而导致上气，并均归咎于饮水，水搏于气、于肺。如为一时性逆气，则为害不大。但患者如有脏气逆乱之宿疾，新邪与旧病相合，则较为复杂。

二十五、气分候

【原文】夫气分者，由水饮搏于气，结聚所成。气之流行，常无壅滞，若有停积，水饮搏于气，则气分结而住，故云气分。

【按语】"气分"名称，源于《金匮要略》第十四水气病篇。其主证为心下坚，大如盘，边如旋杯。是由气滞水停而产生。本候所论，仅言其成因；辨证施治，可以结合《金匮要略》研究。

---

① 走马：指骑马奔跑。
② 走：急行。
③ 发气：指冷热引动，发生气逆冲上。
④ 歇：消散。

脚气病诸候 凡八论

【提要】本候论述脚气病的病源、证候以及部分治疗方法。内容有脚气缓弱候，相当于脚气病的总论；以下脚气上气、心腹胀急和惊悸是脚气中的危重证候；脚气痹弱、痹挛、疼不仁等是脚气病的几个常见症状。

本篇对脚气病的记载，在古典医藉中是最早而又比较全面的。

一、脚气缓弱候

【原文】凡脚气①病，皆由感风毒所致。得②此病，多不即觉，或先无他疾，而忽得之；或因众病后得之。初甚微，饮食嬉戏，气力如故，当熟察之③。其状：自膝至脚有不仁，或若④痹，或淫淫如虫所缘⑤，或脚指及膝胫洒洒尔⑥，或脚屈弱不能行，或微肿，或酷冷，或痛疼，或缓纵不随，或挛急；或至困能饮食者，或有不能食⑦者，或见饮食而呕吐，恶闻食臭；或有物如指发于腨肠⑧，径上冲心，气上者；或举体转筋，或壮热头痛；或胸心冲悸，寝处不欲见明；或腹内苦痛而兼下者；或言语错乱，有善忘误者；或眼浊⑨，精神昏愦者。此皆病之证也。若治之缓，便上入腹；入腹或肿，或不肿，胸胁满，气上便杀人。急者不全日，缓者或一、二、三日⑩。初得此病，便宜速治之，不同常病。

病既入脏，其脉有三品⑪，内外证候相似，但脉异耳。若病人脉得浮大而⑫缓，宜服续命汤⑬两剂。若风盛，宜作越

---

① 脚气：病名。见《肘后备急方》卷三。古名缓风、壅疾、脚弱。因外感湿邪风毒，或饮食厚味所伤，积湿生热，流注腿脚而成。症先见腿脚麻木、酸痛、软弱无力，或挛急，或肿胀，或萎枯，或发热，进而入腹攻心，小腹不仁，呕吐不食，心悸，胸闷，气喘，神志恍惚，言语错乱等。治宜宣壅逐湿为主，或兼祛风清热，调血行气等法。常用方有鸡鸣散、济生槟榔汤、防己饮等。

② 得：本书卷四十脚气缓弱候、《医心方》卷八第一、《太平圣惠方》卷四十五治脚气缓弱诸方均作"初得"，义胜。

③ 当熟察之：指应当注意而审察之。熟，深入，仔细。

④ 若：《医心方》卷八第二作"苦"。

⑤ 淫淫如虫所缘：形容膝脚部如有虫爬行的感觉。缘，作"循"字解。

⑥ 洒洒尔：形容怕冷的感觉。

⑦ 食：原无。据《医心方》补。

⑧ 腨肠：小腿肚。

⑨ 眼浊：眼目混浊，视物模糊。

⑩ 日：原作"月"，形近之误。据本书卷四十改。

⑪ 三品：指下文三种脉象。

⑫ 而：原作"及"。据《备急千金要方》卷七第一、《外台秘要》卷十八脚气论改。

⑬ 续命汤：由麻黄、桂枝、当归、人参、石膏、芎劳、杏仁、干姜、甘草组成（录自《金匮要略》卷五）。

婢汤①加术四两。若脉转駃而紧，宜服竹沥汤②。脉微而弱，宜服风引汤③二三剂。此皆多是因虚而得。若大虚乏气短，可以间作④补汤，随病体之冷热而用。若未愈，更作竹沥汤。

若病人脉浮大而紧駃，此是三品之最恶脉。脉或沉细而駃者，此脉正与浮大而⑤紧者同是恶脉。浮大者，病在外；沉细者，病在内，治亦不异，当消息以意耳。其形或尚可，而手脚未及至弱，数日之内，上气便死，如此之脉⑥，急服竹沥汤，日一剂，汤势恒令相及，勿令半日之内无汤也。若服竹沥汤得下者必佳。此汤⑦竹汁多，服之，皆须热服；不热，停在胸鬲，更为人患。若已服数剂，病及脉势未折⑧，而若胀满者，可以大鳖甲汤⑨下之。汤势尽而不得下⑩，可以丸药助令得下；下后更服竹沥汤，趣令⑪脉

势折。气息料理⑫乃佳⑬。

江东岭南，土地卑下，风湿之气⑭，易伤于人。初得此病，多从下上，所以脚先屈弱，然后毒气循经络渐入腑脏，腑脏受邪，气便喘满。以其病从脚起，故名脚气。其汤熨针石，别有正方；补养宣导，今附于后。

养生方导引法云：坐，两足长舒，自纵身，内气向下，使心内柔⑮和适散；然后屈一足安膝下，努⑯长舒一足，仰足⑰指向上使⑱急。仰眠，头不至席，两手急努向前，头向上努挽。一时各各取势，来去二七。递互亦然。去脚⑲疼，腰髀冷，血冷风痹，日日渐损。

又云：覆卧，傍视，立两踵⑳，伸腰，以鼻内气，自极七息。除脚中弦痛转筋，脚酸疼，脚痹弱。

又云：舒两足坐，散气向涌泉，可

① 越婢汤：由麻黄、石膏、生姜、甘草、大枣组成（录自《金匮要略》第十四）。
② 竹沥汤：由竹沥、秦艽、葛根、黄芩、麻黄、防己、细辛、桂心、防风、升麻、茯苓、附子、杏仁、甘草、干姜组成（录自《备急千金要方》卷七第二）。
③ 风引汤：由麻黄、石膏、独活、茯苓、吴茱萸、秦艽、细辛、桂心、人参、防风、芎劳、防己、甘草、干姜、白术、杏仁、附子组成（录自《备急千金要方》卷七第二）。
④ 作：宋本、汪本、周本同。《外台秘要》作“服”。
⑤ 而：原无。据《备急千金要方》《外台秘要》补。
⑥ 如此之脉：此后《备急千金要方》有“往往有人得之，无一存者”十字。
⑦ 此汤：原无。据《备急千金要方》《外台秘要》补。
⑧ 未折：未减轻。折，挫折，转折，在此引申为减轻或好转。
⑨ 大鳖甲汤：由鳖甲、防风、麻黄、白术、石膏、知母、升麻、茯苓、橘皮、芎劳、杏仁、人参、半夏、当归、芍药、葳蕤、甘草、麦门冬、羚羊角、大黄、犀角、青木香、雄黄、大枣、龙齿、乌头、生姜、薤白、麝香、赤小豆、吴茱萸组成（录自《备急千金要方》卷七第二）。
⑩ 下：此前原有“佳”字。据《备急千金要方》删。
⑪ 趣令：促使。趣，通“促”。
⑫ 料理：整治，照顾。在此引申为平和，正常。
⑬ 乃佳：宋本、汪本、周本同。《备急千金要方》作“便停”。
⑭ 气：原作“地”。据《外台秘要》改。
⑮ 柔：宋本、汪本、周本同。《外台秘要》卷十八脚气论作“气”。
⑯ 努：本书卷二风冷候养生方导引法无此字。
⑰ 足：原作“取”。据本书卷二改。
⑱ 使：原作“便”，形近之误。据本书卷二改。
⑲ 脚：原作“腰”。据本书卷二改。
⑳ 立两踵：原作“内踵”二字。据本书卷二十二转筋候养生方导引法改。立两踵，即两脚跟向上。

三通。气彻到始收;右足屈卷,将两手 急捉脚涌泉,挽。足踏手挽,一时取势。手足用力,送①气向下,三七。不失气,数寻。去肾内冷气。膝冷脚疼也。

又云:一足屈之,足指仰使急;一足安膝头心②,散心,两足跟出气向下。一手拓膝头向下急捺,一手向后拓席,一时极势,左右亦然,二七。去膝髀疼急。

又云:一足踏地,一足向后,将足解溪安端上;急努两手,偏相向后,侧身如转,极势二七。左右亦然。去足疼痛,痹急,腰痛也。

【按语】本候系统的论述了脚气病,乃古代文献中最早而且较为全面的资料。文中从三个方面阐述该病:其一,病因为"感风毒所致",症状复杂而多变。其二,从脉象入手,论述了脚气入脏后的症状及治疗方剂。其三,阐释了本病产生的地域及气候性因素,并指出其病名由来。

又,本候导引第一条与卷二风冷候导引第三条同,第三条与卷四虚劳膝冷候导引第三条同。

二、脚气上气候

【原文】此由风湿毒气,初从脚上,后转入腹,而乘于气,故上气也。

【按语】本候复述脚气上气,是突出脚气冲心之变。上气为冲心的主症之一,这种上气,是心气、心阳衰微,多见于

脚气病的危重期。

三、脚气痹弱候

【原文】此由血气虚弱,若受风寒湿毒,与血并行肤腠。邪气盛,正气少,故血气涩。涩则痹,虚则弱③,故令痹弱④也。

四、脚气疼不仁候

【原文】此由风湿毒气与血气相搏,正气与邪气交击,而正气不宣散,故疼痛。邪在肤腠,血气则涩,涩则皮肤厚,搔之如隔衣不觉知,是名为不仁也。

五、脚气痹挛候

【原文】脚气之病,有夹风毒,风毒则搏于筋,筋为挛。风湿乘于血则痹⑤。故令痹挛⑥也。

【按语】以上三候,均为脚气病之常见证候,都由风毒内蕴所致。然脚气痹弱,兼有气血虚弱;脚气疼不仁,为气血滞于肤腠;脚气痹挛,乃因邪搏于筋。由于病机、病位有别,故分列而论。

六、脚气心腹胀急候

【原文】此由风湿毒气从脚上入于内,与脏气相搏,结聚不散,故心腹胀急也。

---

① 送:原作"逆"。据本书卷四虚劳膝冷候养生方导引法改。
② 心:《外台秘要》无此字,疑衍文。
③ 则弱:原无,宋本、汪本、周本同。据《外台秘要》卷十九脚气痹弱方补。
④ 痹弱:指两脚麻痹,软弱无力。
⑤ 则痹:原作"气"字。据《外台秘要》卷十九脚气痹挛方改。
⑥ 痹挛:指两脚麻痹,并见拘挛。

【按语】本候的心腹胀急与脚气上气候，同属脚气冲心之变，是脚气病的危重证候。脚气缓弱候云："若治之缓，便上入腹，入腹或肿，或不肿，胸胁满，气上便杀人。"可见当时对脚气病的认识已有丰富的实践经验。

七、脚气肿满候

【原文】此由风湿毒气，搏于肾经，肾主于水，今为邪所搏，则肾气不能宣通水液，水液不传于小肠，致水气壅溢腑脏，浸渍皮肤①，故肿满也。

【按语】脚气有干、湿两种，在《诸病源候论》尚无明确的分型记载。干脚气不肿，湿脚气肿满。本候当属于湿脚气。

八、脚气风经五脏惊悸候

【原文】夫温湿成脚气，而夹风毒，毒少风多，则风证偏见。风邪之来，初客肤腠，后经腑脏，脏虚，乘虚而入，经游五脏，与神气相搏，神气为邪所乘，则心惊悸也。

【按语】本候所论，亦是脚气冲心的一个证候，是对脚气缓弱候所说"胸心冲悸"的发挥，病情严重，可以发生突然变化。古人认为"风者善行而数变"，所以把这个证候归结为"毒少风多""风证偏见"。

又，脚气风经五脏惊悸候，《备急千金要方》《外台秘要》《太平圣惠方》均无，唯《圣济总录》有记载，但文字与此不同，附录以供参考，"论曰：心者，生之本，神之舍，所以主五脏者也。脚弱之疾，感于风多而湿证少，则风行阳化，其应在心，令人神思不宁，心多惊悸也"。《普济方》同。

---

① 致水气壅溢腑脏，浸渍皮肤：原作"致壅溢腑脏，腑脏既浸渍于皮肤之间"，从《外台秘要》卷十九脚气肿满方改。

卷十四

咳嗽病诸候　凡十五论

【提要】本篇论述咳嗽的病源、分类以及预后判断等。其内容包括脏腑咳、咳嗽短气、咳嗽上气、咳嗽吐脓血、呷嗽、暴气咳嗽、咳逆、咳逆上气呕吐等。在阐述病因病机时，先从脏腑立论，并述及其相互间的关系；尔后又探讨病之新久、病情虚实，析其异同，并以此作为其具体分证之依据。这些论述，对后世临床辨治咳嗽影响深刻。

其中，咳嗽吐脓血候，乃最早之记载，且病分新久，述证详细，颇有临床价值。呷嗽候则类似哮证，其病机叙述亦颇为详尽，并指出治疗时应加消痰破饮之品方能收效，也很符合临床实际。

又，本卷的咳嗽上气、咳逆上气呕吐、咳嗽短气等，与本书卷十三气病之上气、逆气、上气呕吐、短气诸候有相关之处，可相互参阅。

一、咳嗽候

【原文】咳嗽者，肺感于寒，微者①则成咳嗽也。肺主气，合于皮毛。邪之初伤，先客皮毛，故肺先受之。五脏与六腑为表里，皆禀气于肺。以四时更王②，五脏与六腑皆有咳嗽，各以其时③感于寒而受病，故以咳嗽形证不同。

五脏之咳者，乘秋④则肺先受之；肺咳之状，咳而喘息有音声，甚则唾血。乘夏则心先⑤受之；心咳之状，咳则心痛，喉中喝喝如梗⑥，甚则咽肿喉痹。乘春则肝先受之；肝咳之状，甚则两胁下痛⑦，甚则不可以转侧⑧，转则两胠⑨下满。乘季夏则脾先受之；脾咳之状，咳则右胁下痛，瘖瘖⑩引于髆背，甚则不可

---

① 微者：指感受邪之轻微者，与甚者相对而言。《素问·咳论》："故五脏各以治时感于寒则受病，微则为咳，甚者为泄、为痛。"
② 四时更王：四时，指春、夏、秋、冬。更王，乃更迭当旺之意。如木旺于春，火旺于夏，土旺于长夏，金旺于秋，水旺于冬，谓之"四时更王"。
③ 各以其时：指五脏各有所主的时令，如肝应春、心应夏、脾应长夏、肺应秋、肾应冬。
④ 乘秋：即寒邪生于秋之正气。乘，强，胜。以下"乘夏""乘春""乘长夏""乘冬"义同。
⑤ 先，原无。据上文体例补。
⑥ 喝（yē耶）喝如梗：形容喉中噎塞，似有物梗阻。喝喝，噎塞之意。喝喝如梗，《太素》卷二十九咳论、《针灸甲乙经》、宋本作"介介如哽状"。
⑦ 两胁下痛：宋本、汪本、周本同。《备急千金要方》卷十八第五作"左胁痛"。
⑧ 侧：原无，文义不全。据《素问》补。
⑨ 胠：原作"脚"，形近之误。据汪本、《素问》《太素》改。
⑩ 瘖瘖：通"阴阴""隐隐"。指疼痛深而缓。

以动，动则咳剧①。乘冬则肾先受之；肾咳之状，咳则腰背相引而痛，甚则咳逆②。此五脏之咳也。

五脏咳久不已，传与六腑。脾咳不已，则胃受之；胃咳之状，咳而呕，呕甚则长虫③出。肝咳不已，则胆受之；胆咳之状，咳呕胆汁。肺咳不已，则④大肠受之；大肠咳之状，咳而遗屎。心咳不已，则小肠受之；小肠咳之状，咳而失气，气与咳俱失⑤。肾咳不已，则膀胱受之；膀胱咳之状，咳而遗尿。久咳不已，则三焦受之，三焦咳之状，咳而腹满，不欲食饮。此皆聚于胃，关于肺，使人多涕唾而面浮肿，气逆⑥也。

又有十种咳。一曰风咳，欲⑦语因咳，言不得竟是也。二曰寒咳，饮冷食，寒入注胃，从肺脉上气，内外合，因之而咳是也⑧。三曰支咳⑨，心下鞕⑩满，咳则引痛⑪，其脉反迟是也。四曰肝咳，咳而引胁下痛是也。五曰心咳，咳而唾血，引手少阴⑫是也。六曰脾咳，咳而涎出，续续不止，引少腹⑬是也。七曰肺咳，咳⑭引颈项而唾涎沫是也。八曰肾咳，咳则耳聋无所闻，引腰并⑮脐中是也。九曰胆咳，咳而引头痛，口苦是也。十曰厥阴咳，咳而引舌本是也。

诊其右手寸口，名⑯气口以前脉，手阳明经也。其脉浮则为阳⑰，阳实者，病腹满，善⑱喘咳。微大为肝⑲痹，咳引小腹也。咳嗽，脉浮大⑳者生；小沉伏匿者死。

又云脉浮直者生，沉鞕㉑者死。咳且呕，腹胀且泄，其脉弦急欲绝者死。咳，脱形发热，脉小鞕急者死。咳且羸瘦，络脉鞕大者死。咳而尿血，羸瘦脉大者死。

【按语】本候承袭《素问·咳论》的观点，论述咳嗽的病因、病机及其分类，相当于咳嗽的总论。文中对咳嗽与四时、五脏之间的关系，脏咳及腑的传变，五脏咳、六腑咳的症状特点等，均做了较

---

① 剧：原无，文义不全。据汪本、《素问》补。
② 咳逆：《素问·咳论》作"咳涎"，义胜。
③ 长虫：即蛔虫。
④ 则：原无。据《素问·咳论》补。
⑤ 失：《太素》卷二十九咳论作"出"。
⑥ 气逆：原作"逆气"。据《太素》改。《外台秘要》卷九咳嗽方亦作"气逆"。
⑦ 欲：原无，宋本、汪本、周本同。据《千金要方》卷十八第五补。《外台秘要》卷九咳嗽亦有"欲"字。
⑧ 饮冷食，寒入注胃，从肺脉上气，内外合，因之而咳是也：《素问·咳论》作"其寒饮食入胃，从肺脉上至于肺，则肺寒，肺寒则内外合邪，因而客之，则为肺咳"，义胜。
⑨ 支咳：病名。即支饮咳嗽。
⑩ 鞕（bào 报）：《外台秘要》作"硬"，义同。
⑪ 咳则引痛：宋本、汪本、周本同。《外台秘要》作"咳则引四肢痛"。
⑫ 引手少阴：这里作"咳引心痛"理解。手少阴属心。
⑬ 引少腹：《外台秘要》作"下引少腹"，义长。
⑭ 咳：此后原有"而"字。据《备急千金要方》《外台秘要》删。
⑮ 并：原无。据《备急千金要方》《外台秘要》补。
⑯ 名：宋本、汪本、周本同，《脉经》卷二第二、《外台秘要》无。
⑰ 阳：《外台秘要》卷九咳嗽方作"阳实"，义胜。
⑱ 善：此后原有"气"字。据《脉经》卷二第二、《外台秘要》删。
⑲ 肝：原作"肺"。据汪本改。
⑳ 大：原作"喘"。据《外台秘要》改。
㉑ 鞕：《脉经》卷四第七作"紧"，亦通。

为详尽的阐述，并据此将咳嗽分为五脏咳、六腑咳，其后又列出十种咳，是以感受病邪之不同以及脏腑咳的临床特征为依据进行分类，较之《黄帝内经》又有所拓展。

最后对咳嗽的脉诊、预后做了推断，颇有临床参考价值。

此外，本书卷三十九、卷四十二、卷四十四等篇，尚有妇人咳嗽，妇人妊娠、产后咳嗽；卷四十五、卷四十八亦有小儿诸咳嗽，反映了妇、儿科咳嗽的特点，宜汇而观之，则对本病的了解更为全面。

二、久咳嗽候

【原文】肺感于寒，微者即成咳嗽。久咳嗽是连滞①岁月，经久不瘥者②也。凡五脏俱有咳嗽，不已，则各传其腑。诸久嗽不已，三焦受之，其状，咳而腹满，不欲食饮，此皆③寒气聚于胃而关于肺，使人多涕唾而变面浮肿，气逆故也。

【按语】本篇乃最早依据咳嗽之新久对其分类的文献，且对临床有深刻影响。下文咳嗽上气、久咳嗽脓血、久咳逆、久咳逆上气等候，亦均以咳之新久立论，对临床辨治及判断预后，皆有实用价值。

三、咳嗽短气候

【原文】肺主气，候皮毛。气虚为微寒客皮毛，入伤于肺，则不足，成咳嗽④。夫气得温则宣和，得寒则否涩，虚则气不足而为寒所迫，并聚于⑤肺间，不得宣发，故令咳而短气也。

四、咳嗽上气候

【原文】夫咳嗽上气者，肺气有余也。肺感于寒，微者则成咳嗽。肺主气，气有余则喘咳上气，此为邪搏于气，气壅不得宣发，是为有余，故咳嗽而上气也。其状，喘咳上气，多涕唾而面目胕肿，气逆也。

五、久咳嗽上气候

【原文】久咳嗽上气者，是肺气虚极，风邪停滞，故其病积月累年。久不瘥，则胸背痛，面肿，甚则唾脓血。

【按语】以上两候，均为咳嗽上气，但一为新感，一为久病；一为肺气有余，一为肺气虚极。二者在病程久暂，病情的虚实迥然有异。辨其不同，对临床证治，颇有实际意义。

六、咳嗽脓血候

【原文】咳嗽脓血者，损肺、损心故也。肺主气，心主血。肺感于寒，微者

---

① 连滞：指留连停滞，经久不愈。
② 瘥者：此后原有"死"字。据《外台秘要》卷九积年久咳方删。
③ 此皆：原无。据《素问·咳论》《外台秘要》补。
④ 则不足，成咳嗽：宋本、汪本、周本同。《外台秘要》卷九咳嗽短气方作"气不足，则成咳嗽"，义胜。
⑤ 于：原作"上"。据《外台秘要》改。

则成咳嗽，嗽伤于阳脉①，则有血。血与气相随而行，咳嗽极甚，伤血动气，俱乘于肺，肺②与津液相搏，蕴结成脓，故咳嗽而脓血也。

七、久咳嗽脓血候

【原文】肺感于寒，微者则成咳嗽。咳嗽极甚，伤于经络③，血液蕴结，故有脓血。气血俱伤，故连滞积久，其血黯瘀，与脓相杂而出。

【按语】本卷为咳嗽吐脓血最早的记载，且以病之新久进行划分，符合临床实际。文中所言咳嗽吐脓血的病理基础为"气血俱伤"，值得注意。但对于"其血黯瘀"则不能拘泥，尤其病情严重者，常常反复吐血，血色鲜红，或鲜红与暗瘀交替出现，不可不查。

八、呷嗽候

【原文】呷嗽④者，犹是咳嗽也。其胸膈痰饮多者，嗽则气动于痰，上搏喉咽之间，痰气相击，随嗽动息，呼呷有声⑤，谓之呷嗽。其与咳嗽大体虽同，至于投药，则应加消痰破饮之物，以此为异耳。

【按语】"呷嗽"之名，乃本卷最早提出，其特点为"胸膈痰饮多者，嗽则气动于痰"，所以"呼呷有声"。本病类似于哮证，故治疗时应加消痰化饮之品，方可奏效，此乃其与一般咳嗽的不同之处。

九、暴气嗽⑥候

【原文】肺主于气，候皮毛。人有运动劳役，其气外泄，腠理则开，因乘风取凉，冷气卒伤于肺，即发成嗽，故为暴气嗽。其状，嗽甚而少涎沫。

【按语】"暴气嗽"，《外台秘要》称为"气嗽"，病因为"冷气卒伤于肺"，症状特点为"嗽甚而少涎沫"。类似于现代之急性支气管炎。

十、咳逆候

【原文】咳逆者，是咳嗽而气逆上也。气为阳，流行腑脏，宣发腠理，而气肺之所主也。咳病由肺虚感微寒所成，寒搏于气，气不得宣，胃逆聚还肺⑦，肺则胀满，气遂⑧不下，故为咳逆。其状，咳而胸满气逆⑨，髀背痛，

---

① 阳脉：当作"阳络"解。《灵枢·百病始生》曰："阳络伤则血外溢。"
② 肺：宋本、汪本、周本同。《太平圣惠方》卷四十六咳嗽脓血诸方作"血"，义胜。
③ 经络：在此应作"血络"理解。
④ 呷（gā 嘎）嗽：证名。出本篇。即呼呷有声，喉有痰鸣的咳嗽。治宜消痰破气，方可选二陈汤、三子养亲汤之类。
⑤ 呼呷有声：此处指痰鸣音。
⑥ 暴气嗽：原作"暴气咳嗽"。据目录及文中内容删。《外台秘要》卷九气嗽方作"气嗽"。
⑦ 胃逆聚还肺：《普济方》卷一百六十咳逆门作"胃气逆聚上冲肺"。
⑧ 遂：宋本、汪本、周本同。《外台秘要》卷九咳逆及厥逆饮咳方、正保本作"逆"，义长。
⑨ 气逆：此前原有"而"字。据《外台秘要》卷九咳逆及厥逆饮咳方删。

汗出，尻①、阴股、膝、腨②、骱③、足皆痛。其汤熨针石，别有正方；补养宣导，今附于后。

养生方导引法云：先以鼻内气，乃闭口，还复④以鼻内气，咳则愈。

向晨⑤，去枕正偃卧，伸臂胫，瞑目闭口无息，极胀腹两足再息⑥。项间，吸腹仰两足，倍拳⑦，欲自微息定，复为之。春三、夏五、秋七、冬九。荡涤五脏，津润六腑。所病皆愈。

又云：还向反望、倒⑧望，不息七通。治咳逆，胸中病，寒热也。

十一、久咳逆候

【原文】肺感于寒，微者则成咳嗽。久咳嗽者，是肺极虚故也。肺既极虚，气还乘之，故连年积月久不瘥。夫气久逆不下，则变身面皆肿满。表里虚，气往来乘之故也。

【按语】本候与上条虽同为咳逆，但前者是新病，邪在肺卫，病偏于实，以胸满身痛为主症；后者则多为久病，病邪由表入里，由肺涉及脾肾，表里俱虚，故除咳逆之外，伴发身面浮肿。二者的病程久暂，病情虚实，迥然不同。

又本候以"身面皆肿满"，其病机与久咳候"变面浮肿"，久咳嗽上气候的

"面肿"相同，都是由于久咳肺虚，通调水道的功能失常，进一步影响脾肾所致。此种浮肿，多属虚肿一类，或为本虚标实，不能作一般水肿看待。

十二、咳逆上气候

【原文】肺虚感微寒而成咳。咳而气还聚于肺，肺则胀，是为咳逆也。邪气与正气相搏，正气不得宣通，但逆上喉咽之间，邪伏则气静，邪动则气奔上，烦闷欲绝，故谓之咳逆⑨上气也。

十三、久咳逆上气候

【原文】肺感于寒，微者则成咳嗽。久咳逆气，虚则邪乘于气，逆奔上也。肺气虚极，邪则停心，时动时作，故发则气奔逆乘心，烦闷欲绝，少时乃定，定后复发，连滞经久也。

【按语】咳逆上气与久咳逆上气的特征是"邪伏则气静，邪动则气奔上"，以及"少时乃定，定后复发"。即指出咳喘有阵发性、反复性的特点。而且发作时是比较严重的，甚至烦闷欲绝。不过两者在病机上有虚实之分，故一曰"肺则胀"，一曰"肺气虚极"，临床时应加以分析。

又，咳逆上气与咳嗽上气症相近似，

---

① 尻（kāo 考）：尾骶部的通称。
② 腨（shuàn 涮）：原作"踹"，形近之误。据《素问·脏气法时论》改。腨，指小腿肚，即腓肠肌。
③ 骱（háng 行）：胫骨。
④ 还复：仍旧，再重复。
⑤ 向晨：天色将明。
⑥ 息：原无。据本书卷十九积聚候养生方导引法补。
⑦ 倍拳：反向屈曲。倍，通"背"。拳，通"蜷"，屈曲。
⑧ 倒：《外台秘要》卷九咳逆及厥逆饮咳方作"侧"。
⑨ 逆：原作"嗽"。据本书目录、本候正文改。

但亦有区别，主要是有无逆气之分，文中"正气不得宣通，但逆上喉咽之间，邪伏则气静，邪动则气奔上"，正是咳逆上气的特点。

十四、咳逆上气呕吐候

【原文】五脏皆禀气于肺，肺感微寒则咳嗽也。寒搏于气，气聚还肺，而邪有动息①，邪动则气奔逆上，气上则五脏伤动，动于胃气者，则胃气逆而呕吐也。此时肺咳连滞，气动于胃而呕吐者也。

又如季夏脾王之时，而脾气虚不能王，有寒气伤之而咳嗽，谓之脾咳。其状，咳则右胁下痛，瘖瘖引髀背，甚则不可动，动则咳剧②。脾与胃合，脾咳不已，则胃受之，其状，咳嗽而呕，呕甚则长虫出是也。

凡诸咳嗽，甚则呕吐，各随证候，知其腑脏也。

【按语】本候指出肺咳和脾咳经久不已，都能影响到胃，引起咳嗽呕吐之证，这说明脏腑之间有着相互影响的密切关系。同时还指出"凡诸咳嗽甚则呕吐，各随证候，知其腑脏"，这更突出了辨证论治的精神。

十五、咳逆短气候

【原文】肺虚为微寒所伤，则咳嗽；嗽则气还于肺间，则肺胀；肺胀则气逆。而肺本虚，气为不足，复为邪所乘，壅否不能宣畅，故咳逆短③气也。

---

① 动息：来去，休作。在此指邪气的发作与休止。
② 动则咳剧：原作"动咳发"。据本书咳嗽候条文改。
③ 短：此下原有"乏"字。据上下文义及标题删。

淋病诸候　凡八论

【提要】本篇论述淋病的病源及其分类。第一条诸淋候相当于总论，以下分别论述石淋、气淋、膏淋、劳淋、热淋、血淋以及寒淋的症状和特点。文中对淋病的分类，除寒淋外，至今仍为临床所沿用。

一、诸淋候

【原文】诸淋者，由肾虚而膀胱热故也。膀胱与肾为表里，俱主水。水入小肠，下于胞，行于阴①为溲便也。肾气通于阴，阴，津②液下流之道也。若饮食不节，喜怒不时，虚实不调，则腑脏不和，致肾虚而膀胱热也。膀胱，津液之府，热则津液内溢，而流于罢③，水道不通，水不上不下，停积于胞。肾虚则小便数，膀胱热则水下涩，数而且涩，则淋沥不宣④，故谓之为淋。其状，小便出少起数⑤，小腹弦急，痛引于齐⑥。

又有石淋、劳淋、血淋、气淋、膏淋。诸淋形证，各随名具说⑦于后章，而以一方治之者，故谓之诸淋也。其汤熨针石，别有正方；补养宣导，今附于后。

养生方导引法云：偃卧，令两手⑧布膝头，斜⑨踵置尻下，口内气，振腹自极，鼻出气七息。去淋，数小便⑩。

又云：蹲踞⑪，高一尺许，以两手从外屈膝内入，至足跗上，急手握足五指，极力一通，令内曲。以⑫利腰髋，治淋。

【按语】淋之名称虽然始见于《黄帝内经》，其后《金匮要略》第十三亦有症状描述："淋之为病，小便如粟状，小腹弦急，痛引脐中。"但对其病机鲜有阐释，至本候始明确指出"肾虚而膀胱热"乃其发生机理，可谓对《黄帝内经》《金匮要略》之拓展。

其后，对淋证的石淋、劳淋、血淋、气淋、膏淋以及下文热淋之分类，至今仍为临床所沿用。

---

① 阴：指前阴。此下二"阴"字同。
② 津：本书卷四十九诸淋候作"水"，义同。
③ 罢（zé 择）：通"泽"。聚水的洼地叫罢。在此引申为膀胱，犹如聚水之处。
④ 淋沥不宣：小便点滴淋沥不畅。
⑤ 起数（shuò 朔）：尿频。
⑥ 齐：通"脐"。
⑦ 具说：具体描述。
⑧ 手：原作"足"。据本书卷四虚劳阴下痒湿候养生方导引法改。
⑨ 斜：本书卷四作"取"。
⑩ 去淋，数小便：此后《外台秘要》卷二十七诸淋方有"又去石淋茎中痛"七字。
⑪ 蹲踞：蹲坐。
⑫ 以：原作"入"。据《外台秘要》卷二十七诸淋方改。

又，本候导引法第一条与本书卷四虚劳阴下痒湿候导引同。

二、石淋候

【原文】石淋①者，淋而出石也。肾主水，水结则化为石，故肾客沙石②。肾虚为热所乘，热则成淋。其病之状，小便则茎里痛，尿不能卒出，痛引少腹，膀胱里急，沙石从小便道出；甚者塞痛③令闷绝。其汤熨针石，别有正方；补养宣导，今附于后。

养生方导引法云：偃卧，令两手布④膝头，斜⑤踵置尻下，口内气，振腹自极，鼻出气七息。去石淋，茎中痛。

三、气淋候

【原文】气淋⑥者，肾虚膀胱热，气胀所为也。膀胱与⑦肾为表里，膀胱热，热气流入于胞，热则于实，令胞内气胀，则小腹满，肾虚不能制其小便，故成淋。其状，膀胱小腹⑧皆满，尿涩，常有余沥是也。亦曰气癃⑨。

诊其少阴脉数者，男子则气淋。其汤熨针石，别有正方；补养宣导，今附于后。

养生方导引法云：以两足踵布膝⑩，除癃。

又云：偃卧，令两手⑪布膝头，取踵置尻下，以口内气，腹胀自极，以鼻出气七息。除气癃，数小便，茎中痛，阴以下湿，小腹痛，膝不随也。

【按语】本候所论，属气淋的实证。后世阐释该病，多分虚实二证。由情志不畅，肝郁气滞所致者为实证，常见小便涩滞，淋沥不畅，小腹满痛或胸闷胁胀，脉弦等症。若因病久不愈，或过用苦寒疏利之品，致使脾、肾气虚者则为虚证，症见少腹坠胀，排尿困难，尿有余沥，脉弱无力等。

又，本候导引第二条与本书卷四虚劳阴下痒湿候同。

四、膏淋候

【原文】膏淋⑫者，淋而有肥，状似膏，故谓之膏淋，亦曰肉淋。此肾虚不

① 石淋：病名。诸淋之一，指淋证见有小便涩痛，尿出砂石者。又称砂淋、沙石淋。多因下焦湿热，煎熬水液所致。可选用神效琥珀散、二神散、石韦散、独圣散及金钱草、海金砂、鸡内金、石首鱼脑骨等治疗。
② 肾客沙石：指砂石寄于肾脏。客，寄。
③ 塞痛：本书卷四十九石淋候作"水道塞痛"。
④ 两手布："手"，原作"足"；"布"原脱，从本书卷四虚劳阴下痒湿候养生方导引法改。
⑤ 斜：本书卷四作"取"。
⑥ 气淋：病名。诸淋之一，为尿有余沥结涩不通的证候。又称气癃。治宜清热利气。可选用《金匮翼》之沉香散（沉香、石韦、滑石、当归、橘皮、白芍、冬葵子、王不留行、甘草）。
⑦ 与：此前原有"合"字。据《外台秘要》卷二十七气淋方删。
⑧ 小腹：原作"小便"。据本书卷四十九气淋候改。
⑨ 气癃（lóng 龙）：病名。即气淋。癃，小便不畅，《素问·宣明五气》："膀胱不利为癃。"
⑩ 以两足踵布膝：将两足跟交替放置于对侧膝头上。
⑪ 手：原作"足"。据本书卷四虚劳阴下痒湿候养生方导引法改。
⑫ 膏淋：病名，又称肉淋。指淋证之症见小便如米泔，或脂膏者。多因肾虚不固或湿热蕴蒸下焦所致。肾虚者治宜补益脾肾，固涩脂液，方用鹿角霜丸、菟丝子丸、六味地黄丸、补中益气丸等。湿热者治宜清利湿热，方用萆薢饮、八正散、海金沙散等。本证可见于乳糜尿、前列腺炎、泌尿系感染等疾患。

能制于肥液，故与小便俱出也。

【按语】膏淋，包括西医学的乳糜尿，其主要症状为，小便尿出如脂膏，或混浊如米泔，甚至成块、成团，尿出不畅。其尿道热涩而痛者，多属实证；不热不痛的，多属虚证。实证多为湿热下注，虚证多由肾虚不能制约脂液所致。

五、劳淋候

【原文】劳淋①者，谓劳伤肾气，而生热成淋也。肾气通于阴。其状，尿留茎内，数起②不出，引小腹痛，小便不利，劳倦即发也。

六、热淋候

【原文】热淋③者，三焦有热，气搏

于肾，流入于胞而成淋也。其状，小便赤涩。亦有宿病淋，今得热而发者，其热甚则变尿血；亦有小便后如似小豆④羹汁状者，蓄作有时也。

七、血淋候

【原文】血淋⑤者，是热淋之甚者则尿血，谓之血淋。心主血，血之行身，通遍经络，循环腑脏。其热⑥甚者，血⑦则散失其常经，溢渗入胞，而成血淋也。

八、寒淋⑧候

【原文】寒淋者⑨，其病状，先寒战，然后尿是也。由肾气虚弱，下焦受于冷气，入胞与正气交争，寒气胜则战寒⑩而成淋，正气胜则⑪战寒解，故得小便也。

---

① 劳淋：病名。指淋证遇劳而发者。有肾劳、心劳、脾劳之分。症见小便淋沥不断，涩痛不甚，遇劳即发。肾劳者，治用知柏地黄汤或肾气汤等；心劳者，治用清心莲子饮；脾劳者，治用补中益气汤合五苓散。本证可见于前列腺炎、前列腺肥大、慢性泌尿系感染等疾患。
② 数（shuò 朔）起：即尿频。
③ 热淋：病名。指因湿热蕴结下焦而成之淋证。主症为小便短、数、热、赤、涩、痛，可伴有寒战，腰痛，小腹拘急胀痛，烦渴等，甚者尿中有血。治宜清热利湿，常用瞿麦散、八正散、导赤散、五淋散等。本证常见于急性泌尿系感染。又，诸淋多属于热，故有将热淋视为诸淋之总称者（见《医学心悟·热淋》）。
④ 小豆：作"赤小豆"解。
⑤ 血淋：病名。指淋证之小便夹血者。有血热、血寒、血虚、血瘀之分。主症为小便涩痛有血。血热者，尿出灼热刺痛，血色鲜红，脉有力，治宜清热凉血，方用小蓟饮子、导赤散、琥珀散等；血冷者，尿出血色晦暗，面色枯白，脉沉迟，宜温补下元，方用金匮肾气丸、生料鹿茸丸、汉椒根煎服，或地髓汤送服附子八味丸；血虚者，尿出涩痛不甚，尿色淡红，脉虚数，治宜滋阴补血，方可选八珍汤合益元散，或六味地黄丸；血瘀者，尿出阴中痛如刀割，血色紫暗有块，小腹硬满，脉沉弦或数，治宜活血通淋，方用一味牛膝膏、桃红四物汤、代抵当丸等。本证可见于尿路感染、前列腺炎、精囊炎、尿路结石、结核、肿瘤等疾患。
⑥ 其热：原作"劳"。据本书卷四十九血淋候改。
⑦ 血：原无。据本书卷四十九血淋候补。
⑧ 寒淋：宋本、汪本、周本同。《太平圣惠方》卷五十八治冷淋诸方作"冷淋"。
⑨ 寒淋者：此后《太平圣惠方》有"由腑脏虚冷"五字。
⑩ 战寒：《太平圣惠方》作"寒颤"，义胜。
⑪ 则：原无。据《太平圣惠方》补。

小便病诸候　凡八论

【提要】本篇论述小便诸病。小便病的病源，属肾与膀胱，或为虚寒，或为有热等所致。病证有小便利多、小便不禁、遗尿、尿床，以及小便数、小便不通、小便难、转胞等候。其中小便利多、小便不禁、遗尿、尿床多因肾与膀胱虚寒，不能温制水液而致。其后诸证则多因肾与膀胱有热，热则水行涩，涩则小便难而数起，甚则不通。而转胞一候，成因多端，病情凶险。本书所论，较之《金匮要略》，有所发展。

一、小便利多候

【原文】小便利多①者，由膀胱虚寒，胞滑故也。肾为脏，膀胱，肾之腑也，其为表里，俱主水。肾气下通于阴，腑既虚寒，不能温其脏，故小便白而多。其至夜尿偏甚者，则内阴气生是也。

二、小便数候

【原文】小便数者，膀胱与肾俱虚，而有客热乘之故也。肾与膀胱为表里，俱主水，肾气下通于阴。此二经既虚，致受于客热，虚则不能制水，故令数。小便热则水行涩，涩则小便不快，故令数起也。

诊其趺阳脉数，胃中热②，即消谷引食，大便必鞕，小便即数。其汤熨针石，别有正方；补养宣导，今附于后。

养生方导引法云：以两踵布膝，除数尿。

又云：偃卧，令两手③布膝头，斜④踵置尻下，口内气，振腹自极，鼻出气七息。去小便数。

三、小便不禁候

【原文】小便不禁者，肾气虚，下焦受冷也。肾主水，其气下通于阴。肾虚下焦冷，不能温制其水液，故小便不禁也。

尺脉实，小腹牢⑤痛，小便不禁。尺中虚，小便不禁。肾病小便不禁，脉当沉滑，而反浮大，其色当黑反黄，此土之克水，为逆，不治⑥。

---

① 小便利多：即小便清长。

② 胃中热：宋本、汪本、周本同。《金匮要略》第十三作"胃中有热"。

③ 手：原作"足"。据本书卷四虚劳阴下痒湿候养生方导引法改。

④ 斜：本书卷四作"取"。

⑤ 牢：宋本、汪本、周本同。《脉经》卷二第三无此字。

⑥ 肾病小便不禁……不治：《备急千金要方》卷十九第一作"肾病，手足逆冷，面赤目黄，小便失禁，骨节烦疼，少腹急痛，气冲于心，其脉当沉细而滑，今反浮大，其色当黑反黄，此是土之克水，为大逆，十死不治"，义胜。

【按语】小便不禁脉象，原书错简在遗尿候下，今移于此。

四、小便不通候

【原文】小便不通，由膀胱与肾俱有热故也。肾主水，膀胱为津液之腑，此二经为表里；而水行于小肠，入胞者为小便。肾与膀胱既热，热入于胞，热气太①盛，故结涩，令小便不通，小腹胀满气急。甚者，水气上逆，令心急腹满，乃至于死。

诊其脉，紧而滑直者，不得小便也。

【按语】小便不通，临床并不少见。本候"甚者，水气上逆，令心急腹满，乃至于死"，明示其病重时之危害。对此《备急千金要方》亦云："人有因时疾，瘥后得闭塞不通，遂致夭命，大不可轻之。"故在临床之际，须给予足够重视。

五、小便难候

【原文】小便难者，此是肾与膀胱热故也。此二经为表里，俱主水，水行于小肠，入胞为小便。热气在于脏腑，水气则涩，其热势微②，故但小便难也。

诊其尺脉浮，小便难。尺脉濡，小便难。尺脉缓，小便难，有余沥也。

【按语】小便难候，似属小便不通的轻症，两者病机相同，均为肾与膀胱有热，但一者"热气太盛"，一者"热势极

微"；所以前者为小便不通，而后者为小便难。

在脉诊中，指出了尺中浮脉、濡脉、缓脉都可见到小便难，但其脉均见于尺部，反映病变在肾与膀胱。

又本书卷四虚劳亦有小便难候，病理变化与此略同，但一虚一实，可以比较分析。

六、遗尿候

【原文】遗尿者，此由膀胱虚冷，不能约于水故也。膀胱为足太阳，肾为足少阴，二经为表里。肾主水，肾气下通于阴。小便者，水液之余也。膀胱为津液之腑，腑既虚冷，阳气衰弱，不能约于水，故令遗尿也。

诊其脉来，过寸口，入鱼际，遗尿。肝脉微滑，遗尿。左手关上脉沉为阴，阴绝者，无肝脉也，苦遗尿。其汤熨针石，别有正方；补养宣导，今附于后。

养生方导引法云：蹲踞高一尺许，以两手从外屈膝内入③至足跗上，急手握足五指，极力一通，令内曲。以④利腰髋，治遗尿。

【按语】遗尿的病机由于膀胱虚冷，不能制约于水。但"小便者，水液之余也"，《诸病源候论》有其独到的见解，如卷十五膀胱病候云："五谷五味之津液，悉归于膀胱，气化分入血脉，以成骨髓也；而津液之余者，入胞则为小

---

① 太：原作"大"。据元本改。
② 微：原作"极微"。据《外台秘要》卷二十七小便难及不利方、《太平圣惠方》卷五十八治小便难诸方改。
③ 内入：原无。据本卷诸淋候养生方导引法补。
④ 以：原作"人"。据《外台秘要》卷二十七遗尿方改。

便。"这就是小便形成的具体说明，亦是对于"膀胱者，州都之官，津液藏焉，气化则能出矣"（《素问·灵兰秘典论》）的诠释。

又，本候导引与本卷诸淋候导引第二条同。

七、尿床候

【原文】夫人有于眠睡不觉尿出者，是其禀质阴气偏盛，阳气偏虚者，则膀胱肾气俱冷，不能温制于水，则小便多，或不禁而遗尿。

膀胱，足太阳也，为肾之腑；肾为足少阴，为脏，与膀胱合，俱主水。凡人之阴阳，日入而阳气尽，则阴受气，至夜半阴阳大会，气交则卧睡。小便者，水液之余也。从膀胱入于胞为小便，夜卧则阳气衰伏，不能制于阴，所以阴气独发，水下不禁，故于眠睡而不觉尿出也。

【按语】遗尿和尿床二候，本书与《外台秘要》《备急千金要方》均分别论述，并列举治法和附方。但现今遗尿和尿床不分。此病多见于儿童。大多因肾气不固，膀胱失约所致，属于虚证。

八、胞转候

【原文】胞转①者，由是胞屈辟②，小便不通，名为胞转。其病状，脐下急痛，小便不通是也。此病或由小便应下，便强忍之；或为寒热所迫，此二者，俱令水气还迫于胞③，使脆屈辟不得充张，外水应入不得入，内溲应出不得出，外内相壅塞，故令不通。此病至四五日，乃有致死者。

饱食讫④，应小便而忍之，或饱食讫而走马，或小便急因疾走，或忍尿入房，亦皆令胞转、或胞落，并致死。

【按语】胞转又名"转胞"，是指以脐下急痛，小便不通为主症的疾病。本候所论原因，多由强忍小便（如饱食忍尿、忍尿疾走、忍尿入房等），或为寒热之气所迫，水气上逆，气迫膀胱，使膀胱屈折不舒所致。治宜滑利疏导。若孕妇中气虚弱，胎元下坠所致者，宜补中益气法。

又，本书卷四十妇人杂病诸候中有胞转候，可互参。

---

① 胞转：病名。出《金匮要略·妇人杂病脉证并治》。又名转胞、转脬。多因强忍小便（忍尿疾走、忍尿入房、饱食忍尿等），或寒热所迫，或惊扰暴怒，气迫膀胱，使膀胱屈戾不舒所致。治宜疏导。方用蒲黄散、滑石散，或猪苓汤下甘遂末。年老者，宜补肾，用金匮肾气丸、六味地黄丸等。惊扰暴怒，小便卒不通者，宜葱白汤。孕妇胎满压迫膀胱所致者，宜参术饮、补中益气汤，或令孕妇平卧床榻，脚端抬高，使胎不压脬，小便自通。适近临产者，可手入产户，托起其胎，小便即出。胞转困危者，可用导尿法。

② 胞屈辟：指尿胞屈曲折迭，不能正常舒张。辟，通"襞"，折迭。

③ 俱令水气还迫于胞：原作"俱合水气还上气迫于胞"。据本书卷四十九胞转候改。

④ 饱食讫：原作"饱食讫"。据《外台秘要》卷二十七胞转方改。食讫，进食完毕。

大便病诸候　凡五论

【提要】本候论述了大便难、大便不通和大便失禁，并论及关格、大小便不通以及大小便难等候。

其中，大便难及不通，多责之胃肠有热，煎熬津液，以致下行艰涩，即"结聚不宣""壅塞不通"。而大便失禁则多因大肠与肛门之虚寒，实质为脾肾阳虚，封藏失司。至于关格病，则指大小便不通。将大小便不通称为"关格"，始于《诸病源候论》，是对前人之论的拓展。

一、大便难候

【原文】大便难者，由五脏不调，阴阳偏有虚实①，谓三焦不和，则冷热并结故也。胃为水谷之海，水谷之精，化为荣卫，其糟粕行之于大肠以出也。五脏、三焦既不调和，冷热壅塞②，结在肠胃之间，其肠胃本实，而又为冷热之气所并③，结聚不宣，故令大便难也。

又云，邪在肾，亦令大便难。所以尔者，肾脏受邪，虚而不能制小便，则小便利，津液枯燥，肠胃干涩，故大便难。

又渴利之家④，大便亦难，所以尔者，为津液枯竭，致令肠胃干燥。

诊其左手寸口人迎以前脉，手少阴经也。脉沉为阴，阴实者，病苦闭，大便不利，腹满四支重，身热，苦⑤胃胀。右手关上脉阴实者，脾实也。苦肠中伏伏⑥如牢状，大便难脉紧而滑直，大便亦难。

趺阳脉微弦，法当腹满，不满者，必大便难而脚痛⑦，此虚寒从上向下⑧也。其汤熨针石，别有正方；补养宣导，今附于后。

养生方导引法云：偃卧，直两手，捻左右胁，除大便难，腹痛，腹中寒。口内气，鼻出气，温气咽之数十，病愈。

【按语】本候指出大便难的三种成因：其一为肠胃本实，又因冷热之气所并；其二由于下焦肾虚不能制水，津液枯燥；其三为渴利病人，津液枯竭，胃

---

① 虚实：此前《外台秘要》卷二十七大便难方有"冷热"二字。
② 塞：原作"涩"，宋本、汪本、周本同。据《外台秘要》改。
③ 并：原无，宋本、汪本、周本同。据《外台秘要》补。
④ 渴利之家：指患渴利的病人。渴利，是消渴的一种证候，为随饮而即小便。参阅卷五渴利候。
⑤ 苦：原作"若"。据《脉经》卷二第二改。
⑥ 伏伏：《脉经》卷二第一"胃实苦肠中伏伏"注，一作"愊愊"。盖"伏伏"与"愊愊"同义，指肠中大便坚硬。
⑦ 脚痛：宋本、汪本、周本同。《金匮要略》第十作"两胠疼痛"，义胜。
⑧ 从上向下：宋本、汪本、周本同。《金匮要略》《外台秘要》均作"从下而上"，义长。

肠干燥。这些在临床上是比较多见的。同时，从脉诊上亦反映三种病情，即手少阴经脉实、右手关上脉阴实、趺阳脉微弦等。但脉紧而滑直之大便难，是否寒实便秘，有特考证。

二、大便不通候

【原文】大便不通者，由三焦五脏不和，冷热之气不调，热气偏入肠胃，津液竭燥，故令糟粕否结，壅塞不通也。其汤熨针石，别有正方；补养宣导，今附于后。

养生方导引法云：龟行气，伏衣被中，覆口鼻头面，正卧，不息九通，微鼻出气。治闭塞不通。

三、大便失禁候

【原文】大便失禁①者，由大肠与肛门虚弱②冷滑故也。肛门，大肠之候也，俱主行③糟粕，既虚弱冷滑，气不能温制，故使大便④失禁。

【按语】大便失禁，由于大肠与肛门虚弱冷滑所致，但是，腑病虚寒，每每责之于脏，多与脾肾有关，尤其是肾，肾司二阴，肾为胃关，所以临证之际，都应加以考虑。

四、关格大小便不通候

【原文】关格者，大小便不通也。大便不通，谓之内关；小便不通，谓之外格；二便俱不通，为关格也。由阴阳气不和，荣卫不通故也。阴气大⑤盛，阳气不得荣之，曰内关⑥；阳气大盛，阴气不得荣之，曰外格⑦；阴阳俱盛，不得相荣，曰关格。关格则阴阳气否结，腹⑧内胀满，气不行于大小肠，故关格而大小便不通也。

又风邪在三焦，三焦约⑨者，则小肠⑩痛内闭，大小便不通，日不得前后而手足寒者，为三阴俱逆，三日死也。

诊其脉来浮牢且滑直者，不得大小便也。

【按语】"关格"一词，首见于《黄帝内经》，含义有二：一指阴阳离决时的脉象状态，如《灵枢·终始》曰："人迎四盛，且大且数，名曰溢阳，溢阳为外格……脉口四盛，且大且数者，名曰溢阴，溢阴为内关。内关不通，死不治。人迎与太阴脉口俱盛四倍以上，命曰关格，关格者，与之短期。"二指阴阳俱盛，不能相互营运而格拒的严重病理状

---

① 大便失禁：指大便不能控制而自行排出。
② 弱：原无，文义不完整。据下文补。
③ 行：原无，宋本、汪本、周本同。据《外台秘要》卷二十七大便失禁方补。
④ 大便：原无。据本候标题补。
⑤ 大（tài 态）："太"之古字。作"过分"解。下"大"字同。
⑥ 曰内关：宋本、汪本、周本同。《灵枢·脉度》《太平圣惠方》卷五十八关格大小便不通诸方作"故曰关"。
⑦ 曰外格：宋本、汪本、周本同。《灵枢·脉度》《太平圣惠方》作"故曰格"。
⑧ 腹：此前原有"于"字。据《外台秘要》卷二十七大便失禁并关格大小便不通方删。
⑨ 三焦约：大小便皆不通利，称三焦约。约，约束。
⑩ 小肠：《太平圣惠方》卷五十八治关格大小便不通诸方作"小腹"。

态。《灵枢·脉度》所言："故邪在腑则阳脉不和，阳脉不和则气留之，气留之则阳气盛矣。阳气太盛，则阴不利，阴脉不利则血留之，血留之则阴气盛矣。阴气太盛，则阳气不能荣也，故曰关；阳气太盛，则阴气弗能荣也，故曰格；阴阳俱盛，不得相荣，故曰关格。关格者，不得尽期而死也。"《难经·三十七难》亦有相似观点。

自东汉仲景始，关格演化为病名，《伤寒论·平脉法第二》曰："关则不得小便，格则吐逆。"本候所论，乃关格病的另外一层含义，即指大小便不通的疾患，是对关格病的拓展。至宋代关格还有另一种含义，即下见二便不通为关，上见吐逆不纳为格。除此之外，明清时期亦将呕吐而渐见大小便不通的病称为"关格"。综上所述，"关格"一词，含义颇多，必须循名责实而论治。

五、大小便难候

【原文】大小便难者，由冷热不调，大小肠有游气①，游气在于肠间，搏于糟粕，溲便不通流，故大小便难也。

诊其尺脉滑而浮大，此为阳干于阴，其人苦小腹痛满，不能尿，尿即阴中痛，大便亦然。其汤熨针石，别有正方；补养宣导，今附于后。

养生方导引法云：正坐，以两手交背后，名曰带便。愈不能大便，利腹，愈虚羸。反叉两手着背上，推上使当心许，跂坐反倒②九通。愈不能大小便，利腹，愈虚羸③也。

---

① 游气：游动之气。亦可作"游风"理解，即游走的风气。
② 反倒：指头身向后仰倒。
③ 利腹，愈虚羸：原作"利愈腹虚羸"。据文义改。

卷十五

五脏六腑病诸候　凡十三论

【提要】 本篇论述五脏病候和六腑病候。其中五脏病候从藏象、虚实病、病情间甚死生，以及脉象等系统地加以阐述；六腑病则较简略，大多只有藏象、虚实病及治则3项。最后的五脏横病候，指出正经自病与外邪所伤不同，是提示辨证分类的一个要领。

一、肝病候

【原文】 肝象①木，王于春。其脉弦，其神魂②，其候目③，其华在爪，其充在筋，其声④呼，其臭臊⑤，其味酸，其液泣⑥，其色青，其藏血。足厥阴其经也，与胆合；胆⑦为腑而主表，肝为脏而主里。

肝气盛，为血有余，则病目赤，两胁下痛引小腹，善怒。气逆则头眩⑧，耳聋不聪⑨，颊肿，是肝气之实也，则宜泻之。肝气不足，则病目不明，两胁拘急，筋挛，不得太息，爪甲枯，面青，善悲⑩恐，如人将捕之，是肝气之虚也，则宜补之。

于四时，病在肝，愈于夏⑪；夏不愈，甚于秋⑫；秋不死，持于冬⑬；起于

---

① 象：即藏象。《素问·五脏生成》："五脏之象。"王冰注："象，谓气象也，言五脏虽隐而不见，然其气象性用，犹可以物类推之。"

② 其神魂：古人认为人的各种精神活动，来自五脏，即所谓"五脏所藏"的神。肝所藏为魂，故云"其神魂"。详见《素问·宣明五气》。

③ 其候目：肝开窍于目，肝病可反映于目，故察目可以了解肝病。候，即征候，反映变化的迹象。

④ 声：指五脏有病时所发出的病理性声音。

⑤ 其臭臊（xiù sāo 秀骚）：肝主五嗅中的臊气。臭，指嗅觉所感知的气味。臊，腥臊，骚气。

⑥ 其液泣：五脏化生五液，肝所化为泪。泣，眼泪。详见《难经·三十四难》。

⑦ 胆：原无。据正保本补。

⑧ 头眩：《素问·脏气法时论》作"头痛"。

⑨ 聪：听觉灵敏。

⑩ 善悲：善，多，容易。"悲"字《素问》中无。

⑪ 愈于夏：按五行生克关系，五脏病变，至其所生之气当令时，由于母得子助，其病当愈，即《素问·脏气法时论》所说"至其所生而愈"。肝病到了夏季，得心火之助以克金而病愈，所以说"愈于夏"。其他各脏病候均按此类推。

⑫ 甚于秋：五脏病变，至其所不胜之气当令时，其病加重，即《素问·脏气法时论》所说"至其所不胜而甚"。金能克木，故肝病至秋而益甚，所以说"甚于秋"。

⑬ 持于冬：五脏病变，至生我之气当令时，其病能维持下去，即《素问·脏气法时论》所说"至于所生而持"。水能生木，故肝病至冬而相持，所以说"持于冬"。持，原作"待"，据元刻本改。以下心、脾、肺、肾病候同。

春①。于日，愈在丙丁；丙丁不愈，加于庚辛；庚辛不死②，持③于壬癸；起于甲乙④。于时，平旦慧⑤，下晡⑥甚，夜半静。禁当风⑦。

肝部⑧，左手关上是也。平肝脉⑨来，绰绰如按琴瑟之弦⑩；如揭长竿末梢，曰肝平⑪。春以胃气⑫为本。春，肝木王，其脉弦细而长，是平脉也。反得微⑬涩而短者，是肺之乘⑭肝，金之克木，大逆，

十死不治；反得浮大而洪⑮者，是心乘肝，子之乘母⑯，虽病当愈⑰；反得沉濡滑者，是肾乘肝，母之归子，虽病当愈⑱；反得大而缓者，是脾之乘肝，为土之凌木，土之畏木，虽病不死。病⑲肝脉来，盛⑳实而滑，如循长竿㉑，曰肝病㉒。死肝㉓脉来，急益劲，如新张弓弦，曰肝死。真肝脉㉔至，中外急，如循刀刃赜赜然㉕，如新张弓弦㉖。色青白不泽，毛折㉗，

---

① 起于春：五脏病变，逢到本气当令之时，其病可有起色，即《素问·脏气法时论》所说"自得其位而起"。肝病到春季木旺之令而有起色，所以说"起于春"。其他各脏病以此类推。

② 不死：《针灸甲乙经》卷六第十作"不加"，义近。加，即病情加重。以下心、脾、肺、肾病候同。

③ 持：原作"待"。据元刻本改。以下心、脾、肺、肾病候同。

④ 愈在丙丁……起于甲乙：日干甲乙、丙丁、戊己、庚辛、壬癸，于五行分属木、火、土、金、水。按五行生克关系，而有病甚、病持、病起、病愈之说，其理与上文"四时"同。

⑤ 平旦慧：平旦，天亮的时候。慧，清爽，此处作"病情好转"解。

⑥ 下晡（bū 逋）：晡，原作"脯"，形近而误。据正宝本、周本改。下晡，申时，指下午三点到五点，其时属金。

⑦ 禁当风：此三字《素问·脏气法时论》置于"起于春"之后。《针灸甲乙经》在"起于甲乙"之后。

⑧ 肝部：指属于肝脏的诊脉部位。

⑨ 平肝脉：脉有胃气称平脉，脉无胃气称真脏脉。《素问》《太素》论脉，分平脉、病脉、死脉、真脏脉四类。这里论肝脉，所以称平肝脉、病肝脉、死肝脉、真肝脉。

⑩ 绰（chuò 龊）绰如按琴瑟之弦：《素问·平人气象论》作"臾弱招招"。绰绰，指脉来宽裕舒缓。《尔雅》："绰绰，缓也。"

⑪ 如揭长竿末梢，曰肝平："末梢，曰肝平"原无，易于下文"如循长竿"之病肝脉混淆，据《素问·平人气象论》补。如揭长竿末梢，指脉象长而软，犹如高举长杆梢部，有柔韧之感。揭，《说文解字》："高举也。"

⑫ 胃气：指脉来带有从容和缓之象，是为有胃气。

⑬ 微：宋本、汪本、周本同。《脉经》卷三第一作"浮"。

⑭ 乘：胜过，强于。在此指某脏脏气较强盛时，可对另一脏发生作用，该作用因脏腑间生克关系而效应各异，可为有利亦可为有害。此与后世五行学说中"过度相克"之"乘"含义有别。下文"心乘肝"，预后为"虽病当愈"；"脾乘肝"，预后为"虽病不死"等，可为佐证。

⑮ 浮大而洪：宋本、汪本、周本同。《脉经》作"洪大而数"。

⑯ 乘母：《脉经》作"扶母"。肝病得心脉，是子助母实，故曰"扶母"，即《素问》所云"至其所生而愈"之义。故下文曰"虽病当愈"。

⑰ 当愈：宋本、汪本、周本同。《脉经》作"自愈"。

⑱ 当愈：宋本、汪本、周本同。《脉经》作"易治"。

⑲ 病：原无。据《素问》《太素》卷十五五脏脉诊补。

⑳ 盛：《素问》《太素》作"盈"，义同。

㉑ 如循长竿：形容脉象长而不软。循，抚摩。

㉒ 肝病：原作"平"。据《素问》《太素》改。

㉓ 死肝：原作"肝病"。据《素问》《太素》改。

㉔ 真肝脉：即肝之真脏脉。真脏脉，为脏腑真气败露之脉象，乃无胃气之脉，预后极差。

㉕ 赜（zé 责）赜然：此形容弦急无胃的脉象。赜赜，《素问·玉机真脏论》作"责责"，《太素》卷十四真脏脉形作"清清"。

㉖ 新张弓弦：《素问》《脉经》作"按琴瑟弦"。

㉗ 毛折：指皮毛枯折。

乃死。其汤熨针石，别有正方；补养宣导，今附于后。

养生方云：春三月，此谓发陈①。天地俱生，万物以荣②。夜卧早起，阔③步于庭。被发④缓形，以使春志生⑤。生而勿杀，与⑥而勿夺，赏而勿罚，此春气之应也，养生⑦之道也。逆之则伤于肝，夏变为寒⑧，则奉长者少。

养生方导引法云⑨：肝脏病者，愁忧不乐，悲思嗔怒，头旋眼痛，呵⑩气出而愈。

【按语】本候主要论述了四个方面的问题：其一，肝之藏象、肝病虚实辨证及其治则。首先，从五脏、五脉、五神、五体、五声等五行规律叙述肝的藏象，并述及脏腑表里经络的关系。以下心、脾、肺、肾诸脏，行文规律相同，内容可以类推。其次，从病源、主证论述了肝病的实证、虚证，并提出了治疗原则。在五脏病候中都有实证、虚证，其病理变化，可从本脏功能的太过、不及，经络的循行路径和脏腑表里关系等方面去探求。因此，以下心、肺、脾、肾四脏的论证规律，与此略同。

其二，论述了肝病间、甚、死、生之变化，主要按五行生克规律推导。以下心、脾、肺、肾病情的间、甚、死、生规律与此节相同，可以类推。

其三，应用五行生克规律说明肝之平、病、死、真脏之脉象的变化及其预后，而其最为重视者，乃胃气之多少、有无。以下诸候类同。

其四，论述了肝病的养生导引法。本篇养生方导引法首载"六字诀"的运用。"六字诀"又称"六气诀"，属于气功导引法中之"泻法"，六字为：呵、呼、呬、嘘、唏、吹。前人认为，念此六字字音，可对各自相应脏腑进行保护或治疗。六字所主，古今不尽相同。

梁代陶弘景之《养性延命录》曰："凡行气，以鼻纳气，以口吐气，微而引之，名曰长息。纳气有一，吐气有六。纳气一者，谓吸也；吐气六者，谓吹、呼、唏、呵、嘘、呬，皆出气也。凡人之息，一呼一吸，原有此数，欲为长息吐气之法时，寒可吹，温可呼；委曲治病，吹以去热，呼以去风，唏以去烦，呵以下气，嘘以散滞，呬以解极（疲）。"此为目前所见"六字诀"之最早的记载，

① 发陈：发，指草木发芽。陈，敷陈，指草木枝叶舒展。《太素》卷二杨上善注："陈，旧也，言春三月，草木旧根子皆发生也。"
② 荣：即草木茂盛。
③ 阔：《素问·四气调神大论》《太素》卷二顺养均作"广"，义同。在此为避隋炀帝杨广讳字。阔，《广韵》："广也。"
④ 被（pī 批）发：即披散头发。被，通"披"。
⑤ 以使春志生：《素问·四气调神大论》《太素》卷二顺养均作"以使志生"。
⑥ 与：《太素》作"予"。予，通"与"。
⑦ 生：《素问·阴阳应象大论》："天有四时四行，以生长收藏"。生长收藏，即春生、夏长、秋收、冬藏，这是万物生化的自然规律。
⑧ 夏变为寒：《素问·四气调神大论》作"夏为寒变"，《太素》作"夏为寒之变"。
⑨ 养生方导引法云：原作"又云"。据本卷心、肺、肾病候文例改。
⑩ 呵：这是古代流传的六字气诀的一个字。六字气诀是一种读字出气的导引方法，包括呵、呼、呬、嘘、唏、吹六字。行动时，无声读字出气。其治疗和预防的疾病，古今有不同。自明代以后，多为呵主心、呼主脾、呬主肺、嘘主肝、唏主三焦、吹主肾（见明《类修要诀》、清《勿药元诠》）。

由上可知，"六字诀"乃古代"吐纳法"之"吐法"。还可以看出，古代养生治病所采用之"吐纳法"时，非常重视"呼气法"，与后世气功首重"吸气"是有区别的。但该书未将"六字"与脏腑明确配对，所主疾病亦与后世有所出入。

至隋唐，始将"六字"分属于脏腑，除本书有关论述外，《备急千金要方》卷二十七第五曰："若患心冷病，气即呼出；若热病，气即吹出；若肺病，即嘘出；若肝病，即呵出；若脾病，即唏出；若肾病，即呬吹。"明确指出"六字"对相应脏腑病变的治疗作用。

后世则认为嘘属肝、呵属心、呼属脾、呬属肺、吹属肾、唏属三焦。即读嘘可散肝郁，读呵可散心火，读呼可消脾痞，读呬可解肺极（疲），读吹可清肾热，读唏可取三焦烦火（据明《类修要诀》、清《勿药元诠》）。

本卷所载之"六字诀"，据其义当与《备急千金要方》同源。使用此法时，须无声读字出气。具体做法为"呼法，鼻中引气入，口中吐气出，当令声相逐呼字而吐之"；"吹，如吹物之吹，当使字气声似字"（《备急千金要方》），其余类推。在实际运用时，还须掌握运气时舒缓、强烈之幅度以及次数，如"冷病，用大呼三十遍，细呼十遍……热病者，用大吹五十遍，细吹十遍；肝病者，用大呵三十遍，细呵十遍；脾病者，用大唏三十遍，细唏十遍；肾病者，用大呬五十遍，细呬三十遍"（《备急千金要方》）。

以下心、肺、脾、肾四脏的病候及论证规律，与本候类同。

二、心病候

【原文】心象火，王于夏。其脉如钩①而洪大，其候舌，其声言②，其臭焦③，其味苦，其液汗，其养血，其色赤，其④藏神。手少阴其经也，与小肠合；小肠为腑而主表，心为脏而主里。

心气盛，为神有余，则病胸内痛，胁支满，胁下痛，膺⑤、背、膊腋⑥间痛，两臂内痛，喜笑不休，是心气之实也，则宜泻之。心气不足，则胸腹大，胁下与腰背相引痛，惊悸恍惚，少颜色，舌本强，善忧悲，是为心气之虚也，则宜补之。

于四时，病在心，愈于长夏；长夏不愈，甚于冬；冬不死，持于春；起于夏。于日，愈在戊己；戊己不愈，加于壬癸；壬癸不死，持于甲乙；起于⑦丙丁。于时，日中慧，夜半甚，平旦静。禁温衣热食⑧。

---

① 钩：脉气来盛去衰，称为钩。
② 言：《素问·阴阳应象大论》作"笑"。
③ 焦：即火焦气。
④ 其：原作"而"。据上下文体例改。
⑤ 膺：指胸部侧面。
⑥ 膊腋：《素问·脏气法时论》作"肩胛"。
⑦ 于：原无。据《素问·脏气法时论》补。
⑧ 禁温衣热食：温衣热食，《素问》作"温食热衣"。温衣、热食都能助火伤心，所以禁忌。

心部，在左手寸口是也。平心①脉来，累累如连珠，如循琅玕②，曰心平③。夏以胃气为本。夏，心火王，其脉浮洪大而散，名曰平脉也。反得沉濡滑者，肾之乘心，水之克火，为大逆，十死不治；反得弦④而长，是肝乘心，母归子，虽病当愈⑤；反得大而缓，是脾乘⑥心，子之乘母⑦，虽病当愈⑧；反得微⑨涩而短，是肺之乘心，金之凌火，为微邪⑩，虽病不死⑪。病心脉来，喘喘连属⑫，其中微曲，曰心病；死心脉来⑬，前曲后倨，如操带钩⑭，曰心死。真心脉至，牢⑮而搏，如循薏苡累累然⑯，其色赤黑不泽，毛折，乃死。其汤熨针石，别有正方；补养宣导，今附于后。

养生方云：夏三月，此谓蕃莠⑰。天地气交，万物英实⑱。夜⑲卧早起，无厌⑳于日。使志无怒，使华英成秀，使气得泄，若所爱在外，此夏气之应，养长之道也。逆之则伤心，秋为痎疟㉑。

养生方导引法云：心脏病者，体有冷热。若冷，呼气出㉒；若热，吹气出㉓。

又云：左卧，口内气，申臂直脚，以鼻出之，周而复始，除心下否硬㉔也。

---

① 平心：原作"寸口"。据《素问·平人气象论》《太素》卷十五五脏脉诊改。

② 累累如连珠，如循琅玕（láng gān 郎干）：形容脉来按之似成串的珠子，又如玉石，有圆滑之感。累累，联贯成串貌。琅玕，似珠玉的美石。

③ 心平：原作"平心"。据《素问》《太素》改。

④ 弦：《脉经》卷三第二作"弦细"。

⑤ 当愈：宋本、汪本、周本同。《脉经》作"易治"。

⑥ 乘：《脉经》作"扶"。

⑦ 乘母：《脉经》作"扶母"，义胜。

⑧ 当愈：宋本、汪本、周本同。《脉经》作"自愈"。

⑨ 微：宋本、汪本、周本同。《脉经》作"浮"。

⑩ 微邪：《难经·五十难》："从所不胜者为贼邪，从所胜来者为微邪，自病者为正邪。"

⑪ 不死：宋本、汪本、周本同。《脉经》作"即差"。

⑫ 喘喘连属：此处形容脉来浮数而急，如喘气息促的样子。连属，即连续不断，有急迫之势。

⑬ 来：原无。据《素问》《太素》补。

⑭ 前曲后倨，如操带钩：形容但钩无胃的脉象。前曲，轻取则坚强而不柔和。后倨，重取则实牢而不动。倨，《素问》作"居"。

⑮ 牢：《素问》《太素》《脉经》均作"坚"。

⑯ 如循薏苡累累然：形容脉象短实而坚。薏苡在植株上成串，故曰"累累然"。

⑰ 蕃莠（fán xiù 凡秀）：莠，《素问·四气调神大论》《太素》卷二顺养、周本、湖本均作"秀"。莠，通"秀"。蕃莠，生机勃勃，茂盛繁华。蕃，茂盛。莠，开花。

⑱ 英实：《素问·四气调神大论》作"华实"，义同。英实，指夏至之时，阴阳施化，万物长成形体，孕含化育之功。英，花。实，果实。在此引伸为开花结果。

⑲ 夜：《太素》卷二顺养作"晚"。

⑳ 无厌：无，通"毋"，不要。厌，通"餍"。

㉑ 秋为痎（jiē 阶）疟：此后《太素》有"则奉收者少，冬至重病"九字。痎疟，即间日疟。《说文解字》："痎，二日一发疟也。"

㉒ 出：原作"人"。据《备急千金要方》卷二十七第五改。

㉓ 若冷，呼气出；若热，吹气出：为导引治疗心脏病的方法。《备急千金要方》卷二十七调气法："心脏病者，体冷热……疗法，用呼吹二气，呼疗冷，吹治热。"

㉔ 否硬：原作"不便"。据本书卷十九积聚候养生方导引法改。

三、脾病候

【原文】脾象土，王于长夏①。其脉缓，其候口，其声歌，其臭香，其味甘，其液涎，其养形②肉，其色黄而藏意。足太阴其经也，与胃合；胃为腑为表，脾为脏主里。

脾气盛，为形有余，则病腹胀，溲③不利，身重苦饥④，足痿不收⑤，胻善瘛⑥，脚下痛，是为脾气之实也，则宜泻之。脾气不足，则四支不用，后泄⑦，食不化，呕逆，腹胀肠鸣，是为脾气之虚也，则宜补之。

于四时，病在脾，愈在秋；秋不愈，甚于春；春不死，持于夏⑧；起⑨于长夏。

于日，愈于庚辛；庚辛不愈，加于甲乙；甲乙不死，持于丙丁；起于戊己。于时，日昳⑩慧，平旦甚，下晡静。脾欲缓⑪，急食甘以缓之，用苦以泻之⑫，甘以补之。禁温食、饱食、湿地、濡衣⑬。

脾部，在右手关上是也。平脾脉来，和柔相离，如鸡践地，曰脾平⑭。长夏以胃气为本⑮。六月，脾土王，其脉大，阿阿⑯而缓，名曰平脉也。反得弦而急⑰，是肝之乘脾，木之乘土，为大逆，十死不治；反得微⑱涩而短，是肺之乘脾，子之扶⑲母，不治自愈⑳；反得浮而洪㉑者，是心乘脾，母之归子，当瘥不死㉒；反得沉濡而滑者，是肾之乘脾，水之凌土，为微邪，当瘥。脾脉长，长而弱，来疏去

---

① 长夏：农历六月称为长夏。
② 形：《脉经》卷三第三无此字。
③ 溲：《素问·调经论》《脉经》卷六第五作"泾溲"。泾溲，小便。
④ 苦饥：《素问·脏气法时论》作"善肌"，《脉经》卷六第九作"善饥"。
⑤ 足痿不收：《素问》作"肉痿，足不收"，《针灸甲乙经》作"肌肉萎，足不收"。
⑥ 胻善瘛（chì 翅）：脚胫时常抽挚。瘛，通"瘛"。
⑦ 后泄：《素问·脏气法时论》作"飧泄"。
⑧ 持于夏：原无。据《素问·脏气法时论》补。
⑨ 起：原作"待"。据《素问》改。
⑩ 日昳（dié 叠）：未时，相当于午后一时至三时。
⑪ 缓：从容和缓。
⑫ 苦以泻之：苦能燥湿，故于脾为泻。
⑬ 濡（rú 如）衣：潮湿的衣服。
⑭ 平脾脉来，和柔相离，如鸡践地，曰脾平：原无。据《素问·平人气象论》《太素》卷十五五脏脉诊补。此段话的含义为：脾的平脉，当和缓从容与柔畅流利之象并见，犹如鸡足踏地，和缓徐行。
⑮ 长夏以胃气为本：此句原错简于"名曰平脉也"之后。据从前后文例改。
⑯ 阿阿（yā 压）：比喻脉象长而柔和。
⑰ 弦而急：宋本、汪本、周本同。《脉经》卷三第三作"弦细而长"。
⑱ 微：宋本、汪本、周本同。《脉经》作"浮"。
⑲ 扶：原作"克"。据《脉经》改。
⑳ 不治自愈：宋本、汪本、周本同。《脉经》作"为实邪，虽病自愈"。
㉑ 浮而洪：宋本、汪本、周本同。《脉经》作"洪大而散"，《备急千金要方》卷十五第一作"浮大而洪"。
㉒ 当瘥不死：宋本、汪本、周本同。《脉经》作"为虚邪，虽病易治"。

概①，再至曰平，三至曰离经②，四至曰夺精③，五至曰死，六至曰命尽。病脾脉来，实而盛数，如鸡举足④，曰脾病。死脾脉来，坚锐如鸟之喙⑤，如鸟之距⑥，如屋之漏⑦，如水之溜⑧，曰脾死。真脾脉至⑨，弱而乍数乍疏。其⑩色青黄不泽，毛折，乃死。

养生方导引法⑪云：脾脏病者，体⑫面上游风习习，痛，身体痒，烦闷疼痛，用嘻⑬气出。

四、肺病候

【原文】肺象金，王于秋。其脉如毛⑭而浮，其候鼻，其声哭，其臭腥，其味辛，其液涕，其养皮毛，其藏气，其色白，其神魄。手太阴其经，与大肠合；大肠为腑主表，肺为脏主里。

肺气盛，为气有余，则病喘咳上⑮气，肩背痛，汗出，尻、阴、股、膝⑯、踹、胫⑰、足皆痛，是为肺气之实也，则宜泻之。肺气不足，则少气不能报息⑱，耳聋，嗌干，是为肺气之虚也，则宜补之。

于四时，病在肺，愈在冬；冬不愈，甚于夏；夏不死，持于长夏；起于秋。于日，愈在壬癸；壬癸不愈，加于丙丁；丙丁不死，持于戊己；起于庚辛。于时，下晡慧，夜半静，日中甚。肺欲收，急食酸以收之，用酸补之⑲，辛泻之⑳。禁寒饮食、寒衣㉑。

肺部，在右手关前寸口是也。平肺脉

---

① 概（jì 寄）：稠密。《脉经》作"数"，义同。
② 离经：谓异于正常，过快或过缓之脉象。《难经·十四难》："一呼再至曰平，三至曰离经，四至曰夺精，五至曰死，六至曰命绝，此至之脉也。""一呼一至曰离经，再呼一至曰夺精，三呼一至曰死，四呼一至曰命绝。此损之脉也。"经，指正常的规律。
③ 夺精：指精气严重耗散。夺，此指严重的损伤与耗散。
④ 实而盛数，如鸡举足：形容脉象疾而不缓，且有生硬之象。盛，《素问·平人气象论》《太素》作"盈"，义同。
⑤ 坚锐如鸟之喙（huì 会）：形容脉象如鸟嘴坚硬锋利，毫无柔和之象。喙，鸟嘴。
⑥ 如鸟之距：形容脉象坚而不柔之意。距，鸟足。
⑦ 如屋之漏：形容脉来无伦次，如屋檐滴水。为十怪脉之一。
⑧ 如水之溜：形容脉象如流水一样去而不返，搏动幅度极小。
⑨ 至：原无。据《素问·玉机真脏论》补。
⑩ 其：此前原有"然"字。据肝、心病候文例删。
⑪ 导引法：原无。据本卷心、肺、肾病候文例补。
⑫ 体：指四肢。
⑬ 嘻："六字诀"之"唏"字。"嘻""唏"音近，故通。
⑭ 毛：形容脉象轻虚而浮。
⑮ 上：宋本、汪本、周本同。《素问·脏气法时论》《脉经》卷六第七、《备急千金要方》卷十七第一均作"逆"。
⑯ 膝：此后《素问》有"髀"字。
⑰ 踹、胫：宋本、汪本、周本同。《素问》《脉经》《针灸甲乙经》《备急千金要方》均作"腨、胻"。踹，足跟。胫，与"胻"通。但具体而言尚有区别，言胫则统胻，言胻不包括胫。
⑱ 不能报息：指呼吸气短不能接续。
⑲ 酸补之：原无。据《素问·脏气法时论》补。
⑳ 辛泻之：肺欲收，辛则反其性而走散，故于肺为泻。
㉑ 禁寒饮食、寒衣：原在"起于庚辛"之后，当是错简，从肝、心脾病候文例移此。禁寒饮食、寒衣，因形寒饮冷者能伤肺，故当禁忌。

来，厌厌聂聂，如落榆荚，曰肺平①。秋以胃气为本。秋，肺金②王，其脉浮涩而短，是曰平脉也。反得浮大而洪③者，是心之乘肺，火之克金，为大逆，十死不治也；反得沉濡而滑者，是肾之乘肺，子之乘母④，病不治自愈⑤；反得缓大而长阿阿⑥者，是脾之乘肺，母之归子，虽病当愈；反得弦⑦而长者，是肝之乘肺，木之凌金，为微邪，虽病当愈。肺脉来汎汎⑧而轻，如微风吹鸟背上毛。再至曰平，三至曰离经，四至曰夺精，五至曰死，六至曰命尽。病肺脉来，上下如循鸡羽⑨，曰肺⑩病。肺病，其色白，身体但寒无热，时时欲咳，其脉微迟，为可治⑪。死肺脉来，如物之浮，如风吹毛⑫，曰肺死。秋胃微毛曰平，胃气少毛多曰肺病，但如毛无胃气曰死，毛有弦曰春病。弦甚曰今病。真肺脉至，大如⑬虚，

如毛羽中人肤⑭。其⑮色赤白不泽，毛折，乃死。其汤熨针石，别有正方；补养宣导，今附于后。

养生方云：多语则气争，肺胀口燥。

又云：秋三月，此谓容平⑯。天气以急，地气以明。早卧早起，与鸡俱兴。使志安宁，收缓秋刑⑰。收敛神气，使秋气平。无外其志，使肺气清⑱。此秋气之应也，养收之道也。逆之则伤肺，冬为飧泄⑲。

养生方导引法云：肺脏病者，体胸背痛满，四肢烦闷，用嘘气出。

又云：以两手据地覆之，口内气，鼻出之，除胸中、肺中病也。

五、肾病候

【原文】肾象水，王于冬。其脉如

---

① 平肺脉来，厌厌聂聂，如落榆荚，曰肺平：原作"平肺脉微短涩如毛"。据《素问·平人气象论》《太素》卷十五五脏脉诊改。厌厌聂聂，如落榆荚，指像飘落下的榆荚一样，翩翩飞扬。这里用以形容脉象的轻虚而浮缓。厌厌聂聂，翩翩状。

② 肺金：原作"金肺"。据前后文例改。

③ 浮大而洪：宋本、汪本、周本同。《脉经》作"洪大而散"。

④ 乘母：《脉经》卷三第四作"扶母"。

⑤ 病不治自愈：宋本、汪本、周本同。《脉经》作"为实邪，虽病自愈"。

⑥ 缓大而长阿阿：宋本、汪本、周本同。《脉经》作"大而缓"。

⑦ 弦：《脉经》作"弦细"。

⑧ 汎汎：即"泛泛"，轻浮之意。

⑨ 上下如循鸡羽：上下，宋本、汪本、周本同。《素问》《脉经》《针灸甲乙经》卷四第一均作"不上不下"。如循鸡羽，形容脉象按之涩滞而不流利。

⑩ 肺：原无。据《素问》补。

⑪ 病肺脉来，上下如循鸡羽，曰肺病。肺病，其色白，身体但寒无热，时时欲咳，其脉微迟，为可治：此三十五字原在"秋以胃气为本"之后，今从肝、心、脾病候文例移于"死肺脉"之前。

⑫ 如物之浮，如风吹毛：《类经》注曰："物之浮，空虚无根也；风吹毛，散乱无绪也。亦但毛无胃之意。"

⑬ 如：《素问·玉机真脏论》作"而"。

⑭ 如毛羽中人肤：形容脉象轻虚无根，毫无胃气柔和之象。

⑮ 其：此前原有"然"字。据肝、心病候文例删。

⑯ 容平：《太素》卷二杨注："夏气盛长，至秋也，不盛不长，以结其实，故曰容平也。"

⑰ 秋刑：指秋天肃杀之气。刑，原作"形"，据《素问·四气调神大论》及本书卷十七水谷痢养生方改。

⑱ 清：《太素》卷二顺养作"精"。

⑲ 冬为飧（sūn 孙）泄：此后《素问》有"奉藏者少"四字，《太素》有"则奉养者少"五字。飧泄，指肠鸣腹痛，大便泄泻清稀，夹有不化谷物。

石①而沉，其候耳，其声呻，其臭腐，其味咸，其液唾，其养骨，其色黑，其神志。足少阴其经也，与膀胱合②；膀胱为腑主表，肾为脏主里。

肾气盛，为志有余，则病腹胀，飧泄，体肿③喘咳，汗出憎风④，面目黑，小便黄，是为肾气之实也，则宜泻之。肾气不足，则厥，腰背冷，胸内痛，耳鸣苦聋，是为肾气之虚也，则宜补之。肾病者，腹大体肿，喘咳汗出憎风，虚则胸中痛⑤。

于四时，病在肾，愈在春；春不愈，甚于长夏；长夏不死，持于秋；起于冬。于日，愈于甲乙；甲乙不愈，加⑥于戊己；戊己不死，持于庚辛；起于壬癸。于时，夜半慧，日乘四季⑦甚，下晡静。肾欲坚，急食苦以坚之，咸以泻之⑧，苦以补之。无犯尘垢，无衣炙衣⑨。

肾部，在左手关后尺中是也。平肾脉来，喘喘累累如钩，按之而坚，曰肾平。冬以胃气为本⑩。冬，肾水王，其脉沉濡而滑，名曰平脉也。反得浮⑪大而缓者，是脾之乘肾，土之克水，为大逆，十死不治；反得浮涩而短者，是肺之乘肾，母之归子，为虚邪，虽病易⑫治；反得弦细长者，是肝之乘肾，子之乘母⑬，为实邪，虽病自愈；反得浮大而洪者，是心之乘肾，火之凌水，虽病，治之不死也⑭。病肾脉来，如引葛⑮，按之益辟，曰肾病。肾风水，其脉大紧，身无痛，形不瘦，不能食，善惊，惊以心萎者死⑯。死肾⑰脉来，发如夺索⑱，辟辟如弹

① 石：脉象重而下沉称石。
② 膀胱合：原无。据正保本补。
③ 腹胀，飧泄，体肿：宋本、汪本、周本同。《素问·脏气法时论》作"腹大胫肿"，《脉经》卷六第九、《针灸甲乙经》卷六第九均作"腹大胫肿痛"。
④ 憎（zèng 赠）风：恶风之甚。憎，恨，厌恶。
⑤ 肾病者，腹大体肿，喘咳汗出憎风，虚则胸中痛：此段文字为上文之重出，与本篇体例不合，当为衍文，应删。
⑥ 加：原作"甚"。据前后文例改。
⑦ 日乘四季：指一日中象征四时的时辰，即丑、辰、未、戌之时，分别对应于今之一至二时、七至八时、十三至十四时、十九至二十时，因为此四时属土，而土旺于四季之中的丑、辰、未、戌四个月份（即三、六、九、十二月），故将与之对应的四个时辰称为"日乘四季"。
⑧ 咸以泻之：肾欲坚，咸能软坚，故于肾为泻。
⑨ 无犯尘垢，无衣炙衣：原在"起于壬癸"之后，从肝、心、脾病候文例移此。无衣炙衣，指不要穿烘热的衣服。无，通"毋"，不要。
⑩ 平肾脉来，喘喘累累如钩，按之而坚，曰滑平。冬以胃气以本：原无。据《素问·平人气象论》《太素》卷十五五脏脉诊补。喘喘累累，形容平肾脉象沉濡而滑。
⑪ 浮：《脉经》卷三第五无此字。
⑫ 易：此后原有"可"字。据《脉经》删。
⑬ 乘母：《脉经》作"扶母"。
⑭ 治之不死也：宋本、汪本、周本同。《脉经》作"即差"。
⑮ 引葛：形容脉象如牵拉葛藤，引之不绝，坚搏牵引，已失圆滑柔和之象。
⑯ 病肾脉来，如引葛，按之益坚，曰肾病。肾风水，其脉大紧，身无痛，形不瘦，不能食，善惊，惊以心萎者死：此段文字原错简于"在左手关后尺中是也"之后，从肝、心、脾病候文例移此。又"肾风水"至"心萎者死"，疑是错简，这里主要论脉，文体不符。又，"惊以心萎"，《素问·奇病论》作"惊已心气痿"。
⑰ 死肾：原作"肾死"。据《素问·平人气象论》改。
⑱ 夺索：形容脉象如手中绳索脱然而去，即严重的歇止脉。

石①，曰肾死。冬胃微石曰平，胃少石多曰肾病，但石无胃曰死，石而有钩曰夏病，钩甚曰今病。藏真下于肾，肾藏骨髓之气。真肾②脉至，搏而绝③，如④弹石辟辟然。其色黄黑不泽，毛折，乃死。诸真脏⑤见者，皆死不治。其汤熨针石，别有正方；补养宣导，今附于后。

养生方云：冬三月，此谓闭藏⑥。水冰地坼，无扰乎阳。早卧晚起，必待日光。使志若伏匿⑦，若有私意，若已有得。去寒就温，无泄皮肤，使气亟夺⑧。此冬气之应也，养藏之道也。逆之则伤肾，春为痿厥。

养生方导引法云：肾脏病者，咽喉窒塞，腹满耳聋，用呬气⑨出。

又云：两足交坐，两手捉两足解溪，挽之，极势，头仰，来去七。去肾气壅塞。

【按语】从肝与心气盛、不足两条的文例看，脾、肺、肾三脏缺五志病证，脾、肺两脏缺荣华病证，可能属于脱漏。

又，本节文末肾病者云云一段文字，与其他几脏文体不一致，似为错简。

五脏病候的论述，从其内容，第一论藏象；第二论五脏虚实病；第三论病情的间、甚、死、生时日；第四论五脏的平、病、死、真脏脉及当王、生克脉等。其中藏象、间甚补泻和脉象等，规律性较强，故分别附表，更为简明扼要。

这里的五脏虚实证，在《素问》《灵枢》大都是从脏腑经络解释，目前临床，多联系病因、病机分析。对虚实证的补泻治法，在《素问》《灵枢》中亦是按有关经络用针刺补泻的。下文六腑虚实证的补泻治法，同样是指相关经络的针刺。

附：五脏藏象简表

藏象 五脏	五行	四时	五脉	五神	五窍	五华	五体	五声	五臭	五味	五液	五色	藏养
肝	木	春	弦	魂	目	爪	筋	呼	臊	酸	泪	青	血
心	火	夏	洪大	神	舌	面	脉	笑	焦	苦	汗	赤	营
脾	土	长夏	缓	意	口	唇	肉	歌	香	甘	涎	黄	形
肺	金	秋	浮	魄	鼻	毛	皮	哭	腥	辛	涕	白	气
肾	水	冬	沉	志	耳	发	骨	呻	腐	咸	唾	黑	精

注：本表主要根据以上五脏病候编制，原缺部分，系据《素问》《灵枢》《太素》补。以下表同。

---

① 辟辟如弹石：形容脉象坚硬而无胃气。

② 肾：原无。据本文体例、《素问·玉机真脏论》补。

③ 搏而绝：形容脉象搏指如转索欲断绝。

④ 如：此后《素问·玉机真脏论》有"指"字。

⑤ 真脏：此后《素问》有"脉"字。

⑥ 闭藏：张志聪《素问集注》："万物收藏，闭塞而成冬也。"

⑦ 匿：此前《素问·四气调神大论》有"若"字。

⑧ 无泄皮肤，使气亟（qì气）夺：意即冬季须固密腠理，勿使汗出，以免闭藏之阳气受到损耗。亟夺，即反复削夺。

⑨ 呬（xì戏）气：嘘气，运气吐纳法之一。

附：五脏病变间甚死生及补泻禁忌简表

五脏病	四时					日干					日时						补	泻	禁忌
间甚死生／补泻禁忌	春	夏	长夏	秋	冬	甲乙	丙丁	戊己	庚辛	壬癸	平旦	日中	日昳	下晡	夜半	乘四季			
肝病	起	愈		甚	持	起	愈		加	持	慧			甚	静		辛	酸	当风
心病	持	起	愈		甚	持	起	愈		加	静	慧			甚		咸	甘	温衣热食
脾病	甚	持	起	愈		加	持	起	愈		甚		慧	静			甘	苦	温食饱食 湿地濡衣
肺病		甚	持	起	愈		加	持	起	愈		甚		慧	静		酸	辛	寒饮食寒衣
肾病	愈		甚	持	起	愈		加	持	起				静	慧	甚	苦	咸	尘垢炙衣

附：五脏平、病、死、真脏脉简表

五脏	部位	当王脉	平脉	生克脉及预后				病脉	死脉	真脏脉
				克我	我克	生我	我生			
肝	左关上	王于春，其脉弦	弦细而长	肺乘肝，微涩而短，十死不治	脾乘肝，大而缓，虽病不死	肾乘肝，沉濡而滑，当愈（易治）	心乘肝，浮大而洪，当愈（自愈）	盛实而滑，如循长竿	急益劲，如新张弓弦	中外急，如循刀刃赜赜然，如新张弓弦
心	左寸口	王于夏，其脉如钩而洪大	浮洪大而散	肾乘心，沉濡而滑，十死不治	肺乘心，微涩而短，虽病不死	肝乘心，弦而长，当愈（易治）	脾乘心，大而缓，当愈（自愈）	喘喘连属，其中微曲	前曲后倨，如操带钩	牢而搏，如循薏苡累累然
脾	右关上	王于长夏，其脉缓	脉大阿阿而缓	肝乘脾，弦而急，十死不治	肾乘脾，沉濡而滑，当瘥（虽病不死）	心乘脾，浮而洪，当瘥不死（易治）	肺乘脾，微涩而短，自愈	实而盛数，如鸡举足	坚锐如乌之喙，如鸟之距，如屋之漏，如水之溜	弱而乍数乍疏
肺	右寸口	王于秋，其脉如毛而浮	浮涩而短	心乘肺，浮大而洪，十死不治	肝乘肺，弦而长，当愈（虽病不死）	脾乘肺，缓大而长，当愈（易治）	肾乘肺，沉濡而滑，自愈	上下如循鸡羽	如物之浮，如风吹毛	大而虚，如毛羽中人肤
肾	左尺中	王于冬，其脉如石而沉	沉濡而滑	脾乘肾，浮大而缓，十死不治	心乘肾，浮大而洪，治之不死	肺乘肾，浮涩而短，易治	肝乘肾，弦细而长，自愈	如引葛，按之益坚	发如夺索，辟辟如弹石	搏而绝，如弹石辟辟然

六、胆病候

【原文】胆象木，王于春。足少阳其经也，肝之腑也。决断①出焉，诸腑脏皆取决断于胆②。

其气盛为有余，则病腹内冒冒③不安，身躯习习④，是为胆气之实也，则宜泻之。胆气不足，其气上溢而口苦，善太息，呕宿汁，心下澹澹⑤，如人将捕之，嗌中介介⑥，数唾，是为胆气之虚也，则宜补之。

七、小肠病候

【原文】小肠象火，王于夏。手太阳其经也，心之腑也。水液之下行为溲便者，流于小肠。

其气盛为有余，则病小肠热，焦竭干涩，小肠膜胀，是为小肠之气实也，则宜泻之。小肠不足，则寒气客之，肠病惊跳不定⑦，乍来乍去，是为小肠气之虚也，则宜补之。

八、胃病候

【原文】胃象土，王于长夏。足阳明

其经也，脾之腑也。为水谷之海，诸脏腑皆受水谷之气于胃。

气盛为有余，则病腹䐜胀气满，是为胃气之实也，则宜泻之。胃气不足，则饥而不受水谷，飧泄呕逆，是为胃气虚也，则宜补之。

胃脉实则胀，虚则泄。关脉滑，胃内有寒，脉滑为实，气满不欲食⑧。关脉浮，积热在胃内。

九、大肠病候

【原文】大肠象金，王于秋。手阳明其经也，肺之腑也。为传导之官，变化糟粕⑨出焉。

其气盛为有余，则病肠内切痛⑩，如锥刀刺，无休息，腰背寒痹挛急，是为大肠气之实，则宜泻之。大肠气不足，则寒气客之，善泄，是大肠之气虚也，则宜补之。

诊其右手寸口脉，手阳明经也。脉浮则为阳，阳实者，大肠实也，苦肠中⑪切痛，如锥刀刺，无休息时。

---

① 决断：原作"谋虑"。据《素问·灵兰秘典论》改。
② 诸腑脏皆取决断于胆：因"胆者中正之官，决断出焉"，所以诸腑脏皆取决断于胆。
③ 腹内冒冒：宋本、汪本、周本同。《脉经》卷二第一作"腹中实"。冒冒，喻腹内胀闷。
④ 习习：形容皮肉䐃动，犹如虫行之感。
⑤ 心下澹澹（dàn 淡）：指心下跳动异常。
⑥ 介介：《灵枢·邪气脏腑病形》作"吤吤然"。介介，形容咽中不适，如有物阻感。
⑦ 定：原作"言"。据上下文义改。
⑧ 关脉滑，胃内有寒，脉滑为实，气满不欲食：《脉经》卷二第三作"关脉滑，胃中有热，滑为热实，以气满故不欲食，食即吐逆。"
⑨ 糟粕：《素问·灵兰秘典论》无。
⑩ 切痛：形容痛如刀割。切，刀割。
⑪ 中：原无。据《脉经》卷二第一补。

十、膀胱病候

【原文】膀胱象水，王于冬。足太阳其经也，肾之腑也。五谷五味之津液悉归于膀胱，气化①分入血脉，以成骨髓也，而津液之余②者，入胞则为小便。

其气盛为有余，则病热，胞涩，小便不通③，小腹偏肿痛，是为膀胱气之实也，则宜泻之。膀胱气不足，则寒气客之，胞滑，小便数而多也④，面色黑，是膀胱气之虚也，则宜补之。其汤熨针石，别有正方；补养宣导，今附于后。

养生方导引法云：蹲坐，欹身⑤，努两手向前，仰掌，极势，左右转身腰三七。去膀胱内冷血风，骨节急强。

又云：互跪，调和心气，向下至足，意里想气索索然，流布得所，始渐渐平身，舒手傍肋，如似手掌内气出气不止，面觉急闷，即起。脊⑥至地，来去二七。微减膝头冷，膀胱宿病，腰脊强，齐下冷闷。

【按语】"五谷五味之津液悉归于膀胱，气化分入血脉，以成骨髓也，而津液之余者，入胞则为小便。"明确指出，膀胱的气化功能，包括吸收和输布精微物质的作用；而其所排泄之物仅限于"津液之余"，即多余的水液。这样即将膀胱的气化功能概括为取清与降浊两个方面，是对"膀胱者，州都之官，津液藏焉，气化则能出矣"（《素问·灵兰秘典论》）的进一步阐发。如此，则膀胱的气化功能，讲得更为明晰、具体，体现了"升降出入，无器不有"的辩证思想。

又，本候导引第二条与本书卷三虚劳膝冷候导引第二条同。

十一、三焦病候

【原文】三焦者，上焦、中焦、下焦是也。上焦之气，出于胃上口，并咽以⑦贯鬲，布胸内，走掖⑧，循太阴之分而行，还至阳明⑨，上至舌，下至足阳明，常与荣卫俱行，主内⑩而不出也。

中焦之气，亦并于胃口⑪，出上焦之后，此受气者，泌糟粕，承⑫津液，化为精微，上注于肺脉，及化为血，主不上不下也。

下焦之气，别回肠，注于膀胱而渗入焉，主出而不内。故水谷常并居于胃，成糟粕而俱下于大肠也。谓此三气，焦

① 气化：指蒸化、输布和排泄津液的功能。
② 津液之余：指津液代谢剩余下的糟粕。
③ 小便不通：此后《备急千金要方》卷二十第三有"尿黄赤"三字。
④ 也：《备急千金要方》作"白"，此后有"若至夜则尿偏甚也，夜则内阴气生"十四字。
⑤ 欹身：使身体倾斜。欹，倾斜。
⑥ 脊：原作"皆"。据本书卷三虚劳膝冷候养生方导引法改。
⑦ 以：《灵枢·营卫生会》作"以上"，义胜。
⑧ 掖：通"腋"。
⑨ 还至阳明：原无。据《灵枢》补。
⑩ 内（nà纳）：通"纳"，受纳。
⑪ 胃口：《灵枢·营卫生会》作"胃中"。
⑫ 承：《灵枢》作"蒸"，义长。

干水谷①，分别清浊。故名三焦。三焦为水谷之道路，气之所终始也。

三焦气盛为有余，则胀，气满于皮肤内，轻轻然而不牢②，或小便涩，或大便难，是为三焦之实也，则宜泻之。三焦之气不足，则寒气客之，病遗尿，或泄利，或胸满，或食不消，是三焦之气虚也，则宜补之。

诊其寸口脉迟，上焦有寒；尺脉迟，下焦有寒；尺脉浮者，客阳③在下焦。

【按语】本篇所论六腑病候的重点在于纳化传导，泌别清浊。行文较五脏病候简略，可能是腑脏为表里，五脏病候已论述的缘故。

十二、五脏横病候

【原文】夫五脏者，肝象木，心象火，脾象土，肺象金，肾象水。其气更休更王④，互虚互实。自相乘克，内生于病，此为正经自病⑤，非外邪伤⑥之也。若寒温失节，将适乖理⑦，血气虚弱，为风湿阴阳毒气所乘，则非正经自生，是外邪所伤，故名横病也。其病之状，随邪所伤之脏而形证见焉。其汤熨针石，别有正方；补养宣导，今附于后。

养生方导引法云：从膝以下有病，当思齐下有赤光，内外连没身也；从膝以上至腰有病，当思脾黄光；从腰以上至头有病，当思心内赤光；病在皮肤寒热者，当思肝内青绿光。皆当思其光，内外连而没已身，闭气，收光以照之⑧，此消疾却邪，甚验。笃信，精思行之，病无不愈。

【按语】本候所述的五脏横病，是与正经自病相对而言的。五脏横病是外邪所伤，以致五脏经脉发病，而与正经自病对举，以明五脏之病，亦有外感、内伤之分，故可作为辨证分类之纲。

又，本候导引属气功导引之"内视法"，可参阅本书卷二风冷候导引"安徐看气"注以及《备急千金要方》卷二十七第二道林养性内视法。

十三、脾胀病候

【原文】脾胀病者，是脾虚为风邪所乘，正气与邪气交结，令脾气不宣调，拥聚⑨而胀也。其病喜⑩哕，四支急，体重不能胜衣⑪也。

【按语】本候内容与本卷体例不合，疑为卷二十一脾胃病诸候之条文错简于此。

---

① 焦干水谷：即腐熟水谷。
② 轻轻然而不牢：宋本、汪本、周本同。《太素》卷二十九胀论作"壳壳然而不坚"，《脉经》卷六第十一作"壳壳然而坚，不疼"。轻轻然，形容皮肤肿胀，外坚而中虚，如空壳般外急而内不坚实，故《太素》作"壳壳然而不坚"。
③ 客阳：虚阳。即肾虚阳气外浮，所以"尺脉浮"。
④ 其气更休更王：指五脏之气随四时推移而交替休旺。更，交替，更迭。
⑤ 正经自病：源于《难经·四十九难》。指本脏的原发病。《难经集注》吕广曰："此皆从其脏内自发病，不从外来也。"
⑥ 外邪：《难经·四十九难》作"五邪"，指中风、伤寒、伤暑、中湿以及饮食劳倦五种致病的邪气。
⑦ 乖理：指违背常理、常度。
⑧ 收光以照之：义即聚集意念所见之光，照射病所及其所主脏腑，以为治疗。
⑨ 拥聚：壅积结聚。拥，作"壅"字解。
⑩ 喜：《灵枢·胀论》《脉经》卷六第五均作"善"。
⑪ 胜衣：原作"胜置"，文义不通。据《灵枢》改。

卷十六

心病诸候　凡五论

【提要】本篇论述心痛病，内容包括心痛、心悬急懊痛、心痛多唾和心痛不能食等。其中，心痛又分真心痛、久心痛、阳虚阴厥心痛、脾心痛、胃心痛和肾心痛。真心痛为风冷邪气伤于心之正经；久心痛为风冷乘于心之支别络脉。而心悬急懊痛的"瘀壅生热"，心痛多唾的"水饮停积"，心痛不能食的心脾"俱为邪所乘"，都是伤及心的支别络脉，均为心痛病的兼症，其病因、病机、病位各不相同，可作为心痛病之辨证示例。

一、心痛候

【原文】心痛者①，风冷邪气乘于心也。其痛发，有死者、有不死者、有久成疹②者。心为诸脏主而藏神，其正经不可伤，伤之而痛，为真心痛③，朝发夕死，夕发朝死。心有支别之络脉，其为

风冷所乘，不伤于正经者，亦令心痛，则乍间乍甚④，故成疹不死。

又，心为火，与诸阳会合，而手少阴心之⑤经也。若诸阳气虚，少阴之经气逆，谓之阳虚阴厥，亦令心痛，其痛引喉是也。

又，诸脏虚受病，气乘于心者，亦令心痛，则心下急痛，谓之脾心痛也。

足太阴为脾之经，与胃合。足阳明为胃之经，气虚逆乘心而痛。其状，腹胀，归于心而痛甚，谓之胃心痛也。

肾之经，足少阴是也，与膀胱合；膀胱之经，足太阳是也。此二经俱虚而逆，逆气乘心而痛者。其状，下重⑥，不自收持⑦，苦泄寒中，为肾心痛。

诊其心脉微急⑧，为心痛引背，食不下。寸口脉沉紧，苦心下有寒，时痛。关上脉紧，心下苦痛。左手寸口脉沉，则为阴绝⑨；阴绝者，无心脉也，苦心下毒痛⑩。

---

① 心痛者：本书卷三十七妇人杂病心痛候作"心痛是脏虚受风"。

② 疹（chèn 趁）：通"疢"，病。在此指慢性病。

③ 真心痛：此后《灵枢·厥病》有"手足青至节，心痛甚"八字。

④ 乍间乍甚：指时轻时重，反复发作。

⑤ 之：原无。据《外台秘要》卷七心痛方补。

⑥ 下重：此指下体沉重。

⑦ 不自收持：指运动不自如。

⑧ 微急：原作"急者"。据《灵枢·邪气脏腑病形》改。

⑨ 绝：原无。据《太平圣惠方》卷四十三心痛论补。

⑩ 毒痛：痛得很剧烈。毒，痛甚。

【按语】本候全面论述心痛的病因、病机、主症、分类以及脉象。首先，指出心痛的一般病机和证候表现。其次，叙述心痛分类，如伤于正经的为真心痛，死亡率很高；伤于支别络脉的，为久心痛，往往时发时止，经久不愈；又如病本虽不在心，但由于诸脏腑有病，影响及心，亦能发作心痛，如阳虚阴厥、脾心痛、胃心痛、肾心痛。提示了心痛病的辨证要点。最后，叙述心痛的几种脉象，在这些脉象中，如急、沉、紧，其共同点都是属于阴脉。如见于寸口心脉，则为心阳不振，阴寒乘袭；见于关上，则为阴寒内盛，上乘于心。

又，本书卷二十疝病诸候中有寒疝心痛候、心疝候，卷三十咽喉心胸病诸候有心痹候、胸痹候等，与心痛病均有联系，可以汇合研究。

二、久心痛候

【原文】心为诸脏主，其正经不可伤，伤之而痛者，则朝发夕死，夕发朝死，不暇展治①。其久心痛者，是心之支别络脉②，为风邪冷气③所乘痛也，故成疹不死，发作有时，经久不瘥也。

【按语】心痛虽在《素问》《灵枢》早有记载，而久心痛之名，实从本书始见，并专条论述。伤于心之正经的为真心痛，"朝发夕死，夕发朝死"。伤于心之支别络脉的为久心痛，乍间乍甚，成

疹不死。二者迥然不同。实乃对心痛辨证的一大贡献。

三、心④悬急懊痛候

【原文】心与小肠，合为表里，俱象于火，而火为阳气也。心为诸脏主，故正经不受邪，若为邪所伤而痛，即死；若支别络脉⑤为风邪所乘而痛，则经久成疹。其痛悬急懊⑥者，是邪迫于阳，气不得宣畅，壅瘀生热，故心如悬而急，烦懊痛也。

【按语】本候叙述了心痛病的两种常见兼症，一为心痛之时，患者自觉心如悬空，有摇摇欲坠之急迫感；一为兼有心中懊恼，烦躁不安之感。此二者均由阳气被郁，不得宣畅，壅郁生热所致。对临床辨证具有重要指导意义。

四、心痛多唾候

【原文】心痛而唾者，停饮乘心之络故也。停饮者，水液之所为也。心气通于舌，心与小肠合，俱象火。小肠，心之腑也，其水气下行于小肠为溲便，则心络无有停饮也。膀胱与肾俱象水，膀胱为肾之腑，主藏津液，肾之液上为唾，肾气下通于阴，若腑脏和平，则水液下流宣利。若冷热相乘，致腑脏不调，津液水饮停积，上迫于心，令心气不宣畅，故痛而多唾也。

---

① 不暇（xiá 侠）展治：指来不及进行治疗、抢救。
② 脉：原无。据本卷心痛候补。
③ 风邪冷气：原作"风邪冷热"。据《外台秘要》卷七久心痛方改。本卷心痛候作"风冷邪气"。
④ 心：《外台秘要》卷七心下悬急懊悔方作"心下"。
⑤ 脉：原无。据《外台秘要》补。
⑥ 懊：即烦躁懊恼。

【按语】由本候所论可知"津液水饮停积,上迫于心"亦可为心痛发作的原因,符合临床所见,足见《诸病源候论》记载之翔实具体,并多有创见。

五、心痛不能饮食候

【原文】心痛而不能饮食者,积冷在内,客于脾而乘心络故也。心,阳气也;冷,阴气也。冷乘于心,阴阳相乘,冷热相击,故令痛也。脾主消水谷,冷气客之,则脾气冷弱,不胜于水谷也。心为火,脾为土,是母子也,俱为邪所乘,故痛,复不能饮食也。

腹痛病诸候　凡四论

【提要】本篇论述腹痛、腹胀。腹痛病因多为寒冷之气客于肠胃募原，致阳气不足，阴气有余，正邪交争，相互搏击而发病。腹胀则属于脾病，病情多为阳气外虚，阴气内积，不能运化而发。腹痛、腹胀病久不愈，便为久腹痛、久腹胀，病情发展，又每每影响于胃而食不消化，下移于大肠而为下痢。

一、腹痛候

【原文】腹痛者，由腑脏虚，寒冷之气客于肠胃募原之间，结聚不散，正气与邪气交争①相击，故痛。其有阴②气搏于阴经者，则腹痛而肠鸣，谓之寒中，是阳气不足，阴气有余者也。

诊其寸口脉沉而紧，则腹痛。尺脉紧，脐下痛。脉沉迟，腹痛。脉来触触者，少腹痛。脉阴弦，则腹痛。凡腹急痛，此里之有病，其脉当沉若细，而反浮大，故当愈矣；其人不即愈者，必当死，以其病与脉相反故也。其汤熨针石，别有正方；补养宣导，今附于后。

养生方导引法云：治股、胫、手臂痛法：屈一胫，臂中所痛者，正偃卧，口鼻闭气；腹痛，以意推之，想气往至痛上，俱热即愈。

又云：偃卧，展两胫、两手，仰足指，以鼻内气，自极七息。除腹中弦急切痛。

又云：正偃卧，以口徐徐内气，以鼻出之，除里急。饱咽气数十，令温中；若气寒者③，使人干呕腹痛④。口内气七十所，大振腹⑤，咽气数十，两手相摩令热，以摩腹，令气下。

又云：偃卧，仰两足、两手，鼻内气七息。除腹中弦切痛。

【按语】本候对腹痛的病因多责之寒冷，乃举其大端而言，但本病成因颇多，如《素问·举痛论》有热结小肠而致腹"痛而闭不通"；《伤寒论》中有燥屎内结之阳明腹痛；《金匮要略》中血虚腹痛等，不一而足，故临床应具体分析，辨证施治。

至于腹痛的脉象，论中列举了沉、紧、沉迟、阴弦、沉细，这都是属于阴脉，乃阴寒之气伤阳，以沉为在里，紧为寒甚，迟为阴凝，弦为痛病。见于寸口的，为阴寒上乘；见于尺部的，为阴凝于下，这些脉象，都反映了阴寒腹痛的病情。但腹痛病情比较复杂，腹痛的部位，也有所不同，有腹中痛、脐下痛、

---

① 交争：《太平圣惠方》卷四十三治腹痛诸方无此二字。
② 阴：宋本、汪本、周本同。《外台秘要》卷七治腹痛方作"冷"。
③ 若气寒者：原作一个"寒"字。据《王子乔导引法》补。
④ 使人干呕腹痛：原作"干吐呕腹痛"。据《王子乔导引法》改。
⑤ 大振腹：尽力鼓起腹部。

少腹痛等，临证时应做具体分析。

二、久腹痛候

【原文】久腹痛者，脏腑虚而有寒，客于腹内，连滞不歇①，发作有时，发则肠鸣而腹绞痛，谓之寒中，是冷搏于阴经，令阳气不足，阴气有余也。寒中久痛不瘥，冷入于大肠，则变下痢，所以然者，肠鸣气虚故也，肠虚则泄，故变下痢也。

三、腹胀候

【原文】腹胀者，由阳气外虚，阴气内积故也。阳气外虚，受风冷邪气。风冷，阴气也。冷积腑脏之间不散，与脾气相壅②，虚③则胀，故腹满而气微喘。

诊其脉，右手寸口气口以前，手阳明经也，脉浮为阳，按之牢强，谓之为实；阳实者，病腹满，善喘咳④。右手关上脉，足太阴经也⑤。阴实者，病腹胀满，烦扰不得卧也。关脉实，即腹满响⑥。关上脉浮而大，风在胃内，腹胀急，心内澹澹⑦，食欲呕逆。

关脉浮，腹满不欲食，脉浮为是虚满。

左手尺中神门以后脉，足少阴经。沉者为阴，阴实者，病苦小腹满⑧。左手尺中阴实者，肾实也，苦腹胀善鸣。左手关后尺中脉浮为阳，阳实者，膀胱实也，苦少腹满，引腰痛。脉来外涩⑨者，为奔腹胀满⑩也，病苦腹满而喘。脉反滑利而沉，皆为逆，死不治。腹胀脉浮者生，虚小者死。其汤熨针石，别有正方；补养宣导，今附于后。

养生方导引法云：蹲坐，住心⑪，卷两手，发心向下⑫，左右手摇臂，递互欹身⑬，尽髀势，卷头筑肚⑭，两手冲脉至脐下，来去三七。渐去腹胀肚急闷，食不消化。

又云：腹中苦胀⑮，有寒，以口呼出气，三十过止。

又云：若腹中满，食饮苦饱，端坐伸腰，以口内气数十，满吐之，以便为故⑯，不便复为之。有寒气，腹中不安，亦行之。

又云：端坐，伸腰，口内气数十。除腹满，食饮过饱，寒热，腹中痛病。

---

① 连滞不歇：指寒气留滞，连绵不愈。
② 壅：《太平圣惠方》卷四十三治腹虚胀诸方作"搏"。
③ 虚：《太平圣惠方》作"脾虚"，义胜。
④ 善喘咳：原作"气喘嗽"，宋本、汪本、周本同。据《脉经》卷二第二改。
⑤ 右手关上脉，足太阴经也：原作"左手关上脉，足少阴经也"。据《脉经》改。
⑥ 关脉实，即腹满响：宋本、汪本、周本同。《脉经》卷二第三作"关脉牢，脾胃气塞，盛热，即腹满响响"。腹满响，即腹满鼓之有声。
⑦ 心内澹澹：指心中悸动不安。
⑧ 病苦小腹满：宋本、汪本、周本同。《脉经》卷二第二作"病苦膀胱胀闭，少腹与腰脊相引痛"。
⑨ 外涩：指尺外脉涩。《素问·脉要精微论》："尺外以候肾，尺里以候腹中。"
⑩ 奔腹胀满：疑当为"奔豚，腹胀满"之误，待考。
⑪ 住心：安定心神。
⑫ 发心向下：自心口部位出发向下。
⑬ 递互欹身：交替倾斜身体。
⑭ 卷头筑肚：弯曲头项，捣向肚腹部之动作。
⑮ 胀：宋本、汪本、周本同。湖本作"痛"。
⑯ 以便为故：指以饱胀消失，病情安和为法度。便，好转，安和。

又云：两手向身侧一向，偏相极势①。发顶足，气散下②，欲似烂物解散。手掌指直舒，左右相皆然，去来三七；始正身，前后转动膊腰七。去腹肚胀，膀胱、腰、脊、臂冷，血脉急强，悸也。

又云：若腹内满，饮食善饱。端坐伸腰，以口内气数十，以便为故，不便复为。

又云：脾主土，土③暖如④人肉，始⑤得发汗，去风冷邪气。若腹内有气胀，先须暖足，摩脐⑥上下并气海，不限遍数，多为佳。始得左回右转三⑦七。和气如用，要用⑧身内一百⑨一十三法，回转三百六十骨节，动脉摇筋，气血布泽，二十四气和润，脏腑均调，和气在⑩用。头动转⑪摇振，手气向上，心气向下，分明知去知来。莫问⑫平手，欹腰，转身，摩气，屈⑬蹙回动，尽，心气放散，送至涌泉，一一不失气之行度。用之有益，不解用者，疑⑭如气乱。

【按语】本候论述腹胀，责之"阳气外虚，阴气内积"，是常见的病理变化，其重点在于脾胃。同时，又从脉诊上推论腹胀的多种病情，如手阳明大肠经、足少阴肾经、足太阳膀胱经等有病，皆能引发腹胀。而阳邪实、阴邪实、风邪中胃、气虚、气滞等，亦说明腹胀中尚有各种不同病情，应注意分析。由此可见，"阳气外虚，阴气内积"仅为腹胀病机中常见的一种，临床不可拘泥于此，须据具体脉证分析。

其后，又从病脉关系论述腹胀的预后，病实脉实，病虚脉虚，一般预后较佳。反之，病实脉虚，病虚脉实，脉证相反，往往预后不良。

又，本候导引第六条与文中第三条同，末条与本书卷二风邪候导引同。

四、久腹胀候

【原文】久腹胀者，此由风冷邪气在腹内不散，与脏腑相搏，脾虚故胀；其胀不已，连滞停积，时瘥时发，则成久胀也。久胀不已，则食不消，而变下痢。所以然者，脾胃为表里，脾主消水谷，胃为水谷之海，脾虚寒气积久，脾气衰弱，故食不消也；而冷移入大肠，大肠为水谷糟粕之道路，虚而受冷，故变为痢也。

---

① 偏相极势：尽力偏向一边转侧。
② 发顶足，气散下：指意念使气从头顶到脚底涌泉穴，放松下行。
③ 土：原无。据本书卷二风邪候养生方导引法补。
④ 如：往，至。
⑤ 始：此前原有"如"字。据本书卷二删。
⑥ 脐：原无。据本书卷二补。
⑦ 三：原作"立"。据本书卷二改。
⑧ 要用：原作"腰"。据本书卷二改。
⑨ 百：原作"日"，形近之误。据本书卷二改。
⑩ 在：原无。据本书卷二补。
⑪ 转：原无。据本书卷二补。
⑫ 问：原作"闿"，形近之误。据本书卷二改。
⑬ 屈：原无。据本书卷二补。
⑭ 疑：原作"歓"，形近之误。据本书卷二改。

【按语】腹痛病四候，行文体例颇为类似，先腹痛，后久腹痛；先腹胀，后久腹胀。二者有一定的联系，均与脾胃有关。但亦有明显差异，胀乃脾虚邪滞，冷积腹内，致脾虚不运；痛则因邪客胃肠，经络不通，邪正交争而发。故分而论之。

心腹痛病诸候　凡七论

【提要】本篇论述心腹痛诸候，内容包括心腹痛、久心腹痛、心腹相引痛、心腹胀、久心腹胀，以及胸胁痛和卒苦烦满又胸胁痛欲死等。其中，心腹痛为心腹之间攻痛，痛而走窜；心腹胀为心腹之间胀满，气胀而不痛。以上均为心脾二经之病，但心腹胀有时亦涉及肺肾。胸胁痛责之肝胆肾经，卒苦烦满又胸胁痛欲死责之手少阳三焦经，此候与心痛有联系。

厥阴经④也，沉者为阴，阴虚者，病苦⑤心腹痛，难以言，心如寒状⑥。心腹疠痛，不得息⑦，脉细小迟⑧者生，大牢疾⑨者死。心腹痛，脉沉细小者生，浮大而疾者死。其汤熨针石，别有正方；补养宣导，今附于后。

养生方导引法云：行大道⑩，常度⑪日月星辰，清净，以鸡鸣，安身卧，漱口⑫三咽之。调五脏，杀蛊虫，治心腹痛，令人长生⑬。

一、心腹痛候

【原文】心腹痛者，由腑脏虚弱，风寒客于其间①故也。邪气发作，与正气相击，上冲于心则心痛，下攻于腹则腹痛，上下②相攻，故心腹绞痛，气不得息③。

诊其脉，左手寸口人迎以前脉，手

二、久心腹痛候

【原文】久心腹痛者，由寒客于腑脏之间，与血气相搏，随气下上，攻击心腹，绞结而痛。脏气虚，邪气盛，停积成疹，发作有时，为久心腹痛也。然心腹久痛，冷气结聚，连年积岁，日月过

---

① 其间：指心腹之间。
② 上下：原作"下上"。据《外台秘要》卷七治心腹痛及胀痛方改。
③ 气不得息：指痛甚气闭，影响呼吸。
④ 手厥阴经：原作"手少阴经"，误。据《脉经》卷二第二改。
⑤ 病苦：此后《脉经》尚有"悸恐不乐"四字。
⑥ 心如寒状：此后《脉经》有"恍惚"二字。心如寒状，指心中似有凛寒的感觉。
⑦ 心腹病痛，不得息：《脉经》卷四第七、《外台秘要》卷七治心腹痛及腹胀痛方作"心腹痛，痛不得息"。
⑧ 迟：原无。据《脉经》补。
⑨ 大牢疾：《脉经》作"坚大疾"。
⑩ 大道：指养生导引方面的重要原则或规律。
⑪ 度（duó夺）：意即存想。
⑫ 漱口：原作"嗽日"，形似之误。据《外台秘要》卷七心腹痛及胀满痛方改。
⑬ 治心腹痛，令人长生：原作"令人长生，治心腹痛"。据养生方导引法体例乙正。

深，变为寒疝①。

三、心腹相引痛候

【原文】心腹相引痛者，足太阴之经与络俱虚，为寒冷邪气所乘故也。足太阴是脾之脉，起于足大指之端，上循属脾，络胃；其支脉，复从胃别上注心。经入于胃，络注于心。此二脉俱虚，为邪所乘，正气与邪气交争，在于经，则胃脘急痛；在于络，则心下急痛。经络之气往来，邪正相击，在于其间，所以心腹相引痛也。

诊其脉，足太阴脉②厥逆，䏚急挛，心痛引于腹也。

四、心腹胀候

【原文】心腹胀者，脏虚而邪气客之，乘于心脾故也。足太阴，脾之经也，脾虚则胀。足少阴，肾之经也，其脉起于足小指之下，循行上络膀胱；其直者，从肾上入肺；其支者，从肺出络于心。脏虚，邪气客于二经③，与正气相搏，积聚在内，气并于脾，脾虚则胀，故令心腹烦满，气急而胀也。

诊其脉，迟而滑者，胀满也。其汤熨针石，别有正方；补养宣导，今附于后。

养生方导引法云：伸右胫，屈左膝，内压之④，五息，引脾，去心腹寒热，胸臆⑤邪胀。依经为之，引脾中热气出，去心⑥腹中寒热，胸臆中邪气胀满。久行，无有寒热时节之所中伤，名为真人⑦之方。

五、久心腹胀候

【原文】久心腹胀者，由腑脏不调，寒气乘之，入并于心脾，脾虚则胀，停积成疹，有时发动，故为久也。久胀不已，脾虚寒气积，胃气亦冷，脾与胃为表里也，此则腑脏俱冷，令饮食不消；若寒移入大肠，则变下痢。

六、胸胁痛候

【原文】胸胁痛者，由胆与肝及肾之支脉虚，为寒气所乘故也。足少阳，胆之经也，其支脉从目兑眦⑧贯目，下行至胸胁里⑨。足厥阴，肝之经也，其脉⑩起

---

① 寒疝：病名。此处言久心腹痛变为寒疝，当指寒性腹痛之总名，并非当今所称之疝气病。本书卷二十有寒疝候、寒疝心痛候、寒疝积聚候等专门论述，可以参阅。

② 诊其脉，足太阴脉：丁（光迪）注本认为，此当为"太阴厥逆"，义长可从。又，足太阴脉，原作"太阳脉"，据《太素》卷二十六经脉厥改。

③ 二经：指上述足少阴肾经之直行者与支脉。

④ 伸右胫，屈左膝，内压之：指伸开右腿，屈左膝，膝向内倾斜，压在右腿上。

⑤ 胸臆（yì 亿）：即胸部。为联绵字。

⑥ 心：原无。据本候标题、《外台秘要》卷七腹胀满及鼓胀方补。

⑦ 真人：旧称修真得道的人。

⑧ 目兑眦：指外眼角。

⑨ 下行至胸胁里：《灵枢·经脉》作"下行至胸中，循胁里"。

⑩ 脉：此前原有"支"字。据《灵枢·经脉》《脉经》卷六第一删。

足大指丛毛，上循，入①贯膈，布胁肋。足少阴，肾之经也，其支脉从肺出络心，注胸②。此三经之支脉，并循行胸胁，邪气乘于胸胁，故伤其经脉。邪气之与正气交击，故令胸胁相引而急痛也。

诊其寸口脉弦而滑，弦即为痛，滑即为实，痛即为急，实即为跃③，弦滑相搏，即胸胁抢急④痛也。

七、卒苦⑤烦满又⑥胸胁痛欲死候

【原文】此由手少阳之络脉虚，为风邪所乘故也。手少阳之脉，起小指次指之端，上循入缺盆⑦，布膻中⑧，散络心包。风邪在其经，邪气迫于心络，心气不得宣畅，故烦满；乍上攻于胸，或下引于胁，故烦满而又胸胁痛也。若经久邪气留连，搏于脏则成积，搏于腑则成聚也。

【按语】心腹痛病诸候所论之各种痛病，其共同特点有二：其一，就病因而言，多为正虚感受寒邪。其二，就病位而言，均与经络循行密切相关。结合《素问·举痛论》之内容，足见这两点在各种痛证辨证中的重要性。

---

① 入：此后《外台秘要》卷七治胸胁痛及妨闷方有"腹"字。
② 胸：此后《灵枢》有"中"字。
③ 跃：跳动，走窜。在此指气逆走窜作痛。
④ 抢急：《太平圣惠方》卷四十三治胸胁痛诸方作"拘急"。
⑤ 卒苦：指突然感到痛苦。
⑥ 又：原作"叉"。据《外台秘要》卷七治胸胁痛及妨闷方改。
⑦ 缺盆：即锁骨上窝。
⑧ 膻中：即"膻中"。经穴名。在胸前部，两乳头连线间的中点。在此指两乳间的胸部。

卷十七

痢病诸候　凡四十论

【提要】 本篇论述了痢疾的病因、病机、症状、预后以后兼证、变证、痢后诸证等，亦涉及部分泄泻病。

全篇内容，大体可分为三类。一论痢病的分类，按病因分，有冷痢、热痢、冷热痢等；以大便性状分，有水谷痢、赤白痢、赤痢、血痢、脓血痢、痢如膏、杂痢、白滞痢、下痢便肠垢等；从病程分，尚有久水谷痢、久赤白痢、久赤痢、久血痢、久脓血痢、久冷痢、久热痢、休息痢等。此外，还论及了蛊注痢、肠蛊痢、不服水土痢。二论痢病的兼症和变证，有兼呕逆、心烦、口渴、水肿、口疮及肠中生疮等，并旁及脱肛、谷道病诸候。三是论述痢后诸症，如不能食、腹痛、心下逆满、水肿、虚烦等。

文中所论，一本《灵枢·论疾诊尺》"春伤于风，夏生后泄肠澼"之旨，亦参《素问·生气通天论》"春伤于风，邪气留连，乃生洞泄"之意，认为其为四时伏气病之一种，流行于夏季。在发病部位上，特别强调脾、胃、大肠。内容丰富，条理清晰，对后世论痢影响较大。

一、水谷痢候

【原文】 水谷痢①者，由体虚腠理开，血气虚，春伤于风，邪气留连在肌肉之内，后遇脾胃大肠虚弱，而邪气乘之，故为水谷痢也。

脾与胃为表里，胃者，脾之腑也，为水谷之海；脾者，胃之脏也，其候身之肌肉。而脾气主消水谷，水谷消，其精化为荣卫，中②养脏腑，充实肌肤。大肠，肺之腑也，为传导之官，变化③出焉。水谷之精，化为血气，行于经脉，其糟粕行于大肠也。肺与大肠为表里，而肺主气，其候身之皮毛。春，阳气虽在表，而血气尚弱，其饮食居处，运动劳役，血气虚者，则为风邪所伤，客在肌肉之间，后因脾胃气虚，风邪又乘虚而进入于肠胃。其脾气弱则不能克制④水谷，故糟粕不结聚，而变为痢也。

---

① 水谷痢：古病名。出本篇。一指脾胃虚弱，不能消化所致之痢疾，治宜健脾温中为主。二指水土不服所致之痢疾，又称不服水土痢。三指飧泄。
② 中：宋本、汪本、周本同。《外台秘要》卷二十五水谷痢方作"以"。
③ 变化：原作"化物"。据《素问·灵兰秘典论》改。
④ 克制：作"消化，运化"解。与卷三虚劳痰饮候"克消"义同。

又新食①竟取风②，名为胃风③。其状，恶风，头④多汗，膈下⑤塞不通，食饮不下，腹满⑥，形瘦腹大，失衣则膜满，食寒⑦则洞泄⑧。其洞泄者，痢无度也。若胃气竭者，痢绝则死。

诊其脉微⑨，手足寒，难治也；脉大，手足温，易治。下白沫，脉沉则生；浮则死。身不热，脉不悬绝⑩，滑大者生；悬涩者死，以脏期之⑪也。脉绝而手足寒者死⑫；脉还⑬手足温者生，脉不还者死。脉缓⑭时小结⑮者生；洪大数者死。悬绝而⑯涩者死；细微而涩者生。紧大而滑者死；得代绝脉者亦死。

养生方云：秋三月，此谓容平。天气以急，地气以明。早卧早起，与鸡俱兴。使志安宁，以缓秋刑。收敛神气，使秋气平。无外其志，使肺气清。此秋气之应也，养收之道⑰也。逆之则伤肺，冬为飧泄⑱。

又云：五月勿食未成核果及桃枣，发痈疖。不尔，发寒热，变黄疸，又为泄痢。

【按语】本候相当于水谷痢的总论，主要论述了水谷痢的病因、病机及预后。指出因饮食居处、运动劳役使正气虚损，则春伤于风，邪气留连肌肤；若遇脾胃大肠虚弱，留邪乘之，则发为水谷痢。明示其为内外合因致病，外因为风邪郁伏；内因为脾胃大肠虚弱。

至于预后，主要依据脉诊分析判断。总原则是：脉症相合为顺，脉症相违为逆；脉有胃气者生，脉无胃气者死。颇具临床实用价值。

文中胃风一证，在此是作为比较鉴别的，病情与水谷痢有所不同。

又，本候养生第一条与本书卷十五肺病候养生第二条同。

二、久水谷痢候

【原文】夫久水谷痢者，由脾胃大肠虚弱，风邪乘之，则泄痢、虚损不复，

---

① 新食：指刚刚吃完饭。

② 取风：感受风邪。取，接受。

③ 胃风：《太素》卷二十八诸风状论胃风注云："胃风状能有八：一曰颈多汗；二曰恶风；三曰不下饮食；四曰膈不通，膈中噎也；五曰腹喜满；六曰失覆腹胀；七曰食冷则痢；八曰胃风形诊，谓瘦而腹大，患风候也。"

④ 头：《素问·风论》《太素》卷二十八诸风状论、《备急千金要方》卷八第一均作"颈"。

⑤ 下：《素问》《太素》无此字。

⑥ 腹满：宋本、汪本、周本同。《素问》作"腹善满"，《备急千金要方》卷八第一作"胀满"。

⑦ 寒：原无。据《素问》《太素》《备急千金要方》《外台秘要》补。

⑧ 洞泄：病名。症见下利无度，大便稀水，泻下如注等。由水湿阻于胃肠，脾虚不能制水所致。

⑨ 微：宋本、汪本、周本同。《外台秘要》作"小"。

⑩ 悬绝：指浮而无根，为无胃气之脉。

⑪ 以脏期之：指根据各脏所出现的真脏脉，推算死期。

⑫ 手足寒者死：宋本、汪本、周本同。《伤寒论·厥阴病》作"手足厥冷"。

⑬ 脉还：此前《伤寒论》《外台秘要》有"晬时"二字，义胜。

⑭ 缓：原无。据《脉经》卷四第七、《外台秘要》补。

⑮ 结：原作"绝"，形近之误。据《脉经》《外台秘要》改。

⑯ 而：原无。据《脉经》补。

⑰ 养收之道：原作"收养之气"。据本书卷十五肺病候养生方导引法、《素问·四气调神大论》改。

⑱ 飧泄：原作"餐泄"。据本书卷十五肺病候养生方导引法、《素问·四气调神大论》改。

遂连滞涉引①岁月，则为久痢也。

然痢久则变呕哕。胃弱气逆不下食，故呕逆也；气逆而外冷气乘之，与胃气相折不通，故哕也。

呕又变为𧏾②，虫动食③于五脏也。凡诸虫在人腹内，居肠胃之间，痢则肠胃虚弱，虫动侵食。若上食于脏，则心闷，齿龈紫黑，唇白齿龈生疮；下食于肛门，则谷道④伤烂而开也。

亦有变为水肿，所以然者，水气入胃，肠虚则泄。大肠金也，脾土也，金土母子也。脾候身之肌肉，性本克消水谷也。痢由脾弱肠虚，金土气衰，母子俱病，不复相扶，不能克水，致水气流溢，浸渍肌肉，故变肿也。

亦有不及成肿，而五脏伤败，水血并下，而五脏五色随之而出，谓之五液俱下也。凡如此者多死，而呕、哕、肿、𧏾，治之时有瘥者；若五液俱下者必死，五脏伤败故也。

【按语】本候论述了水谷痢经久不愈而可能产生的各种变证：若胃弱失降，气逆上冲，则变呕哕；如胃肠虚弱，虫动侵蚀，则发为𧏾；若脾弱肠虚，损及肺气，母子俱病，既不能克消水谷，又不能调节水液，致水湿流溢，则变为水肿。而探究其病理关键，则重在脾胃虚弱，故本书卷四十七久利候曰："利久则变肿满，亦变病𧏾，亦令呕哕，皆由利久脾胃虚所为也。"

至于"五液俱下"，乃痢病之凶险证

候，《中藏经》中曾有记载，本候则补充了其病机及预后，使其内容更加丰富。

三、赤白痢候

【原文】凡痢皆由荣卫不足，肠胃虚弱，冷热之气，乘虚入客于肠间，肠⑤虚则泄，故为痢也。然其痢而赤白者，是热乘于血，血渗汤内则赤也；冷气入肠，搏于⑥肠间，津液凝滞则白也；冷热相交，故赤白相杂。重者，状如脓涕而血杂之；轻者，白脓上有赤脉薄血⑦，状如鱼脂脑，世谓之鱼脑痢也。

【按语】本候论述赤白痢之赤、白和赤白相杂三种不同证候及其相应的病机，认为赤属热，白属寒，赤白相兼乃寒热错杂，此为《诸病源候论》所首创，对后世影响颇深。但临床不可拘泥，亦有赤痢属寒，白痢属热者，必须结合病因、症状、脉象审察，才能全面。关于脓血赤白痢，后世又有气、血之分，认为湿热之滞，干于气则白；干于血则赤；气血兼病，则赤白兼下。并提出了"行气则后重自除，和血则便脓自愈"的治则，可谓对《诸病源候论》的补充发挥。

又，《外台秘要》卷二十五有重下方，记载《诸病源候论》内容，今录之，供参阅，"此谓今赤白滞下也。令人下部疼重，故曰重下。去脓血如鸡子白，日夜数十行，绕脐痛也"。

---

① 涉引：迁延，经久。
② 𧏾（nì匿）：《广韵》："𧏾，虫蚀病也。"
③ 食：通"蚀"。
④ 谷道：指肛门之内，直肠下端部分。
⑤ 肠：原无。据《外台秘要》卷二十五赤白痢方补。
⑥ 于：原无。据《外台秘要》补。
⑦ 赤脉薄血：赤脉，即血丝。薄血，即少量血液。

四、久赤白痢候

【原文】久赤白痢者，是冷热不调，热①乘于血，血渗肠间，与津液相杂而下，甚者肠虚不复，故赤白连滞，久不瘥也。

凡痢久不瘥，脾胃虚弱，则变呕哕。胃弱气逆，故呕也；气逆而外有冷折之，不通故哕。

亦变为蛊，虫食人五脏也。三尸九虫②，常居人肠胃，肠胃虚则动，上食于五脏，则心懊而闷，齿龈、唇口并生疮；下食于肠，则肛门伤烂，而谷道开也。轻者可治，重者致死也。

【按语】本候论述赤白痢延滞不愈，便为久赤白痢，并及其诸变证，如发呕吐、呃逆、蛊病等，内容和久水谷痢候类似，可以参阅。

五、赤痢候

【原文】此由肠胃虚弱，为风邪所伤，则夹热，热乘于血，则血流渗入肠，与痢相杂下，故为赤痢。

六、久赤痢候

【原文】久赤痢者，由体虚热乘于血，血渗肠间，故痢赤。肠胃虚，不平

复，其热不退，故经久不瘥。胃气逆，则变呕哕也。胃虚谷气衰，虫动侵食，则变为蛊。

【按语】以上二候，与前赤白痢候，久赤白痢候的部分内容相同，可以互参。

赤痢候"为风邪所伤，则夹热"，指出赤痢之热，由外邪所引起，补充了赤白痢候"热气乘于血"的病因所论。

七、血痢候

【原文】血痢者，热毒折③于血，血渗④入大肠故也。血之随气，循环经络，通行脏腑，常无停积。毒热气乘之⑤，遇肠虚者，血渗入于肠，肠虚则泄，故为血痢也。身热者死，身寒⑥者生。

诊其关上脉芤，大便去血，暴下血数升也。

【按语】文中"身热者死，身寒者生"是从有无发热来判断血痢的轻重吉凶的。

又，脉大而中空为芤脉，多见于短时间内失血过多的证候。血痢一时下血较多，所以出现芤脉，但在临床并不多见。

八、久血痢候

【原文】此由体虚受热，热折于血，

---

① 不调，热：此三字原无。据《医心方》卷十一第二十五补。
② 三尸九虫：三尸，又名"三虫""三彭"，道家认为，身中三虫，为人作祟。《太上三尸中经》云："上尸名彭倨，在人头中；中尸名彭质，在人腹中；下尸名彭矫，在人足中，能为人害。"三尸九虫，在此可理解为人体寄生虫的统称，与久水谷痢候之"诸虫"义同。
③ 折：宋本、汪本、周本同。《外台秘要》卷二十五血痢方作"乘"。
④ 血渗：原无。据《外台秘要》补。
⑤ 乘之：此前《太平圣惠方》卷五十九治血痢诸方有"不能"二字。
⑥ 身寒：在此作"身不发热"解。

血渗入肠，故成血痢。热不歇，胃虚不复，故痢血久不瘥。多变呕哕及为湿䘌。

【按语】血痢与赤痢，均系热乘于血，血渗大肠所致，但赤痢是痢中夹血，血痢则下纯血。这是两者的区别。同时，其热之程度亦不同，赤痢仅言"风邪""夹热"；血痢则热邪较甚，称为"热毒"。这是两者的异同之处。

九、脓血痢候

【原文】夫春阳气在表，人运动劳役，腠理则开，血气虚者，伤于风，至夏又热气乘之，血性得热则流散，其①遇大肠虚，血渗入焉，与肠间津液相搏，积热蕴结，血化为脓，肠虚则泄，故成脓血痢也。所以夏月多苦脓血痢，肠胃虚也。

秋冬诊其脾脉②微涩者，为内溃③，多下血脓。又脉悬绝则死，滑大则生。脉微小者生，实急者死，脉沉细虚迟④者生，数疾大而有热者死。

十、久脓血痢候

【原文】久脓血痢者，热毒乘经络，血渗肠内，则变为脓血痢。热久不歇，

肠胃转虚，故痢久不断，皆变成湿䘌及呕哕也。

十一、冷痢候

【原文】冷痢者，由肠胃虚弱，受于寒气，肠虚则泄，故为冷痢也。凡痢色青、色白、色黑，并皆为冷痢；色黄、色赤，并是热也。故痢色白，食不消，谓之寒中也。

诊其脉沉则生，浮则死也。

十二、久冷痢候

【原文】久冷痢者，由肠虚而寒积，故冷痢久不断也。而廪丘公说云：诸下悉寒也。凡人肠中有寒，大便⑤则常鸭溏，有热则傧𥽟⑥。人见病身体发热而下，便谓热下，非也。平常恒自将节⑦饮食，衣被调适，其人无宿寒者，大便自调。强人适发越⑧，薄衣冷饮食，表有热不觉里冷，而胃内潜冷⑨，冷即下也。今始发热而下，当与理中汤，加大附子一枚，连服三四剂，重覆令微汗出，微汗出则热除。不复思⑩冷，胃气温暖，下与发热俱瘳⑪矣。

---

① 其：假如，如果。
② 脾脉：指右关脉。
③ 内溃：古病名。见《灵枢·邪气脏腑病形》。《太素》卷五十五注曰："是血多聚于腹中，溃坏而下脓血也。"《脉经》《备急千金要方》等均有记载。
④ 沉细虚迟：宋本、汪本、周本同。《脉经》卷四第七作"沉小流连"。
⑤ 有寒，大便：原作"大便有寒"。据《金匮要略》第十一改。
⑥ 傧𥽟：大便坚硬。
⑦ 将节：指将息调节适度。
⑧ 适发越：指适遇阳气发越之时。
⑨ 潜冷：指潜伏冷气，亦即寒气内伏。
⑩ 思：疑"患"字之误。
⑪ 瘳（chōu 抽）：病愈。

宿寒之家，其人常自患冷，蹑①湿地，若足踏冻地，或衣被薄，皆发。风下最恶，何谓风下？当风吹腰腹，冷气彻里而暴下者，难治也。

久痢，胃虚气逆，则变呕；呕而气逆，遇冷折之，气逆不通，则变哕。亦变湿䘌也，胃虚虫动故也。

十三、热痢候

【原文】此由肠胃虚弱，风邪夹热乘之，肠虚则泄，故为热痢也，其色黄；若热甚，黄而赤也。

十四、久热痢候

【原文】此由肠虚热积，其痢连滞，故久不瘥也。痢久，胃气虚则变呕；呕而气逆，遇冷折之，气不通则变哕。亦变湿䘌也，胃虚虫动故也。

【按语】热痢是由于肠胃虚弱，风热之邪乘虚侵袭所致。所下之物多见黄色；若热重者，则黄而带赤。至于久热痢，是由肠虚而邪热与积滞搏结，延久不愈。其变化，为呕、为哕、为䘌，则是诸久痢所共同的。

十五、冷热痢候

【原文】夫冷热痢者，由肠胃虚弱，宿有寒，而为客②热所伤，冷热相乘，其痢乍黄乍白是也。若热搏于血，血渗肠间，则变为血痢也。而冷伏肠内，搏津液，则变凝白，则成白滞，亦变赤白痢也。其汤熨针石，别有正方；补养宣导，今附于后。

养生方导引法云：泄下有寒者，微引气，以息内腹，徐吹息③，以鼻引气，气足复前④即愈。其有热者，微呼以去之。

【按语】本书卷十五心病候导引"若冷呼气出，若热吹气出"，卷十六腹胀候导引"有寒，以呼气出"，而本候导引则寒用"吹"、热用"呼"，可见在当时对于"六字诀"亦有多种用法。

十六、杂痢候

【原文】杂痢，谓痢色无定，或水谷，或脓血，或青，或黄，或赤，或白，变杂无常，或杂色相兼而痢也。夹热则黄赤，热甚则变脓血也；冷则白，冷甚则青黑。皆由饮食不节，冷热不调，胃气虚，故变易。

【按语】本候主要论述了杂痢的定义、病因和病机。由其主症"杂色相兼而痢"而论，类似于后世之五色痢，即痢疾粪便中夹杂多种颜色。此病极为凶险，临证有虚实之分，实证多因热毒留滞肠中，症见里急后重较甚，脉实有力。虚证多因痢疾迁延失治，脏腑之气耗伤，脾肾两亏，症见脐下痛甚，频频虚坐努责，或五色杂下，频出不禁，脉虚无力。本候指出其病因病机为饮食不节而致胃气虚。辨证要点为痢疾之色，黄赤为热，白青黑为寒。

---

① 蹑（niè 聂）：踩。
② 客：原作"寒"，宋本、汪本、周本同。据《外台秘要》卷二十五冷热痢方改。
③ 徐吹息："息"前原有"欲"字，据《外台秘要》卷二十五冷热痢方删。本句之意为：缓缓以吹字吐气。
④ 气足复前：意即吸足气后，再按前法徐徐吹息。

十七、休息痢候

【原文】休息痢者，胃脘有停饮，因痢积久，或冷气、或热气乘之，气动于饮，则饮动而肠虚受之，故为痢也。冷热气调，其饮则静，而痢亦休也。肠胃虚弱，易为冷热，其邪气或动或静，故其痢乍发乍止，谓之休息痢也。

【按语】休息痢病名，始载于《肘后备急方》，但对其进行专论者，则以本书为最早的资料。所谓"休息痢"，是因其痢"乍发乍止"，中间有一段休息时间。此由痢疾积久，肠胃虚弱，湿滞未清，再感受冷热之气而诱发。文中指出"胃脘有停饮"，说明休息痢亦有因停饮引起的，后世有应用逐饮方法治疗休息痢者，当源于此。

十八、白滞痢候

【原文】白滞痢者，肠虚而冷气客之，搏于肠间，津液凝滞成白，故为白滞痢也。

十九、痢如膏候

【原文】痢如膏者，是由腑脏虚冷，冷气入于大肠成痢，冷气积肠，又虚滑，脂凝如膏也。

二十、蛊注痢①候

【原文】此由岁时寒暑不调，则有湿毒之气伤人，随经脉血气渐至于脏腑。大肠虚者，毒气乘之，毒气夹热，与血相搏，则成血痢也，毒气侵蚀于脏腑，如病蛊注之状②。痢血杂脓，瘀黑有片如鸡③肝，与血杂下是也。

【按语】本书卷四十七有蛊毒痢候，病情与本候相同，但论述较详，可相互参阅。

二十一、肠蛊痢④候

【原文】肠蛊痢者，冷热之气入在肠间，先下赤，后下白，连年不愈，侵伤于脏腑，下血杂白，如病蛊之状，名为肠蛊痢⑤也。

二十二、下痢便肠垢候

【原文】肠垢⑥者，肠间津汁垢腻也。由热痢蕴积，肠间虚滑，所以因下痢而便肠垢也。

---

① 蛊（gǔ谷）注痢：病证名。乃痢疾的一种类型。由于患者正气内亏，感染毒疠之气，邪气与气血相搏，入于肠胃，毒气蕴积，值大肠虚者，便成痢血，其特点为排出物如鸡鸭肝片。由于毒气盛热，侵入脏腑，状如中蛊，故名。
② 状：原作"家"，宋本、汪本、周本同。据《外台秘要》卷二十五蛊注痢方改。
③ 鸡：原作"杂"。据《外台秘要》改。
④ 肠蛊痢：病名。指痢下赤白或纯下瘀血而连年不愈者。本病可见于慢性细菌性、阿米巴痢疾、慢性血吸虫病以及慢性非特异性溃疡性结肠炎等。
⑤ 痢：原无，文义不完整。据本候标题补。
⑥ 肠垢：证名。指大便时排出的腐浊垢腻物。多因湿热毒邪郁滞肠道而致。便肠垢，可见于热痢、协热痢等。

【按语】《金匮要略》第十云："大肠有寒者，多鹜溏；有热者，便肠垢。"可见下痢便肠垢，大都为大肠湿热之变证。《外台秘要》将下痢便肠垢归于"久水痢不瘥肠垢方"中，可知"下痢便肠垢"乃因湿热痢日久，致使肠间虚滑，津液下脱而发。

二十三、不伏①水土痢候

【原文】夫四方之气，温凉不同，随方嗜欲②，因以成性。若移其旧土，多不习伏③。必因饮食，以入肠胃，肠胃不习，便为下痢，故名不伏水土痢也，即水谷痢是也。

二十四、呕逆吐痢候

【原文】呕逆吐痢者，由肠胃虚，邪气并之，脏腑之气，自相乘克也。《脉经》云：心乘肝则吐痢。心，火也；肝，木也；火木，子母也。火乘于木，子扶母也，此为二脏偏实也。大肠，金也；胃，土也；金土，母子也。大肠虚，则金气衰微，不能扶土，致令胃气虚弱，此两腑偏虚也。木性克土，火性克金，是为火木相扶，心肝俱盛；而金畏于火，土畏于木，则为肠胃皆弱。肠虚弱则泄痢，胃虚弱则呕吐，故呕④逆而复吐痢也。

诊其关上脉数，其人吐。趺阳脉微而涩，微则下痢，涩即吐逆也。

【按语】本候论述呕逆吐痢是由于肠胃虚弱，邪气乘之，脏腑之气自相乘克所致。而乘克的变化，用五行学说加以解释，如呕逆吐痢是为木火偏实，土金虚弱，以实乘虚故也。

关于脉象，关上脉与趺阳脉俱候脾胃。上以候上，关上脉数，是胃中有热，故其人吐。下以候下，趺阳脉微涩，微是脾胃气血不足而有寒，故见下痢；涩为气机不畅，故上逆而吐也。两者病机虽不同，但皆可引起呕逆或下痢。

二十五、痢兼烦候

【原文】春伤于风，邪气留连，因饮食不节，肠胃虚弱，邪气乘之，则变为痢。痢则腑脏俱虚，水气相并⑤，上乘于心，心气不宣畅，否满在内，故令痢而兼烦者也。

【按语】"春伤于风，邪气留连"，源于《素问·生气通天论》，但邪气留连所发生的疾病，《素问》指出是"洞泄"，在此则为痢疾的发病因素之一。两者不尽相同。本候谓"因饮食不节，肠胃虚弱，邪气乘之，则变为痢"。痢疾的发生，不惟由于风邪，而饮食不节，肠胃虚弱，亦为发病的主要因素。

二十六、痢兼渴候

【原文】夫水谷之精，化为血气津液，以养脏腑。脏腑虚，受风邪，邪入

---

① 伏：湖本作"服"。伏，通"服"。
② 随方嗜欲：指随着各个地方的自然环境不同，在生活习惯上亦有不同的嗜好和要求。
③ 不习伏：不习惯，不适应。
④ 呕：原无。据本候标题补。
⑤ 水气相并：指水饮与邪气相并。

于肠胃，故痢。痢则津液空竭，腑脏虚燥，故痢而兼渴也。渴而引饮，则痢不止，翻益水气①，脾胃已虚，不能克消水，水气流溢，浸渍肌肉，则变肿也。

二十七、下痢口中及肠内生疮候

【原文】凡痢，口里生疮，则肠间亦有疮也。所以知者，犹如伤寒热病，胃烂身则发疮也。此由夹热痢，脏虚热气内结，则疮生肠间；热气上冲，则疮生口里。然肠间、口里生疮，皆胃之虚热也。胃虚谷气弱，则九虫、三尸发动，则变成蛋。

【按语】"凡痢，口里生疮，则肠间亦有疮也"，实属《诸病源候论》之创见，此前无资料论及，文中指出其原因为"胃之虚热"，并与蛋病同论，可知此证属久病之变，亦与临床所见相符，但不能与急证疮疡同例。

二十八、痢兼肿候

【原文】痢兼肿者，是痢久脾虚，水气在于肌肉之所为也。脾与胃合，俱象土，脾候身之肌肉，胃为水谷之海，而以脾气克消水谷也。风邪在内，肠胃虚弱，则水谷变为痢也。膀胱与肾合，俱象水，膀胱为津液之腑。小肠与心合，俱象火，而津液之水，行于小肠，下为小便也。土性本克水，今因痢，脾胃虚弱，土气衰微，不能克制于水，致令水得妄行，不流于小肠，而浸渍脏液，散流皮肤，与气相搏，腠理壅闭，故痢而肿也。

【按语】本候从脾胃、肾膀胱、心小肠三对脏腑的关系以及正邪两个方面，阐发痢兼肿的病机，论述颇详，后世多宗其说。下痢日久，则脾胃虚弱，既不能克消水谷，充实肌肉；又不能运化水液，水液妄行，不能下流于小肠，则小便不得通行，反而浸渍于脏腑，流溢于肌肤，故形成痢而兼肿，亦符合临床实际，值得重视。

二十九、痢谷道肿痛候

【原文】是由风冷客于肠胃，肠胃虚则痢。痢久肠虚，风邪客于肛门，邪气与真气相搏，故令肿痛也。

三十、痢后虚烦候

【原文】夫体虚受风冷，风冷入于肠，故痢。痢后虚烦者，由腑脏尚虚，而气②内搏之所为也。水谷之精，以养脏腑，痢则水谷减耗，致令腑脏微弱。痢断之后，气未调理，不能宣畅，则肤腠还相搏脏腑③。脏腑既虚，而使气还相搏，故令虚烦。

【按语】本候与痢兼烦候，似同实异。首先，病变阶段不同，痢兼烦候，为痢未止而兼烦，多出现在疾病的中后期；而本候则是痢断之后，又见虚烦，为痢病之后遗。其次，病机有别，痢兼烦候，为痢而脏腑虚弱，水气交并，上乘于心，心气不得宣畅所致；而本候则是痢后脏腑尚虚，风冷余邪还相内搏而发。

---

① 翻益水气：水能止渴，因痢而不能消水，反而增益水气。翻，反转。益，增益。
② 气：指风冷之气。
③ 则肤腠还相搏脏腑：指肤腠之风冷尚未全消，又还搏于脏腑。

三十一、痢后肿候

【原文】痢后肿，由脾胃尚虚，肌肉为风水所乘故也。脾胃虚弱，受于风邪，则水谷变成痢。脾与胃为表里，俱象土，胃为水谷之海，脾候肌肉，土性克水。而痢者，则脾胃虚弱，土气衰微，不能克水，令水妄行，散溢肌肉。痢虽得断，水犹未消，肌肉先受风邪，风水相搏，肤腠闭密而成肿也。

【按语】本候与痢兼肿的病机基本相同。但痢兼肿候，是痢未止，而兼身肿。本候则痢后成肿，即痢疾已止，而水肿未已，这是两者的不同点。

三十二、痢后不能食候

【原文】痢后不能食，由脾胃虚弱，气逆胸间之所为也。风邪入于肠胃而痢，痢则水谷减耗，脾胃虚弱。痢断之后，脾胃尚虚，不胜于食，邪搏于气，逆上[①]胃弱不能食。

三十三、痢后腹痛候

【原文】痢后腹痛者，体虚受风冷，风冷入于肠胃，则痢后腹痛。是脏气犹虚，风冷余热未尽，脏腑未平复，冷气在内，与脏腑相搏，真邪相击，故令腹痛也。

三十四、痢后心下逆满候

【原文】痢后而心下逆满，此由脏虚，心下有停饮，气逆乘之所为也。风邪入肠胃则下痢，下痢则腑脏虚弱。痢断之后，腑脏犹未调和，邪气尚未消尽，邪乘于气则气逆，与饮食相搏而上，故令心下逆满也。

【按语】痢后诸证，如痢后虚烦、肿、不能食、腹痛、心下逆满等，在病机上有其共同之处，即脾胃虚弱，余邪未消；或体虚复遇外感，以致出现诸多变证。但与兼证不同，因其出现在痢断之后，病情多偏虚。两者对照，足见《诸病源候论》论证之细。

三十五、脱肛候

【原文】脱肛者，肛门脱出也，多因久痢后大肠虚冷所为。肛门为大肠之候，大肠虚而伤于寒，痢而用气嗄[②]，其气下冲，则肛门脱出，因谓脱肛也。

【按语】脱肛之名首载于《肘后备急方》。而对其进行专条论述者，则始于《诸病源候论》。本候指出其病因为久泻久痢，大肠虚冷，属脾肾两伤，气虚而脱。临床辨治本病，当首辨虚实，凡脱肛一努便脱，色淡而不甚肿，多为虚证，乃气虚下陷，不能升举；若肛门壅肿，努甚突出，赤热肿痛，其证多实，多因湿热下注，肠气壅滞。

三十六、大下后哕候

【原文】夫风冷在内，入于肠胃，则

① 逆上：此后《太平圣惠方》卷五十九治痢后不能食诸方有“则”字。

② 用气嗄（yǎn 演）：指大便时屈身用力摒气。参本书卷四十脱肛候及阴挺出下脱候作“偃”。卷五十脱肛候作“躽”，“嗄”“偃”“躽”通用，都是形容身体前屈摒气努责的意思。

成大下①。下断之后，脾胃虚，气逆，遇冷折之，其气不通，则令哕也。

三十七、谷道生疮候

【原文】谷道、肛门，大肠之候也。大肠虚热，其气热结肛门，故令生疮。

三十八、谷道虫候

【原文】谷道虫②者，由胃弱肠虚而蛲虫下乘之也。谷道、肛门，大肠之候。蛲虫者，九虫之内一虫也，在于肠间。若腑脏气实，则虫不妄动；胃弱肠虚，则蛲虫乘之。轻者或痒，或虫从谷道中溢出，重者侵食肛门疮③烂。

三十九、谷道痒候

【原文】谷道痒者，由胃弱肠虚，则蛲虫下侵谷道。重者食于肛门，轻者但痒也。蛲虫状极细微，形如今之蜗虫状也。

【按语】久痢肠胃弱，肠道寄生虫乘虚滋扰，产生病证，蛲虫是其中之一。以上两条，均是论述蛲虫病证，内容互为补充。另可参阅本书卷十八之九虫病诸候中的蛲虫候。

四十、谷道赤痛候

【原文】肛门为大肠之候，其气虚，为风热所乘，热气击搏，故令谷道赤痛也。

【按语】谷道赤痛、谷道肿痛以及谷道生疮，均是痢疾引起的谷道病变，三者近似而略有不同。赤痛属风热，肿痛多为风寒，生疮则与热气壅滞有关。张景岳云："无论寒痢、热痢，大孔皆能痛，不必谓皆由热也。"但一般属热者居多。

本篇论述痢疾病，兼涉泄泻。痢疾是以泻下赤白，腹痛下重为主症；其与大便稀薄，倾泻而出的泄泻不同。考痢疾之名，《素问》称为"肠澼"，《金匮要略》称为"下利"。本篇所述，虽以痢疾为主，但亦有部分泄泻之病。又本书卷九、卷十时气热利候、时气脓血利候、热病下利候等，痢病均用"利"字。可见，当时对"痢"与"利"字，无严格区分，至《三因极一病证方论》始另立条目。这里用"痢"名病，亦有用"滞痢""滞下""重下"命名，但无"肠澼"之称。

对于痢病的成因，论中似承《灵枢·论疾诊尺》"春伤于风，夏生后泄肠澼"的论点，认为营卫不足，腠理疏松，风邪留连肌肉，再遇脾胃大肠虚弱，邪气乘之而发病。论中较少提及饮食所伤与本病的关系，仅在杂痢候提到"饮食不节"一句。

本篇根据痢病病程的新久，病情的寒热，以及大便的颜色、性状等进行分类。并论述了痢病的兼证及痢后诸证，条理清晰，但从痢疾看，尚有见表证的、有时行的，分别见于伤寒、时气、热病、温病诸篇，应联系起来学习研究，则对痢疾的认识，可更为全面。

---

① 大下：指剧烈泻下。
② 谷道虫：此处指蛲虫。
③ 疮：宋本、汪本、周本同。正保本作"痒"。

卷十八

湿𧏾病诸候　凡三论

【提要】本篇阐述了𧏾病的成因、症状及预后，为论𧏾病的专篇。内容包括湿𧏾、心𧏾、疳𧏾三候。其中湿𧏾似为总论，心𧏾则仅突出一个主症，疳𧏾除一般证候外，详论预后变化。

𧏾病为很多疾病的后期证候，是由于脾胃虚弱，湿热蕴蒸，正虚邪恋而致。治疗棘手，预后较差，故本书对其极为重视，在伤寒、时气、热病、温病及痢病等篇均论及此病，可以参阅。

一、湿𧏾候

【原文】湿𧏾①病，由脾胃虚弱，为水湿所乘，腹内虫动，侵食成𧏾也。多因下利不止，或时病后，客热结腹内所为。其状，不能饮食，忽忽②喜睡，绵绵③微热，骨节沉重，齿无色④，舌上尽白，细疮如粟。若上唇生疮，是虫食五脏，则心烦懊𢙴；若下唇生疮，是虫食下部，则肛门烂开；甚者腑脏皆被食，齿下上

龂悉生疮，齿色紫黑，利血而湿，由水气也。

脾与胃合，俱象土，胃为水谷之海，脾气磨而消之，水谷之精，化为血气，以养腑脏。若脾胃和，则土气强盛，水湿不能侵之。脾胃虚弱，则土气衰微，或受于冷，乍伤于热，使水谷不消化，糟粕不傧实⑤，则成下利，翻⑥为水湿所伤。若时病之后，肠胃虚热，皆令三尸九虫因虚动作，侵食五脏，上出唇口，下至肛门；胃虚气逆，则变呕哕。虫食腑脏伤败，利出瘀血，如此者死。其因脾胃虚微，土气衰弱，为水湿所侵，虫动成𧏾，故名湿𧏾也。

又云：有天行之湿，初得不觉，行坐不废⑦，恒少气力，或微利，或不利，病成则变呕吐，即是虫内食于脏。

又云：有急结湿⑧，先因腹痛下利，脓血相兼出，病成翻大小便不通，头项满⑨痛，小腹急满，起坐不安，亦是内食五脏。凡如此者，虽初证未发于外，而

---

① 湿𧏾：病名。指水湿内侵，肠虫侵蚀所致的疾患。治用《备急千金要方》治湿𧏾方、懊𢙴侬散等。

② 忽忽：身体不爽貌。

③ 绵绵：缠绵不断。

④ 齿无色：《备急千金要方》卷十八第七作"齿龂无色"，《太平圣惠方》卷六十治湿𧏾诸方作"齿无光色"。

⑤ 傧实：硬实。与卷十七久冷痢候"傧"义同。

⑥ 翻：通"反"。

⑦ 废：原作"发"。据《太平圣惠方》改。

⑧ 急结湿：指突然伤于湿邪。

⑨ 满：宋本、汪本、周本同。《太平圣惠方》作"皆"。满，闷。

心腹亦常烦懊，至于临困①，唇口及肛门方复生疮，即死也。

【按语】《备急千金要方》卷十八第七论述湿䘌时，分干湿两种，其对干䘌的描述为："亦有干䘌，不甚泄痢，而下部疮痒。"可补《诸病源候论》之未备。

二、心䘌候

【原文】心䘌②者，由脏虚，诸虫在肠胃间，因虚而动，攻食心，谓之心䘌。初不觉他病，忽忽嗜睡，四支沉重。此䘌或食心，则心烦闷懊痛，后乃侵食余处。

诊其脉，沉而细，手足冷，内湿䘌在心也。

【按语】医书有论九种心痛，泛指前胸及上腹部的疼痛。因此本候"攻食心"之"心䘌"字，不一定拘泥心脏而言。

三、疳䘌③候

【原文】人有嗜甘味多，而动肠胃间诸虫，致令侵食腑脏，此犹是䘌也。凡食五味之物，皆入于胃，其气随其腑脏之味而归之。脾与胃为表里，俱象土，其味甘，而甘味柔润于脾胃。脾胃润则气缓，气缓则虫动，虫动则侵食成疳䘌也。但虫因甘而动，故名之为疳也。

其初患之状，手足烦疼④，腰脊无力，夜卧烦躁，昏昏喜妄⑤，嘿嘿⑥眼涩，夜梦颠倒⑦，饮食无味，面⑧失颜色，喜睡，起即头眩，体重，䏿胫痠疼。其上食五脏，则心内懊恼⑨；出食咽喉及齿龈，皆生疮，出黑血，齿色紫黑；下食肠胃，下利黑血；出食肛门，生疮烂开。胃气虚逆，则变呕哕。急者数日便死；亦有缓者，止⑩沉嘿，支节疼重，食饮减少，面无颜色，在内侵食，乃至数年，方上食口齿生疮，下至肛门伤烂，乃死。

又云：五疳，一是白疳，令人皮肤枯燥，面失颜色。二是赤疳，内食人五脏，令人头发焦枯。三是蛲疳，食人脊膂，游行五脏，体重浮肿。四是疳䘌，食⑪人下部疼痒，腰脊挛急。五是黑疳，食人五脏，多下黑血，数日即死。凡五疳，白者轻，赤者次，蛲疳又次之，疳⑫䘌又次之，黑者最重。皆从肠里上食，咽喉齿龈并生疮，下至谷道伤烂，下利脓血，呕逆，手足心热，腰痛嗜睡。秋冬可，春夏极⑬。

---

① 临困：指到病情危重之时。

② 心䘌：病证名。因脏气虚弱，肠虫攻蚀心所致的疾患。

③ 疳䘌：病名。指嗜食甘味，肠虫侵蚀脏腑所致的疾患。治用苦参汤等。

④ 手足烦疼：宋本、汪本、周本同。《医心方》卷七第十四作"手足烧疼"。

⑤ 昏昏喜妄：昏昏，指神识不爽。妄，通"忘"。

⑥ 嘿：同"默"。嘿嘿，即"默默"。

⑦ 夜梦颠倒：指乱梦纷纭，不能安卧。

⑧ 面：原作"而"，形近之误。据周本、《太平圣惠方》改。

⑨ 懊恼：宋本、汪本、周本同。《太平圣惠方》卷六十治疳䘌诸方作"恍惚"。

⑩ 止：原作"正"，形近之误。据《太平圣惠方》改。

⑪ 食：《太平圣惠方》作"令"。

⑫ 疳：原作"甘"。《太平圣惠方》改。

⑬ 极：宋本、汪本、周本同。《太平圣惠方》作"剧"，义同。

又云：面青颊赤，眼无精光，唇口燥①，腹胀有块，日日②瘦损者是疳。食人五脏，至死不觉。

又云：五疳缓者，则变成五蒸。五蒸者，一曰骨蒸，二曰脉蒸，三曰皮蒸，四曰肉蒸，五曰血蒸。其根源初发，形候虽异，至于蒸成，为病大体略同，皆令人腰疼心满，虚乏无力，日渐羸瘦，或寒热无常，或手足烦热，或逆冷，或利，或涩，或汗也。五蒸别自有论，与虚劳诸病相从也。

【按语】古人认为"蛋"是一种隐匿难见的小虫，意指这些证候，是由一些小虫侵蚀人体所引起的。但从所论内容来看，除包括一部分肠道寄生虫外，大多是某些疾病的后期，由于正气日衰，营养不良而导致的继发病。如论中指出，湿蛋是"多因不利不止，或时病后客热结腹内所为"。在症状方面，大体可以归纳为：口舌生疮（包括唇舌、牙龈、咽喉）；肛门溃疡；食少、喜睡、头眩、骨节沉重、股胫疫疼等虚弱症状。见呕吐呃逆者，病情严重，特别是下黑血者，预后不良。

湿蛋、心蛋、疳蛋三者病因病机有所不同。湿蛋所指范围较广，多由脾胃虚弱，湿热蕴结而成；心蛋多由脏虚，诸虫乘虚上攻侵蚀心所致。疳蛋多由嗜食甘味过多，诸虫侵蚀脏腑所致。

又，这里说"五疳缓者，则变成五蒸"，而本书卷四虚劳骨蒸候则说"外蒸不除，多变成疳"，前后似乎矛盾。其实，病至虚劳骨蒸或五疳阶段，证候是错综复杂的，蒸变疳，疳变蒸，并没有一定的传变规律，可以先后出现，亦可错杂出现。

---

① 燥：此前《太平圣惠方》有"焦"字。
② 日日：宋本、汪本、周本同。《太平圣惠方》作"日渐"。

九虫病诸候　凡五论

【提要】 本篇论述多种肠道寄生虫病，是中医寄生虫病学的早期文献。其中对多种寄生虫的形态、发病诱因、临床症状以及预后等做了较详细的论述，并指出其发病与脏腑虚弱有关。其中侧重论述了蛔虫、白虫、蛲虫等。

一、九虫候

【原文】 九虫者，一曰伏虫，长四分①；二曰蛔虫，长一尺；三曰白虫，长一寸；四曰肉虫，状如烂杏②；五曰肺虫，状如蚕；六曰胃虫，状如虾蟆；七曰弱虫，状如瓜瓣③；八曰赤虫，状如生肉④；九曰蛲虫，至细微，形如菜虫。

伏虫，群虫之主也。蛔虫，贯心则杀人。白虫相生，子孙转多，其母转大，长至四五尺⑤，亦能杀人。肉虫，令人烦满。肺虫，令人咳嗽。胃虫，令人呕吐，胃逆⑥喜哕。弱虫，又名膈虫，令人多唾。赤虫，令人肠鸣。蛲虫，居胴肠⑦，多则为痔，极则为癞，因人疮处⑧以生诸痈疽、癣、瘘⑨、痂⑩、疥⑪、龋虫⑫，无所不为。

人亦不必尽有，有亦不必尽多⑬，或偏无者。此诸虫依肠胃之间，若腑脏气实，则不为害；若虚则能侵蚀，随其虫之动，而能变成诸患也。

【按语】 "九虫"，是对肠道寄生虫的概称。从文中所述可见当时对这些虫病的认识，已有相当的水平。有关虫病记载，除蛔虫在《黄帝内经》《伤寒论》已有论述

---

① 一曰伏虫，长四分：伏虫，相当于钩虫。长四分，按照隋大业年间量制，一分相当于今之二点三五毫米，而如今所见之钩虫长度一般为八至十二毫米，二者近似。分，《外台秘要》卷二十六九虫方作"寸"。

② 杏：宋本、汪本、周本同。《医心方》卷六第十七、《太平圣惠方》卷五十七治九虫及五脏长虫诸方作"李"。

③ 瓜瓣：瓜子。

④ 八曰赤虫，状如生肉：此与现在所见之姜片虫相似。姜片虫体肥厚，肌肉丰富，背腹扁平，颜色发红，一般长二到七点五厘米，宽零点八至二厘米。

⑤ 白虫相生，子孙转多，其母转大，长至四五尺：白虫即绦虫，其节片不断生长，如子孙的繁殖增多，进而形成为串体节，其母体逐渐变大变长。"子孙转多，其母转大"，原作"子孙转大"，据《备急千金要方》卷十八第七改。又，白虫，下文又名"寸白虫"。

⑥ 令人呕吐，胃逆：原作"令人呕逆吐"。据《备急千金要方》改。

⑦ 胴（dòng 洞）肠：此下《备急千金要方》有"之间"二字。胴肠，大肠。

⑧ 处：宋本、汪本、周本同。《备急千金要方》作"痹"。

⑨ 瘘（lòu 漏）：指疮疡溃破后形成的管道。

⑩ 痂（guō 锅）：疮名。生于手足间，相对而生，其黄白脓疱，经常痒痛，较难治愈。

⑪ 疥（jiè 介）：疥疮。由疥虫引起的传染性皮肤病。

⑫ 龋（qǔ 取）虫：指龋齿的病原体。本书卷二十九牙齿虫候称牙齿虫。

⑬ 尽多：此后《备急千金要方》有"或偏有"三字。

外，其余论及不多，到了《诸病源候论》，才提出"九虫"，充实了赤虫、白虫、蛲虫等常见寄生虫。赤虫"状如生肉"，很似西医学的姜片虫；蛲虫的形态与引发的症状，也与目前所说的蛲虫部分相同；特别是对白虫（寸白虫）的形态与发病原因，作了具体的叙述，"长一寸"，能"相生，子孙转多，其母转大，长至四五尺"，寸白虫候论述了其发病原因与吃不太熟的牛肉及生鱼有关，这同西医学所说的绦虫是完全符合的。可见当时对某些肠道寄生虫的形态、生活史以及发病症状，已有了比较细致的观察。至于"蛔虫贯心则杀人"，可能是指胆道蛔虫症等。

文中指出，肠道寄生虫"若腑脏气实，则不为害，若虚则能侵蚀"，这对人体正气与肠道寄生虫的相互关系认识是比较正确的。临床实践证明，当人体气血旺盛，正气未衰时，虽有肠道寄生虫，可以不产生症状，或症状轻微；若脏腑虚弱，气血不足时，肠道寄生虫就会乘机骚扰，产生各种症状。后世医家往往在驱虫之时，注意调理脾胃，顾护正气，是有其理论渊源的。

二、三虫候

【原文】三虫者，长虫、赤虫、蛲虫

也。为三虫，犹是九虫之数也①。长虫，蛔虫也，长一尺，动则吐清水，出则心痛②，贯心则死。赤虫，状如生肉，动则肠鸣。蛲虫至细微，形如菜虫也，居胴肠间，多则为痔，极则为癞，因人疮处，以③生诸痈、疽、癣、瘘、疡、疥、龋虫，无所不为。

此既是九虫内之三者，而今别立名，当以其三种偏发动成病④，故谓之三虫也。其汤熨针石，别有正方；补养宣导，今附于后。

养生方导引法云：以两手着头相叉，长引⑤气，即吐之。坐地，缓舒两脚，以两手从⑥外抱膝中，疾低头，入两膝间，两手交叉头上，十二通，愈三虫⑦也。

又云：叩齿二七过，辄咽气二七过。如是⑧三百通乃止。为之二十日，邪气悉去；六十日，小病愈；百日，大病除，三虫伏尸皆去，面体光泽也。

【按语】本候叙述三虫——蛔虫、赤虫、蛲虫，是对前九虫候内容的补充，尤其蛔虫证候，较前更具体。由于这三种寄生虫发病率高，所以另立一候加以阐述。

三、蛔虫候

【原文】蛔虫者，是九虫内之一虫也。长一尺，亦有长五、六寸。或因腑

---

① 为三虫，犹是九虫之数也：意即这里虽称为三虫，其实还是包括在九虫的数目里面。

② 动则吐清水，出则心痛：此为蛔虫病的主症。蛔虫喜温，恶寒怕热，游动好窜，喜钻孔。因此，当人脾胃失调，或有发热性疾病时，蛔虫就易在肠中窜动，出现多种症状。在此指胃寒则虫动而泛吐清水，并见胃脘痛、心痛等症。

③ 以：宋本、汪本、周本同。《外台秘要》卷二十六三虫方作"即"。

④ 当以其三种偏发动成病：意即因为这三种虫容易发病。

⑤ 引：原无，宋本、汪本、周本同。据《外台秘要》卷二十六三虫方补。

⑥ 从：原无，宋本、汪本、周本同。据《外台秘要》补。

⑦ 十二通，愈三虫：原作"十三通，愈三尸"。据《外台秘要》改。

⑧ 是：原无。据《外台秘要》补。

脏虚弱而动，或因食甘肥而动。其发动则腹中痛，发作肿聚①，去来上下，痛有休息②，亦攻心痛。口喜吐涎及吐清水，贯伤心者则死。

诊其脉，腹中痛，其脉法当沉弱而③弦，今反脉洪而大，则是蛔虫也。

四、寸白虫候

【原文】寸白者，九虫内之一虫也。长一寸而色白，形小褊④。因腑脏虚弱而能发动。或云：饮白酒，以桑枝贯牛肉炙食⑤，并⑥生栗⑦所成。

又云：食生鱼后，即饮乳酪，亦令生之。其发动则损人精气，腰脚疼弱。

又云：此虫生长一尺，则令人死。

五、蛲虫候

【原文】蛲虫，犹是九虫内之一虫也。形甚小⑧，如今之蜗⑨虫状。亦因腑脏虚弱，而致发动，甚者则能成痔、瘘、疥、癣、癞、痈、疽、瘑诸疮。

蛲虫是人体虚⑩极重者，故蛲虫因之动作⑪，无所不为也。

【按语】关于蛲虫病，这里论述的病症比较多亦较严重，但在临床所见，不尽如此，是否这里的蛲虫，并不完全等同于现在所言之的蛲虫，而引起的痔、瘘、疥、癣等，亦当是并发感染，蛲虫不是直接原因。

---

① 肿聚：指蛔虫数量多时扭结成团，阻塞肠腔，腹部可扪及条索状、团状块物。
② 休息：《灵枢·厥病》作"休止"。
③ 而：原无。据本书卷五十蛔虫候补。
④ 小褊（biǎn 扁）：狭小。褊，衣小，狭窄。
⑤ 以桑枝贯牛肉炙食：此前本书卷五十寸白虫候有"一云"二字。
⑥ 并：此后《外台秘要》卷二十六寸白虫方有"食"字。
⑦ 栗：《外台秘要》作"鱼"。
⑧ 小：此前本书卷五十蛲虫候有"细"字。
⑨ 蜗：参九虫候、三虫候，似为"菜"字之误。
⑩ 虚：此后《外台秘要》卷二十六蛲虫方有"弱"字。
⑪ 故蛲虫因之动作：原作"故为蛲虫因动作"。据《医心方》卷七第二十、《外台秘要》改。

卷十九

积聚病诸候　凡六论

【提要】 本篇论述积聚病的病因病机，并对积与聚做出了明确的区分，指出积为五脏所生，始发不离其部，上下有所穷已；聚为六腑所成，故无根本，上下无所留止，其痛无有定处。

尔后以五脏分类论述五积病，分别叙述了心、肝、脾、肺、肾五积的病因、脉证和预后。另外还专条论述积聚的几个常见症，如积聚心腹痛、心腹胀满及宿食。至于积聚痼结候，是论积聚与癥病的转化关系。

全篇内容主要是论积，至于聚，没有专条讨论，是否有脱简，待进一步考证。

一、积聚候

【原文】 积聚①者，由阴阳不和，腑脏虚弱，受于风邪，搏于腑脏之气所为也。腑者，阳也，脏者，阴也；阳浮而动，阴沉而伏。积②者，阴气，五脏所生，始发不离其部，故上下有所穷已③；聚④者，阳气，六腑所成，故无根本⑤，上下无所留止⑥，其痛无有常处。诸脏受邪，初未能为积聚，留滞不去，乃成积聚。

肝之积，名曰肥气⑦。在左胁下，如覆杯，有头足⑧。久不愈，令人发痎疟⑨，连岁月不已。以夏戊己⑩得之，何以言之？

① 积聚：病名。见《灵枢·五变》。是积病与聚病的合称。

② 积：病证名。见《灵枢·百病始生》。指胸腹内积块坚硬不移，痛有定处的一类疾病。多由起居不时，忧喜过度，饮食失节，脾胃亏虚，气机不运，沉寒郁热，痰水凝结，瘀血蕴里，食积久滞，邪正相结而致。治宜破坚消积。方可选用化积丸等。

③ 始发不离其部，故上下有所穷已：《难经·五十五难》作"其始发有常处，其痛不离其部，上下有所终始，左右有所穷处"。有所穷已，指积的病变部位比较固定，而且有一定的边缘。

④ 聚：病证名。《灵枢·五变》称为"大聚"。指腹中有块而聚散无常的病证。多由情志抑郁，肝气失调，气机不畅所致。治宜行气消聚。方可选用散聚汤等。

⑤ 故无根本：《难经·五十五难》作"其始发无根本"。故无根本，指聚病无固定之根盘。

⑥ 上下无所留止：指聚病聚散无常，游移不定。

⑦ 肥气：病名。属五积之肝积。见《难经·五十六难》。杨玄操注曰："肥气者，肥盛也。言肥气聚于左胁之下如覆杯突出，如肉肥盛之状也。"治宜舒肝解郁，逐瘀消痞。方用肥气丸。

⑧ 有头足：指该积似有头足之块状物。

⑨ 痎（jiē阶）疟：此前《难经·五十六难》有"咳逆"二字。痎疟，亦称"痎疟"，泛指各种疟疾。

⑩ 以夏戊己："以"后《难经》《外台秘要》卷十二积聚方有"季"字。"戊己"后《难经》《外台秘要》均有"日"字。季夏戊己，指农历六月份的最后十八天。

肺病当①传肝，肝当传脾，脾夏②适王，王者不受邪，肝复欲还肺，肺不肯受，故留结为积，故知肥气以季夏③得之也。

心之积，名曰伏梁④。起脐上，大⑤如臂，上至心下，久不愈，令人烦心⑥。以秋庚辛⑦得之，何以言之？肾病当传心，心当传肺，肺秋适王，王者不受邪，心欲复⑧还肾，肾不肯受，故留结为积，故知伏梁以秋⑨得之也。

脾之积，名曰否气⑩。在胃脘，覆大如盘。久不愈，令人四肢不收，发黄疸，饮食不为⑪肌肤。以冬壬癸⑫得之，何以言之？肝病当传脾，脾当传肾，肾冬适王，王者不受邪，脾欲复还肝，肝不肯受，故留结为积，故知否气以冬⑬得之也。

肺之积，名曰息贲⑭。在右胁下，覆大如杯。久不愈，令人洒淅寒热，喘嗽发肺痈。以春甲乙⑮得之，何以言之？心病当传肺，肺当传肝，肝以春适王，王者不受邪，肺欲复还心，心不肯受，故留结为积，故知息贲以春⑯得之也。

肾之积，名曰贲㹠⑰。发于少腹，上至心下，若㹠贲走之状，上下无时⑱。久不愈，令人喘逆，骨萎少气。以夏丙丁⑲得之，何以言之？脾病当传肾，肾当传心，心夏适王，王者不受邪，肾欲复还脾，脾不肯受，故留结为积，故知贲㹠以夏⑳得之也。此五者，为五积也。

诊其脉，駃而紧，积聚。脉浮而牢，

---

① 当：原无。据《外台秘要》补。以下各脏之论类此。
② 夏：《难经》《外台秘要》均作"季夏"，当从。
③ 季夏：此后《难经》《外台秘要》均有"戊己日"三字。
④ 伏梁：病名。属五积之心积。见《难经·五十六难》。《三因极-病证方论》云："伏梁者，以其积气横架于肓原也。"治用伏梁丸。
⑤ 大：原无。据《难经》《外台秘要》卷十二积聚方补。
⑥ 久不愈，令人烦心：原无，宋本、汪本、周本同。据《难经·五十六》难补，以与诸积文体一致。
⑦ 庚辛：此后《难经》《外台秘要》均有"日"字。庚辛，在此指秋日。
⑧ 欲复：宋本、汪本、周本同。《难经》作"复欲"。下同。
⑨ 秋：此后《难经》《外台秘要》均有"庚辛日"三字。
⑩ 否（pǐ痞）气：又作"痞气"。病名。属五积之脾积。见《难经·五十六难》。《三因极-病证方论》云："痞气者，以其积气痞塞于中脘也。"治用大七气汤下红丸子、痞气丸等方。
⑪ 不为：在此作"不能荣养"解。
⑫ 壬癸：此后《难经·五十六难》《外台秘要》均有"日"字。壬癸，在此指冬日。
⑬ 冬：此后《难经》《外台秘要》均有"壬癸日"三字。
⑭ 息贲（bēn奔）：病名。属五积之肺积。见《难经·五十六难》。《三因极-病证方论》云："息贲者，以其积气喘息贲溢也。"治用息贲丸、息贲汤、调息丸等方。
⑮ 甲乙：此后《难经·五十六难》，《外台秘要》卷十二积聚方均有"日"字。甲乙，在此指春日。
⑯ 春：此后《难经》《外台秘要》均有"甲乙日"三字。
⑰ 贲㹠（tún屯）：病名。即"奔豚"，属五积之肾积。见《难经·五十六难》，《难经本义》滑寿注："贲豚，言若豚之贲突，不常定也。"《金匮要略·奔豚气病脉证治》云："奔豚病从少腹上冲咽喉，发作欲死，复还止，皆从惊恐得之。""奔豚，气上冲胸，腹痛，往来寒热。奔豚汤主之。"治宜补气健脾，辛温散结。方可用奔豚丸、增损五积丸等方。㹠，通"豚"。下"㹠"字同此。
⑱ 上下无时：指或上或下，贲豚发作，无一定时间。
⑲ 丙丁：此后《难经·五十六难》《外台秘要》卷十二积聚方均有"日"字。丙丁，在此指夏日。
⑳ 夏：此后《难经》《外台秘要》均有"丙丁日"三字。

积聚。脉横①者，胁下有积聚。脉来小沉实者，胃中有积聚，不下食，食即吐出。脉来细沉②附骨者，积也。脉出在左，积在左；脉出在右，积在右；脉两出，积在中央，以部处之。

诊得肺积脉，浮而毛③，按之辟易④。胁下气逆，背相引痛，少气，善忘，目瞑，皮肤寒，秋愈夏剧⑤。主皮中时痛、如虱缘状，其甚，如针刺之状，时痒。色白也。

诊得心积脉，沉而芤，时上下无常处。病悸⑥，腹中热，面赤，咽干，心⑦烦，掌中热，甚即唾血。主身瘛疭⑧，主血厥⑨，夏瘥冬剧。色赤也。

诊得脾积脉，浮大而长。饥则减，饱则见䐜⑩，起与谷争，累累如桃李，起见于外。腹满，呕，泄，肠鸣，四肢重，足胫肿厥，不能卧。主肌肉损，季夏瘥春剧⑪。色黄也。

诊得肝积脉，弦而细。两胁下痛，邪⑫走心下，足胫寒。胁痛引小腹，男子积疝⑬也，女子病⑭淋也。身无膏泽⑮，喜⑯转筋，爪甲枯黑，春瘥秋剧。色青也。

诊得肾积脉，沉而急。苦⑰脊与腰相引痛⑱，饥则见，饱则减。病腰痛⑲，小腹里急。口干，咽肿伤烂，目茫茫⑳，骨中寒，主髓厥，喜忘，冬瘥夏剧㉑。色黑也。

诊得心腹积聚，其脉牢强急者生，脉虚弱者死。

又，积聚之脉，实强者生，沉者死。其汤熨针石，别有正方；补养宣导，今附于后。

---

① 脉横：指横脉。《素问·平人气象论》："结而横，有积矣。"吴崑注："横，横格于指下也。"《脉经》卷八第十二："横脉，见左积在右，见右积在左。"

② 脉来细沉：《外台秘要》卷十二积聚方作"脉来细耎"。

③ 浮而毛：形容肺脉浮而轻虚，如在皮毛上一样。《脉经》卷一第六："如三菽之重，与皮毛相得者，肺部也。"

④ 按之辟（bì 壁）易：指其脉不耐寻按，按之则浮而毛，俱无力，是胃气已少的征兆。辟易，退避，在此引申为按之脉气不显著。

⑤ 秋愈夏剧：据心积、肝积脉诊文例，此句当在"色白也"之前，疑为错简。其义为：秋季肺气当旺，故病愈；夏季属火，火克金，故病剧。以下诸积俱仿此，是按照五行生克关系推断病情吉凶。

⑥ 悸：宋本、汪本、周本同。《脉经》卷八第十二此前有"胸满"二字。

⑦ 心：原无。据《脉经》补。

⑧ 瘛疭（chì zòng 赤纵）：形容手足时伸时缩，抽动不止的状态，乃热极生风的证候。瘛，指筋急收缩。疭，指筋缓纵伸。

⑨ 血厥：指由失血病所引起的厥证。多因失血过多，阴阳相离而突然昏厥。

⑩ 䐜（chēn 嗔）：即饱胀，指上腹部胀满的症状。《素问·阴阳应象大论》："浊气在上，则生䐜胀。"

⑪ 季夏瘥春剧：原无。据上下文例补。

⑫ 邪：通"斜"。

⑬ 积疝：积病与疝病。

⑭ 病：《脉经》卷八第十二作"瘕"，义长。瘕与淋也是两种疾病，与上文"积疝"相对。

⑮ 膏泽：滋润。在此指身体肌肤的光泽。

⑯ 喜：《备急千金要方》卷十一第一作"善"。

⑰ 苦：原作"若"，形近之误。据《脉经》卷八第十二改。

⑱ 痛：原无，宋本、汪本、周本同。据《脉经》补。

⑲ 病腰痛：宋本、汪本、周本同。《脉经》无，义长。此句与上句重。

⑳ 目茫茫：指眼睛视物模糊不清。

㉑ 冬瘥夏剧：原无。据从上下例补。

养生方导引法云：以左足践右足上，除心下积。

又云：病心下积聚，端坐伸腰，向日仰头，徐以口内气，因而咽之，三十过而止，开目。

又云：左胁侧卧，申①臂直脚，以口内气，鼻吐之，周而复始。除积聚，心下否鞕。

又云：以左手按右胁，举右手极形②。除积及老血。

又云：闭口微息，正坐向王气③，张鼻取气，逼置脐下，小口微出气，十二通④。以除结聚。低头不息十二通，以消饮食，令身轻强。行之冬月，令人不寒。

又云：端坐伸腰，直上，展两臂，仰两手掌，以鼻内气闭之，自极七息，名曰蜀王乔。除胁下积聚。

又云：向晨，去枕，正偃卧，伸臂胫，瞑目闭口不息，极张腹、两足，再息，顷间吸腹仰两足，倍拳⑤，欲自微息定⑥，复为之⑦，春三、夏五、秋七、冬九。荡涤五脏，津润六腑，所病皆愈。腹有病积聚者，张吸其腹，热乃止，癥瘕散破，即愈矣。

【按语】本候论述积聚的病因病机、积和聚的区别，尤其是详述了五脏之积病的症状、脉象以及预后，较之《黄帝内经》《难经》《金匮要略》《脉经》等书对五积病证的阐发，更为具体。但篇

首说："积者阴气，五脏所生……聚者阳气，六腑所成。"积与聚两者是有区别的，而本篇内容，对聚病无具体论述，是否有脱简，待进一步考证。

文中"肝之积名曰肥气……久不愈，令人发痎疟"的论述，和《金匮要略》所说的"疟母"内容相似。但应该是疟久不愈，产生肥气，而不是"久不愈，令人发痎疟"。

本书卷十三之七气候、卷二十寒疝积聚候、卷三十八妇人积聚候以及卷四十产后积聚候等，内容均与本候有联系，可相互参阅。

又，本候导引最后一条与本书卷十四咳逆候导引第二条略同，可互参。

二、积聚痼结候

【原文】积聚痼⑧结者，是五脏六腑之气，已积聚于内，重因饮食不节，寒温不调，邪气重沓⑨，牢痼盘结者也，若久即成癥。

【按语】本候论述积聚痼结的病因病机，强调是由于邪气重至。其中"若久即成癥"，指出癥病为积聚的发展。如积块延久不散，部位固定不移，就演化为癥病。其中区别，在于病程的新久、病情的轻重。

---

① 申：通"伸"。

② 极形：即极势。

③ 向王（wàng 旺）气：即面向东方。

④ 小口微出气，十二通：原作"小口气微出十二通"，今按吐纳常法改。

⑤ 倍拳：即反向屈曲。

⑥ 欲自微息定：宋本、汪本、周本同。《外台秘要》卷十二积聚方作"欲息微定"。

⑦ 之：原无。据从本书卷十四咳逆候养生方导引法补。

⑧ 痼（gù 固）结：指牢固结聚成一个积块。

⑨ 重沓（tà 塌）：重叠，重复。

三、积聚心腹痛候

【原文】积者，阴气，五脏所生，其痛不离其部，故上下有所穷已。聚者，阳气，六腑所成，故无根本，上下无所留止，其痛无有常处。此皆由寒气搏于脏腑，与阴阳所相击下上①，故心腹痛也。

诊其寸口之脉沉而横，胁下有积，腹中有横积聚痛②。

又，寸口脉细沉滑者，有积聚在胁下，左右皆满，与背相引痛。

又云：寸口脉紧而牢者，胁下腹中有横积结，痛而泄利。脉微细者生，浮者死。

四、积聚心腹胀满候

【原文】积者，阴气，五脏所也，其痛不离其部，故上下有所穷已。聚者，阳气，六腑所成，故无根本，上下无所留止，其痛无有常处也。积聚成病，蕴结在内，则气行不宣通，气③搏于腑脏，故心腹胀满，心腹胀满则烦而闷，尤④短气也。

五、积聚宿食候

【原文】积者，阴气，五脏所生，其

痛不离其部，故上下有所穷已。聚者，阳气，六腑所成，故无根本，上下无所留止，其痛无有常处也。积聚而宿食不消者，由脏腑为寒气所乘，脾胃虚冷，故不⑤消化，留为宿食也。

诊其脉来实，心腹积聚，饮食不消，胃中冷故⑥也。

【按语】以上三候，都是积聚的常见症状，其病机为：积聚心腹痛，是由于寒气与阴阳之气相击；积聚心腹胀满，是由于气行不能宣通；积聚宿食，是由于脾胃虚冷，运化失司。总之，寒胜则痛，气滞则胀，不消化则为宿食；而脏腑虚弱，又是这些证候的共同特点。

六、伏梁候

【原文】伏梁者，此犹五脏之积一名也。心之积，名曰伏梁。起于脐上，大如臂。

诊得心积脉，沉而芤，时上下无常处。病悸⑦，腹中热，面赤⑧而咽干，心烦，掌中热，甚即唾血，身瘈疭。夏瘥冬剧，唾脓血者死。

又，其脉牢强急者生；虚弱急者死。

---

① 下上：宋本、汪本、周本同。《太平圣惠方》卷四十八治积聚心腹痛诸方作"上下"。

② 寸口之脉沉而横，胁下有积，腹中有横积聚痛：宋本、汪本、周本同。《脉经》卷八第十二作"寸口脉沉而横者，胁下及腹中有横积痛"。

③ 气：宋本、汪本、周本同。《外台秘要》卷十二积聚心腹胀满方作"还"，《太平圣惠方》卷四十八治积聚心腹胀满诸方作"气还"。

④ 尤：在此作"甚"字解。

⑤ 不：此后《外台秘要》卷十二积聚宿食寒热方有"能"字，义长。

⑥ 故：原无。据《外台秘要》卷十二积聚宿食寒热方补。

⑦ 悸：原无，宋本、汪本、周本同。据本篇积聚候、《脉经》卷八第十三补。

⑧ 面赤：原无，宋本、汪本、周本同。据本篇积聚候、《脉经》补。

癥瘕病诸候　凡十八论

【提要】本篇论述癥瘕病的病因病机及其症状变化。癥病与瘕病，有一定的区别，如文中指出"其病不动者，直名为癥"，"瘕者，假也，谓虚假可动也"。本篇是从病因、证候分类，分别论述了癥病与瘕病，前者包括癥候、暴癥候、鳖癥候、虱癥候、米癥候、发癥候、食癥候等；后者则涵盖了瘕病候、鳖瘕候、鱼瘕候、蛇瘕候、肉瘕候、酒瘕候及谷瘕候等。

其中，腹内有人声候、蛟龙病候、腹内有毛候，属于何种病情，有待进一步研究。

一、癥候

【原文】癥①者，由寒温失节，致腑脏之气虚弱，而食饮不消，聚结在内，染渐②生长。块叚③盘牢不移动者，是癥也，言其形状，可征验也。若积引岁月，人即柴瘦④，腹转大，遂致死。

诊其脉弦而伏，其癥不转动者，必死。

【按语】按照《诸病源候论》之文例，本候似当在"癥瘕候"之后。

二、癥瘕候

【原文】癥瘕⑤者，皆由寒温不调，饮食不化，与脏气相搏结所生也。其病不动者，直名为癥。若病虽有结瘕，而可推移者，名为瘕⑥。瘕⑦者，假也，谓虚假可动也。

候其人发语声嘶，中声浊而后语乏气拖舌⑧，语而不出，此人食结在腹，病寒，口里常水出，四体洒洒常如发疟，饮食不能，常自闷闷⑨而痛，此食癥病也。

诊其脉，沉而中散者，寒食癥也。脉弦紧而细，癥也。若在心下，则寸口

---

① 癥（zhēng 争）：病证名。指腹内结块，坚硬不能移动者。多由饮食不节，脾胃衰弱，邪正相搏，气血痰瘀积滞于腹中所致。症见腹中积块，固定不移，痛或不痛，或兼见胁痛腹胀，吐逆，饮食不下，消瘦等症。治宜审察病情，选用理气、化痰、祛瘀、消食以及扶正等法。

② 染渐：逐渐。

③ 块叚（jiǎ 假）：癥块病。叚，通"假"。

④ 柴瘦：即骨瘦如柴。

⑤ 癥瘕（jiǎ 甲）：病证名。见《金匮要略·疟病脉证并治》。指腹腔内结聚成块的一类疾病。后世一般以坚硬不移，痛有定处的为癥；聚散无常，痛无定处的为瘕。本证可见于腹腔内肿瘤和炎性包块等疾病。

⑥ 瘕：此上原有"癥"字。据《医心方》卷十第六、《太平圣惠方》卷四十九治癥瘕方删。

⑦ 瘕：病证名。出《素问·大奇论》。指腹内结块，聚散无常，痛无定处一类疾病。

⑧ 中声浊而后语乏气拖舌：义即病人说话中途声浊不清，而后又出现语气乏力，舌根转动不灵活，有拖沓之感。

⑨ 闷闷：宋本、汪本、周本同。《太平圣惠方》作"郁郁"。

脉弦紧；在胃脘，则关上弦紧；在脐下①，则尺中弦紧。

脉癥法，左手脉横，癥在左；右手脉横，癥在右；脉头大在上，头小在下。脉来迟②而牢者，为病癥也。肾脉小急，肝脉小急，心脉小急，不鼓，皆为瘕③。寸口脉结者，癥瘕。脉弦而伏，腹中有癥，不可转动，必死不治也。其汤熨针石，别有正方；补养宣导，今附于后。

养生方云：饮食大走④，肠胃伤，久成癥瘕，时时结痛。

养生方导引法云：向晨，去枕，正偃卧，伸臂胫，瞑目闭口无息，极张腹、两足，再息。顷间吸腹仰两足，倍拳，欲自微息定，复为之。春三、夏五、秋七、冬九。荡涤五脏，津润六腑，所病皆愈。腹有疾积聚者，张吸其腹，热乃止。癥瘕散破，即愈矣。

【按语】 本候首论癥瘕的病因、病机，次论癥与瘕的区别，而后叙述其脉诊及预后，并附养生方导引法，属于癥瘕病的总论。

文中"候其人发语声嘶……此食癥病也"是叙述食癥的症状，下文另有食癥候，疑为错简，待考。

三、暴癥候

【原文】 暴癥⑤者，由腑脏虚弱，食生冷之物，脏既虚弱，不能消之，结聚成块，卒然而起，其生无渐⑥，名曰暴癥也。本由脏弱，其癥暴生，至于成病，死人则速。

四、鳖癥候

【原文】 鳖癥⑦者，谓腹内癥结如鳖之形状。有食鳖触冷不消生癥者；有食诸杂物，得冷不消，变化而作者。此皆脾胃气弱而遇冷，不能克消故也。癥者，其病⑧结成，推之不动移是也。

【按语】 鳖癥是以得病之由及癥之形状而命名。其病因为食鳖触冷和食诸杂物得冷之两途，但"脾胃气弱"乃其根本，其对临床治疗有指导意义。

五、虱癥候

【原文】 人有多虱而性好啮⑨之，所啮既多，腑脏虚弱，不能消之，不幸变

---

① 脐下：原作"脐"，宋本、汪本、周本同。据《脉经》卷八第十二改。
② 迟：原作"逆"，形近致误。据《太平圣惠方》改。
③ 心脉小急，不鼓，皆为瘕：原作"心脉若鼓"。据《素问·大奇论》改。不鼓，指脉不鼓动。
④ 大走：奔走，疾走。
⑤ 暴癥：病名。指发生较为极暴的腹部癥块。常见食少无力，四肢羸瘦，心腹胀满，甚则腹中有物如石，痛如刀刺，昼夜啼呼。治用蜥蜴丸、巴豆丸（见《太平圣惠方》卷四十）等方。本病类似腹腔肿瘤或急腹症一类疾病。
⑥ 无渐：指没有渐发的过程。
⑦ 鳖癥：病证名。七癥之一。主症为癥块固定不移，少腹切痛，甚则牵连腰背，面目黄黑等。多由脾胃气虚，食物触冷，积滞久阻，夹痰瘀内结所致。
⑧ 者，其病：原作"瘕"字。据《外台秘要》卷十二鳖癥方改。
⑨ 啮（niè 聂）：咬。

化生癥，而患①者亦少。俗云虱癥人，见虱必啮之，不能禁止，虱生长在腹内，时有从下部出，亦能毙人。

六、米癥候

【原文】人有好哑米②，转久弥嗜哑之③。若不得米，则胸中清水出，得米④水便止，米不消化，遂化癥结。其人常思米，不能饮食，久则毙人⑤。

七、食癥候

【原文】有人卒大能食⑥，乖其常分⑦，因饥值生葱，便大食之，乃吐⑧一肉块，绕畔⑨有口，其病则难⑩愈，故谓食癥。特由不幸，致此妖异⑪成癥，非饮食生冷过度之病也。

【按语】"吐一肉块，绕畔有口"，类似现在所见的姜片虫。文中"非饮食生冷过度之病也"，系指食生葱感染而言，并非一般食癥。而现代观察，在姜片虫流行地区，患姜片虫的人或猪的粪便为传染源，人食用菱、藕、荸荠、茭白等水生植物，易罹患此病。"其病则难愈"，

系指反复感染。姜片虫之常见症状为腹泻，上腹部隐痛，食欲怪癖，消化不良。反复感染之儿童，可发生营养不良，出现贫血、浮肿等症。

八、腹内有人声候

【原文】夫有人腹内忽有人声，或学人语而相答。此乃不幸，致生灾变⑫，非关经络腑脏、冷热虚实所为也。

九、发癥候

【原文】有人因食饮内误有头发，随食而入⑬成癥。胸喉间如有虫，上下来去者是也。

十、蛟龙病候

【原文】蛟龙病者，云三月八月蛟龙子生在芹菜上，人食芹菜，不幸随食入人腹，变成蛟龙，其病之状，发则如癫。

【按语】《外台秘要》卷十二蛟龙病引《广济》叙症较详，如云："其病发似癫，面色青黄，少腹胀，状如怀妊。"

---

① 患：此后《外台秘要》卷十二虱癥方有"之"字。
② 哑米：在此作"嗜食生米"解。《外台秘要》卷十二米癥方哑米下注："今详哑者，饥而喜食之义也。"
③ 弥嗜哑之：即更加喜食。
④ 得米：此后《医心方》卷十第十三作"服"字。
⑤ 人：原无。据正保本补。
⑥ 卒（cù 促）大能食：指突然非常能吃。卒，通"猝"。
⑦ 乖（guāi 掴）其常分（fèn 份）：指异于平常的食量。乖，不同。分，分量。
⑧ 吐：原作"生"。据《外台秘要》卷十二食癥及食鱼肉成癥方、《医心方》卷十第十五改。
⑨ 绕畔（pàn 叛）：指环绕边缘。
⑩ 难：宋本、汪本、周本同。《外台秘要》《医心方》无此字。
⑪ 妖异：宋本、汪本、周本同。《医心方》卷十第十五作"发暴"。
⑫ 灾变：灾害，变异。
⑬ 随食而入：此后《外台秘要》卷十二发癥方有"胃"字。

十一、瘕病候

【原文】瘕病者，由寒温不适，饮食不消，与脏气相搏，积在腹内，结块瘕痛，随气移动是也。言其虚假不牢，故谓之为瘕也。

十二、鳖瘕候

【原文】鳖瘕①者，谓腹中瘕结如鳖状是也。有食鳖触冷不消而生者，亦有食诸杂肉，得冷②变化而作者，皆由脾胃气虚弱而遇冷，则不能克消所致。瘕言假也，谓其有形，假而推移也。

昔曾有人共奴俱患鳖瘕，奴在前死，遂破其腹，得一白鳖仍故活，有人乘白马来看此鳖，白马忽③尿，随④落鳖上，即缩头及脚，寻⑤以马尿灌之，即化为水。其主曰：吾将瘥矣，即服之，果如其言得瘥。

养生方云：六月勿食泽中水，令人成鳖瘕也。

十三、鱼瘕候

【原文】有人胃气虚弱者，食生鱼，因为冷气所搏，不能消之，结成鱼瘕，揣⑥之有形，状如鱼是也。亦有饮陂湖⑦之水，误有小鱼入人腹，不幸便即生长，亦有形，状如鱼也。

养生方云：鱼赤目，作鲙⑧食之，生瘕。

十四、蛇瘕候

【原文】人有食蛇不消，因腹内生蛇瘕也。亦有蛇之精液误入饮食内，亦令病之。其状常若⑨饥，而食则不下，喉噎塞，食至胸内即吐出。其病在腹，摸揣亦有蛇状，谓蛇瘕也。

十五、肉瘕候

【原文】人有病常思肉，得肉食讫，又思之，名为肉瘕也。

【按语】瘕病形成的原因很多，以上所论，是根据直观的原因和症状特征命名的，如食鳖不消，结瘕如鳖，称为鳖瘕；食生鱼不消，结瘕如鱼，称为鱼瘕；食蛇不消，结瘕如蛇，称为蛇瘕；病常思肉，称为肉瘕等。这种名称，比较粗略，故后世临床已很少使用。

---

① 鳖瘕：病证名。七癥之一。《杂病源流犀烛》："鳖瘕，形大如杯，若存若亡，持之应手，其苦小腹内切痛，恶气左右走，上下腹中痛，腰背亦痛，不可以息，面目黑黄，脱声少气，甚亦有头足成形者。"
② 诸杂肉，得冷：《外台秘要》卷十二鳖瘕方作"诸杂冷物"。肉，《医心方》卷十第九作"物"。
③ 忽：原作"遂"。据《外台秘要》卷十二鳖瘕方改。
④ 随：《外台秘要》作"堕"。
⑤ 寻：旋即。
⑥ 揣（chuǎi 踹）：揣摸，触诊。
⑦ 陂（bēi 杯）湖：指山坡之旁的湖塘。陂，山旁，路旁。
⑧ 鲙（kuài 快）：指细切的鱼肉。
⑨ 苦：原作"若"，形近之误。据《外台秘要》卷十二蛇瘕方、《医心方》卷十第八改。

十六、酒瘕候

【原文】人有性嗜酒，饮酒既多，而食谷常少，积久渐瘦，其病遂常思酒，不得酒即吐，多睡，不复能①食。云是胃中有虫使之然，名为酒瘕也。

十七、谷瘕候

【原文】人有能食而不大便，初亦不觉为患，久乃腹内成块结，推之可动，故名为谷瘕也。

【按语】本候所论，当是便秘病人肠内停留的粪块，与以上各候所论的瘕病，病情有异，不能混为一谈。

十八、腹内有毛候

【原文】人有因饮食内误有毛，随食入腹，则令渐渐羸瘦。但此病不说别有证状，当以举因食毛以知之。

---

① 能：湖本作"饮"。

卷二十

疝病诸候　凡十一论

【提要】本篇专论疝病，共 11 候。其中诸疝候总论疝病的病因病机和主要症状特征，及其证候分类；七疝候、五疝候是对疝病的分类；寒疝候、寒疝心痛候、腹痛候、心腹痛候、心疝候、饥疝候，是疝病的具体病证；寒疝积聚候、疝瘕候，是疝与积聚或瘕的合病。

了概括性的叙述。指出"疝者，痛也"，皆由阴寒之气内积，加之寒温失宜，致使荣卫失调，血气虚弱，风冷邪气乘虚入于腹中，阴寒凝聚，遂成诸疝。古人对阴寒凝聚，攻撑作痛的证候，均称为"疝"，这与后世的疝气病，含义不尽相同。

一、诸疝①候

【原文】诸疝者，阴气②积于内，复为寒气所加③，使荣卫不调，血气虚弱，故风冷入其腹内，而成疝也。疝者，痛也。或少腹痛，不得大小便；或手足厥冷，绕脐痛，白汗④出；或冷气逆上抢心腹，令心痛；或里急而腹痛。此诸候非一，故云诸疝也。脉弦紧者疝也。

【按语】本候为疝病之总论，对疝病的病因病机、病候特征、证候分类等做

二、寒疝⑤候

【原文】寒疝者，阴气积于内，则卫气不行；卫气不行，则寒气盛也。故令恶寒不欲食，手足厥冷，绕脐痛，白汗出，遇寒即发，故云寒疝也。其脉弦紧者是也。其汤熨针石，别有正方；补养宣导，今附于后。

养生方导引法云：蹲踞，以两手举足⑥，蹲极横。治气冲⑦肿痛，寒疝入上

---

① 疝：病名。此处将阴寒凝聚，攻撑作痛的病候均称之为疝，多见心腹痛。《说文解字·疒部》："疝，腹痛也。"又，专指外阴病。《字汇·疒病》："疝，阴病。"

② 阴气：此指阴寒之气。

③ 加：侵袭。

④ 白汗：指因剧痛而出之冷汗，也指自汗。《金匮要略·腹满寒疝宿食病脉证治》："寒疝绕脐痛，若发则白汗出，手足厥冷。"

⑤ 寒疝：疝病之一。因寒邪凝滞腹内所致，症见腹中拘挛，绕脐冷痛，出冷汗，恶寒肢冷，甚则麻木，周身疼痛。也指阴囊冷痛的疝病。此指前者：腹痛也。

⑥ 足：原作"手"。据宋本、汪本、鄂本、周本、正保本改。

⑦ 气冲：经穴名，别名气街，属足阳明胃经，在脐下五寸旁开二寸处。在此是指鼠蹊部。

下，致①肾气。蹲踞，以两手捉趾令离地，低跟极横挽，自然一通。愈荣卫中痛。

【按语】本候指出寒疝的病因病机为"寒气盛"，阴寒之邪凝聚腹中，致荣卫气运行涩滞不畅，遂成寒疝，症见脐周剧痛，冷汗出，遇寒加重，不欲食，手足厥冷，脉弦紧。治宜温经散寒，活血通下等法。该处以养生导引法，舒经活络散寒，后世治疗常选用大乌头汤、乌头桂枝汤、大建中汤、当归羊肉生姜汤、大黄附子汤等方。

三、寒疝心痛候

【原文】夫寒疝心痛，阴气积结所生也。阴气不散，则寒气盛；寒气盛，则痛上下无常处；冷气上冲②于心，故令心痛也。

【按语】寒疝心痛，病因病机乃偏盛的阴寒之邪结聚，向上影响于心，令发心痛。至于心痛的具体证候，可参下文心疝候。

四、寒疝腹痛候

【原文】此③阴气积于内，寒气结搏而不散，腑脏虚弱，故风邪冷气，与正气相击，则腹痛里急，故云寒疝腹

痛也。

【按语】本候论述了寒疝腹痛的形成是脏腑虚弱，正气与外邪相互搏击，临床突出表现为腹痛。

五、寒疝心腹痛候

【原文】此由腑脏虚弱，风邪客于其间，与真气④相击，故痛。其痛随气上下，或上冲于心，或在于腹，皆由寒气所作，所以谓之寒疝心腹痛也。

【按语】本候所述寒疝心腹痛的病因病机与寒疝、寒疝心痛、寒疝腹痛相同，可见，《诸病源候论》对疝病的命名依据主要是病发部位和疼痛的部位，病位不同而有不同的名称。

六、寒疝积聚候

【原文】积聚⑤者，由寒气在内所生也。血所虚弱，风邪搏于腑脏，寒多则气涩，气涩则生积聚也。积者阴气，五脏所生，始发不离其部，故上下有所穷已。聚者阳气，六腑所生也，故无根本，上下无所留止。但诸脏腑受邪，初未能为积聚，邪气留滞不去，乃成积聚，其为病也，或左右肋下如覆杯，或脐上下如臂，或胃脘间覆大如盘，羸瘦少气；或洒淅寒热，四支不收，饮食不为

---

① 致：到达，影响。
② 冲：撞击。
③ 此：此前《外台秘要》卷七寒疝腹痛方有"疝者痛也"四字。
④ 真气：此同"正气"。
⑤ 积聚：病名，为积病与聚病的合称。积为脏病，指胸腹内积块坚硬不移，痛有定处的一类疾患；聚为腑病，指腹中有块而聚散无常的病证。

肌肤①；或累累如桃李；或腹满呕泄，寒②即痛，故云寒疝积聚也。其脉駃③而紧，积聚；浮而牢，积聚。牢强急者生，虚弱急者死。

【按语】本候所述，与卷十九积聚候的肝、肺、心、脾诸积相似。从本候的论述可以看出，寒邪、气涩是积聚形成的病理关键之一，寒邪凝滞、气机运行涩而不畅，导致血液循行瘀滞，津液代谢障碍，从而病发积聚。由于其病的形成，和疝病的"寒气在内"有关，所以名之为寒疝积聚。

七、七疝候

【原文】七疝者，厥疝、癥疝、寒疝、气疝、盘疝、胕④疝、狼疝，此名七疝也。厥逆心痛足寒，诸饮食吐不下⑤，名曰厥疝⑥也。腹中气乍⑦满，心下尽痛，气积如臂，名曰癥疝⑧也。寒饮食即胁下腹中尽痛，名曰寒疝也。腹中乍满乍减而痛，名曰气疝⑨也。腹中痛在脐旁，名曰盘疝⑩也。腹中⑪脐下有积聚，名曰胕疝⑫也。小腹与阴相引而痛，大行难⑬，名曰狼疝⑭。凡七疝，皆由血气虚弱，饮食寒温不调之所生。

【按语】七疝之名，始见于《素问·骨空论》："任脉为病，男子内结七疝。"但无七疝之具体名称和症状。而以七疝作为专条论述者，以《诸病源候论》为最早。本候所论除狼疝外，均以腹痛为主要表现，并皆因"血气虚弱，饮食寒温不调"，寒邪凝滞而成。本候与《黄帝内经》及后世所论之冲疝、狐疝、厥疝、气疝、筋疝、血疝、水疝、寒疝等均不相同。

---

① 饮食不为肌肤：指饮食精气不能荣养肌肤，肌肤消瘦。
② 寒：此前《太平圣惠方》卷四十八治寒疝积聚诸方有"遇"字。
③ 駃（kuài 快）：疾，同"快"。《集韵·韵》："駃，马行疾。"山胁尚德亦释之"与快通"。
④ 胕：正保本作"腑"。
⑤ 诸饮食吐不下：《太平圣惠方》卷四十八治七疝诸方作"饮食吐逆不止。"
⑥ 厥疝：病名。因脾虚，肝气乘逆而致，症见腹中有逆气上冲，脘腹作痛，足冷，呕吐，不能食，少腹痛引睾丸者。
⑦ 乍：《普济方》无此字。
⑧ 癥疝：疝病名。因饮食不节，寒温不调，胃肠气机阻滞而致，症见骤然腹胀痛，有气聚而形如手臂，胃脘作痛者。
⑨ 气疝：疝病名。因饮食寒湿不适，气机阻滞而致，症见腹中疼痛，时轻时重。也指因肝失疏泄，气机郁滞，或因用力，致使阴囊坠胀疼痛。
⑩ 盘疝：疝病名。因感寒邪，腹中气机收引挛急，症见脐周冷痛者。
⑪ 中：此下《医心方》有"在"字，《太平圣惠方》有"痛在"二字。
⑫ 胕疝：疝病名。因邪气侵扰，气机逆乱而致，症见腹痛，脐下有积聚者。
⑬ 大行难：指大便困难。宋本同，汪本、周本、《外台秘要》均作"大便难"。
⑭ 狼疝：疝病名。因感寒邪，气机逆乱而致，症见小腹疼痛，抽引前阴而痛，大便困难者。

八、五疝候

【原文】一曰石疝，二曰血疝，三曰阴疝，四曰妒疝，五曰气疝，是为五疝也。而范汪①所录华佗太一决疑双丸方②云，治八否、五疝、积聚、伏热、留饮、往来寒热，而不的显③五疝之状，寻④此皆由腑脏虚弱，饮食不节，血气不和，寒温不调之所生也。

【按语】本候所论五疝，未叙症状，原文指出，范汪录华佗方时即已有名无症，可知审方家沿用的旧名，或者是地方性的名称，从而保存了古代资料。本书风病、解散、尸病、注病等候中，亦有保留旧病名，存而不论者。

九、心疝候

【原文】疝者痛也⑤，由阴气积于内，寒气不散，上冲于心，故使心痛，谓之心疝⑥也。其痛也，或如锥刀所刺，或阴阴而痛⑦，或四支逆冷，或唇口变青，皆其候也。

【按语】本候所论心疝之主要表现为心痛如锥刀所刺，唇口变青，而未涉及腹部，与寒疝心痛候其痛上下无常处者有别，互参。也可与卷十六心痛病诸候互参。

十、饥疝候

【原文】阴气在内，寒气客于足阳明、手少阴之络，令食竟必饥，心为之痛，故谓之饥疝。

【按语】本候从其所述病位和临床表现来看，当为胃痛或心胃痛病。

十一、疝瘕候

【原文】疝者痛也，瘕者假也。其病虽有结瘕而虚假可推移，故谓之疝瘕⑧也。由寒邪与脏腑相搏所成。其病，腹内急痛，腰背相引痛，亦引小腹痛。

脉沉细而滑者，曰疝瘕；紧急而滑者，曰疝瘕。方云：干脯⑨曝⑩之不燥者，食之成疝瘕。其汤熨针石，别有正方；

---

① 范汪：范汪（约309—372年），字玄平，曾任东阳太守，故人又称范东阳，东晋顺阳（河南内乡）人，又说为颖阳（河南许昌）人。宦门出身，但善医术，性仁爱，常以拯恤为事，凡有疾者，不论贵贱，皆为治疗，且每多治愈，是当时门阀中有名的医家，在唐代被认为是伤寒八大家之一。范汪撰有《范东阳方》（又称《范汪方》或《范东阳杂药方》），是晋代颇具影响的一部大型方书。由于该书临床疗效显著而流传较广，直至唐代仍被视为必读之方书。孙思邈在《备急千金要方》卷一"大医习业"中就明确指出：凡欲为大医，必须谙范东阳经方，可见其影响之大。《范汪方》原书已佚，其内容散见于《外台秘要》《医心方》等医书中。
② 太一决疑双丸方：甘遂、麦冬、牡蛎、甘草、朱砂、巴豆。（录自《伤寒类证活人书》）。
③ 的显：确实显示。的，确实。
④ 寻：寻思，探求。《正字通》："寻，探求也。"
⑤ 疝者痛也：《外台秘要》卷七心疝方作"心疝者"。
⑥ 心疝：疝病名。指阴寒气逆而致心痛引胁，唇口变青，四肢逆冷的病。
⑦ 或阴阴而痛：《外台秘要》无此五字。阴阴，隐隐。
⑧ 疝瘕：病名。又名瘕疝、盅。因风寒与脏腑气血相结而成，症见腹部隆起，推之可移，腹内急痛，牵引腰背。治宜茴香丸。
⑨ 干脯（fǔ 腑）：干肉。《说文解字》："脯，干肉也。"
⑩ 曝（pù 瀑）：晒。《集韵》："曝，日干也。"

补养宣导，今附于后。

养生方导引法云：挽两足指，五息止，引腹中气。去疝瘕，利孔窍。

又云：坐，舒两脚，以两手捉大拇指，使足上头下，极挽，五息止，引腹中气遍行身体。去疝瘕病，利诸孔窍，往来易行。久行精爽[1]，聪明修长[2]。

【按语】 疝瘕，又名瘕疝、蛊。首见于《素问·平人气象论》，云："寸口脉沉而弱，曰寒热及疝瘕少腹痛。""脉急者，疝瘕少腹痛。"《素问·玉机真脏论》也云："脾传之肾，病名曰疝瘕，少腹冤热而痛，出白。"本候是对《黄帝内经》疝瘕病的补充和发挥。

---

[1] 精爽：精神清爽。
[2] 修长：长久，在此作长寿。修，久。

痰饮病诸候　凡十六论

【提要】本篇详细探讨了痰饮病的病因病机及其临床证候。其中，痰饮候、痰饮食不消候，是合论痰与饮，诸痰候、诸饮候分别总论诸痰、诸饮，其余候则分论痰病和饮病。痰病有热痰、冷痰、痰结实、鬲痰风厥头痛诸候；饮病有流饮、流饮宿食、留饮、留饮宿食、癖饮、支饮、溢饮、悬饮等。补充和发展了《金匮要略》痰饮篇对痰饮病病因病机的阐述，以及具体证候的分类。

一、痰饮候

【原文】痰饮①者，由气脉②闭塞，津液不通，水饮气停在胸膈，结而成痰。又其人素盛③今瘦，水走肠间，漉漉④有声，谓之痰饮。其为⑤病也，胸胁胀满，水谷不消，结在腹内两肋，水入肠胃，动作有声，体重多唾，短气好眠，胸背痛，甚则上气咳逆，倚息⑥短气不能卧，其形如肿是也。

脉偏弦为痰⑦，浮而滑为饮⑧。其汤熨针石，别有正方；补养宣导，今附于后。

养生方导引法云：左右侧卧，不息十二通，治痰饮不消。右有饮病，右侧卧；左有饮病，左侧卧。又有不消，以⑨气排之，左右各十有二息。治痰饮也。

【按语】本候总论痰饮病之形成和病候，其将痰饮病的病机概括为"气脉闭塞，津液不通"，指出痰饮的形成与"素盛今瘦"的体质变化有关，并从质地和脉象上对痰与饮进行了区别，认为饮结聚而为痰；痰脉象偏弦，饮脉象浮滑。丰富和发展了《金匮要略》痰饮病的相关内容。

二、痰饮食不消候

【原文】此由痰水结聚在胸府、膀胱之间，久而不散，流行于脾胃，脾⑩恶

---

① 痰饮：指体内水湿不化，生饮酿痰而致的一类病证。
② 气脉：此指气道，气机运行的道路。
③ 盛：此处形容形体肥胖，肌肉丰满。
④ 漉漉（lù 鹿）：水流声，此指水流肠间，发出漉漉之肠鸣声响。漉漉，通"沥沥"。《广韵》："漉，渗漉，又沥也。"《金匮要略》第十二作"沥沥"。
⑤ 为：原本无。据《外台秘要》卷八补入。
⑥ 倚息：谓不能平卧，需坐、靠着呼吸。
⑦ 痰：指体内有痰浊。《金匮要略》《外台秘要》作"饮"。
⑧ 浮而滑为饮：《金匮要略》作"浮而细滑，伤饮"。
⑨ 以：原脱。据《宁先生导引养生法》补。
⑩ 脾：此下《外台秘要》卷八痰饮食不消化及呕逆不下食方有"胃"字。

湿，得水则胀，胀则不能消食也。或令腹里虚满，或水谷不消化，或时呕逆，皆其候也。

【按语】本候总论痰饮病共有得"饮食不消"之临床表现，指出痰饮的形成与脾胃密切相关，脾喜燥而恶湿，胃喜润而恶燥，脾胃燥湿相济，纳运相得，饮食水谷才能正常运化。"痰水结聚在胸府、膀胱之间，久而不散，流行于脾胃"，则脾胃运化失常，"水谷不消化"，"腹里虚满"，"时呕逆"。

三、热痰候

【原文】热痰①者，谓饮水浆结积所生也。言阴阳否隔，上焦生热，故令身体虚热，逆害饮食②，头面嘻嘻③而热，故云热痰也。

【按语】本候论述热痰的形成为"热气与痰水相搏"，"聚而不散"则见身体、头面热，不欲饮食。

四、冷痰候

【原文】冷痰④者，言胃气虚弱，不能宣行水谷，故使痰水结聚，停于胸膈之间，时令人吞酸气逆，四支变青，不能食饮也。

【按语】本候论述冷痰的形成为"胃气虚弱，不能宣行水谷，故使痰水结聚，停于胸膈之间"，因而见"吞酸气逆，四支变青，不能食饮"等脾胃阳气虚弱之症。

五、痰结实候

【原文】此由痰水积聚，在于胸府，遇冷热之气相搏，结实不消，故令人心腹否满⑤，气息不安⑥，头眩目暗，常欲呕逆，故言痰结实。

【按语】本候论述痰病之较重者，因冷热之气久结不散，故见"心腹否满"、气息不利、"头眩目暗，常欲呕逆"之痰实证候。

六、膈痰风厥头痛候

【原文】膈痰者，谓痰水在于胸膈之上，又犯大寒，使阳气不行，令痰水结聚不散，而阴气逆上，上与风痰⑦相结，上冲于头，即令头痛。或数岁不已，久连脑痛，故云膈痰风厥头痛。若手足寒冷至节即⑧死。

【按语】本候主要论述痰厥所致的头痛，故其病名《外台秘要》卷八为之"痰厥头痛"，这种头痛形成的机理，乃胸膈之痰，加之外感"大寒"，令阴寒之气偏盛，怫郁而发风痰，风痰冲逆于头，

---

① 热痰：痰证之一。此指痰水与热相搏的病证。
② 逆害饮食：反而妨碍饮食。逆，倒，反。
③ 嘻嘻（xī xī）：发热貌。
④ 冷痰：痰证之一。指因阳气不足，脾胃无力宣行水谷，致使痰水结聚胸膈、心肺、肠胃而病者。亦指风寒袭肺，阴寒内盛之痰证。也称"寒痰"。此指痰水结聚于胸膈，浸渍于肠胃者。
⑤ 否满：指胸脘痞塞满闷不舒。否，与"痞"通。
⑥ 安：《太平圣惠方》卷五十一治痰实诸方作"利"。
⑦ 风痰：痰证之一。一指痰扰肝经的病证；二指素有痰疾，因感受外邪怫郁而发者。
⑧ 即：《外台秘要》卷八痰厥头痛方作"则"。

则发头痛。此类头痛，常见头苦痛欲裂，目眩身重，胸闷呕恶，泛吐痰涎或清水，四肢厥冷，脉弦滑等。

七、诸痰候

【原文】诸痰者，此由血脉壅塞，饮水积聚而不消散，故成痰也。或冷，或热，或结实，或食不消，或胸腹否满，或短气好眠，诸候非一，故云诸痰。

【按语】本候总论痰病病机、分类和临床表现。如前所述，《诸病源候论》将痰病分为热痰、冷痰、痰结实、膈痰风厥头痛诸种，均着重论述了痰病的病位和病理变化，其中，热痰、冷痰又以痰病的寒热性质而分，是后世五痰分类之渊源。

八、流饮候

【原文】流饮①者，由饮水多，水流走于肠胃之间，漉漉有声，谓之流饮。遇血气否涩，经络不行，水不宣通，停聚溢于膀胱之间，即令人短气。将息遇冷，亦能虚胀。久不瘥，结聚而成癖②也。

【按语】本候所论之流饮，从其所在部位和临床表现而言，即后世所言狭义之痰饮病。本候就痰饮的发展变化规律进行了论述，如，指出由于水饮流走较甚，停聚也多，故令人短气；遇冷则阳

气气化不利，可致虚胀；日久不瘥则可结聚成癖。

九、流饮宿食候

【原文】流饮宿食者，由饮水过多，水气流行在脾胃之间，脾得湿气则不能消食，令人噫则有宿食之气③，腹胀满，亦壮热，或吞酸，皆其候也。

【按语】本候所论仍为后世所言狭义之痰饮病，着重阐述了痰饮作为水液代谢障碍的病理产物，继发性病因，流行在脾胃之间，导致脾胃运化功能失常，则可表现为宿食之候，即噫气吞酸，腹胀满，水饮邪气郁而化热则或可见壮热之象。

十、留饮候

【原文】留饮者，由饮酒后饮水多，水气停留于胸膈之间，而不宣散，乃令人胁下痛，短气而渴，皆其候也。

【按语】留饮乃为饮证之一，因水饮蓄而不散，留而不去而得名。如若水气停留于胸膈之间不散，气机不畅则令人胁下痛；肺气失于宣散，则短气而渴。那么，由于水饮的流动性大，故也可留于皮下、四肢、经络、胸胁、腔腹、肠胃、心下、肝、肾、肺、脾等多个部位，视其所在的部位不同而有不同的临床表现。

---

① 流饮：饮证之一。即狭义的痰饮，水饮流于肠胃之间。

② 癖（pǐ 皮）：古病名，又称癖气。指因饮食不节，寒痰水饮凝聚，气血瘀阻所致，症见癖块生于胁下，时痛时止，或平时触摸不见，痛时方可触及者。临证有水癖、饮癖、痰癖、酒癖、寒癖等。参本卷癖病诸候。

③ 噫则有宿食之气：即宿食不消，噫气嗳腐。噫气，嗳气。

十一、留饮宿食候

【原文】留饮宿食者，由饮酒①后饮水多，水气停留于脾胃之间，脾得湿气则不能消食，令人噫气酸臭，腹胀满②，吞酸，所以谓之留饮宿食也。

【按语】本候所述与流饮宿食候相近，互参。另《外台秘要》有留饮方和留饮宿食方，而无流饮方和流饮宿食方。

十二、癖饮③候

【原文】此由饮水多，水气停聚两胁之间，遇寒气相搏，则结聚而成块，谓之癖饮，在胁下，弦亘起④，按之则作水声。

【按语】本候所论癖饮，即后世之"悬饮"病结聚成块者。因水饮停聚与寒气相搏所致，症见胁下癖块如弦绷急，时有水声。

十三、诸饮候

【原文】诸饮者，皆由荣卫气痞涩，三焦不调，而因饮水多，停积而成痰饮。

其为病也，或两胁胀满，或心胸烦闷，或眼暗口干，或呕逆短气，诸候非一，故云诸饮。其汤熨针石，别有正方；补养宣导，今附于后。

养生方导引法云：行左之右之侧卧⑤，闭目，气不息十二通，治诸饮不消。右有饮病，右⑥不息，排下消之。

又云：鹜行气，低头倚壁，不息十二通，以意排之，痰饮宿食从下部出，自愈⑦。鹜行气者，身直颈曲，排气下行而一通，愈宿食。久行自⑧然能出，不须孔塞也。

【按语】本候总论诸饮病之病机和临床表现。认为饮病"皆由荣卫气痞涩，三焦不调，而因饮水多，停积而成痰饮"。饮所停留得部位不同而有不同得临床表现。

十四、支饮候

【原文】支饮⑨，谓饮水过多，停积于胸膈之间⑩，支乘⑪于心，故云支饮，其病，令人咳逆喘息⑫，身体如肿之状，谓之支饮也。

【按语】本候所论之支饮，与《金匮要略》及后世所论一致。

---

① 饮酒：此下《外台秘要》卷八"留饮宿食方"有"宿食"二字。
② 腹胀满：此下《外台秘要》卷八"留饮宿食方"有"亦壮热，或"四字。
③ 癖饮：又称饮癖、饮澼。多因中阳不振，水饮停聚所致，症见胁下如弦绷急，时有水声，遇寒作痛，或吐清水，或心下坚硬如盘者。
④ 弦亘（gèn 茛）起：形容癖块挺直而横贯的样子。
⑤ 行左之右之侧卧：指用左侧有饮病左侧卧，右侧有饮病右侧卧之导引法。行，用。
⑥ 右：原作"左"，形近致误。据本篇养生方导引法改。
⑦ 自愈：原作"息"。据本书卷二十一"宿食不消候"养生方导引法改。
⑧ 自：原作"息"。据本候上下文义和周本改。
⑨ 支饮：饮证之一。谓水饮停于胸膈之间，上迫心肺所致的病证，症见咳喘气逆不得卧，肢体肿胀等。
⑩ 谓饮水过多，停积于胸膈之间：《外台秘要》卷八"支饮方九首"作"谓水饮停于胸膈之间"。
⑪ 支乘：支撑上乘，上撑。
⑫ 喘息：《金匮要略》第十一作"倚息"，此下尚有"短气不得卧"一句，可参。

十五、溢饮候

【原文】溢饮，谓因大渴而暴饮水①，水气溢于肠胃之外，在于皮肤之间，故言溢饮②，令人身体疼重而多汗，是其候也。

【按语】本候所论溢饮病的病因病机和病症多与历代所述一致，只是"而多汗"与《金匮要略》不同，与病理变化也不合，存疑待考。

十六、悬饮候

【原文】悬饮③，谓饮水过多，留注胁下，令胁间悬痛，咳唾引胁痛，故云悬饮。

【按语】本候所论之悬饮与癖饮病机、病位相同，病程长短、病情轻重有别，属于饮在胁肋之下不同的病理阶段，可互参。

---

① 饮水：此下《太平圣惠方》卷五十一"治溢饮诸方"有"过多"二字。
② 溢饮：饮证之一。指水饮之邪泛溢肌肤四肢，症见汗不出，肢体重痛者。
③ 悬饮：饮证之一。指水饮之邪留于胁下所致，症见咳嗽抽引胁痛者。

癖病诸候　凡十一论

【提要】本篇论述癖病的病因病机、分类及其证候。其中癖候、久癖候总述癖病的形成，并及癖病的病位与病程新久；癖结候、癖食不消候论述癖病的常见病证；寒癖、饮癖、痰癖、悬癖将癖病分为4类，分别论述了各自的成因及病理变化和临床特征。酒癖、酒癖宿食不消、酒癖葅痰3候，专门论述饮酒过度成癖的病理变化和表现特征。以上诸癖均与痰饮病有着密切的关系，往往是痰饮久不消散的结果。

一、癖候

【原文】夫五脏调和，则荣卫气理①，荣卫气理，则津液通流，虽复多饮水浆，不能为病。若摄养乖方②，则③三焦痞隔，三焦痞隔，则肠胃④不能宣行，因饮水浆过多，便令停滞不散，更遇寒气，积聚⑤而成癖。癖者，谓僻侧⑥在于两胁之间，有时而痛是也。其汤熨针石，别有正方；补养宣导，今附于后。

养生方云：卧觉，勿饮水更眠，令人作水癖。

又云：饮水勿⑦急咽，久成水癖。

养生方导引法云⑧：举两膝，夹两颊边，两手据地蹲坐，故久行之，愈伏梁⑨。伏梁者，宿食不消成癖，腹中如杯如盘，宿痈⑩者，宿水宿气癖数生痈。久行，肠化为筋，骨变为实⑪。

【按语】本候论述了癖病形成的机理是"三焦痞隔"，水液代谢障碍，寒气凝滞，久结成癖。其病位偏在于两胁，时发疼痛。

---

① 荣卫气理：即荣卫之气运行正常。理，条理，顺畅。
② 乖方：乖常，失于常度。乖，背；方，法，常度。
③ 则：原无。据《外台秘要》卷十二疗癖方和本候文例补。
④ 肠胃：此下《外台秘要》卷八有"亦"字。
⑤ 积聚：本书卷四十四"产后癖候"作"结聚"，义同。
⑥ 僻侧：偏侧，侧居。
⑦ 勿：原作"忽"，误。据本书卷十三"上气候"养生方和《外台秘要》卷八改。
⑧ 养生方导引法云：原作"又云"，从文例改。
⑨ 伏梁：古病名。因气血结滞而成，症见脘腹部痞满肿块者。《黄帝内经》所论伏梁病有四：一指内痈（《素问·腹中论》）；二指气溢于大肠者（《素问·奇病论》）；三指病在心下，包块能上下移动（《灵枢·邪气脏腑病形》）；四指心之积病。此后似脱"宿痈"二字。
⑩ 宿痈：指久病而成的痈疡。
⑪ 肠化为筋，骨变为实：这是久行修真还丹之成果。《至游子·百问篇》作"其骨化玉，其肠化筋"，云："还丹，九年而成者也。其目点漆，其肤凝脂，其骨化玉，其肠化筋，白毫生于眉，金光周于身，行轶六骥，洞视百步之外，口鼻常有清香之味。"

二、久癖候

【原文】久癖，谓饮水过多，水气壅滞，遇寒热气相搏，便成癖，在于两胁①下，经久不瘥，乃结聚成形，段而起②，按之乃水鸣，积有岁年，故云久癖③。

【按语】本候和癖候是癖病的新与久两种病情，癖候谓：水气"遇寒气"结聚而成癖，"癖侧在于两胁之间，有时而痛"，病情较轻。本候则云："水气壅滞，遇寒热气相搏，便成癖"，"经久不瘥，乃结聚成形，弦亘而起"，"积有岁年"，说明癖块明显，病情复杂且较重，病程长久。另外，本候与痰饮病的"癖饮候"类似，当是同病异名。

三、癖结候

【原文】此由饮水聚停不散，复因饮食相搏，致使结积在于胁下，时有弦亘起，或胀痛，或喘息短气，故云癖结④。脉紧实者，癖结也。

【按语】本候将水邪与宿食相搏，结聚于胁下而成的癖块称为癖结。癖者，因痞块结积于胁下；结者，水与饮食之邪结积伏聚于内，久而不散。加之痞块明显，脉紧实，"或胀痛，或喘息短气"，一派痞块结实之象，故云癖结。

四、癖食不消候

【原文】此由饮水结聚在于膀胱，遇冷热气相搏，因而作癖，癖者，冷气也。冷气久乘于脾，脾得湿冷则不能消谷，故令食不消。使人羸瘦不能食，时泄利，腹内痛，气力乏弱，颜色黎黑⑤是也。关脉细微而绝者，腹内有癖，不能食也。

【按语】本候与本卷痰饮诸病"痰饮食不消候""留饮宿食候""流饮宿食候"所述谷食不消的机理，均是水饮结聚于脾，导致脾胃运化失常。所不同的是，本候言"冷气久乘于脾"，不但食不消，而且"使人羸瘦不能食，时泄利，腹内痛，气力乏弱，颜色黎黑""关脉细微而绝"。显然"癖食不消"较"痰饮食不消候""留饮宿食候""流饮宿食候"病情深重。

五、寒癖候

【原文】寒癖⑥之为病，是水饮停积，胁下弦强是也。因遇寒即痛，所以谓之寒癖。脉弦而大者，寒癖也。

【按语】本候将"遇寒即痛""脉弦而大"的癖病名之为寒癖，强调其以寒气偏盛为特征，治疗当重在温通散寒。

---

① 胁：胁骨。《说文解字》："胁，胁骨也。"《外台秘要》卷十二久癖方即作"胁"。

② 段：通"瘕"。病证名。瘕病的名目繁多，本书卷十九曰："瘕病者，由寒温不适，饮食不消，与脏气相搏，积在腹内，结块瘕痛，随气移动是也。言其虚假不牢，故谓之为瘕也。"又，山田业广曰："盖分段之段，谓瘕个个成形也。"本卷癖饮候、癖结候、悬癖候作"弦亘"，亦通。

③ 久癖：指癖病经久不愈者。

④ 癖结：病名。指水邪与宿食相搏，结聚于胁下而成的癖块。

⑤ 黎黑：指面色黑黄。《一切经音义》："黑而又黄也"。

⑥ 寒癖：病名。指寒邪水饮相夹停阻而成，症见胁肋间有弦索状拱起，遇冷即觉疼痛者。

六、饮癖候

【原文】饮癖者，由饮水过多，在于胁下不散，又遇冷气相触而痛，即呼为饮癖也。其状，胁下弦急，时有水声。

【按语】饮癖候和痰饮病中的癖饮候大致相同，但各有侧重点，饮癖属癖病，癖饮属饮病，似有主病和兼症之异，同中有异，《外台秘要》卷八选方，饮癖首列深师附子汤，主以通阳化饮；癖饮则首列深师朱雀汤，以逐水消饮。可互参。

七、痰癖候

【原文】痰癖①者，由饮水未散，在于胸腑之间，因遇寒热之气相搏，沉滞而成痰也。痰又停聚流移于胁肋之间，有时而痛，即谓之痰癖。

【按语】痰癖与饮癖相似，但饮癖偏寒，痰癖偏热，可互参。

八、悬癖候

【原文】悬癖者，谓癖气在胁肋之间，弦亘而起，咳唾则引胁下悬痛，所以谓之悬癖。

【按语】悬癖与痰饮病诸候中之悬饮，病位相同，症状有相通之处，但病程长短、病情轻重有别，悬饮病情相对较轻，病程较短；悬癖相对病情较重，病程较长，可以类推分析。

九、酒癖候

【原文】夫酒癖②者，因大饮酒后，渴而引饮无度，酒与饮俱不散，停滞在于胁肋下，结聚成癖，时时而痛，因即呼为酒癖。其状，胁下弦③急而痛。

【按语】本候旨在强调饮酒是形成癖病的常见原因，饮酒与水饮相加，病理变化更趋复杂，病位当损及肝脏，与本书卷十九"酒癥候"相似，与现代临床所见之酒精性肝硬化相近，可参。

十、酒癖宿食不消候

【原文】此由饮酒多食鱼脍之类，腹内痞满，因而成渴，渴又饮水，水气与食结聚，兼遇寒气相加，所以成癖。癖气停积，乘于脾胃，脾④胃得癖气不能消化，故令宿食不消。腹内胀满，噫气酸臭，吞酸气急，所以谓之酒癖宿食不消也。

【按语】痰饮、癖病均可见"水气与食结聚"于脾，病变机理相同，故均有宿食不消的证候表现，酒癖作为癖病之一，必见是症，但以"饮酒多食鱼脍之类"为主要病因之一，临床治疗及养生康复当有区别。

---

① 痰癖：指水饮久停化痰，流移胁肋之间，以致时有胁痛的痛证。与饮癖相似。
② 酒癖：饮酒过度，致使水饮搏聚胸膈、胁肋的癖病。也指嗜酒成癖，谓病因。
③ 弦：原作"气"。据宋本、《外台秘要》卷八"酒癖饮方"改。
④ 脾：原无。据上句及《太平圣惠方》卷四十九"治酒癖宿食不消"诸方补。

十一、饮酒人瘀癖葅痰候

【原文】夫饮酒人大渴，渴而饮水，水与酒停聚胸膈之上，蕴积不散，而成癖也。则令呕吐宿水，色如葅汁[①]、小豆汁之类，酸苦者，故谓之酒癖葅痰也。

【按语】酒癖、酒癖宿食不消、饮酒人瘀癖葅痰三候，论述了饮酒过度成癖的成因及临床表现，其病理变化与诸癖有同也有异，诸癖病因多为单纯性水饮，酒癖则为饮酒与水饮等多重因素，病理变化复杂。酒癖在临床所见，除损伤胃肠外，又每每损伤及肝脏。

---

① 葅（zū 租）汁：谓呕出物如酸菜汁颜色。葅，同"菹"，酸菜。《说文解字》："菹，酢菜也。"

否噎病诸候　凡八论

【提要】本篇论述痞病与噎病。痞病有八否候、诸否候。噎病有噎候、五噎候、气噎候、食噎候等。分别论述了否病与噎病的病因病机、分类和临床表现，由于痞病与噎病都为气的病变、其形成均与气机壅塞不通有关，故将二者并论，可与本书卷十三气病诸候互参。需要指出的是，本篇所言噎病由"忧恚嗔怒所生"的病因学观点对后世影响较大。

另，本篇还有"久寒积冷候""腹内结强候"两候，属于积聚之类，与否、噎非同类疾病，疑为积聚之文错简于此。

一、八否候

【原文】夫八否①者，荣卫不和，阴阳隔绝②，而风邪外入，与卫气相搏，血气壅塞不通而成否也。否者，塞也。言腑脏否塞不宣通也。由忧恚气积，或坠堕内损所致。其病腹内气结胀满，时时壮热是也。其名有八，故云八否。而方家不的显其证状，范汪所录华佗太一决疑双丸方，云治八否、五疰、积聚、伏热、留饮、往来寒热，亦不说八否之名也。

【按语】本候论述了痞病的概念、病因病机和主要证候。明确指出"否者，塞也"，痞病的病因有忧恚气积、坠堕内损、风邪外入，病机为邪气"与卫气相搏，血气壅塞不通"，导致"腑脏否塞不宣通"，而成痞病。主要证候"腹内气结胀满，时时壮热"。本候虽云痞病有"有八"，名"八否"，但未说明其具体病候。

二、诸否候

【原文】诸否者，荣卫不和，阴阳隔绝，腑脏否塞而不宣通，故谓之否。但方有八否、五否或六否，以其名状非一，故去诸否。其病之候，但腹内气结胀满，闭塞不通，有时壮热，与前八否之势不殊③，故云诸否。其汤熨针石，别有正方；补养宣导，今附于后。

养生方导引法云：正坐努腰，胸仰举头，将两手指相对，向前捺席使急，身如④共头胸向下，欲至席还起，上下来去二七。去胸肋否，脏冷，臑⑤疼闷，腰脊闷也。

【按语】本候所论与前"八否候"大致相同，互参。

---

① 否：与"痞"通，塞。
② 阴阳隔绝：即阴阳二气阻隔不通。
③ 与前八否之势不殊：同前面所讲的"八否"，病势没有什么殊异。
④ 如：应当。《经传释词》："如，犹当也。"
⑤ 臑（nào 闹）：一指动物的前肢；二指自肩至肘前侧靠近腋部隆起的肌肉。

三、噎候

【原文】夫阴阳不和，则三焦隔绝，三焦隔绝，则津液不利，故令气塞不调理也，是以成噎①。此由忧恚所致。忧恚则气结，气结则不宣流，使噎。噎者，噎塞不通也。

【按语】本候为噎病总论，论述了噎病的概念、病因病机。明确指出"噎者，噎塞不通也"，噎病的病因主要为忧恚，病机为"忧恚则气结，气结则不宣流"，导致"阴阳不和"，"三焦隔绝"，"津液不利，故令气塞不调理也"，而成噎病。

四、五噎候

【原文】夫五噎，谓一曰气噎，二曰忧噎，三曰食噎，四曰劳噎，五曰思噎。虽有五名，皆由阴阳不和，三焦隔绝，津液不行，忧恚嗔怒②所生，谓之五噎。噎者，噎塞不通也。

【按语】本候根据噎病的症状特点，将噎病分为气噎、忧噎、食噎、劳噎、思噎五种。明确指出五者"皆由阴阳不和，三焦隔绝，津液不行，忧恚嗔怒所生"，但下文在分述时只有气噎、食噎两候，而无忧噎、劳噎、思噎等候，似有脱简。《外台秘要》卷八五噎方引古今录验五噎丸，具体叙述五噎证候，云："气

噎者，心悸，上下不通，噫哕不彻，胸胁苦痛。忧噎者，天阴苦厥逆，心下悸动，手足逆冷。劳噎者，苦气膈，胁下支满，胸中填塞，令手足逆冷，不能自温。食噎者，食无多少，唯胸中苦塞常痛，不得喘息。思噎者，心悸动喜忘，目视𥇛𥇛。"可参。

五、气噎候

【原文】此由阴阳不和，脏气不理③，寒气填④于胸膈，故气噎塞不通，而谓之气噎⑤。令人喘悸，胸背痛也。

【按语】从本候所述气噎的病机来看，气噎是因气机不通而致的噎膈病，主要表现为心胸部症状，与《外台秘要》卷八所述症状可相互补充。

六、食噎候

【原文】此由脏气冷而不理，津液涩少而不能传行饮食，故饮食入则噎塞不通，故谓之食噎⑥。胸内痛，不得喘息，食不下，是故噎也。

【按语】本候所述食噎病，主要表现为"胸内痛，不得喘息，食不下"，与《外台秘要》卷八所述食噎症状相似，均非进食仓促引起的一时性食噎，类食道癌。

---

① 噎（yē 掖）：即噎膈病，又叫噎塞。《说文解字·口部》："噎，饭窒也。"因忧思气结生痰，痰气交阻胸膈，症见饮食不下，塞滞咽膈，伴有大便干结者。

② 嗔（chēn 琛）怒：指盛气凌人，怒形于色。

③ 不理：谓失于调理。理，顺，和调。《广雅·释诂一》："理，顺也。"

④ 填：充塞，充满。《说文解字·土部》："填，塞也。"《一切经义》引《广雅》："填，满也。"

⑤ 气噎：病证名。指因气机不通而致的噎膈病。

⑥ 食噎：指进食困难，食物窒碍于咽嗌的症状。

七、久寒积冷候

【原文】此患由血气衰少，腑脏虚弱，故令风冷之气独盛于内，其冷气久积不散，所以谓之久寒积冷也。其病令人羸瘦，不能饮食，久久不瘥，更触犯寒气，乃变成积聚，吐利而呕逆也。

【按语】本候论述积聚的病因病机，非否噎病，当有错简于此。

八、腹内结强候

【原文】此由荣卫虚弱，三焦不调，则令虚冷在内，蓄积而不散也。又饮食与冷气相搏，结强而成块，有上有下，或沉或浮，亦有根亦无根，或左或右也，故谓之腹内结强。久而不瘥，积于年岁，转转①长大，乃变成癥瘕病也。

【按语】本候论述癥瘕病病因病机，与否噎非同类疾病，当为错简。

---

① 转转：逐渐。

卷二十一

脾胃病诸候① 凡五论②

【提要】本篇名脾胃病诸候，共有5候，其中，脾胃气虚弱不能饮食候和脾胃气不和不能饮食候、胃反候、五脏及身体热候论述脾胃的生理功能及其病理变化，而肺痿候则不属脾胃病范围，疑为其他卷内容错简于此。

另本书卷十五的脾胀病候、卷三十一的嗜眠候与本篇所论脾胃诸病相类，可参。

一、脾胃气虚弱不能饮食候

【原文】脾者脏也，胃者腑也，脾胃二气，相为表里。胃为水谷之海，主受盛饮食者也，脾气③磨而消之，则能食④。今脾胃二气俱虚弱，故不能饮食也。

尺脉浮滑，不能饮食⑤；速疾者⑥，食不消，脾不磨也。

【按语】本候首先论述了脾胃一脏一腑，相为表里，胃主受纳、脾主运化，生理上密切配合，共同完成对饮食物的

消化，脾胃二气虚弱则不能饮食，并指出了其脉象变化的特征。

二、脾胃气不和不能饮食候

【原文】脾者脏也，胃者腑也，脾胃二气相为表里，胃受谷而脾磨之，二气平调，则谷化而能食。若虚实不等，水谷不消，故令腹内虚胀，或泄，不能饮食。所以谓之脾胃气不和不能饮食也。其汤熨针石，别有正方；补养宣导，今附于后。

养生方导引法云：欹身，两手一向偏侧，急怒身舒头⑦共⑧手，竞扒相牵⑨，渐渐一时尽势。气共力皆和，来去左右亦然，各三七。项前后两角缓舒手，如是似向外扒，放纵身心，摇三七，递互⑩亦然。去太仓⑪不和，臂腰虚闷也。

【按语】本候在重申脾胃生理的基础上，着重强调脾胃表里两脏的配合，脾

---

① 脾胃病诸候：原作"脾胃诸病"。据本书目录及体例改。
② 论：原作"门"。据本书目录改。
③ 气：《太平圣惠方》卷五治脾胃气虚弱不能饮食诸方作"主"。
④ 食：《太平圣惠方》卷五作"嗜食"。
⑤ 不能饮食：《外台秘要》卷八脾胃不能食方无此四字。
⑥ 速疾者：《脉经》作"脉浮滑而疾者"。
⑦ 怒身舒头：用力挺身，舒展头部。
⑧ 共：通"拱"。
⑨ 竞扒相牵：双手互抓，用力牵拉。
⑩ 互：原作"牙"，形误。据周本改。
⑪ 太仓：指胃。《灵枢》胀论："胃者，太仓也。"

胃二气和调，纳运结合，则能够消化饮食物，脾胃不和，则谷食不消。从而说明同一证候而机理不同。

三、胃反候

【原文】荣卫俱虚，其血气不足，停水积饮在胃脘则脏冷，脏冷则脾不磨，脾不磨则宿谷不化，其气逆而成胃反①也。则朝食暮吐，暮食朝吐，心下牢，大如杯，往往②寒热，甚者食已即吐。

其脉紧而弦，紧则为寒，弦则为虚，虚寒相搏，故食已即吐，名为胃反。

【按语】胃反病大多由于脾胃虚寒，不能腐熟水谷，导致宿食不化，胃气上逆，朝食暮吐，暮食朝吐。《金匮要略·呕吐哕下利病脉证治》云："以发其汗，令阳微，膈气虚，脉乃数，数为客热，不能消谷，胃中虚冷故也。脉数者虚也。胃气无余，朝食暮吐，变为胃反。""趺阳脉浮而涩，浮则为虚，涩则伤脾，脾伤则不磨，朝食暮吐，暮食朝吐，宿谷不化，名曰胃反。""胃反呕吐者，大半夏汤主之。""胃反，吐而渴，欲饮水者，茯苓泽泻汤主之。"

四、五脏及身体热候

【原文】荣卫不调，阴阳否隔。若阳气盛、阴气盛，则生寒冷之病。今阴气虚、阳气实，故身体五脏皆生热，其状，噏噏③而热，唇口干，小便赤也。

【按语】阳虚则外寒，阴虚则内热，是虚寒虚热；阳胜则热，阴胜则寒，是实寒实热。这里论五脏及身体热候，没有涉及外邪，所以应为脾胃气虚内伤之发热。可与卷三虚劳诸热候互参。

五、肺痿候

【原文】肺主气，为五脏上盖。气④主皮毛，故易伤于风邪。风邪伤于腑脏，而血气虚弱，又因劳役大汗之后，或经大下而亡津液，津液竭绝，肺气壅塞⑤，不能宣通诸脏之气，因成肺萎⑥也。其病，咳唾而呕逆涎沫，小便数是也。咳唾咽燥，欲饮者必愈。欲咳而不能咳，唾⑦干沫而⑧小便不利者难治。

诊其寸口脉数，肺萎也，甚则脉浮弱。

【按语】本候论述肺痿的病因病机，与《素问·痿论》的基本精神一致，《金匮要略·肺痿肺痈咳嗽上气病脉证治》也有叙述，周本将该候移于本书卷八"伤寒病诸候下"，可参。

---

① 胃反：病名。亦称"反胃"，指朝食暮吐，暮食朝吐者。

② 往往：《外台秘要》卷八胃反方作"往来"。

③ 噏噏（xī 希）：发热貌。

④ 气：代指肺。

⑤ 壅塞：《太平圣惠方》卷六治肺痿诸方作"不足"。

⑥ 肺萎：病名，又作肺痿。指肺叶枯萎所致的病证。

⑦ 唾：《脉经》卷八第十五作"咳则出"。

⑧ 而：《脉经》作"久久"。

呕哕病诸候^①　凡六论

【提要】本篇论述干呕候、呕哕候、哕候、呕吐候、噫醋候、恶心候 6 候，均为胃气上逆之变，而引起胃气上逆的原因很多，病情亦有寒热虚实之分。这里所论，侧重于脾胃虚弱，谷气不消，水饮内停，风寒所伤等。病位在脾胃，"脾宜升则健，胃宜降则和"。反之，脾不健胃不和，气反上逆，从而产生诸证。

《金匮要略·呕吐哕下利》对这方面阐述颇多，可以结合研究。

一、干呕候

【原文】干呕者，胃气逆故也。但呕而欲吐，吐而无所出，故谓之干呕^②。

【按语】本候言干呕为呕而有声无物吐出的病证，指出其病机为胃气上逆。

二、呕哕候

【原文】呕哕^③之病者，由脾胃有邪，谷气不治^④所为也。胃受邪气，逆^⑤则呕；脾受邪气，脾胀气逆，遇冷折之，气逆^⑥则哕也。

【按语】此处所言呕哕实指干呕，乃脾胃受风冷邪气所伤，运化失常之变。

三、哕候

【原文】脾胃俱虚，受于风邪，故令新谷入胃，不能传化，故谷之气与新谷相干^⑦，胃气则逆，胃逆则脾胀气逆^⑧，因遇冷折之，则哕也。右手关上脉沉而虚者，善^⑨哕也。

【按语】本候论述哕的病因病机为脾胃虚弱，又感受风冷之邪，而致谷食不能运化，所以原有的饮食与新进的饮食均留积于体内相互影响，而致胃逆脾胀，又遇风冷凝聚遏阻，遂发哕病，即所谓"谷之气与新谷相干，胃气则逆，胃逆则脾胀气逆，因遇冷折之，则哕也"。

---

① 呕哕病诸候：原作"呕哕诸病"。据本书目录和体例改。
② 干呕：证名。指呕而有声无物吐出者。
③ 哕（yuě 曰）：一谓呃逆，二指干呕。胃气上逆者皆可见之。此处与呕并提，多见于后者。
④ 治：理，化。《集韵》："治，亦理也。"《素问·五常政大论》："治而善下。"王冰注："治，化也。"《外台秘要》卷六呕哕方作"消"。
⑤ 逆：原无。据《外台秘要》卷六呕哕方补。
⑥ 逆：原无。据《外台秘要》卷六呕哕方补。
⑦ 干：相互影响。
⑧ 气逆：此前《外台秘要》卷六哕方有"脾胀则"三字。
⑨ 善：此前《外台秘要》卷六哕方有"病"字。

四、呕吐候

【原文】呕吐者，皆由脾胃虚弱，受于风邪所为也。若风邪在胃，则呕；膈间有停饮，胃内有久寒，则呕而吐。其状，长大息①，心里澹澹然②，或烦满而大便难，或溏泄，并其候也。其汤熨针石，别有正方；补养宣导，今附于后。

养生方云：八月勿食姜（一云被霜瓜③），向④冬发寒热及温病，食欲吐，或心中停饮不消，或为反胃。

养生方导引法云：正坐，两手向后捉腕，反向⑤拓席，尽势，使腹弦弦⑥，上下七。左右换手亦然。除腹肚冷风，宿气积⑦，胃口冷，食饮进退吐逆不下。

又云：偃卧，展两⑧胫两手，左右⑨蹺⑩两足踵⑪，以鼻内气，自极七息。除腹⑫中病，食苦呕。

又云：坐，直舒两脚，以两手挽两足，自极十二通。愈肠胃不能受食，吐逆。以两手直叉两脚底，两脚痛舒⑬。以头抵⑭膝上，自极十二通，愈肠胃不能受食，吐逆。

【按语】本候论述呕吐的病因病机和养生方法，言呕吐之病得之于脾胃虚弱，风邪、寒饮等邪气侵扰，因胃与肺经脉相连，其气均主降，而心肺同居上焦，相互影响，故胃气上逆见"长大息，心里澹澹然，或烦满"等症。后世以有声有物为呕，有物无声为吐，有声无物为干呕。但这些证候，有时区分不明显，所以这里亦有呕哕、呕吐并提的，应从具体病情而言。另本候导引第一条与本书卷二风冷候导引第七条同，可参。

五、噫醋候

【原文】噫醋⑮者，由上焦有停痰，脾胃有宿冷，故不能消谷。谷不消则胀满而气逆，所以好噫⑯而吞酸，气息醋臭⑰。

【按语】本候论述噫醋的病因有上焦痰饮、脾胃宿冷，病机为胃气上逆，病

---

① 大息：即太息。大，通"太"。
② 澹（dàn 旦）澹然：动荡不安貌。
③ 被（bèi 备）霜瓜：覆盖霜之瓜，即霜打之瓜。
④ 向：遇到。
⑤ 向：原无。据《外台秘要》卷六呕逆吐方补。
⑥ 弦弦：有"拉引"之义，此谓用力吸气使腹部得以鼓气拉引。
⑦ 积：《外台秘要》卷六呕逆吐方作"或"。
⑧ 两：原无。据《外台秘要》卷六呕逆吐方补。
⑨ 右：原无。据《外台秘要》卷六呕逆吐方补。
⑩ 蹺（qiāo 悄）：举足。《说文解字·足部》："蹺，举足行高也。"
⑪ 踵：原作"腫"，形近致误。据正保本、周本、《外台秘要》卷六呕逆吐方改。
⑫ 腹：原作"腰"，文义不符。据《外台秘要》卷六呕逆吐方改。
⑬ 痛舒：极力舒展。痛，极。
⑭ 抵：原作"枕"，义理不通。据《外台秘要》卷六呕逆吐方改。
⑮ 噫醋：病证名。又称反酸、泛酸，即随着嗳气而有酸水上泛。
⑯ 噫：嗳气。
⑰ 醋臭：酸臭。《外台秘要》卷六噫醋方作"酸臭"。

症表现有噫而吞酸，气息酸臭。

六、恶心候

【原文】恶心者，由心下有停水积饮所为也。心主火，脾主土，土性克水，今脾虚则土气衰弱，不能克消水饮，水饮之气不散，上乘于心，复①遇冷气所加之，故令火气不宣，则心里澹澹然欲吐，名为恶心②也。

【按语】本候指出恶心的形成是因"心下有停水积饮"，乃脾虚不能运化水饮，水饮之气上乘之故。

---

① 复：原作"腹"，义理难解。据周本改。
② 恶心：证名。指胃气上逆，泛恶欲呕的症状。

宿食不消病诸候　凡四论

【提要】本篇论述宿食不消诸证的病因病机及其临床表现，共4候，即宿食不消候、食伤饱候、谷劳候、卒食病似伤寒候。其病因病机有脾胃虚寒、脾胃虚弱、脾胃伏热、过于食饱等；病情有寒热虚实之分，症状表现以腹胀、噫气醋臭为主，还可见病如疟状，或状似伤寒，或喘息烦闷、睡卧不安，以及体重嗜卧等。

一、宿食不消候

【原文】宿食不消，由脏气虚弱，寒气在于脾胃之间，故使谷不化也。宿谷未消，新谷又入，脾气既弱，故不能磨之，则经宿而不消①也。令人腹胀气急，噫气醋臭，时复增②寒壮热是也，或头痛如疟之状。

寸口脉浮大，按之反涩，尺脉亦微

而涩者，则宿食不消也。其汤熨针石，别有正方；补养宣导，今附于后。

养生方导引法云：凡食讫，觉腹内过饱，肠内先有宿气，常须食前后，两手撩膝③，左右欹身，肚腹向前，努腰就肚④，左三七，右二七，转身按腰脊极势。去太仓腹内宿气不化，脾痹肠瘦⑤，脏腑不和。得令腹胀满，日日消除。

又云：闭口微息，正坐向王气，张鼻取气，逼置齐下，小口微出气⑥，十二通，以除结聚；低头不息十二通，以消饮食，令身轻强，行之，冬月不寒⑦。

又云：端坐伸腰，举左手，仰掌，以右手承右胁⑧，以鼻内气，自极七息⑨。所⑩除胃寒，食不变⑪，则愈。

又云：鹜⑫行气，低头倚壁，不息十二通。以意排之⑬，痰饮宿食从下部出，

---

① 不消：《太平圣惠方》卷五十治膈气宿食不消诸方作"食不消"。
② 增：通"憎"。
③ 撩膝：抱拢两膝。宋本作"捺膝"。
④ 就肚：鼓起肚子。《说文解字》："就，高也。"就，突起，高起，鼓起。
⑤ 脾痹肠瘦：指脏腑功能不相协调，脾运化障碍，谷食不化，宿留于胃中，不能通降于肠中。
⑥ 气：原在"十二通"下。据吐纳常法乙正。
⑦ 不寒：此前本书卷十九积聚候养生方导引法第五条有"令人"二字。
⑧ 举左手，仰掌，以右手承右胁：原作"举右手，承左胁"，文字右脱讹。据本书卷十三结气候养生方导引法改。周本无此条。
⑨ 以鼻内气，自极七息：原作"鼻内气七息"，文字有脱漏。据本书卷十三结气候养生方导引法补整。
⑩ 所：完全，全部。《广雅》："所，尽也。"
⑪ 食不变：指饮食如常。
⑫ 鹜（wu误）：原作"鹜（wu误）"，形近音同致误。据本书卷二十诸饮候养生导引法改。
⑬ 之：原无。据本书卷二十诸饮候养生方导引法补。

自愈。鹜行气者，身直颈曲，排气下行而一通①。愈宿食。

又云：雁行气，低臂推②膝踞，以绳自缚拘左，低头倚臂③，不息十二通④。消食轻身，益精神，恶气不入，去万邪。一本云：正坐，仰天呼吸天精⑤，解酒食饮饱。出气吐之数十，须臾立饥且醒。夏月行之，令人清凉。

【按语】本候论述宿食不消的病因病机为脾胃虚弱，又为寒邪所伤，运化功能减退。临床表现以腹胀气急、噫气醋臭为主，还可见憎寒壮热或头痛如疟等，脉象特征为寸口脉浮大，按之反涩，尺脉亦微而涩。本候导引第二条与本书卷十九积聚候导引第五条同，第四条与卷二十诸饮候导引第二条同。

二、食伤饱候

【原文】夫食过于饱，则脾不能磨消，令气急烦闷，睡⑥卧不安。

寸口脉盛而紧者，伤于食；脉缓大而实者，伤于食也。其汤熨针石，别有正方；补养宣导，今附于后。

养生方导引法云：若腹中满，食饮苦⑦饱。端坐伸腰，以口内气数十，满，吐之，以便为故⑧，不便复为之。有寒气，腹中不安，亦行⑨之。

又云：端坐伸腰，口内气数十⑩。除腹中满，食饮过饱，寒热，腹中痛病。

【按语】本候所述宿食不消之证与宿食不消候有别，其病因病机为食过于饱，损伤脾胃，运化不得。临床表现以腹胀满，食饮苦饱为主，伴见气急烦闷，睡卧不安等。脉象特征为寸口脉盛而紧，或缓大而实。本候导引两条，与本书卷十六腹胀候导引第三、四条同。

三、谷劳候

【原文】脾胃虚弱，不能传消⑪谷食，使腑脏气痞塞，其状，令人食已则卧，支体烦重而嗜眠是也。

【按语】本候最早提出"谷劳"一病，其病因病机为脾胃虚弱，不能运化谷食，而致气虚，清阳之气不得上升，故见食已则卧，支体烦重而嗜眠诸症。

四、卒食病似伤寒候

【原文】此由脾胃有伏热，因食不消，所以发热，状似伤寒，但言身不疼痛为异也。

---

① 而一通：原作"十二通"。据本书卷二十诸饮候养生方导引法改。
② 推：原作"性"，形近之误。据汪本、周本改。
③ 倚臂：原无。据《宁先生养生导引法》补。
④ 不息十二通：此下《宁先生养生导引法》有"以意排留饮宿食，从下部出息，愈"两句。
⑤ 天精：天地自然之精气。
⑥ 睡：原作"睡"，形近之误。据宋本、周本、汪本改。
⑦ 苦：原作"若"，形近之误。据本书卷十六腹胀候养生方导引法改。
⑧ 以便为故：以病情安和为法度。便，《中华大字典·人部》："便，安也。"故，《中华大字典·支部》："故，法也。""犹则也。"
⑨ 行：原作"得"。据本书卷十六改。
⑩ 口内气数十：按上条导引法，此下应有"满，吐之"三字。
⑪ 传消：传输消化。

【按语】 本候所论发热，虽壮似伤寒，但非感受外邪所得，而是卒然伤食，脾胃有伏热所致，故云："此由脾胃有伏热，因食不消，所以发热。""身不疼痛为异也。"这是伤食发热的病因，这个论点，发展了《金匮要略》论述宿食病的病因"脉紧头痛，恶风寒，腹中有宿食不化也"。

水肿病诸候　凡二十二论

【提要】本篇详细论述了水肿诸病的成因、证候分类及其预后等。其中，水肿候、水通身肿候、身面卒洪肿候等，通论水病的病机病候及其预后判断。风水候、皮水候、毛水候、石水候、燥水候、湿水候等，是水肿的证候分类。十水候、二十四水候等，是对水病旧名的诠释。大腹水肿候、疸水候、水癥候、水瘕候、水蛊候以及水癖候等，均论述脏腑之水，尤其是腹水鼓胀。而其他病候似水病又不同于一般的病情，如水肿从脚起候，似为心性水肿；犯土肿候，似为过敏性疾患；不伏水土候，为脾虚水肿。

水肿病与痰饮、癥瘕、癖病等，有一定的联系，可以互参。本书卷二十四有水注候，与本篇关系密切，可结合研究。

一、水肿候

【原文】肾者主水，脾胃俱主土，土性克水。脾与胃合，相为表里。胃为水谷之海，今胃虚不能传化水气，使水气渗液①经络，浸渍腑脏。脾得水湿之气，加之则病，脾病则不能制水，故水气独归于肾。三焦不泻，经脉闭塞，故水气溢于皮肤而令肿也。其状，目裹②上微肿，如新卧起之状；颈脉动，时咳，股③间冷，以手按肿处，随手而起，如物裹水之状；口苦舌干，不得正偃，偃则咳清水；不得卧，卧则惊，惊则咳甚；小便黄涩是也。

水病有五不可治，第一唇黑伤肝，第二缺盆平伤心，第三脐出④伤脾，第四足下平满伤肾，第五背平伤肺。凡此五伤，必不可治。

脉沉者水也。脉洪大者可治，微细者死。其汤熨针石，别有正方；补养宣导，今附于后。

养生方云：十一月，勿食经夏自死肉脯，内动于肾，喜成水病。

又云⑤：人卧，勿以脚悬踏⑥高处。不久遂致成肾水也。

养生方导引法云：虾蟆行气，正坐，动摇两臂，不息十二通。以治五劳、水肿之病。

【按语】本候为水肿病之概述，详细论述了水肿病的病机症状、脉象特征、

① 液：《外台秘要》卷二十水肿方、汪本、周本均作"溢"，义长。
② 目裹：眼胞。裹，《灵枢·水胀》作"窠"。
③ 股：此前《灵枢·水胀》有"阴"字。
④ 出：突出，凸起。《外台秘要》卷二十水肿方作"凸"。
⑤ 又云：本条原列于养生方导引法之后。据本书文例移此。
⑥ 踏：同"蹋"，今通作"踏"。

预后，以及养生方法。强调了脾肾两脏在水液代谢中的重要性，补充和发展了《素问·水热穴论》"其本在肾，其末在肺"的水肿病病机。提出了水肿病的五不可治病证，对于现代临床仍有指导意义。本候导引第二条与本书卷三虚劳候导引第十三条同。

二、水通身肿候

【原文】 水病者，由肾脾俱虚故也。肾虚不能宣通水气，脾虚又不能制水，故水气盈溢，渗液①皮肤，流遍四支，所以通身肿也。令人上气②，体重，小便黄涩，肿处按之随手而起是也。

【按语】 本候指出脾肾虚弱发生水肿病的机制是"肾虚不能宣通水气，脾虚又不能制水"，并对其病证特征进行了补充说明，对于现代临床仍具有指导意义。

三、风水候

【原文】 风水病者，由脾肾气虚弱所为也。肾劳则虚，虚则汗出，汗出逢风，风气内入，还客于肾，脾虚又不能制于水，故水散溢皮肤，又与风湿相搏，故云风水也。令人身浮肿，如③裹水之状，

颈脉动，时咳，按肿上凹而不起也④，骨节疼痛而恶风是也。

脉浮大者，名曰风水也。

【按语】 风水一名出于《素问·评热病论》，是水肿病的证候分类之一。本候所述风水病的病因病机在重视肾虚发病的同时，指出"风水病者，由脾肾气虚弱所为也"，并补充了脾虚水肿的机理，但特别指出风水病的脉象特征是脉浮大。可见，风水病的病理关键是脾肾虚弱、风气入侵，鉴别要点是一身尽肿，恶风，脉象浮大，对《素问·评热病论》做了重要发挥，是后世辨治此病的理论依据。

四、十水候

【原文】 十水⑤者，青水、赤水、黄水、白水、黑水、悬水⑥、风水、石水、暴水⑦、气水也。青水者，先从面目，肿遍一身，其根在肝。赤水者，先从心肿⑧，其根在心。黄水者，先从腹肿，其根在脾。白水者，先从脚肿，上气而咳⑨，其根在肺。黑水者，先从脚跗⑩肿，其根在肾。悬水者，先从面肿至足，其根在胆。风水者，先从四肢起，腹满大，身⑪尽肿，其根在胃。石水者，先从四

---

① 液：《外台秘要》卷二十水通身肿方作"入"。
② 上气：指上部胸闷气急。
③ 如：《太平圣惠方》卷五十四治风水肿诸方作"如皮囊"。
④ 凹而不起也：《太平圣惠方》卷五十四治风水肿诸方作"随手凹也"。
⑤ 十水：指十种水肿病。
⑥ 悬水：《中藏经》卷中第四十三、《千金翼方》卷十九作"玄水"。
⑦ 暴水：《中藏经》卷中第四十三、《外台秘要》卷二十作"里水"。
⑧ 心肿：《中藏经》卷中第四十三作"胸肿"，从之。
⑨ 上气而咳：《中藏经》卷中第四十三作"上气喘嗽"。
⑩ 跗：脚背。《玉篇》："跗，同跗，足上也。"
⑪ 身：原作"目"，形近之误。据《中藏经》卷中第四十三、《千金翼方》卷十九改。

支，小腹肿独大①，其根在膀胱。暴水者，先腹满②，其根在小肠。气水者，乍盛乍虚③，乍来乍去，其根在大肠。皆由荣卫痞涩，三焦不调，腑脏虚弱所生。虽名证不同，并令身体虚肿，喘息上气，小便黄涩也。

【按语】"十水"乃十种水病旧名，本候所论十种水肿病是用将症状特点和病位相结合的方法进行分类命名的。其中青水、赤水、黄水、白水、黑水五病，是根据五行归类原理，分别指水肿发自肝（青）、心（赤）、脾（黄）、肺（白）、肾（黑）五脏者。悬水是病根在胆的水肿病；风水是指病根在胃的水肿病；石水是指病根在膀胱的水肿病；暴水（误为里水）是病根在小肠的水肿病；气水是病根在大肠的水肿病。此处的"石水""风水"与《水肿十三方》中所论者，名同质别。

五、大腹水肿候

【原文】夫水肿病者，皆由荣卫痞涩，肾脾虚弱所为。而大腹水肿者，或因大病之后，或积虚劳损，或新热食竟④，入于水⑤自渍及浴，令水气不散，流溢肠外，三焦闭塞，小便不通，水气结聚于内，乃腹大而肿。故四支小，阴下湿，手足逆冷，腰痛，上气，咳嗽，烦疼，故云大腹水肿。

【按语】本候所述水肿，与本篇所述其他水肿虽病因相似，但临床表现有别，所见症状与鼓胀病较相似。

六、身面卒洪肿候

【原文】身面卒洪⑥肿者，亦水病之候，肾脾虚弱所为。肾主水，肾虚故水妄行；脾主土，脾虚不能克制水，故水流溢，散于皮肤，令身体卒然洪肿，股间寒，足骬壅⑦是也⑧。

【按语】本候仍为水病概论，主要阐述了身面水肿的病机和病候特征，与后世所言脾肾阳虚水肿相似。

七、石水候

【原文】肾主水，肾虚则水气妄行，不依经络，停聚结在脐间，小腹肿大，鞕⑨如石，故云石水。其候，引胁下胀痛而不喘是也。

脉沉者，名曰石水。尺脉微大，亦为石水。肿起脐下，至小腹垂垂然⑩，上至胃脘，则死不治。

① 先从四支，小腹肿独大：《中藏经》作"起脐下而腹独大"。
② 先腹满：《中藏经》卷中第四十三作"先从小腹，胀而不肿，渐渐而肿也"，并注云"一作小腹胀而暴肿也"。另，"先"下《外台秘要》有"从"字。
③ 虚：《中藏经》卷中第四十三作"衰"。
④ 竟：《外台秘要》卷二十作"讫"，义同。
⑤ 水：《太平圣惠方》卷五十四作"水中"。
⑥ 洪：大。
⑦ 足骬壅：指水气壅塞致足胫浮肿。
⑧ 也：原脱。据文义和汪本、周本补。
⑨ 鞕（yìng应）：同"硬"，坚硬。《广雅·释诂一》："鞕，坚也。"原误作"鞭"，据《外台秘要》卷二十石水方和文义改。
⑩ 至小腹垂垂然：形容脐下至小腹肿大下垂的样子。

【按语】 "石水"为水病旧名，始见于《灵枢·水胀》，是水肿病的证候分类之一。十水病机为阴盛阳虚，主要表现为小腹肿大，坚硬如石，脉沉或微大。

八、皮水候

【原文】 肺主于皮毛，肾主于水。肾虚则水妄行，流溢于皮肤，故令身体面目悉肿，按之没指，而无汗也，腹如故而不满，亦不渴，四支重而不恶风是也。

脉浮者，名曰皮水也。

【按语】 皮水，是水肿病的证候分类之一。皮水与风水，均可见水肿脉浮，两者的区别在于风水有骨节疼痛、恶风的表证，是由于外风引起，故文中指出"风气内入"。皮水多无外感，所以"四肢重而不恶风"。

九、水肿咳逆上气候

【原文】 肾主水，肺主气。肾虚不能制水，故水妄行，浸溢皮肤而身体肿满；流散不已，上乘于肺，肺得水而浮，浮则上气而咳嗽也。

【按语】 本候论述水肿见气逆咳嗽之症的产生机理，肾主水，肺主气，肾的主水功能有赖于肺的宣发肃降，肺肾两脏密切配合共同维持水液的正常输布与排泄，肾虚不能制水，水上乘于肺，则见肺气上逆而咳嗽喘息。

十、水肿从脚起候

【原文】 肾者阴气，主于水而又主腰脚。肾虚则腰脚血气不足，水之流溢，先从虚而入，故腰[1]脚先肿也。

【按语】 水肿先从脚起，本候云与肾脏关系密切，因"肾虚则腰脚血气不足，水之流溢，先从虚而入"，而心主血脉，心气血不足，不能温运水液，则常见水肿从脚而起，因此，本候似为心性水肿。

十一、水分候

【原文】 水分者，言肾气虚弱，不能制水，令水气分散，流布四支，故云水分。但四支皮肤虚肿，聂聂[2]而动者，名水分也。

【按语】 本候专论四肢水肿的机理，云"水分"因"肾气虚弱，不能制水，令水气分散，流布四支"而得名，与《金匮要略》的水分不同，后者是先病水，后经水断，名曰水分。名同实异。

十二、毛水候

【原文】 夫水之病，皆由肾虚所为，肾虚则水流散经络，始溢皮毛。令此毛水者，乃肺家停积之水，流溢于外。肺主皮毛，故余经未伤，皮毛先肿，因名毛水。

【按语】 "毛水"是水肿病的证候分类之一。本候所述毛水病因肺主皮毛，肺失于宣肃，水道不利，水液停积溢于皮毛，故而得名。与皮水病相似，互参。

十三、疸水候

【原文】 水病无不由脾肾虚所为。脾肾虚则水妄行，盈溢皮肤而令身体肿满。此疸水者，言脾胃有热，热气流于膀胱，

---

① 腰：《外台秘要》卷二十水肿从脚起方无，从之。
② 聂聂：形容树叶被风微微吹动的样子。此处形容虚肿的皮肤有轻微的波动感。

使小便涩而身面尽黄，腹满如水状，因名疸水也。

【按语】本候所述疸水为病证名。疸者，热也。疸水指脾胃有热，不能运化水液，致身面尽黄，腹满如水的证候。并非水病，而是黄疸病兼见水肿，"腹满如水状"当为肝腹水。此证病情凶险，预后不良。参本书疸病诸候。

十四、燥水候

【原文】燥水，谓水气溢于皮肤，因令肿满，以指画肉上，则隐隐成文字者，名曰燥水也。

【按语】燥水是水肿病的证候分类之一。从本候所述表现来看，显然为阴虚水肿，如肺阴虚、肾阴虚等，也可致水液不能输布而停留为水，多久肿而不愈。

十五、湿水候

【原文】湿水者，谓水气溢于皮肤，因令肿满，以指画肉上，随画随散，不成文字者，名曰湿水也。

【按语】湿水也是水肿病的证候分类之一，此候多为气虚、血瘀之变，也多久肿而不愈。燥水和湿水以皮肤有无划痕为鉴别要点，言简意赅。

十六、犯土肿候

【原文】犯土之病，由居住之处穿凿地土，犯之①土气而致病也。令人身之肌肉、头面、遍体尽肿满，气急，故谓之犯土也。

【按语】本候所述主要症状为突然遍体尽肿满，虽列入本篇，疸非水气病，当为过敏性肿胀。

十七、不伏水土候

【原文】不伏水土者，言人越在他境②，乍离封邑③，气候既殊，水土亦别，因而生病，故云不伏水土。病之状，身体虚肿，或不利而不能食，烦满气上是也。

【按语】不伏水土，以脾胃虚弱者多见，常表现为或吐或泻，或为水肿，或为寒热不食或烦满气上等，甚者久而卧床不起，参本书卷十七不伏水土痢候。

十八、二十四水候

【原文】夫水之病，皆生于腑脏。方家所出，立名不同，亦有二十四水，或十八水，或十二水，或五水，不的显④名证。寻其病根，皆由荣卫不调，经脉痞涩，脾胃虚弱，使水气流溢，盈散皮肤，故令遍体肿满，喘息上气，目裹⑤浮肿，颈脉急动，不得眠卧，股间冷，小便不通，是其候也。

【按语】二十四水候为水病旧名，本候首先指出水病生于腑脏，与一般外感伤于经络者不同。其次是说水病名称很

---

① 犯之：《医心方》卷十第二十四作"犯触"。

② 越在他境：指远在他乡。

③ 封邑：即封候领地，在此借指长期生活的地方。

④ 的显：确实或明确显示。的，确实，明确。

⑤ 目裹：宋本作"眼下"。

多，可能是各种分证不同，但并没有一个确切的统一的说法。又其次是复述水病的病机和常见症状，故本候为水肿病的概述。

十九、水癥候

【原文】水癥者，由经络痞涩①，水气停聚，在于腹内，大小肠不利所为也。其病腹内有结块坚强②，在两胁间膨膨胀满，遍身肿，所以谓之水癥③。

【按语】本候所述水癥指脏腑经络痞塞不通，致使水气停聚腹内，大小便不利，腹内有结块坚硬，胁胀腹满，全身浮肿者。

二十、水瘕候

【原文】水瘕④者，由经络痞涩，水气停聚在于心下，肾经又虚，不能宣利溲便，致令水气结聚，而成形段⑤，在于心腹之间，抑按作水声，但欲饮而不用食，遍身虚肿是也。

【按语】本候所述水瘕指因脏腑功能失常，肾虚失于蒸化，经络气血涩滞不

畅，致使水液结聚于心腹，症见腹内有块，时聚时散，按之有水声，小便不利，欲食而不食，遍身浮肿者。与肝腹水之证相似。

二十一、水蛊候

【原文】此由水毒⑥气结聚于内，令腹渐大，动摇有声，常欲饮水，皮肤粗黑，如似肿状。名水蛊也。

【按语】本候所述水蛊，明确指出是因"水毒气"所致，即与水源感染有关，与血吸虫性肝腹水相似，这是最早的有关血吸虫病病因和症状的描述，是珍贵的医史资料。

二十二、水癖候

【原文】水癖，由饮水浆不消⑦，水气结聚而成癖，在于两胁之侧，转动便痛，不耐风寒，不欲食而短气是也。癖者，谓僻⑧侧在于胁间，故受名也。

【按语】本候所述水癖，由水饮结聚胁间而成，与本书卷二十所论癖饮、饮癖相似，可参。

---

① 痞涩：阻滞不通，气血涩滞不畅。
② 坚强：原作"鞕强"。据《外台秘要》卷二十水癥方改。
③ 水癥：病证名。因脏腑功能失调，经络痞塞不通，致使水气停聚腹内，大小便不利，腹内有结块坚硬，胁胀腹满，全身浮肿者。
④ 水瘕：病证名。因脏腑功能失常，肾虚失于蒸化，经络气血涩滞不畅，致使水液结聚于心腹，症见腹内有块，时聚时散，按之有水声，小便不利，欲食而不食，遍身浮肿者。
⑤ 形段：指腹中有形之瘕块。段，通"瘕"，《外台秘要》卷二十水瘕方作"瘕"。
⑥ 水毒：病名。见本书卷二十五水毒候。
⑦ 消：散。
⑧ 僻：原作"癖"。据本书卷二十癖候改。

卷二十二

霍乱病诸候　凡二十四论

【提要】本篇论述霍乱病的病因病机、症状及预后。其中，霍乱候、霍乱诸病候为霍乱病的总论；霍乱心腹痛候、霍乱呕吐候、霍乱心腹胀满候、霍乱下利候等分述霍乱病的常见症状；霍乱下利不止候、霍乱欲死候、霍乱呕哕候、霍乱烦渴候、霍乱心烦候、霍乱干呕候、霍乱心腹筑悸候、霍乱呕而烦候、霍乱四逆候、霍乱转筋候等，论述霍乱病的变证；干霍乱候、中恶霍乱是霍乱病的另一种类型；霍乱后诸病候、霍乱后烦躁卧不安候、霍乱后不除候等论述霍乱吐利后出现的病证。转筋、筋急、结筋三候，非霍乱病，因与霍乱转筋相类而述及者。

一、霍乱候

【原文】霍乱①者，由人温凉不调，阴阳清浊二气②，有相干乱③之时④，其乱在于肠胃之间者，因遇饮食而变发，则心腹绞痛。其有先心痛⑤者，则先吐；先腹痛者，则先利⑥；心腹并痛者，则吐利俱发。夹风而实⑦者，身发热，头痛体疼而复吐利；虚者，但吐利，心腹刺痛而已。亦有饮酒食肉，腥脍⑧、生冷过度，因⑨居处不节，或露卧湿地，或当风取凉，而风冷之气归于三焦，传于脾胃，脾胃得冷则不磨⑩，不磨则水谷不消化，亦令清浊二气相干，脾胃虚弱，便则⑪吐

---

① 霍乱：病名。泛指突然剧烈吐泻，心腹绞痛的病。又有"胃反"和"走哺"之别称。
② 阴阳清浊二气：统指霍乱病的病因。此处是将霍乱发病的病因概称为清浊，而清为阳，浊为阴，故言阴阳清浊二气。
③ 干乱：干扰紊乱。
④ 之时：《太平圣惠方》卷四十七霍乱论无。
⑤ 心痛：这里指胃脘部疼痛。
⑥ 利：下利，也谓之泄泻。按古"利"多用于表述泄泻。《黄帝内经》《伤寒论》《金匮要略》多如是。《外台秘要》卷六"霍乱病源论三首"作"痢"。痢，指腹痛，里急后重，大便呈脓血黏冻的病。故"利""痢"有别。此处当为"利"。
⑦ 实：指实证。与后句"虚"相对而言。
⑧ 腥脍（kuài 快）：泛指腥膻荤食。此前《外台秘要》卷六霍乱病源论有"好餐"二字，《太平圣惠方》卷四十七霍乱论有"好食"二字。脍，细切的肉。
⑨ 因：《太平圣惠方》卷四十七霍乱论作"或"。
⑩ 磨：指消化谷食。
⑪ 则：《外台秘要》卷六霍乱病源论作"生"，《医心方》卷十一第一作"致"，周本作"为"。

利。水谷不消，则①心腹胀满，皆成霍乱。

霍乱有三名，一名胃反②，言其胃气虚逆，反吐饮食也。二名霍乱，言其病挥霍③之间，便致缭乱④也。三名走哺⑤，言其哺食变⑥逆者也。

诊其脉来代者，霍乱；又脉代而绝者，亦霍乱也。霍乱，脉大可治，微细不可治。霍乱吐下，脉微迟，气息劣⑦，口不欲言者，不可治。

养生方云：七月食蜜⑧，令人暴下发霍乱。

【按语】本候论述了霍乱病的病因病机和病证表现特征，指出霍乱病由阴阳清浊二气紊乱于肠胃之间，因饮食而变发。而阴阳清浊二气紊乱或因饮酒食肉，或因腥脍、生冷过度，或因居处不节，或因露卧湿地，或因当风取凉。因饮食而变发霍乱，主要责之于因饮食不节、居处失宜，加之饮食不洁，感受霍乱邪气，致肠胃伤损，运化不及，清浊相干，气急逆乱，升降失常，而卒然发生心腹绞痛、上吐下泻之证，即为霍乱。霍乱之名因其发病急剧，顷刻之间挥霍缭乱而得名。霍乱依据病因与症状不同，有寒霍乱、热霍乱、干霍乱、湿霍乱、暑

霍乱之分。

二、霍乱心腹痛候

【原文】冷热不调，饮食不节，使人⑨阴阳清浊之气相干，而变乱于肠胃之间，则成霍乱。霍乱而心腹痛者，是风邪⑩之气客于脏腑之间，冷气与真气相击，或上攻心，或下攻腹，故心腹痛也。

【按语】心腹痛是霍乱病的常见症状之一，本候重申霍乱病的病因病机，指出霍乱心腹痛的产生为"风冷之气与真气相击"于心腹，当为风冷之证。属于寒霍乱。

三、霍乱呕吐候

【原文】冷热不调，饮食不节，使人阴阳清浊之气相干，而变乱于肠胃之间，则成霍乱。霍乱而呕吐者，是冷气客于腑脏之间，或上攻于心，则心痛；或下攻于腹，则腹痛。若先心痛者则先吐；先腹痛者则先利。而此呕吐，是冷⑪入于胃，胃气变乱。冷邪既盛，谷气不和，胃气逆上，故⑫呕吐也。

---

① 则：此后《外台秘要》卷六霍乱病源论有"令"字。
② 胃反：霍乱病之别称。指霍乱病呕吐剧烈者。与卷二十一脾胃病诸候中的胃反不同，与《金匮要略》《肘后备急方》之"朝食暮吐，或暮食朝吐"之胃反有别。
③ 挥霍：迅疾貌。
④ 缭乱：纷乱。亦作"撩乱"。
⑤ 走哺：霍乱病之别称。指霍乱病的一种类型，下焦实热，致使二便不通，呕吐不止者。
⑥ 变：《太平圣惠方》卷四十七霍乱论作"反"。
⑦ 气息劣：气息极度微弱。劣，极差。
⑧ 食蜜：《备急千金要方》卷二十六第五作"勿食生蜜"。
⑨ 使人：《太平圣惠方》卷四十七治霍乱心腹绞痛诸方作"则致"。
⑩ 风邪：《医心方》卷十一第二作"风冷"，义胜。
⑪ 冷：《医心方》卷十一第六作"冷气"。
⑫ 故：原作"放"，形近之误。据宋本、汪本、正保本、周本改。

【按语】呕吐也是霍乱病的常见症状之一,本候在重申霍乱病病因病机的基础上,着重指出霍乱病呕吐症状的产生在于"冷气入于胃",致胃气变乱逆上,属于寒霍乱。

四、霍乱心腹胀满候

【原文】冷热不调,饮食不节,使人阴阳清浊之气相干,而变乱于肠胃之间,则成霍乱。霍乱而心腹胀满者,是寒气与脏气相搏,真邪相攻,不得吐利,故令心腹胀满。其有吐利过多,脏虚,邪犹未尽,邪搏于气①,气不宣发,亦令心腹胀满。

【按语】本候指出霍乱心腹胀满的产生原因有二:一是"真邪相攻,不得吐利",二是"吐利过多,脏虚,邪犹未尽"。两者邪正盛衰不同,虚实有异,发病阶段有别,颇具辨证意义。前者不得吐利而心腹胀满,多见于霍乱病的初期,为实证。后者吐利之后而心腹胀满者,多见于病的后期,为虚证。霍乱虚证,不能早进饮食,或用补剂,因"邪犹未尽"。

另,"真邪相攻,不得吐利,故令心腹胀满",也可致干霍乱,参干霍乱候。

五、霍乱下利候

【原文】冷热不调,饮食不节,使人阴阳清浊之气相干,而变乱于肠胃之间,则成霍乱。

霍乱而下利,是冷气先入于肠胃,肠胃之气得冷则交击而痛,故霍乱若先腹痛者,则先利也。

【按语】下利也是霍乱病的常见症状之一,本候着重指出霍乱先利的成因"是冷气先入于肠胃,肠胃之气得冷则交击而痛",则致下利。

六、霍乱下利不止候

【原文】冷热不调,饮食不节,使人阴阳清浊之气相干,而变乱于肠胃之间,则成霍乱。霍乱而下利不止者②,因③肠胃俱冷,而夹宿虚,谷气不消,肠滑故洞下④不止也。利不止,虚冷气极,冷入于筋,则变转筋⑤。其胃虚,冷气乘之,亦变呕哕。

【按语】霍乱下利不止候是霍乱病的变证之一,是体质素虚,加之肠胃俱冷,虚冷气极之故。霍乱下利不止,还可变见转筋、呕哕之证。

七、霍乱欲死候

【原文】冷热不调,饮食不节,使人阴阳清浊之气相干,而变乱于肠胃之间,则成霍乱。霍乱欲死者,由饮食不消,冷气内搏,或未得吐利,或虽得吐⑥利,

---

① 邪搏于气:《太平圣惠方》卷四十七治霍乱心腹胀满候诸方作"邪客于脾"。
② 者:原作"首",形近之误。据周本改。
③ 因:宋本作"是"。
④ 洞下:即泄泻之急者。《文选·陆机》李善注:"洞,疾貌。"
⑤ 转筋:也称霍乱转筋。指霍乱病因吐泻过度伤津或损阳,筋失濡润或温煦,而有筋脉拘急挛缩扭转之征。《素问·生气通天论》:"阳气者,精则养神,柔则养筋。"下有"霍乱转筋候",参之。
⑥ 吐:原作"叶",形近之误。据汪本、正保本改。

冷气未歇，致真邪相干，阴阳交争，气厥不理①，则烦闷逆满困乏，故欲死也。

【按语】霍乱欲死候也是霍乱病的变证之一，为霍乱病之严重阶段，病理关键在于阴阳清浊逆乱之气交争剧烈。

八、霍乱呕哕候

【原文】冷热不调，饮食不节，使人阴阳清浊之气相干，而变乱于肠胃之间，则成霍乱。霍乱而呕哕者，由吐利后，胃虚而逆则呕②；气逆遇冷折之，气不通则哕。

【按语】呕哕也是霍乱吐利之后的变证，文中直接指出"由吐利后"。因吐利之后，脾胃虚弱，胃虚气逆，更遇冷气，则胃气不通，故见呕哕。与霍乱呕吐候相比，两者的发病时间和病情虚实不同。

九、霍乱烦渴候

【原文】冷热不调，饮食不节，使人阴阳清浊之气相干，而变乱于肠胃之间，则成霍乱。霍乱而烦渴者，由大吐逆，上焦虚，气不调理，气乘于心则烦闷；大利则津液竭，津液竭则脏燥，脏燥则渴。烦渴不止则引饮，引饮则利亦不止也。

【按语】霍乱烦渴是霍乱病的常见变证之一，本候指出大吐大利，上焦虚而乘于心，则见烦闷；津液大伤，脏燥则渴。与一般热病烦渴不同。

十、霍乱心烦候

【原文】冷热不调，饮食不节，使人阴阳清浊之气相干，而变乱于肠胃之间，则成霍乱。霍乱而心烦者，由大吐大利，腑脏气暴极③。夫吐者，胃气逆也，利者，肠虚也。若大吐大利，虚逆则甚，三焦不理，五脏未和，冷搏于气，逆上乘心，故心烦。亦有未经吐利心烦者，是冷气入于肠胃，水谷得冷则不消，蕴瘀不宣，气亦逆上，故亦心烦。

【按语】本候所论述心烦是霍乱病的常见变证之一，是上条霍乱烦渴的进一步发展，霍乱烦渴见于大吐之后，霍乱心烦见于大吐大利之后，而且"腑脏气暴极"，病情更加严重。文中将霍乱心烦分为吐利和未经吐利两种，前者为虚证，后者为实证，辨证时要加以对比分析。

十一、霍乱干呕候

【原文】冷热不调，饮食不节，使人阴阳清浊之气相干，而变乱于肠胃之间，则成霍乱。霍乱干呕者，由吐下之后，脾胃虚极④，三焦不理，气痞结于心下⑤，气时逆上，故干呕。干呕者，谓欲呕而无所出也。若更遇冷，冷折于胃气，胃气不通，则变成哕。

【按语】干呕也是霍乱病吐下之后的变证，乃脾胃虚极，三焦气机不畅，邪气结于胃中，胃气上逆则呕，胃气不通

---

① 理：顺。
② 呕：此下原有"哕"字。据本候文义而删。
③ 腑脏气暴极：指脏腑之气因大吐大利而突然虚衰之极。极，尽。
④ 虚极：指虚弱之极。《医心方》卷十一第八作"虚冷"。
⑤ 心下：当指胃脘部位。

则哕。

十二、霍乱心腹筑悸候

【原文】冷热不调，饮食不节，使人阴阳清浊之气相干，而变乱于肠胃之间，则成霍乱。霍乱而心腹①筑悸②者，由吐下之后，三焦五脏不和，而水气上乘于心故也。肾主水，其气通于阴，吐下③三焦五脏不和，故肾④气亦虚，不能制水，水不下宣，与气俱上乘心。其状，起齐下，上从腹⑤至心，气筑筑然而悸动不定也。

【按语】心腹筑悸也霍乱病的变证之一，因于吐下之后三焦五脏不和，肾气虚弱，不能制水，水气上乘于心，故见从脐下上至腹到心，自觉有气鼓动，悸动不定。

十三、霍乱呕而烦候

【原文】冷热不调，饮食不节，使人阴阳清浊之气相干，而变乱于肠胃之间，则成霍乱。霍乱呕而烦者，由吐下后胃虚而气逆，故呕也；气逆乘心，故烦。

所以呕而烦也。

【按语】本候与霍乱呕吐候、霍乱呕哕候、霍乱干呕候四条均见有呕吐者，其病机大体相同。所不同者，第一条是霍乱本病所出现的呕吐，其余三条，均是霍乱吐下后胃气受损所致。或呕哕，或干呕，或呕而兼烦，都是胃虚气逆之变。其气痞结于心下，时而上逆为干呕；气逆乘于心则为烦，胃虚气逆遇冷气折之则为哕，同中有异，兼证不一。

十四、干霍乱候

【原文】冷热不调，饮食不节，使人阴阳清浊之气相干，而变乱于肠胃之间，则成霍乱。霍乱者，多吐利也。干霍乱⑥者，是令气搏于肠胃⑦，致饮食不消，但腹满烦乱，绞痛短气，其肠胃先夹实⑧，故不吐利，名为干霍乱也。

【按语】本候最早记载了干霍乱之名。其病因是"冷气搏于肠胃，致饮食不消""肠胃夹实，故不吐利"。其中浊邪闭塞胃肠之"实"，是干霍乱的病理关键。

---

① 心腹：《外台秘要》卷六霍乱脐上筑方作"气"。
② 筑悸：指自觉有气鼓动，如有物捣筑貌。筑，捣动。下"筑筑然"义同此。
③ 吐下：《外台秘要》卷六霍乱脐上筑方作"若吐下则"，义长。
④ 肾：周本、《太平圣惠方》卷四十七治霍乱心腹筑悸诸方作"脾"。
⑤ 腹：原作"临"，误。据宋本、正保本、周本、《外台秘要》卷六霍乱脐上筑方改。
⑥ 干霍乱：病名，霍乱的类型之一，又名搅肠痧。因饮食不节，或感触山岚瘴气，以致浊邪闭塞胃肠而引起，症见突然腹中绞痛，欲吐不吐，欲泻不泻，烦闷不安，甚则面青肢冷，汗出，脉伏者。
⑦ 肠胃：《外台秘要》卷六干湿霍乱及痰饮方作"胃"。
⑧ 肠胃先夹实：指胃肠被浊邪闭塞。

十五、霍乱四逆候

【原文】冷热不调，饮食不节，使人阴阳清浊之气相干，而变乱于肠胃之间，则成霍乱。霍乱而大吐下后，其肠胃俱虚，乃至汗出，其脉欲绝，手足皆冷，名为四逆①。四逆者，谓阴阳卒厥绝②也。

【按语】霍乱大吐大泻之后，阴气暴脱而阳气暴泄，故见冷汗出，四肢厥逆，脉微欲绝，属于亡阳之证，病机关键为"阴阳卒厥绝"，病候是危重。

十六、霍乱转筋候

【原文】冷热不调，饮食不节，使人阴阳清浊之气相干，而变乱于肠胃之间，则成霍乱。霍乱而转筋者，由冷气入于筋故也。足之三阴三阳之筋，起于人③足指，手之三阴三阳之筋，起于手指，并循络于身。夫霍乱大吐下之后，阴阳俱虚，其血气虚极，则手足逆冷，而荣卫不理，冷搏于筋，则筋为之转。冷入于足之三阴三阳，则脚筋转；入于手之三阴三阳，则手筋转。随冷所入之筋，筋则转。转者，皆由邪冷之气，击动其筋而移转也。

【按语】本候从经筋循行规律阐述了霍乱转筋的机理。认为转筋乃霍乱病频繁吐泻，津液大量脱失，筋脉失养，加之风冷邪气击动筋脉而成。但"转筋"一症，并不是霍乱病所独具，气血亏虚，筋脉失养者，也可见是症，所以本篇另有"转筋候"，内容互有补充，可参。

十七、中恶霍乱候

【原文】冷热不调，饮食不节，使人阴阳清浊之气相干，而变乱于肠胃之间，则成霍乱。而云中恶④者，谓鬼气⑤卒中于人也。其状，卒然心腹绞痛，而客邪内击，与饮食、寒冷相搏，致阴阳之气亦相干乱，肠胃虚，则变吐利烦毒⑥，为中恶霍乱也。

【按语】本候所述中恶霍乱，是指霍乱病来势急迫，见卒然心腹绞痛，剧烈吐利，闷乱欲绝者，是霍乱病的又一类型。与一般霍乱病不同，病情较为复杂，病情较重。"中恶"作为古病名，本书二十三卷"中恶病诸候"有专论，可参。

十八、霍乱诸病候

【原文】霍乱之病，由冷热不调，饮食不节，阴阳错乱，清浊之气相干在肠胃之间。发则心腹绞痛吐利；腑脏虚弱，或烦，或渴，或呕哕，或手足冷，或本夹宿疹，今因虚而发也。

---

① 四逆：四肢厥冷。
② 厥绝：谓阴阳二气猝然逆乱，不相顺接。
③ 人：《外台秘要》卷六霍乱转筋方无此字。
④ 中恶：古病名。一是泛指感受秽毒或不正之邪气，突然厥逆不醒人事的病证。又称客忤、卒忤。二是指小儿的一类急性病证。此处言中恶的表现为卒然心腹绞痛，闷乱欲绝，当属前者。
⑤ 鬼气：突然伤人之邪气，似鬼邪之气。
⑥ 烦毒：指烦闷之极。毒，甚也。

【按语】本候承上启下，一是对上述霍乱病病因病机和常见症状及变证进行了概括和总结；二是提示了霍乱以后诸证和相关病候。

十九、霍乱后诸病候

【原文】冷热不调，饮食不节，使人阴阳清浊之气相干，而变乱于肠胃之间，则成霍乱。而霍乱之后，荣卫未和调，腑脏尚虚冷，或吐利不止，呕逆未定，或宿疹乘虚而发，更生诸病也。

【按语】本篇在论述霍乱病病因病机时，多次提到原有宿疾与本病的关系，一是提示慢性病者，正气已虚，易成为霍乱的发病条件；二是指出霍乱病的发作，使正气损伤，又可以引起旧病的复发，并变生多种疾病。体现了本书重视人体正气的思想。

二十、霍乱后烦躁卧不安候

【原文】冷热不调，饮食不节，使人阴阳清浊之气相干，而变乱于肠胃之间，则成霍乱。霍乱之后而烦躁卧不安者，由吐下之后，腑脏虚极，阴阳未理，血虚气乱，故血气之行未复常度，内乘于腑脏，故烦躁而不得安卧也。

【按语】本候所述霍乱之后而烦躁卧不安者，是霍乱病吐下之后，津液耗伤，血气逆乱，内乘虚极之脏腑而形成的，

是霍乱病后期待恢复的病理状态。

二十一、霍乱后不除候

【原文】冷热不调，饮食不节，使人阴阳清浊之气相干，而变乱于肠胃之间，则成霍乱。霍乱之后而不除者，由吐胸膈宿食不尽，或不得吐而但利，其冷气不散，因而著食①入胃，胃气未和，故犹胀痛烦满，谓之不除也。

【按语】本候论述霍乱病日久不愈的机理是"宿食不尽""不得吐而但利"，致使"冷气不散"，邪气不除，胃气未和，胀痛烦满之症犹在。提示霍乱之病的治疗重在使邪有出路，胃气得和。

二十二、转筋候

【原文】转筋者，由荣卫气虚，风冷气搏于筋故也。手足之三阴三阳之筋，皆起于手足指，而并络于身。若血气不足，阴阳虚者，风冷邪气中于筋，随邪所中之筋，筋则转。转者，谓其转动也。经云足太阳下，血气皆少，则喜转筋，喜②踵下痛③者，是血气少则易④虚，虚而风冷乘之故也。

诊其左手关上，肝脉也，沉为阴，阴实者肝实也，苦⑤肉动转筋⑥。左手尺中名⑦神门以后脉，足少阴经也，浮为阳，阳虚者，病苦转筋。其汤熨针石，

① 著食：摄入饮食。著，同"着"。
② 喜：《灵枢·阴阳二十五人》无此字，《外台秘要》卷六霍乱转筋方作"若"。
③ 喜踵下痛：易生脚跟下痛。喜，易，善。
④ 易：《外台秘要》卷六霍乱转筋方作"阳"。
⑤ 苦：原作"若"，形近之误。据宋本、正保本、周本、《外台秘要》卷六霍乱转筋方改。
⑥ 肉动转筋：肌肉动，筋脉拘挛扭转疼痛。
⑦ 名：《脉经》卷二第二无此字。

别有正方；补养宣导，今附于后。

养生方导引法云：偃卧，展两胫两手，足外踵，指相向①，以鼻内气，自极七息。除两膝寒，胫骨疼，转筋。

又法②：覆卧，傍视③，立两踵，伸腰，鼻内气，去转筋。

又云：张胫两足指，号五息止④，令人不转筋。极自用力张脚，痛挽两足指⑤，号言宽大⑥。去筋节急挛躄⑦痛。久行，身开张⑧。

又云：覆卧，傍视，立两踵，伸腰，以鼻内气，自极七息已。除脚中弦痛，转筋，脚酸疼。一本云：治脚弱。

【按语】本候承霍乱转筋候而专条论述转筋的机理，指出"转筋者，由荣卫气虚，风冷气搏于筋故也"，"荣卫气虚"即为"血气不足，阴阳虚"。荣卫气虚则筋脉失于温煦濡养，加之风冷邪气相搏，筋伤脉急，所以容易转筋。可见，转筋不仅见于霍乱病。本篇霍乱下利不止候、霍乱转筋候及本候，均论述此证，前后互参，可全面理解。

本候导引第一条与本书卷一风不仁

候导引同，第四条与卷十三脚气缓弱候导引同，第二条与文中第四条有重复。

二十三、筋急候

【原文】凡筋中于风热则弛纵，中于风冷则挛急。十二经筋皆起于手足指，循络于身也。体虚弱，若中风寒，随邪所中之筋则挛急不可屈伸。其汤熨针石，别有正方；补养宣导，今附于后。

养生方导引法云：两手抱足，头不动，足向口面，受气⑨，众节气散⑩，来往三七。欲得捉足，左右侧身，各各急挽，腰不动。去四支腰上下髓内冷，血脉冷，筋急。

又云：一足向前互跪⑪，押踹极势；一手向前，长努拓⑫势；一足向后屈，一手搦解溪，急挽尽势；膝头搂⑬席使急，面头渐举，气融散流向⑭下，左右换易四七。去腰、伏菟、腋下闷疼，髓筋急。

又云：长舒一足，一脚屈，两手抱⑮膝三里，努膝向前，身却挽，一时⑯取势，气内散消，如似骨解，递⑰互换足，

① 足外踵，指相向：原作"外踵者相向"。据本书卷一风不仁候养生方导引法改。

② 法：《外台秘要》卷六霍乱转筋方作"云"。

③ 傍视：即旁视，侧目而视。

④ 止：原无。据本卷筋急候养生方导引法补。

⑤ 痛挽两足指：极力挽拉足趾。《管子·七臣七主》尹知章注："痛，甚极之辞。"足，原无，据本卷筋急候补。

⑥ 号言宽大：尽量大声呼叫。号，大声呼叫呐喊。言宽大，语言洪亮有力。

⑦ 躄：足跛不能行。

⑧ 身开张：身体舒展。

⑨ 受气：原作"不受气"，义理不通。据本书卷三十四诸痔候养生方导引法第三条删。

⑩ 众节气散：指全身各处关节气脉舒缓。

⑪ 互跪："互"字似衍文，当删去。

⑫ 拓：湖本作"极"。

⑬ 搂：原作"楼"，形近之误。据宋本和文义改。

⑭ 向：周本作"上"。

⑮ 抱：本书卷二风冷候养生方导引法作"挽"。

⑯ 时：原作"肘"，形近之误。据本书卷二风冷候养生方导引法改。

⑰ 递：本书卷二风冷候养生方导引法作"迭"。

各别三七。渐渐去髀脊冷风，冷血筋急。

又云：张胫①两足指，号五息止。令人不转筋。极自用力张脚，痛挽两足指，号言宽大。去筋节急挛躄痛。久行，身开张。

又云：双手反向拓腰，仰头向后努急，手拓处不动，展两肘，头相向，极势三七。去两臂髀筋急冷血，咽骨掘②弱。

又云：一手拓前极势长努，一手向后长舒尽势，身似夫形，左右迭互换手亦二七，腰脊不动。去身内八节③骨内肉冷血，筋髓虚，颈④髀急。

又云：一足蹹⑤地，一手向前长舒，一足向后极势，长舒一手一足，一时尽意，急振二七。左右亦然。去髓疼筋急，百脉不和。

又云：两手掌倒拓两膊并前极势，上下傍两披，急努振摇，来去三七竟，手不移处，努两肘向上急势，上下振摇二七，欲得卷两手上，自相将三七。去项膊筋脉急劳。一手屈卷向后左，一手捉肘头向内挽之，上下一时尽势，屈手散放，舒指三，左⑥转手，皆极势四七。调肘膊骨筋急强⑦。两手拓向上极势，上

下来往三七，手不动，将两肘向上⑧极势七，不动手肘臂，侧身极势，左右回三七。去颈⑨骨冷气风急。

【按语】本候继霍乱转筋候和转筋候，又论述了筋急的机理为风寒、风冷之气中于筋，与转筋相类似，但无明显疼痛，较转筋之候势缓病轻。

本候导引第三条与本书卷二风冷候导引第九条同，第四条与卷二十二转筋候导引第三条同，最后一条，文字似有脱漏。

二十四、结筋候

【原文】凡筋中于风热则弛纵，中于风冷则挛急。十二经之筋皆起于手足指，而络于身也。体虚者，风冷之气中之，冷气停积，故结聚，谓之结筋也。

【按语】本候继转筋候、筋急候之后，论述结筋的机理，与“筋急”病机相同，均为风寒、风冷之气中于筋，与筋急相类似，也无明显疼痛，但筋急重在肢体筋脉屈身不利，而此候只言冷气停聚在局部令筋结，较筋急之候病位小，病势缓，病轻。

---

① 胫：据本条下文当为“脚”。
② 掘：通“屈”。
③ 八节：指双侧肩、肘、髋、膝八个关节。
④ 颈：原作“项”，形近之误。据宋本改，周本无此字。
⑤ 蹹（tā 踏）：同“蹋”，今通作“踏”。
⑥ 左：本书卷二风冷候养生方导引法作“方”，从之。
⑦ 强：原作“张”。据本书卷二风冷候养生方导引法改。
⑧ 上：原无。据本书卷二风冷候养生方导引法和文义补。
⑨ 颈：原作“胫”。据本书卷二风冷候养生方导引法改。

卷二十三

中恶病诸候　凡十四论

【提要】本篇所述中恶病，属于现代急症、危重病范畴，内容有以下四类：其一，突然心腹刺痛或绞痛、闷乱欲死，或伴有出血，或突然昏厥者，如中恶候、中恶死候、卒忤候、卒忤死候、鬼击候、卒死候、尸厥候等；其二，突然精神发生异常病变，如卒魇候、魇不寤候等；其三，自尽和意外事故者，如自缢死候、溺死候等；其四，酷暑、严寒所伤而致严重病变者，如中热暍候、冒热困乏候、冻死候等。

凡卒中恶，腹大而满者，诊其脉⑤，紧大而浮者死；紧细而微者生。又，中恶吐血数⑥升，脉沉数细者死；浮焱如疾⑦者生。

中恶者瘥后，余势停滞，发作则变成注⑧。

【按语】本候论述中恶病的病因有内因和外因，内因乃精神衰弱，调摄失宜；外因是突然中鬼毒之气。病机当为阴阳失调，荣卫不得调平。本候还以脉象作为判断中恶病预后得重要依据，但不可拘泥其所言"死""生"，应灵活掌握。

一、中恶候

【原文】中恶①者，是人精神衰弱，为鬼神之气②卒中之也。夫人阴阳顺理③，荣卫调平，神守则强，邪不干正。若将摄④失宜，精神衰弱，便中鬼毒之气。其状，卒然心腹刺痛，闷乱欲死。

二、中恶死候

【原文】中鬼邪之气，卒然心腹绞痛闷绝，此是客邪暴盛，阴阳为之离绝，上下不通，故气暴厥绝如死，良久，其

---

① 中恶：古病名。一是泛指感受秽毒或不正之邪气，突然厥逆不醒人事的病证。又称客忤、卒忤。二是指小儿的一类急性病证。

② 鬼神之气：指卒然而至，难以名之，从而迷信推测的致病邪气。《外台秘要》卷二十八中恶方作"鬼邪之气"。

③ 顺理：顺从不乱，协调。

④ 将摄：将息，保养。

⑤ 诊其脉：此下《脉经》卷四第七有"大而缓者生"五字。

⑥ 数：原作"故"。据宋本、汪本、周本、《脉经》卷四第七改。

⑦ 浮焱（yàn 焰）如疾：形容脉象浮大。《脉经》卷四第七作"浮大疾快"。焱，火花，火焰。

⑧ 注：病理名词，凡病情久延，反复发作者，即可称为注病。本书卷二十四《诸注候》云："凡注之言住也，谓邪气居住人身内，故名为注。"注，犹言"住"。

真气复则①生也。而有乘年之衰②，逢月之空③，失时之和④，谓之三虚⑤，三虚而腑脏衰弱，精神微羸，中之则真气竭绝，则死。其得瘥者，若余势停滞，发作则变成注。

【按语】本候专论中恶而死的机理，一是"客邪暴盛，阴阳为之离绝，上下不通"，二是遇"三虚而腑脏衰弱，精神微羸，中之则真气竭绝"，强调了正气虚弱和外邪暴客两个方面的因素。其所言之"死"，非必死之候，而是预后不良之象，因原文明确指出"其得瘥者"，"良久，其真气复则生也"，并言"若余势停滞，发作则变成注"，可转化为慢性病变。

三、尸厥候

【原文】尸厥⑥者，阴⑦气逆也。此由阳脉卒下坠，阴脉卒上升⑧，阴阳离居，荣卫不通，真气厥乱，客邪乘之，其状如死，犹微有息而不恒，脉尚动而形无知也⑨。听其耳内，循循⑩有如啸⑪之声，而股间暖是也；耳内虽无啸声，而脉动者，故当以尸厥治之。

诊其寸口脉，沉大而滑，沉即为实，滑即为气，实气相搏⑫，身温而汗，此为入腑，虽卒厥不知人，气复则自愈也。若唇正⑬青，身冷，此为入脏，亦卒厥不知人，即死。候其左手关上脉，阴阳⑭俱虚者，足厥阴、足少阳俱虚也，病若恍惚，尸厥，不知人，妄有所见。

【按语】本候论述尸厥的病机、脉象特征和诊查方法。认为尸厥的发生主要是阴阳突然离位，真气厥乱。文中所言诊察尸厥听耳内有无啸声，在中医四诊中并无此闻耳之法，"耳"字是否为"鼻"字之误，或别有解释，待考。文中所言"入脏""入腑"是指向外向内，及病情的轻或重，属阳或属阴，亦关系到尸厥的预后死生。

四、卒死候

【原文】卒死者，由三虚而遇贼风所

---

① 则：原无。据《外台秘要》卷二十八中恶方补。
② 乘年之衰：适逢岁气不及之年。衰，指五运之气不及而衰少。
③ 逢月之空：遇到月缺无光之时。空，此即月缺。《灵枢·岁露论》认为，人与天地相参，与日月相应，月满则人气血旺，邪不能伤，月亏则人气血虚，易受邪侵。
④ 失时之和：指气候特征与时令不相符合，即遇反常气候。
⑤ 三虚：指上文年、月、时三虚。参《灵枢·岁露论》。
⑥ 尸厥：古病名，厥证之一，出《素问·缪刺论》等。指突然昏倒不省人事，其状如尸的恶候。或兼见手足逆冷，头面青黑，精神恍惚不宁，或错言妄语，牙紧口噤，头旋晕倒，呼吸低微而不接续，脉微弱欲绝。
⑦ 阴：《太平圣惠方》卷五十六治尸厥诸方作"阴阳"，宜从之。
⑧ 升：《史记》扁鹊仓公列传作"争"。
⑨ 犹微有息而不恒，脉尚动而形无知也：指还有微弱呼吸但不像常人恒定，脉搏虽有跳动但形体没有知觉。
⑩ 循循：有顺序貌，遵循规矩貌。此言耳中有规律的鸣响声。《医心方》卷十四第六作"修修"，象声词，如风声。
⑪ 啸（xiào 孝）：摄口吹出声音。
⑫ 沉即为实，滑即为气，实气相搏：《金匮要略》第一作"沉则为实，滑则为气，实气相搏"。《备急千金要方》卷二十八第六作"沉即为血实，滑即为气实，血气相搏，入脏即死，入腑即愈"。
⑬ 正：《金匮要略》第一作"口"，《太平圣惠方》卷五十六治尸厥诸方作"面"。
⑭ 阴阳：指沉取与浮取。

为也。三虚，谓乘年之衰，一也；逢月之空，二也；失时之和，三也。人有此三虚，而为贼风所伤，使阴气偏竭于内，阳气阻隔于外，二气壅闭，故暴绝如死。若腑脏气未竭者，良久乃苏①。

然亦有夹鬼神②之气而卒死者，皆有顷邪退，乃活也。凡中恶及卒忤③，卒然气绝，其后得苏。若其邪气不尽者，停滞心腹，或心腹痛，或身体沉重，不能饮食，而成宿疹④，皆变成注。

【按语】 本候论述卒死的机理和预后，指出人有"三虚""而为贼风所伤，使阴气偏竭于内，阳气阻隔于外，二气壅闭，故暴绝如死"。其预后较好。

五、卒忤候

【原文】 卒忤者，亦名客忤，谓邪客之气，卒犯忤人精神也。此是鬼厉⑤之毒气，中恶之类。人有魂魄衰弱者，则为鬼气所犯忤，喜⑥于道间门外⑦得之。其状，心腹绞痛胀满，气冲心胸，或即闷绝，不复识人。肉色变异，腑脏虚竭者，不即治乃至于死。然其毒气有轻重，轻者微治而瘥，重者侵克腑脏，虽当时救疗，余气停滞，久后犹发，乃变成注。

【按语】 本候所述卒忤为急症，病情与中恶相似，《备急千金要方》卷二十五第一治卒忤方注云："此病即今人所谓中恶者，与卒死鬼击亦相类，为治皆参取而用之。"

六、卒忤死候

【原文】 犯卒忤，客邪鬼气卒急伤人，入于腑脏，使阴阳离绝，气血暴不通流，奄然⑧厥绝如死状也；良久，阴阳之气和，乃苏；若腑脏虚弱者，即死。亦有虽瘥⑨而毒气不尽，时发，则心腹刺⑩痛，连滞变成注。

【按语】 卒忤死候也是急症，病情也与"中恶"近似，此似指感受毒气重者。

七、鬼击候

【原文】 鬼击者，谓鬼厉之气击著于人也。得之无渐⑪，卒著如人⑫以刀矛刺状，胸胁腹内绞急切痛，不可抑按，或⑬吐血，或鼻中出血，或下血。

一名为鬼排，言鬼排触于人也。人有气血虚弱，精魂衰微，忽与鬼神遇相

---

① 苏：复苏，病情好转。

② 鬼神：《太平圣惠方》卷五十六治卒死诸方作"鬼邪"。

③ 忤（wǔ 午）：违逆，抵触。《广韵·暮韵》："忤，逆也。"

④ 宿疹（chèn 衬）：宿疾。疹，《广雅·释诂一》："疹，病也。"

⑤ 鬼厉：恶鬼。

⑥ 喜：《肘后备急方》卷一第三作"多"，义同。

⑦ 道间门外：即途中或室外。

⑧ 奄（yān 烟）然：气息微弱貌。

⑨ 瘥：《外台秘要》卷二十八卒死方作"苏"。

⑩ 刺：原作"利"，形近之误。据周本、《外台秘要》卷二十八卒死方改。

⑪ 得之无渐：指疾病发生突然，没有渐变过程。

⑫ 如人：《备急千金要方》卷二十五第一作"人，如"。

⑬ 或：《肘后备急方》卷一第四、《外台秘要》卷二十八鬼击方、《医心方》卷十四第三作"或即"。

触突，致为其所排击。轻者困而获免①，重者多死。

【按语】本候与中恶候、卒忤候，发病机理和主症、预后相同，属于一类疾病，可参《备急千金要方》卒忤方注。

八、卒魇候

【原文】卒魇②者，屈③也，谓梦里为鬼邪之所魇屈。人卧不悟④，皆是魂魄外游，为他邪所执录⑤，欲还未得，致成魇也。忌火照，火照则神魂⑥遂不复入，乃至于死，而人有于灯光前魇者，是本由明出，是以不忌火也。

又云⑦：人魇，忽⑧然明唤之，魇死不疑。暗唤之好。唯⑨得远唤，亦不得近而急唤，亦喜失魂魄也。其汤熨针石，别有正方；补养宣导，今附于后。

养生方导引法云：拘魂门，制魄户，名曰握固法。屈大拇指，著四小指内抱之，积习不止，眠时亦不复开，令人不魇魅。

【按语】卒魇乃恶梦惊骇之证，本候论述卒魇的机理和调养之法，认为卒魇

乃"梦里为鬼邪之所魇屈""皆是魂魄外游，为他邪所执录，欲还未得"之故，调养的关键在于使魂魄内守不散。

九、魇不寤候

【原文】人眠睡则魂魄外游，为鬼邪所魇屈，其精神弱者，魇则久不得寤，乃至气暴绝⑩，所以须傍⑪人助唤，并以方术治之，乃苏。

【按语】本候补充说明了梦魇的机理，"其精神弱者，魇则久不得寤"，可见，此时已认识到梦魇见于精神衰弱之人。

十、自缢死候

【原文】人有不得意志者，多生忿恨，往往自缢，以绳物系颈，自悬挂致死，呼为自缢。若觉早，虽已死，徐徐捧下⑫，其阴阳经络虽暴壅闭，而脏腑真气故⑬有未尽，所以犹可救疗，故有得活者。若见其悬挂，便忽遽截断其绳，旧云则不可救。此言气已壅闭，绳忽暴断，

---

① 困而获免：言虽然得病，犹能免于死亡。困，苦，病，《外台秘要》卷二十八鬼击方作"因"。免，《太平圣惠方》卷五十六治鬼击诸方作"病"。

② 魇（yǎn 演）：梦魇。梦中遇可怕之事而呻吟，惊叫。

③ 屈：屈服；降服。

④ 悟：《说文解字》："悟，觉也。"《外台秘要》卷二十八卒魇方作"寤"。

⑤ 执录：拘捕并登记。乃迷信鬼神之说。

⑥ 神魂：《外台秘要》卷二十八卒魇方作"魂魄"。

⑦ 又云："又云"此下至"亦喜失魂魄也"，原错置在本候养生方导引法之后，据文义移前。

⑧ 忽：原作"勿"。据《外台秘要》卷二十八卒魇方改。

⑨ 好。唯：原作"唯好"。据《外台秘要》卷二十八卒魇方改。

⑩ 乃至气暴绝：形容梦魇惊恐时，病人觉得似有东西压住胸口，动弹不得，几如气绝，有时惊汗一身乃苏醒。

⑪ 傍（páng 旁）：通"旁"。

⑫ 捧下：《金匮要略》第二十三作"抱解"。

⑬ 故：乃，犹。

其气虽通，而奔运进闷①，则气不能还，即不得复生。

又云：自缢死，旦至暮，虽已冷，必可治，暮至旦，则难治②，此谓其昼则阳盛，其气易通；夜则阴盛，其气难通。

又云：夏则夜短，又热，则易活。

又云：气虽已断，而心微温者③，一日已上，犹可活也。

【按语】关于自缢而死的机理和急救方法本候所述较为简略，《金匮要略》第二十三有较详细的论述，可参。

十一、溺死候

【原文】人为水所没溺，水从孔窍④入，灌注腑脏，其气壅闭，故死。若早拯救得出，即泄沥⑤其水，令气血得通，便得活。

又云：经半日及一日，犹可活；气若已绝，心上⑥暖，亦可活。

【按语】本候论述溺死的机理为水邪壅闭脏腑气机，救治的关键是"令气血得通"，对于临床具有指导意义。

十二、中热暍候

【原文】夏月炎热，人冒涉途路，热

毒入内，与五脏相并，客邪炽盛，或郁瘀不宣，致阴气卒绝，阳气暴壅，经络不通，故奄然闷绝，谓之暍。然此乃外邪所击，真脏未坏，若便遇治救，气宣则苏。

夫热暍⑦不可得冷，得冷便死⑧，此谓外卒以冷触其热，蕴积于内⑨，不得宣发故也。

【按语】本候论述中暑的机理和急救，其所言"得冷便死"，是当时的认识。现代临床对中暑高热的治疗，是将患者移至阴凉通风处，并给以清凉饮料，针灸服药等治法；体温甚高者及时降温散热，如用冷水、冰块物理降温或以酒精擦身等，但需边擦边按摩，以防止皮肤血管收缩，周围血循环的停滞，使病情恶化，这与本候"热暍不可得冷"的认识一致。

十三、冒热困乏候

【原文】人盛暑之时，触冒⑩大热，热毒气入脏腑，则令人烦闷郁冒⑪，至于困乏也。

【按语】本候所言冒热困乏是暑证之轻证，现代临床谓之"伤暑"，与中热暍候相比，前者重，后者轻。

---

① 奔运进闷：因绳忽暴断，突然下坠，其气奔进上逆、运行障碍。闷，犹言气密闭于内，不畅通。"奔进运闷"下原有"故"字，据《外台秘要》卷二十八自缢死方删。

② 则难治：《金匮要略》第二十三作"小难也"。

③ 气虽已断，而心微温者：《金匮要略》第二十三作"而心下微温者"。

④ 孔窍：在此主要指口、鼻、耳窍。

⑤ 泄沥：沥出，泄出。

⑥ 上：《外台秘要》卷二十八溺死方作"下"。

⑦ 热暍（yē叶）：中暑，受暴热。《说文解字·日部》："暍，伤暑也。"

⑧ 便死：《太平圣惠方》卷五十六治热暍诸方作"即困"。

⑨ 蕴积于内：《太平圣惠方》卷五十六治热暍诸方作"热毒蕴积于内"。

⑩ 触冒：接触，触犯。

⑪ 郁冒：郁闷昏眩，如物冒首。

十四、冻死候

【原文】人有在于途路，逢凄风苦雨①，繁霜②大雪，衣服霑濡③，冷气入脏，致令阴气闭于内，阳气绝于外，荣卫结涩，不复流通，故致噤绝而死。若早得救疗，血温气通则生。

又云，冻死一日犹可治④，过此则不可治也⑤。

【按语】本候论述冻死的机理和救疗方法，与中热暍候、冒热困乏候同属因酷暑、严寒所伤而致严重的病变，故列于本篇。

---

① 凄风苦雨：指寒风大雨。《玉篇》："凄，寒也。"
② 繁霜：霜多、厚。
③ 霑（zhān 瞻）濡：沾湿，指因接触风霜雨雪而衣服被浸湿。
④ 治：《外台秘要》卷二十八冻死方作"活"。
⑤ 不可治也：原作"不可"。据文义和《医心方》卷十四第九补。《外台秘要》卷二十八冻死方作"不可疗"。

尸病诸候　凡十二论

【提要】本篇论述尸病诸候，共 12
论。其中诸尸候为尸病总论；飞尸、遁
尸、沉尸、风尸、尸注等五候，称为五
尸，分述尸病的常见病证；伏尸、冷尸、
寒尸、丧尸、尸气等五候，论述尸病发
作的诱因和病情特点；阴尸候则是较其
他尸病变化急剧的较为特殊的一种病候。
指出尸病是发作性的心腹痛证候，同时
兼有周身不适，精神杂错，甚至神志错
谬，其病与节令气候，精神状态等有关。
尸病的症状，"或沉沉默默，不的知所
苦，而无所不恶；或腹痛胀急；或磊块
踊起；或挛引腰脊；或精神杂错"，而
"心腹刺痛，气息喘急胀满，上冲心胸"，
尤为主证。其病为发作性，发时变化多
端，但大体略同，仅有小异。

有言尸病即"传尸痨"，后世又称"劳
瘵"，并引据《备急千金要方》列入肺脏，《肘
后备急方》次于"中恶""鬼击"与"心痛""腹
痛"之间。本书与"中恶"合卷，从心腹痛病
为主证而论。待进一步探讨。

一、诸尸候

【原文】人身内自有三尸诸虫，与人
俱生，而此虫忌恶①，能与鬼灵相通，常
接引外邪，为人患害。其发作之状，或
沉沉默默，不的②知所苦，而无处不恶③，
或腹痛胀急；或磊块踊起④；或挛引腰
脊；或精神杂错。变状多端，其病大体
略同，而有小异，但以一方⑤治之者，故
名诸尸也。

【按语】本候概括性地论述了尸病的
病因病机和病变特点。对于尸病病因，
其一，强调内因，指出"人身内自有三
尸诸虫，与人俱生"，此邪"能与鬼灵相
通"，这虽然是古代迷信之说，但说明了
尸病病因的复杂多变性，人们当时还无
法充分认识，"三尸诸虫，与人俱生"的
病邪，当为西医学所言的微生物、寄生
虫。其二，指出外因是发病的条件，由
于人体内有"三尸诸虫"，必然会导致机
体调节适应能力低下，即正气虚弱，因
而"常接引外邪"，外邪引动内邪，便可
导致尸病的发生。尸病发作，表现形式
多样，"或沉沉默默，不的知所苦，而无
处不恶，或腹痛胀急；或磊块踊起；或
挛引腰脊；或精神杂错"。虽变化多端，
但"其病大体略同，而有小异"，由此推

---

① 忌恶：谓楚忌邪恶、污秽、凶残等事物，犯之则为害，是旧时迷信说法。忌恶，原作"忌血恶"。据本卷丧尸
候及卷四十七尸注候和《医心方》卷十四第十二改。
② 的（dí 敌）：明确。
③ 恶：病。
④ 磊（lěi 磊）块踊起：形容像块块石子隆起。磊，同"磊"，石累积貌。
⑤ 一方：《太平圣惠方》卷五十六治诸尸诸方作"一方共"。

断其病变特点当为病情急重凶险，发作常重若死尸，故而名之为尸病。

尸病在古代医书中均有记载，但至金元四家，就少论及，尤其到清代，已很少用这种病名。至于治疗，从《肘后备急方》《备急千金要方》《外台秘要》所载方药来看，似乎以治疗痛证为核心，大多是用芳香解毒辟秽，辛温理气止痛，苦寒通腑泄热，以及祛风解痉之品，个别还有抗痨药，另有针灸薄贴，所以往往与中恶、客忤、贼风、积聚等同治。

二、飞尸候

【原文】飞尸①者，发无由渐，忽然而至，若飞走之急疾，故谓之飞尸。其状，心腹刺痛，气息喘急胀满，上冲心胸者是也。

【按语】本候所言飞尸，以其发作的特点"发无由渐，忽然而至"而名之，即心腹刺痛等症突然发作，如飞来之横祸。而"心腹刺痛，气息喘急胀满，上冲心胸是也"则是飞尸、遁尸、沉尸、风尸、尸注等五尸的共有症状，其病源是有三尸诸虫，兼夹外邪，可参本书卷十六心腹痛诸候和卷十八九虫病诸候。

三、遁尸候

【原文】遁尸②者，言其停遁③在人肌肉血脉之间，若卒有犯触，即发动。亦令人心腹胀满刺痛，气息喘急，傍攻两胁，上冲心胸，瘥后复发，停遁不消，故谓之遁尸也。

【按语】本候所言遁尸，以其发作的特点"停遁在人肌肉血脉之间""瘥后复发，停遁不消"而名之。

四、沉尸候

【原文】沉尸者，发时亦心腹绞痛，胀满喘急，冲刺心胸，攻击胁肋。虽歇之后，犹沉痼④在人腑脏，令人四体无处不恶，故谓之沉尸。

【按语】本候所言沉尸，以其"沉痼在人腑脏，令人四体无处不恶"名之，《肘后备急方》卷一第六曰："沉尸者，缠结脏腑，冲心胁，每发绞切，遇寒冷便作也。"

五、风尸候

【原文】风尸者，在人四肢，循环经络，其状淫⑤跃去来，沉沉默默，不知痛处，若冲⑥风则发是也。

【按语】本候所言风尸以其"在人四肢，循环经络，其状淫跃去来"而名之，这是风邪发病的见症。由于风性善行数变，故四肢经络肌表症状较明显。"沉沉

---

① 飞尸：即中恶、痓病。《肘后方》卷一第六注曰："飞尸者，游走皮肤，洞穿脏腑，每发刺痛，变作无常也。"与此处症状有出入，可参。

② 遁（dùn 顿）尸：古病名。指一种突然发作的疾病。《肘后备急方》卷一第六注曰："遁尸者，附骨入肉，攻击血脉，每发不可得近，见尸丧，闻哀哭便作也。"与此节论述有出入，可参。

③ 停遁：停滞隐匿。

④ 沉痼：指病邪沉伏留滞固结。痼，《广韵》曰"痼，久病"，即久而不愈之病。

⑤ 淫：原作"冷"。据周本、《肘后备急方》卷一第六改。

⑥ 冲：向着，朝着。

默默，不知痛处"，指四肢循经络淫跃去来，但并没有痛感。至于风尸主证，则还是心腹刺痛，气息喘急胀满，上冲心胸。《肘后备急方》卷一第六曰："风尸者，淫四肢，不知痛之所在，每发昏恍，得风雪便作也。"可参。

六、尸注候

【原文】尸注病者，则是五尸内之尸注，而夹外①鬼邪②之气，流注身体，令人寒热淋沥③，沉沉默默④，不的知所苦，而无处不恶⑤；或腹痛胀满，喘急不得气息，上冲心胸，傍攻两胁；或磈块踊起；或挛引腰脊；或举身沉重，精神杂错，恒觉惛谬⑥。每节气⑦改变，辄致大恶⑧，积月累年，渐就顿滞⑨。以至于死，死后复易⑩傍人，乃至灭门。以其尸病注易傍人，故为尸注。

【按语】本候明确指出尸注"以其尸病注易傍人，故为尸注"，言尸病致死，并有传染性。其临床特点除尸病主证之外，还有以下几点：一是"夹外鬼邪之气，流注身体，令人寒热淋沥"；二是"每节气改变，辄致大恶"；三是"死后复易傍人，乃至灭门"。与西医学所说的传染性疾病相似。尸病预后，一般较好，仅本候云："积年累月，渐就顿滞，以至于死"和阴尸候云："过数日不治而死"。《肘后备急方》卷一第六曰："尸注者，举身沉重，精神错杂，常觉昏废，每节气改变，辄致大恶。"可参。

七、伏尸候

【原文】伏尸者，谓其病隐伏在人五脏内，积年不除。未发之时，身体平调，都如无患。若发动，则心腹刺痛，胀满喘急。其汤熨针石，别有正方；补养宣导，今附于后。

养生方导引法云：叩齿⑪二七过，辄咽气二七过，如此三百通乃止。为之二十日⑫，邪气悉去；六十日，小病愈；百日，大病除，伏尸皆去，面体光泽。

【按语】本候所论伏尸以其"病隐伏在人五脏内，积年不除"而名之，与遁尸、沉尸类似，均言尸病病邪停遁沉痼隐伏，不能消散，故病证发作无时，但此处重在强调尸病的病情特点。本候导引与本书卷十八三虫候导引第二条同，参之。

---

① 外：《肘后备急方》卷一第七作"诸"。
② 鬼邪：《太平圣惠方》卷五十六治尸注诸方作"鬼邪毒"。
③ 寒热淋沥：指寒热连绵不止。
④ 沉沉默默：即沉默，此有精神恍惚，神情昏愦，难以表述痛苦之意。沉沉，《肘后备急方》卷一第七作"恍恍"。
⑤ 而无处不恶：《太平圣惠方》卷五十六治尸注诸方无此句。
⑥ 惛（hūn 昏）谬：因神志昏乱而致差错。
⑦ 节气：节令气候。农历一年有二十四节气，即立春、雨水、惊蛰、春分、清明、谷雨、立夏、小满、芒种、夏至、小暑、大暑、立秋、处暑、白露、秋分、寒露、霜降、立冬、小雪、大雪、冬至、小寒、大寒。
⑧ 大恶：大病。恶，疾病。《外台秘要》卷十三尸疰方作"大患"，义同。
⑨ 顿滞：形容身体困顿，淹滞不愈。
⑩ 易：蔓延。《左传·隐公六年》王引之述闻："易者，延也。谓恶之蔓延也。"此作"传染"解，下同。
⑪ 叩齿：其下本书卷二鬼邪候养生方有"仙经治百病之道"一句。
⑫ 二十日：此处原作"二十日日"，衍文。据本书卷二鬼邪候养生方、卷十八三虫候删。

八、阴尸候

【原文】阴尸者，由体虚受于外邪，搏于阴气，阴气壅积。初著之状，起于皮肤内，卒有物，状似虾蟆①，经宿与身内尸虫相搏，如杯大，动摇掣痛，不可堪忍。此多因天雨得之，过数日不治即死。

【按语】阴尸候则是较其他尸病变化急剧的较为特殊的一种病候，以其"体虚受于外邪，搏于阴气，阴气壅积"而名之。其所言皮肤内突然起肿块，掣痛不可忍，与前五尸所述相比，病情特殊，恶化急剧。《肘后备急方》卷一治卒中五尸方云："治卒有物在皮肤中，如虾蟆，宿昔下下腹中，如杯不动摇，掣痛不可堪，过数日即煞人方：巴豆十四枚，龙胆一两，半夏、土瓜子各一两，桂一斤半。合捣碎，以两布囊贮，蒸热，更番以熨之；亦可煮饮，少少服之。"并云："病名曰阴尸，得者多死。"但至《备急千金要方》《外台秘要》《太平圣惠方》，则无记载，待考。

九、冷尸候

【原文】冷尸者，由是身内尸虫与外邪相接引为病。发动亦心腹胀满刺痛，气急。但因触冷即发，故谓之冷尸。

【按语】本候突出尸病的诱因特点有"因触冷即发"者，故称此种尸病为冷尸。

十、寒尸候

【原文】寒尸者，由身内尸虫与外邪相引接所成。发动亦令人心腹胀满刺痛。但以其至冬月感于寒气则发，故谓之寒尸。

【按语】本候强调尸病的病因特点有"冬月感于寒气则发"，故称此种尸病为寒尸。

十一、丧尸候

【原文】人有年命②衰弱，至于丧死之处③，而心意忽有所畏恶，其身内尸虫，性既忌恶，便更接引外邪，共为疹病④。其发亦心腹刺痛，胀满气急。但逢丧处，其病则发，故谓之丧尸。

【按语】本候论述人在将死之时发生尸病的病情特点，此时"人有年命衰弱"，机体调节抵御能力低下，故"心意忽有所畏恶，其身内尸虫，性既忌恶，便更接引外邪，共为疹病"，因而"但逢丧处，其病则发"，故名丧尸。

十二、尸气候

【原文】人有触值死尸，或临尸，其尸气入腹内，与尸虫相接成病。其发亦心腹刺痛，胀满气急。但闻尸气则发，故谓之尸气。

【按语】本候论述尸病可因"触值死尸，或临尸，其尸气入腹内，与尸虫相接成病"，因"但闻尸气则发"，故名之，以其接触秽恶不正之气，机体防御调节力降低，致尸虫为患。

---

① 虾（há 蛤）蟆：青蛙。此外，亦有以"蛤蟆"为青蛙和蟾蜍之统称者。
② 年命：年龄寿命，流年命运。即算命看相的人称人一年的运气为"流年"，谓能推测其命运的好坏。
③ 处：此当为"时"解。
④ 疹病：久病。

卷二十四

注病诸候　凡三十四论

【提要】本篇专论注病，凡 34 候。注不是独立的疾病，而是一个病理名词。凡病情久延，反复发作的，即可称为注病。本篇分为以下几类：其一，常见病因所致之注病，如风注、邪注、气注、寒注、寒热注、冷注、哭注、食注、劳注、微注、土注等；其二，恶毒邪气所致之注病，如鬼注、蛊注、毒注、恶注、注忤等，均属于急症；其三，病邪遁留体内和常见之病发展变化而成之注病，如温注、水注、遁注、走注、血注、骨注、湿痹注、泄注、石注、产注、饮注等；其四，传染性疾病，如生注、死注、殃注、丧注等；其五，其他注病，如五注、转注、三十六注、九十九注等，是一些古代相传的病名，没有叙述其具体形证，仅保存了古代资料。

一、诸注候

【原文】凡注之言住也，谓邪气居住人身内，故名为注①。此由阴阳失守②，经络空虚，风寒暑湿③饮食④劳倦之所致也。其伤寒不时⑤发汗，或发汗不得真汗⑥，三阳传于诸阴，入于五脏，不时除瘥⑦，留滞宿食，或冷热不调⑧，邪气流注；或乍感生死之气⑨，或⑩卒犯鬼物之精，皆能成此病。其变状多端，乃至三十六种，九十九种，而方⑪不皆显其名也。

---

① 注：即注病，又谓"注""疰""疰病"。凡病情迁延日久，反复发作，并能传染他人者，皆谓之"注病"。"注病"不是独立病名。名称繁多，有以病因命名者，如风注、气注、寒注、寒热注、冷注、食注、劳注等；有以病情危急为名者，如鬼注、蛊注、毒注、恶注等；有以病情变化命名者如温注、水注、湿痹注、饮注等；有以其具有传染性而命名者如生注、死注、殃注、尸注等。还有五注、转注、三十六注、九十九注的分类。
② 此由阴阳失守：《圣济总录》卷一百诸注统论作"皆因精神衰弱"。
③ 风寒暑湿：《圣济总录》卷一百诸注统论、《普济方》卷二百三十八诸注作"伤于风寒暑湿"。
④ 饮食：原无。据《医心方》卷十四第十一、《太平圣惠方》《圣济总录》《普济方》补。
⑤ 不时：未能及时。
⑥ 真汗：指除病之汗，即能使病解之汗。
⑦ 不时除瘥：没有及时祛除病邪而使疾病向愈。
⑧ 留滞宿食，或冷热不调：原作"留滞或宿食，冷热不调"。据《太平圣惠方》《普济方》乙正。
⑨ 生死之气：指能致人死亡的污秽不正之气。《医心方》卷十四第十一作"卒死之气"，《圣济总录》卷一百诸注统论作"死气"。
⑩ 或：原无。据《医心方》卷十四第十一补。
⑪ 方：指方书，方家。

又有九种注：一曰风注。皮肉掣振①，或游易不定②，一年之后，头发堕落，颈项掣痛，骨立解鸣③，两目疼，鼻中酸切④，牙齿虫蚀⑤。又云⑥：其病人欲得解头却巾⑦，头痛，此名温风。病人体热头痛，骨节厥强⑧，此名汗风⑨。或游肿在腹⑩，或在手脚，此名柔风。或啖⑪食眠卧汗出，此名水风。或脑转肉裂⑫，目中系痛⑬，不欲闻人语声，此名大风。或不觉绝倒⑭，口有白沫，此名绝风。或被⑮发狂走，打破人物⑯，此名颠风。或叫呼骂詈，独语谈笑，此名狂风。或口噤面喎戾，四支不随，此名寄风。或体上生疮，眉毛堕落，此名纠风⑰。或顽痹如虫螫⑱，或疮或痒或痛，此名蛄风。或举身战动⑲，或鼻塞，此名罩风。又云，人死三年之外，魂神⑳因作风

尘，著人成病，则名风注。

二曰寒注。心腹懊痛呕沫，二年之后，大便便血，吐逆青沫，心懊痛鞕㉑，腹满，腰脊疼强痛。

三曰气注。走入神机㉒，妄言，百日之后，体皮肿起，乍来乍去。一年之后，体满失颜色。三年之后，变吐作虫，难治。

四曰生注。心胁痛，转移无常。三日之后，体中痛，移易牵掣，冲绞心胁。一年之后，颜目赤，精泽㉓青黑。二年之后，咳逆下痢，变作虫，难治。

五曰凉注。心下乍热乍寒。一年之后，四支重，喜卧噫酢㉔，体常浮肿，往来不时，皮肉黑，羸瘦，生㿏㉕，目黄，爪甲及口唇青。

六曰酒注。体气动，热气从胸中上

---

① 掣振：抽搐振动。

② 或游易不定：本篇风注作"游易往来，痛无常处"，《普济方》卷二百三十八风疰作"痛无常处"。

③ 骨立解鸣：形瘦骨立，关节活动有声响。汪本、周本、宋本、正保本、《圣济总录》《普济方》作"骨拉解鸣"。解，关节，骨解。

④ 切：深切，甚。

⑤ 牙齿虫蚀：《圣济总录》《普济方》作"牙虫之证"。

⑥ 又云：《圣济总录》作"又十二风所注不同"，义长。

⑦ 解头却巾：解散发髻，除去头巾。

⑧ 厥强：形容不灵活，不和柔。厥，通"橛"。厥，原作"两强"，义难解，从《普济方》改。

⑨ 汗风：《普济方》作"寒风"，义长。

⑩ 腹：原作"眼"，形近之误。据本书卷一柔风候文义和《圣济总录》卷一百诸注统论改。

⑪ 或啖（dàn 淡）：原作"结或啖"，义难解。据《圣济总录》卷一百诸注统论和《普济方》删。

⑫ 脑转肉裂：头脑眩晕，胀痛如裂。

⑬ 目中系痛：《圣济总录》《普济方》作"目系痛"，当是。

⑭ 不觉绝倒：指突然丧失知觉，倒地如绝。

⑮ 被：同"披"。

⑯ 打破人物：打人毁物，《圣济总录》《普济方》作"遇物击破"。

⑰ 纠风：宋本、汪本、正保本、周本作"𬯎（tòu 透）风"，湖本作"斜风"。

⑱ 虫螫（cìshì 次是）：毛虫刺人。虫，虫名，一种带刺的虫子。

⑲ 举身战动：浑身颤抖。

⑳ 魂神：汪本作"鬼神"。

㉑ 鞕：原作"靰"。据下文食注、尸注改。

㉒ 走入神机：指邪气走入神明之机要，影响神志。

㉓ 精泽：指面部的色泽。

㉔ 噫酢：嗳吐酸水。

㉕ 生㿏：患肠澼，即痢疾。

下，无处不痛。一年之后，四支重，喜卧噫酸①，体面浮肿，往来不时。

七日食注。心下鞕痛，懊恢彻背。一年之后，令人羸瘦虚肿，先人脚起，体肉变黑，脐内时绞痛。

八日水注。手脚起肿。百日之后，体肉变黄，发落，目失明。一年之后难治。三年身体肿，水转盛，体生虫，死不可治。

九曰尸注。体痛牵掣非常。七日之后，体肉变白驳②，咽喉内吞如有物，两胁里鞕，时痛。

凡欲知是注非注，取纸覆痛处，烧头发令焦③，以簇④纸上。若是注，发粘著纸，此注气引之也。若非注，发即不著纸。

诊其注病，脉浮大可治，细而数难治。

养生方云：诸湿食不见影⑤，食之成卒注。

【按语】本候为注病概论。其一，概括性地论述了注病的概念和病因病机，指出注病因"邪气居住人身"而得名，从其所述可知，注病不是一个独立的病名，凡病情迁延日久，反复发作，并能传染他人者皆可称为注病。注病的病因有风寒暑湿、饮食、劳倦，以及冷热不调、失治误治，感受污秽不正之气等，而"阴阳失守，经络空虚"，即正气虚弱，是注病发生的内在依据。由于注病

是一类疾病的总称，故其临床表现复杂，变化多端，分类众多。其二，将注病分为九种，分别论述了九注的临床症状、病情变化及其预后。有些内容易于理解，临床亦有所见；有的内容不易理解，待进一步考证。所述证候，范围广泛，内容庞杂，有些内容与他卷有关病候重复，如风注中的癫风、绝风、狂风，与卷二风病诸候中的风癫、风狂候同，蚘风与诸癫候同。此外，本篇尚有风注、寒注、气注、生注、食注、水注等专条论述，可参。

二、风注候

【原文】注之言住也，言其连滞⑥停住也。风注之状，皮肤游易往来，痛无常处是也。由体虚受风邪⑦，邪气客于荣卫，随气行游，故谓风注。其汤熨针石，别有正方；补养宣导，今附于后。

养生方导引法云：两手交拓两髆头面⑧，两肘头仰上极势，身平头仰，同时取势，肘头上下三七摇之。去髆肘风注，咽项急，血脉不通。

【按语】本候继"诸注候"论述风注的临床症状、病情变化及其预后，又对风注的主要表现和病机进行了补充，指出风注的鉴别要点为"皮肤游易往来，痛无常处"，是由于体虚而风邪侵袭营所致。

---

① 酸：周本作"酢"。
② 白驳：白斑，白癜。
③ 焦：原作"热"，形近之误。据《普济方》改。
④ 簇：撮丛状聚。
⑤ 诸湿食不见影：《备急千金要方》卷二十七第二作"湿食及酒浆临上看之不见人物影者"。
⑥ 连滞：流连停滞。
⑦ 风邪：湖本作"邪风"。《太平圣惠方》卷五十六治风注诸方作"风"。
⑧ 头面：即头前。《广韵》："面，前也。"

三、鬼注候

【原文】注之言住也，言其连滞停住也。人有先无他病，忽被鬼排击①，当②时或心腹刺痛，或闷绝倒地，如中恶③之类。其得瘥之后，余气不歇，停住积久，有时发动，连滞停住，乃至于死。死后注易傍人，故谓之鬼注。

【按语】本候所述鬼注是指中恶、鬼击之类的疾病缓解之后，余邪之气停留，时而发作。鬼注的症状与本书卷二十三中恶、鬼击候相似，仍然是突然心腹剧痛，甚致闷绝倒地，经抢救缓解以后，变成反复发作，以至于死。"死后注易傍人"是指其有传染性。

四、五注候

【原文】注者，住也；言其连滞停住，死又注易傍人也。注病之状，或乍寒乍热，或皮肤淫跃④，或心腹胀刺痛，或肢节沉重，变状多端，而方云三十六种、九十九种，及此等五注⑤病，皆不显出其名，大体与诸注皆同。

【按语】本候论述五注的临床表现"或乍寒乍热，或皮肤淫跃，或心腹胀刺痛，或肢节沉重，变状多端"，症状不一。据《外台秘要》卷十三引《删繁》

《华陀录帙》五疰丸疗"胸胁急痛"，《小品方》五疰汤主"心腹刺痛大胀急"，《古今录验》五疰丸疗"心痛上气"、五野丸疗"两胁下痛，引腰背脊"等，则五注的主症，应为心腹胸胁痛，而其他是兼症。

五、转注候

【原文】转注，言死又注易傍人。转注之状，与诸注略同，以其在于身内移转无常，故谓之转注。

【按语】本候所述转注含义有二，其一，指其病"死又注易傍人"，有传染性；其二，指其病"在于身内移转无常"，病位变化游走不定。据《外台秘要》卷十三五疰方引《古今录验》五疰丸，一名转疰丸。则转注与五注，当时并无严格的区别，后世已少沿用。

六、生注候

【原文】注者，住也；言其病连滞停住，死又注易傍人也。人有阴阳不调和，血气虚弱，与患注人同共居处，或看待扶接，而注气流移，染易得上⑥，与病者相似，故名生注。

【按语】本候所言"生注"之

---

① 被鬼排击：指被鬼邪击伤，这是对急症病因的迷信说法。排击，《太平圣惠方》卷五十六治鬼疰诸方作"邪所击"。
② 当：《外台秘要》卷十三鬼疰方二首无此字。
③ 中恶：古病名。又称客忤、卒忤。泛指感受秽或浊不正之气，突然厥逆，不省人事的病证。
④ 淫跃：侵淫游走跳动。
⑤ 五疰：据《外台秘要》卷十三五疰方引《古今录验》"五野丸疗五疰：尸疰、哭疰、冷疰、寒疰、热疰"，五注似指下文所言的尸注、哭注、冷注、寒注、热注五者。
⑥ 上：宋本、正保本、周本作"注"。

"生"，指生前之意，强调生前传染，而且是接触传染，但首先有"阴阳不调和，气血虚弱"的内因。而本篇其他各候论述注病传染，都言"死又注易傍人"，是死后传染。"诸注候"所述九种注中亦有生注，是言生注的证候特征，本候言其成因。

七、死注候

【原文】人有病注死者，人至其家，染病与死者相似，遂至于死，复易傍人，故谓之死注。

【按语】本候所言"死注"之"死"，指死后，本候与生注相对而言，强调死后传染，且"染病与死者相似"，这是传染性疾病的共有特征。

八、邪注候

【原文】注者，住也；言其病连滞停住，死又注易傍人也。凡云邪者，不正之气也，谓人之腑脏血气为正气，其风寒暑湿，魅魃魍魉①，皆谓为邪也。邪注者，由人体虚弱，为邪气所伤，贯注经络，留滞腑脏，令人神志不定，或悲或恐，故谓之邪注。

【按语】本候所言之"邪"，明确指出为"不正之气也"，如"风寒暑湿，魅魃魍魉"，但主要表现为神志症状，如"神志不定，或悲或恐"，可见，此处邪气侧重在鬼精邪怪等精神性因素。

九、气注候

【原文】注者，住也；言其病连滞停住，死又注易傍人也。风邪搏于肺气所为也，肺主气，气通行表里，邪乘虚弱，故相搏之，随气游走冲击，痛无定所，故名为气注。

【按语】本候所言气注一名，含义有二，其一，言其成因为"风邪搏于肺气所为也，肺主气"；其二，言其症状"随气游走冲击，痛无定所"，疼痛呈游走性。而本篇"诸注候"所言之气注，症状与此不同。《圣济总录》卷一百所论气注，尚有"上喘奔急，饮食不下"症状。《太平圣惠方》卷二百三十八云："夫气疰者，邪气传疰，蕴伏于肺也。肺主气，而通行表里。若疰气所传，则其病随气游走，冲击为痛，上喘奔急，饮食不下，是为气疰之候也。"可参。

十、寒注候

【原文】人虚为寒邪所伤，又搏于阴，阴气久不泄，从外流内结积。其病之状，心腹痛而呕沫，爪青，休作有时，至冬便剧，故名为寒注也。

【按语】本候所言寒注，以其病因特点"为寒邪所伤，又搏于阴，阴气久不泄"，以及证候特点一派寒象而得名，强调其发病有正虚、邪犯两个方面的因素。

---

① 魅魃魍魉（mèi jì wǎng liǎng 妹技网两）：均为古代传说中的鬼怪。魅，鬼魅，精怪，物老则成魅。魃，小儿鬼，《说文解字》："魃，一曰小儿鬼。"魍魉，山川精怪，《说文解字》："魍魉，山川之物精也。"

十一、寒热注候

【原文】注者，住也；言其病连滞停住，死又注易傍人也。阴阳俱虚，腑脏不和，为风邪搏于血气。血者阴也，气者阳也，邪搏于阴则寒，搏于阳则热，致使阴阳不调，互相乘加，故发寒热，去来连年，有时暂瘥而复发，故谓之寒热注。

【按语】本候论述寒热注形成的病因病机，重点强调了寒热产生的机理，指出寒热注乃"阴阳俱虚，腑脏不和，为风邪搏于血气。血者阴也，气者阳也，邪搏于阴则寒，搏于阳则热，致使阴阳不调，互相乘加，故发寒热"。

十二、冷注候

【原文】注者，住也；言其病连滞停住，死又注易傍人也。阴阳偏虚，为冷邪所伤，留连腑脏，停滞经络，内外贯注，得冷则发，腹内时时痛，骨节痟疼①，故谓之冷注。其汤熨针石，别有正方；补养宣导，今附于后。

养生方导引法云：一手长舒，令掌仰②，一手捉颏③，挽之向外，一时极势二七。左右亦然。手不动，两向侧极④势，急挽之二七。去颈骨急强，头风脑旋，喉痹，髆内冷注偏风。

【按语】本候所言冷注，以其"为冷邪所伤""得冷则发"而得名，论述了冷注的病因病机，较寒注病情轻，互参。本候养生方导引法与本书卷一偏风候养生方导引法第一条同。

十三、蛊注候

【原文】注者，住也；言其病连滞停住，死又注易傍人也。蛊是聚蛇虫之类，以器皿⑤盛之，令其自相啖食，余有一个存者，为蛊也，而能变化⑥，人有造作⑦敬事⑧之者，以毒害于佗⑨，多于饮食内而行用之。人中之者，心闷腹痛，其食五脏尽则死。有缓有急，急者仓卒，十数日之间便死；缓者延引岁月，游走腹内，常气力羸惫⑩，骨节沉重，发则心腹烦懊而痛，令人所食之物亦变化为蛊，渐侵食腑脏尽而死，死⑪则病流注染著傍人，故谓之蛊注。

【按语】本候所言蛊注，以其蛊病死

---

① 痟（yuān 渊）疼：酸痛。
② 令掌仰：原作"合掌"。据本书卷二风头眩候养生方导引法改。
③ 颏：本书卷二风头眩候养生方导引法作"颐"。
④ 极：原脱。据本书卷二风头眩候养生方导引法补。
⑤ 器皿：盛食品的用具，如杯、盘、碗、碟之类。
⑥ 而能变化：即能变化为毒害人之意。变化，本书卷二十五蛊毒候作"变惑"。
⑦ 造作：指人工培育，非自然生长。
⑧ 敬事：恭敬地奉事。《外台秘要》卷二十八蛊注方作"钦事"，《太平圣惠方》卷五十六治蛊疰诸方作"蓄事"，《普济方》卷二百三十八蛊疰作"蓄聚"。
⑨ 佗：同"他"。《外台秘要》卷二十八蛊注方作"他"，《普济方》卷二百三十八蛊疰作"他人"。
⑩ 羸惫：虚弱疲惫。
⑪ 死：原脱。据《外台秘要》卷二十八蛊注方补。

后而又"注易傍人"而得名。本候指出蛊病的病因为"多于饮食内而行用之"，并论述了蛊与为其他蛇虫类的鉴别方法，以及蛊病的临床病候特征，文中"人中之者""有缓有急"等，是指蛊中毒的症状轻重和病变预后好坏。所言"令人所食之物亦变化为蛊"一句难解，待进一步研究。"蛊"之为病，可参阅卷二十五蛊毒候。

十四、毒注候

【原文】注者，住也；言其病连滞停住，死又注易傍人也。毒者，是鬼毒之气，因饮食入人腹内，或上至喉间，状如有物，吞吐不出；或游走身体，痛如锥刀所刺。连滞停久，故谓之毒注。

【按语】本候指出毒注病因"是鬼毒之气，因饮食入人腹内"，所述诸症，似属于食物中毒一类病证，与蛊注候有其相类之处，但未强调染着旁人。

十五、恶注候

【原文】注者，住也；言其病连滞停住，死又注易傍人也。恶注者，恶毒之气，人体虚者受之，毒气入于经络，遂流移心腹。其状，往来击痛①，痛不一处，故名为恶注。

【按语】恶注，以其感受恶毒之气，病情重恶而得名，重在论述其病因病机，

关于其证候特征，《太平圣惠方》卷五十六治恶疰诸方做了详细的论述，云"邪气往来，心痛彻胸背，或入皮肤，移动不定，四肢烦疼，羸乏短气"，"心痛闷绝欲死"，"腹痛不可忍"等，其所载方药，大多是辟秽解毒，辛香温散，扶正固本诸药，佐以苦寒通泄，以此推论，所谓恶毒之气，当是秽恶寒毒之气。

十六、注忤候

【原文】注者，住也；言其病连滞停住，死又注易傍人也。忤者，犯也。人有卒然心腹击痛，乃至顿闷②，谓之客忤③，是触犯鬼邪之毒气。当时疗治虽歇④，余毒不尽，留住身体，随血气而行，发则四肢肌肉淫奕⑤，或五内刺痛，时休时作，其变动无常，是因犯忤得之成注，故名为注忤。

【按语】注忤因"触犯鬼邪之毒气"，即卒忤而"余毒不尽，留住身体"得之，指出急性病证连滞停住也可成注。

十七、遁注候

【原文】注者，住也；言其病连滞停住，死又注易旁人也。由人体虚，受邪毒之气，停遁⑥经络脏腑之间，发则四支沉重，而腹内刺痛，发作无时，病亦无定，以其停遁不差，故谓之遁注。

养生方云：背汗倚壁，成遁注。又

---

① 往来击痛：攻冲作痛，走窜痛。
② 顿闷：突然憋闷。
③ 客忤：卒忤。参见本书二十三卷中恶门卒忤候。
④ 疗治虽歇：指经过治疗病情得到缓解。
⑤ 肌肉淫奕：指肌肉肿胀眴动。淫，满溢貌。奕，闪动不定貌。
⑥ 停遁：停留隐匿。

鸡肉合獭肉食之，令人病成遁注①。

【按语】遁注，以其"受邪毒之气"停留隐匿脏腑经络之间而得名，本候旨在强调邪毒之气连滞停住体内，停遁不差，致病情加重。

十八、走注候

【原文】注者，住也；言其病连滞停住，死又注易傍人也。人体虚，受邪气。邪气随血而行，或淫奕②皮肤，去来击痛，游走无有常所，故名为走注。

养生方云：食米甘甜粥，变成走注。又两胁也。

【按语】走注，以其"邪气随血而行，或淫奕皮肤，去来击痛，游走无有常所"而得名，与遁注候均强调了病邪在体内所引起得变化。

十九、温注候

【原文】注者，住也；言其病连滞停住，死又注易傍人也。人有染温热之病，瘥后余毒不除，停滞皮肤之间，流入脏腑之内，令人血气虚弱，不甚变食③，或起或卧，沉滞不瘥，时时发热，名为温注。

【按语】温注，因温热病瘥后余毒不除，连滞停住皮肤、脏腑而得名，是指温热病后，余邪未尽，迁延不愈的病证。病者时时发热，食欲不振，虚烦不宁，乃气阴两伤，脏腑未和所致。此作为温

热病的常见证候，最早记载见于本候。

二十、丧注候

【原文】注者，住也；言其病连滞停住，死又注易傍人也。人有临尸丧，体虚者则受其气，停经络腑脏。若触见丧枢④，便即动，则心腹刺痛，乃至变吐，故谓之丧注。

【按语】丧注，以其临尸丧触丧枢而得名，也是传染性证候。

二十一、哭注候

【原文】注者，住也；言其病连滞停住，死又注易傍人也。人有因哭泣悲伤，情性感动，腑脏致虚，凶⑤邪之气因入腹内，使人四肢沉重。其后若自哭及闻哭声，怅然⑥不能自禁持⑦，悲感不已，故谓之哭注。

【按语】哭注，以其病因为"哭泣悲伤"，病后"若自哭及闻哭声，怅然不能自禁持，悲感不已"而得名，专论情志因素所致的注病。

二十二、殃注候

【原文】注者，住者；言其病连滞停住，死又注易傍人也。人有染疫疠之气致死，其余殃不息，流注子孙亲族，得

① 遁注：《备急千金要方》卷二十六第五作"遁尸注"。
② 或淫奕：《普济方》卷二百三十八走疰作"则淫溢"。
③ 不甚变食：意指病后胃弱，运化未复，谷食难消。宋本作"不甚废食"。
④ 枢（jiù）：盛有尸体的棺材。《释名·释丧制》："尸已在棺曰枢。"
⑤ 凶：泛指邪毒之气。
⑥ 怅然：失意貌，忧郁貌。
⑦ 禁持：克制。

病症状与死者相似，故名为殃①注。

【按语】殃注之名，在与强调传染性疾病的祸害程度，可以传染给子孙亲族，因亲属与病人接触较多，故易致传染蔓延，若不注意预防隔离，危害极大。此处近言死后传染，当然未死之时也可传染，这是预防医学的早期资料。

二十三、食注候

【原文】注者，住也；言其病连滞停住，死又注易傍人也。人有因吉凶坐席②饮啖，而有外邪恶毒之气，随食饮入五脏，沉滞在内，流住于外，使人支体沉重，心腹绞痛，乍瘥乍发。以其因食得之，故谓之食注。

【按语】食注"以其因食得之"，似指食物中毒。

二十四、水注候

【原文】注者，住也；言其病连滞停住，死又注易傍人也。人肾虚受邪，不能通传水液故也。肾与膀胱合，俱主水，膀胱为津液之腑，肾气下通于阴，若肾气平和，则能通传水液，若虚则不能通传。脾与胃合，俱主土，胃为水谷之海，脾候身之肌肉，土性本克水，今肾不能通传，则水气盛溢，致令脾胃翻③弱，不能克水，故水气流散四支④，内溃⑤五脏，令人身体虚肿，腹内鼓胀，淹滞⑥积久，乍瘥乍甚，故谓之水注。

【按语】水注，以其"水气流散四支，内溃五脏，令人身体虚肿，腹内鼓胀，淹滞积久"而得名，乃水气留滞体内，肿胀日久不愈之候。"诸注候"九种注中所言之水注候，症状及预后与此迥异，是否为一病，有待考证。《备急千金要方》卷十七第八十痊丸所主亦有水痊，方用雄黄、巴豆、人参、甘草、细辛、桔梗、附子、皂荚、蜀椒、麦冬等，似为脾肾阳虚之证。

二十五、骨注候

【原文】注者，住也；言其病连滞停住，死又注易傍人也。凡人血气虚，为风邪所伤，初始客在皮肤，后重遇气血劳损，骨髓空虚，遂流注停滞，令人气血减耗，肌肉消尽，骨髓间时噏噏⑦而热，或濈濈⑧而汗，柴瘦骨立，故谓之骨注。

【按语】骨注，以其"骨髓空虚""骨髓间时噏噏而热，或濈濈而汗，柴瘦骨立"而得名，与本书卷四虚劳骨蒸候相似。

---

① 殃（yāng 央）：祸害；灾难。
② 吉凶坐席：参加喜事或丧事筵席。
③ 翻：通"反"。湖本作"反"。
④ 支：原作"皮"，形近之误。据宋本、汪本、正保本、周本改。
⑤ 溃：疑是形近之"溃"字。
⑥ 淹滞：停滞，停留。《广韵》："淹，滞也。"
⑦ 噏噏（xì xì 戏戏）：发热貌。
⑧ 濈濈（jī jī 基基）：汗出貌。

二十六、血注候

【原文】注者，住也；言其病连滞停住，死又注易傍人也。人血气虚，为邪所乘故也。心主血脉，心为五脏之主，血虚受邪，心气亦不足。其状，邪气与血并心，心守①虚，恍惚不定。邪并于血，则经脉之内，淫奕沉重，往来休作有时，连注不差，故谓之血注。

【按语】血注，以其"血虚受邪"，"邪气与血并心"，"邪并于血"，病在血脉而得名，专论心血心神不足之候。

二十七、湿痹注候

【原文】注者，住也；言其病连滞停住，死又注易傍人也。凡有人风寒湿三气合至而为痹也。湿痹者，是湿气多也，名为湿痹。湿痹之状，四支或缓或急，骨气疼痛。邪气往来，连注不差，休作无度，故为湿痹注。

【按语】湿痹注旨在强调湿痹之病情缠绵，连注不差，休作无度的特点，此病虽具有注病的"连滞停住"的特点，但不具有注病"注易傍人"的特点，可参阅本书卷一风湿痹候。

二十八、劳注候

【原文】注者，住也；言其病连滞停住，死又注易傍人也。人大劳，虚而血气空竭，为风邪所乘，致不平复，小运动，便四支体节沉重，虚噏啜乏②，汗出，连滞不瘥，小劳则极③，故谓之劳注。

【按语】劳注以其"人大劳，虚而血气空竭"，"小运动，便四支体节沉重，虚噏啜乏，汗出，连滞不瘥，小劳则极"而得名。是指因劳倦所致连滞停住的病候，当属虚劳病范畴，应不具有"注易傍人"的特点。

二十九、微注候

【原文】注者，住也；言其病连滞住，死又注易傍人也。人血气虚损，为微风所乘，搏人血气，在于皮肤络脉之间，随气游走，与气相击而痛，去来无有常处，但邪势浮薄④，去来几微⑤，而连滞不瘥，故谓之微注。

【按语】微注，以其"为微风所乘"，"邪势浮薄，去来几微"而得名，属于风注，是一病而分为两候，当是风注之轻者，强调邪有盛微，发有轻重。两者病因相同，均为血气虚，感受风邪；病位风注是邪气客于荣卫，微注乃邪气在于皮肤络脉之间；均有皮肤肌肉痛，游走无常处的症状，但两者有微重之别。

---

① 心守：即"心神"。因为心藏神，宜内守，所以称为心守。
② 虚噏啜（chuò 辍）乏：呼吸短气语言乏力。虚噏，即呼吸气短，《广韵》："虚与吸同。"啜乏，言多则气短乏力，"啜"，《广韵》："言多不止也。"
③ 极：甚，指病情加重。
④ 浮薄：表浅轻微。
⑤ 几微：轻微。几，少。

三十、泄注候

【原文】注者，住也；言其病连滞停住，死又注易傍人也。人腑脏虚弱，真气外泄，致风邪内侵，邪搏于气，乘心之经络，则心痛如虫啮，气上搏喉间，如有物之状，吞吐不去，发作有时，连注不瘥，故谓之泄注。

【按语】泄注，以其"腑脏虚弱，真气外泄"而得名，乃"人腑脏虚弱，真气外泄，致风邪内侵，邪搏于气，乘心之经络"而成。

三十一、石注候

【原文】注者，住也；言其病连滞停住，死又注易傍人也。人血气虚，为风冷邪气客在皮肤，折于血气，或痛或肿，其牢强如石，故谓之石注。

【按语】石注，以其肿痛牢强如石，病情迁延缠绵而得名，与石痈、石疽相似，参本书卷三十二石疽候。

三十二、产注候

【原文】注者，住也；言其病连滞停住，死又注易傍人也。人产后经络空虚，血气伤竭，为风邪所搏，致不平复，虚乏羸极，血气减少，形体柴瘦，沉痼不已，因产后得之，故谓之产注。

【按语】本候明确指出产注"因产后得之，故谓之产注"，乃产后经络空虚，血气伤竭，为风邪所搏所致的虚弱性

病候。

三十三、土注候

【原文】注者，住也；言其病连滞停住，死又注易傍人也。夫五行金木水火土，六甲①之辰，并有禁忌。人禀阴阳而生，含血气而长，人之五脏，配合五行，土内主于脾气，为五行五脏之主，其所禁忌，尤难触犯。人有居住穿凿地土，不择便利②，触犯禁害，土气与人血气相感，便致疾病。其状，土气流注皮肤，连入腑脏，骨节沉重，遍身虚肿，其肿自破，故谓之土注。

【按语】土注，以其"人有居住穿凿地土""土气与人血气相感""土气流注皮肤，连入腑脏"而得名，与本书卷二十一水肿病诸候中犯土肿候相同，相互补充，当均为过敏性肿胀。

三十四、饮注候

【原文】注者，住也；言其病连滞停住，死又注易傍人也。人饮水浆多，水气不消，停积为饮，而重因体虚受风冷，风冷搏于饮，则成结实，风饮俱乘于腑脏，使阴阳不宣，寒热来往，沉滞积月累时，故名为饮注。

【按语】饮注，以其"饮水浆多，水气不消，停积为饮"，而"重因体虚受风冷"，风冷饮邪伤犯脏腑，病程迁延日久而得名，属饮病证候，虽病邪连滞停住，但不具有"注易傍人"的特点。

---

① 六甲：指时日干支，如甲子、甲戌、甲申、甲午、甲辰、甲寅。
② 便利：犹言"适宜"，意指时日或干支与家人生肖的禁忌等。

卷二十五

蛊毒病诸候上 凡九论

【提要】 蛊毒病诸候，分为上、下二篇，即卷二十五、卷二十六。卷二十五专论蛊毒，共9候，分为三类，其一，论述蛊毒病候，如蛊毒候、蛊吐血候、蛊下血候；其二，为蛊毒之类证，有氐羌毒候、猫鬼候、野道候；其三，是地方流行性传染病，有射工候、沙虱候和水毒候，此三候对地方流行性传染病病源作了细致观察和记载。

卷二十六专论中毒，包括各种中毒之病，共27候，分为二类。其一，中药毒类，有解诸毒候、解诸药毒候、服药失度候；其二，食物中毒类，有诸饮食中毒候，食诸肉候，食牛肉、马肉、六畜肉、六畜百兽肝、郁肉、狗肉、猪肉、射罔肉、鸭肉中毒候，食漏脯、鱼鲙、诸鱼、鲈鱼肝、鲮鲌鱼、蟹、诸菜蕈菌、诸虫中毒候，以及饮酒中毒等。

一、蛊毒候

【原文】 凡蛊毒①有数种，皆是变惑之气②。人有故造作之，多取虫蛇之类，以器皿盛贮，任其自相唼食，唯有一物独在者③，即谓之为蛊。便能变惑，随逐酒食，为人患祸。患祸于佗④，则蛊主吉利⑤，所以不羁之徒⑥而畜事之。又有飞蛊，去来无由，渐状如鬼气者，得之卒重。凡中蛊病，多趋于死。以其毒害势甚，故云蛊⑦毒。

著蛊毒，面色青黄者，是蛇蛊。其脉洪壮，病发之时，腹内热闷，胸胁支满，舌本胀强，不喜言语，身体恒痛。又心腹似如虫行，颜色赤，唇口干燥。经年不治，肝膈烂而死。

其面色赤黄者，是蜥蜴⑧蛊。其脉浮

---

① 蛊毒：病名。症状复杂，变化不一，病情一般较重。
② 变惑之气：使人变乱迷惑之邪气。
③ 唯有一物独在者：本书卷二十四蛊注候作"余有一个存者"。
④ 佗：通"他"。
⑤ 蛊主吉利：指蛊对于人类有利有害。
⑥ 不羁之徒：指社会上为非作歹之徒。
⑦ 蛊：原作"虫"。据《外台秘要》卷二十八中蛊毒方、《太平圣惠方》卷五十六治蛊毒诸方、正保本、周本改。
⑧ 蜥蜴（xī yì 析易）：原作"蝎蜥"。据《神农本草经》卷二石龙子条、《太平圣惠方》卷五十六治蛊毒诸方、《圣济总录》卷一百四十七蛊毒乙正。蜥蜴是一种爬行动物，亦名"石龙子"，俗称"四脚蛇"。

滑而短。病发之时，腰背微满，手脚唇口，悉皆习习①，而喉脉急，舌上生疮。二百日不治，啖人心肝尽烂②，下脓血，赢瘦，颜色枯黑而死。

其面色青白③，又云④：其脉沉濡。病发时咽喉寒，不欲闻人语，腹内鸣唤，或下或上⑤，天阴雨⑥转剧，皮内如虫行，手脚烦热，嗜醋食，咳唾脓血，颜色乍白乍青，腹内胀满，状如虾蟆。若成虫，吐出如科斗⑦形，是虾蟆蛊。经年不治，啖人脾胃尽，唇口裂而死。

其脉缓而散者，病发之时，身体乍冷乍热，手脚烦疼，无时节吐逆，小便赤黄，腹内闷，胸痛，颜色多青，毒或吐出似蜣螂有足翅，是蜣螂蛊。经年不治，啖人血脉，枯尽而死。

欲知是蛊与非，当令病人唾水内，沉者是蛊，浮者非蛊。

又云：旦起取井花水⑧，未食前当令病人唾水内，唾如柱脚，直下沉者，是蛊毒。沉⑨散不至下者，草毒⑩。

又云：含大豆，若是蛊，豆胀皮脱；若非蛊，豆不烂脱。

又云：以鹄⑪皮置病人卧下，勿令病人知。若病剧者，是蛊也。

又云：取新生鸡子煮熟，去皮，留黄白，令完全，日晚口含，以齿微微噅⑫之，勿令破。作两炊时⑬，夜吐一瓦⑭上，著霜露内，旦看大青，是蛊毒也。

昔有人食新变鲤鱼中毒，病心腹痛，心下鞕⑮，发热烦冤，欲得水洗沃，身体摇动，如鱼得水状。有人诊云：是蛊。其家云：野间相承无此毒⑯，不作蛊治，遂死。其汤熨针石，别有正方；补养宣导，今附于后。

养生方导引法云：两手著头相叉，长引气，即吐之⑰。坐地，缓舒两脚，以两手从外抱膝中，疾⑱低头入两膝间，两

---

① 习习：虫行感。

② 烂：原作"乱"。据《外台秘要》卷二十八中蛊毒方、《太平圣惠方》卷五十六治五蛊诸方改。

③ 其面色青白：此前《太平圣惠方》卷五十六治蛊毒诸方有"虾蟆蛊者"四字。

④ 又云：疑衍。

⑤ 或下或上：《太平圣惠方》卷五十六治蛊毒诸方作"或下利"。

⑥ 雨：《太平圣惠方》卷五十六治蛊毒诸方、《圣济总录》卷一百四十七蛊毒作"久雨"。

⑦ 科斗：蝌蚪，虾蟆的幼体。

⑧ 井花水：早晨最先汲取的井水。

⑨ 沉：《太平圣惠方》卷五十六治蛊毒诸方作"浮"，义胜。

⑩ 草毒：《太平圣惠方》卷五十六治蛊毒诸方作"草蛊"，《圣济总录》卷一百四十七蛊毒作"草蛊毒"

⑪ 鹄（hú 斛）：水鸟名，俗称"天鹅"。

⑫ 噅（wěn 吻）：原作"隐"，形近之误。据《圣济总录》卷一百四十七蛊毒改。《广韵》："噅，小口。"即轻轻龃咬。《外台秘要》卷二十八中蛊毒方作"唔"。

⑬ 两炊时：两顿饭的时间。

⑭ 瓦：原作"丸"，形近之误。据《外台秘要》卷二十八中蛊毒方、宋本、正保本、周本改。

⑮ 鞕：原作"聊"。据《外台秘要》卷二十八中蛊毒方改。

⑯ 野间相承无此毒：谓当地历来没有这种毒。《外台秘要》卷二十八中蛊毒方作"野间相承从无此毒"。

⑰ 长引气，即吐之：原无。据本书卷十八三虫候补。

⑱ 疾：原作"痛"。据本书卷十八三虫候、《外台秘要》卷二十八中蛊毒方改。《普济方》卷二百五十二诸毒门导引法作"曲"。

手交叉头上①十二通。愈蛊毒及三尸②毒，腰中大气③。

又云：行大道④，常度日月星辰，清净，以鸡鸣，安身卧，嗽口三咽之。调五脏，杀蛊虫，治心腹痛，令人长生⑤。

又云：《无生经》曰⑥：治百病邪蛊⑦，当正偃卧，闭目闭气，内视丹田，以鼻徐徐内⑧气，令腹极满，徐徐以口吐之，勿令有声，令入多出少，以微为之⑨。故存视五脏，各如其形色，又存胃中，令鲜⑩明洁白如素。为之倦极，汗出乃止。以粉粉身，摩捋形体。汗不出而倦者，亦可止。明日复为之。

又当存作大雷电，隆晃⑪走入腹中，为之不止，病自除。

【按语】本候论述蛊毒的病因病机、病候表现、分类、预后吉凶，以及鉴别方法、造虫方法和试虫之法，明确指出蛊毒有数种，皆是中变惑之气而成，症状复杂，变化不一，病情一般较重。可见于一些危急病症，如恙虫病、急慢性血吸虫病、重症肝炎、肝硬化、重症细菌性痢疾、阿米巴痢疾等病。

本候导引第一条与本书卷十八三虫候导引第一条同，第二条与卷十六心腹痛候导引法同，第三条与卷二鬼邪候养生第三条同，可互参。

二、蛊吐血候

【原文】蛊是合聚虫蛇之类，以器皿盛之，任其相啖食，余一存者，名为蛊。能害人，食⑫人腑脏。其状，心切痛⑬，如被物啮，或鞕⑭，面目青黄，病变无常，是先伤于膈上，则吐血也。不即治之，食腑脏尽则死。

【按语】本候论述蛊毒吐血的机理、病候表现和预后，指出蛊毒"先伤于膈上"，蚀人脏腑则致吐血，明确蛊毒吐血的病位在膈上胸中，故见"心切痛"。

三、蛊下血候

【原文】蛊是合聚虫蛇之类，以器皿盛之，任其自相食啖，余留一存者为蛊。

① 上：原无。据本书卷十八三虫候补。
② 尸：原作"刀"，形近之误。据本书卷十八三虫候、《外台秘要》卷二十八中蛊毒方、正保本、周本改。
③ 大气：大邪之气。
④ 行大道：原无。据本书卷十六心腹痛养生方导引法补。
⑤ 治心腹痛，令人长生：原作"令人长生，治心腹痛"，据文义和养生方导引法文例乙正。
⑥ 《无生经》曰：原无。据本书卷二鬼邪候养生方导引法补。
⑦ 邪蛊：本书卷二鬼邪候作"邪鬼蛊毒"。
⑧ 内：作"纳"。
⑨ 之：原无。据本书卷二鬼邪候补。
⑩ 鲜：原作"解"，形近之误。据本书卷二鬼邪候、《外台秘要》卷二十八中蛊毒方、正保本、周本改。
⑪ 隆晃：状雷电之声。本书卷二鬼邪候作"隆隆鬼鬼"。
⑫ 食：通"蚀"，下同。
⑬ 心切痛：《太平圣惠方》卷五十六治蛊毒吐血诸方作"心中切痛"。
⑭ 鞕：原作"鞕"。据《外台秘要》卷二十八蛊吐血方改。《备急千金要方》卷二十四第四、《太平圣惠方》卷五十六治蛊毒吐血诸方、《普济方》卷二百五十三蛊毒吐血附论均无此字。

能变化为毒，害人。有事之以毒害①，多因②饮食内行之。人中之者，心腹懊③痛，烦毒④不可忍，食人五脏，下血瘀黑如烂鸡肝。

【按语】本候论述蛊毒下血的原因、机理和证候特征，指出蛊毒蚀人五脏，故下血，病位在膈下腹腔，故见"心腹懊痛"，与蛊吐血候的病位有上下之分。

四、氐羌毒候

【原文】氐羌⑤毒者，犹是蛊毒之类。于氐羌界域得之，故名焉。然其发病之状，犹如中蛊毒，心腹刺痛，食人五脏，吐血利血⑥，故是蛊之类也。

【按语】本候论述地方性的蛊毒病候，以其"于氐羌界域得之"而得名。

五、猫鬼候

【原文】猫鬼者，云是老狸野物之精，变为鬼蜮⑦，而依附于人。人畜事⑧之，犹如事蛊，以毒害人。其病状，心

腹刺痛，食人腑脏，吐血利血而死。

【按语】本候所言的猫鬼"是老狸野物之精，变为鬼蜮"，病候表现与蛊毒、氐羌毒相类，所述老狸野物之精，变为鬼蜮等，是当时的迷信认识，今存而不论。

六、野道候

【原文】野道者，是无主之蛊也。人有蓄事蛊，以毒害人，为恶既积，乃至死灭绝。其蛊则无所依止⑨，浮游田野道路之间，有犯害人者。其病发，犹是蛊之状。但以其于田野道路得之，故以谓之野道。

【按语】本候明确指出该候"以其于田野道路得之，故以谓之野道"，病候表现与蛊毒、氐羌毒、猫鬼候相类。

七、射工候

【原文】江南有射工⑩毒虫，一名短狐，一名蜮，常在山涧水内。此虫口内有横骨，状如角弓⑪，其虫形正黑，状如

---

① 有事之以毒害：《太平圣惠方》卷五十六治蛊毒下血诸方作"有畜事者，以毒害人"，《普济方》卷二百五十三蛊毒吐血附论作"有事之者，以毒害人"，义长。

② 因：由。

③ 懊：指心中懊恼。

④ 烦毒：烦燥之极。

⑤ 氐羌（dī qiāng 低腔）：即今之的陕西、甘肃、青海、四川等地区。

⑥ 利血：下血，便血。

⑦ 蜮（yù 玉）：传说中一种害人的动物。参看下文射工候内容。

⑧ 畜事：滋生之事，犹言人为的迷信之事。

⑨ 依止：依附停留。

⑩ 射工：民间传说中一种毒虫，名短狐，也叫蜮。生活在山涧水中，凡人接触此毒虫爬行过的水即生"射工病"。

⑪ 角弓：形容横骨的形状如以角装饰的角弓。《肘后备急方》卷七第六十五作"角弩"，《太平圣惠方》卷五十七治射工中人疮诸方、《圣济总录》卷一百四十九射工中人疮作"弓弩"，义同。

大蜚①，生齿②发，而有雌雄③，雄者口边两角，角端有桠④，能屈伸。冬月并在土内蛰，其上气蒸休休⑤，冬月有雪落其上不凝。夏月在水内，人行水上，及以水洗浴，或因大雨潦⑥时，逐水便流入人家，或遇道上牛马等迹⑦内即停住，其含沙射人影，便病。

初得时，或如伤寒，或似中恶，或口不能语，或身体苦强，或恶寒壮⑧热，四支拘急，头痛，骨悁⑨屈伸，张欿欿⑩，或清朝小苏⑪，晡夕则剧。剧者不过三日，则齿间有血出，不即治杀人。又云：初始证候，先寒热恶冷，欠欿，筋急，头痛目疼，状如伤寒，亦如中尸⑫，便不能语。朝旦小苏，晡夕辄剧，寒热闷乱是也。始得三四日可治，

急者七日皆死，缓者二七日，远不过三七日皆死。其毒中人，初未有疮，但恶风瘮瘰⑬寒热，或如针刺。及其成疮，初如豆粒黑子，或如火烧，或如蠼螋⑭尿疮，皆肉内有穿空如大针孔也。其射中人头面尤急，腰以上去人心近者多死，中人腰以下者小宽⑮，不治亦死；虽不死，皆百日内不⑯可保瘥。

又云：疮有数种，其一种，中人疮正黑如黡子⑰状，或周遍悉赤，衣被犯之，如有芒刺痛。其一种，作疮久即穿陷，或晡间⑱寒热。其一种，如火炙人肉，熛起⑲作疮，此最急，数日杀人。其一种，突起如石疖⑳状。俱能杀人，自有迟速耳。大都此病多令人寒热欠伸，张口闭眼。

---

① 大蜚（fěi匪）：在此指蜚蠊，即蟑螂。原作"肉蛮"。义难解，据《外台秘要》卷四十射工毒方引《肘后备急方》论射工毒、《医心方》卷十八第五十、《太平圣惠方》卷五十七治射工中人疮诸方、《圣济总录》卷一百四十九射工中人疮改。

② 齿：原作"啮"，形近之误。据《医心方》卷十八第五十改。

③ 雄：原脱。据《医心方》卷十八第五十、《外台秘要》卷四十、《圣济总录》卷一百四十九补。

④ 桠（yā亚）：树桠杈状。原作"掗"，形近之误。据文义改。

⑤ 休休：温暖之意，此形容热气上蒸貌。休，通"煦"。原作"怵怵"，据文义改。

⑥ 潦：通"涝"。

⑦ 迹：指牛马车迹。

⑧ 壮：原脱。据《外台秘要》卷四十射工毒方补。

⑨ 悁（yuān原）：通"痟"，酸痛。

⑩ 欠欿（qū曲）：张口运气，俗称打呵欠。"欿"，原作"欥"，据本候下文及宋本、正保本、周本改。

⑪ 小苏：稍微苏醒。

⑫ 中尸：中尸病之气。

⑬ 瘮瘰（shèn lǐn 慎吝）：怕冷，寒噤战栗。瘮，冷痛。《玉篇·疒部》："瘰，寒病也。"

⑭ 蠼螋（qú sōu 渠搜）：昆虫名，体扁平狭长，腹端有强大铗状之尾须一对，其尿能伤人。

⑮ 小宽：指病情稍微缓解。

⑯ 不：原作"乃"，义难解。据《太平圣惠方》卷五十七治射工中人疮诸方改。

⑰ 黡（yǎn掩）子：皮肤上生长的黑色斑点，即黑痣。

⑱ 晡间：原作"镇"。据《备急千金要方》卷二十五第二、《外台秘要》卷四十射工毒方改。《太平圣惠方》卷五十七治射工中人疮诸方作"常"。

⑲ 熛（biāo标）起：形容发病迅疾，如飞火骤起，迅疾色赤。《广韵》："熛，飞火。"《文选·成公绥》李善注："起，言疾。"

⑳ 疖：《外台秘要》卷四十射工毒方作"痈"。

此虫冬月蛰在土内，人有识之者，取带之溪边行亦佳。若得此病毒，仍以为屑①渐服之。夏月在水中者，则不可用。

【按语】本候论述射工虫的形态特征、生活习性，以及射工毒虫致病的途径、病候特征和分类。射工，又名溪鬼虫，相传是一种能含沙射人影成病的毒虫，《本草纲目》卷四十二虫部溪鬼虫条对其形态有详细描述，可参。

八、沙虱候

【原文】山内水间有沙虱②，其中甚细，不可见。人入水浴及汲水澡浴，此虫著身，及阴雨日行草间亦著人，便钻入皮里。其诊③法，初得时，皮上正赤，如小豆黍粟④，以手摩赤上，痛如刺⑤。过三日之后，令百节疼强，疼⑥痛，寒热，赤上发疮。此虫渐入至骨，则杀人。

人在山涧洗浴竟，巾拭燸燸⑦如芒毛针刺，熟看见处⑧，以竹簪⑨挑⑩拂去之。已深者，用针挑取虫子，正如疥虫，著爪上，映光方⑪见行动也。挑不得，灸上三七壮，则虫死病除。若止两三处⑫，不能为害，多处不可尽挑灸。挑灸其上而犹觉昏昏，是其已大⑬深，便应须依土俗⑭作方术拂出之，并作诸药汤浴，皆得一二升⑮，出都尽乃止。

此七日内宜瘥。不尔则续有飞蛊⑯来，入攻啖心脏便死。飞蛊，白色，如韭叶大，长四五寸。初著腹胁，肿痛如刺，即破鸡搚之⑰，尽出食鸡，或得三四数过，与取尽乃止，兼取麝香犀角护其内，作此治可瘥，勿谓小小⑱，不速治，则杀人。

彼土呼此病为呼蜇⑲，吴音沙作蜇。读如鸟长尾蜇蜇音也，言此虫能招呼沙虱入人体内。人行有得沙虱，还至即以火自灸燎令遍，则此虫自堕地也。

---

① 以为屑：将射工毒虫研成碎末。
② 沙虱：又名"蜅蟍""蓬活"，虫类，生于水中，体形极为细小，大小如虮（虱子的卵），色赤，有毒，能入人皮肤害人。
③ 诊：《太平圣惠方》卷五十七治沙虱毒诸方作"验"。
④ 黍粟：《肘后备急方》卷七第六十六作"黍米粟粒"。
⑤ 刺：《太平圣惠方》卷五十七治沙虱毒诸方作"锥刺"。
⑥ 强，疼：原作"疼强"。据《肘后备急方》卷七篇六十六乙正。
⑦ 燸燸（huò huò 霍霍）：《外台秘要》卷四十虱毒方作"燋"，义同。《集韵》："燸，热也。"
⑧ 熟看见处：仔细观察病变部位。
⑨ 竹簪：竹制的针。
⑩ 挑：原作"桃"，形近之误。据汪本、周本改。
⑪ 方：原作"劣"，形近之误。据《肘后备急方》卷七篇六十六改。正保本、周本作"易"。
⑫ 处：原无。据《肘后备急方》卷七篇六十六补。
⑬ 大：周本作"人"。
⑭ 土俗：地方风俗习惯。
⑮ 一二升：《外台秘要》卷四十沙虱毒方作"一二升沙出"。
⑯ 飞蛊：原作"飞虫"。据本篇前后文例、宋本、《太平圣惠方》卷五十七治沙虱毒诸方改，下同。
⑰ 破鸡搚（tà 踏）之：谓将鸡肚破开，放在痛处罨拓。搚，同"揭"。《集韵》："揭，冒也。"覆盖、罨拓之意。
⑱ 小小：指病变轻微。
⑲ 呼蜇（suō 索）：《外台秘要》卷四十沙虱毒方作"虾沙虫"。

【按语】本候论述了沙虱的形态特征、生活习性、致病途径，以及沙虱病的病候特点和查验方法，详细记载了沙虱病所特有的皮肤起小红点和全身发热以及小红点发疮（溃腐成疮，现代医学所谓"焦痂"）的三大特征外，还描述了运用肉眼观察沙虱的方法，"著爪上，映光方见行动也"。此病与现代所言感染沙螨所致的恙虫病相似。早在晋代葛洪著的《肘后备急方》卷七就有治卒中沙虱毒方，本候很可能源于该书，可参。

九、水毒候

【原文】自三吴①已东及南，诸山郡山县，有山谷溪源处，有水毒病，春秋辄②得。一名中水，一名中溪，一名中洒苏骇反，一名水中病③，亦名溪温。今④人中溪，以其病与射工诊候相似，通呼溪病。其实有异，有疮是射工，无疮是溪病。

初得恶寒，头微痛，目眶疼，心内烦懊，四支振㿏⑤，腰背骨节皆强⑥，两膝疼，或㶥㶥热⑦，但欲睡，旦醒⑧暮剧，手足指逆冷至肘膝。二三日则腹⑨生虫，食下部，肛内有疮，不痒不痛，令人不觉，视之乃知。不即治，六七日⑩下部便脓溃，虫上食五脏，热盛烦毒，注下不禁，八九日死，一云十余日死。

水毒有阴阳，觉之急视下部。若有疮正赤如截肉⑪者，为阳毒，最急；若疮如鲤鱼齿者，为阴毒，犹小缓。皆杀人，不过二十日。又云：水毒有雌雄，脉洪大而数者为阳，是雄溪，易治，宜先发汗及浴；脉沉细迟者为阴，是雌溪，难治。

欲知审是中水者，手足指冷即是，若不冷非也。其冷或一寸，或至腕，或至肘膝。冷至二寸为微，至肘膝为剧。又云：作数斗汤，以蒜四五升捣碎投汤内，消息⑫视之，莫令大热，绞去滓，适寒温，以自浴，若身体发赤斑文者是也。又云：若有发疮处，但如黑点，绕边赤，状似鸡眼。在高处⑬难治，下处易治。余诊同，无复异。但觉寒热头痛，腰背急强，手脚冷，欠㰦欲眠，朝瘥暮剧，便判是溪病，不假⑭蒜汤及视下部疮也。

---

① 三吴：地名，泛指今之江南地区。《名义考》："三吴，苏州，东吴也；润州（镇江），中吴也；湖州，西吴也。"
② 辄（zhé 蜇）：常常，即。
③ 水中病：《肘后备急方》卷七第六十四作"水病"。
④ 今：原作"令"，形近之误。据《医心方》卷十八第五十、《太平圣惠方》卷五十七解水毒诸方改。
⑤ 振㿏：㿏赤肿起。
⑥ 强：此下《外台秘要》卷四十溪毒方有"筋急"二字。
⑦ 㶥㶥（xì xì 吸吸）热：热气蒸腾貌。
⑧ 旦醒：指早晨病情稍轻。醒，此处为"缓解"之意。
⑨ 腹：《医心方》卷十八第五十、《外台秘要》卷四十溪毒方作"腹中"。
⑩ 六七日：《肘后备急方》卷七第六十四作"过六七日"。
⑪ 截肉：切肉。
⑫ 消息：休养，生息。
⑬ 高处：指上部，与下文"下处"相对而言。
⑭ 不假：不需要借用之意。假，通"借"。

此证者，至困①时亦不②皆洞利及齿间血出，惟热势猛者，则心腹烦乱，不食而狂语，或有下血物如烂肝，十余日至二十日则死。不测，虫食五脏，肛伤，以不治③。

又云：溪病不歇④，仍⑤飞蛊⑥来入，或皮肤腹胁间突起，如烧痛，如刺⑦。登⑧破生鸡擒上，辄得白虫，状似蛆，长四五六七寸，或三四六八枚无定。此即应是所云虫啖食五脏及下部之事。

又云：中溪及射工法急救，令七日内瘥，不尔则有飞蛊来入人身内，攻啖五脏便死。彼土辟却之法⑨，略与射工相似。

【按语】本候详细论述了水毒病的流行地区、病候特征、防治方法，以及与射工病的异同。指出水毒病"与射工诊候相似，通呼溪病"，鉴别要点为"有疮是射工"，而"无疮是溪病"。本候论述的水毒病病证，与现代所言的血吸虫的急性期症状相似。根据长沙马王堆汉墓出土的女尸肠壁有血吸虫卵的事实，可知隋唐时期的三吴沼泽地带，已有血吸虫病流行。

---

① 至困：极为严重。

② 不：《太平圣惠方》卷五十七解水毒诸方无此字。

③ 不测，虫食五脏，肛伤，以不治：周本无。治，原作"死"，据文义改。

④ 不歇：《太平圣惠方》卷五十七解水毒诸方作"不瘥"。

⑤ 仍：《太平圣惠方》卷五十七解水毒诸方作"乃"。

⑥ 飞蛊：原作"飞虫"。据宋本、汪本、周本改。

⑦ 刺：《太平圣惠方》卷五十七解水毒诸方作"针刺"。

⑧ 登：立即。《太平圣惠方》卷五十七解水毒诸方作"则"。

⑨ 土辟却之法：即地方辟邪却病的方法。

卷二十六

蛊毒病诸候下　凡二十七论

十、解诸毒候

【原文】凡药有大毒，不可入口鼻耳目，即杀人者，一曰钩吻①，生朱崖②。二曰鸩③，又名标日。状如黑雄鸡，生山中。三曰阴命④，赤色，著木悬其子，生山海。四曰海姜⑤，状如龙芮⑥，赤色，生海中。五曰鸩羽⑦，状如雀⑧，黑项赤喙⑨，食蝮蛇，生海内。但被此诸毒药，发动之状，皆似劳黄，头项强直，背痛而欲寒，四肢酸洒⑩，毛⑪悴色枯，肌肉

缠急，神情不乐。又欲似瘴病，或振寒如疟，或壮热似时行，或吐或利，多苦⑫头痛。又言人齿色黑，舌色赤多黑少⑬，并著药之候也。

岭南俚人⑭，别有不强药⑮，有蓝药⑯，有焦铜药⑰、金药⑱、菌药⑲，此五种药中人者，亦能杀人。但此毒初著，人不能知。欲知是毒非毒者，初得便以灰磨洗好熟银令净，复以水杨枝洗口齿，含此银一宿卧，明旦吐出看之，银黑者是不强药，银青黑者是蓝药，银紫斑者

① 钩吻：又名断肠草、野葛，为马钱科植物。辛，温，有大毒。
② 朱崖：地名，即今广东琼山县东南、海南岛东北地区。
③ 鸩：毒鸟。据《尔雅翼》记载，雄的名运日，运与标同；雌的叫阴谐，喜食蛇。鸩，原作"冗鸟"，字书无此字，盖形近之误，据文义改。
④ 阴命：古代传说中大毒药，今不详。唐·陈藏器云："今无的识者。"
⑤ 海姜：古代传说中大毒药，今不详。
⑥ 龙芮：原作"龙"。据《本草纲目》卷十七"海姜"条文改。
⑦ 鸩羽：鸩鸟的羽毛。相传以其羽毛放入酒中，饮之能致人立死。
⑧ 雀：《外台秘要》卷三十一辨五大毒作"鹤雀"。
⑨ 黑项赤喙：《外台秘要》卷三十一辨五大毒作"黑头赤足"。
⑩ 四肢酸洒：四肢发酸而又洒洒恶寒。
⑪ 毛：原作"手"，形近之误。据《太平圣惠方》卷三十九解俚人药毒诸方、周本改。
⑫ 苦：原作"舌"，形近之误。据宋本、《太平圣惠方》卷三十九解俚人药毒诸方改。
⑬ 舌色赤多黑少：《太平圣惠方》卷三十九解俚人药毒诸方作"舌色赤，面多青者"。
⑭ 岭南俚人：指今广东、广西的本土人。
⑮ 不强药：不详何药。
⑯ 蓝药：用蓝蛇头合成的毒药。
⑰ 焦铜药：用焦铜制成的毒药。
⑱ 金药：用生金制成的毒药。据《本草纲目》卷八"金"条称，生金又名毒金，出交广山石内，亦而有大毒，杀人。
⑲ 菌药：用毒菌制成的毒药。《普济方》卷二百五十二诸毒门记载："取毒蛇杀之，以草复蛇，汲水洒草，数日菌生，采取为末，入酒毒人。"

是焦铜药。此三种，但以不强药最急毒。若热酒食里著者，六七日便觉异；若冷酒食里著，经半月始可知耳。若含银，银色不异，而病候与著药之状不殊，心疑是毒，欲得即知者，可食鲤鱼胰，食竟此毒即发。亦空腹取银口含之，可两食顷，出著露下，明旦看银色，若变黑，即是药毒。又言取鸡子煮去壳，令病人齿啮鸡子白处，亦著露下，若齿啮痕处黑，即是也。又言觉四大①不调，即须②空腹食炙鸡、炙豚、鸭等肉，触犯令药发，即治之便瘥；若久不治，毒侵肠胃，难复攻治。若定知著药，而四大未羸者，取大戟长三寸许食之③，必大吐利。若色青者，是焦铜药；色赤者，是金药；吐菌子者，是菌药。此外，杂药利亦无定色，但小异常利④耳。

又有两种毒药，并名当孤草⑤。其一种著人时，脉浮大而洪，病发时啬啬恶寒，头微痛，干呕，背迫急，口噤，不觉嚼舌，大小便秘涩，眼眶唇口指甲颜色皆青是也。又一种当孤草毒者，其病发时，口噤而干，舌不得言，咽喉如锥刀刺，胸中甚热，髀腨满⑥，不至百日，身体唇口手脚指甲青而死。

又著乌头毒者，其病发时，咽喉强而眼睛疼，鼻中艾臭⑦，手脚沉重，常呕吐，腹中热闷，唇口习习⑧，颜色乍青乍赤，经百日死。

凡人若色黑、大骨及⑨肥者，皆胃厚，则胜毒；若瘦者，则胃薄，不胜毒也。

【按语】本候论述了五大毒、岭南五种毒药、两种当孤草毒、乌头毒等的中毒症状、验毒方法，及其预后。其中大部分内容已无从查考，唯记载的乌头中毒症状，与现代对乌头中毒的描述大体相似，但谓"经百日死"，与现代临床不符。因乌头中毒时间，一般短者在服药后三十分钟以内，长者一二小时左右。如能及时抢救，都可恢复。

本候对诸药中毒症状的描述和分析方法，记载了《黄帝内经》《神农本草经》以后，隋以前的药物学成就，具有一定的历史价值。

十一、解诸药毒候

【原文】凡药物云有毒及有大毒者，皆能变乱于人为害，亦能杀人。但毒有大小，自可随所犯而救解之。但著毒重者，亦令人发病时咽喉强直，而两眼睛疼，鼻干，手脚沉重，常呕吐，腹里热闷，唇口习习，颜色乍青乍赤，经百日便死。其轻者，乃身体习习而痹，心胸涌涌然⑩而吐，或利无度是也。但从酒得者难治。言酒性行诸血脉，流遍周体，

---

① 四大：释家语，指身体。
② 须：《太平圣惠方》卷三十九解俚人药毒诸方作"饮酒"。
③ 食之：《太平圣惠方》卷三十九解俚人药毒诸方作"为末水服"。
④ 常利：指通常下利。
⑤ 当孤草：本草书中未见记载，所指不祥。
⑥ 满：《太平圣惠方》卷三十九解俚人药毒诸方作"满闷"。
⑦ 艾臭：艾叶的臭气。《太平圣惠方》卷三十九解俚人药毒诸方作"闻臭"。
⑧ 唇口习习：指唇口发麻，有蚁行感。《太平圣惠方》卷三十九解俚人药毒诸方作"唇口青"。
⑨ 及：《太平圣惠方》卷三十九解俚人药毒诸方作"肉"。
⑩ 涌涌然：泛溢上涌貌。

故难治。因食得者易愈。言食与药俱入胃，胃能容杂毒，又逐大便泄毒气，毒气未流入血脉，故易治。若但觉有前诸候，便以解毒药法救之。

【按语】本候将药物毒性分为大小轻重两大类，并论述了中毒轻重的病候特征和预后，从其所述的证候可知，中毒重者，毒在脏腑气血；中毒轻者，毒在肌肤脉络。毒药因有与食或酒一起摄入的不同，其中毒也有轻重缓急之别和预后好坏之异，关键在于毒气是否流入血脉。这些认识，观察详细，说理清晰，与现代临床所见吻合，具有指导意义。

十二、服药失度候

【原文】凡合和汤药，自有限剂，至于圭、铢、分、两①，不可乖违。若增加失宜，便生他疾。其为病也，令人吐下不已，呕逆而闷乱，手足厥冷，腹痛转筋。久不以药解之，亦能致死，速治即无害。

【按语】本候指出调和汤药有圭、铢、分、两的剂量法度，"若增加失宜，便生他疾"，并论述了服药失度的常见病候，告诫人们药物中毒后要及时解治，"速治即无害"，否则"久不以药解之，亦能致死"。

十三、诸饮食中毒候

【原文】凡人往往因饮食忽然困闷②，

少时致甚，乃至死者，名为饮食中毒，言人假③以毒物投食里而杀人。但其病颊内或悬痈④内初如酸枣大，渐渐长大，是中毒也。急治则差，久不治，毒入腹⑤则死。

但诊其脉，浮之无阳，微细而不可知者，中毒也⑥。

【按语】本候论述因人为因素所致的饮食中毒的查验方法和预后，是饮食中毒的概论。

十四、食诸肉中毒候

【原文】凡可食之肉，无甚有毒。自死者，多因疫气所毙，其肉则有毒。若食此毒肉，便令人困闷，吐利无度，是中毒。

【按语】本候指出食入因疫病死亡的肉类，可致人中毒，并概论了食肉中毒的共有症状是"吐利无度"。

十五、食牛肉中毒候

【原文】凡食牛肉有毒者，由毒蛇在草，牛食因误唼蛇则死。亦有蛇吐毒著草，牛食其草亦死，此牛肉则有大毒。又因疫病而死者，亦有毒。食此牛肉，则令人心闷，身体痹，甚者乃吐逆下利，腹痛不可堪，因而致死⑦者非一也。

【按语】本候将有毒之牛肉分为两类：一是误食毒蛇或沾有蛇毒的草而死的

---

① 圭、铢、分、两：古代重量单位。圭，为量取药末之工具，形状如刀头的圭角；铢，古代衡名，汉制六铢为分，二十四铢为两，十六两为斤。《后汉书·律历志》注："十粟重一圭，十圭重一铢，二十四铢重一两。"

② 困闷：此指饮食失宜。

③ 假：假借，因于。

④ 悬痈：即悬雍垂。本书卷二风冷失声候作"悬壅"。

⑤ 腹：《太平圣惠方》卷三十九治诸饮食中毒诸方作"腹脏"。

⑥ 中毒也：此下《太平圣惠方》卷三十九治诸饮食中毒诸方有"凡饮食有毒者，倾于地下墳起者，皆杀人也"。

⑦ 死：原无。据宋本、周本补。

牛肉，二是因疫病而死的牛肉。指出食此牛肉则中毒，可见"心闷，身体痹，甚者乃吐逆下利，腹痛不可堪"等病候表现。

十六、食马肉①中毒候

【原文】凡骏马肉及马鞍下肉，皆有毒，不可食之，食之则死。其有凡马肉则无毒。因疫病死者，肉亦有毒。此毒中人，多洞下而烦乱。

【按语】本候指出食入因疫病死亡的马肉，可致人中毒，中毒后表现"多洞下而烦乱"。而文中言"骏马及马鞍下肉，皆有毒，不可食之，食之则死"，其理未详，待考。

十七、食六畜肉中毒候

【原文】六畜者，谓牛、马、猪、羊、鸡、狗也。凡此等肉本无毒，不害人，其自死及著疫死者皆有毒。中此毒者，亦令人心烦闷而吐利无度。

【按语】本候与"食诸肉中毒候"相似，概论六畜的内含，以及六畜死亡，尤其是因疫病死亡之候，其肉有毒，不可食，食之中毒则见"心烦闷而吐利无度"。

十八、食六畜百兽肝中毒候

【原文】凡禽兽六畜自死者，肝皆有毒，不可食，往往伤人。其疫死者弥甚。被其毒者，多洞利呕吐而烦闷不安。

【按语】本候在上条论述食六畜肉中毒的机理之后，进一步指出食六畜肉中毒是因为"凡禽兽六畜自死者，肝皆有毒"，尤其是疫病死者，与西医学的认识相合。

十九、食郁肉中毒候

【原文】郁肉②毒者，谓诸生肉及熟肉内③器中，密闭头④，其气壅积不泄，则为郁肉，有毒。不幸而食之，乃杀人。其轻者，亦吐利烦乱不安⑤。

【按语】从本候所述可知，郁肉指的是存放不当，而致郁而变质生毒之肉，这是人们日常生活中常见之事，本书将其作为一个食物卫生问题加以记载，足见其重要性。

二十、食狗肉中毒候

【原文】凡狗肉性甚躁⑥热，共疫死及狂死⑦者，皆有毒，食之难消，故令人烦毒闷乱。

【按语】食狗肉中毒症状，《金匮要略》有专条详述，如第二十四治食犬肉不消条云："食犬肉不消，心下坚，或腹胀口干大渴，心急发热，妄语如狂，或

---

① 肉：原作"因"，形近之误。据本书目录和文义改。
② 郁肉：《金匮要略》第二十四治食郁肉漏脯中毒方原注："郁肉，密器盖之隔宿者是也。"
③ 内：通"纳"。
④ 头：指器皿之顶盖。《太平圣惠方》卷三十九治食郁肉中毒诸方无此字。
⑤ 不安：此下原有"有脯炙之不动，得水而动，食之亦杀人"，为后文"食漏脯中毒候"文字。据《太平圣惠方》卷三十九治食郁肉中毒诸方删。
⑥ 躁：通"燥"。《太平圣惠方》卷三十九治食狗肉中毒方作"燥"。
⑦ 狂死：指因狂犬病而死亡。

洞下"，与本候互参。

二十一、食猪肉中毒候

【原文】凡猪肉本无毒。其野田间放，或食杂毒物而遇死者，此肉则有毒。人食之则毒气攻脏，故令人吐利，困闷不安。

【按语】本候指出日常生活中常食之猪肉本无毒，但若猪因食毒物而死，则其肉有毒，告诫人们谨慎食用猪肉。

二十二、食射罔①肉中毒候

【原文】射猎人多用射罔药涂箭头，以射虫②鹿，伤皮则死，以其有毒故也。人获此肉，除箭处毒肉不尽，食之则被毒致死。其不死者，所误食肉处去毒箭远，毒气不深，其毒则轻，虽不死，犹能令人困闷吐利，身体痹不安。

罔药者，以生乌头捣汁，日作之③是也。

【按语】本候论述射罔的制作和中毒症状，指出人误食染有射罔之肉，根据肉中毒气的深浅，中毒症状的轻重和预后有异。

二十三、食鸭肉成病候

【原文】鸭肉本无毒，不能损人。偶食触冷不消，因结聚成腹内之病。

【按语】本候与其他候不同，所述鸭肉之毒非源自鸭染疫病或中毒死亡所得，而是"食触冷不消，因结聚成"之毒，说明饮食不节也可生毒。

二十四、食漏脯④中毒候

【原文】凡诸肉脯，若为久故茅草屋漏所湿，则有大毒。食之三日，乃成暴癥，不可治，亦有即杀人者。凡脯，炙之不动⑤，得水则动，亦杀人。

【按语】本候指出人们日常生活中常制作的干肉，因存放不当或为房屋漏雨所湿，则会发霉变质生大毒，食之甚危。并言干肉"炙之不动"，即除去水分则不易变质，"得水则动"。

二十五、食鱼脍⑥中毒候

【原文】凡人食鱼脍者，皆是使生冷之物，食之甚利口⑦，人多嗜之，食伤⑧多，则难消化，令人心腹痞满，烦乱不安。

【按语】本候所述为多食生冷鱼腥难于消化之病，非中毒性疾病，而是食伤。

---

① 射罔（wǎng 网）：为毛茛科植物草乌头汁制成的膏剂。有毒。罔，同"罔"，原作"罔"，义同，据本书目录改，下同。

② 虫：泛指各种动物，如老虎称大虫。

③ 日作之：即将药汁晒干制成膏剂。《太平圣惠方》卷三十九治食射罔肉中毒方作"煎之"。

④ 漏脯：茅屋漏雨致湿之发霉变质之干肉，脯，干肉。《金匮要略》第二十四治食郁肉漏脯中毒方原注："漏脯，茅屋漏下沾著是也。"

⑤ 动：变动，此指肉发霉变质。

⑥ 鱼脍：在此指鱼肴之生食者。

⑦ 利口：可口。

⑧ 伤：正保本无，义长。

二十六、食诸鱼中毒候

【原文】凡食诸鱼有中毒者，皆由鱼在水中，食毒虫恶草则有毒。人食之，不能消化，即令闷乱不安也。

【按语】鱼与六畜一样，食入"毒虫恶草"死亡之后则成为有毒之鱼肉，人摄入后也可中毒。

二十七、食鲈鱼肝中毒候

【原文】此鱼肝有毒，人食之中其毒者，即面皮剥落。虽尔①，不至于死。

【按语】本候所述是一种由食鲈鱼肝引起的过敏性疾患，类似西医学所说的剥脱性皮肤疾患。

二十八、食鯸鲐②鱼中毒候

【原文】此鱼肝及腹内子有大毒，不可食，食之往往致死。

【按语】河豚鱼种类繁多，其含毒因鱼的品种、季节不同而有差异。一般品种的河豚鱼之血、卵巢、皮、肝等都含有毒，有些品种的肌肉也含强毒。多于食后半小时至一二小时内发病，初觉胃部不适、恶心、腹泻等，随后逐渐出现全身不适，口唇、舌尖及肢端麻木，四肢无力，肌肉软瘫；严重者，呼吸困难，言语障碍，昏迷，终致呼吸循环衰竭而死亡。

二十九、食蟹中毒候

【原文】此蟹食水莨③，水莨有大毒，故蟹亦有毒。中其毒则闷乱欲死。若经霜已后，遇毒即不能害人。未被霜蟹，煮食之则多有中毒，令人闷乱，精神不安。

【按语】本候指出食蟹肉中毒，是因为此蟹食入了有大毒之水莨。并言蟹被霜后，其肉无毒，蟹未被霜，则多有大毒。此说现代未见报道。临床食蟹肉中毒，多因蟹肉腐坏变质，产生毒素，人食后中毒，或食法不当所致。

三十、食诸菜蕈菌中毒候

【原文】凡园圃所种之菜本无毒，但蕈、菌④等物，皆是草木变化所生，出于树者为蕈，生于地者为菌，并是郁蒸湿气变化所生，故或有毒者。人食遇此毒，多致死，甚疾速⑤；其不死者，犹能令烦闷吐利，良久始醒。

【按语】毒蕈种类繁多，所含有毒成分不同，故其中毒症状也有轻重缓急之异。有食后即皮肤潮红、出汗、流涎、瞳孔缩小、头昏目眩、呕吐、腹泻、腹痛、休克者。也有在食后几小时，发生急性腹痛、呕吐、腹泻，两三日后毒邪严重损害肝脏，引起黄疸，昏迷而死亡

---

① 虽尔：虽然如此。尔，如此，这样。
② 鯸鲐（hóu tái 侯台）：为鲀科鱼类的俗称，即河豚鱼，有大毒，但肉鲜嫩可口。
③ 水莨（gèn 亘）：即毛莨。莨，原作"茛"，形近之误。据宋本、《医心方》卷二十九第三十九改，下一"莨"字同。
④ 蕈、菌：为真菌类植物，种类繁多，其伞菌类通称为蕈，如香菇，磨菇等，无毒者可食用。
⑤ 疾速：宋本作"忩速"。

者。因此，食用蕈、菌，必须慎重鉴别，以免中毒。本候所述，与临床所见一致。

三十一、食诸虫中毒候

【原文】野菜芹荇①之类，多有毒虫水蛭附之。人误食之，便中其毒，亦能闷乱，烦躁不安。

【按语】本候指出人误食水蛭等毒虫后可致中毒，并简要论述了中毒的病候特点。

三十二、饮酒②大醉连日不解候

【原文】饮酒过多，酒毒渍于肠胃，流溢经络，使血脉充满，令人烦毒惛乱③，呕吐无度，乃至累日不醒。往往有腹背穿穴者，是酒热毒气所为。故④须摇动其身，以消散也。

【按语】本候论述醉酒的机理，指出"饮酒过多，酒毒渍于肠胃，流溢经络，使血脉充满，令人烦毒惛乱，呕吐无度，乃至累日不醒"。所言"往往有腹背穿穴者"，见于宿有胃肠胸腹疾病者。

三十三、饮酒中毒候

【原文】凡酒性有毒，人若饮之，有

不能消，便令人烦毒闷乱。其汤熨针石，别有正方；补养宣导，今附于后。

养生方云：正坐仰天，呼出酒食醉饱之气。出气之后，立饥且醒。

【按语】本候补充论述了醉酒的醒酒之法，有一定实践价值。

三十四、饮酒腹满不消候

【原文】夫酒性宣通⑤而不停聚，故醉而复醒，随血脉流散故也。今人有荣卫痞涩，痰水停积者，因复饮酒，不至大醉大吐，故酒与痰相搏，不能消散，故令腹满不消。

【按语】本候论述饮酒腹满不消的机理，指出"荣卫痞涩，痰水停积者"，饮酒之后，"酒与痰相搏，不能消散"，故见腹满不消。此种情况临床常见，本候值得参考。

三十五、恶酒候

【原文】酒者，水谷之精也，其气慓悍而有大毒。入于胃则胃⑥胀气逆，上逆于胸，内蘸⑦于肝胆，故令肝浮胆横⑧，而狂悖⑨变怒，失于常性，故云恶酒⑩也。

【按语】本候论述酒致人为患的机理，

---

① 荇（xìng 杏）：荇菜，亦称莕菜、接余，生于水中，可供食用。
② 酒：原作"食"。据本书目录及下文内容改。
③ 烦毒惛（hūn 昏）乱：指极度烦闷昏乱。烦毒，烦极；惛，通"昏"。《太平圣惠方》卷三十九治饮酒大醉不解诸方作"烦乱"。
④ 故：《太平圣惠方》卷三十九治饮酒大醉不解诸方作"故饮酒"。
⑤ 宣通：指酒性走散、宣散。
⑥ 胃：原作"酒"。据《灵枢·论勇》改。
⑦ 蘸（zhàn 占）：浸没。周本作"熏"，《太平圣惠方》卷三十九治恶酒诸方作"蘸"。
⑧ 肝浮胆横：形容肝胆之气横逆。浮，上逆不下之意；横，横逆失于疏泄。
⑨ 狂悖：极度放纵而违背事理。
⑩ 恶酒：即"害酒"，此即"酒害"之意。恶，害，过。

言因酒"气慓悍而有大毒"，入于胃中后，随血脉流散，上冲心胸，浸渍肝胆，可致肝胆之气横逆，使人情志失于常性，行为违背常理，因而称为"恶酒"。

三十六、饮酒后诸病候

【原文】酒性有毒，而复大热，饮之过多，故毒热气渗溢①经络，浸渍腑脏，而生诸病也。或烦毒壮热而似伤寒；或洒淅恶寒，有同温疟；或吐利不安；或呕逆烦闷，随脏气虚实而生病焉。病候非一，故云诸病。

【按语】本候统论饮酒中毒后之表现，言随脏气虚实不同，病候特征各异。

① 溢：宋本作"液"，周本、《太平圣惠方》卷三十九治饮酒后诸病方作"渍"。

卷二十七

血病诸候　凡九论

【提要】本篇专论出血诸病，凡9候。重点论述了吐血的病因病机、证候分类及其预后，并论述了吐血、呕血、唾血、舌上出血、大小便出血、九窍四肢出血及汗血等。

一、吐血候

【原文】夫吐血者，皆由大虚损及饮酒、劳损[1]所致也。但[2]肺者，五脏上盖也，心肝又俱主于血，上焦有邪，则伤诸脏。脏伤[3]血下入于胃，胃得血则闷满[4]气逆，气逆[5]故吐血也。

但吐血有三种，一曰内衄，二曰肺疽，三曰伤胃。内衄者，出血如鼻衄，但不从鼻孔出，是近心肺间津[6]出，还流入胃内，或如豆汁[7]，或如𧖟血[8]，凝停胃里，因即满闷便吐，或去数升乃至一斗[9]是也。肺疽者，言饮酒之后，毒满便吐，吐已后有一合二合，或半升一升是也。伤胃者，是饮食大饱之后，胃内冷，不能消化，则便烦闷，强呕吐之，所食之物与气共上冲蹴[10]，因伤损[11]胃口，便吐血，色鲜正赤是也[12]。

凡吐血之后，体恒[13]悒悒然[14]，心里烦躁，闷乱纷纷[15]，颠倒不安[16]。

寸口脉微而弱，血气俱虚，则吐血。关上脉微而芤，亦吐血。脉细沉者生，

---

① 劳损：《医心方》卷五第四十七作"劳伤"。
② 但：《太平圣惠方》卷三十七吐血论无此字。
③ 脏伤：《太平圣惠方》卷三十七吐血论作"脏伤则"，义胜。
④ 闷满：《太平圣惠方》卷三十七吐血论作"滞闷"。
⑤ 气逆：《太平圣惠方》卷三十七吐血论作"气逆上冲"。
⑥ 津：在此指"血液"。《备急千金要方》卷十二第六、《千金翼方》卷十八第四作"津液"。
⑦ 豆汁：此指赤小豆汁，喻血色暗赤。《备急千金要方》卷十二第六、《千金翼方》卷十八第四作"豆羹汁"。
⑧ 𧖟（kǎn 砍）血：指凝结之血。《说文解字》："𧖟，羊凝血也。"原作"衄血"，形近之误。据《备急千金要方》改。
⑨ 斗：原作"斛"，数量太大。据《备急千金要方》卷十二第六、《千金翼方》卷十八第四改。
⑩ 蹴（cù 促）：通"蹙"，紧迫，迫促。
⑪ 损：《千金翼方》卷十八第四作"裂"。
⑫ 色鲜正赤是也：此下《千金翼方》卷十八第四有"腹中绞痛，自汗出，其脉紧而数者，为难治也"十七字。
⑬ 恒：《千金翼方》卷十八第四作"中但"。
⑭ 悒悒（yān yān 淹淹）然：气息微弱貌。《千金翼方》卷十八第四作"奄奄"，义同。此下《千金翼方》还有"心中不闷者，辄自愈，假令"十字。
⑮ 闷乱纷纷：此下《千金翼方》卷十八第四有"欲吐"二字。
⑯ 颠倒不安：此下《千金翼方》卷十八第四有"卒至不救"四字。

喘咳上气，脉数浮大者死。久^①不瘥，面色黄黑，无复血气，时寒时热^②，难治也^③。

养生方云：思虑伤心，心伤则吐衄，发则发焦也。

【按语】本候论述了吐血的病因病机、分类、病候表现、预后，以及脉象特征。将吐血的病因概括为大虚损、饮食不节（饮酒、饮食大饱）、思虑伤心等。吐血多发于心肺肝等脏，吐血的发生多因诸邪伤脏，致脏气上逆，血随气逆。所吐之血色，因所伤部位不同而有豆汁色、正赤色之别。指出"脉数浮大"及"久不瘥，面色黄黑"者，预后不良。本候所述，与实际相符，具有一定的临床指导价值。

二、吐血后虚热胸中否口燥候

【原文】吐血之后，脏腑虚竭，荣卫不理^④，阴阳隔绝^⑤，阳虚于上，故身体虚热，胸中否，则^⑥口燥。

【按语】从本候所述可知，身体虚热、胸中否、口燥等，是吐血之后阴血亏虚，阴不制阳所致之虚热之象，是吐血之后的常见征象。

三、呕血候

【原文】夫心者，主血；肝者，藏血。愁忧思虑则伤心，恚怒气逆，上而不下则伤肝，肝心二脏伤，故血流散不止，气逆则呕而出血^⑦。

【按语】本候论述了呕血的病因病机，明确指出呕血责之忧愁恚怒，病位在心与肝，当属现代血证范畴。本书卷四虚劳呕血候所述之呕血，属于虚劳病，病因为劳伤于血气，病位在肺与肝，两者在辨证论治上颇有启发意义，互参。

四、唾血候

【原文】唾血者，由伤损肺所为^⑧。肺者，为五脏上盖，易为伤损，若为热气所加则唾血。唾上如红缕^⑨者，此伤肺也；胁下痛，唾鲜血者，此伤肝。

关上脉微芤，则唾血。脉沉弱者生，牢实者死。其汤熨针石，别有正方；补养宣导，今附于后。

养生方导引法云：伸两脚，两手指着足五指上。愈腰折不能低着^⑩。若唾血，久疼，为之愈。

---

① 久：《太平圣惠方》卷三十七吐血论作"久吐"。
② 时寒时热：《太平圣惠方》卷三十七吐血论作"或发寒热，或恶寒者"。
③ 难治也：原无，文义不完整。据《太平圣惠方》卷三十七吐血论、《千金翼方》卷十八第四补。
④ 不理：不协调。
⑤ 阴阳隔绝：指阴阳二气阻隔不通。
⑥ 则：《经传释词》："则，犹而也。"周本作"而"。
⑦ 呕而出血：宋本作"呕而出"，《医心方》卷五第四十六作"呕血出也"。
⑧ 所为：原无。据《医心方》卷五第四十八补。
⑨ 红缕：指唾中带红血丝。《医心方》卷五第四十六作"红缕络"。
⑩ 着：原无。据本书卷五腰痛不得俛仰候养生方导引法补。

长伸两脚，以两手捉足①五指七遍。愈腰折不能低仰，若②唾血、久疼、血病。久行，身则可卷转也。

【按语】本候专论唾血的形成和病候、脉象特征，以及预后和养生导引方法，认为唾血病变在肺肝，主要责之于热，有虚实新久之分，并以所唾之血"唾上如红缕"或"唾鲜血"来辨别病位。具有现实意义。本书卷四虚劳呕逆唾血候论虚劳唾血，病位责之肝肾，互参。

五、舌上出血候

【原文】心主血脉而候于舌，若心脏有热，则舌上出血如涌泉。

【按语】舌上出血即"舌衄"，本候所言舌衄出血程度较严重，言"舌上出血如涌泉"。指出是由心火亢盛，火迫血溢所致。

六、大便下血候

【原文】此由五脏伤损所为。脏气既伤，则风邪易入，热气在内，亦大便下血，鲜而腹痛。冷气在内，亦大便血下，其色如小豆汁，出时疼而不甚痛。

前便后下血者，血来远；前下血后便者，血来近。远近者，言病在上焦、下焦也。令人面无血色，时寒时热。脉浮弱，按之绝者下血。

【按语】本候对于大便下血的机理、鉴别做了详细的论述，指出大便下血"由五脏伤损所为"，有寒热之分，远近之别。风热伤脏则血色鲜红，腹痛甚；风冷伤脏则血色暗红如小豆汁，腹痛轻微。并言便血有远近，病在上焦血来远，先有便后下血；病在下焦血来近，先下血后有便。

七、小便血候

【原文】心主于血，与小肠合。若心家有热，结于小肠③，故小便血也。

下部脉急而弦④者，风邪入于少阴，则尿血。尺脉微而芤，亦尿血。

养生方云：人食甜酪，勿食大酢，必变为尿血。

【按语】本候指出小便下血的机理是心热下注于小肠，其脉象特点为"下部脉急而弦""尺脉微而芤"。告诫人们饮食勿要酸甜厚腻搭配，否则易于酿生大热，发为尿血。

八、九窍四支出血候

【原文】凡荣卫大虚，腑脏伤损，血脉空竭，因而恚⑤怒失节，惊恣过度，暴气逆溢⑥，致令腠理开张，血脉流散也，故⑦九窍出血。

---

① 足：原无。据上条养生方导引法补。
② 若：作"及"解。《经传释词》："若，犹及也。"
③ 结于小肠：《太平圣惠方》卷三十七治小便出血诸方作"积蓄不散，流注于小肠"。
④ 急而弦：《太平圣惠方》卷三十七治小便出血诸方作"急强"。
⑤ 恚：《医心方》卷五第四十五作"喜"。
⑥ 逆溢：《医心方》卷五第四十五作"溢"。
⑦ 故：原作"言"。据周本改。

喘咳而上气逆[1]，其脉数有热，不得卧者死。

【按语】本候题为九窍四肢出血，文中虽未言及四肢出血，但言"腠理开张，血脉流散"，故"九窍出血"应理解为九窍四肢皮肤出血。

九、汗血候

【原文】肝藏血，心之液为汗。言肝心俱伤于邪，故血从肤腠而出也。

【按语】本候将"血从肤腠而出"称为汗血，因"心之液为汗""肝藏血"，故责之于心肝为邪俱伤。

---

[1]　喘咳而上气逆：《金匮要略》第十六作"咳逆上气"，《医心方》卷五第四十五、《太平圣惠方》卷三十七治小便出血诸方作"喘咳而上气"。

毛发①病诸候　凡十三论

【提要】本篇专论毛发病，凡13候，可分为两类。其一，单纯毛发病变，内容涉及须、发、眉、毛的光泽与枯槁，美长与丑陋，润黑与黄白，生长与秃落等，认为与足少阳、足少阴、足阳阴、手阳明等经脉的血气盛衰有关。尤其是对火烧处发不生候和鬼舐头候病机的阐发，颇有指导价值。其二，其他疾病兼有毛发病变者，如白秃、赤秃候等属于皮肤病，因伴有头发秃落，故在本篇论述。

一、须发秃落候

【原文】足少阳，胆之经也，其荣在须；足少阴，肾之经也，其华在发。冲任之脉，为十二经之海，谓之血海，其别络上唇口。若血盛则荣于须②发，胡须发美；若血气衰弱，经脉虚竭，不能荣润，故须发秃落。其汤熨针石，别有正方；补养宣导，今附于后。

养生方云：热食汗出，勿伤风，令发堕落。

又云：欲理发，向王地③。既栉发④之始，叩齿九通⑤，而微咒曰："太帝散灵，五老返真⑥。泥丸⑦玄华⑧，保精长存。左拘隐月，右引日根⑨。六合清炼，百神受恩。"咒毕，咽唾三过。能常行之，发不落而生。

又云：当数易栉，栉之取多，不得使痛，亦可令侍者栉。取多，血液⑩不滞，发根常牢。

【按语】本候指出须、发、唇口分别隶属于胆经、肾经和冲任二脉，这些经脉中的气血盛衰决定着须发的美与秃落，因此说"若血盛则荣于须发，胡须发美；若血气衰弱，经脉虚竭，不能荣润，故须发秃落"。并论述了须发的护养方法，提出风热易"令发堕落"。养生第二条似为迷信之说，第三条与本书卷一风湿候养生方真诰文近似，可互参。

---

① 毛发：原作"发毛"。据本书目录乙正。
② 须：原作"头"。据本候上下文例和《太平圣惠方》卷四十一治须发秃落诸方改。
③ 王地：即王气，指日出之东方。
④ 栉（zhì治）发：梳理头发。栉，一指梳子、篦子等梳头用的工具，二指用梳子理发。
⑤ 叩齿九通：原无。据本书卷二十九补。
⑥ 太帝散灵，五老返真：原脱。据本书卷二十九、《修真旨要》补。真，《修真旨要》作"神"。
⑦ 泥丸：即脑。
⑧ 玄华：指发神，即头发的色泽。
⑨ 左拘隐月，右引日根：原作"左为隐月，右为日根"。据《修真旨要》改。本书卷二十七白发候养生方导引法作"左回拘月，右引日根"。
⑩ 血液：《修真旨要》作"血脉"，义胜。

二、令生髭候

【原文】手阳明为大肠之经，其支络缺盆，上颈贯颊，入下齿间。髭①者，是血气之所生也，若手阳明之经血盛，则髭美而长；血气衰少则不生。

【按语】本候指出髭与手阳明大肠经密切相关，手阳明大肠经的气血盛则"髭美而长"，"血气衰少则不生"。

三、白发候

【原文】足少阴肾之经也，肾主骨髓，其华在发。若血气盛，则肾气强，肾气强，则骨髓充满，故发润而黑；若血气虚，则肾气弱，肾气弱，则骨髓枯竭，故②发变白也。其汤熨针石，别有正方；补养宣导，今附于后。

养生方云③：正月十日沐发，发白更④黑。

又云：千过⑤梳头，头不白。

又云：正月一日，取五香煮作汤，沐头不白。

又云：十日沐浴，头不白。

又云：十四日沐浴，令齿牢发黑。

又云：常向本命日⑥，栉发之始，叩齿九通，阴咒⑦曰："太帝⑧散灵，五老返真⑨。泥丸玄华，保精长存。左拘隐月⑩，右引日根。六合清炼，百神受恩⑪。"咒毕，咽唾三过。常数行之，使人齿不痛，发牢不白。一云⑫，头脑不痛⑬。

养生方导引法云：解发，东向坐。握固不息一通。举手左右⑭导引，手掩两耳。以手复捋⑮头五，通脉也。治头风，令发不白。

又云：清旦初起，左右手交互，从头上挽两耳，举。又引须发，即面气⑯流通。令头不白，耳不聋⑰。

又云：坐地，直两脚，以两手指⑱脚胫，以头至地。调脊诸椎，利发根，令长美。坐舒两脚，相去一尺，以捉脚两胫，以顶至地十二通。调身脊无患害，致精气润泽。发根长美者，令青黑柔濡

---

① 髭（zī 资）：口上的胡须。
② 故：宋本作"枯竭故"。
③ 养生方云：原作"又云"。据养生方文例改。
④ 更：变更。
⑤ 过：遍。
⑥ 日：原无。据本书卷二十九齿痛候养生方导引法补。
⑦ 阴咒：默默诅咒。
⑧ 太帝：原作"太常"。据本书卷二十九、《修真旨要》改。
⑨ 真：《修真旨要》作"神"。
⑩ 左拘隐月：原作"左回隐月"。据《修真旨要》改。
⑪ 百神受恩：原作"百疾愈因"。据须发秃落候、《修真旨要》《至游子·真诰篇》改。
⑫ 一云：本书卷二十九无。
⑬ 头脑不痛：此上六条养生方法，原误置于导引法第五条下。据养生方和养生导引法文例乙正。
⑭ 举手左右：原作"举左右手"。据本书卷二头面风候养生方导引法改。
⑮ 捋：原作"持"，形近之误。据本书卷二头面风候养生方导引法改。
⑯ 面气：原无。据《千金翼方》卷十二养生禁忌补。指面部之气血。
⑰ 令头不白，耳不聋：原无。据本书卷九时气候养生方导引法补。
⑱ 指：义理难解，似是"按""扼""握"等字形误。

滑泽，发恒不白。

又云：伏，解发东向，握固，不息一通，举手左右导引，掩两耳。令发黑不白。伏者，双膝著地，额直至地，解发，破髻①，舒头，长敷在地。向东者，向长生之术。握固，两手如婴儿握，不令气出。不息，不使息出，极闷已，三嘘②而长细引。一通者，一为之，令此身囊之中满其气。引之者，引此旧身内恶邪伏气，随引而出，故名导引。举左右手各一通，掩两耳，塞鼻孔三通，除白发患也。

又云：蹲踞，以两手举足五趾，低头自极，则五脏气偏至。治耳不闻，目不明。久为之，则令发白复黑。

又云：思心气上下四布，正赤，通天地，自身③大且长。令人气力增益，发白更黑，齿落再生。

【按语】本候阐述了肾与气血、骨髓及发的关系，认为"血气盛，则肾气强，肾气强，则骨髓充满，故发润而黑；若血气虚，则肾气弱，肾气弱，则骨髓枯竭，故发变白也"。这是中医学关于肾与发关系的基本观点。本候还重点论述了防治发白的养生导引之法，是现代毛发护养的宝贵资料。其中，导引第四条对"伏""向东""握固""不息""一通""引之"等，都做了具体的解释，是养生导引的重要条文。第一条与本书卷二头面风候导引第二条同，第二条与卷九时气候导引第一条同，互参。

四、令长发候

【原文】发是足少阴之经血所荣也。血气盛，则发长美；若血虚少，则发不长。须以药治之令长。

【按语】本候在白发候论述肾与发关系的基础上，进一步指出"发是足少阴之经血所荣也"，因此，发的生长需肾经血气的荣养。这是现代防治毛发病变的理论依据。

五、令发润泽候

【原文】足少阴之经血，外养于发。血气盛，发则光润；若虚则血不能养发，故发无润泽也。则须以药治④，令其润泽。

【按语】本候将发的润泽与否作为判断发之好坏的重要方面专条论述，认为发的润泽与否取决于肾经气血的盛衰，具有重要的临床价值。

六、发黄候

【原文】足少阴之经血，外养于发。血气盛，发则润黑；虚竭者，不能荣发，故令发变黄。

【按语】本候专条强调发之颜色，指出发的正常之色为黑而润泽之色，发黄是足少阴之经气血虚竭的征象。

---

① 破髻（jì继）：打开发结。
② 嘘（xū虚）：缓缓呼气。
③ 身：原作"于"。据周本改。
④ 治：原无。据《太平圣惠方》卷四十一令发润泽诸方补。

七、须黄候

【原文】足少阳之经血，外荣于须。血气盛，须则美而长；若虚少不足，不能荣润于外，故令须黄。

【按语】本候专条强调须之颜色，强调须黄是足少阳胆血气衰少之候。

八、令生眉毛候

【原文】足太阳之经，其脉起于目内眦，上额交巅。血气盛，则眉美有毫①，血少则眉恶②。眉为风邪所伤，则眉脱。皆是血气伤损，不能荣养，故须以药生之。

【按语】本候指出眉与足太阳经密切相关，足太阳血气的盛衰决定着眉的好恶美丑。风邪伤眉，则足太阳血气阻遏，眉不得荣养，甚则眉脱。

九、火烧处发不生候

【原文】夫发之生，血气所润养也。火烧之处，疮痕致密，则气血下沉③，不能荣宣腠理，故发不生。

【按语】火烧是日常生活常遇之事，本候指出人被火烧之处往往毛发不再生长，原因在于火烧产生的疮痕致腠理致密，气血不得宣通，毛发得不到荣养之故。颇具临床价值。

十、令毛发不生候

【原文】足少阴之血气，其华在发。足太阳之血气盛，则眉美。足少阳之血气盛，则须美。足阳明之血气盛，则发美。手阳明之血气盛，则髭美。诸经血气盛，则眉、髭、须、发美泽。若虚少枯竭，则变黄、白、悴④、秃。若风邪乘其经络，血气改变，则异毛恶发妄生也。则须以药敷，令不生也。

【按语】本候论述眉、髭、须、发分别与足太阳、手阳明、足少阳、足少阴经脉气血的盛衰有关。其中足阳明经脉与须发的关系，是因为阳明为多气多血之经，经脉"夹口环唇"之故。本候所言"令毛发不生"，是指对于毛发病变，"以药敷"，可令异毛恶发不再妄生。

十一、白秃候

【原文】凡人皆有九虫在腹内，值血气虚则能侵食。而蛲虫发动，最能生疮，乃成痔、癣、瘑、疥之属，无所不为。言白秃者，皆由此虫所作，谓在头生疮，有虫，白痂，甚痒⑤，其上发并秃落不生，故谓之白秃。

【按语】本候论述了白秃的成因和传染途径，所论白秃，即现在临床所见头癣中的白癣，其病原体是真菌，而非蛲虫。

---

① 毫：指眉毛细长而锐。《广韵》："毫，长毛。"
② 恶：丑陋。与"美"相对而言。
③ 下沉：此指血气不得趋于肌表毛发部位，相对居于里。
④ 悴：干枯憔悴。
⑤ 谓在头生疮，有虫，白痂，甚痒：《医心方》卷五第七、《太平圣惠方》卷四十一治头疮白秃诸方作"谓头上生疮，有白痂，甚痒。"

十二、赤秃候

【原文】此由头疮，虫食发秃落，无白痂，有汁，皮赤而庠，故谓之赤秃。

【按语】本候言赤秃由"虫食发"而成，具有传染性，"皮赤而庠"说明该病属于热证。

十三、鬼舐头候

【原文】人有风邪在于头，有偏虚处，则发秃落，股肉枯死。或如钱大，或如指大，发不生，亦不庠，故谓之鬼舐①头。

【按语】鬼舐头，即西医学所称的斑秃，又称其为油风。本候指出其病因病机在于"风邪在于头，有偏虚处，则发秃落"。即后世所言血虚风燥之说的发端，颇具临床意义，值得重视。

---

① 舐（shì 氏）：以舌舐物。

面体病诸候　凡五论

【提要】本篇论述面体诸病，内容有蛇身、面疱、面皯䵟、酒齄与翻面等。这些均为临床常见病候。

一、蛇身候

【原文】蛇身者，谓人皮肤上如蛇皮而有鳞甲，世谓之蛇身也。此由血气痞涩，不通润于皮肤故也。

【按语】本候将"皮肤上如蛇皮而有鳞甲"的疾病称为"蛇身"，责之于"血气痞涩，不通润于皮肤"。此候与现代临床所见之鱼鳞病，或称鱼鳞癣、蛇皮癣相似，属于遗传性疾病，某些疾病的血瘀证候出现肌肤甲错也与蛇身相类似。

二、面疱候

【原文】面疱①者，谓面上有风热气生疱，头②如米大，亦如谷大，白色者是。

养生方云：醉不可露卧，令人面发疱疱③。

又云：饮酒热未解，以冷水洗面，令人面发疱，轻者皶④疱。

【按语】本候所言面疱，当为好发于青春期男女的痤疮，或称粉刺，从其所论分析其病机为风冷邪气阻于肌腠，令阳气郁遏，郁而生热，热腐肉壅。临床过食辛辣滋腻，湿热蕴结，凝滞肌肤也可导致本病。

三、面皯䵟候

【原文】人面皮上，或有如乌麻⑤，或如雀卵上之色是也。此由风邪客于皮肤，痰饮渍于腑脏，故生皯䵟⑥。

养生方云：饱食而坐，不行步，有所作务，不但无益，乃使人得积聚不消之病，乃手足痹，面目黧⑦皯。

【按语】本候所言面皯䵟面部黑斑点，俗称"雀斑"，责之于"风邪客于皮肤，痰饮渍于腑脏"，与饮食因素有关，对临床治疗颇有启发。

---

① 面疱（pào 泡）：指发于面部的像水泡样的白色小疙瘩。
② 头：《医心方》卷四第十四、《太平圣惠方》卷四十治面疱诸方作"或"。
③ 醉不可露卧，令人面发疱疱：《备急千金要方》卷二十七第二作"醉不可露卧及卧秫穰中，发癞疮"。
④ 皶（zhā 渣）：指面部所生含有白色脂肪质的小疮粒，俗称"粉刺"。又专指鼻部及其两侧所生的红色小疮粒。
⑤ 乌麻：黑芝麻。
⑥ 皯䵟（gǎnrúo）：皯，皮肤黧黑枯槁。䵟，焚烧，形容脸上的黑斑点。另"皯䵟（zēng 憎）"同"皯䵟䵟（如火烧后枯暗无泽）"，证名，即面皯䵟䵟，又名䵟黑斑、䵟黑。由肾亏火旺，血虚不荣，火燥结滞，或肝郁气滞而致，症见面部皮损呈黄褐或淡黑色斑块，形状大小不一，枯暗无光泽，境界清楚，不高出皮肤。
⑦ 黧：形容面色黧黑。黧，通"黧"。

四、酒齇①候

【原文】此由饮酒，热势冲面，而遇风冷之气相搏所生，故令鼻面生齇，赤疱匝匝然②也。

【按语】本候指出酒齇鼻"由饮酒，热势冲面，而遇风冷之气相搏所生"，与《素问·生气通天论》"劳汗当风，寒薄为齇"之机理一致。然酒齇鼻是因鼻色紫红如酒渣而得名，有因饮酒而致者，也有不饮酒而致者，临证当细审查。

五、嗣面候

【原文】嗣面③者，云面皮上有滓④如米粒者也。此由肤腠受于风邪，搏于津液，津液⑤之气，因虚作之也。亦言因傅⑥胡粉⑦而皮肤虚者，粉气入腠理化生之也。

【按语】本候所论嗣面病"面皮上有滓如米粒"，与现称之"痤疮"类似。成因有二：其一，肤腠虚，感受风邪，搏于津液，《太平圣惠方》对此种病因形成的"嗣面"，径称之为"粉刺"；其二，常敷胡粉，皮肤虚，粉气入腠理，此种情况多见于戏剧演员。临床上都可见到，后一种病因。

---

① 酒齇（zhā渣）：鼻尖暗红色疱疹，俗称酒齇鼻。
② 匝匝（zā扎）然：形容鼻部遍布小疱疹。
③ 嗣（sì司）面：《医心方》卷四第十七作"饲面"，《太平圣惠方》卷四十治粉刺诸方作"粉刺"。嗣，《医心方》作"饲"较易理解，言"面皮上有滓如米粒"，如以米饲面。
④ 滓：《太平圣惠方》卷四十治粉刺诸方作"皼"。
⑤ 津液：《太平圣惠方》卷四十治粉刺诸方无此二字。
⑥ 傅：作"敷"。
⑦ 胡粉：铅粉。

卷二十八

目病诸候　凡三十八论

【提要】本篇论述目病诸候。内容是，外眼病有目胎赤、目赤烂、目脓漏、睢目、雀目及目肤翳候等；内眼病有青盲、目眇、目茫茫候等；有目不能远视、目偏视候等。此外，还对目淫肤息肉的刀割术治疗做了论述。在病因病理方面，除了论述风冷风热之邪的侵袭外，还着重论述了脏腑经络阴阳气血同眼的密切关系。这是西医学的整体观念在眼科学上的具体体现。

一、目赤痛候

【原文】凡人肝气通于目①。言②肝气有热，热冲于目，故令赤痛。

【按语】本候所论的目赤痛，是许多眼病的共同证候。其成因不一，有外感风热而致者，有脏腑气热上冲者。赤痛而多分泌物，眵泪胶黏为风热壅盛；二便清利，目微赤痛为虚火上浮；二便不利，头目痛甚为实火内燔，临床应结合具体病情分析。

二、目胎赤候

【原文】胎赤者，是人初生，洗目不净，令眵汁浸渍于眦③，使睑赤烂，至大不瘥，故云胎赤。

【按语】胎赤眼又称眼胎赤，即初生儿眼睑及结膜充血、红肿、糜烂。《世医得效方》有"胎风赤烂"，认为"小儿初生便有此证，至三四岁，双目红而弦边赤烂，时复痒痛"。叙症较详，可作参考。又，"胎赤"一词，前人有作为胎中胎毒致眼睑赤烂释者，其说不确，这里指出，"是人初生，洗目不净，令眵汁浸渍于眦"所致，是后天感染。治宜清热解毒。

三、目风赤候

【原文】目者，肝之窍，风热在内乘肝，其气外冲于目，故见风泪出，目睑眦赤。

---

① 目：眼睛，为视觉器官。《素问·金匮真言论》："肝开窍于目。"《灵枢·脉度》："肝气通于目，肝和则目能辨五色矣。"眼的生理功能与肝有密切的关系，临床上从眼睛的变化可推测肝病，或眼病治肝。
② 言：《外台秘要》卷二十一目赤痛方作"若"。
③ 眦（zì眦）：又名目眦，俗称眼角。指上下眼睑相连的地方。《外台秘要》卷二十一胎赤久赤方作"眼"。

【按语】本候所述内容与《太平圣惠方》卷三十二方治眼风赤诸方内容略有不同，可作参考。

四、目赤烂眦①候

【原文】此由冒触风日，风热之气伤于目，而眦睑皆赤烂，见风弥甚，世亦云风眼。

【按语】本候指出了目赤烂眦的病因病机，由风热之气伤于睑眦，与津液相搏而令赤烂，本候相当于今之睑缘炎。若发于胎儿，就叫胎风赤烂，可与本卷目胎赤候相互参考。

五、目数十年赤候

【原文】风热伤于目眦，则眦赤烂②。其风热不去，故眦常赤烂，积年不瘥。

六、目风肿③候

【原文】目为肝之外候，肝虚不足，为冷热之气所干，故气上冲于目，外复遇风冷所击，冷热相搏而令睑内结肿，或如杏核大，或如酸枣之状。肿而因风所发，故谓之风肿。

【按语】本候所述的病候特征，睑胞内生核状硬结，不痛不痒，相当于今之霰粒肿，一般肿核小者，无需治疗；大者或已破溃者，宜手术治疗。

七、目风泪出④候

【原文】目为肝之外候。若被风邪伤肝，肝气不足，故令目泪出。其汤熨针石，别有正方；补养宣导，今附于后。

养生方导引法云：踞坐⑤，伸右脚，两手抱左膝头，伸腰，以鼻内气，自极七息，展右足著外⑥。除难屈伸拜起，去胫中痛痹，风目耳聋。

又云：踞，伸左脚，两手抱右膝头⑦，伸腰，以鼻内气，自极七息，展左足著外。除难屈伸拜起，去胫中疼。一本云，除风目暗，耳聋。

又云：以鼻内气，左手持鼻。除目暗泪出。鼻内气，口闭，自极七息。除两胁下积血气⑧。

又云：端坐，伸腰，徐徐⑨以鼻内气，以右⑩手持⑪鼻，徐徐闭目吐气⑫。

① 目赤烂眦：又名风眼、烂弦风、风弦赤烂。《银海精微》叙症较详，可作参考。
② 眦赤烂：病名。见《证治准绳·杂病》，又名眦帷赤烂，为眼弦赤烂之一种，指赤烂唯眦有之。相当于眦部性睑缘炎。
③ 目风肿：病证名。治宜养肝祛风，方用一贯煎与银翘散加减化裁。参见目疡条。
④ 目风泪出：迎风流泪。
⑤ 坐：原无。据本书卷一风四肢拘挛不得屈伸候养生方导引法第四条补。
⑥ 展右足著外：原无，文义不完整。据本书卷一、本候导引法第二条文例补。
⑦ 头：原无。据本候导引法第一条文例补。
⑧ 鼻内气，口闭，自极七息。除两胁下积血气：此段文字与本书卷三十六卒被损瘀血候养生方导引法第二条之重文，在此当作错简。
⑨ 徐徐：原本不重。据本书卷二十九鼻息肉候养生方导引法补。
⑩ 右：《外台秘要》卷二十一目风泪出方无。
⑪ 持：卷二十九第一条作"捻"，义通。
⑫ 徐徐：二字原无。据本书卷二十九补。

除目暗，泪苦出①，鼻中息肉，耳聋；亦能除伤寒头痛洗洗②，皆当以汗出为度。

【按语】本候指出流泪的病因是肝血不足，目窍空虚，因虚引邪，风邪乘虚侵袭所致。本候导引第一条与本书卷一风痹候导引第九条同，第二条与卷一风四肢拘挛不得屈伸候导引第六条同，语译见前。

八、目泪出不止候

【原文】夫五脏六腑皆有津液，通于目者为泪。若脏气不足，则不能收制其液，故目自然泪出，亦不因风而出不止，本无赤痛。

【按语】本候目泪出不止，大都属于脏腑不足、不能固摄所致，常见肝肾两虚，精血亏耗，不能约束其液，而致泪出，治宜补益肝肾。流出的泪液，一般是清稀的，属于"冷泪"之例，它与前"目风赤候"的见风泪出，一虚一实，一寒一热，大小相同。此外本候的主要症状为冷泪出，热泪出多为前"目风赤候"的症状之一。

九、目肤翳候

【原文】阴阳之气，皆上注于目，若风邪痰气乘于腑脏，腑脏之气，虚实不调，故气冲于目，久不散，变生肤翳③。

肤翳者，明④眼睛上有物如蝇翅者即是。

【按语】本候论述了目肤翳的病因病机及临床症状，风邪痰气聚于目，久之生肤翳，如同眼睛上有蝇翅。

十、目肤翳覆瞳子候

【原文】此言肝脏不足，为风热之气所干⑤，故于⑥目睛上生翳，翳久不散，渐渐长，侵覆瞳子。

【按语】本候与上候均所论目生肤翳，但实际上是一种病，故《外台秘要》将两候并而为一。但在病情上有轻重之分，本候所论肤翳已渐渐长大，侵覆瞳子，影响视力，病情较严重。

十一、目息肉淫肤候

【原文】息肉淫肤者，此由邪热在脏，气冲⑦于目，热气切⑧于血脉，蕴积不散，结而生息肉，在于白睛肤睑⑨之间，即谓之息肉淫肤也。

【按语】本候与上两候所论，相当于胬肉攀睛，是指眼眦部长出白膜或赤膜如肉，其状如昆虫之翼，横贯白睛，攀侵黑睛，甚至遮盖瞳神的外障眼病。有虚证和实证之不同，多系肝经风热或心肺二经风热，加之脾胃积热上壅，气血瘀滞而成，

---

① 除目暗，泪苦出：原在"闭目吐气"之前，据本书卷七伤寒候养生方导引法改。苦，原作"若"，据本书卷二十九鼻息肉候养生方导引法改。

② 鼻中息肉，耳聋，亦然除伤寒头痛洗洗：《外台秘要》无此段文字。

③ 肤翳：指目翳之菲薄者。谓其翳浅薄如皮肤，原文形容如蝇翅，义同。

④ 明：视，察。《太平圣惠方》卷三十三治眼生肤翳诸方无。

⑤ 所干：《外台秘要》卷二十一目肤翳方一十五首作"干之"。

⑥ 于：《外台秘要》卷二十一目肤翳方一十五首作"令"。

⑦ 气冲：宋本、汪本、周本同。《医心方》卷五第十八作一个"薰"字。

⑧ 切：《外台秘要》卷二十一生肤息肉方作"攻"字。

⑨ 睑：原作"脸"，形近之误。据《外台秘要》改。

亦有阴虚火旺而致者。此三候是巢元方对胬肉攀睛病机和症状的最早描述。

十二、目暗不明候

【原文】夫目者，五脏六腑阴阳精气，皆上注于目。若为血气充实，则视瞻①分明；血气虚竭，则风邪所侵，令目暗不明。其汤熨针石，别有正方；补养宣导，今附于后。

养生方云：恣乐伤魂②，魄③通于目，损于肝，则目暗。

养生方导引法云：蹲踞，以两手举足五趾，低④头自极，则五脏气偏至⑤。治耳不闻人语声，目不明。久为之，则令发白复黑。

又云：仰⑥两足指，五息止。引腰背痹，偏枯，令人耳闻声。久⑦行，眼耳诸根⑧，无有挂碍。

又云：伸左胫，屈右膝内压之，五息止。引肺⑨，去风虚，令人目明。依经为之，引肺中气，去风虚病，令人目明，夜中见色，与昼无异。

又云：鸡鸣以两手相摩令热，以熨目，三行，以指抑目。左右有神光，令目明，不病痛。

又云：东向坐，不息再⑩通，以两手中指口唾之二七，相摩拭目。令人目明。以甘泉⑪漱之，洗目，去其翳垢，令目清明。上以内气洗身中，令内睛洁，此以外洗，去其尘障。

又云：卧，引为三，以手爪⑫项边脉五通，令人目明。卧正偃，头下却亢⑬引三通，以两手指爪项边大脉五通。除目暗患。久行，令人眼夜能见色。为久不已，通见十方⑭，无有剂限⑮

【按语】本候指出，脏腑血气的盛衰，可以影响视力，尤其与肝脏的关系更为密切。所谓"目得血而能视"，肝藏血，血不足则目不得养，亦易致外邪（尤其是风邪）入侵，损伤视力。此外，情绪因素，如肝郁、肝火等可致目暗不明。目暗不明，多见于眼底病，尤其是一些血管病变。本候是对《黄帝内经》关于肝、目之说的补充和发挥。

本候导引第一条与本书卷二十七白发候导引第五条同，第二条与卷一风偏枯候导引第二条同，第三条与卷四风虚劳候导引第三条同，语译见前。

---

① 视瞻：瞻视，察视。
② 魂：《灵枢·本神》："随神往来者谓之魂。""肝藏血，血舍魂。"
③ 魄：《灵枢·本神》："并精而出入者，谓之魄"。《医心方》作"魂"，可以，在此义指肝，以肝藏魂故也。
④ 低：原无。据本书卷二十七白发候养生方导引法补。
⑤ 至：原作"主"。据本书卷二十七改。
⑥ 仰：原无。据本书卷一风偏枯候养生方导引法补。
⑦ 久：本书卷一作"常"，义均可通。
⑧ 伸：据《彭祖导引法》作"掩"。
⑨ 肺：下脱"气"字。
⑩ 再：两。《玉篇》曰："再，两也。"
⑪ 甘泉：这里指唾液。
⑫ 爪："抓"之古字，义同"搔"。
⑬ 亢：举。
⑭ 十方：指东、南、西、北、东南、西南、西北、东北、上、下十方。
⑮ 剂限：截止的界限。犹言"极限"。《尔雅·释言》："剂，剪齐也。""疏齐截也。"限，界限。

十三、目青盲候

【原文】青①盲者，谓眼本无异，瞳子黑白分明，直②不见物耳。但五脏六腑之精气，皆上注于目，若脏虚有风邪痰饮乘之，有热则赤痛，无热但内生障，是腑脏血气不荣于睛，故外状不异，只不见物而已。是之谓青盲。

养生方云：勿塞故井及③水渎，令人耳聋目盲。

又云：正月八日沐浴，除目盲。

【按语】本候对目青盲的临床表现和病因病机进行了较详细的论述。青盲是指视力极差而外观并无异常者。大多由于腑脏有病，精血不能上荣，目窍萎闭，神光泯灭。这种病证往往是一种病程较长的慢性眼病，类似视神经萎缩，临床上又可分为原发性和继发性两类。也有因受脑部肿瘤的影响，突然出现目盲无见者，应与目青盲鉴别。

十四、目青盲有翳候

【原文】白黑二睛无有损伤，瞳子分明，但不见物，名为青盲。更加以风热乘之，气不外泄，蕴积于睛间，而生翳似蝇翅者，覆瞳子上，故为青盲翳也。

【按语】本候论述了内外眼俱病，内则为青盲，外则为肤翳覆瞳子，病情较复杂，治疗应内外兼治。

十五、目茫茫④候

【原文】夫目是五脏六腑之精华，宗脉⑤之所聚，肝之外候也。腑脏虚损，为风邪痰热所乘，气传⑥于肝，上冲于目，故令视瞻不分明，谓之茫茫也。凡目病若肝气不足，兼胸膈风痰劳热，则目不能远视，视物则茫茫漠漠⑦也。若心气虚，亦令目茫茫，或恶见火光，视见蜚⑧蝇黄黑也。

诊其左手尺中脉，沉为阴，阴实者目视茫茫。其脉浮大而缓者，此为逆，必死。其汤熨针石，别有正方；补养宣导，今附于后。

养生方导引法云：鸡鸣欲起，先屈左手噉监指⑨，以指相摩，呪⑩曰：西王母女，名曰益愈，赐我目，受之于口。即精摩形。常鸡鸣二七著唾，除目茫茫，致其精光，彻视万里，遍见四方。咽二七唾之，以热指摩目二七，令人目不瞑⑪。

---

① 青：原作"清"。据目录改。《释名》："清，青也。"
② 直：但。
③ 井及：《外台秘要》卷二十一青盲及方六首作"井"。
④ 目茫茫：证名。又名眼昏、目昧、目昏昧、目瞀、目暗不明、眼暗。视物不明，模糊的意思。
⑤ 宗脉：总脉。《类经》："宗，总也。凡五脏六腑之精气，皆上注于目，而为之精，故目为宗脉之所聚，又上液之道。"
⑥ 气传：宋本、汪本、周本同。《太平圣惠方》卷三十三眼眈眈诸方作"传注"。
⑦ 漠漠：昏暗貌。
⑧ 蜚（fěi 匪）：小飞虫，形椭圆，发恶臭，生草中，食稻花。在此亦作"飞"字解。
⑨ 噉监指：指食指。
⑩ 呪：同"祝"，祷祝。
⑪ 瞑（míng 名）：昏暗。

【按语】本候所论述的目茫茫病情较为复杂。《黄帝内经》在病机上指出目昏由肝肾不足所致，而本候所论述的目茫茫病变，是由于腑脏虚损，又为风邪痰热所乘，属于本虚标实之证。并进一步论述，肝气不足，兼于风痰热邪留于胸膈者，亦不能远视，视物则模糊不清。心气虚者，亦可出现目茫茫之候。在临床上目茫茫为眼病的一个很常见的症状，尤多见于慢性眼底病。

《灵枢·大惑论》曰："五脏六腑之精气，皆上注于目而为之精。"如久病虚羸，气血两亏，宜用八珍汤加减；若心营亏损，神气虚乏者，宜用补心汤加减；若情志不畅，肝失条达者，宜用柴胡疏肝散加减；若肝肾不足，精血暗耗者，宜用一贯煎加减；若气滞血瘀，玄府闭塞者，宜用血府逐瘀汤加减。此外，临床上风、火、痰、湿上扰清窍以及头眼部外伤均可使眼失去五脏六腑精气的正常濡养，以致目昏。症见视物模糊不清。宜结合眼与全身症状辨证论治。

本候导引内容似属迷信，校释从略。又，本卷目暗不明候导引第五条与此略同，可参。

十六、雀目候

【原文】人有昼而睛明，至暝①则不见物，世谓之雀目。言其如鸟雀，暝便无所见也。

【按语】本候所论述的雀目是指夜间视物不清的一类病证。又有鸡蒙眼、鸡盲等别称。即缺乏维生素A引起的夜盲症。多见于小儿脾胃不健，长期消化不良，营养缺乏之体，亦常为疳疾反映在目的早期证候。由于脾失健运，肝虚而致雀目名曰肝虚雀目，治宜健脾益气，补肝明目。可食用鲜猪肝、维生素A等。此外，尚有先天禀赋不足所致者名为高风雀目，是一种先天性夜盲症，由视网膜色素变性引起，具有遗传因素，病程较长，病状随病程而加重，预后不良。治宜温补肾阳，用金匮肾气丸加减。

十七、目珠管②候

【原文】目是五脏六腑之精华，宗脉之所聚，肝之外候也。肝藏血，若腑脏气血调和，则目精彩明净③；若风热痰饮渍于脏腑④，使肝脏血气蕴积，冲发于眼，津液⑤变生结聚，状如珠管。

【按语】本候论述了目珠管的病因病机，多由风热、痰饮蕴结目络，致气血失调，津液结聚，而引起白睛表面突起透明小泡，不红不肿，状如晶亮之珠管的一种眼病。治宜清热化痰。方常用清气化痰丸加减。

---

① 暝：这里指黄昏时候。《玉篇·目部》："暝，夜也。"
② 目珠管：病证名，又称目生珠管。
③ 精彩明净：指目睛黑白分明，视物清晰，炯炯有神。
④ 脏腑：宋本、汪本、周本同。《太平圣惠方》卷三十三治眼生珠管诸方作"上焦"。
⑤ 津液：宋本、汪本、周本同。《太平圣惠方》作"则令眼津"。

十八、目珠子^①脱出候

【原文】目，是脏腑阴阳之精华，宗脉之所聚，上液之道^②，肝之外候。凡人风热痰饮渍于脏腑，阴阳不和，肝气蕴积生热，热冲于目，使目睛疼痛，热气冲击其珠子，故令脱出。

【按语】本候所指的目珠子脱出，即眼珠突出眶证。西医学认为眼球突出多数是由眼眶内的占位性病变所引起，亦有一部分是由内分泌紊乱或眶内组织的炎症而产生等。本候所论，兼有眼珠疼痛，多属炎性突眼，单眼者常为眶内或副鼻窦的炎症所引起，治疗以泻其脏腑热邪，清热解毒为法，尤以泻肝热为主。

十九、目不能远视候

【原文】夫目不能远视者，由目为肝之外候，腑脏之精华，若劳伤腑脏，肝气不足，兼受风邪，使精华之气衰弱，故不能远视。

【按语】本候论述的目不能远视，即能近怯远症。是指眼无不适，外无障翳可寻，瞳神气色如常，平素目无他病，唯视远昏朦，只能视近的眼病。

二十、目涩候

【原文】目，肝之外候也，腑脏之精华，宗脉之所聚，上液之道。若悲哀内动腑脏，则液道开而泣下，其液竭者，则目涩。又风邪内乘其腑脏，外传于液道，亦令泣下而数欠，泣竭则目涩。若腑脏劳热，热气乘于肝，而冲发于目，则目热而涩也，甚则赤痛。

【按语】本候所论述了目涩的病因病机和临床证候，指出病因有三：一为悲哀哭泣，液竭则目涩，用眼过劳，过虑多思，而伤神水所致，多属肝肾阴虚证。二为风邪内乘脏腑，外传液道，令泪下液竭，目失润泽而发干涩。三为脏腑劳热，热气乘于肝，上冲于目，则目热而涩，甚则赤痛。一般而论，目热涩而赤痛者，证多属热属实。临床上多见由肺阴不足，虚火上炎，或肝肾阴亏，以及肝虚血少等所致的目涩。目内干燥少津，滞涩不适。宜结合眼部与全身症状辨证论治，分别选用养阴清热、滋养肝肾、补肝养血等法。

二十一、目眩候

【原文】目者，五脏六腑之精华，宗脉之所聚也。筋骨血气之精，与脉并为目系，系上属于脑。若腑脏虚，风邪乘虚随目系^③入于脑，则令脑转而目系急，则目眴^④而眩也。

【按语】目眩是指眼前发黑，视物昏花迷乱的症象。出《灵枢·大惑论》。本候论述了目眩的病因病机，由肝肾精血不足、肝阳风火、痰浊上扰等所致。可

---

① 目珠子：解剖名称。见《赤水玄珠》卷三。又名眼、眼珠，即眼球。为眼的主要部分，略似球形，位于眼眶前部中央。其前端为黑睛，黑睛内为黄仁，黄仁正中有圆孔，名瞳神。黑睛边缘紧接白睛。目珠内有神水、睛珠、神膏、视衣等。目珠后端连目系，上入于及脑，为视觉主要器官。

② 上液之道：谓脏腑的津液上通于目。亦指目泪通道，如本卷目涩候云："液道开而泣下。"

③ 目系：又名眼系、目本。

④ 眴（xuàn 炫）：目睛转动。

分别选用滋补肝肾、补养气血、平肝息风、化痰降逆等法治之。

二十二、目视一物为两候

【原文】目，是五脏六腑之精华。凡人腑脏不足，精虚而邪气乘之，则精散，故视一物为两也。

【按语】目视一物为两，又名视歧，即通称之复视。其病责之邪干精散，当为本候所本。从临床所见，凡肝肾不足，或气血两虚，又感受风邪而复视者甚多，但痰、热、外伤等，也可引起此证。对肿瘤而引发的复视要及时检查确诊并有针对性的治疗。

二十三、目偏视候

【原文】目是五脏六腑之精华。人腑脏虚而风邪入于目，而瞳子被风所射，睛不正则偏视。此患亦有从小而得之者，亦有长大方病之者，皆由目之精气虚，而受风邪所射故也。

【按语】目偏视，病证名。又名眼偏视、双目睛通、通睛。症见双眼平视前方时，一眼目珠偏斜于眦侧（称神珠将反）；甚者偏斜眼之黑睛被该侧眼眶半掩或全部掩没（称瞳神反背），外观只显白睛。本病相当于今之斜视。目偏视有先天禀赋不足或后天发病之分，但病因相同，皆系脏腑虚弱，目受风邪所致。如目珠转动灵活者，常伴有近视或远视，视力极差等候，相当于今之共转性斜视。本病多因婴幼儿时脾气虚弱，约束失权所致，治宜健脾益气，用补中益气汤或

参苓白术散加减；也可由习惯不良或先天所致，治宜舒筋活络，用正容汤加减。若成人症见一眼或两眼目珠骤然偏斜并伴有复视者，应及时检查，排除严重病变。若视物尚清晰者，相当于今之麻痹性斜视。常由风热、风痰、血瘀所致，每多伴有复视。宜平肝清热，祛风涤痰，用通肝散加减。因外伤所致者，可用正容汤加红花等活血化瘀之品。此类疾患皆可用针灸治疗。

二十四、目飞血候

【原文】目，肝之外候也。肝藏血，足厥阴也，其脉起足大趾之聚毛①，入连于目系。其经脉之血气虚，而为风热所乘，故血脉生于白睛之上，谓之飞血。

【按语】病证名。又名白睛飞血、赤脉贯布。俗称铺红。《圣济总录》卷一百零五："飞血者，谓赤脉散于白睛之上是也。由肝藏气虚，为风热所乘，致血飘溢，散络白睛，势若飞驰，故谓之飞血。"系指白睛赤丝血脉成片布散。其病因病机为目之经脉气血虚弱，风热之邪上乘所致。治宜镇肝气，平心火。常见于风火眼、火疳等多种眼病。偏心火旺盛者，治宜用导赤散加减；偏肝火旺者，治宜用龙胆泻肝汤加减。

二十五、目黑候

【原文】目黑者，肝虚故也。目是脏腑之精华，肝之外候，而肝藏血。腑脏虚损，血气不足，故肝虚不能荣于目，致精彩不分明，故目黑。

---

① 聚毛：同"丛毛"。

【按语】本候论述了目黑的病机，早在《灵枢·脉度》曰："肝气通于目，肝和则目能辨五色。""肝受血而能视"，肝血不足，不能濡养眼目，导致视物不清。

二十六、目晕候

【原文】五脏六腑之精华，皆上注于目，目为肝之外候。肝藏血，血气不足，则肝虚，致受风邪，风邪搏于精气，故精气聚生于白睛之上，绕于黑睛之际，精彩昏浊，黑白不明审，谓之目晕。

【按语】目晕，病证名。一名"晕翳"，亦名"翳晕"。其义有二：本候是指沿黑睛与白睛交界处出现的灰白色环状混浊。此证候主要见于老年人，为气血不足所致，自觉眼无不适，目力无损，故无须治疗。另外一义是指患眼观灯光时有红绿色彩环围绕的自觉症状。清·黄庭镜《目经大成》卷二："此目别无甚病，但见灯视月及隙漏之处，则有碗大一圈环影睛外，其色内青红而外紫绿，绝似日华月晕，故曰目晕。"本病类今称之虹视现象。两者病因病机不同，应加以鉴别，前者一般无需治疗，后者应积极治疗。如延误失治，常导致失明。

二十七、睊目①候

【原文】睊目者，是风气各于睑眦之间，与血气津液相搏，使目眦痒而泪出，目眦恒湿，故谓之睊目。

【按语】本候所论述的睊目，又叫漏睛眼，此证病情缓慢，难以消除，类似今之慢性泪囊炎。

二十八、目眵瞙候

【原文】目，是腑脏之精华，肝之外候。夫目上液之道，腑脏有热，气熏于肝，冲发于目眦睑，使液道热涩，滞结成眵瞙②也。

【按语】本候指出脏腑有热，循经上熏于目，使目之液道干涩，热灼津枯而成眵。

二十九、睢目③候

【原文】目是腑脏血气之精华，肝之外候，然则五脏六腑之血气，皆上荣于目也。若血气虚，则肤腠开而受风，风客于睑肤之间，所以其皮缓纵，垂覆于目，则不能开，世呼为睢目，亦名侵风。

【按语】本候所论述的睢目，又名侵风脾倦。病有先天和后天之分，发病有单侧和双侧之别。先天性的，是由于提上睑肌发育不全，多为双侧的；后天而得的，多因脾气虚弱，血脉不和，或风邪客睑，脉络弛缓，多为单侧的。临床上以重症肌无力、动眼神经麻痹引起者较为常见。

---

① 睊（juān 绢）：形容目泪眦角常湿。睊，意同"涓"。
② 眵瞙（chī miè 痴灭）：眼眵。眵，是眼部分泌出的黄色黏液，俗称眼屎。瞙，眵。
③ 睢（suī 虽）目：指上睑下垂，不能举起，以致睑裂变小，视物受阻碍之证。睢，仰视貌。

三十、目眇①候

【原文】目者，腑脏之精华，宗脉之所聚，肝之外候也。风邪停饮在于脏腑，侵于肝气，上冲于眼，则生翳障②、管珠、息肉。其经络有偏虚者，翳障则偏覆一瞳子，故偏不见物，谓之眇目。

【按语】本候所论述的目眇，皆由翳障、珠管或息肉进一步发展演变，偏覆于一侧瞳子，而导致偏盲，甚至一眼失明。

三十一、目蜡③候

【原文】蜡目者，是蝇蛆目眦成疮，故谓之蜡目。

【按语】蝇蛆可以通过苍蝇与眼部接触而在眼各组织繁殖，引起眼痒肿胀等炎症反应。如蝇蛆也可引起结膜炎、角膜炎等。

三十二、目肥候

【原文】肥目者，白睛上生点注，或如浮萍，或如榆荚，有如胡粉色者，有作青黑色者，似羹上脂，致令目暗，世呼为肥目。五脏六腑之精华，皆上注于目，为肝之外候，宗脉所聚，上液之道。此由腑脏气虚，津液为邪所搏，变化而生也。

【按语】本候所论述的肥目是病证名。系指白睛生点注如浮萍或榆夹，粉色或青黑色，类似羹上脂，目暗不明的病证，本候所述的证候，与睑裂斑、较大的结膜疱疹、色素斑，或上皮性结膜干燥症在白睛上出现结膜干燥斑（毕脱氏斑）相似。其中除结膜干燥症可合并夜盲外，其他几种疾病不会引起目暗。若同时兼有视力减退的眼底病，也能使人目暗。

三十三、目疱疮候

【原文】目，肝之候也。五脏六腑之精华，上荣于目，腑脏有热，气乘于肝，冲发于目，热气结聚，故睛上生疱疮也。

【按语】本候论述目疱疮的病因病机，脏腑有热，冲发于目，热气结聚，睛上生疱疮，但未指出疮在睛上部位。临床所见，如位于结膜上的，则类似于疱疹性结膜炎；如位于黑睛上的，则类似黑睛生翳；如位于眼睑上，则为带状疱疹、睑缘炎之类目疾。

三十四、目脓漏候

【原文】目，是肝之外候，上液之道，风热客于睑眦之间，热搏于血液，令眦内结聚，津液乘之不止，故成脓汁不尽，谓之脓漏。

【按语】本候所论述的目脓漏，系指脓液或黏浊泪水自内眦外渗，又称漏睛疮，在大眦附近，睛明穴下方突发赤肿高起，继之溃破出脓之病证，相当于今之急性泪囊炎。本病急性者易治，慢性者难愈。

---

① 目眇（miǎo 秒）：眼病名，偏盲。
② 翳障：原作"障翳"。据鄂本改。
③ 蜡（qū 区）：音义与"蛆"同。

三十五、目封塞候

【原文】目，肝之外候也，肝气通于目。风邪毒气客于睑肤之间，结聚成肿，肿而睑合不开，故谓之封塞。然外为风毒结肿，内则蕴积生热，若肿不即消，热势留滞，则变生肤翳、息肉、白障也。

【按语】本候所述的目封塞，系指目赤痛，肿胀如杯的病证。又名覆杯、胞肿如桃。本病多因风热外侵或肝经实火传脾土所致。在临床上见于炎性眼睑水肿，如麦粒肿、睑蜂窝织炎、皮炎以及急性结膜炎等，均可出现此证。治宜祛风清热、泻火解毒，方可选用洗肝散或荆防败毒散加减治疗；瘀滞较重者，可用开导法。

三十六、目内有丁候

【原文】目，肝之外候也。脏腑热盛，热乘于肝①，气冲于目，热气结聚，而目内变生状如丁②也。

【按语】本候论述了目内疗疮的病因病机：脏腑有热，上熏于目，热气结聚，脉络阻滞，气血不和，毒邪瘀积而生疗疮。

三十七、针眼候

【原文】人有眼内眦头忽结成疱，三五日间便生脓汁，世呼为偷针。此由热气客在眦间，热搏于津液所成。但其热势轻者，故止小小结聚，汁溃热歇乃瘥。

【按语】本候首次提出针眼一证，针眼即麦粒肿，又名睑腺炎，除生于内眦外，亦可以生于近睑缘的任何部位，与季节气候、年龄性别无关。本病多由感受风热毒邪，结于胞睑；或过食辛辣厚味，脾胃蕴积热毒，上攻于目引起。

三十八、割目后除痛止血候

【原文】夫目生淫肤息肉，其根皆从目眦染渐而起。五脏六腑之精华，上注于目。目宗脉之所聚，肝之外候也。肝藏血。十二经脉，有起内眦兑眦③者，风热气乘其脏腑④，脏腑生热，热气熏肝，冲发于目，势搏血结，故生淫肤息肉。割之而伤经脉者，则令痛不止，血出不住，即须方药除疗之。

【按语】淫肤息肉即今之胬肉攀睛。本候对目息肉淫肤的治疗，明确指出必须手术，并提示术后的疼痛，出血不止等，可予"方药除疗"。这些都是眼科手术史上之珍贵资料。

---

① 肝：原作"腑"。据上下文义改。
② 丁：通"疗"，疗疮。《素问·生气通天论》："足生大丁。"本候治宜泻热利肝，方用龙胆泻肝汤加减。
③ 兑眦：外眦。兑，通"锐"。
④ 脏腑：鄂本作"腑脏"。

卷二十九

鼻病诸候　凡十一论

【提要】本篇论述鼻病诸候。内容有鼻衄、鼻齆、鼻息肉、鼻生疮和鼻痛等。其中对鼻衄证候，根据病情的轻重，时间的新久，分为鼻衄不止、鼻大衄、鼻久衄等候。关于鼻齆、鼻息肉以及鼻窒塞气息不通候，三者之间，认为有发展传变关系。

一、鼻衄候

【原文】经云：脾移热于肝，则为惊衄。脾，土也；肝，木也；木本剋土，今脾热，为土气翻①盛，逆往乘木，是木之虚，不能制土，故受脾之移热也。肝之神为魂，而藏血，虚热则魂神不定，故惊②也。凡血与气，内荣腑脏，外循经络，相随而行于身，周而复始。血性得寒则凝涩，

热则流散；而气，肺之所主③也，肺开窍于鼻，热乘于肺④，则气亦热也。血气俱热，血随气发出于鼻，为鼻衄。

诊其寸口⑤微芤者，衄血。寸脉微，苦寒，为是衄血。

寸脉微弱，尺脉涩，弱则发热，涩⑥为无血，其人必厥⑦，微呕。夫厥当眩不眩，而反头痛，痛为实，下虚上实，必衄也。

肝脉大，喜为衄。脉阴阳错⑧而浮，必衄血。脉细而数，数反在上，法当吐而不吐，其面颧上小赤，眼中白肤⑨上自有细赤脉如发，其趣⑩至黑瞳子上者，当衄。病人面无血色，无⑪寒热，脉沉弦者，衄也。

衄发从春至夏，为太阳衄；从⑫秋至冬，为阳明衄。连日不止者，其脉轻轻在肌，尺中自浮，目睛⑬晕黄⑭，衄必未止；

---

① 翻：在此通"反"。
② 惊：在此疑有"衄"字，方与上文相应。
③ 主：原作"生"。据《太平圣惠方》卷三十七鼻衄论改。
④ 肺：《太平圣惠方》作"血"。
⑤ 口：此后《太平圣惠方》卷三十七鼻衄论有"脉"字。
⑥ 涩：原作"弱"。据《脉经》改。
⑦ 其人必厥：原作"必厥其人"。据《脉经》改。
⑧ 脉阴阳错：关前为阳，关后为阴。如关前见沉、涩、短等阴脉，关后见浮、滑、长等阳脉，便为脉阴阳错。
⑨ 白肤：白睛。
⑩ 趣：趋向。
⑪ 无：原无，宋本、汪本、周本同。据《金匮要略》第十六补。
⑫ 从：原作"后"。据汪本改。
⑬ 睛：原作"精"。据《金匮要略》改。
⑭ 晕黄：指病人目睛昏黄不清。晕，日月旁气，如日晕，月晕。在此指目睛上有昏黄色。

若晕黄去，^① 目睛了慧^②，知衄今止。

脉^③滑小弱者生，实大者死。诊衄人，其脉小滑者生，大躁者死不治也。鼻衄，脉沉细者生，浮大而牢者死。

养生方云：思虑则伤心，心伤则吐、衄血。

【按语】鼻衄既是一个独立病证，也是多种疾病之兼见症。本候论述了鼻衄之病因病机，诊断预后，为鼻衄之概论。在病机上，主要责之肝、脾、肺三脏有热，迫血妄行，血从上溢。在诊断预后，主要从脉诊上阐发，论及表里上下，寒热虚实生死等。在此没有论及胃火炽盛及火盛灼肺，以致络伤鼻衄者。

本候养生与本书卷二十七吐血候养生同，语译见前。

二、鼻衄不止候

【原文】肝藏血；肺主气，开窍于鼻。血之与气，相随而行，内荣腑脏，外循经络。腑脏有热，热乘血气，血性得热即流溢妄行，发于鼻者为鼻衄。脏虚血盛^④，故衄不止。

【按语】本候论述了鼻衄不止的病因病机，脏腑有热，火热上蒸，迫血妄行而不止。

三、鼻大衄候

【原文】鼻衄，由血^⑤气虚热故也。肝藏血；肺主气，而开窍于鼻。血之与气，相随而行，循于经络，荣于腑脏。若劳伤过度，腑脏生热，热乘血气，血性得热则流散妄行，从鼻出者，谓之衄。其云鼻大衄者，是因鼻衄而口、耳、鼻皆出血，故云鼻大衄也。

【按语】本候论述了鼻衄的病因病机，同时指出鼻大衄是口、鼻、耳皆出血，是鼻衄的一种重症、危症。

四、鼻久衄候

【原文】鼻衄，由热乘血气也。肝藏血；肺主气，开窍于鼻。劳损脏腑，血气生热，血得热则流散妄行，随气发于鼻者，名为鼻衄。脏虚不复，劳热停积，故衄经久不瘥。

【按语】以上三候，鼻衄不止、鼻大衄和鼻久衄候，是论述鼻衄的变证。其病理变化皆在于，血气俱热而为鼻衄，如脏虚热盛，则衄不止；劳伤过度腑脏生热，则为大衄；劳热停积，便为久衄。其病证的轻重，在于病机的不同。

五、鼻齆^⑥候

【原文】肺主气，其经手太阴之脉也，其气通鼻。若肺脏调和，则鼻气通利，而知臭香。若风冷伤于脏腑，而邪气乘于太阴之经，其气蕴积于鼻者，则津液壅塞，鼻气不宣调，故不知香臭，而为齆也。其汤熨针石，别有正方；补

---

① 晕黄去：原无，宋本、汪本、周本同。据《金匮要略》《脉经》补。
② 了慧：《金匮要略》作"慧了"。了慧，清爽明晰的意思。
③ 脉：此上《太平圣惠方》有"衄血"二字。
④ 盛：指邪气盛，即上文热乘于血，血得热则流溢妄行。
⑤ 血：原无。据《太平圣惠方》卷三十七治鼻大衄诸方补。
⑥ 齆（wèng 瓮）：鼻道阻塞，发音不清。俗称齆鼻腔。

养宣导，今附于后。

养生方导引法云：东向坐，不息三通，手捻鼻两孔。治鼻中患。交脚踑坐。治鼻中患，通脚痈疮①，去其涕唾，令鼻道通，得闻香臭。久行不已，彻闻十方②。

【按语】本书卷四十八有齆鼻候，论述病理变化，较此为详，可以参阅。

六、鼻生疮候

【原文】鼻是肺之候，肺气通气鼻。其脏有热，气冲于鼻，故生疮也。其汤熨针石，别有正方；补养宣导，今附于后。

养生方导引法云：踞坐，合两膝，张两足，不息五通。治鼻疮。

【按语】本候首次提出鼻疮之名，并论述了其属肺"脏有热气"的病因病机，其后多数医家均附和这一发病学说。

七、鼻息肉候

【原文】肺气通于鼻。肺脏为风冷所乘，则鼻气不和，津液壅塞，而为鼻齆。冷搏于血气，停结鼻内，故变生息肉。其汤熨针石，别有正方；补养宣导，今附于后。

养生方导引法云：端坐伸腰，徐徐以鼻内气，以右手捻鼻，徐徐闭目吐气③。除目暗，泪苦出，鼻中息肉，耳聋；亦能除伤寒头痛洗洗，皆当以汗出为度。

又云：东向坐，不息三通，以手捻鼻两孔，治鼻中息肉。

【按语】本候始列鼻息肉为病名，并扼要论述其病机、症状，寒湿凝聚鼻窍，日久则形成息肉。本候导引第一条与本书卷二十八目风泪出候导引第四条同，第二条与本卷鼻齆候导引上半段同，语译见前。

八、鼻窒塞气息不通候

【原文】肺气通于鼻。其脏为风冷④所伤，故鼻气不宣利，壅塞成齆。冷气结聚，搏于血气，则生息肉。冷气盛者，则息肉生长，气息窒塞不通也。

【按语】本候论述鼻窒塞气息不通，是由鼻齆发展成息肉，再由息肉形成此症。其病理变化是，先有风冷伤于肺而成齆，又加冷气结聚于血气而生息肉，冷气盛则息肉生长而气息窒塞不通，这是本病发生、发展的三个阶段。其病因则是风冷之邪。

九、鼻涕候

【原文】夫津液涕唾，得热即干燥，得冷则流溢，不能自收。肺气通于鼻，其脏有冷，冷随气入乘于鼻，故使津涕⑤不能自收。

【按语】本候论述了鼻涕的病因病机，寒邪侵肺，上犯于鼻而流涕。

---

① 通脚痈疮：脚，于义不通，疑"鼻"或"肺"字之误。痈，通"壅"。

② 彻闻十方：嗅觉灵敏，能够通达十方。彻，通"达"。

③ 徐徐闭目吐气：原在"除目暗泪苦出"之后。据本书卷七伤寒候养生方导引法改。

④ 风冷：原作"冷风"。据本篇鼻齆候、鼻息肉候文例改。

⑤ 津涕：《太平圣惠方》卷三十七治鼻流清涕诸方作"津液流涕"。

十、鼻痛候

【原文】肺气通于鼻。风邪随气入于鼻内，搏于血气，邪正相击，气道不宣，故鼻痛。

十一、食诸物误落鼻内候

【原文】颃颡①之间，通于鼻道。气入，有食物未及下喉，或因言语，或因嚏咳而气则逆，故食物因气逆者误落鼻内。

【按语】本候首次论述了鼻腔异物，因各种异物误入鼻腔，而存留不出。多见于小儿。后世只有少数医家论及本病。

---

① 颃颡（háng sǎng 杭嗓）：指咽后壁上的后鼻道，是人体与外界进行气体交换的必经通路。

耳病诸候　凡九论

【提要】本篇论述耳病诸候。内容有耳聋、耳鸣、耳疼痛、聤耳、耳疮候等。耳聋分为耳风聋、劳重聋与久聋。其中耳聋与耳鸣两候，对病因和病机做了较详的叙述，并列举脉证，进行比较分析。耳疼痛候中，关于耳疼痛不治，可以变成痉病的论述，值得探究。

一、耳聋候

【原文】肾为足少阴之经而藏精，气①通于耳。耳，宗脉②之所聚也。若精气调和，则肾脏③强盛，耳闻五音④。若劳伤血气，兼受风邪，损于肾脏而精脱，精脱者，则耳聋。然五脏六腑、十二经脉，有络于耳者，其阴阳经气有相并时，并则有脏气逆，名之为厥，厥气相搏，入于耳之脉，则令聋。

其肾病精脱耳聋者，候颊颧，其⑤色黑。手少阳之脉动⑥，而气厥逆，而耳聋者，其候耳内辉辉焞焞⑦也。手太阳厥⑧而聋者，其候聋而耳内气满。其汤熨针石，别有正方；补养宣导，今附于后。

养生方云：勿塞故井及水渎，令人耳聋目盲。

养生方导引法云：坐地，交叉两脚，以两手从曲脚中入，低头叉手⑨项上。治久寒⑩不能自温，耳不闻声。

又云：脚着项上，不息十二通。必⑪愈大寒⑫，不觉暖热，久顽冷患，耳聋目眩。久行即成法，法身⑬五六，不能变。

【按语】本候论述了耳的生理及耳聋的病因病机，认为耳聋的病因病机有二：一是肾虚精脱，兼受风邪；二是诸脏腑经络气逆相并而成，并且说明了不同耳聋的临床症状，从面色、耳聋声及耳内自觉症状而区别不同的耳聋。

---

① 气：此上《医心方》卷五第一有"其"字。
② 宗脉：众脉，总脉。
③ 肾脏：《医心方》卷五治耳聋方作"气"，《外台秘要》卷二十二耳聋方作"肾气"。下一个"肾脏"同。
④ 五音：亦称"五声"。即宫、商、角、徵、羽。
⑤ 其：《外台秘要》、周本此字在"候颊颧"之上。
⑥ 手少阳之脉动：指耳聋病。《灵枢·经脉》："三焦手少阳之脉，是动则病耳聋，浑浑焞焞。"
⑦ 辉（huáng 浑）辉焞（chún 纯）焞：《灵枢》经脉作"浑浑焞（tún 屯）焞"，《太素》卷八经脉之一作"浑浑淳淳"。形容听觉模糊，耳内有声。《太素》杨注："浑浑淳淳，耳聋声也。"
⑧ 手太阳厥：指手太阳所生病。《灵枢·经脉》："小肠手太阳之脉，所生病者，耳聋。"
⑨ 手：原无，义不通。据本书卷三虚劳寒冷候养生方导引法补。
⑩ 寒：原作"塞"，形近之误。据本书卷二虚风头眩候养生方导引法第五条改。
⑪ 必：本书卷二虚风头眩候养生方导引法第六条无。
⑫ 寒：原作"塞"，形近之误。据本书卷二改。
⑬ 法身：佛教名词，亦称"佛身"。

本候养生与本书卷二十八目青盲候养生同，导引两条与卷二风头眩候导引第五、六条同，语译见前。

二、耳风聋候

【原文】足少阴，肾之经，其气通于耳。耳，宗脉之所聚①。其经脉虚，风邪乘之，风入于耳之脉，使经气否塞不宣，故为风聋。风随气脉②，行于头脑，则聋而时头痛，故谓之风聋。

【按语】本候论述了风聋的病因病机及临床症状，肾脉空虚，兼受风邪，经气不通而耳聋，上行于头而常引发头痛，反映了风邪所伤之特性。

三、劳重聋候

【原文】足少阴,肾之经,其气通于耳。耳,宗脉之所聚。劳伤于肾,宗脉虚损,血气不足,故为劳聋。劳聋为病,因劳则甚。有③时将适④得所,血气平和,其聋则轻⑤。

【按语】本候提出了肾虚、气血不足而致劳聋则轻，突出了一个"劳"字。

四、久聋候

【原文】足少阴，肾之经，其气通于耳。耳，宗脉之所聚。劳伤于肾，宗脉虚损，血气不足，为风邪所乘，故成耳聋。劳伤甚者，血气虚极，风邪停滞，故为久聋。

【按语】本候指出肾虚耳聋，因劳伤甚者，血虚气极，风邪停滞，可以成为久聋，以致久久不能痊愈。本候可与耳聋候联系学习，则对其病了解更为全面。

五、耳鸣候

【原文】肾气通于耳，足少阴，肾之经，宗脉之所聚。劳动经血，而血气不足，宗脉则虚，风邪乘虚随脉入耳，与气相击，故为耳鸣。

诊其右手脉，寸口名曰⑥气口以前脉，浮则为阳，手阳明大肠脉也；沉则为阴，手太阴肺脉也。阴阳俱虚者，此为血气虚损，宗脉不足，病苦耳鸣嘈嘈⑦，眼时妄见光⑧，此是肺与大肠俱虚也。

右手尺中神门以后脉⑨，浮为阳，足太阳膀胱脉也。虚者，膀胱虚也，肾与膀胱合，病苦耳鸣⑩，忽然⑪不闻，时恶风⑫。膀胱虚则三焦实也。膀胱为津液之

---

① 耳，宗脉之所聚："耳"原无，全句原书错置于"其气通于耳"之上，文义不协。今据前耳聋候补字并乙正。

② 气脉：经气脉络。

③ 有：此上《太平圣惠方》有"若"字。

④ 将适：《太平圣惠方》作"将息"，义通。

⑤ 轻：《太平圣惠方》有"或房室不节，其聋则甚也"二句，可参。

⑥ 名曰：《脉经》卷二第二无。

⑦ 嘈嘈：指喧杂声。

⑧ 光：《外台秘要》卷二十二耳鸣方作"花"。

⑨ 右手尺中神门以后脉：原作左手尺中名曰神门其脉，文字有误。据《脉经》改。

⑩ 耳鸣：《脉经》作"耳聋"。

⑪ 忽然：通"忽忽"。

⑫ 时恶风：《脉经》无"时"字。

府，若三焦实，则克消津液，克消津液，故膀胱虚也。耳鸣不止，则变成聋。

【按语】本候论述耳鸣的病因，认为由于肾和宗脉的血气不足，风邪外侵所致。同时，又将大肠与肺俱虚的耳鸣，同膀胱与肾俱虚的耳鸣，做了比较分析。此外，还指出耳鸣不止，有变成耳聋者，这二者之间，有一定的发展传变关系。

六、聤耳候

【原文】耳者，宗脉之所聚，肾气之所通。足少阴，肾之经也。劳伤血气，热乘虚也，入于其经，邪随血气至耳，热气聚则生脓汁，故谓之聤耳①。

【按语】本候论述了聤耳的病因病机，劳伤气血，热邪乘袭。此处劳伤气血是指肾受损则其窍易为邪犯，邪热壅塞，蒸腐耳窍肌膜，酿而成脓。相当于今之化脓性中耳炎。

七、耳疼痛②候

【原文】凡患耳中策策③痛者，皆是风入于肾之经也。不治，流入肾，则卒然变脊强背直成痉也。若因痛而肿，生痈疖，脓溃邪气歇，则不成痉。所以然者，足少阴为肾之经，宗脉之所聚，其气通于耳，上焦有风邪，入于头脑，流至耳内，与气相击，故耳中痛。耳为肾

候，其气相通，肾候腰脊，主骨髓，故邪流入肾，脊强背直。

【按语】本候详述了耳疼痛的病理变化，耳中刺痛，可以发展成痉，是脓耳失治变证中之重证，相当于化脓性中耳炎颅内并发症之危重阶段。本书卷一风痉候亦论及耳中策策痛，以致成痉，两者有一定之联系，可互参。

八、耳耵④聍候

【原文】耳耵聍⑤者，耳里津液结聚所成。人耳皆有之，轻者不能为患；若加以风热乘之，则结聤成丸核塞耳，亦令耳暴聋。

【按语】本候论述了耳耵的成因及病因病理，认为风热之邪与耵聍相合而为病，可壅塞耳道而暴聋，尤当注意。

九、耳疮候

【原文】足少阴为肾之经，其气通于耳。其经虚，风热乘之，随脉入于耳，与血气相搏，故耳生疮。

【按语】本候最早提出耳疮病名，对本病的病因病机已有较明确的认识，认为肾经气虚，风热乘之，循脉入于耳而引起耳部生疮肿痛，相当于今之外耳道炎。

---

① 聤（tíng 庭）耳：指耳膜穿孔、耳内流脓为主要表现的疾病。又有脓耳、耳疳、耳痈等之称。《外科大成》卷三云："耳疳者，为耳内流出脓水臭秽也……出黄脓为耳。"《冯氏锦囊秘录》卷六也说："耳之名，更有五般，常出黄脓者谓之聤耳。"
② 耳疼痛：《外台秘要》卷二十二作"耳卒疼痛"。
③ 策策痛：小痛、刺痛、针扎样疼痛。策策，象声词，象风声。
④ 耵：原作"聤"。据《灵枢·厥病》改。
⑤ 耵聍（dīng níng 丁宁）：亦称"耳垢""耳屎"，指外耳道皮脂腺分泌之蜡状物质。

牙齿病诸候　凡二十一论

【提要】本篇论述牙齿诸病。内容有牙齿痛、牙齿虫、齿龋、龈肿、齿漏，以及齿间出血、拔牙损候、齿龄等。文中对牙与齿，分别而论。并指出，牙齿痛由两种病因所致，一种髓虚血弱，不能荣养于牙齿，又为风冷所伤；一是虫蚀于牙齿。

并有所发挥。

一、牙齿痛候

【原文】牙齿痛①者，是牙齿相引痛②。牙齿是骨之所终③，髓之所养，手阳明之支脉，入于齿，若髓气不足，阳明脉虚，不能荣于牙齿，为风冷所伤，故疼痛也。又有虫食于牙齿，则齿根有孔，虫居其间，又传受④余齿，亦皆疼痛。此则针灸不瘥，傅药虫死，乃痛止。

【按语】循行于牙齿之经络有二：一为手阳明大肠经，夹口入下牙齿中；一为足阳明胃经，入上牙齿中，出夹口环唇。而本候只言及手阳明经，实际上，手、足阳明经之间，有密切的联系，不可截然分开。本候将牙痛病因归纳为两种：一是髓虚血弱，风冷所伤；另一是虫蚀牙齿。后世医家均赞同这一观点，

二、牙痛候

【原文】牙齿皆是骨之所终，髓气所养，而手阳明支脉入于齿，脉虚髓气不足，风冷伤之，故疼痛也。又虫食于齿，则根有孔，虫于其间，又传受余齿，亦痛掣难忍。若虫痛，非针灸可瘥，傅药虫死，乃痛止。

【按语】本篇牙齿是分别而论，本候的"虫食于齿""传受余齿"之"齿"字，均应作"牙"字解，始与标题相合，并与下文齿痛候相区别。又，文中"手阳明支脉"，从《灵枢》经脉所论，应为"足阳明之脉"。

三、齿痛候

【原文】手阳明之支脉入于齿，齿是骨之所终⑤，髓之所养。若风冷客于经络，伤于骨髓，冷气入齿根，则齿痛。若虫食齿而痛者，齿根有孔，虫在其间，此则针灸不瘥，傅药虫死，痛乃止。其汤熨针

① 牙齿痛：上为牙，下为齿。《灵枢》经脉云："大肠手阳明之脉……其支者……入下齿中。""胃足阳明之脉……入上齿中。"牙齿痛，即上下齿均痛。
② 相引痛：又称相引掣痛。
③ 所终：《太平圣惠方》卷三十四治牙齿疼痛诸方作一个"余"字。
④ 受：通"授"，给予，付予。《外台秘要》卷二十三牙齿疼痛方作"变"。《说文解字》："受，相付也"。
⑤ 所终：《太平圣惠方》卷三十四治齿疼诸方作一个"余"字。

石，别有正方；补养宣导，今附于后。

养生方云：常向本命日①，栉发②之始，叩齿九通，阴呪曰：太帝散灵，五老反真③；泥丸玄华，保精长存；左拘隐月④，右引日根；六合清炼，百神受恩⑤。呪毕⑥，咽唾三过。常数行之。使齿不痛，发牢不白，头脑不痛。

养生方导引法云⑦：东向坐，不息四通，琢齿二七。治齿痛病。大张口，琢齿二七，一通二七。又解，四通中间，其二七大势，以意消息，瘥病而已，不复疼痛。解病，鲜白不梨⑧，亦不疏离⑨。久行不已，能破金刚。

又云：东向坐，不息四通，上下琢齿三十六下。治齿痛。

【按语】本候对牙痛病因病机主要责之于阳明脉虚，风冷外袭，以及虫食。而临床所见，尚有风热外侵，胃热上蒸，或虚火上炎等，均可致病，治疗时要仔细辨明。

本候养生与本书卷二十七白发候养生第六条同，语译见前。

四、风齿候

【原文】手阳明之支脉入于齿。头面有风，阳明之脉虚，风乘虚随脉流入于齿者，则令齿有风，微肿而根浮也。其汤熨针石，别有正方；补养宣导，今附于后。

养生方导引法云：凡人常⑩觉脊背皆崛强⑪而闷⑫，不问时节，缩咽髃内，仰面努髃井向上，头左右两向捼⑬之，左右三七⑭，一住，待血行气动定，然始更用。初缓后急，不得先急后缓。若无病人，常欲得旦起、午时、日没三辰，如用，辰别三七。除寒热病，脊、腰、颈、项痛，风痹。口内生疮，牙齿风，头眩，终尽除也。

【按语】本候论述了牙齿的病因病机，阳明脉虚，风邪外袭，引发风齿，微肿而根浮。相当于西医学根尖周炎的症状。本候导引与本书卷一风痹候导引第十条同，语译见前。

五、齿龂⑮肿候

【原文】手阳明之支脉入于齿。头面有风，风气流入于阳明之脉，与龂间血气相搏，故成肿。

---

① 本命日：出生日。
② 栉（zhì 治）发：指梳理头发，古成年人栉发，借指年长，成年。
③ 真：《修真旨要》作"神"。
④ 左拘隐月：原作"左迴拘月"。据《修真旨要》改。
⑤ 百神受恩：原作"百疾愈因"。据本书卷二十七、《修真旨要》改。
⑥ 呪毕：原无，文义不通。据本书卷二十七鬓发秃落候、白髪候养身方补。
⑦ 养生方导引法云：原作"又云"。据本书养生方导引法文例改。
⑧ 鲜白不梨：指牙齿洁白不黑。梨，鬣黑。
⑨ 疏离：指牙齿稀疏脱落。
⑩ 常：原无。据本书卷一风痹候养生方道引法第十一条补。
⑪ 崛强：倔强，在此形容脊背强直不舒。
⑫ 而闷：原无。据本书卷一补。
⑬ 捼：原作"按"，导引姿势不洽。从本书卷一改。
⑭ 三七：本书卷一、卷二风头眩候、卷三十口舌疮候养生方导引法作"二七"。
⑮ 齿龂（yín 银）：齿根肉。

养生方云：水银不得近牙齿，发龈①肿，善落齿。

【按语】本候指出牙龈肿胀为风邪入侵阳明所致。当时虽无牙痛病名，但所述本候与牙痛相似，相当今之根膜炎或牙龈肿胀的症状。

六、齿间血出候

【原文】手阳明之支脉入于齿。头面有风，而阳明脉虚，风夹热乘虚入齿龂，搏于血，故血出也。

【按语】齿间血出即齿衄。本候所论，是由阳明脉虚，风热外感而作。亦有脾胃与肝肾等病变所引起的，多属内因病变，临床应全面考虑。

七、牙齿虫候

【原文】牙齿虫是虫食牙，又食于齿，亦令牙齿疼痛，皆牙齿根有孔，虫居其内，食牙齿尽，又度②食余牙齿。

八、牙虫候

【原文】牙虫是虫食于牙，牙根有孔，虫在其间，亦令③牙疼痛。食一牙尽，又度食余牙。

九、齿虫候

【原文】齿虫是虫食于齿，齿根有孔，虫在其间，亦令④齿疼痛。食一齿尽，又度食余齿。

养生方云：鸡鸣时，常叩齿三十六下。长行之，齿不蠹虫⑤，令人齿牢。

又云：朝末起，早漱口中唾，满口乃吞之，辄琢⑥齿二七过。如此者三，乃止，名曰炼精⑦。使人丁壮有颜色，去虫而牢齿。

又云：人能恒服玉泉⑧，必可丁壮妍悦，去虫⑨牢齿。玉泉⑩，谓口中唾也。

【按语】此三候均论述了虫蚀牙齿的病理过程，这主要还是由于骨髓不荣，口腔环境差，使生物虫乘虚而攻入于齿，这是内外因素作用的结果。

十、齿龋注⑪候

【原文】手阳明之支脉入于齿，足阳明⑫脉有入于颊，遍于齿者。其经

① 龈：原无，文义不完整。据《医心方》卷五第六十四补。
② 度：通"渡"。过，越过。
③ 令：汪本作"食"。
④ 令：原作"全"，形近之误。据本篇牙齿虫候、周本改。
⑤ 蠹（dù 度）虫：蛀虫。
⑥ 琢：《外台秘要》卷二十二作"啄"，作叩击之义。
⑦ 如此者三，乃止，名曰炼精：原无。据本书卷三虚劳羸瘦候养生方补。
⑧ 玉泉：此下《备急千金要方》有"去三虫"。
⑨ 去虫：宋本、汪本、周本同。《备急千金要方》作"琢齿"二字。
⑩ 玉泉：原无。据本书卷三虚劳羸瘦候养生方补。
⑪ 注：《外台秘要》卷二十二龋齿方无此字。
⑫ 阳明：原作"太阳"。据鄂本改。

虚，风气客之，结①搏齿间，与血气相乘②，则龂肿③。热气加之，脓④汁出而臭，侵食齿龂，谓之龋齿，亦曰风龋。

养生方云：朝夕琢齿，齿不龋。

又云：食毕，常漱口数过。不尔，使人病龋齿⑤。

【按语】本候所论齿龋，不是蛀齿，而是齿龈肿而化脓。其病理变化，为手足阳明脉虚，外受风邪，内而蕴热，以致齿龈红肿，又感受热邪而化脓。这种病情，当是蛀牙而引起感染，类似于牙周围脓肿。

十一、齿䘌候

【原文】齿䘌⑥者，是虫食⑦齿至龂，脓烂汁臭，如蚀之状，故谓之齿䘌。

【按语】本候论述的齿䘌，应与龋齿相区别，其病因，䘌齿是由虫上蚀所致，龋齿是因风邪夹热而成，其病证亦不相同，应注意分别。

此处的齿䘌候，未论及全身症状，当参阅本书卷十八湿病诸候。

十二、齿挺候

【原文】手阳明之支脉入于齿。头面有风冷，传入其脉，令齿龂⑧间津液化为脓汁，血气虚竭，不能荣于齿，故齿根露而挺出。

【按语】齿挺候，即后世称为牙宣，症状以龈肉萎缩，牙压根宣露挺出，牙齿松动，经常渗出血液或脓汁，本候与上文齿间出血、齿䘌候及下文齿动摇候，均有密切联系，只是具体症状上有别而已。

十三、齿动摇候

【原文】手阳明之支脉入于齿，足阳明之脉又遍于齿，齿为骨之所终，髓之所养。经脉虚，风邪乘之，血气不能荣润，故令动摇。

【按语】本候论述了齿动摇的病因、病机，牙髓空虚，风邪乘之，气血不能荣养牙齿而动摇。

十四、齿落不生候

【原文】齿牙皆是骨之所终，髓之所养，手阳明、足阳明之脉，并入于齿。若血气充实，则骨髓强盛，其齿损落，犹能更生；若血气虚耗，风冷乘之，致令齿或龋或龂⑨落者，不能复生。

【按语】本候论述了牙齿的生长机理，落齿因气血的旺盛与否，而导致齿落后是否再生，出现两种不同的预后。

---

① 结：原作"络"。据《医心方》卷五第五十八改。

② 乘：《医心方》作"蒸"。

③ 肿：原误植在"乘"字之上。

④ 脓：原作"浓"。据《外台秘要》改。

⑤ 不尔，使人病龋齿：《备急千金要方》卷二十七第二作"令人牙齿不败，口香"。

⑥ 齿䘌（nì 腻）：虫食病。

⑦ 食：程本作"蚀"。按"食"用作"蚀"，侵蚀。

⑧ 齿龂：原作"龂齿"。据汪本改。

⑨ 龂：《太平圣惠方》卷三十四治牙齿不生诸方作"虫"。

多见于牙周病所引起的牙齿松动。

十五、齿音离候

【原文】齿音离者，是风冷客于齿龈间，令齿断落而脓出，其齿则疏，语则齿间有风过之声，世谓之齿音离也。

【按语】本候所论"令齿龈落而脓出"，应理解为虫牙齿龈而感染脂脓，牙龈萎缩，牙齿因而脱落。前牙间隙扩大，说话时有如风过的声音。

十六、牙齿历蠹候

【原文】牙齿皆是骨之所终，髓之所养也。手阳明、足阳明之脉，皆入于齿。风冷乘其经脉，则髓骨血损，不能荣润于牙齿，故令牙齿黯黑，谓之历蠹。

【按语】本候论述齿黑的病因、病机，肾气虚弱，骨髓不固，气血衰耗，不能荣养润泽牙齿，致使牙齿焦黑变色，相当于现代死牙髓引起的齿黑。若温热病见牙齿焦黑，则为热盛伤阴证，预后不良。

十七、齿漏候

【原文】手阳明之支脉入于齿。风邪客于经脉，流滞①齿根，使断肿脓②汁出，愈而更发，谓之齿漏。

【按语】本候所论的齿漏相当于西医学的牙髓坏疽引起根尖脓肿，在根尖龈部形成漏空，因未作局部治疗，故"愈而更发"。

十八、齿齼③候

【原文】齿者，骨之所终，髓之所养。髓弱骨虚，风气客之，则齿齼。

【按语】本候论述齿齼由内因髓弱骨虚，外受风邪侵袭所致。齿齼是指牙齿受到冷热，酸甜食物刺激后感觉酸软疼痛，又称牙齿发酸、倒牙等，和西医学牙本质敏感症相类似。

十九、拔齿损候

【原文】手阳明、足阳明之脉，并入于齿。拔齿而损脉者，则经血不止④，脏虚而眩闷。

【按语】本候论述了拔牙后出血不止，可以引起出血性虚脱。同时可知，拔牙术在当时已很常见。

二十、齘齿⑤候

【原文】齘齿者，是睡眠而相磨切也。此由血气虚，风邪客于牙车⑥筋脉之间，故因睡眠气息喘而邪动，引其筋脉，

---

① 流滞：留滞。
② 脓：原作"浓"。据《太平圣惠方》卷三十四治齿漏疳诸方改。
③ 齿齼（chǔ 楚）：牙齿发酸。
④ 经血不止：谓经脉损伤，出血不止。因阳明为多气多血之经，伤之出血则更多。
⑤ 齘（xiè 谢）齿：俗称"磨牙""锉牙"，即上下牙齿相互磨擦作声。《说文解字》："齘，齿相切也。"
⑥ 牙车：下颌关节。

故上下齿相磨切有声，谓之齘齿。

【按语】齘齿的病因，除本候论述外，还有心胃火炽、蛔虫扰动等均可引起夜磨牙。

二十一、齿黄黑候

【原文】齿者，骨之所终，髓之所养。手阳明、足阳明之脉，皆入于齿①。风邪冷气，客于经脉②，髓虚血弱，不能荣养于骨③，枯燥无润④，故令齿黄黑也。

【按语】本候所述的齿黄黑类似由于慢性氟中毒所引起的牙齿变色，也就是所谓的斑釉或氟牙症。

---

① 手阳明、足阳明之脉，皆入于齿：《太平圣惠方》卷三十四治齿黄黑诸方作"若肾气虚"。
② 脉：原作"络"。据元本改。
③ 于骨：《太平圣惠方》作"故骨"，连下句读。
④ 无润：此下《太平圣惠方》有"泽"字，无"故"字。

卷三十

唇口病诸候　凡十七论

【提要】本篇论述唇口诸病。内容有口舌疮、紧唇疮、口吻疮、口臭、口舌干焦、舌肿强、重舌悬痛、喉咽垂倒候等。同时，论及面口周围诸病，有兔缺、謇吃、失欠颌车蹉、数欠及失候等。文中大都从脏腑经络血气虚弱和外感风邪论述病因病机。尤其如紧唇疮、唇疮、唇面皱、口舌干焦候等，在论述中具有辨证意义。

一、口舌疮候

【原文】手少阴，心之经也，心气通于舌。足太阴，脾之经也，脾气通于口。腑脏热盛，热乘心脾，气冲于口与舌，故令口舌生疮也。

诊其脉，浮则为阳，阳数者，口生疮。其汤熨针石，别有正方；补养宣导，今附于后。

养生方导引法云：凡人常①觉脊背崛强，不问时节，缩咽髆内，仰面努②髆并

向上，头③左右两向按④之，左右三七，一住，待血气行动定，然始更用。初缓后急，不得先急后缓。若无病人，常欲得旦起、午时、日没三辰，如用，辰别二七⑤。除寒热病，脊腰颈项痛，风痹，口内生疮，牙齿风，头眩，终尽除也⑥。

【按语】本候论述的口舌疮的病因病机，脏腑热盛，热乘心脾，证多属实，治宜清热解毒。然亦有虚火上炎，上实下虚者，其治疗另当别论。

本候导引与本书卷一风痹候导引第十条同，语译见前。

二、紧唇⑦候

【原文】脾与胃合。胃为足阳明，其经脉起于鼻，环于唇，其支脉入络于脾⑧。脾胃有热，气发于唇，则唇生疮。而重⑨被风邪寒湿之气搏于疮，则微肿湿烂，或冷或热，乍瘥乍发，积月累年，

---

① 常：原无。据本书卷一风痹候养生方导引法补。
② 努：原作"弩"。据本书卷一改。
③ 头：原在"上"之前。据本书卷一改。汪本同。
④ 按：原作"按"。据本书卷一改。
⑤ 二七：本书卷一、卷二同，卷五腰痛候、卷二十九风齿候作"三七"。
⑥ 终尽除也：本书卷二作"众病尽除"。
⑦ 紧唇：此后《太平圣惠方》卷三十六治紧唇疮诸方有"疮"字。
⑧ 脾：此后原有"胃"字。据《太平圣惠方》删。
⑨ 重：《太平圣惠方》作"肿也"二字。

谓之紧唇，亦名濬唇①。

【按语】本候论述紧唇病因病机和临床症状。脾胃积热化火，积于唇部，复受风寒湿邪，气血凝滞致唇部红肿、疼痛，日久破裂流水，易反复发作，多发生于下唇，唇肿大似驴唇状，故又名驴唇风，又因有嘴唇不时瞤动，又称唇瞤。与西医学慢性唇炎类似。

三、唇疮候

【原文】脾与胃合。足阳明之经，胃之脉也，其经起于鼻，环于唇，其支脉入络于脾。脾胃有热。气发于唇，则唇生疮。

【按语】本候论述唇疮的病因病机，脾胃有热，积于唇部而生疮。可能是一般的唇炎，或单纯疱疹之类的症状。

四、唇生核候

【原文】足阳明为胃之经，其支脉环于唇，入络于脾，然脾胃为表里。有风热邪气乘之，而冲发于唇，与血气相搏，则肿结；外为风冷乘，其结肿不消，则成核。

【按语】本候所述的唇生核可能是唇部黏液腺囊肿之类的肿物。

五、口吻疮②候

【原文】足太阴为脾之经，其气通于口。足阳明为胃之经，手阳明为大肠之经，此二经脉并夹③于口。其腑脏虚，为风邪湿热所乘，气发于脉，与津液相搏，则生疮，恒湿烂有汁，世谓之肥疮，亦名燕口疮④。

【按语】口吻疮即燕吻疮，病名。谓口角生疮干裂。其疮色白，开口则燥痛，遇风则开裂，并微有清血，多因脾胃有客热而致。相当于西医学核黄素缺乏的口角炎，多见于小孩。两口角生疮为燕口，颐部生疮为肥疮。本书卷五十有燕口生疮候，口下黄肥疮候，可以参阅。

六、唇口面皴候

【原文】唇口面皴者，寒时触冒风冷，冷折腠理，伤其皮肤，故令皴劈⑤。经络之气，诸阳之会，皆在于面，其脉有环唇侠于口者。若血气实者，虽劲风严寒，不能伤之；虚则腠理开而受邪⑥，故得风冷而皴劈也。

又，冬时以暖汤洗面及向火，外假热气，动于腠理，而触风冷，亦令病皴。

【按语】唇口面及身体皮肤皴劈，除本候所论外，尚有体质因素，每到秋冬季节西风起，寒冷至，皴裂即作。有遗传因素所致的，不属以上病情，应加以区别。

七、兔缺候

【原文】人有生而唇缺，似兔唇，故

---

① 濬（shěn 审）唇：病名。即唇生疮后疮面常渗出脂水。濬，汁。
② 口吻疮：口角生疮。现在称为口角疮、夹口疮、剪口疮。
③ 二经脉并夹：《外台秘要》卷二十二口吻疮方四首无"脉"。
④ 燕口疮："疮"字原无。
⑤ 皴（cūn 村）劈：皮肤受冻而拆裂、破开。劈，破开。
⑥ 邪：此上《太平圣惠方》卷三十六治唇口面皴诸方有"风"字。

谓之兔缺。世云，由妇人妊娠时见兔及食兔肉使然。

【按语】兔缺，又名兔唇，现在称为唇裂。属于先天性的上唇缺损，是在胚胎发育时，母体受到影响所致。文中所说妊妇见兔或食肉使然，这是迷信之词，存而不论。

八、口臭候

【原文】口臭，由五脏六腑不调，气上胸膈。然腑脏气臊腐①不同，蕴积胸膈之间，而生于热，冲发于口，故令臭也。

养生方云：空腹不用见臭尸，气入脾，舌上白黄起，口常臭也。

【按语】本候所论的口臭，由于脏腑积热，冲发于口所致，从临床所见，有口腔炎症、龋齿、牙疳及鼻部疾患等均可引发口臭。此外口腔不洁，过食肥甘厚腻，饮食太过，以及大便不通，也可发生口臭。

九、口舌干焦候

【原文】手少阴，心之经也，其气通于舌；足太阴，脾之经也，其气通于口。腑脏虚热，气乘心脾，津液竭燥，故令口舌干焦也。

诊其右手寸口名曰②气口以前脉，沉为阴，手太阴肺之经也，其脉虚者，病苦少气不足以息，嗌干，无津液③故也。又，

右手关上脉，浮为阳，足阳明胃之经也。其脉虚者，病苦唇口干。又，左手关上脉，浮为阳，足少阳胆之经也，其脉实者，病苦腹中满④，饮食不下，咽干。

【按语】本候指出腑脏虚热乘心脾两经，可见口舌干焦，口腔干燥；肺、胃虚热与胆经实火，亦能见到口舌干燥。证同而病异，具有辨证意义。

十、舌肿强候

【原文】手少阴，为心之经，其气通于舌；足太阴，脾之经，其气通于口。太阴之脉起于足大指，入连舌本。心脾虚，为风热所乘，邪随脉至舌，热气留心，血气壅涩，故舌肿。舌肿脉胀急，则舌肿强。

【按语】本候描述舌肿强硬即木舌之症候，指出本病的病因病机，由心脾两经虚弱，又被风热之邪侵袭血气壅涩所致。此病证相当于西医学的舌血管神经性水肿。

十一、謇吃⑤候

【原文】人之五脏六腑，禀四时五行之气，阴阳相扶，刚柔相生。若阴阳和平，血气调适，则言语无滞，吐纳⑥应机。若阴阳之气不和，腑脏之气不足，而生謇吃，此则禀性有阙，非针药所疗治也。

若腑脏虚损，经络受邪，亦令语言

---

① 臊腐：这里是泛指臊、焦、香、腥、腐五臭。
② 名曰：宋本、汪本、周本同。《脉经》卷二第二无。
③ 无津液：宋本、汪本、周本同。《脉经》作"不朝津液"。
④ 满：此前《脉经》卷二第二有"气"字。
⑤ 謇（jiǎn 简）吃：口吃。
⑥ 吐纳：在此指呼吸气之出入。

謇吃。所以然者，心气通于舌，脾气通于口，脾脉连舌本，邪乘其脏，而搏于气，发言气动，邪随气而干之，邪气与正气相交，搏于口舌之间，脉则否涩，气则壅滞，亦令言謇吃，此则可治。

养生方云：愤满伤神，神通于舌，损心则謇吃。

【按语】謇吃是一种口吃难于语言的病证。本候论述了语言的正常机能及发生口吃之病理变化。因发病原因不同，故预后也不一样。先天不足引发的口吃难治；其他病证引发的口吃，针药可治。《灵枢》认为謇吃之发生，与会厌之肥大，开阖不利有关，观点有所片面。

十二、重舌候

【原文】舌，心之候也。脾之脉起于足大指，入连于舌本。心脾有热，热气随脉冲于舌本，血脉胀起，变生如舌之状，在于舌本之下，谓之重舌。

【按语】本候论述了重舌之病因病机，主要由于心脾有热，舌下又生一小舌，或舌下肿胀叠起，言语不利，饮食难下，甚至身发寒热。相当西医学的口底炎症所引起的舌下部肿胀，又叫重舌、二重舌。治疗宜泻热解毒，或用三棱针刺重舌出血。

十三、悬痈①肿②候

【原文】悬痈，为音声之关③也，喉

咙，气之所上下。五脏六腑有伏热，上冲于喉咽，热气乘于悬痈，或长或肿④。

【按语】本候论述了悬壅肿的病因病机，脏腑有热，循经上传咽喉，侵袭悬壅而肿胀疼痛，甚至难于发音。

十四、咽喉垂倒候

【原文】喉咙者，气之所上下也，五脏六腑，呼吸之道路。腑脏有风邪，热气上冲咽候，则肿垂，故谓之垂倒。

【按语】本候论述了喉咽垂倒病因病机，脏腑有风热邪毒，上冲咽候，结灼咽喉而发病。

十五、失欠颔车蹉⑤候

【原文】肾主欠。阴阳之气相引则欠。诸阳之筋脉，有循颔车者，欠则动于筋脉，筋脉夹有风邪，邪因欠发，其⑥急疾，故令失欠颔车蹉也。

【按语】下颌关节脱臼的成因很多，除过度呵欠、大笑、高歌等张口过猛外，下颌关节受侧方暴力打击，亦可发生此证。其根本原因多为患者体气虚弱，颞颌部的肌肉与韧带松弛。关节脱臼后，必须及时用手术整复，并加服补益之药。

十六、数欠候

【原文】肾主欠，而肾为阴也。阳气

---

① 痈：原作"雍"。据《灵枢》忧恚无言改。
② 肿：原无。据《太平圣惠方》卷三十五治悬痈肿诸方补。
③ 关：原作"阙"，汪本亦作"关"。据本书卷二风冷失声候改。
④ 或长或肿：此上《太平圣惠方》有"故令"二字。
⑤ 失欠颔车蹉（cuō 搓）：因打呵欠而下颌关节脱臼。失欠，呵欠。蹉，脱臼。
⑥ 其：此下周本有"气"字。

主上，阴气主下，其阴积于下者，而①阳未尽，阳引而上，阴引而下，阴阳相引，二气交争，而夹有风者，欠则风动，风动与气相击，故欠数。

【按语】数欠是指频繁地打呵欠。又名善欠。《素问·宣明五气》曰："五气所病，心为噫，肺为咳，肝为语，脾为吞，肾为欠为嚏。"《灵枢·口问》曰："阳者主上，阴者主下。故阴气积于下，阳气未尽，阳引而上，阴引而下，阴阳相引，故数欠。"本候在此有所发挥，认为数欠与感受风邪密切相关，认为"风动与气相击"，而导致数欠之证。

十七、失枕候

【原文】失枕，头项有风，在于筋之间，因卧而气血虚者，值风发动，故失枕。

【按语】失枕亦称"落枕"，出自《素问·骨空论》。本候论述了失枕的病因病机。多因睡卧姿势不当，或颈部当风受寒，或外伤引起。症见颈部酸痛不适，俯仰转动不利，重者疼痛延及患侧肩背及上肢，头向一侧歪斜。治疗以按摩、针刺为主，如因外邪或外伤者，可内服祛风活血药。

---

① 而：鄂本作"行"。

咽喉心胸病诸候　凡十一论

【提要】本篇论述以咽喉诸病为重点，内容有喉痹、咽喉疮、尸咽、喉咽肿痛、喉痛、咽喉不利等。又心痹、胸痹两候，是因为心胸部位与咽喉相近而列在一起论述，两者间并无直接关系。

一、喉痹候

【原文】喉痹者，喉里肿塞痹痛，水浆不得入也。人阴阳之气出于肺，循喉咙而上下也。风毒客于喉间，气结蕴积而生①热，故②喉肿塞而痹痛。

脉沉者为阴，浮者为阳，若右手关上脉阴阳俱实者，是喉痹之候也。亦令人壮热而恶寒，七八日不治，则死。其汤熨针石，别有正方；补养宣导，今附于后。

养生方导引法云：两手拓两颊，手不动，搂③肘使急，腰内亦然，住定。放两肘④头向外，肘髆腰气散尽势，大闷始起，来去七通。去喉痹。

又云：一手长舒，令⑤掌仰，一手捉颏，挽之向外，一时极势二七。左右亦然。手不动，两向侧极⑥势，急挽之二七。去颈骨急强，头风脑旋，喉痹，髆

内冷注偏风。

【按语】喉痹是病名，首见《素问·阴阳别论》。凡症见咽喉肿痛，声音嘶哑，吞咽困难者，统称为喉痹。发病急骤者，并发全身症状。临床有以病因病机之不同而分型者，也有以其发病后喉间颜色之不同而分型，还有按其发病急骤而分型者。本候论述"喉里肿塞痹痛，水浆不得入"，而且是"风毒客于喉间，气结蕴积而生热"，风热外邪侵入，循经犯肺，肺卫蕴热，上炎咽喉而为病，病情较急，并详述了喉痹的脉象。对喉痹者壮热而恶寒，是危象，要高度重视，若七八日不治，预后险恶，则死。本候导引第一条与本书卷三虚劳候导引第三条同，第二条与卷一偏风候导引第一条同，语译见前。

二、马喉痹候

【原文】马喉痹者，谓热毒之气结于喉间，肿连颊而微壮热，烦满而数吐气，呼之为马喉痹。

【按语】马喉痹，为喉痹来势之更急

---

① 生：原作"之"，误。据《外台秘要》卷二十三喉痹方、《医心方》卷五第七十、周本改。

② 故：原作"吹"，误。据《外台秘要》《医心方》改。周本作"致"，亦通。

③ 搂：《外台秘要》卷二十三喉痹方作"楼"。

④ 肘：原作"肋"。据本书卷三虚劳候养生方导引法第三条改。

⑤ 令：原作"合"。据本书卷二风头眩候养生方导引法改。

⑥ 极：原无。据本书卷二补。

骤者，又称走马喉风，形容其势如奔马，迅速之至，变化在顷刻之间，其症凶险。此病名首见《诸病源候论》。本候认为热毒痰火，熏蒸肺系，结于咽喉所致。症见喉间肿痛色红，呼吸、吞咽不利，痰涎壅盛，气促烦热，甚或肿连腮颊，危及生命，治宜急救，大剂泻火解毒，消肿化痰，方可挽回生命。

三、喉中生谷贼不通候

【原文】谷贼①者，禾里有短穗，而强涩者是也。误作米而人食之，则令喉里肿结不通。今②风热气在③于喉间，与血气相搏，则生肿结，如食谷贼者也④。故谓之喉中生谷贼。不急治，亦能杀人。

【按语】本候论述了误食谷贼而伤，说明饮食不慎，导致异物梗喉，致使邪毒侵袭，咽喉肿胀，闭塞；风热邪气侵入喉间，与气血相搏结，以致咽喉肿结不通，犹如误食谷贼一样，不急治，也可致人死。

四、狗咽候

【原文】喉内忽有气结塞不通，世谓之狗咽。此因风热所作，与喉痹之状相似。但俗云误吞狗毛所作。

又云：治此病者，以一抟饭共⑤狗分食便瘥，所以谓之狗咽。

【按语】本候论述风热侵入，致咽喉气道结涩不通，症状与喉痹类似，呼吸声如狗喘样。治宜疏风宣肺，清热利咽。

五、咽喉疮候

【原文】咽喉者，脾胃之候也。由脾胃热，其气上冲喉咽，所以生疮。其疮或白头，或赤根，皆由夹热⑥所致。

【按语】本候论述了咽喉疮的病因病机，脾胃有热，上冲咽喉，而使咽喉生疮。由此为临床提供理论依据，治肺不应，治脾胃而愈。

六、尸咽候

【原文】尸咽者，谓腹内尸虫，上食人喉咽生疮。其状，或痒或痛，如甘䘌⑦之候。

【按语】《太平圣惠方》卷三十五治尸咽喉痒痛诸方对尸咽病病机论述较详，"阴阳不和，脾肺壅滞，风热毒气，在于脏腑，不能宣通，故令尸虫动作，上蚀咽中"。此外，本候所论与伤寒狐惑病略同，可参阅本书卷伤寒狐惑候，治用甘草泻心汤加减。

---

① 谷贼：谷田中之杂草。在此指生长在稻田中之稗草，短穗而坚硬毛糙者。
② 今：《太平圣惠方》卷三十五治咽生谷贼诸方作"致"。
③ 在：《太平圣惠方》作"冲"。
④ 如食谷贼者也：《太平圣惠方》作"如食饮疼痛妨闷"。
⑤ 共：原作"其"。据正保本改。
⑥ 夹热：《太平圣惠方》卷三十五治咽喉内生疮诸方作"热毒"。
⑦ 甘䘌：疳䘌。本书卷十八有疳䘌候，可参阅。

七、喉咽肿痛候

【原文】喉咽者，脾胃之候，气所上下。脾胃有热，热气上冲，则喉咽肿痛。夫生肿痛者，皆夹热则为之。若风毒结于喉间，其热盛则肿塞不通，从水浆不入，便能杀人。脏气微热，其气冲喉，亦能肿痛，但不过重也。

【按语】喉咽肿痛，是多种咽喉疾病的共同症状，有虚火和实火所致之别。本候详述了喉咽肿痛的病因病理及症状，是由风热搏结于喉间，热盛则咽喉肿涩不通，是由实火所致。治宜泻火解毒。西医学中的急性卡他性扁桃体炎、急性化脓性扁桃体炎与本病相类似。

八、喉痈候

【原文】六腑不和，血气不调，风邪客于喉间，为寒所折，气壅而不散，故结而成痈。凡结肿一寸为疖，二寸至五寸为痈。

【按语】喉痈，是指发生于咽喉间及其附近部位的痈肿总称。由于发生的部位不同，命名各异，如喉关痈、裹喉痈、颌下痈、上腭痈等。《灵枢》痈疽篇称作"猛疽"，形容其发病迅速，病势凶猛，如不及时治疗，可致死亡。本候指出一寸为疖，二寸以上为痈，是比较而言，可参阅本书卷三十二、三十三痈疽病诸候。

九、咽喉不利候

【原文】腑脏冷热不调，气①上下哽涩②，结搏于喉间，吞吐不利，或塞或痛，故言③喉咽不利。

【按语】咽喉不利即指咽喉不适、干痛、有异物感及呼吸吞咽均不适。实者多由肝郁气滞、痰浊壅塞肺系或肺胃伏火、感受外邪，致肺气壅塞气机不利等导致。治宜理气祛痰、疏肝解郁、疏风清热。虚者多由肝肾阴虚，虚火灼伤咽喉；或肺胃阴虚，咽喉失养所致。治宜滋阴降火、养阴利咽。

十、心痹候

【原文】思虑烦多则损心，心虚故邪乘之。邪积而不去，则时害饮食，心里愊愊④如满，蕴蕴⑤而痛，是谓之心痹。

诊其脉，沉而弦者，心痹之候也。

【按语】心痹病与心痛病有联系，可与本书卷十六心痛病诸候互参。

十一、胸痹候

【原文】寒气客于五脏六腑，因虚而发，上冲胸间，则胸痹。胸痹之候，胸中愊愊如满，噎塞不利，习习如痒⑥，喉

---

① 气：此下《太平圣惠方》卷三十五治咽喉不利诸方有"行"字。
② 哽（gěng 梗）涩：梗阻涩滞。哽，通"梗"。
③ 言：《太平圣惠方》无。
④ 愊（bì 壁）愊：郁结的意思。
⑤ 蕴蕴：蕴，藏蓄。蕴蕴，犹"隐隐"之意。
⑥ 习习如痒：形容胸痹病在心胸中有如虫行之不适感。习习，虫行感。

里涩，唾燥①。甚者，心里强②否急痛，肌肉苦痹，绞急如刺，不得俯仰，胸前皮③皆痛，手不能犯，胸满短气，咳唾引痛，烦闷，白④汗出，或彻背膂⑤。其脉浮而微者是也。不治，数日杀人。其汤熨针石，别有正方；补养宣导，今附于后。

养生方云：以右足践左足上。除胸痹，食热呕。

【按语】胸痹是指胸部闷痛，甚则胸痛彻背，短气、喘息不得卧为主症的一种疾病。本候详述了胸痹的病因病机及临床表现，寒邪内侵，素体阳虚，胸阳不振，阴寒之邪乘虚而入，寒凝气滞，胸阳不展，血行不畅，而发本病。症状轻者仅感胸闷如窒，呼吸欠畅；重者则有胸痛，严重者心痛彻背，背痛彻心，伴大汗淋漓，病情凶险，要高度重视。

---

① 喉里涩，唾燥：此后《太平圣惠方》卷四十二治胸痹诸方有"沫"字，《备急千金要方》卷十三第七作"喉中干燥，时欲呕吐"。
② 心里强：《备急千金要方》作"心中坚满"。
③ 皮：此后《太平圣惠方》有"肉"字。
④ 白：《太平圣惠方》作"自"。
⑤ 或彻背膂：《备急千金要方》作"或彻引背痛"，《太平圣惠方》作"或背膂微痛"。

四肢病诸候　凡十四论

【提要】本篇论述四肢疾病，内容有代指候、土落脚趾内候，是属于四肢疮疡；手足逆胪、肉裂、靴裂、尸脚及脚破候等，是皮肤枯燥之病；手足发胝、肉刺和脚中忽有物候等，是皮肤肌肉局部变形，每与劳动磨擦有关；足尰候，是地方性的足胫肿；五指筋挛不得屈伸、四肢痛无常处、脚跟颓候等，与体虚受邪有关。这些病证，有的是属于外科疾病，有的是某种疾病的发展过程中出现的症状，有的与劳动作业有关。

一、代指候

【原文】代指者，其指先肿，焮焮热痛，其色不黯，然后方缘①爪甲边结脓，极者爪甲脱也。亦名代甲，亦名糟指，亦名土盇②。一作竈。夫爪甲，筋之余也。由筋骨热盛，气涩不通，故肿结生脓，而爪甲脱。

【按语】代指，又名瞋爪、代甲。是爪甲部之急性化脓性感染。多因指、趾外伤感染，或火毒蕴结所致。本候指出"代指者，其指先肿，焮焮热痛，其色不暗，然后方缘爪甲边结脓极者，爪甲脱也"。历代外科家多沿用此理论。该病较难消散，易化脓于指甲下。治宜早期用汤药浸洗，或外敷。若甲下已成脓不消者，宜速切开排脓，外贴琥珀散，或按溃疡处理。

二、手足发胝候

【原文】人手足忽然皮厚涩，而圆短③如茧者，谓之胝胝④。此由血气沉行，不荣其表，故皮涩厚而成胝。

【按语】本候病机主要由于"血气沉行，不荣其表"所致。可参卷二十七火烧处发不生候，"疮痕致密，则气血下沉，不能荣宣腠理"之文，同是皮肤的病变，有其一定的共同性。

三、手足逆胪候

【原文】手足爪甲际皮剥起，谓之逆胪⑤。风邪入于腠理，血气不和故也。

【按语】本病好发于学龄儿童，尤其是喜欢用手挖掘泥土或用脚踢撞的孩童，手上较多见；皮肤粗糙的成人亦常见到。

---

① 缘：循。
② 盇：字书无考。原注作竈（zào 灶），《外台秘要》引《小品方》作"盧（lú 卢）"。
③ 短：《医心方》卷八第二十一作"强"。
④ 胝胝（piánzhī 骈支）：手掌或足底因长期受压和摩擦，皮肤角质增生变厚而形成的顽皮。俗称老茧。
⑤ 逆胪（lú 卢）：剥裂倒卷的皮。胪，《说文解字》："皮也。"

又，本书卷三十九手逆胪候论述较此为详，可以参阅。

四、肉刺①候

【原文】脚趾间生肉如刺，谓之肉刺。肉刺者，由著靴急②小，趾相揩而生也。

【按语】本候所论肉刺，是指脚趾部之鸡眼，长期受挤压、摩擦所致。多生于足底前端或足趾部。数目不一。

五、肉裂候

【原文】肉裂者，皮急肉坼③破也。由腠理虚，风邪乘之，与血气④相冲击，随所击处而肉坼裂也。

【按语】本候所论肉裂，类似一些皲裂性皮肤病，如皲裂性湿疹等。

六、手足皲裂⑤候

【原文】皲裂者，肌肉破也。言冬时触冒风寒，手足破，故谓之皲裂。

【按语】本候所论手足皲裂，主要由肌热，骤感寒冷风燥所逼，以致血脉阻滞，肤失濡养而形成，若经常磨擦，冷水久浸，肌肤破伤，再遇气血不足之人，久而成疾。

七、尸脚候

【原文】尸脚者，脚跟坼破之名也，亦是冬时触犯寒气所以然。

又言脚蹹⑥死尸所卧地，亦令脚坼破。

【按语】以上肉裂、手足皲裂和尸脚三候，都是由于触犯风寒，血气不荣于皮肤肌肉，所以皮肤肌肉开裂。由于部位不同，故有名称也不同。

八、足腫⑦候

【原文】腫病者，自膝已下至踝及趾，俱肿直是也。皆由血气虚弱，风⑧邪伤之，经络否涩而成也。亦言江东诸山县人多病腫，云彼土有草名腫⑨草，人行误践触之，则令病腫。

【按语】本候描述了足腫病的病因及症状，此病类似于血丝虫病橡皮腿肿。文中"江东诸山县人多病腫"，属于地方性流行病。

九、五指筋挛不得屈伸候

【原文】筋挛不得屈伸者，是筋急挛

---

① 肉刺：即脚趾间生长的赘肉，坚硬如刺。
② 急：鄂本作"紧"。
③ 皮急肉坼（chè 彻）：谓肌肉裂开，裂开处两边的皮肤呈紧急状。
④ 气：原脱。据鄂本补。
⑤ 皲（jūn 军）裂：皮肤受冻而坼裂。皲，原作"辉"，据《外台秘要》卷二十九手足皲裂方改。
⑥ 蹹：同"踏"。
⑦ 足腫（zhǒng 肿）：足胫肿至发直。
⑧ 风：《医心方》卷八第十六作"而"。
⑨ 腫：原版蚀。据宋本、正保本补。

缩，不得伸也。筋得风热则才弛①纵，得风冷则挛急。

【按语】本候强调了强直和姿势障碍的病机，五指筋急挛缩不得屈伸，遇风热则筋经松弛，遇风冷则挛缩。

十、四支②痛无常处候

【原文】四支痛无常处者，手足指节皆卒然而痛，不在一处。其痛处不肿，色亦不异，但肉裹掣痛，如锥刀所刺。由体虚受于风邪，风邪随气而行，气虚之时，邪气则胜，与正气交争相击，痛随虚而生，故无常处也。

【按语】本候论述四支痛无常处，与"痹证"的行痹相似，游走疼痛，痛无定处，主要由于素体虚弱，风邪乘虚而入，与血气相搏，聚于关节，气血痹阻而痛，风气胜，游走不定，故无常处。

十一、脚跟颓候

【原文】脚跟颓者，脚跟忽痛，不得著地，世呼为脚跟颓。

【按语】脚跟痛一证，大都由于肾气亏损，精血不足所致，治宜补肾为主。又有骨质增生症，治疗时宜适当兼顾。

十二、脚中忽有物牢如石 如刀锥所刺候

【原文】言脚下有结物，牢鞕如

石，痛如锥刀所刺。此由肾经虚，风毒之气伤之，与血气相击，故痛而结鞕不散。

【按语】本候指出脚中忽有物，牢如石，如刀锥所刺，是由于肾经虚损，风毒之邪与气血相搏击，痛而不散。

十三、土落脚趾内候

【原文】此由脚趾先有疮，而土落疮里，更令疮肿痛，亦令人憎寒壮热。

【按语】本候所论，相当于西医学的疮口继发感染引发的毒血症。

十四、脚破候

【原文】脚破者，脚心坼开也，世谓之脚破。脚心肾脉所出，由肾气虚，风邪客于腠理，致使津液不荣，故坼破也。

【按语】脚破候与前尸脚候，均为足部皮肤裂开，本候病位在脚心，主要由于肾气不足，风邪客于腠理，津液不荣肌肤而致。尸脚候主要由于冬季寒冷，触犯风寒，血气不荣于皮肤肌肉而致。病情有异，临证需区别对待。

---

① 弛：同"弛"。
② 支：同"肢"。

卷三十一

瘿瘤等病诸候　凡十五论

【提要】本篇论述瘿、瘤及部分皮肤病。其中，将瘿分为气瘿、血瘿、息肉瘿3种。对瘤候做了总的论述。在皮肤病方面，分黑痣、赤疵、白癜、疬疡、疣目、鼠乳，及体臭、狐臭、漏腋等，这些皆是临床上常见的病证。

一、瘿候

【原文】瘿①者，由忧恚气结所生。亦曰②饮沙水③，沙随气入于脉，搏颈下而成之。初作与樱核相似，而当颈下也，皮宽不急，垂捶捶然④是也。恚气结成瘿者，但垂核⑤捶捶无脉⑥也；饮沙水成瘿者，有核瘰瘰无根，浮动在皮中。

又云，有三种瘿。有血瘿⑦，可破之。有息肉瘿⑧，可割之。有气瘿⑨，可具针之。

养生方云：诸山水黑水中出泉流者⑩，不可久居，常食令人作瘿病，动气增患。

【按语】瘿，即现在所说的甲状腺肿大，如单纯性甲状腺肿、甲状腺腺瘤、甲状腺囊肿等一类疾病，宋代陈无择《三因极一病证方论》将瘿分为石瘿、肉瘿、筋瘿、血瘿、气瘿5类。现代常见的为气瘿、肉瘿、石瘿、瘿痈4种。瘿发病总的来说与水土因素有关，如居"诸山水黑水中出泉流"之地，饮"沙水"就可能罹患疾病，对于这种病证也要采用预防措施，"不可久居"，不能"常食"，另"动气增患"也说明此病成因亦因忧思郁怒，肝郁不舒，脾失健运而致气滞痰凝于颈部而成。本病之治疗，此论所载"破之""割之"之手术方法，为现存医书中之较早记载。

① 瘿（yǐng 影）：是发生于颈前区结喉两侧漫肿或结块性病变的总称。该病首见于汉代许慎《说文解字》，在此《诸病源候论》对瘿的症状和病因做了较详细的论述。
② 曰：汪本、周本同，元本、《外台秘要》卷二十三瘿病方、《医心方》卷十六第十四作"由"。
③ 沙水：指某些山区缺乏碘质的水，人饮此水能病瘿，故古人称此水为沙水。实为地区性甲状腺肿的病因。
④ 垂捶捶然：谓其形像鼓捶一样连串下垂。卷五十气瘿候作"膇膇然"，义同。
⑤ 核：指肿大的甲状腺内大小不等的结节。
⑥ 垂核捶捶无脉：《医心方》卷十六第十四作"垂捶捶无核"。
⑦ 血瘿：瘿块之上血脉交错，皮色紫红，擦破可流血。《三因极一病证方论·瘿瘤证治》："赤脉交络者，名血瘿。"
⑧ 息肉瘿：指瘿之质软，顶大蒂小，可用手术切除者。
⑨ 气瘿：也是瘿的一种，表现为颈部一侧或双侧呈弥漫性肿大，边缘不清，软而不坚，皮色如常，可随喜怒变化而消长。
⑩ 诸山水黑水中出泉流者：《备急千金要方》卷二十七第二作"凡遇山水坞中出泉者"。

二、瘤候

【原文】瘤者，皮肉中忽肿起，初梅李大①，渐长大，不痛不痒，又不结强②。言留结不散，谓之为瘤③。不治，乃至堰大④，则不复消。不能杀人，亦慎不可辄破。

【按语】瘤指发生于体表或某组织中的一类肿块状病变。是由瘀血、痰饮、浊气留结于组织中而产生的赘生物。首见于《灵枢·刺节真邪》。发生于体表，发展缓慢，一般没有自觉症状，长期不易消散，大都属于良性肿瘤。据文中所言"渐长大，不痛不痒，又不结强"，"不能杀人"之症状判断，本候所论，当为良性肿瘤。多因七情劳欲，复感外邪，脏腑失调，生痰聚瘀，气血凝结而成。现临床分为气瘤、血瘤、肉瘤、筋瘤、骨瘤5种。

三、脑湿⑤候

【原文】脑湿，谓头上忽生肉如角。谓之脑湿，言脑湿气蕴蒸冲击所生也。

四、黑痣候

【原文】黑痣者，风邪搏于血气，变化所⑥生也。夫人血气充盛，则皮肤润悦，不生疵瘕⑦；若虚损，则黑痣变生。然黑痣者，是风邪变其血气所生也。若生而有之者，非药可治。面及体生黑点为黑痣，亦云黑子。

【按语】黑痣，是由正常含有色素的痣细胞所构成的最常见于的皮肤良性肿瘤，偶见于黏膜表面。一般不需治疗。"若生而有之者，非药可治"，西医学可用手术去除。

五、赤疵候

【原文】面及身体皮肉变赤，与肉色不同，或如手大，或如钱大，亦不痒痛，谓之赤疵。此亦是风邪搏于皮肤，血气不和所生也。

【按语】本候所论之病证，类似于现代临床之皮肤血管瘤，小儿多见，卷五十亦有赤疵候论此病有"染渐长大勿定之说"，可以互参。

六、白癜候

【原文】白癜者，面及颈项身体皮肉色变白，与肉色不同，亦不痒痛，谓之白癜。此亦是风邪搏于皮肤，血气不和所生也。

【按语】白癜即白癜风，中医上又称白癜风为"白癜""斑白""斑驳"

① 大：宋本、汪本、周本同，《外台秘要》卷二十三瘤方引《肘后备急方》无此字，《太平圣惠方》卷三十五治瘤诸方作"子"。
② 结强：《外台秘要》卷二十三瘤方作"坚强"，义同。结强，义犹坚硬。
③ 谓之瘤：《外台秘要》卷二十三瘤方引《肘后备急方》作"此血瘤也"。
④ 堰（ōu 欧）大：形容瘤的高大。堰，沙堆。
⑤ 脑湿："生肉如角"，按之坚者，系角质变化所致，相当于皮角；若按之软者，类似于颅顶部脂肪瘤。
⑥ 所：原无。据《太平圣惠方》卷四十治黑痣诸方补。
⑦ 疵瘕（xiá 霞）：通"疵瑕"。在此指皮肤上色素沉着的小斑点。

"白驳""白驳疯"等，是一种色素障碍性病变。本书所论，当为此病的最早文献，值得重视。白癜风虽长在外表、根却在脏腑，系因于情志不舒、气血不和、脉络阻滞不通、毛孔闭塞、肌肤失养所致。

七、疠疡候

【原文】疠疡者，人有颈边胸前掖下①，自然斑剥②点③相连，色微白而圆，亦有乌④色者，亦无痛痒，谓之疠疡风。此亦是风邪搏于皮肤，血气不和所生也。

【按语】本候所论的疠疡，从其发病部位、形状、色泽等来看，似为西医学所说的花斑癣，亦即汗斑。

八、疣目候

【原文】疣目者，人手足边忽生如豆，或如结筋，或五个，或十个，相连肌里，粗强于肉⑤，谓之疣目。此亦是风邪搏于肌肉而变生也。

九、鼠乳候

【原文】鼠乳者，身面忽生肉，如鼠乳之状，谓之鼠乳也。此亦是风邪搏于肌肉而变生也。

【按语】疣目，类于寻常疣；鼠乳，类于传染性软疣。疣，有寻常疣、扁平疣、传染性软疣等多种。疣单个或群生，有的寻常疣底部坚硬和肌肉连在一起，故云："或五个，或十个，相连肌里，粗强于肉。"

十、多忘候

【原文】多忘者，心虚也。心主血脉而藏于神，若风邪乘于血气，使阴阳不和，时相并隔⑥，乍虚乍实，血气相乱。致心神虚损而多忘。

养生方云：丈夫头勿北首卧，神魂不安，多愁忘。

【按语】本候内容，与前后诸候论外科病者殊异，疑为错简。此处论及健忘病证多由心虚所致，临床可作参考。

十一、嗜眠候

【原文】嗜眠者，由人有肠胃大，皮肤涩者，则令分肉不开解，其气行则于阴而迟留，其阳气不精爽，神明昏塞，故令嗜眠。其汤熨针石，别有正方；补养宣导，今附于后。

养生方导引法云：踑踞⑦，交两手内屈并脚中入，且两手急引之，愈久寐，精气不明。交脚踑踞。凡故言踑踞，以

---

① 掖下：俗称"胳肢窝"。掖，通"腋"。
② 斑剥：亦称"斑驳"。指皮肤上出现剥蚀点片，色素变异。
③ 点：《太平圣惠方》卷二十四治疠疡风诸方作"点点"。
④ 乌：《太平圣惠方》作"紫"。
⑤ 粗强于肉：谓较正常肌肉坚硬粗糙。
⑥ 并隔：争相阻隔。谓风邪与血气交争，致阴阳之气不相顺接，时有阻隔。
⑦ 踑踞：又称"箕踞"，即坐时两脚岔开，形似簸箕。

两手从内屈脚中入①，左手从右趺踠上入左足，随孔下；右手从左足上入右足，随孔下；出抱两脚，急把两手极引二通。愈久寐，精神不明。久行则不睡，长精明。又云：一手拓颏，向上极势；一手向后长舒急努，四方显手掌，一时俱极势四七。左右换手皆然。拓颏手两向共头，欹侧转身二七。去臂髀风，眠睡。寻用，永吉日康。

【按语】嗜睡病理，本候论述较简单。《太素》卷二十七之七邪中内容颇详，可参知。

十二、鼾眠候

【原文】鼾眠者，眠里喉咽间有声也。人喉咙气上下也，气血若调，虽寤寐不妨宣畅；气有不和，则冲击喉咽而作声也。其有肥人眠作声者，但肥人气血沉厚，追隘喉间，涩而不利亦作声。

【按语】本候论述鼾为"气有不和"与现代的认识颇有近似，另外指出体质与鼾眠的发生有关，对临床也有一定启示。

十三、体臭候

【原文】人有体气不和，使精液②杂

秽，故令身体臭也。其汤熨针石，别有正方；补养宜导，今附于后。

养生方云，以手掩口鼻，临目微气，久许时，手中生液，速以手摩面目，常行之，令人体香。

十四、狐臭③候

【原文】人腋下臭，如葱豉之气者，亦言如狐狸之气者，故谓之狐臭。此皆血气不和，蕴积④故气臭。

十五、漏腋候

【原文】腋下常湿，仍臭生疮，谓之漏腋。此亦是气血不和，为风邪所搏，津液蕴瘀，故令湿臭。

【按语】体臭、狐臭、漏腋三候，在病理上有其共通之处，即体气不和，风邪湿热蕴蒸，类似于现在所称的一种臭汗症，是汗液分泌只有特殊的臊臭气，或汗液被分解而放出臭气。一般只限于腋部、足部、腹股沟、肛门、外生殖器、乳晕及脐部，以腋部最为常见，故称腋臭或狐臭。狐臭由于腋部常常湿润，皮肤可因感染而引起生疮，这便成为漏腋。体臭候当是泛指各个部位的臭汗症。

---

① 从内屈脚中入：意为将手从内膝弯中伸入。
② 精液：在此泛指人体的津液。
③ 狐臭：《外台秘要》卷二十三作"腋臭"。
④ 蕴积：此《太平圣惠方》卷四十治狐臭诸方有"滞毒之气，不能消散"八字。

丹毒病诸候　凡十三论

【提要】本篇论述丹毒病的病因、症状、分类及预后等。其中，丹候将一般病情和严重者比较而论，同时，根据丹的色泽形态，分为白丹、黑丹、赤丹、丹疹等。从发病部位的不同，分为天灶火丹、废灶火丹、尿灶火丹等。室火丹和石火丹两候，病情似较特殊。又，本书卷四十九论丹毒三十候，与此互有详略，可以互参。

一、丹候

【原文】丹者，人身体忽然焮赤，如丹涂之状，故谓之丹。或发手足，或发腹上，如手掌大，皆风热恶毒所为。重者，亦有疽之类，不急治，则痛不可堪，久乃坏烂，去脓血数升。若发于节间，便流之①四支；毒入腹②则杀人。小儿得之最忌。

【按语】本候论述丹毒，对病因、症状的叙述都很具体，但文中提到丹毒"重者，亦有疽之类……久乃坏烂，去脓血数升"，这是比较特殊的一种丹毒。如在临床上有一种不常见的蜂窝组织炎性丹毒，是丹毒链球菌与他种链球菌混合感染，在丹毒的基础上发生皮下蜂窝组织炎。全身和局部症状都很严重，并可

能发生败血症、支气管肺炎、肺水肿和急性肾炎等。局部易发生皮肤和皮下组织的坏死，遗留不易愈合的溃疡，严重者可发生深部肌肉、肌腱、血管或神经的坏死。这里所论，可能即属于上述病情。从此看来，当时对丹毒的观察研究，已有丰富的经验，能以一般病情和特殊证候提示读者，扩大见解，知常达变，这是难能可贵的；同时，这亦是丹毒的早期资料，应加重视。

二、白丹候

【原文】白丹者，初发痒痛，微虚肿，如吹，轸③起不痛，不赤而白色，由挟风冷，故使色白也。

三、黑丹候

【原文】黑丹者，初发亦痒痛，或熛肿起，微黑色，由夹风冷，故色黑色。

【按语】白丹与黑丹，均是"由夹风冷"，何以丹色一白一黑，可能因为白丹热毒轻，黑丹热毒重。热毒轻，丹色焮红不甚，又加风冷，所以色白不甚红；热毒重，丹色本紫红，又加风冷所遏，

---

① 流之：《医心方》卷十七第一作"断人"。
② 腹：原作"肠"。据《医心方》改。
③ 轸：《外台秘要》卷三十白丹方"轸"字不重。

血行瘀滞，所以丹色微黑。

四、赤丹候

【原文】赤丹①者，初发轸起，大者如连钱，小者如麻豆，肉上粟②如鸡冠肌理③。由风毒之重，故使赤也，亦名茱萸丹④。

【按语】本书卷四十九亦有赤丹候，"谓丹之纯赤者，则是热毒搏血气所为也"，乃是新生儿丹毒，与此有所区别，宜加注意。并将茱萸火丹另立一候。

五、丹轸候

【原文】丹轸者，肉色不变，又不热，但起隐轸，相连而微痒，故谓为丹轸也。

【按语】丹轸似是荨麻疹的一种症候，可与本书卷二风瘙身全隐疹候、风候等互参。

六、室火丹候

【原文】室火丹，初发时必在腓肠⑤，如指大，长三二寸，皮⑥色赤而热是也。

【按语】室火丹不是一般丹毒，从本文"初发时必在腓肠，如指大，长三二寸，皮色赤而热"的描述来看，似与下肢血栓性静脉炎引起的"索状红柱"相似。

七、天灶⑦火丹候

【原文】天灶火丹，发时必在于两股里，渐⑧引至阴头而赤肿是也。

【按语】按本书卷四十九天灶火丹候记载，本病尚有"尻间正赤""赤肿血出"等症状。前后两候，在症状之描述上有轻重不同，可以互参。据症状来看本病类似临床肛周湿疹或湿疹感染。

八、废灶火丹候

【原文】废灶火丹，发时必于足跌上⑨，而皮色赤者是也。

九、尿灶火丹候

【原文】尿灶火丹，发于胸腹及脐，连阴头皆赤是也。

【按语】本书卷四十九尿灶火丹候云："丹发膝上，从两股起及脐间，走入阴头"，与此略异，可互参。

---

① 赤丹：《备急千金要方》卷二十四作"鸡冠丹"。
② 粟：此后《医心方》卷十七第一重一"粟"字。喻疹起如粟米累累。
③ 鸡冠肌理：即鸡冠上突起之肉褶。
④ 茱萸：为芸香科植物吴茱萸之果实，呈扁球形，紫红色，较绿豆粒稍小。在此喻赤丹之形状色泽。
⑤ 腓肠：胫腨，俗称小腿肚。
⑥ 皮：原作"瘦"。据元本改。《医心方》卷十七第一亦作"皮"。
⑦ 天灶：山谷之出口处。《吴子·治病》："无当天灶，无当龙头。天灶者，大谷之口；龙头者，大山之端。"因病发于肛门之下，两股之间，部位形似谷口，故以此形容之。
⑧ 渐：《医心方》卷十七第一作"冲"。
⑨ 上：本书卷四十九废灶火丹候作"起"。

十、熛^①火丹

【原文】熛火丹者，发^②于背，亦在于臂，皮色赤是也。

【按语】熛火丹候在火丹之前加上"熛"字，盖指本病发病迅速，且火丹夹有熛浆证候，本书卷四十九丹火候有"须臾熛浆起是也"，可互参。又，卷四十九熛火丹候，其发病部位尚有"谷道"，可互参。

十一、瘑^③火丹候

【原文】瘑火丹者，发于髀，而散走无常处，著皮赤是也。

十二、萤火丹候

【原文】萤火丹者，发于髆至胁，皮赤是也。

【按语】本书卷四十九萤火丹候，其文与此略异。尚有"丹发如灼""初从髂起而多痛"二症，可以互参。

十三、石火丹候

【原文】石火丹者，发通身，似缬^④，自^⑤突如粟是也，皮色青黑。

---

① 熛（biāo 标）：迸飞的火焰。《淮南子》："一家失熛，百家皆烧。"
② 发：此前《医心方》卷十七第一有"丹"字。
③ 瘑（guō 郭）：病名，即疮。瘑火丹，指火丹易形成疽疮，其疽疮形态似瘑疮。在此是指火丹之状，形如疮，故名。疮见卷三十五疮病诸候。
④ 缬（xié 协）：有花纹的丝织品。
⑤ 自：原作"目"。据本书卷四十九石火丹候改。

肿病诸候　凡十七论

【提要】本篇论述肿病诸候。内容如下：①诸肿、风肿、卒风肿、风毒肿等。诸肿是肿病的总论，风毒肿与毒肿、毒肿入腹，为一个证候的不同发展阶段；②恶核肿、肿核、亚脉、恶肉等，病情与肿不同，亦属皮肉之病，而且冠以"恶"字，其病预后较差；③肿、游肿及流肿等，是与风肿病情相近而有特点者；④肿有脓使溃候及肿溃后候，是肿病的应用治法，而且强调"脓汁须及时而尽"，具有重要临床指导意义。

一、诸肿候

【原文】肿之生也，皆由风邪寒热毒气，客于经络，使血涩不通，壅结皆成肿也。其风邪气作者，肿无头无根，浮在皮上，如吹之状也，不赤不痛，或肿或散，不常。其寒气与血相搏作者，有头有根，色赤肿痛。其热毒作者，亦无正头，但急肿，久不消，热气结盛，壅则为脓。其候非一，故谓之诸肿。

【按语】本候相当于肿病的概论，对肿病的病因、病机做了一般性的叙述，并举例对风邪、寒邪和热毒三种不同原因引起的肿，进行具体辨证。指出，风邪引起的肿，无头无根，浮在皮上，不赤不痛，时肿时消；寒邪引起的肿，有头有根，色赤肿痛；热毒引起的肿，肿势快，肿处无正头，久不消则成脓。这些辨证，有其临床实用意义。

二、风肿候

【原文】凡人忽发肿，或著四支，或在胸背，或著头项，水牢①如胖大虚肿，回回②如吹之状③，不痛不赤。著四支者，乃欲不遂④，令人烦满短气，身体常冷。皆由冬月遇⑤温，风入人肌里，至春复适⑥大寒，风不得出，气壅肌间不自觉⑦，至夏⑧取风凉，湿⑨气聚不散而成肿。久不瘥，气结盛生热，乃化为脓血，若至⑩烂败则杀人。右手关上脉

---

① 水牢：如水肿胖而坚实。
② 回回：形容局部的形状是圆的。
③ 水牢如胖大虚肿，回回如吹之状：《太平圣惠方》卷六十四治风肿诸方作"发作虚肿，如吹之状"。
④ 乃遇不遂：谓风肿影响，四肢运动不能自如。
⑤ 遇：《太平圣惠方》作"过"。
⑥ 适：《太平圣惠方》作"遇"。
⑦ 觉：此后《太平圣惠方》有"知"字。
⑧ 至夏：此后《太平圣惠方》有"恣"字。
⑨ 湿：《太平圣惠方》无此字。
⑩ 若至：原作"并皆"。据《太平圣惠方》改。

浮而虚者病肿。

【按语】本候所论经风肿，是上条诸肿候中风邪所致病情的具体化，对风肿的症状、病因、病机和预后做出了比较全面的论述。指出此病特点是，突然发肿，部位不定，或在四肢，或在胸背，或在头顶，不痛不红。风肿的病因病理，是感受风邪，搏于肌里，湿气结聚不散气致。风肿的整个病情，就可以全面常握。

三、卒风肿候

【原文】人卒有肿，不痛不赤，移无常处而兼痒。由先于患，偶腠理虚，而逢风所作也。

【按语】从本候的症状描述看，"卒有肿""移无常处而兼痒，由先无患"等等，颇似过敏性疾病引起的局部浮肿。

四、风毒肿候

【原文】风毒肿者，其先赤痛飙热①，肿上生瘭②浆，如火灼是也。

五、毒肿候

【原文】毒肿之候，与风肿不殊，时令人壮热。其邪毒甚者，入腹杀人。

六、毒肿入腹候

【原文】此候与前毒肿不殊，但言肿

热渐盛，入腹故也。毒入腹之候，先令人啬啬恶寒，心烦闷而呕逆，气急而腹满，如此者杀人。

【按语】以上风毒肿、毒肿和毒肿入腹三候是一个候的不同发展变化，风毒肿候是言其一般见症，毒肿候是言风毒肿往往伴有高热，毒肿入腹候是言毒肿的发展，可以入腹致死。三候宜汇通参阅。

七、恶核肿候

【原文】恶核者，肉里忽有核，累累如梅李，小如豆粒，皮肉③燥痛，左右走身中，座然而起，此风邪夹毒所成。其亦似射工毒。初得无常处，多恻恻④痛。不即治，毒入腹，烦闷恶寒即杀人。久不瘥，则变作瘘⑤。

【按语】恶核一证，首见于《肘后备急方》，清余伯陶《鼠疫抉微》认为此处恶核即鼠疫病，《医学衷中参西录》亦认为"似是鼠疫之恶核"，即指患鼠疫之淋巴结肿大。恶核肿在《千金翼方》《医心方》中均有论述，今录之供参阅。《千金翼方》卷二十四第四云："恶核似射工，初得无定处，多恻恻然痛，时有不痛者，初如粟，或如麻子，在肉里而坚似疱，长甚速。初得多恶寒，须臾即短气"。《医心方》卷十六治恶核肿方引《小品方》云："与诸疮痕、瘰疬、结筋相似，其疮痕、瘰疬，要因疮而生，是缓疾，无毒。其恶核病，卒然而起，有毒，不治入腹，烦闷即杀人。"

---

① 飙（biāo 标）热：热势迅速升高。飙，指疾风，暴风。
② 瘭（biāo 标）浆：指毒肿顶部含有白色浆液之突起，破后可流出浆液或脓液。
③ 肉：《医心方》卷十六第九作"内"。
④ 恻（cè 测）恻：悲痛貌，形容疼痛的凄厉。
⑤ 瘘：病名。本书卷三十四有瘘病诸候，可参。

八、肿核候

【原文】凡肿夹风冷则不消，而结成核也。

九、气肿候

【原文】气肿者，其状如痈，无头虚肿，色不变，皮上急痛，手方著，便即痛。此风邪搏于气所生也。

十、气痛候

【原文】人身忽然有一处痛如打，不可堪耐，亦乍走身间，发作有时；痛发则小热，痛静便如冰霜所加，故云气痛。亦由体虚受风邪所侵，遇寒气而折之，邪气不出故也。

【按语】本候论述气痛，指出了以下几点：其一，疼痛突然发作，痛势较剧，又能游走，无固定部位；其二，疼痛发作有时，不是持续不解；其三，痛时微热，痛止则患处冰冷。根据以上几点分析，可知此证既不是痈肿，亦不似瘀血所致的疼痛，所以名之曰气痛。病因责之于体虚受风邪，又遇寒气折之，是风胜则动，寒胜则痛之变。

十一、恶脉①候

【原文】恶脉者，身里②忽有赤络，脉起巃嵸③，聚如死蚯蚓状。看如似有水在脉中。长短皆逐其络脉所生是也。由春冬受恶风，入络脉中，其血瘀结所生。久不瘥，缘脉结而成瘘。

【按语】恶脉，是脉络病变，其外部特征是：起病快，沿经脉走向呈蚯蚓状聚集突起，经久不愈，可形成瘘管。本病之“恶”言其预后较差。

十二、恶肉候

【原文】恶肉者，身里忽有肉，如小豆突出，细细④长乃如牛马乳，亦如鸡冠之状，不痒不痛，久不治，长不已。由春冬被恶风所伤，风入肌肉，结瘀血积而生也。

【按语】恶核长于肉里，日久可以形成溃疡、瘘管；本候则突出肌表，状如息肉，日渐长大，此为两者之特点。

十三、肿有脓使溃候

【原文】肿，壮热结盛，则血化为脓，若不早出脓，脓食筋烂骨，则不可治也。

十四、肿溃后候

【原文】凡痈肿既溃讫，脓汁须及时而尽。若汁不尽，还复结肿，如初肿之候无异，即稍难治。

【按语】上述两候，说明痈肿脓成，必须及早切开排脓。溃破以后，要引流

---

① 恶脉：《备急千金要方》卷二十二第六作“赤脉”。
② 里：《备急千金要方》作“上”。
③ 巃嵸（lóng zōng 龙宗）：山峰高耸貌。在此形容脉络的突起。
④ 细细：即微微或渐渐的意思。《太平圣惠方》卷六十四治恶肉诸方“细”字不重。

通畅，排脓务尽，以免再次结肿化脓。如溃后引流不畅，脓汁淋漓不尽，往往再次结肿化脓，影响疮口的愈合，迁延时日，还可能有其他变证，治疗亦就较困难。这些都是临床经验之谈。

十五、游肿候

【原文】游肿之候，青黄赤白，无复定色。游走皮肤之间，肉上微光是也。

十六、日游肿候

【原文】日游肿，其候与前游肿相似，但手近之微痛，如复小痒为异。世言犯触日游神之所作。

【按语】上述两候，又名"赤白游风"。其症发于肌肤，游走不定，状如云片，皮肤光亮浮肿，发热，痛痒相兼。多由脾肺燥热，而兼表虚腠理不密，风邪外袭，郁热相搏所致。

十七、流肿候

【原文】流肿，凡有两候，有热有冷。冷肿者，其痛隐隐然，沉深著臂髀，在背上则肿起，凭凭①然而急痛。若手按及针灸之即肿起是也。热肿者，四肢热如火炙之状，移无常处，或如手，或如盘，著背腹是。剧则背热如火，遍身熠熠②然，五心烦热，唇口干燥，如注之状。此皆风邪搏血气所生，以其移无常处，故谓流肿。

---

① 凭凭：凭，与"冯"通。冯冯，原意坚实声。在此借以形容背上肿处有坚实板滞之感。
② 熠（yì异）熠：色泽鲜明发亮。

丁疮病诸候　凡十三论

【提要】本篇论述丁疮、丁疮肿和丁肿 3 个证候。重点论述丁疮的成因、证候及预后，并根据临床证候表现的不同，介绍了多种丁疮的名称。此外，还指出丁疮久不愈病情转化。特别是丁疮、丁疮肿及丁肿的触犯禁忌，引起疮势反复，预后不良。

一、丁疮候

【原文】丁疮者，风邪毒气于肌肉所生也。凡有十种：一者疮头乌而强凹；二者疮头白而肿实；三者疮头如豆垽①色；四者疮似葩②红色；五者疮头内有黑脉；六者疮头赤红而浮虚；七者疮头葩而黄；八者疮头如金薄③；九者疮头如茱萸④；十者疮头如石榴子。

亦有初如风轸气，搔破青黄汁出，里有赤黑脉而小肿；亦有全不令人知，忽以衣触及摸著则痛，若故取便不知处；亦有肉突起如鱼眼之状，赤黑惨痛彻骨。

久结皆变至烂成疮，疮下深孔如火⑤针穿之状。

初作时突起如丁盖，故谓之丁疮。令人恶寒，四支强痛，兼切切⑥然牵疼，一二日疮便变焦黑色，肿大光起，根强全不得近，酸痛，皆其候也。在手足头面骨节间者最急，其余处则可也。毒入腹则烦闷，恍惚不佳，或如醉，如⑦此者三二日便死。

养生方云：人汗入诸⑧食内，食之作丁疮。

【按语】本候论述丁疮的成因、症状、分类及其预后，相当于丁疮的总论。其中，对证候的叙述，在局部症状方面，对 10 余种丁疮的症状进行了比较分析，在全身症状方面，着重指出毒邪入腹的危险性。毒邪入腹，后世称为"丁疮走黄"。从其症状描述来看，颇似西医学所说的败血症一类。另外，还指出了丁疮发生的部位与病情缓急轻重的关系。这些都是值得重视的。

---

① 垽（yìn 印）：渣滓。
② 葩（pā 趴）："花"，又作华丽解。在此从后者。
③ 金薄：即金箔。
④ 茱萸：古代单称茱萸者，是指吴茱萸，果实扁球形，紫红色。疮色与其名相近，故名。
⑤ 火：原作"大"。据《太平圣惠方》卷六十四治丁疮诸方改。
⑥ 切（dāo 刀）切：忧虑的形容词。
⑦ 如：原作"患"。据元本改。
⑧ 诸：《医心方》作"酒"。

二、雄丁疮候

【原文】雄丁疮者，大如钱孔，乌靥①似灸疮，四畔泡浆色赤，又有赤粟，乃言疮而不肿，刺之不痛而兼热者，名为雄丁疮。

三、雌丁疮候

【原文】雌丁疮者，头小黄向里靥，亦似灸疮，四畔泡浆外赤，大如钱孔，而多汁，肿而不痛，疮内有十字画②而兼冷者，谓之雌丁疮。

【按语】雌雄丁疮，是以证候阴阳属性所作之分类：雄者"兼热"象，雌者"兼冷"感。此外雄者疮头高突，色黑而热；雌者则"头小黄向里靥"，即疮头塌陷，此亦为区别要点。

四、紫色火赤丁疮候

【原文】此疮色紫赤，如火之色，即谓紫色火赤丁疮也。

五、牛丁疮候

【原文】牛丁疮，皮色不异，但肿而头黑，挑之黄水出，四边赤似茱萸房者，名为牛丁疮。

六、鱼脐丁疮候

【原文】此疮头黑深，破之，黄水出，四畔浮浆起。狭长似鱼脐，故谓之鱼脐丁疮。

七、赤根丁疮候

【原文】疮形状如赤豆，或生掖下，如鸭子大者，世人不识，但见其赤，即谓之赤根丁疮。

【按语】以上紫色火赤丁疮、牛丁疮、鱼脐丁疮、赤根丁疮诸候，都是丁疮病，因其丁疮的颜色、形状不同，而有各种名称，这些后世临床已很少沿用。

八、丁疮久不瘥候

【原文】疮久不瘥，谓此丁疮脓汁不止，亦平陷不满，皆由过冷所作也。

【按语】本候原书列于丁肿候下，今移于此，似较顺理。

九、犯丁疮候

【原文】犯丁疮，谓丁疮欲瘥，更犯触之，若大嗔及食猪、鱼、麻子，并狐臭人气熏之，皆能触犯之，则更剧，乃甚于初。更令热炊肿，先寒后热，四支沉重，头痛心惊，呕逆逆烦闷，则不可治。

【按语】本候提出丁疮将愈之际的各种禁忌。《备急千金要方》卷三十二分述于十三种丁疮之下，可互参。

---

① 靥(yǎn 奄)：皮肤上生的黑色斑点，在此是指黑色的丁盖。
② 十字画：指十字形斑纹。

十、丁疮肿候

【原文】丁疮肿，谓此疮热气乘之，与寒毒相搏而成肿。

十一、犯丁疮肿候

【原文】犯丁疮肿，谓疮肿欲瘥，更犯触之，疮势转剧，乃甚于初。或肿热疼掣，或心闷恍惚，或四肢沉重，或呕逆烦心，此皆犯疮之候，多能[①]杀人。

【按语】本候论犯丁疮肿之变，因邪实正虚，往往出现毒邪内陷（俗称疔疮走黄）的危象。

十二、丁肿候

【原文】此犹是丁疮而带焮肿，而无根者也。

【按语】丁疮大多数有根脚如钉，本候所论焮肿而无根，是丁疮的另一种证候。

十三、犯丁肿候

【原文】犯丁肿，谓病丁肿，而或饮食，或居处，触犯之，令肿增剧也。

【按语】犯丁疮候、犯丁疮肿候及犯丁肿候，均是论述丁疮触犯禁忌，引起病情反复，内容大体相同。但前两候病情较重，出现毒邪内陷证候，后一条病情较轻，没有全身症状，只是局部肿势加剧而已。丁疮反复，在临床上是一种急症，反复发作则邪实正虚，往往出现毒邪内陷（俗称疔疮走黄）的危象。精神刺激，饮食不当，生活失常，都是丁疮的禁忌。

---

① 能：原无。据汪本补。

卷三十二

痈疽病诸候上　凡十六论

【提要】本篇论述痈疽病诸候，包括卷三十二、卷三十三两卷。卷三十二相当于痈疽的总论。其中，对痈候的病因、病理、脉象、顺逆，以及预后等，做了重点阐述。又对痈有脓，痈溃后及其常见的几种变证做了探讨，并提出竟体痈、石痈、附骨痈肿候等，以示与一般痈肿相区别。在疽候中，首先与痈候做了比较分析，然后具体论述 40 多种疽的发病部位、疽病形症、处理方法，以及预后等。卷三十三，是承接疽候，进一步论述诸疽，如缓疽、膘疽、行疽、风疽、石疽，以及附骨疽等。又论述痈发背、疽发背候。最后论述内痈、肠痈、肺痈候等。

本篇论述痈疽病的内容，是外科临床实践的总结。文中论述痈疽病的死亡日数，不可拘泥。

一、痈候

【原文】痈者，由六腑不和所生也。六腑主表，气行经络而浮。若喜怒不测，饮食不节，阴阳不调，则六腑不和。荣卫虚者，腠理则开，寒客于经络之间，经络为寒所折，则荣卫稽留于脉，荣者，血也；卫者，气也。荣者得寒则涩而不行，卫气从之，与寒相搏，亦壅遏不通。气者阳也，阳气蕴积，则生于热，寒热不散，故聚积成痈。腑气浮行主表，故痈浮浅，皮薄以泽。久①则热胜于寒，热气蕴积，伤肉而败肌，故血肉腐坏，化而为脓。其患在表浮浅，则骨髓不焦枯，腑脏不伤败，故可治而愈也。

又少②，苦消渴，年四十以外，多发痈疽。所以然者，体虚热而荣卫否涩故也。有髙痰而渴③者，年盛必作黄疸，此由脾胃虚热故也，年衰亦发痈疽，腑脏虚热，血气否涩故也。

又，肿一寸至二寸，疖也；二寸至五寸，痈也；五寸至一尺④，痈疽也；一尺至三尺者，名曰竟体痈⑤。痈成⑥九窍⑦皆出。诸气愤郁，不遂志欲者，血气畜积，多发此疾。

诊其寸口脉，外结者，痈肿。肾脉

---

① 久：原作"夕"。据《太平圣惠方》卷六十一治诸痈方改。本卷疽候亦作"久"。
② 少：谓年少之时。
③ 渴：原作"湿"。据元本改。本卷疽候亦作"渴"。
④ 尺：隋代的一尺，约合今之市尺七寸。
⑤ 痈：《外台秘要》卷二十四痈疽方引《集验》痈疽论作"疽"，《医心方》卷十五第一作"脓"。
⑥ 痈成：《外台秘要》作"肿成脓"，《医心方》作"脓成"。
⑦ 九窍：即九孔，在此是指竟体痈溃后，形成很多的脓腔。九，泛指多数。

涩甚，为大痛。脉滑而数，滑即为实。数即为热，滑即为荣，数即为卫。荣卫相逢①，则结为痈。热之所过②，即为脓也。脉弱而数者，此为战寒，必发痈肿。脉浮而数，身体无热，其形默默者，胃③中微躁，不知痛所在，此主当发痈肿。脉来细而沉，时直者，身有痈肿；若腹中有伏梁。脉肺肝俱到④，即发痈疽；四支沉重，肺脉多⑤即死。

凡痈疽脉洪粗，难治，脉微涩者易愈。诸浮数之脉，应当发热，而反洒淅恶寒，若痛处当有痈也⑥，此或附骨有脓也。脉弦洪相薄，外急内热⑦，故欲发痈疽。

凡发痈肿高者，疹源浅；肿下者，疹源深。大热者，易治；小热者，难治。初便大痛，伤肌；晚乃大痛，伤骨。诸痈发于节者，不可治也。

发于阳者，百日死。发于阴⑧者，四十日死也。尻太阳脉有肿痈在足心少阳⑨脉，八日死。发脓血，八十日。头阳明脉有肿痈在尻，六日死。发脓血，六十日死。股太阳有肿痈在足太阳，七十日死。发脓血，百日死。髆太阳、太阴脉有肿痈在胫，八日死。发脓血，四百日死。足少阳脉有肿痈在胁，八日死。发

脓血，六百日死。手阳明脉有肿痈在掖渊⑩，一岁死。发脓血，二岁死。发肿牢⑪如石，走皮中，无根瘰疬也。久久不消，因得他热乘之，时有发者，亦为痈也。又手心主之脉气发，有肿痈在股胫，六日死。发脓血，六十日死。又有痈在腓肠中，九日死也。

养生方云：五月勿食不成核果及桃枣，发痈疖。不尔，发寒热，变为黄疸，又为泄利。

又云：人汗入诸食中，食之，则作丁疮痈疖也。

【按语】本候是痈证之纲领，近千字之文详述痈证之病因病机、主证、脉象及预后等，具体而深入。原文虽错脱不少，但文字之间仍可见巢氏在总结前人临床经验的基础上对此病的认识已经到达了一个新的高度。据本篇所论，痈疽最大之区别在于痈有六腑不和所生，疽乃五脏不调而发。本篇内容亦可与《太平圣惠方》卷六十一互参。

二、痈有⑫脓候

【原文】此由寒气搏于肌肉，折于血气，结聚乃成痈。凡痈经久，不复可消

①　相逢：相逆。
②　所过：所胜。
③　胃：《脉经》卷八第十六作"胸"。
④　到：《太平圣惠方》卷六十二疽论作"数"。
⑤　多：《太平圣惠方》作"大"。
⑥　若痛处当有痈也：《脉经》作"若有痛处，当发其痈"。
⑦　外急内热：原作"外内急热"。据体卷疽候改。
⑧　发于阳，发于阴：有几种解释，如表和里，肌肉和筋骨等。据《外台秘要》卷二十四痈疽方法，"丈夫阴器曰阳，妇人阴器曰阴"。
⑨　少阳：此前《医心方》卷十五第一有"阳明"两字。
⑩　掖渊：即腋窝部。掖与"腋"通。
⑪　肿牢：《外台秘要》卷二十四痈疽方作"痈坚"。
⑫　有：原作"行"。据本书目录改。元本亦作"有"。

者，若按之都牢者，未有脓也；按之半坚半软者，有脓也。又以手掩肿上，不热者，为无脓；若热甚者，为有脓。凡觉有脓，宜急破之，不尔，侵食筋骨也。

【按语】 本候是论述痈肿的辨脓方法，直到现在，尚在临床沿用，其中提出一旦有脓，"宜急破之，不尔，侵食筋骨也"是很有临床指导意义的。

三、痈溃后候

【原文】 此由寒气客于肌肉，折于血气，结聚乃成痈。凡痈破①溃之后，有逆有顺。其眼白睛青黑而眼小②者，一逆也。内③药而呕，二逆也。腹伤痛渴甚，三逆也。髆项中不便者，四逆也。音嘶色脱者，五逆也。除此者，并为顺也。此五种皆死候。

凡发痈疽，则热流入内，五脏燋④燥者，渴而引饮，兼多取冷，则肠胃受冷而变下利。利则肠胃俱虚，而冷搏于胃，气逆则变呕。逆气⑤不通，遇冷折之，则变哕也。

【按语】 本候论述痈肿溃破后之五逆证候以及热毒内攻肠胃之病变。五逆之说，源于《灵枢·玉版》，但出处与本候所论叙证皆简，后《太平圣惠方》卷六十一辨痈疽证候好恶法有所补充，其中"五善""七恶"可与互参。

四、石痈候

【原文】 石痈者，亦是寒气客于肌肉，折于血气，结聚所成。其肿结确⑥实，至牢有根，核皮⑦相亲，不甚热，微痛，热时自歇。此寒多热少，坚如石，故谓之石痈也。久久热气乘之，乃有脓也。

【按语】 此证类似于临床之体表肿瘤，全身各处皆可发生。本书卷四十亦有石痈候，但其内容则专论妇人乳部石痈，与此处泛论有别。

五、附骨痈肿候

【原文】 附骨痈，亦由体痈热而当风取凉，风冷入于肌肉，与热气相搏，伏结近骨成痈。其状无头，但肿痛而阔⑧，其皮薄泽，谓之附骨痈也。

【按语】 附骨痈，痈疽之发于骨关节者。以其毒气深沉，毒邪侵及筋骨而发。其证之初发，病势迅猛，全身倦怠不适，继则寒战高烧，无汗，或汗出而热不减退，不欲食饮，舌苔黄腻，质红，脉滑洪数，恶心呕吐，患处剧痛如锥刺，肿部色红，焮热胀痛，压痛明显或拒按，局部功能障碍。相当于急性化脓性骨髓炎。治宜分期施行，初起脓未成者，以消为贵，宜清热解毒，活血通络，方选

---

① 痈破：原作"破痈"。据本候文义改。
② 眼小：瞳孔缩小。
③ 内药而呕：服药以后即呕吐。
④ 燋：通"焦"。
⑤ 气：此后《太平圣惠方》卷六十一治痈溃后诸方有"若"字。
⑥ 确：鄂本作"痈"。
⑦ 皮：此后《医心方》卷十五第六有"核"字。《太平圣惠方》卷六十一治石痈诸方有"肉"字，无"相亲"二字。
⑧ 阔：意指痈肿面积较大。

仙方活命饮合黄连解毒汤内服，或用五味消毒饮加味；外用金黄散，或双柏散调敷涂贴。若脓已成而未溃者，应切开引流为主，如不宜手术可施保守治疗，以托为贵，宜托里透脓，内服可选用托里消毒饮加减。

六、痈虚热候

【原文】此由寒客于经络，使血气否涩，乃结肿成痈。热气壅结，则血化为脓。脓溃痈瘥之后，余热未尽，而血气已虚，其人噏噏卒①热，惙惙虚乏，故谓之虚热。

七、痈烦渴候

【原文】痈由寒搏于血，血涩不通，而热归之，壅结所成。热气不得宣泄，内熏五脏，故烦躁而渴。凡痈肿热渴引饮，冷气入肠胃，即变下痢，并变呕哕。所以然者，本内②虚热，气逆故呕。呕而气逆，外冷乘之，气不通，故哕也。

八、发痈咳嗽候

【原文】夫肺主气，候于皮毛。气虚腠理受寒，寒客经络，则血否涩，热气乘之，则结成痈也。肺气虚寒③，寒复乘肺，肺感于寒则成咳嗽，故发痈而嗽也。

九、痈下利候

【原文】此由寒气，客于经络，折于气血，壅结不通，结成痈肿。发痈而利者，由内热而引饮，取冷太过，冷入肠胃，故令下利也，下利不止，则变呕哕。所以然者，脾与胃合，俱象土。脾候身之肌肉，胃为水谷之海。脾虚肌肉受邪，胃虚则变下利，下利不止，则变呕哕也。

【按语】本候内容，是复述痈溃后候和痈烦渴候的变证内容，加以病理上的补充，着重指出与脾胃的关系，前后可以互参。

十、发痈大小便不通候

【原文】此由寒客于经络，寒搏于血，血涩不通，壅结成痈。脏热不泄，热入大小肠，故大小便不通。

十一、发痈内虚心惊候

【原文】此由体虚受寒，寒客于经络，血脉否涩，热气蕴积，结聚成痈。结热不散，热气内迫于心，故心虚热，则惊不定也。

【按语】以上痈虚热候、痈烦渴候、发痈咳嗽候、发痈大小便不通候、痈下利候与发痈内虚心惊候，均为痈肿热邪不散，内迫脏腑所产生的证候。发痈大小便不通候为脏热不泄，热邪入于大小肠，即出现大小便不通证候。发痈内虚心惊候为热邪不散，内迫于心，则心虚内热，出现心惊的证候。

---

① 卒：《太平圣惠方》卷六十一治痈热诸方作"苦"。
② 内：《太平圣惠方》卷六十一治痈烦渴诸方作"由"。
③ 寒：本书卷三十三痈发背兼嗽候作"其"。

十二、痈肿久愈①汁不绝候

【原文】此由寒客于经络，则血涩不通，与寒相搏，则结成痈肿。热气乘之，则血化为脓。脓溃之后，热肿乃散，余寒不尽，肌肉未生，故有恶液澳②汁，清而色黄不绝也。

十三、痈疽后重发候

【原文】此由寒气客于经络，血涩不通，壅结成痈。凡痈脓溃之后，须著排脓药，令热毒脓血俱散尽。若有恶肉③，亦傅药食之，则好肉得生，真气得复。若脓血未尽，犹夹余毒，疮口便合，当时虽瘥，而后终更发。

【按语】本候是论述痈肿溃脓以后的处理。文中指出"令热毒脓血俱散尽""若脓血未尽，犹夹余毒，疮口便合，当时虽瘥，而后终更发"是宝贵的经验。脓溃之后，必须引流通畅，排脓务尽，脓尽而后疮口才能真正愈合，这在外证治疗上是很重要的。

十四、久痈候

【原文】此由寒气客于经络，血涩不通，壅结成痈。发痈之后，热毒未尽，

重有风冷乘之，冷搏于肿，蕴结不消，故经久一瘥一发，久则变成瘘也④。

十五、疽候

【原文】疽者，五脏不调所生也。五脏主里，气行经络而沉。若喜怒不测，饮食不节，阴阳不和，则五脏不调。荣卫虚者，腠理则开，寒客经络之间，经络为寒所折，则荣卫稽留于脉。荣者血也，卫者气也，荣血得寒则涩而不行，卫气从之，与寒相搏，亦壅遏不通。气者阳也，阳气蕴积，则生於⑤热，寒热不散，故积聚成疽。脏气沉行主里，故疽肿深厚，其上皮强⑥如牛领之皮。久则热胜于寒，热气淳⑦盛蕴结伤肉也。血肉腐坏，化而为脓，乃至伤骨烂筋，不可治而死也。

又少，苦消渴，年至四十已上，多发痈疽。所以然者，体虚热而荣卫否涩故也。又有呙痰而渴者，年盛必作黄疸，此由脾胃虚热故也，年衰亦发痈疽，腑脏虚热，血气否涩故也。

又，肿一寸至二寸，疖也；二寸至五寸，痈也；五寸至一尺，痈疽也；一尺至三尺者，名曰竟体疽⑧。肿成脓，九孔皆出⑨。诸气愤郁，不遂志欲者，血气蓄积，多发此疾。

诊其脉，弦洪相薄，外急内热，欲

---

① 愈：此前疑脱"不"字。
② 澳（yù 郁）：原指水边弯曲的地方。在此借以形容弯曲的脓腔。
③ 恶肉：腐肉。
④ 故经久一瘥一发，久则变成瘘也：《太平圣惠方》卷六十一治久痈诸方作"故经久差，久不差者，则变成瘘也"。
⑤ 於：作"瘀"字理解。
⑥ 强：《千金翼方》卷二十三第二作"坚"。
⑦ 淳：在此作"大"字解。
⑧ 竟体疽：原作"竟体痈"。据《外台秘要》卷二十四痈疽方引《集验》痈疽论改。
⑨ 肿成脓，九孔皆出：原作"痈成九窍皆血"。据《外台秘要》改。

发痈疽。脉来细而沉时直者，身有痈肿；若腹中有伏梁。脉肺肝俱到，即发痈疽。四支沉重，肺脉多即死。凡痈疽脉，洪粗难治，脉微涩者易愈。诸浮数之脉，应当发热，而反洗淅恶寒，若①痛处，当有痈也，此或附骨有脓也。

身有五部，伏菟②一，腓二，背三，五脏之俞四，项五。五部有疽者死。

又疽发于嗌中，名曰猛疽③。猛疽不治，化为脓，脓不泻塞咽，半日死；其化作脓，泻之则已。

发于颈，名曰夭疽④。其肿大⑤，以赤黑。不急治，则热气下入掖渊⑥，前伤任脉，内熏肝肺。熏肝肺十余日而死矣。

阳气大发⑦，消脑⑧留⑨项，名曰脑铄⑩。其色不荣，项痛如刺以针，烦心者，死不可治。

发于髀及臑⑪，名曰疵痈⑫。其状，赤黑。急治之，此令人汗出至足，不害五脏。痈发四五日，燋熇⑬之也。

发于掖下，赤坚者，名曰米疽也；坚而不溃者，为马刀⑭也。

发于胸，名曰井疽⑮也。其状如大豆，三四日⑯起，不早治，下入腹中不治，十⑰日死。

发于膺，名曰甘疽⑱。其状如穀实⑲瓠瓜⑳，常苦寒热。急治之，去其寒热，不治十岁死，死后出脓。

发于股阳㉑，名曰兑疽㉒。其状不甚变色㉓，而脓附骨，不急治，四十日死。

发于胁，名曰改訾㉔。改訾者，女子之病也。又云，痈发女子阴傍，名曰改訾疽。久不治，其中生息肉，如赤小豆麻黍也。

---

① 若：此后《金匮要略》卷二十疮痈肠痈浸淫病脉症并治法有"有"字。
② 伏菟：伸腿时股部前面肌肉的最高隆起部，状如伏兔。相当于股直股部分。
③ 猛疽：病名。又名结喉痈。症见痈疽发于咽喉，肿勘疼痛，汤水难下等。
④ 夭疽：原作"掖疽"。据《灵枢》痈疽篇改。
⑤ 其肿大：《针灸甲乙经》卷十一第九下作"状大而"；《灵枢》"肿"作"痈"。
⑥ 掖渊：《灵枢》作"渊腋"。
⑦ 阳气大发：指阳经的邪热亢盛，热毒极重。
⑧ 脑：原作"涩"。据《灵枢》改。
⑨ 留：《针灸甲乙经》作"溜"。
⑩ 脑铄：病名。《千金翼方》即作脑铄疽，义同。铄（shuò 朔），《灵枢》作"烁"。铄，通"烁"。
⑪ 臑（nào 闹）：肩部以下，肘部以上，即臂膊部分。
⑫ 疵痈：《灵枢》痈疽篇作"疵痈"，《外台秘要》卷二十四痈疽方作"疵疽"。
⑬ 燋熇（dùn ruò 顿若）：温熨艾灸。燋，《针灸甲乙经》卷十一第九下作"逆"。
⑭ 马刀：病名，属瘰疬之病。
⑮ 井疽：井，是形容深而险恶的意思。《外科准绳》："心窝生疽，初起如黄豆，肉色不变，名曰井疽，又名穿心冷瘘。"
⑯ 三四日：原作"日三四"。据《灵枢》改。
⑰ 十：《灵枢》作"七"。
⑱ 甘疽：疽生于胸部两侧胸大肌处（妇女在乳房高耸处），属肺经中府穴之下的部位。
⑲ 穀实：穀树的果实，亦称"楮实"，大如弹丸，青绿色，熟时红色。
⑳ 瓠瓜：《灵枢》痈疽篇作"薶薶"（即栝楼）。
㉑ 股阳：《灵枢》痈疽篇作"股胫"。
㉒ 兑疽：《灵枢》作"股胫疽"，《刘涓子鬼遗方》卷四作"股瓮疽"。
㉓ 色：原无。据《针灸甲乙经》卷十一第九下补。
㉔ 改訾：訾（zǐ 紫），不善，恶。《灵枢》作"败疵"。

发于尻，名曰兑疽。其状赤坚大。急治之，不治，四十日死。若发尻尾，名曰兑疽。若不急治，便通洞一身，十日死。

发于股阴，名曰赤弛①。不急治之，六日死。在两股内者，不治，六十日当死。

发于膝，名曰疵疽②。其状大，痈色不变，寒热而坚。勿石③，石之则死。须其色黑④柔，乃石之，生也。

发于胫，名曰兔啮疽。其状赤至骨。急治之，不治害人也。

发于踝，名曰走缓⑤。色不变，数灸而止其寒热，不死。

发于足上下，名曰四淫⑥。不急治之，百日死。

发于足傍，名曰疠疽。其状不大，初从⑦小指发，急治之。其状黑者，不可消，百日死也。

发于足趾，名曰脱疽⑧。其状赤黑死，不赤黑不死。治之不衰，急斩去之，活也，不斩者死矣。

赤疽发额，不泻，十余日死。其五日可刺也。其脓赤多血死，未有脓可治。人年二十五、三十一、六十、九十五，百神皆在额，不可见血，见血者死⑨。

赤疽发身肿，牢核而身热，不可以坐，不可以行，不可以屈伸，成脓刺之即已。

赤疽发胸，可治。

赤疽发髀枢，六月内可治，不治出岁死。

赤疽发阴股，牢者死，濡⑩者可治。

赤疽发掌中，可治⑪。

赤疽发胫，死不可治。

白疽发髆⑫，若肘后痒，目痛伤精⑬及身热多汗⑭，五六处⑮死。

黑疽发肿，居背大骨⑯上，八日可刺也。过时不刺为骨疽。骨疽脓出不可止者，出⑰碎骨，六十日死。

黑疽发掖渊，死。

---

① 赤弛：《灵枢》作赤施，"施"通"弛"。

② 疵疽：《外科心法》云："疵疽生在膝盖，肿大如痈，其色不变，寒热往来，属气血虚。和软为顺，坚硬如石者逆。两膝俱生属败证，不可治也。"疽，《灵枢》作"痈"。

③ 勿石：谓勿予砭石刺破出血。

④ 色黑：《灵枢》无此二字。

⑤ 走缓：亦称足踝疽。张志聪说："痈疽大变，有病因于内而毒气于外者，有肿见于外而毒气走于内者。但此邪留于脉而不行，故名曰走缓。"《灵枢》此后有"其状痈也"四字。

⑥ 四淫：此后《刘涓子鬼遗方》卷四有"其状如痈"四字。

⑦ 从：原无。据《针灸甲乙经》卷十一第九补。

⑧ 脱疽：手、足均可发病，但大多生于足趾。本病相当于西医学的血栓闭塞性脉管炎。

⑨ 人年二十五……见血者死：此数句，内容难于理解，故存而不论。

⑩ 濡：古通"软"。与上文"牢"字，对比而言。

⑪ 可治：《刘涓子鬼遗方》卷一作"不可治"。

⑫ 髆：《刘涓子鬼遗方》卷一作"脾"。

⑬ 精：精明，亦称瞳子。

⑭ 目痛伤精及身热多汗：《刘涓子鬼遗方》作"痛伤乃身热多汗"。

⑮ 五六处：此后《刘涓子鬼遗方》有"有者"二字。处，《千金翼方》作"日"。

⑯ 大骨：在此泛指脊椎骨。

⑰ 者，出：《刘涓子鬼遗方》卷一作"壮热"二字。

黑疽发耳中如米①，此名文疽，死。黑疽发髀，死。

黑疽发缺盆中，名曰伏痈②，死。

黑疽发肘上下，不死可治。

黑疽发腓肠，死。

黑疽发膝膑，牢者死，濡者可治。

黑疽发跌上，牢者死。

仓③疽发，身先④痒后痛，此故伤寒⑤气入脏，笃，发为仓疽。九日可治⑥，九十日死。

钉疽发两髀，此起有所逐恶⑦，血结留内外，荣卫不通，发为钉疽。三日身肿痛甚，口噤如痉状。十一日可刺，不治，二十日死。疽起于肉上，如钉盖，下有脚至滑，名钉疽也。

锋⑧疽发背，起心俞若髀髑⑨，二十日不泻⑩死，其八日可刺也。其色赤黑，脓见青者，死不治。人年六岁、十八、二十四、四十、五十六、六十七、七十二、九十八，神皆在髀，不可见血，见血必死。

阴疽发髀若阴股，始⑪发腰强内不能自止⑫，数饮不能多，五日牢痛。如此不治，三岁死。

刺疽发，起肺俞若肝俞⑬，不泻，一十日死，其八日可刺也。发而赤，其上肉如椒子者，死不可治。人年十九、二十五、三十三、四十九、五十七、六十、七十三、八十一、九十七，神皆在背，不可见血，见血者死。

脉疽发环⑭项，始病⑮身随而热，不欲动，悁悁⑯或不能食，此有所大畏恐怖而不精⑰，上气嗽，其发引耳，不可以动⑱。二十日可刺，如不刺，八十日死。

龙疽发背，起胃俞若肾俞，二十日不泻，死。九日可刺。其上赤下黑，若青黑者死。发血脓者，不死。

首疽⑲发背⑳，发热，八十日㉑，大

---

① 米：此后《刘涓子鬼遗方》有"大"字。

② 痈：《刘涓子鬼遗方》作"疽"。

③ 仓：似为"苍"之假借字。

④ 先：原无。据《医心方》卷十五第一补。

⑤ 寒：此后《医心方》重一"寒"字。

⑥ 可治：《刘涓子鬼遗方》卷一仓疽作"可刺之，不刺"五字。

⑦ 逐恶：指感受恶毒之邪。

⑧ 锋：《刘涓子鬼遗方》作"蜂"。

⑨ 若髀髑：《刘涓子鬼遗方》作"若连肩骨"。

⑩ 泻：《刘涓子鬼遗方》作"治"。

⑪ 始：原作"如"。据《刘涓子鬼遗方》卷一阴疽改。

⑫ 内不能自止：疑有误，待考。

⑬ 若肝俞：《刘涓子鬼遗方》无此三字。

⑭ 环：《刘涓子鬼遗方》卷一脉疽作"颈"。

⑮ 始病：《刘涓子鬼遗方》作"如痛"。

⑯ 悁悁：忧虑之状。《刘涓子鬼遗方》作"悄悄"。

⑰ 不精：精神不清醒，不安静。

⑱ 动：原作"肿"。据《医心方》卷十五第一改。

⑲ 首疽：《外科启玄》卷六首疽云："其疽生于瘈脉，翳风二穴。此疮多憎寒壮热，发渴。"可供参考。

⑳ 发背：《刘涓子鬼遗方》卷一首疽无此二字，《医心方》卷十五第一作"发发热热"。

㉑ 八十日：此后《刘涓子鬼遗方》有"一方云八九日"六字。

热汗头引身尽，加嗽①，身热，同同②，如沸者。皮泽③颇肿处浅刺之。不刺，入腹中，二十日死。

侠荣疽④发胁，起若两肘头。二十五日不泻，死。其九日可刺。发赤白间，其脓多白而无赤，可治也。人年一十六、二十六、三十二、四十八、五十八、六十四、八十、九十六，神皆在胁，不可见血，见血者死。

勇疽发股，起太阴若伏兔⑤。二十五日不泻，死。其十日可刺。勇疽发清脓赤黑⑥，死。白者尚可治。人年十一、十五、二十、三十一、三十二、四十六、五十九、六十三、七十五、九十一，神皆在尻尾，不可见血，见血者死。

标叔疽发背⑦，热同同，耳聋，后六十日肿如裹水状，如此可刺之。但出水后，乃有血，血出即除也。人年五十七、六十五、七十三、八十一、九十七，神

皆在背，不可见血，见血者死。

疽⑧发足跌，若足下，三十日不泻，死。其十二日可刺。疽发赤，白脓而不大多，其疮⑨上痒，赤黑者⑩，死不可治。人年十三、二十九、三十五、六十一、七十三、九十三，神皆在足，不可见血，见血者死。

冲疽发在小腹，痛而战寒热冒，五日悁悁，六日而变。可刺之，不刺之，五十日死。

敦⑪疽发两手五指头，若足五指头⑫。十⑬八日不泻，死。其四日可刺。其发而黑痈⑭不甚赤⑮，过节可治也。

疥疽发掖下，若两⑯臂两掌中，振寒，热而嗌干者，饮多即呕，烦心悁悁，或卒肿者⑰，如此可汗，不汗者死⑱。

筋疽发背侠脊两边大筋，其色苍，八日可刺也⑲。

陈干疽发两⑳臂，三四日痛不可动，

---

① 加嗽：《医心方》作"如癫"。
② 同同：盛大之意。
③ 皮泽：《医心方》作"择皮"。
④ 侠荣疽：《刘涓子鬼遗方》作"荣疽"。
⑤ 伏兔：《刘涓子鬼遗方》卷一勇疽作"伏鼠"。
⑥ 清脓赤黑：《刘涓子鬼遗方》作"脓青黑者"。
⑦ 发背：原无。据《刘涓子鬼遗方》补。《医心方》卷十五第一作"发"。
⑧ 疽：《外科启玄》卷六疽云："是足太阳膀胱经，多气少血，生于足小趾后跌京骨等穴"。《千金翼方》做"旁疽"，字异病同。
⑨ 疮：原无。据《刘涓子鬼遗方》卷一补。
⑩ 者：原无。据《刘涓子鬼遗方》补。
⑪ 敦：原作"鞟"。据《刘涓子鬼遗方》改。
⑫ 发两手五指头，若足五指头：原作"发两指头，若五指头"。据《医心方》改。
⑬ 十：《刘涓子鬼遗方》作"七"。
⑭ 痈：通"壅"，指局部壅肿。
⑮ 赤：《刘涓子鬼遗方》作"末"，属下句读。
⑯ 两：原无。据《刘涓子鬼遗方》卷一疥疽补。
⑰ 或卒肿者：《刘涓子鬼遗方》作"六十日而渐合者"。
⑱ 者死：《医心方》卷十五第一作"入腹内死"。
⑲ 也：《刘涓子鬼遗方》在其后有"若有脓在肌腹中，十日死"十字。
⑳ 两：原无。据《刘涓子鬼遗方》补。

五十日①身热而赤，六十日可刺之。如刺之②无血，三四日病已。

蚤疽发手足五指头，起即色不变，十日之内可刺也。过时不刺，后为食③，痈在掖，三岁死。

养生方云：铜器盖食，汗入食，食之，令人发恶疮内疽。

又云：鲫鱼鲙合猪肝肺，食之发疽。

又云：乌鸡肉合鲤鱼肉④食，发疽。

又云：鱼腹内，有白如膏，合乌鸡肉食之，亦发疽也。

又云：鱼金鳃，食发疽也⑤。

又云：已醉强饱食，不幸发疽。

养生方导引法云：正倚壁，不息，行气，从头至足止。愈疽。行气者，鼻内息五入方一吐，为一通。满十二通愈。

又云：正坐倚壁。不息行气。从口趣⑥令气至头而止。治疽痹，气不足。

【按语】本候论疽证之病因病机。疽证乃五脏不调所生，五脏主里，气行经络而沉，故疽肿深厚，其上皮坚厚如牛颈项之皮。此处所论内容多是各种疽之具体证候及老年人得疽决生死法等。候中多数病名现代已经较少运用，而后世医家对疽候之论述，亦不一定皆与此同，应辨证互参，切勿拘泥。文中各种疽证，其命名方法大致有三类：一是按病证部分与病理特征而命名，如文中发于嗌中之"猛疽"，发于足趾之"脱疽"等均是；二是据疽之色泽命名，如赤、白、黑、苍疽等；三是文中的后半部分，亦是以发病部分与病理特征命名，内容与第一类相似，但名称又有所不同，如发于腋下之"米疽"，与前文发于腋下之"疥疽"类似，发于髀及臑之"疵疽"与前文发于臂之"陈干疽"类似等等，此乃兼收各家学说所致，应前后互参，予以补充。

十六、疽溃后候

【原文】此由寒气客于经络，折于气血，血涩不通，乃成疽发。疽溃之后，有逆有顺。其眼白睛青黑而眼小者，一逆也。内药而呕者，二逆也。腹痛渴甚者，三逆也。髀项中不便者，四逆也。音嘶色脱者，五逆也。除此者，并为顺矣。此五种皆死候。

凡发痈疽，则热流入五脏，燋燥渴而引，兼多取冷，则肠胃受冷，而变下利。利则肠胃俱虚，而冷搏胃气，气逆则变呕，逆气不通，遇冷折之，则哕也。

---

① 日：原作"口"。据《刘涓子鬼遗方》改。

② 之：此后原有"肺"字。《刘涓子鬼遗方》删。

③ 后为食：谓蚤疽以后溃蚀发展。

④ 鲤鱼肉：原无。据《备急千金要方》卷二十六第五补。

⑤ 鱼金鳃，食发疽也：《备急千金要方》作"鱼无全鳃，食之发痈疽"。

⑥ 趣：原作"辄"。据本书卷一风偏枯候养生方导引法改。

卷三十三

痈疽病诸候下　凡二十九论

《疡医大全》谓缓疽生于膝上或膝之两旁，可证。

十七、缓疽候

【原文】缓疽者，由寒气客于经络，致荣卫凝①涩，气血壅结所成。其寒盛者，则肿结痛深。而回回②无头尾，大者如拳，小者如桃李。冰冰③与皮肉相亲著，热气少。其肿与肉相似，不④甚赤，积日不溃，久乃弯紫黯色，皮肉俱烂，如牛领疮⑤，渐至通体青黯，不作头而穿溃脓出是也。以其结肿积久而肉腐坏迟，故名缓疽，亦名肉色疽也。缓疽急者，一年杀人，缓者数年乃死。

【按语】缓疽，是以患处结肿积久，腐坏溃烂较迟缓之特点而命名。并非一个独立疾病，可泛指疽证之阴寒内盛，寒凝气滞，邪毒壅聚，病程发展较缓慢之各种疽病。本病发病部位亦非固定，如《医宗金鉴》里谓"生于少腹之旁"，

十八、𤸷⑥疽⑦候

【原文】𤸷疽之状，肉生小黯点⑧，小者如粟豆，大者如梅李，或赤或黑，乍青乍白，有实核，惨⑨痛应心。或著身体，其著手指者，似代指，人不别者，呼为代指。不急治，毒逐脉上，入脏则杀人。南方人得此疾，皆截去指，恐其毒上攻脏故也。

又云，十指端忽策策痛，入心不可忍。向明望之，晃晃⑩黄赤；或黯黯青黑，是𤸷疽。直截后节，十有一愈。

又云，风胗痛不可忍者，𤸷疽。发五脏俞，节解相应通洞⑪，𤸷疽也。诸是𤸷疽皆死。又，齿间臭热，血出不止，𤸷疽也，七日死。治所不瘥，以灰掩覆

---

① 凝：原作"凄"。据《太平圣惠方》卷六十二治缓疽诸方改。
② 回回：《太平圣惠方》作"圆圆"。
③ 冰冰：形容缓疽的坚硬而皮肉冰冷。《太平圣惠方》作"之状"。
④ 不：元本作"下"。
⑤ 牛领疮：患于如牛颈项负重处的慢性溃疡，局部皮损色紫黯，溃烂。
⑥ 𤸷：《备急千金要方》《外台秘要》均作"瘭"。
⑦ 𤸷疽：指体表的一种急性化脓性感染。一名"蛇瘴"，又名"榻著毒"。其症随处可生，尤多见于指端腹面。
⑧ 点：原作"黯"。据鄂本改。
⑨ 惨：原作"燥"。据《医心方》卷十五第八改。
⑩ 晃晃：明亮貌。
⑪ 节解相应通洞：即骨骱间相互穿通。在此是指𤸷疽溃破贯通节骱。

其血，不尔著人。又云，诸是熛疽皆死，唯痛①取利，十有一活耳。此皆毒气客于经络，气血否涩，毒变所生也。

【按语】熛疽病由外伤染毒，毒气入于肌肤筋骨所致，或脏腑火毒壅结而成。

十九、疽发口齿候

【原文】寒气客于经络，血涩不通，结而成疽。五脏之气，皆出于口。十二经脉，有入齿者，有连舌本者。荣卫之气，无处不行，虚则受邪夹毒，乘虚而入脉故也。其发口齿者，多血出不可禁，皆死。

【按语】本候疽发口齿，可与前条熛疽候"齿间臭热，血出不止"者互参，可能是同一种口腔疾病。本病预后不佳，当是熛疽候所云"毒逐脉上，入脏则杀人"之变证。

二十、行疽候

【原文】行疽候者，发疮小者如豆，大者如钱，往来匝身及生面上，谓之行疽。此亦寒热客于腠理，与血气相搏所生也。

二十一、风疽候

【原文】肿起流之血脉，而挛曲疾痛，所以发疮历年，谓之风疽。此由风湿之气，客于经络，与气相搏所成也。

养生方云：大解汗②，当以粉粉身。若令自干者，成风疽③也。

【按语】风疽之证，乃风湿蕴热，滞于肌肤，流于血脉所生，多发于胫部，足腕处，痒通相兼，破流黄水，缠绵难愈，甚则焮肿疼痛。创面有钻眼，伴腹股沟淋巴结肿大，寒热等症，综合分析，本病相当于下肢静脉曲张综合征，因其根深，故有疽名。《普济方》风疽论云："夫风疽者，本由风湿之气，入于腠理，流注血脉，凝涩不利，挛曲肿起，发作疮疽，所以疼痛，经久不瘥者是也。盖风胜则动，故其疽留止无常。得之醉卧出汗当风，入肤腠，客于经络，与营卫相搏而成也。"文字比较明畅，录此以供参考。

二十二、石疽候

【原文】此由寒气客于经络，与血气相搏，血涩结而成疽也。其寒毒偏多，则气结聚而皮厚，状如痤疖，如石，故谓之石疽也。

【按语】石疽、石痈，均以肿块坚硬如石而得名，不过，石疽比石痈为深，以此为异，这是两者的区别点。本书卷二十四有石注候，似亦属于石疽之类的疾病，可以参阅。合参其他医籍，此病是一种肿核性疾病，生于颈项、腰胯、腿股间或全身其他部位，因其坚硬如石故名石疽。

二十三、禽疽候

【原文】禽疽发如胗者数十处，其得

---

① 痈：痈快，迅速。
② 大解汗：《备急千金要方》卷二十六第四作"大醉汗出"。
③ 风疽：《备急千金要方》作"风瘅"。

四日，肿合牢①核痛，其状若挛②。十日可刺。其初发身战寒，齿如嚛欲痓③。如是者，十五日死也。此是寒湿之气，客于肌肉所生也。

【按语】本文未言禽疽发于何部。今录之《医宗金鉴》外科心法要诀禽疽云："始发，数块如疹，其色紫红，在背而生，形如拳打之状，脊背麻木拘急，并不作痛，神清脉和，服药得汗者顺；若神错脉躁，或微或代，发寒齿嚛者逆。"可供参考。

二十四、杼④疽候

【原文】杼疽者，发项及两耳下，不泻十六日死，其六日可刺。其色黑，见脓如痈⑤者，死不可治。人年三十⑥、十九、二十三、三十五、三十九、五十一、五十五、六十一、八十七、九十九，神皆在两耳下，不可见血，见血者死。此是寒湿之气，客于肌肉，折于血气之所生也。

【按语】据《证治准绳》等数记载，本病多生于耳下天牖、翳风二穴之旁，属手少阳三焦经所过之处，初发不甚肿，痛痒无常，时出清水，渐渐长大，如玳瑁斑点，六七日可刺，若过时溃烂，日久出骨者最险，积郁之人得此

者，尤为难治。本病类似于乳突炎或乳突结核。

二十五、水疽候

【原文】此由寒湿之气，客于皮肤，搏于津液，使血气否涩，湿气偏多，则发水疽。其肿状如物裹水，多发于手足，此是随肌肤虚处而发也。亦有发身体数处而壮热，遂至死。

二十六、肘疽候

【原文】肘疽，是疽发于肘，谓之肘疽。凡诸疽发节解，并皆断筋节，而发肘者，尤为重也。此亦是寒湿之气，客于肌肉，折于血气所生也。

二十七、附骨疽候

【原文】附骨疽者，由当风取凉，风⑦入骨解，风与热相搏，复遇冷湿；或秋夏露卧，为冷所折，风热伏结壅遏，附骨成疽。喜著⑧大节解间。丈夫及产妇女人，喜著鼠髅⑨髂头胜⑩膝间，婴孩嫩儿，亦著髑、肘、背脊也。其大人、老人著急⑪者，则先觉痛，不得转动，

---

① 牢：《刘涓子鬼遗方》卷一禽疽作"牵"。
② 挛：原作"变"。据《刘涓子鬼遗方》卷一禽疽改。
③ 痓：原作"坐"。据《刘涓子鬼遗方》改。
④ 杼（zhù柱）：织布的梭子。
⑤ 如痈：《医心方》卷十五第一作"而腐"。
⑥ 三十：《刘涓子鬼遗方》卷一杼疽无此二字。
⑦ 取凉，风：原无。据《备急千金要方》卷二十二第六补。
⑧ 著（zhuó着）：附着。
⑨ 鼠髅（pú仆）：鼠蹊部（腹股沟部）。
⑩ 胜（bì陛）：大腿。
⑪ 著急：即染着此病，发作急者。

按①之应骨痛，经日便觉皮肉生急②，洪洪如肥状③则是也。其小儿不知字名④，抱之才近，其便啼⑤唤，则是支节有痛处，便是其候也。大人、老人著缓者，则先觉如肥洪洪耳，经日便觉痹痛不随也。其小儿则觉四支偏有不动，不动摇者，如不随状，看支节解中，则有肥洪洪处，其名不知是附骨疽，乃至合身成脓，不溃至死，皆觉身体变青黯也。其大人、老人，皆不悟是疽，乃至于死也。亦有不别是附骨疽，呼急者为⑥贼风，其缓者谓风肿而已。

【按语】附骨疽多发于股、尻处之长骨、关节附近，亦可发于臂、肘处之长骨和脊椎骨部位，因其毒气深沉，附骨成脓，故名。参后世医籍，附骨疽由于邪毒潜伏深沉，附筋着骨，日久则郁而化热，腐坏血肉以成脓，成脓后又不易排出，致浸淫骨髓破坏骨质，故早期之正确治疗甚为重要，若延久失治即难愈，此即文中所谓"不溃至死""身体变青黯也"，此时当内外合治，必要时施以手术。本病相当于今之化脓性骨髓炎。

二十八、久疽候

【原文】此由寒气客于经络，折于气血，血涩不通，乃结成疽。凡疽发诸节及腑脏之俞，则卒急也。其久疽者，发于身体闲处，故经久积年，致脓汁不尽，则疮内生虫，而成瘘也。

【按语】本候论述疽证病情之缓急，与发病部位有较大关系，对临床确有指导意义，至于文中谓瘘之成因乃床内生虫所致，乃时所限，须辩证看待。

二十九、疽虚热候

【原文】此由寒搏于热，结壅血涩，乃成疽。疽脓虽溃，瘥之后，余热未尽，而血已虚，其人噏噏苦热，惙惙虚乏，故谓虚热也。

三十、疽大小便不通候

【原文】此由寒气客于经络，寒搏于血，血涩不通，壅结成疽。腑脏热于泄，热入大小肠，故大小便不通也。

三十一、痈发背候

【原文】夫痈发于背者，多发于诸腑俞也。六腑不和则生痈。诸腑俞皆在背，其血气经络周⑦于身。腑气不和，腠理虚者，经络为寒所客，寒折于血，则壅不通，故结成痈，发其俞也。热气加于血，则肉血败化，故⑧为脓。痈初结之状，肿而皮薄以泽。

---

① 按（ruó）：搓揉。按，《备急千金要方》作"按"。

② 生急：《备急千金要方》作"渐急"，《医心方》卷十五第五作"微急"。

③ 洪洪如肥状：局部漫肿无头，如肥胖之状。洪洪，形容肿状。下文"肥洪洪"义同。

④ 不知字名：不能主诉，或者主诉不清。

⑤ 啼：原作"略"。据《医心方》改。

⑥ 急者为：原作"为急"二字。据《医心方》改。

⑦ 周：原脱。据正保本补。

⑧ 故：《医心方》卷十五第四作"而"。

又云，背上忽有赤肿，而头白摇根①，入应胸里动，是痈也。

又，发背若热，手不可得近者，内先服王不留行散②，外摩发③背膏大黄帖。若在背生④，破无苦，良久不得脓，以食肉膏⑤散著兑头⑥内痈口中。人体热气歇，服术散⑦，五日后，痈欲瘥者，服排脓内塞散⑧。

【按语】 据本书所论，凡痈生于背部脏腑俞穴部位的，皆称发背。如生于六腑之俞的，为痈发背；生于五脏之俞的，为疽发背。后世又根据发病部位的不同，而有上发背、中发背、下发背、上搭手、中搭手、下搭手之分，因形态不同而有莲子发、蜂窝发之称，据病因又有酒毒发、痰注发等等。本候治疗方法则源于《刘涓子鬼遗方》，对痈肿法之治疗较为合理，能反映隋以前外科水平，治法内容，可概括为以下要点，一是内外合治，二是清热活血，三是外触溃脓，四是补虚排脓。这些方法，均是现有外科文献之最早记载。其中"人体热气歇"之后所用之术散及"痈欲瘥者"之排脓内塞散对本病之善后处理以及预防复发，均具有重要意义。

三十二、痈发背溃后候

【原文】 此由寒气客于经络，折于血气，血涩不通，乃结成痈发背。痈脓出之后，眼白睛青黑而眼小，一逆也；内药而呕，二逆也；伤痛渴甚，三逆也；膊项中不仁⑨，四逆也；音嘶色脱，五逆也。此等五逆者，皆不可治也。或热或渴，非仓卒之急，可得渐治之也。

凡发背则热气流入腑脏，脓⑩溃之后，血气则虚，腑脏燥热，渴而引饮，饮冷入肠胃，则变下利。胃虚气逆，则变呕也。呕逆若遇冷折之，气不通则哕也。

其疮若脓汁不尽，而疮口早合，虽瘥更发，恶汁连滞，则变成瘘也。

【按语】 本候与卷三十二痈溃后候，本卷疽发背溃候等内容大同小异，所论五逆等问题可互参之。文中"其疮若脓汁不尽，而疮口早合，虽瘥更发，恶汁连滞，则变成瘘也"。这是指出痈疽之证脓汁排泄不畅，可以致病症反复发作，同时亦指明疮瘘之发生机制，比对各种化脓性疾病亦有指导意义。

三十三、痈发背后下利候

【原文】 此是寒气客于经络，折于血气，血涩不通，乃结成痈。痈发背⑪后利者，由内热而引饮，取冷太过，冷入肠胃，故令下利不止，则变呕。所以然者，

① 摇根：《医心方》作"摇之连根"。
② 王不留行散：王不留行子、龙骨、野葛皮、当归、干姜、桂心、栝蒌根（录自《备急千金要方》卷二十二）。
③ 发：原无。据《医心方》补。
④ 生：原作"先"。据鄂本改。
⑤ 食肉膏：松脂、雄黄、雌黄、野葛皮、猪脂、芦茹、巴豆（录自《刘涓子鬼遗方》卷五）。
⑥ 兑头：痈肿顶部。
⑦ 术散：汪本作白术散，《刘涓子鬼遗方》卷一痈发背作"木瓜散"，《备急千金要方》卷二十二第二作"木占斯散"。
⑧ 排脓内塞散：防风、茯苓、白芷、远志、芎䓖、桔梗、人参、当归、黄芪、甘草、厚朴、桂心、附子、赤小豆（录自《备急千金要方》卷二十二）。
⑨ 仁：本书卷三十二痈溃后候作"便"。
⑩ 脓：原无。据汪本补。
⑪ 背：原脱。据本候标题补。

脾与胃合，俱象土。脾候身之肌肉，胃为水谷之海，脾虚则肌肉受邪，胃虚则变下利。下利不止，气逆故变呕；呕而遇冷折，气逆不通则哕也。

三十四、痈发背渴候

【原文】此由寒气客于经络，折于气血，血涩不通，乃结成痈也。痈发背五脏热盛虚燥，故渴。而冷饮入肠胃则变利也。

三十五、痈发背兼嗽候

【原文】肺主气，候于皮毛，气虚腠理受寒，客于经络，则血否涩，热①气乘之，则成痈也。肺气虚，其寒复乘肺，肺感于寒，则成咳嗽，故发痈而兼嗽也。

三十六、痈发背大便不通候

【原文】此由寒气客于经络，血气否涩，则生热，蕴结成痈。气壅在脏腑，热入肠胃，故令大便不通也。

【按语】以上四候，下利、口渴、咳嗽及大便不通，为痈发背的兼证，而痈发背脏腑有热，是其总的病机。因热而虚燥则渴；因热入肠胃而大便不通；因热饮冷而变下利；因痈病腠理受寒而咳嗽。

三十七、痈发背恶肉不尽候

【原文】此由寒气客于经络，折于气血，血涩不通，乃结成痈发背。脓溃之后，外有风气搏之，变而生恶肉，壅塞于疮者，则毒气内侵，须傅药以食之。

三十八、疽发背候

【原文】疽发背者，多发于诸脏俞也。五脏不调则发疽。五脏俞皆在背。其血气经络周②于身，腑脏不调，腠理虚者，经脉为寒气所客，寒折于血，血壅不通，故乃结成疽，而发脏俞也。热气施于血，则肉血败腐为脓也。疽初结之状，皮强如牛领之皮是也。疽重于痈，发者多死。

又③发起肺俞，若肝俞④不泻，二十日死，其八日可刺也。发而赤，其上肉如椒子者，死不可理。人年十九、二十五、三十三、四十九、五十七、六十、七十三、八十一、九十七，神皆在背，不可见血，见血者死。

蜂疽发背，起心俞若髃髅。二十日不泻，即死。其八日可刺也。其色赤黑，脓见青者，死不治。人年六岁、十八、二十四、四十、五十六、六十七、七十二、九十八，神皆在髀，不可见血，见血者死。

三十九、疽发背溃后候

【原文】此由寒气客于经络，折于气血，血涩不通，乃结成疽发背。疽脓出之后，眼白睛青黑而眼小，一逆也；内

---

① 热：原“寒”。据本书三十二卷发痈咳嗽候改。
② 周：原脱。据本卷痈发背候补。
③ 又：《刘涓子鬼遗方》卷一作“刺疽”。
④ 若肝俞：《刘涓子鬼遗方》无此三字。元本“肝”作“肺”。

药而呕，二逆也；伤痛渴甚，三逆也；髀项中不便，四逆也；音嘶色脱，五逆也。皆不可治。自①余或热渴，或利②呕，非仓卒之急也，可得渐治。凡发背则热气流入腑脏，脓溃之后，血气则虚，腑脏积热，渴而引饮，饮冷入于肠胃，则变下利；胃虚气逆，则变呕也。呕逆若遇冷折之，气不通即哕也。

其疮若脓汁不尽，而疮口早合，虽瘥更发，恶汁连滞，则变成瘘也。

【按语】痈、疽、痈发背、疽发背，从其具体病情而论，是有一定的区别，但从其溃后的变化来看，一般有它的共性，即首先辨别溃后的顺逆，其次是辨渴、呕、哕、下利、大小便不通等。掌握这个规律，在临床上可以执简驭繁，抓住重点。

四十、疽发背热渴候

【原文】此由寒气客于经络，折于气血，血涩不通，乃结成疽。疽发背则腑脏皆热，热则脏燥，故渴也。而冷饮入肠胃，则变利也。

【按语】痈发背渴候言"五脏热盛"，疽发背候言"腑脏皆热"，疑其有误，因为本卷文中痈疽的病机言"痈发于六腑""疽发于五脏"。

四十一、肠痈候

【原文】肠痈者，由寒温不适，喜怒无度，使邪气与荣卫相干，在于肠内，遇热加之，血气蕴积，结聚成痈。热积不散，血肉腐坏，化而为脓。其病之状，小腹重而微强，抑之即痛，小便数似淋，时时汗出，复恶寒，其身皮皆甲错③，腹皮急，如肿状。诊其脉洪数者，已有脓也。其脉迟紧者，未有脓也。甚者腹胀大，转侧闻水声，或绕脐生疮，穿而脓出，或脓自脐中出，或大便去④脓血。惟宜急治之。

又云，大便脓血，似赤白下，而实非者，是肠痈也。卒得肠痈，而不晓，治之，错者杀人。

寸脉滑而数，滑则为实，数则⑤为热，滑则为荣，数则为卫，卫数下降，荣滑上升，遇热荣卫相干，血为浊败，小腹否坚，小便或难，汗出或复恶寒，脓为已成。设脉迟紧，聚⑥为瘀血，血下⑦则愈，脓成引日。又，诸浮数脉，当发热而反洗淅恶寒，若有痛处者，当积有脓；脉滑涩者⑧，小⑨肠痈出血者也。

养生方云：六畜卒疫死，及夏病者，脑不中食，喜生肠痈也。

---

① 自：《太平圣惠方》卷六十二治发背溃后诸方作"其"。
② 利：原作"刺"。据《太平圣惠方》改。
③ 甲错：形容皮肤粗糙、干燥，如鳞甲之交错，常称为"肌肤甲错"。
④ 去：《备急千金要方》卷二十三第二作"出"。
⑤ 则：原作"而"。据元本改。
⑥ 聚：《备急千金要方》作"即"。
⑦ 血下：《脉经》作"下之"。
⑧ 滑涩：滑脉和涩脉虽是相反的，但可以在不同的部位（如三部九候）同时反映出来。脉滑涩者，鄂本作"脉滑涩相搏"。
⑨ 小：《太平圣惠方》卷六十一治肠痈诸方无"小"字。

【按语】 本候论述肠痈，除了包括西医学上所称的阑尾炎外，还论述了部分腹膜炎的病变。

四十二、内痈候

【原文】 内痈者，由饮食不节，冷热不调，寒气客于内，或在胸膈，或在肠胃。寒折于血，血气留止，与寒相搏，壅结不散，热气乘之，则化为脓，故曰内痈也。

胸内痛，少气而发热，当入暗室中①，以手按左眼，而其右眼见光者，胸内结痈也；若不见光，熛疽内发。若吐脓血者，不可治也，急以灰掩其脓血，不尔者著人。肠②内有结痛，或在胁下，或在脐左近③，结成块而壮热，必作痈脓，诊其脉数而身无热者，内有痈也。

养生方云：四月勿食暴④鸡肉，作内痈⑤。在胸掖下，出瘘孔。

【按语】 本候相当于内痈病候的提纲，原列在肠痈之后，今移此以概括下述诸痈。

四十三、肺痈候

【原文】 肺痈者，由风寒伤于肺，其气结聚所成也。肺主气，候皮毛，劳伤血气，腠理则开而受风寒，其气虚者，寒乘虚伤肺。寒搏于血，蕴结成痈。热又加之，积热不散，血败为脓。

肺处胸间，初肺伤于寒则微嗽。肺痈之状，其人咳，胸内满，隐隐痛而战寒。诊其肺部脉紧为肺痈。

又，肺痈，喘而胸满。又，寸口脉数而实，咽干，口内辟辟⑥燥，不渴，时时出浊唾腥臭，久久吐脓如粳米粥者，难治也。又，肺痈有脓而呕者，不须治其呕，脓止自愈。

又，寸口脉微⑦而数，微则为风，数则为热，微则汗出，数则恶寒。风中于卫，呼气不出，热⑧过于荣，吸而不及⑨。风伤皮毛，热伤血脉。风舍于肺，其人则咳⑩，口干喘满，咽燥不渴，唾而⑪浊沫，时时战⑫寒。热之所过，血有凝滞，蓄结痈脓，吐如米粥。始萌⑬可救，脓成即死。

又，欲知有脓者，其脉紧数，脓为未成；其脉紧去但数，脓为已成。又，肺病身当有热，嗽短气，唾出脓血，其脉当短涩而反浮大，其色当白而反赤者，此是火之克金，大逆不治也。

---

① 当入暗室中：此五字原无，下文无所承。据《备急千金要方》卷二十二第二补。

② 肠：疑"腹"字之误。

③ 左近：附近，旁边。

④ 暴（pù 铺）："曝"的古字，晒也。原作"螺"。据《备急千金要方》卷二十六第五改。

⑤ 痈：《备急千金要方》作"疽"。

⑥ 辟辟：口中干燥状。

⑦ 脉微：此处作"脉浮"解。《医宗金鉴》卷十九认为这里三个"微"字当是三个"浮"字传写之误。

⑧ 热：原作"数"。据《金匮要略》第七改。

⑨ 呼气不出……吸而不及：有两种解释，一作皮毛的开合功能解；一作肺气的呼吸出入解。

⑩ 咳：原作"呕"。据《金匮要略》改。

⑪ 唾而：《金匮要略》作"多睡"。

⑫ 战：《金匮要略》作"振"。

⑬ 始萌：开始发作的时候。萌，芽，初生之意。

四十四、胼^①病候

【原文】胼病者，由劳役肢体，热盛自取风冷，而为凉湿所折，入于肌肉筋脉，结聚所成也。其状，赤脉起如编绳，急痛壮热。其发于脚者，患从鼠髁起至踝，赤如编绳，故谓病也。发于臂者，喜掖下起至手也。可即治取消，其溃去脓则筋挛也。其著脚，若置不治，不消复溃，其热歇气不散，变作尰^②。脉缓涩相搏，肿胼已成脓也。

【按语】本候所论病，从其好发部位在于四肢，有赤脉从鼠蹊至踝，或从腋下至手，伴有急痛壮热等症状来看，似西医学所说的淋巴管炎。又，脚上热退而肿不消，也不溃，形成尰病，似为急性淋巴管炎多次发作后，淋巴回流障碍，引起下肢肿胀。

四十五、痤疖候

【原文】痤疖者，由风湿冷气搏于血，结聚所生也。人运役劳动，则阳气发泄，因而汗出，遇风冷湿气搏于经络，经络之血，得冷所折，则结涩不通，而生痤疖，肿结如梅李也。又云，肿一寸二寸疖也。其不消而溃者，即宜熟捻去脓，至清血出。若脓汁未尽，其疮合者，则更发。其著耳下颌颈掖下，若脓汁不尽，多变成瘘也。

养生方云：人汗入诸食中，食之作痈疖。

又云：五月，勿食不成核果及桃、枣，发痈疖也。

【按语】本候所论痤疖，与《素问·生气通天论》所谓之"痤痱"，痤有异，也不同于后世之痤疮，《素问》之痤，乃"热怫内郁，郁于皮里"所致之"其为痤疖，稍作痱疮"（王冰注）等皮肤病，而后世所称者，实仅发于面部之粉刺，而本候所指，从文中"肿结如梅李""著耳下、颌、颈、腋下""脓汁不尽，多变成瘘"等证候分析，则本病类似于淋巴结肿大之类疾病。

---

① 胼（biàn 辨）：病名。是赤脉肿起如编绳。《备急千金要方》卷二十二第六作"髌"。与"编"字异病同。

② 尰（zhǒng 肿）：足踵。

卷三十四

瘰病诸候　凡三十五论

【提要】本篇论述瘰病，内容较多，约其大端，可以分为如下几类：如九瘰，是论瘰生于颈部者；蚁瘰、蝇瘰、尸瘰、蝎瘰等，与九瘰略同；如痈瘰、骨疽瘰，是论痈疽病而变成瘰者；如菊瘰、花瘰、石瘰、内瘰等，是根据瘰的形状和特征而命名；如风瘰、冷瘰、虫瘰等，是概指瘰证的病因病理，及其生脓生虫的共同变化者；如蛙瘰、虾蟆瘰、蛇瘰、雀瘰等，是论瘰证兼有某些并发症者；痨瘰一候，仅言其，未及其瘰。本篇是以九瘰作为重点论述。

瘰病病因，有责之于七情郁结者，有责之虫蛆、果蓏虫毒、蜂毒以及鼠狼之精等。至于用各种虫类名瘰，甚至疮口及排泄物亦如各种虫形，这在后世已少沿用。

一、诸瘰候

【原文】诸瘰者，谓瘰病初发之由不

同，至于瘰成，形状亦异，有以一方而治之者，故名诸瘰，非是诸病共成一瘰也。而方说九瘰者，是狼瘰、鼠瘰、蝼蛄瘰、蜂瘰、蚍蜉①瘰、蛴螬②瘰、浮疽瘰、瘰疬瘰、转脉瘰，此颈之九瘰也。

狼瘰者，年少之时，不自谨慎，或大怒气上不下之所生也。始发之时，在于颈项，有根出缺盆，上转连耳本。其根在肝。

鼠瘰者，饮食之时不择，虫蛆毒③变化所生也。使人寒热。其根在胃④。

蝼蛄瘰者，食果蓏⑤子，不避有虫，即便啖之，外绝于纲，内绝于肠⑥，有毒不去，变化所生也。始发之时，在于颈上，状如蜗形，瘾胗而出也。其根在大肠。

蜂瘰者，食饮劳倦，渴乏多饮流水，即得蜂毒不去，变化所生也。始发之时，其根在颈，历历三四处俱肿，以溃生疮，状如痈形，瘥而复移。其根在脾。

蚍蜉瘰者，因寒，腹中胪胀⑦，所得

---

① 蚍蜉（pí fú 皮浮）：昆虫名。蚁之一种，体黑色。
② 蛴螬（qí cáo 齐曹）：昆虫名。朝鲜黑金龟子的幼虫。
③ 毒：原脱。据本卷鼠瘰候补。
④ 胃：原作"肺"。据《备急千金要方》卷二十三第一改。
⑤ 果蓏（luǒ 裸）：有几种解释：一果木实为果，草实为蓏；二是有核曰果，无核曰蓏；三是在树曰果，在地曰蓏。
⑥ 外绝于纲，内绝于肠：《医心方》卷十六第十九无此二句，《太平圣惠方》卷六十六治蝼蛄瘰诸方作"内伤于肠"而无上句。
⑦ 胪胀：腹胀。胪，腹前皮肉。

寒毒不去，变化所生也。始发之时，在于颈项，使人壮热若伤寒，有似疥癣，娄娄也出①。其根在肺。

蚵蟚瘰者，恐惧愁忧思虑，哭泣不止，余毒变化所生也。始发之时，在于颈项，无头尾如枣核，或移动皮中，使人寒热心②满。其根在心。

浮疽瘰者，因患结驰思，往反变化所生也。始发之时，在于颈项，亦在掖下，如两指无头尾，使人寒热欲呕吐。其根在胆。

瘰疬瘰者，因强力入水，坐湿地，或新沐浴，汗入头中，流在颈上之所生也。始发之时，在于颈项，恒有脓，使人寒热。其根在肾。

转脉瘰者，因饮酒大醉，夜卧不安，惊，欲呕，转侧失枕之所生也。始发之时，在于颈项，濯濯脉转③，身如振，使人寒热。其根在小肠。

复有三十六种瘰，方不次第显其名，而有蜣螂、蚯蚓等诸瘰，非九瘰之名，此即应是三十六种瘰之数也。但瘰病之生，或因寒暑不调，故血气壅结所作，或由饮食乘节，狼鼠之精，入于腑脏，毒流经脉，变化而生，皆能使血脉结聚，寒热相交，久则在脓而溃漏也。其生身体皮肉④者，亦者始结肿与石痈相似，所可异者，其肿之中，按之累累有数核⑤，喜发于颈边，或两边俱起，便是瘰证也。

亦发两掖下，及两颞颥⑥间，初作喜不痛不热，若失时不治，即生寒热。

所发之处，而有轻重，重者有两种，一则发口上喁⑦，有结核大小无定，或如桃李大，此虫之窠窟，止在其中。二则发口之下，无有结核而穿溃成疮。又虫毒之居，或腑脏无定，故瘰发身体亦有数处，其相应通者多死。其瘰形状起发之由，今辩于后⑧。

养生方云，六月勿食自落地五果，经宿蚍蜉、蝼蛄、蜣螂游上，喜为九瘰。

又云：十二月勿食狗、鼠残肉，生疮及瘰，出颈项及口里，或生咽内。

【按语】九瘰多以虫兽为名，似乎强调该病因多数阴毒之邪。本书卷五十小儿杂病中亦有瘰候，其于病因病机之论述，对本候有所补充，可以参考。文中云"狼瘰……病根在肝"等，论述了瘰的病变虽生于外，而其根源却与内脏有关，此即"有诸内必形诸外"。既然脏腑内在的病变，可以反映于体表面发生瘰；反之，体表的瘰病变，也可以影响脏腑发生病变，瘰与脏腑的这种密切关系，在诊断和治疗上，都有着指导临床实践的重要意义。关于瘰疬的病因，此处所论，与本卷下文瘰疬瘰候所述，不尽要同，盖属罗列各家之说，但可以互为参考，则了解得更为全面。

---

① 娄娄孔出：患处疮孔很多。
② 心：此后《外台秘要》卷二十三引《集验》九瘰有"痛"字。
③ 濯濯脉转：形容颈项部肿核如大豆，在筋脉中可以转动。濯濯，光滑流利貌。此前《外台秘要》有"如大豆浮在脉中"七字。濯濯，《备急千金要方》作"跃跃"。
④ 肉：《太平圣惠方》卷六十六治一切瘰诸方作"内"。
⑤ 核：原作"脉"字。据《医心方》卷十六第十六改。
⑥ 颞颥（niè rú 捏如）：耳前颞骨部位。
⑦ 喁：音义均同"腭"。
⑧ 后：此后汪本有"章"字。

二、鼠瘘候

【原文】鼠瘘者，由饮食不择，虫蛆毒变化，入于腑脏，出于脉①，稽留脉内而不去，使人寒热，其根在肺②。出于颈掖之间，其浮于脉中，而未内著于肌肉，而外为脓血者易去也。

决其生死者，反其目视之，其中有赤脉，从上下贯瞳子，见一脉，一岁死；见一脉半，一岁半死；见二脉，二岁死；见二脉半，二岁半死；见三脉，三岁死。赤脉而不下贯瞳子，可治也。

养生方云：正月勿食鼠残食，做鼠瘘，发于颈项，或毒入腹，下血不止，或口生疮，如有虫食。

【按语】本文提及鼠瘘瘘核"其浮于脉中，而未内著于肌肉，而外为脓血者易去也"有临床参考意义，凡瘘核触按时松滑移动，不与周围肌肉等组织粘连，其病易治；反之，瘘核坚实根牢，推之不移，与其他组织粘连，则为难治，在此又有鉴别良性与恶性之意。又文中判断预后之法，《医心方》不列在鼠瘘之中，而纳入"治诸瘘方"。此篇相当于瘘病总论，故此法亦可运用于其他各种瘘证。至于辨别预后之机理，《太素》注曰"寒热已成，成在太阳，太阳为目上网其脉下见，令太阳经溢入络中，甚者并入络中，下贯瞳子，瞳子是骨之精，为寒热伤甚，故一脉独贯，一岁死也。若为二三，气散不独，故二三岁死也。虽有赤脉，不贯瞳子，可得疗者，以未伤骨精故也"。此注可参。

三、蜂瘘候

【原文】蜂瘘者，由饮食劳倦，渴乏多饮流水，即得蜂毒，流入于脏，其根在脾。出发于颈项，历历三四处，或累累四五处蜂台③，或发胸前俱肿，以溃生疮，状如痈形，瘥而复移。

四、蚁瘘候

【原文】蚁瘘者，由饮食有蚁精气，毒入于五脏，流出④经络。多著颈项，戢戢⑤然小肿核细，乃遍身体。

五、蚍蜉瘘候

【原文】蚍蜉瘘者，由饮食内有蚍蜉毒气，入于脏，流于经脉，使身寒似伤寒，腹中⑥肤胀。其根在肺，发于颈项，如疥癣，娄娄孔出。初生痒，搔之生疮⑦。不治，一百日生蚍蜉瘘。

---

① 出于脉：据本卷蚍蜉、蜣螂、蛇、蝎等各瘘文例，应作"流于经脉"。

② 肺：《备急千金要方》卷二十三第一作"胃"。

③ 蜂台：意义不明，待考。

④ 出：据本卷蚍蜉、蜣螂、蛇、蝎等各瘘文例，应作"于"。

⑤ 戢戢（jí 集）然：是形容核子隐伏在皮下有些活动的感觉。

⑥ 中：原作"虚"。据本卷诸瘘候中蚍蜉瘘候文例改。

⑦ 疮：汪本作"痕"。

六、蝇瘘候

【原文】此由饮食内有蝇窠子，因误食之，入于肠胃，流注入血脉变化生瘘。发于颈下，初生痒，匝匝如蝇窠子状，使人寒热。久，其中化生蝇也。

七、蝼蛄瘘候

【原文】蝼蛄瘘者，由食果蓏子，不避有虫，即便啖之，有虫毒气入腹内，外发于颈，其根在大肠。初生之时，其状如风矢①，亦如蜗形，瘾胗而痒，搔之则引大如四寸，更其中生孔道，乃有数十。中生蝼蛄，亦有十数。不治，二年杀人。

八、蛴螬瘘候

【原文】此由恐惧、愁忧、思虑、哭泣不止，余毒变化所生，内动于脏，外发颈项，其根在心。又方，根在膀胱。初生之时，无头尾，肿如枣核，或移动皮内②，使人寒热心满。状似蜂瘘而深坎，蜂瘘则高而圆，蛴螬瘘方③五寸作坑，边有唇畔，而痒，搔之则引大如六寸，更疼痛，日夜令人呻号。三年生孔道，乃有十数。中生蛴螬，乃有百数。不治，五年杀人。

九、雕鸟④鹤瘘候

【原文】雕鸟鹤瘘者，初肿如覆手，疼痛，一年生孔道数十处，黄水出。二年化生鹤、水鸟首而生口嘴是也。

十、尸瘘候

【原文】人皆有五尸⑤，在人腹内，发动令心腹胀，气息喘急，冲击心胸，攻刺胁肋，因而寒热。颈掖之下，结瘰疬，脓溃成瘘，时还冲击，则腹内胀痛，腰脊急是也。

【按语】本候内容，非同一般。其病从五尸发动而起，而后致颈腋之下结成瘰疬，瘰疬溃后而心腹胀痛之证仍在，并且有所发展，至于腰脊挛急，不能伸直。从以上证候分析，类似临床腹内先有肿瘤后转移扩散之证，值得研究。

十一、风瘘候

【原文】此由风邪在经脉，经脉结聚所成，或诸疮得风不即瘥，变作其疮。得风者，是因疮遇冷，脓汁不尽乃成也。其风在经脉者，初生之时，其状如肿，有似覆手，搔之则皮脱，赤汁出，乍肿乍减，渐渐生根，结实且附骨间，不知首尾，即溃成瘘。若至五十日，不消不溃，变成石肿，名为石痈。久久不治。令寒热，恶气入腹，绝闷，刺心及咽项悉皆肿，经一年不治者死。

【按语】本候所论非是独立证候，乃瘘疮、石痈等证初发阶段，或本有疮，复感风邪，变为此证。至于失治恶化，演变为坏证，则为多数瘘证所共有规律。

---

① 风矢：古病名。即"风疹"。
② 内：原作"肉"。据本卷诸瘘候改。
③ 方：区域。在此是指面积的大小。
④ 雕（diāo 彫）鸟：泛指鹰雕、林雕和海雕等各种鸟类。
⑤ 五尸：五种尸病。详见本书卷二十三尸病诸候。

互参。

十二、鞠①瘘候

【原文】肿痛初生痈，如大桃状，亦如瘤，脓溃为疮，不治成石瘘，化生鞠，作窍傍行②。世呼为石鞠瘘。

十三、蜣螂③瘘候

【原文】此由饮食居处，有蜣螂毒气入于脏腑，流于经脉所生也。初生之时，其状如鼠乳④，直下肿如覆手而痒，搔之疼痹，至厚日，有十八窍，深三寸。中生蜣螂，乃有一百数，蜣螂成尾，自覆刺人。大如盂升，至三年杀人。

【按语】文中"中生蜣螂，乃有一百数，蜣螂成尾，自覆刺人"，存而不译。

十四、骨疽瘘候

【原文】骨疽瘘者，或寒热之气搏经脉所成，或虫蛆之气，因饮食入人腑脏所生。以其脓溃侵食于骨，故名骨疽瘘也。初肿后乃破，破而还合，边旁更生，如是或六七度，中有脓血，至日西痛发，如有针刺。

【按语】本候所论，类似于本书卷三十二、卷三十三之附骨痈疽等候，可以

十五、蚯蚓瘘候

【原文】蚯蚓瘘者，由居处饮食，有蚯蚓之气，或饮食入腹内，流于经脉所生。其根在大肠。其状，肿核溃漏。

十六、花瘘候

【原文】花瘘者，风湿客于皮肤，与血气相搏，因而成疮。风湿气多，其肉突出，外如花开之状，世谓之反花疮。不瘥，生虫成瘘，故谓之花瘘也。

十七、蝎瘘候

【原文】此由饮食居处，有蝎虫毒气入于腑脏，流于经脉，或生掖下，或生颈边，肿起如蝎虫之形，寒热而溃成瘘。久则疮里生细蝎虫也。

十八、蚝⑤瘘候

【原文】蚝瘘者，由饮食居处，有蚝虫毒气入于腑脏，流于经脉，变化而生。著面颊边，即脱肉结肿，初如蚝虫之窠，后溃成瘘。而蚝生是也。

---

① 鞠：通"菊"。
② 作窍傍行：谓瘘孔傍疮口中心向四周穿通，呈菊花瓣状。
③ 蜣螂（qiāng láng 羌郎）：俗叫"屎壳朗"，一种鞘翅尾昆虫，全身黑色，背有坚甲，触角赤褐，末端膨大，喜食粪，并能转之成丸。亦称"推丸""推车客"。
④ 乳：原作"窍"。据《医心方》卷十六第二十六改。
⑤ 蚝（cì 次）：毛虫。

十九、脑瘘候

【原文】脑瘘者，头颈逐气[1]，上下疼痛，而后脑瘘。

【按语】本候文字，疑有脱误。一是病证在头颈，病名为脑瘘，不相符合；二是既名脑瘘，而无脑之相应见症，亦无病因病机，及其预后，语焉不详。

二十、痈瘘候

【原文】痈瘘者，是痈溃疮后久不瘥，脓汁不尽，因变生虫成瘘，故为痈瘘也。

【按语】本候是痈证之续发病；由于卫生条件较差，不注意伤口清洁，久久不能愈合，时常可以发生，与痈证合参，较有意义。

二十一、橛[2]瘘候

【原文】橛瘘者，其疮横阔作头，状如杏子形，亦似瘰疬，出血是也。

二十二、虫瘘候

【原文】诸瘘皆有虫，而此独以虫为名者，是诸疮初本无虫，经久不瘥，而变生虫，故以为名也。

二十三、石瘘候

【原文】石瘘之状，初起两头如梅李核实，按之强如石而寒热，热后溃成瘘是也。

二十四、蛙瘘候

【原文】此由饮食居处，有蛙之毒气，入于腑脏，流于经脉而成瘘。因服药随小便出物，状似蛙形是也。

【按语】自此以下四候，蛙瘘、虾蟆瘘、蛇瘘和雀瘘，似瘘病又有并发症者，其特点是在瘘证的同时，小便又排出有形之物，如蛙、如虾蟆、如蛇、如雀卵等，皆出于传说象形命名，今存而不论。

二十五、虾蟆瘘候

【原文】此由饮食有虾蟆之毒气，入于腑脏，流于经脉，结肿寒热，因溃成瘘。服药有物随小便出，如虾蟆之状，故谓之虾蟆瘘也。

二十六、蛇瘘候

【原文】蛇瘘者，由居处饮食，有蛇毒气，入于腑脏，流于经脉，寒热结肿，出处无定，因溃成瘘。服药有物随小便出，如蛇形状，谓之蛇瘘。

二十七、雀瘘候

【原文】此由居处饮食，有雀毒气，入于脏，流于脉，发无定处，肿因溃成

---

① 逐气：指有气攻冲头颈部。逐，攻。
② 橛（jué 厥）：即门中竖立以为限隔的短木。

瘘。服药有物随小便出，状如雀㲉①，故谓之雀瘘。

二十八、蛭蟷②瘘候

【原文】蛭蟷瘘者，由居处饮食，有蛭毒气，入于腑脏，流于经脉所生。初得之时，如枣核许戾契③，或满百日，或满周年，走不定一处，成窍而脓汁溃瘘了，故谓之蛭蟷瘘。

二十九、赤白瘘候

【原文】人有患疮，色赤白分明，因而成瘘，谓之赤白瘘。

三十、内瘘候

【原文】人有发疮，色黑有结，内有脓，久乃积生④，侵食筋骨，谓之风瘘。

三十一、脓瘘候

【原文】诸瘘皆有脓汁，此瘘独以脓为名者，是诸疮久不瘥成瘘，而重为热毒气停积生脓，常不绝，故谓之脓瘘也。

三十二、冷瘘候

【原文】冷瘘者，亦是谓疮得风冷，久不瘥，因成瘘，脓汁不绝，故谓冷瘘也。

三十三、久瘘候

【原文】久瘘者，是诸瘘连滞，经久不瘥，或暂瘥复发，或移易三两处，更相应通，故为久瘘也。

三十四、瘰疬瘘候

【原文】此由风邪毒气，客于肌肉，随虚处而停结为瘰疬，或如梅、李、枣核等大小，两三相连在皮间，而时发寒热是也。久则变脓，溃成瘘也。其汤熨针石，别有正方；补养宣导，今附于后。

养生方导引法云：跂踞⑤，以两手从内曲脚中人，据地，曲脚加其上，举尻，其可用行气，愈瘰疬、乳痈。

三十五、癀瘘候

【原文】癀⑥病之状，阴核⑦肿大，有时小歇，歇时终大于常。劳冷阴雨便发，发则胀大，使人腰背挛急，身体恶寒，骨节沉重。此病由于损肾也。足少阴之经，肾之脉也，其气下通于阴。阴，宗脉之气聚，积阴之气也。劳伤举重，伤于少阴之经，其气下冲于阴，气胀不通，故成癀也。汤熨针石，别有正方；补养宣导，今附于后。

养生方导引法云，正偃卧，直两手，

---

① 㲉（què 确）：鸟卵。

② 蛭蟷（dié dāng 叠当）：昆虫名。状如蜘蛛，有毒，故又名土蜘蛛。

③ 戾契（lì qì 利气）：戾，曲。契，与"锲"同。此处形容瘘核之形状扭曲，边缘不整，若有缺刻。

④ 积生：《医心方》卷十六第三十七作"溃出"。

⑤ 跂踞：导引姿势。坐时两脚岔开，形似簸箕。

⑥ 癀（tuí 颓）：指睾丸肿大。

⑦ 阴核：睾丸。

两足，念胞所在，令赤如油囊里丹，出阴下湿，小便难，少腹重不便，腹中热，但口内气，鼻出之数十，不须小咽气。即腹中不热者，七息已温热，咽之十数。

【按语】本候病名㿉瘘，但文中仅言及，未论及瘘，是否有脱简，存疑待考。"㿉"之命名，乃取《说文解字》"下坠"之意，男女老少均可名之。所谓㿉病，实即疝气，后世俗称"小肠气"者。卷四十㿉候明确指出，本病是"肠下乘而成㿉"。本病类似于腹股沟疝及股疝，还包括男性阴囊鞘膜积液、附睾炎等阴囊肿大病变。

痔病诸候　凡六论

【提要】本篇论述痔病，主要是指肛门痔漏。由于痔病的病变不同，所以有牡痔、牝痔、脉痔、肠痔、酒痔及气痔等之称。形成痔病的原因，这里论述感受风冷，饮食不节，以及房室过度等。并指出痔病延久，可以变瘘。

一、诸痔候

【原文】诸痔者，谓牡痔、牝痔①、脉痔、肠痔、血痔也。其形证各条如后章②。又有酒痔，肛边生疮，亦有血出。又有气痔，大便难而血出，肛亦出外，良久不肯入。

诸痔皆由伤风，房室不慎，醉饱合阴阳，致劳扰血气，而经脉流溢，渗漏肠间，冲发下部。有一方而治之者，名为诸痔，非为诸病共成一痔。痔久不瘥，变为瘘也。

其汤熨针石，别有正方；补养宣导，今附于后。

养生方云：忍大便不出，久作气痔。

养生方导引法云：一足踏地，一足屈膝，两手抱犊鼻下，急挽向身，极势。左右换易四七。去痔、五劳、三里气不下。

又云：踞坐，合两膝，张两足，不息两通。治五痔。

又云：两手抱足，头不动，足向口面受气，众节气散，来去三七。欲得捉足，左右侧身，各各急挽，腰不动。去四肢、腰上下髓内冷，血脉冷，筋急闷，痔。

又云：两足相踏，向阴端急蹙，将两手捧膝头，两向极势，捺之，二七竟；身侧两向取势，二七；前后努腰七。去心劳、痔病。

【按语】此为痔病概述，牡痔、牝痔、脉痔、肠痔、血痔、酒痔、气痔之命名，乃根据痔病之各种形证而分，亦是本病之早期分类方法，除此以外，《外台秘要》卷二十六诸痔方引许仁则文尚有"内痔""外痔"之分，将痔病分为内外两类，但其内容与西医学临床之内痔、外痔又有差异，宜参之。

二、牡痔候

【原文】肛边生鼠乳出在外者，时时出脓血者是也。

三、牝痔候

【原文】肛边肿生疮而出血者，牝痔也。

---

① 牡（mǔ 母）痔、牝（pìn 聘）痔：兽类之属于雄性的叫"牡"，雌性的叫"牝"。在此借喻痔病在肛门或外，痔核突出，形如牡畜之势；或病在肛门之内，在外无物可鉴，如牝畜之外阴。
② 章：原作"竟"。据元本改。

四、脉痔候

【原文】肛边生疮，痒而复痛出血者，脉痔也。

五、肠痔候

【原文】肛边肿核痛，发寒热而血出者，肠痔也。

六、血痔候

【原文】因便而清血①随出者，血

痔也。

【按语】痔病诸候所论，证之临床，牡痔相当于肛瘘，牝痔相当于肛门周围脓肿及部分混合痔，脉痔相当于肛裂，肠痔为肛门周围脓肿并伴有全身症状，血痔为以出血为主的内痔，气痔为内痔合并脱肛，酒痔亦似肛门周围脓肿饮酒后发作。

---

① 清血：即大便时出血。清，通"圊"。

卷三十五

疮病诸候　凡六十五论

【提要】本篇论述诸疮。文中道先指出，疮疡有两类，即头面身体诸疮和诸恶疮，而且都能变为久疮。其次，罗列各种疮疡，如疮、癣、疥、疸疮、月食疮、浸淫疮、反花疮、漆疮、冻疮、沸烂疮等。其中，疮又分为湿、燥、久三候。癣又分为干、湿、风、白、牛、圆等十一候。疥亦分为干、湿二候。疸疮又分为甲疽、查疽等四候。诸疮又从病理变化分为热疮、冷疮；从症状特点，分为白头疮、蜂窠疮、集疮、王烂疮、雁疮、甄带疮等，并及其变证如疮中风寒水候和瘥后反复等等。这是中医学在皮肤病方面的论述，可为临床参考。

一、头面身体诸疮候

【原文】夫内热外虚，为风湿所乘，则生疮。所以然者，肺主气，候于皮毛，脾主肌肉。气虚则肤腠开，为风湿所乘，内热则脾气温，脾气温则肌肉生热也；湿热相搏，故头面身体皆生疮。其疮初如疱，须臾生汁；热盛者，则变为脓。随瘥随发。

【按语】本候统论疮病之病因病机，发病之因，责之外感风湿，又有内热，内外合邪，于是发生疮疡。病机方面，

责之肺脾两经，肺主皮毛，脾主肌肉，肺气虚则腠理开，易为风湿所乘，脾气温则肌肉生热，湿热相搏于肌肤，故头面身体发生疮疡。这种论述，对后世临床，具有指导意义。

二、头面身体诸久疮候

【原文】诸久疮者，内热外虚，为风湿所乘，则头面身体生疮；其脏内热实气盛，热结肌肉，其热留滞不歇，故疮经久不瘥。

【按语】外科疮疡，多为急暴之证。但邪热气盛，留滞不散，亦可以经久不瘥，预后亦差，故此处以新久别，以领总纲，使人明病证病情之全过程，以下诸候分新久者义同。

三、诸恶疮候

【原文】诸疮生身体，皆是体虚受风热，风热与血气相搏，故发疮。若风热挟湿毒之气者，则疮痒痛焮肿，而疮[①]多汁，身体壮热，谓之恶疮也。其汤熨针石，别有正方；补养宣导，今附于后。

养生方云：铜器盖食，汗入食，发恶疮、内疸也。

① 疮：《医心方》卷十七第四无此字。

又云：醉而交接，或致恶疮。

又云：饮酒热未解，以冷水洗面，令人面发恶疮；轻者皶皰。

又云：五月五日，取枣叶三升，井华水捣取汁，浴，永不生恶疮。

又云：井华水和粉洗足，不病恶疮。

又云：五月一日、八月二日、九月九日、十月七日、十一月四日、十二月十三日，沐浴，除恶疮。

养生方导引法云：龙行气，低头下视，不息十二通。愈风疥、恶疮，热不能入咽。

【按语】既名恶疮，言病情多凶险，预后不良，其于一般疮证之区别在于病因上风热又夹"湿毒之气"，局部症状有"痒痛焮肿，而疮多汁"，全身症状又出现"壮热"。这些证候，颇似于败血症等病情。

四、久恶疮候

【原文】夫体虚受风热湿毒之气，则生疮。痒痛焮肿，多汁壮热，谓之恶疮。而湿毒气盛，体外虚内热，其疮渐增，经久不瘥，为久恶疮。

五、瘑疮候

【原文】瘑疮者，由肤腠虚，风湿之气，折于血气，结聚所生。多著手足间，递相对①，如新生茱萸子。痛痒抓搔成疮，黄汁出，浸淫②生长，拆裂③，时瘥时剧，变化生虫，故名瘑疮。

【按语】瘑疮，《医宗金鉴》记载较

易理解，录此以供参考，如云疮"生于指掌之中，形如茱萸，两手相对而生，亦有成攒者，起黄白脓泡，痒痛无时，破津黄汁水，时好时发，极其疲顽"。

六、燥瘑疮候

【原文】肤腠虚，风湿搏于血气，则生疮。若湿气少，风气多者，其则干燥但痒，搔之白屑出，干枯拆痛④。此虫毒气浅在皮肤，故名燥瘑疮也。

七、湿瘑疮候

【原文】肤腠虚，风湿搏于血气生瘑疮。若风气少，湿气多，其瘑疮痛痒，搔之汁出，常濡湿者。此虫毒气深在肌肉内故也。

八、久瘑疮候

【原文】瘑疮积久不瘥者，由肤腠虚，则风湿之气停滞，虫在肌肉之间，则生长，常痒痛，故经久不瘥。

【按语】瘑疮多见手掌及足背，对称发作，散在或集簇分布，类似于手足部之湿疹。湿疮，为粟粒样水疮，自觉瘙痒，抓破则黄水浸淫，似属急性湿疹。燥疮，疮面干燥而痒，搔之白悄出，皮肤皲裂，似属慢性湿疹。久疮，是经久不愈，反复发作者。湿疮与燥疮，在病因病机上，前者为湿气多，风气少，虫

---

① 递（dì 弟）相对：顺次对称而生。递，顺次，一个接着一个。
② 浸（qìn 侵）淫：积渐而扩展。在此形容疮的蔓延。
③ 拆裂：皮肤开裂。
④ 干枯拆痛：皮损干燥皲裂疼痛。

毒气深，在于肌肉；后者为风气多，湿气少，虫毒气浅，在于皮肤。这种分别，对临床治疗有一定的指导意义。

九、癣候

【原文】癣病之状，皮肉隐胗如钱文①，渐渐增长，或圆或斜，痒痛，有匡郭②，里生虫，搔之有汁。此由风湿邪气，客于腠理，复值寒湿，与血气相搏，则血气否涩，发此疾也。按九虫论云，蛲虫在人肠内，变化多端，发动亦能为癣，而癣内实有虫也。

养生方云：夏勿露面卧，露下堕面上，令面皮浓，及喜成癣。

【按语】本候论述癣病，并未说明发病部位，从文中所述形态来看，近似体癣。癣是霉菌引起的常见皮肤病，古人在当时的历史条件下，认识到癣内有虫，但并不能说当时已看到霉菌。至于《九虫论》云，蛲虫在人肠内，发动亦能为癣。这里的蛲虫，是否为目前的讲的蛲虫，尚待研究，因为蛲虫与癣，其间没有直接联系。

十、干癣候

【原文】干癣但有匡郭，皮枯索③，痒，搔之白屑出是也。皆是风湿邪气，客于腠理，复值寒湿，与血气相搏所生。若其风毒气多，湿气少，则风沈入深，故无汁，为干癣也。其中亦生虫。

十一、湿癣候

【原文】湿癣者，亦有匡郭，如虫行，浸淫赤湿痒，搔之多汁成疮，是其风毒气浅，湿多风少，故为湿癣也。其里亦有虫。

十二、风癣候

【原文】风癣是恶风冷气客于皮，折于血气所生。亦作圆文匡郭，但抓搔顽痹，不知痛痒。其中亦有虫。

十三、白癣候

【原文】白癣之状，白色淀淀④然而痒。此亦是腠理虚受风，风与气并，血涩而不能荣肌肉故也。

十四、牛癣候

【原文】俗云以盆器盛水饮牛，用其余水洗手面，即生癣，名牛癣。其状皮厚，抓之硬⑤强而痒是也。其里亦生虫。

【按语】《圣济总录》卷一百三十七诸癣论中说："状似牛皮，于诸癣中最为厚，邪毒之甚才，俗谓之牛皮癣。"据此，牛癣即牛皮癣。而牛皮癣的病名和症状记载，当源于此。本病类似西医学

---

① 文：正保本作"大"。
② 匡郭：指癣的皮疹与正常皮肤有清楚的界限。方正为"匡"；外城为"郭"。
③ 枯索：枯萎。
④ 淀淀（diàn 电）然：淀淀，原作"碇碇"，据《医心方》卷十七第二改。淀淀然，形容癣疮的皮损较浅，范围较广。淀，浅水的湖泊。
⑤ 硬：《医心方》卷十七第二作"靳"。

的神经性皮炎。

十五、圆癣候

【原文】圆癣之状，作圆文隐起①，四畔赤，亦痒痛是也。其里亦生虫。

【按语】圆癣，后世称为铜钱癣，相当于今之体癣。

十六、狗癣候

【原文】俗云狗舐之水，用洗手面即生癣。其状微白，点缀相连，亦微痒是也。其里亦生虫。

十七、雀眼癣候

【原文】雀眼癣，亦是风湿所生。其文细似雀眼，故谓之雀眼癣，搔之亦痒。中亦生虫。

【按语】雀眼癣，即小形的圆癣，一名"笔管癣"，为体癣的一种。这是从皮疹的形态而象形命名的。

十八、刀癣候

【原文】俗云以磨刀水，用洗手面而生癣，名为刀癣。其形无匡郭，纵斜无

定是也。中亦生虫。

十九、久癣候

【原文】久癣，是诸癣有虫，而经久不瘥者也。癣病之状，皮内②隐胗如钱文，渐渐增长，或圆或斜，痒痛有匡郭，搔之有汁。又有干癣，皮③枯索痒，搔之白屑出。又有湿癣，如虫行，浸淫、赤、湿痒，搔之多汁。又有风癣，搔抓顽痹，不知痛痒。又有牛癣，因饮牛余水洗手面④得之，其状皮厚，抓之强。又有圆癣，作圆文隐起，四面赤。又有狗癣，因为狗舐余水，洗手面得之，其状微白，点缀相连，亦微痒。又有雀眼癣，作细文似雀眼，搔之亦痒痛。又有刀癣，因以磨刀水，洗手面得之，其状无匡郭，纵邪⑤无定。如此之癣，初得或因风湿客于肌肤，折于血气所生；或因用牛狗所饮余水，洗手面得之。至其病成，皆有虫侵食，转深连滞不瘥，故成久癣。

【按语】久癣候，是综合以上诸癣而加以复述者，其主旨是，指出诸种癣病，转深连滞不瘥，都可以成为久癣。即由急性而转变为慢性癣病。又，文中缺白癣一候，可能有脱漏。

---

① 隐起：谓有其癣隐胗而起。
② 内：汪本作"肉"。
③ 皮：原无。据从本卷干癣候补。
④ 洗手面：原无。据本卷牛癣候补。
⑤ 邪：通"斜"。

二十、疥候

【原文】疥者，有数种，有大疥、有马疥、有水疥、有干疥、有湿疥。多生手足，乃至遍体。大疥者，作疮有脓汁，焮赤痒痛是也。马疥者，皮内隐嶙起①作根墌②，搔之不知痛，此二者则重。水疥者，痞瘰如小癀浆，摘破有水出。此一种小轻。干疥者，但痒，搔之皮起作干痂。湿疥者，小疮皮薄，常有汁出，并皆有虫，人往往以针头挑得，状如水内痞虫。此悉由皮肤受风邪热气所致也。按九虫论云：蛲虫多所变化多端，或作疥痔瘘，无所不为。其汤熨针石，别有正方；补养宣导，今附于后。

养生方导引法云：龙行气，低头下视，不息十二通。愈风疥、恶疮、热不能入咽。

【按语】本候相当于疥证之总论，对疥之分证命名和各自症状，以及病因病机等，做出全面叙述，以下诸候，尚有更具体之分论，可以互参。文中提及，疥疮"并皆有虫，人往往以针头挑得，状如水内痞虫"。本书卷五十更有"疥疮多生手足指间，染渐生至于身体，痒有脓汁，其疮里有细虫，甚难见"验之于事实，若用针头将新发之水疱挑破，轻轻剖之，对光观察，可见到发亮尔活动之小白点，此即所谓疥虫。可见当时已能分辨出疥虫为本病病原体，本

病以手指缝为多见，亦常发于腋下、肘窝、脐周、腹股沟、臀部等处，甚至遍及全身。

二十一、干疥候

【原文】干疥但痒，搔之皮起作干痂。此风热气深在肌肉间故也。

二十二、湿疥候

【原文】湿疥起小疮，皮薄常有水汁出，此风热气浅在皮肤间故也。

【按语】干疥与湿疥，其因都由风热邪气所客，但客之部位不同，干疥则深入肌肉，湿疥则浅在皮肤，这是二者异同之点。这里是复述前文，但在病理上作了补充。

二十三、热疮候

【原文】诸阳气在表，阳气盛则表热，因运动劳役，腠理则虚而开，为风邪所客，风热相搏，留于皮肤，则生疮。初作癀浆黄汁出，风多则痒，热多则痛，血气乘之，则多脓血，故名热疮也。

【按语】热疮者，病由"表热"，感受"风邪"，两阳相搏，故突出一个热字，疮有癀浆，黄汁出，即痒且痛，并出脓血，乃急性化脓性疮疡，病情较急重，应加注意。

---

① 嶙（lín 凛）起：高出皮面。嶙，高的样子。
② 根墌（zhī 只）：根基。墌，筑上为基。

二十四、冷疮候

【原文】凡身体发疮，皆是风热所为。然血虚者，亦伤于邪，若重触风寒，则冷气入于疮，令血涩不行，其疮则顽，令不知痛痒，亦经久难瘥，名为冷疮。

二十五、疽疮候

【原文】此疽疮，是瘑之类也，非痛疽之疽。世云瘑疽，即是此也。多发于支节脚胫间，相对生①，匝匝作细孔如针头，其里有虫痒痛，搔之黄汁出，随瘥随发，皆是风邪客于皮肤血气之所变生。亦有因诸浅疮，经久不瘥，痒痛抓搔之，或衣揩拂之，其疮则经久不瘥，而变作疽疮者，里皆有细虫。

二十六、甲疽候

【原文】甲疽之状，疮皮厚，甲错剥起是也。其疮亦痒痛，常欲抓搔之汁出。其初皆是风邪折于血气所生。而疮②里亦有虫。

【按语】又名"嵌甲"，多因剪甲伤肌肉，或穿窄鞋，甲长侵入肌肉，久则感染，甲旁红肿破烂，"痒痛，常欲抓搔"，时流黄水，怒肉高突，"甲错剥起"。

二十七、查疽候

【原文】查疽之状，隐胗赤起，如今查树子③形是也。亦是风邪客于皮肤，血气之所变生也。其疮内有虫，亦痒痛，时焮肿汁出。

二十八、顽疽候

【原文】此由风湿客于皮肤，血气所变。隐胗生疮，痒而不痛，故名顽疽。

二十九、㰅疽候

【原文】㰅疽，是诸杂疮带风湿，苦痒，数以手抓搔，㰅触④，便侵食阔，久不瘥，乃变生虫，故名㰅疽。

三十、月食疮候

【原文】月食疮，生于两耳及鼻面间，并下部诸孔窍侧，侵食乃至筋骨。月初则疮盛，月末则疮衰，以其随月生死，因名之为月食疮也。

又小儿耳下生疮，亦名月食。世云小儿见月，以手指指之，则令病此疮也。其生诸孔窍有虫，久不瘥，则变成瘘也。

【按语】本候论述月食疮，可分前后两段学习，前者的月食疮，是属于广义范畴，后者的月食疮，仅指小儿耳下生疮。小儿月食疮，类似耳部湿疹。《医宗金鉴》施下疮云："此证生于耳后疑缝间，延及卫折，上下如发裂之状，色红，时流黄水。"此条可作本文的补充。因本

① 生：原脱。据本书卷五十疮候补。《医心方》卷十七第十四同。
② 疮：原脱。据汪本补。
③ 查树子：即楂子。查，通"楂"。呈球形或梨形，表面深红色，有光泽。
④ 㰅（chéng 成）触：接触，碰撞。

证沿绕耳后折缝而生，亦可延及耳根上下，故又名"施耳疮"，这是由胆、脾二经湿热蒸腾所致，并非由小儿以手指月而成。至于月食疮的月初则疮盛，月末则疮衰，可作为反复感染理解，不能拘于字面。同时，这里的"久不瘥，则变成瘘"，亦是指时流黄水，延绵难愈而言，与瘘管之"瘘"，有所不同。

三十一、天上病候

【原文】天上病者，人神采昏塞，身体沉重，下部生疮，上食五脏，甚者至死，世人隐避其名，故云天上病也。此是腑脏虚，肠胃之间虫动，侵食人五脏故也。

【按语】从本条所述的症状与病机来看，似与湿候类同，可以与本书伤寒、时气、热病诸篇有关候条文互参。

三十二、甜疮候

【原文】甜疮生面上，不痒不痛，常有肥汁①出，汁所溜处，随即成疮，亦生身上，小儿多患之。亦是风湿搏于血气所生。以其不痒不痛，故名甜疮。

三十三、浸淫疮候

【原文】浸淫疮，是心家有风热，发于肌肤。初生甚小，先痒后痛而成疮。汁出侵溃②肌肉，浸淫渐阔乃遍体。其疮若从口出，流散四肢则轻；若从四肢生，

然后入口者则重。以其渐渐增长，因名浸淫也。

【按语】《金匮要略》第十八谓："浸淫疮，从口流向四肢者，可治；从四肢注来入口者，不可治。"《圣济总录》卷第一百三十三谓："其疮自口出，流散四肢者轻，毒已外出故也，从四肢反入于口则重，以毒复入于内故也。"可参考。

三十四、反花疮候

【原文】反花疮者，由风毒搏所为。初生如饭粒，其头破则血出，便生恶肉，渐大有根，脓汁出。肉反散如花状，因名反花疮。凡诸恶疮，久不瘥者，亦恶肉反出，如反花形。

【按语】反花疮候，类似鳞状细胞癌。此病好发于皮肤的暴露部位。开始为黄色小结节，扩展较快，中央发生溃疡，基底坚硬，边缘隆起翻卷，表面呈乳大头状或菜花状，常合并感染而出现臭液。此外，基底细胞癌亦可由小结，逐渐扩大形成边缘稍隆起的溃疡。

三十五、疮建候

【原文】人身上患诸疮，热气盛者，肿焮痛，附畔别结聚，状如瘰疬者，名为疮建。亦名疮根也。

【按语】本候所论并非独立之疮疡病，似是因疮引起的附近淋巴结发炎。

---

① 肥汁：指脂状渗出液。
② 溃：《医心方》卷十七第七作"淫"。

三十六、王烂疮①候

【原文】王烂疮者，由腑脏实热，皮肤虚而受风湿，与热相搏，故初起作瘭浆，渐渐王烂，汁流浸渍，故名王烂疮也。亦名王灼疮，其初作瘭浆，如汤火所灼也。又名洪烛疮，初生如沸汤洒，作瘭浆赤烂如火烛，故名洪烛也。

【按语】本候所论，是一种化脓性皮肤病，多发于小儿，类似脓疱疮。本书卷五十有王灼疮候，内容与本候基本相同，可以前后互参。

三十七、白头疮候

【原文】白头疮者，由体虚带风热，遍身生疮，疮似大疥，痒，渐白头而有脓，四边，赤疼痛是也。

三十八、无名疮候

【原文】此疮非痈非疽，非癣非疥，状如恶疮，或瘥或剧，人不能名，帮名无名疮也。此亦是风热搏于血气所生也。

三十九、猪灰疮候

【原文】猪灰疮者，坐处②生疮，赤黑有窍，深如大豆许，四边青，中央坼③作臼陷而不甚痛，状如猪灰，因以为名。

此亦是风热搏于血气所生也。

四十、不痛疮候

【原文】诸疮久不瘥，触风冷有恶肉，则搔、针、灸不觉痛，因为不痛为名。

四十一、雁疮候

【原文】雁疮者，其状生于体上，如湿癣、痝疡汤，多著四支乃遍身，其疮大而热疼痛。得此疮者，常在春秋二月八月雁来时则发，雁去时便瘥④，故以为名。亦云：雁过荆汉之域⑤，多有此病。

四十二、蜂窠疮候

【原文】其疮如疳瘘之类，有小也象于蜂窠，因以为名。此亦风湿搏于血气之所生也。

四十三、断咽疮候

【原文】此疮绕颈而生，皮伤赤，若匝颈⑥则害人。此亦是风湿搏于血气之所生也。

四十四、毒疮候

【原文】此由风气相搏，变成热毒，

---

① 王烂疮：谓其疮如火量那样烂开蔓延。王，通"旺"。
② 坐处：臀部。
③ 坼（chè 彻）：裂开。
④ 春秋二月八月雁来时则发，雁去时便瘥：雁为候鸟的一种，每年春分后飞去北方，秋分后飞回南方。
⑤ 荆汉之域：即长江中游地区。荆，指古九州之一的荆州。汉，指汉水，长江的一个支流。
⑥ 匝颈：环绕或周遍于颈项。

而生疮于指节或指头，初似疥甚痒，经宿乃紫黑也。

【按语】本候所论，似为手指部化脓性感染，类于脓性指头炎，属于指疗范围。如生于手指尖的，称为蛇头疗；生于手指中节的，称为蛇节疗，也称为蛀节疗。

四十五、瓠①毒疮候

【原文】俗云，人有用瓠花上露水以洗手，遇毒即作疮，因以名之。

四十六、晦疮候

【原文】其疮生，皆两两相对，头戴白脓。俗云：人有误小便故灶处②，即生此疮，小儿多患也。

四十七、集疮候

【原文】此疮十数个集生一处，因以为名。亦是皮肤偏有虚处，风湿搏于血气变生。

四十八、屋食疮候

【原文】方云：犯屋亓③的为，未详其形状。

四十九、鸟啄疮候

【原文】鸟啄疮，四畔起，中央空是

也。此亦是风湿搏于血气之气变生。以其如乌鸟所啄，因以名之也。

【按语】本候所论症状，多见于久不愈合的慢性溃疡，如结核性潜行性疮口等。

五十、摄领疮候

【原文】摄领疮，如癣之类，生于颈上痒痛，衣领拂着即剧。云是衣领揩所作，故名摄领疮也。

【按语】本候所论，类似神经性皮炎。此病分局限型和播散型两种。局限型大多发于颈后部和颈两侧。衣领局部摩擦刺激，常为诱发原因之一，所以称摄领疮。

五十一、鸡督④疮候

【原文】鸡督疮生胁傍。此疮亦是风湿搏于血气之所变生，以其形似鸡屎，因为以名气。

五十二、断开疮候

【原文】断耳疮，生于耳边，久不瘥，耳乃取断，此亦月食之类，但不随月生长为异。此疮亦是风湿搏于血气所生。以其断耳，因以为名也。

① 瓠（hù 户）：葫芦科植物。一名瓠瓜。嫩果作蔬菜。
② 故灶处：即废灶的地方。
③ 亓（qí 其）：古代指神祇。也专指地神。这是迷信说法。
④ 鸡督：谓鸡尿毒。督，通"毒"。

五十三、新妇疮候

【原文】此疮状绕腰生，如蠼螋①尿，但不痛为异耳。此疮亦是风湿搏于血气所生，而世人呼之为新妇疮也。

【按语】参见卷三十六蠼螋尿候。蠼螋尿疮多着腰胁及胸部，惨痛如芒刺，此则绕腰而生，以不同为异。

五十四、土风疮候

【原文】土风疮，状如风胗百头破，乍发乍瘥，此由肌腠虚疏，风尘入于皮肤故也，俗呼之为土风疮也。

五十五、逸风疮候

【原文】逸风疮，生则遍体，状如癣疥而痒。此由风气散逸于皮肤，因名逸风疮也。

五十六、甑带②疮候

【原文】甑带疮者，绕腰生，此亦风湿搏于血气所生。状如甑带，因以为名。又云：此疮绕腰匝则杀人。

五十七、兔啮疮候

【原文】凡疽发于胫，名曰兔啮疮，一名血实疮。又随月生死③，盖月食之类，非胫疮也。寻此疮，亦风湿搏于血气，血气实热所生，故一名血实。又名兔啮者，亦当以其形状似于兔啮，因以为名。

五十八、血疮候

【原文】血疮者，云诸患风湿搏于血气而生疮。其热气发逸，疮但出血者，名为血疮也。

五十九、疮中风寒水候

【原文】凡诸疮生之初，因风湿搏于血气，发于皮肤故生也。若久不瘥，多中风、冷、水气。若中风则噤痉；中冷则难瘥；中水则肿也。

【按语】本候是论述疮病的几种变证，如：中风则噤痉，可能为疮口感染破伤风杆菌，引起破伤风症；中冷则难瘥，盖由寒冷之气，影响疮口局部的血行循环，使疮口难以愈合；中水则肿，则是疮疡护理失当，继发感染所致。

六十、露败疮候

【原文】凡患诸疮及恶疮，初虽因风湿搏于血气，蕴结生热，蒸发皮肉成疮。若触水露气，动经十数年不瘥，其疮瘀黑作痂，如被霜瓠皮，疮内肉似断，故名露败疮也。

---

① 蠼螋（qú sōu 渠搜）：蠼螋，昆虫名。体扁平狭长，黑褐色，有翅两对，或无翅，腹端有强大铗状之尾须一对，带有毒液，能螫人。

② 甑（zèng 赠）带：是用蒲草编成，作为甑上的衬垫。甑，古代蒸食炊器。

③ 死：疑衍文，本卷月食疮候有"以其随月生"，可参考。

六十一、疮恶肉候

【原文】诸疮及痈疽，皆是风湿搏于血气，血气蕴结生热，而发肌肉成疮。久不瘥者，多生恶肉，四边突起，而好肉不生，此由毒未尽，经络尚壅，血气不到故也。

六十二、疮瘥复发候

【原文】诸恶疮，皆因风湿毒气生也。当时虽瘥，其风毒气犹在经络者，后小劳热，或食毒物，则复列发。

六十三、漆疮候

【原文】漆有毒，人有禀性畏漆，但见漆便中其毒。喜面痒，然后胸、臂、胜①、腨皆悉瘙痒，面为起肿，绕眼微赤，诸所痒处，以手搔之，随手辇展②，起赤痦瘰；消已，生细粟疮甚微，有中毒轻者，证候如此。其有重者，遍身作疮，小者如麻豆，大者如枣杏，脓焮疼痛，摘破小定或小瘥，随次更生。若火烧漆，其毒气则厉，著人急重；亦有性自耐者，终日烧煮，竟不为害也。

【按语】漆疮，是漆引起的接触性皮炎，这里叙述中毒的轻重两种证候，很符合临床实际。特别应该指出的是，祖国医学当时已认识到本病的发生与人的"禀性"有关，有的"中其毒"，有的"性自耐者"，这与西医学所说的机体的过敏性完全一致。

六十四、冻烂肿疮候

【原文】严冬之月，触冒风雪寒毒之气，伤于肌肤，血气壅涩，因即瘃③冻，焮赤疼肿，便成冻疮，乃至皮肉烂溃，重者支节堕落。

【按语】本候内容，包括今之冻疮及冻伤。其病因，除本候所论之寒冷侵袭外尚有元气虚弱，不耐寒冷之体质因素。

六十五、夏日沸烂疮候

【原文】盛夏之月，人肤腠开，易伤风热，风热毒气，搏于皮肤，则生沸疮。其状，如汤之沸，轻者匝匝如粟粒，重者热汗浸渍成疮，因以为名。世呼为沸子④也。

---

① 胜：鄂本作"胫"。
② 辇（niǎn 捻）展：在此作"扩散"理解。
③ 瘃（zhú 竹）：病名，即冻疮。
④ 沸子：即现在通称的"痱（fèi 费）子"。

伤疮病诸候　凡四论

【提要】本篇论述烫伤、烧伤和灸疮诸病，重点是灸疮。如灸急肿痛、灸疮久不瘥及灸疮发洪等。灸疮的感染，现在临床已经少见，但在针灸过程中还是值得注意的问题。

一、汤火疮候

【原文】凡被汤火烧者，初慎勿以冷物及井下泥、尿泥及蜜淋①拓之，其热气得冷即却，深搏至骨，烂人筋也。所以人中汤火后，喜挛缩者，良由此也。

【按语】本候论述汤火伤后处理上的一些问题。如忌用冷物及井下泥等，有防止感染的积极意义。关于以冷遏热，使病情恶化之说，要分析看待。即汤火伤后的挛缩，每与汤火伤的程度有关，后遗症的成因，亦应具体分析。

二、灸疮②急肿痛候

【原文】夫灸疮，脓溃已后，更焮肿急痛者，此中风冷故也。

【按语】本候所论灸疮急肿痛，是灸疮护理不当，继发感染，所以在破溃之后，更加红肿剧痛，文中指出"此中风冷故也"，有一定道理。

三、灸疮久不瘥候

【原文】夫灸之法，中病则止，病已则疮瘥。若病势未除，或中风冷，故久不瘥也。

四、针灸疮发洪候

【原文】夫针灸，皆是节、穴、俞、募③之处。若病甚则风气冲击于疮，凡血与气相随而行，故风乘于气，而动于血，血从灸疮处出，气盛是血不止，名为发洪。

---

① 淋：《太平圣惠方》卷六十八治汤火疮诸方作"涂"。
② 灸疮：因灸法不当，或因病所需灼伤皮肤所引起的疮。
③ 节、穴、俞、募：节，关节；穴，穴位；俞，俞穴，位于背部；募，募穴，位于胸腹部。

卷三十六

兽毒病诸候　凡四论

【提要】本篇论述兽毒病，内容有马啮蹹人、马毒入疮、猘狗啮及狗啮重发候等。其中，对猘狗啮病的潜伏期和发病情况及马毒入疮的先有疮、后感染成病的论述，都有所阐发。

一、马啮蹹人候

【原文】凡人被马啮蹹，及马骨所伤刺，并马缰䩞①勒②所伤，皆为毒疮。若肿痛致烦闷，是毒入腹，亦毙人。

二、马毒入疮候

【原文】凡人先有疮而乘马，马汗并马毛垢及马屎尿及坐马皮鞯③，并能有毒；毒气入疮致焮肿、疼痛、烦热，毒入腹亦毙人。

三、猘狗④啮候

【原文】凡猘狗啮人，七日辄一发，

过三七日不发，则无苦也；要过百日，方大兔耳。当终身禁食犬肉及蚕蛹，食此发，则死不可救矣。疮未愈之间，禁食生鱼、猪、鸡肥⑤腻，过一年禁之乃佳，但于饭下⑥蒸鱼，及于肥器⑦中食⑧便发。若人曾食落葵⑨，得犬啮者，自难治。若疮瘥，十数年后，食落葵便发。

【按语】狂犬病，是一种发作严重，预后较差的疾病。中医学对此病早就有所认识，并且对潜伏期的观察，亦基本上掌握了它的规律，与西医学的认识亦是相符的。至于狂犬病的症状，叙述较为简略。

四、狗啮重发候

【原文】凡被狗啮疮，忌食落葵及狗肉。云：虽瘥经一二年，但食此者，必重发。重发者，与初被啮不殊。其猘狗啮疮，重发则令人狂乱，如猘狗之状。

---

① 䩞（bàn 半）：套在马后的皮带。
② 勒（lè 肋）：套在马头上带嚼口的笼头。
③ 鞯（jiān 笺）：衬托马鞍的垫子。
④ 猘（zhì 制）狗：狂犬。猘，或作"瘈"。
⑤ 肥：原无。据《医心方》卷十作第二十四补。
⑥ 饭下：原作"饮下饭"。据《备急千金要方》卷二十第二改。
⑦ 肥器：指盛过荤菜的器具。
⑧ 食：原无。据《备急千金要方》补。
⑨ 落葵：植物名。

蛇毒病诸候　凡五论

【提要】本篇论述毒蛇咬伤，内容有毒蛇的形态描述，咬伤后的症状变化以及预防急救等，但有些对蛇的记载和禁咒方法，随着学术的发展，已经被扬弃了。

一、蛇螫候

【原文】凡中蛇不应言蛇，皆言虫，及云地索，勿正言其名也。恶蛇①之类甚多，而毒有瘥剧②。时四月、五月，中青蛙③、三角、苍虺、白颈大蝎。六月、七月，中竹狩、艾④蝮、黑甲、赤目、黄口、反钩、白蛙⑤、三角。此皆蛇毒之猛者，中人不即治，多死。又有赤连⑥、黄颔⑦之类，复有六七种，而方不尽记其名。

水中黑色者，名公蛎⑧，山中一种亦相似，不常闻螫人。又有钩蛇，尾如钩，能倒牵人兽入水，没而食之。又南方有呴蛇，人忽伤之，不死，终身伺觅其主不置⑨，虽百人众中，亦直来取之，惟远去出百里乃免耳。又有柂⑩蛇，长七八尺，如船柂状，毒人必死。即消取船柂，煮汁渍之便瘥。但蛇例虽多，今皆以青条矫尾⑪、白颈艾蝮⑫，其毒尤剧。大者中人，若不即治，一日间举体洪肿，皮肉坏烂⑬。中者，尚可得二三日也。

凡被蛇螫，第一禁⑭，第二药。无比二者，有全剂，雄黄、麝香可预办。故山居者，宜令知禁法也。又恶蛇螫者⑮，人即头解散，言此蛇名黑帝，其疮冷如冻凌⑯，此大毒恶，不治一日即死；若头

---

① 恶蛇：毒蛇。
② 瘥剧：犹言轻重。
③ 蛙：《外台秘要》卷四十辨蛇引《肘后备急方》作"蛙"。
④ 艾：《外台秘要》作"文"。
⑤ 蛙：同上。
⑥ 赤连：游蛇科动物。有火赤链、水赤链，均无毒。
⑦ 黄颔：游蛇科动物黑眉锦蛇，喜居屋内，无毒。
⑧ 公蛎：游蛇科动物水蛇，无毒。
⑨ 不置：《太平圣惠方》卷五十七治蛇螫诸方无此二字。
⑩ 柂：《太平圣惠方》作"桅"。
⑪ 青条矫尾：类似蝮蛇科动物竹叶青，有剧毒。该蛇色青，头三角，尾焦红色。文中所云："青蛙三角"或单称"青蛙蛇"，可能是同一种。
⑫ 白颈艾蝮：类似眼镜蛇科动物眼镜蛇，有剧毒。该蛇颈部有白色镜架样斑纹，腹部灰白色。艾，苍白。
⑬ 坏烂：裂开溃烂。
⑭ 禁：在此是指古代的禁咒法，系迷信活动。
⑮ 者：《太平圣惠方》作"著"。
⑯ 冻凌：疮冷如冻冰。凌，积冰。

不散，此蛇名赤帝，其毒小轻，疮上冷，不治，故得七日死。

凡蛇疮未愈，禁热食，热食便发，治之依初被螫法也。

【按语】本候论述毒蛇咬伤，其中有些名称已与现在所说的不同，有的亦无从考证。如南方蛇，及被蛇咬后，用禁法等，当似涉及迷信，语译从略。

二、蝮蛇螫候

【原文】凡腹中人，不治一日死。若不早治之，纵不死者，多残断人手足。蝮蛇形不①乃长，头褊口尖，颈②斑，身亦艾斑，色青黑。人犯之，颈③腹帖著地者是也。江东诸山甚多，其毒最烈，草行不可不慎。

又有一种状如蝮而短，有四脚，能跳来啮人，名曰千岁蝮④，中人必死。然其啮人竟，即跳上枝，作声云斫木⑤者，

但营⑥棺具不可救；若云捣菽⑦者，犹可治，吴音呼药为菽故也。

三、虺⑧螫候

【原文】虺形短而褊，身亦青⑨黑色，山草自不甚多。每六七月中，夕时出路上，喜入车轹中⑩。令车轹腹破而子出。入侵晨⑪及冒昏⑫行者，每倾意⑬看之，其螫人亦往往有死者。

四、青蛙⑭蛇螫候

【原文】青蛙蛇者，正绿色，喜缘树及竹上自挂，与竹树色一种，人看不觉，若入林中行，有落人项背上者，然自不伤⑮啮人，啮人必死。此蛇无正形，极大者不过四五尺⑯，世人皆呼为青条蛇，言其与枝条同色，乍看难觉，其尾二三寸，色黑⑰者名熇尾⑱，毒最猛烈，中人立死。

---

① 不：原无。据《医心方》卷十八第三十六补。《外台秘要》卷四十腹蛇螫方作"不长"。
② 颈：《外台秘要》作"头"。
③ 颈：同上。
④ 千岁蝮：蜥蜴类动作，形如蛇而有四脚，有的能发出鸣叫声。
⑤ 斫（zhuó 酌）木：是形容千岁蝮蛇鸣叫的声音。《医心方》斫木二字重，作"斫木、斫木"。
⑥ 营：经营，准备。
⑦ 捣菽：《医心方》作"博叔"。
⑧ 虺（huǐ 毁）：蝮蛇的又名。一说蝮大而虺小。
⑨ 青：原作"赤"。据《医心方》卷十八第三十六改。
⑩ 车轹（lì 呖）中：即车轮碾轧的路面凹痕中。轹，车轮碾过。
⑪ 侵晨：破晓、黎明，即天刚亮。
⑫ 冒昏：摸黑。昏，黄昏或昏黑。
⑬ 倾意：注意。
⑭ 蛙：《外台秘要》卷四十青蛙蛇螫方引《肘后》作"蝰"。
⑮ 伤：《外台秘要》作"甚"。
⑯ 尺：原作"寸"。据《外台秘要》改。
⑰ 黑：《外台秘要》作"异"。
⑱ 熇尾：《外台秘要》作"熇尾"。前蛇螫候有"矫尾"，可能为同一种蛇。

五、蚖①毒候

【原文】此是诸毒蛇，夏日毒盛不泄，皆啮草木，及吐毒著草木上，人误犯著此者。其毒如被蛇螫不殊，但疮肿上有物如虫眠状，以此别之，名为蚖毒。

———————————

① 蚖（liú 流）毒：指草木之上所流附之蛇毒。

杂毒病诸候　凡十四论

【提要】本篇论述杂毒，内容有蜂、蝎、蜈蚣、蛭、蚝虫、蠼螋等虫类的螫伤咬伤，以及甘鼠、鱼类等伤害。

一、蜂螫候

【原文】蜂类甚多，而方家不具显其名，唯地中大土蜂最有毒，一螫中人，便即倒闷，举体洪肿，诸药治之，皆不能卒止，旧方都无其法，虽然不至①杀人，有禁术②封唾亦微效。又有瓠芦③蜂，抑亦其次，余者犹瘥④

二、蝎螫候

【原文】此虫五月、六月毒最盛，云有八节、九节者弥甚。螫人毒势流行，多至牵引四支皆痛，过一周时始定。

三、虿⑤螫候

【原文】陶隐居⑥云：虿虫，方家亦不能的辩正，云是蝘蜓⑦子，或云是小乌虫，尾有两歧者，然皆恐非也，疑即是蝎，蝎尾歧而曲上。故周诗⑧云：彼都人士，拳发如虿。

四、蜈蚣螫候

【原文】此则百足虫也，虽复有毒，而不甚螫人。人误触之者，故明有中其毒。

五、蛣蜍⑨著人候

【原文】江东及岭南无处不有蛣蜍。蛣蜍乃是两种物，蛣者在草里，名为山蛣；在水里，名马蛣。皆长四、五寸许，黑色身滑。人行涉山水，即著人肉，不甚痛而痒，而头皆能唆⑩人血，血满腹便自脱地，无甚毒害。蜍者，无不背作文理粗涩，多著龟螺壳上。若著人肉，即于肉里生子，乃至十数枚，经日便肿痒，

---

① 至：原作"肯"。据《太平圣惠方》卷五十七治蜂螫人诸方改。
② 禁术：禁咒法。
③ 瓠芦：胡芦。
④ 瘥：作"轻"字理解。《太平圣惠方》作"善"。
⑤ 虿（chài 瘥）：蝎的古称。
⑥ 陶隐居：即陶弘景，南朝梁时秣陵人。著有《本草经集注》。
⑦ 蝘（yán 延）蜓：守宫，通称壁虎。蜓，原作"蜓"。据《外台秘要》卷四十虿螫方改。
⑧ 周诗：周朝《诗经》。
⑨ 蛣蜍（qí chú 其除）：即蛭类动物，如蚂蟥。
⑩ 唆（suō 莎）：吮吸。

隐轸起，久久亦成疮瘘。

【按语】 蛭类动物，多数产生在淡水里，但我国南方各省及康藏一带有一种山蛭，生活在草丛中或树上。本文根据生在草里与水里及下文"石蛭"的分类方法，是符合实际的。又，蛭的前后有两个吸盘，文中云"两头皆能咂人血"，亦很正确。

六、石蛭螫人候

【原文】 山中草木及路上、石上，石蛭著人，则穿啮肌皮，行人肉中，浸淫起疮，灸断其道则愈。凡行山草之中，常以膏①和药②涂足胫，则蛭不得著人。

七、蚕啮候

【原文】 蚕既是人养之物，性非毒害之虫，然时有啮人者，乃令人憎寒壮热，经时不瘥，亦有因此而致毙。斯乃一时之怪异，救解之方愈。

【按语】 蚕咬人致病，甚至危及生命，殊属少见。咬人之蚕，恐不是一般的家蚕。

八、甘鼠啮候

【原文】 此即鼷鼠③也。形小是口尖，多食伤牛马，不甚痛。云其口甜，故名甘鼠，时有啮人者。

九、诸鱼伤人候

【原文】 鱼类甚多，其鲋鮍④、鯸鲐⑤之徒⑥，鬐⑦骨芒刺有毒，伤人则肿痛。

十、恶𧍕⑧啮候

【原文】 恶𧍕，一名满⑨，大如毒蜱⑩，似蝗无尾，前有两角⑪。触后则傍后，触前则却行。生于树皮内，及屋壁间，又喜在纸书内。圆似榆荚，其色赤黑，背横理。二月生，十月蛰。螫人唯以三时，五月、六月、七月尤毒。初如疱状，中央紫黑，大如粟粒，四傍微肿，㶸㶸色赤，或有青色者，痒喜搔之。若饮酒，房室，近不过八九日，远不过十余日，烂溃为脓汁，亦杀人。

---

① 膏：据《备忘千金要方》卷二十五，为腊月猪膏。
② 药：正何本作"盐"。
③ 鼷（xī 奚）鼠：鼠类最小的一种。
④ 鲋鮍（fù pí 甫毗）：海鳐鱼之别名，俗称锅盖钱，多生活于近海。
⑤ 鯸鲐：即河豚。
⑥ 徒：作"辈"、"类"字解。
⑦ 鬐（qí 祁）：这里指鱼类的胸、背、腹等鳍。
⑧ 恶𧍕（feng 风）：昆虫名。
⑨ 满：即"螨"。蛛形动物，体小，种类很多，有的寄生人畜上，吸血传染疾病，此处可能是疥螨。
⑩ 蜱：与螨相似的小虫。
⑪ 两角：螨类昆虫体的前端有口器和假头基部组成的假头，状如两解。

十一、狐①尿刺候

【原文】云是野狐尿棘刺头②，有人犯之者，则多中于人手指足指，肿痛焮热。有端居③不出而着此毒者，则不必是狐尿刺也，盖恶毒气耳，故方亦云，恶刺毒者也。

十二、蚝虫螫候

【原文】此则树上蚝④虫耳，以其毛刺能螫人，故名蚝虫。此毒盖轻，不至深毙，然亦勘痛，螫处作轸起者是也。

十三、蠼螋尿候

【原文】蠼螋虫云能尿人影，即令所尿之处，惨痛如芒刺，亦如蚝虫所螫，然后起细瘰，作取如茱萸子状。其□瘰遍赤，中央有白脓如粟粒，亦令人皮肉拘急，恶寒壮热，极者连起，多着腰胁及胸，若绕腰匝遍者重也。

【按语】本候论述蠼螋尿证，文中谓蠼螋"能尿人影，即令所尿之处"，其说不确，实际是蠼螋尾须中有毒液能伤人，着人皮肤，能发生中毒反应，与蚝虫所螫类似但较严重。

十四、入井冢墓毒气候

【原文】凡古井冢⑤及深坑阱⑥中，多有毒气，不可辄入，五月、六月间最甚，以其郁气盛故也。若事辄必须入者，先下鸡、鸭毛试之，若毛旋转不下，即是有毒，便不可入。

---

① 狐：原作"㹠"。据鄂本改。
② 棘（jí级）刺头：是指棘树上的刺头。棘，指多刺的灌木。
③ 端居：正常居住，犹言好好居住在家里。端，正。
④ 蚝：原作"毛"。据汪本改。
⑤ 井冢（zhǒng肿）：有洞口可入的坟墓。
⑥ 阱（jǐng井）：陷阱，义同深坑。

金疮病诸候　凡二十三论

【提要】本篇是论述金疮诸病，内容有金刀所作、毒箭所伤等病证变化及处理原则。在疮伤候中，分别论述出血不止、内漏、肠出、肠断以及中风痉候等。在金疮后的变证中，有筋急相引痛不得屈伸、伤筋断骨、金刃入肉及骨不出、惊肿、成痈肿候等。因为金疮损伤血气，亦见许多并发症，如惊悸、烦、渴、咳以及着风、着风肿候等。其中，对金创的所伤部位，缝合包扎，预后判断以及创伤出血过多宜调补等，尤为重视，亦是本篇的重点。

一、金疮①初伤候

【原文】夫被金刀所伤，其疮多有变动。若按疮边干急，肌肉不生，青黄汁出；疮边寒清，肉消臭败，前出赤血，后出黑血，如熟烂②，及血出不止，白汁随出，如是者多凶。若中络脉③，髀内、阴股、天聪④、眉角⑤，横断腓肠，乳上、乳下⑥及与鸠尾⑦，攒毛⑧小腹，尿从疮出，气如贲豚，及脑出，诸疮如是者多凶少愈。

诊金疮，血出太多，其脉虚细者生，数实大者死，沉⑨小者生，浮大者死，所伤在阳处⑩者，去血四五斗，脉微缓而迟者生，急疾者死。

【按语】本候相当于金创的总论，对创伤的部位，伤口的变化，以及创伤的预后等都加以论述。其中指出，凡是伤在头部、背部、胸前少腹等重要部位，或者创伤较大的出血等，都属严重病例；若伤口感染严重，腐臭流脓，肌肉萎缩等，亦属凶候；若创伤后出血多，或伤于头部，脑浆流出，都属危候。此外，创伤出血多，脉反见实大而数，或浮大急疾的，都是失血太多，或脉证不符的表现，预后较差；若脉虚弱细小，或微缓的，是脉证相符，预后较好。这些资料，都是实践经验的总结，值得重视。

---

① 金疮：指金属器械如刀剑等所造成的创伤。
② 者：原作"骨"。据《医心方》卷十八第五改。
③ 络脉：这里指血管。
④ 天聪：经外穴名。位于头正中线，入前发际3寸处。《医心方》作"天窗"。
⑤ 眉角：指眉梢，太阳穴附近。
⑥ 乳下：原无。据《医心方》补。
⑦ 鸠尾：经穴名。位于胸骨剑突下0.5寸处。
⑧ 攒毛：即阴毛。攒，聚集之意。
⑨ 沉：原无。据《太平圣惠方》卷六十八金疮论补。
⑩ 阳处：阳分部位，身体属阳部位。

二、金疮血不止候

【原文】金疮血出不断，其脉大而止者，三七日死。金疮血出不可止，前赤后黑，或黄或白，肌肉腐臭，寒冷鞕①急者，其疮难愈亦死。

三、金疮内漏候

【原文】凡金疮通内，血多内漏，若腹胀满，两胁胀，不能食者死。瘀血在内，腹胀，脉牢大者生，沉细者死。

四、毒箭所伤候

【原文】夫被弓弩所伤，若箭镞②有茵药，入人皮脉，令人短气，须臾命绝。口噤唇干，血为断绝，腹满不言，其人如醉，未死之间，为不可治。若荣卫有③瘀血，应时④出，疮边温热，口开能言，其人乃活。

毒箭有三种：岭南夷俚⑤用焦铜作箭镞，次岭北诸处，以诸蛇虫毒螫物汁⑥，着管中，渍箭镞，此二种才伤皮，便洪肿沸烂而死。唯射猪、犬，虽困得活，

以其啖粪故也。人若中之，便即食粪，或饮粪汁，并涂疮即愈；不尔，须臾不可复救。茵箭着宽处⑦者，虽困渐治不必死；若近胸、腹⑧，便宜速治，小缓毒入内，则不可救。

五、金疮肠出候

【原文】此谓为矛、箭所伤，若中于腹则气激，气激则肠随疮孔出也。

六、金疮肠断候

【原文】夫金疮肠断者，视病深浅，各有死生。肠一头见者，不可连也。若腹痛短气，不得饮食者，大肠一日半死，小肠三日死。肠两头见者，可速续之。先以针缕如法，连续断肠，便取鸡血涂其际，勿令气泄，即推内之。肠但出不断者，当作大麦粥，取其汁持洗肠，以水渍内之，当作研米粥饮之。二十余日，稍作强糜⑨食之，百日后乃可进饭⑩耳，饱食者，令人肠痛决漏⑪，常服钱屑散。

若肠腹𦜝⑫从疮出，有死者，有生者，但视病取之，各有吉凶。𦜝出如手，其下牢核，烦满短气，发作有时，不过三日必

---

① 鞕（yìng 硬）：古同"硬"，坚。
② 箭镞（cù 促）：箭头。
③ 有：原作"青"。据《太平圣惠方》卷六十八治毒箭所伤诸方改。
④ 应时：随时，即刻。
⑤ 夷俚（lǐ 里）：概指南方少数民族。
⑥ 以诸蛇虫毒螫物汁：原作"以蛇虫毒熬物汁"。据《医心方》卷十八第十四改。
⑦ 宽处：指不重要的部位。
⑧ 腹：原作"肠"。据《太平圣惠方》改。
⑨ 强糜（mí 迷）：浓稠的粥。
⑩ 饭：原作"饮"。据《医心方》卷十八第六改。
⑪ 决漏：决口渗漏，这里指肠段裂开，肠内容物漏出。
⑫ 𦜝（shān 山）：脂肪。

死。删下不留，安定不烦，喘息如故，但疮痛者，当以生丝缕系绝其血脉，当令一宿，乃可截之，勿闭其口，膏稍导之。

【按语】本候论述腹部金疮，以致肠断脱出体外，运用复位缝合等手术，虽然是粗糙的，还存在消毒、无菌等问题。但是，在当时的历史条件下，有此成就，确必难能可贵，这能反映当时的外科技术水平。中医外科腹部手术，沿古时早，汉·华佗用麻沸散麻醉进行剖腹手术，晋·葛洪用桑皮细线缝合，热鸡血涂之，治外伤肠断；南北朝谢泰《删繁方》亦有类似记载治疗金疮肠出。巢元方此处的记载可以看出隋代已发展到用"以针缕如法，连续断肠"，甚至"以生丝缕系绝其血脉"之血管结扎术进行腹部外科手术，本卷金疮成痈脓候更有外伤缝合法如"鸡舌隔角，横不相当；缝亦有法，当次阴阳；上下逆顺，急缓相望"更为详细，据此可见当时的中医外科水平已非同一般，《诸病源候论》之整理，集古今外科治疗经验之大成，可谓珍贵。

七、金疮筋急相引痛不得屈伸候

【原文】夫金疮愈已后，肌肉充满，不得屈伸者，此由伤绝经筋，荣卫不得循行也。其疮虽愈，筋急不得屈伸也。

八、金疮伤筋断骨候

【原文】夫金疮始伤之时，半伤其筋，荣卫不通，其疮虽愈合后，仍令痹不仁也。若被疮截断诸解身躯，肘中及腕、膝、髀，若踝际，亦可连续，须急及热疗之①，其血气未寒，碎骨便更缝连，其愈后直不屈伸，若碎骨不去，令人痛烦，脓血不绝，不绝者，不得安。诸中伤人神②，十死一生。

【按语】从本候记载可以看出，当时对外科创伤之手术治疗已具有较高之技术水平，甚至连断肢"亦可连续"这种折断之骨折亦可接续固定。这是我国有关骨折治疗行内固定之最早纪录，文中强调手术必须争取时间，清除碎骨等，亦与今同。此外，本候与金疮筋急不得屈伸候尚有创伤后遗症循环障碍、神经麻痹、运动障碍等的记载，如"荣卫不得巡行""痹不仁""虽愈筋急不得屈伸"等，均是外科手术史之较早资料。

九、箭镞金刃入肉及骨不出候

【原文】箭镞、金刃中骨，骨破碎者，须令箭镞出，仍应除碎骨尽，乃傅药，不尔，疮永不合，纵合常疼痛。若更犯触损伤，便惊血沸溃③有死者。

十、金疮中风痉候

【原文】夫金疮痉④者，此由血脉虚竭，饮食未复，未满月日，荣卫伤穿⑤，

---

① 疗之：原无。据《太平圣惠方》卷六十八治金疮伤筋断骨诸方补。
② 神：《太平圣惠方》作"脏"。
③ 溃：原作"渍"。据《医心方》卷二八第十六改。
④ 痉：此前《太平圣惠方》卷六十八治金疮中风痉诸方有"风"字。
⑤ 穿：《太平圣惠方》作"损"。

风气得入①，五脏受寒则痉。其状，口急背直，摇头马鸣，腰为反折，须臾十②发，气息如绝，汗出如雨，不及时救者皆死。

凡金疮卒无汗者，中风也；疮③边自出黄汁者，中水也。并欲作痉，急治之。又痛不在疮处者，伤经络亦死。

【按语】本候论述金创破伤风的成因、症状及其预后。虽然当时还没有"破伤风"这一病名，但从内容来看，是完全符合的。再联系到妇人产后中风痉候及小儿中风痉候，可以了解，当时已经认识到此病可发生于外伤、妇人产后及初生婴儿，在婴儿方面，还特别提到"脐疮未合"的问题，这种观察是很细致的，亦是很正确的。

十一、金疮惊肿④候

【原文】夫金疮愈闭后，忽惊肿，动起糜沸⑤跳手，大者如盂，小者如杯，名为盗血。此由肌未定，里不满，因作劳起早，故令盗血涌出。在人皮中，不肯自消，亦不成脓，反牢核，又有加血；加血者，盗血之满也。其血凝深，不可妄破，破之者盗血前出，不可禁止，加血追之出，即满疮中，便留止，令人短气，须臾命绝。

【按语】金疮惊肿是金疮愈合以后，突然伤处肿起，大者如盂，小者如杯，

似乎是血肿。所谓"盗血"和"加血"，可能是指局部的内出血。文中指出不可妄破，破之出血不能禁止，可能造成不良后果，这值得临床注意的。

十二、金疮因交接血惊出候

【原文】夫金疮多伤经络，去血损气，其疮未瘥，则血气尚虚，若因而房室，致情意感动，阴阳发泄，惊触于疮，故血汁重出。

十三、金疮惊悸候

【原文】金疮失血多者必惊悸，以其损于心故也。心主血，血虚则心守不安，心守不安，则喜惊悸。悸者，心动也。

【按语】文中指出，失血过多，以致心血不足，是惊悸发生的重要原因。然心血虚仍为惊悸发生的内在因素。

十四、金疮烦候

【原文】金疮伤血损气，经络空虚则生热，热则烦痛不安也。

十五、金疮咳候

【原文】金疮伤血损气，气者肺之所主，风邪中于肺，故咳也。

---

① 得入：此后本书卷四十三产后中风痉候有"五脏"二字。《太平圣惠方》同。
② 十：原作"大"。据本书卷四十三产后中风痉候改。
③ 疮：原无。据《太平圣惠方》补。
④ 肿：原作"痉"。据本书目录改。元本亦同。
⑤ 糜沸：像锅里的热粥沸腾。

十六、金疮渴候

【原文】夫金疮失血，则经络空竭，津液不足，肾脏虚燥，故渴也。

十七、金疮虫出候

【原文】夫金疮久不瘥，及裹缚不如法，疮内败坏，故生虫也。

十八、金疮着风候

【原文】夫金疮干无汁，亦不大肿者，中风也。寒气得大深者，至脏便发作痉，多凶少愈。中水者则肿，多汁或成脓。

十九、金疮着风肿候

【原文】此由疮着于风，风气相搏，故肿也。

二十、金疮成痈肿候

【原文】夫金疮冬月之时，衣厚絮温，故裹①欲薄；夏月之时，衣单日凉②，故裹欲厚。重寒伤荣，重热伤卫；筋劳结急，肉劳惊肿，骨节折沸③，难可屈伸，血脉劳者，变化作脓，荣卫不通，留结成痈。

凡始缝其疮，各有纵横；鸡舌隔角，

横不相当④；缝亦有法，当次阴阳；上下逆顺，急缓相望⑤；阳者附阴，阴者附阳；腠理皮脉，复令复常。但亦不晓，略作一行；阴阳闭塞，不必作脓；荣卫不通，留结为痈。昼夜不卧，语言不同；碎骨不去，其人必凶。鸡舌隔角，房不相当；头毛解脱，忘失故常；疮不再缝，膏不再浆。

【按语】本候论述金疮的包扎缝合，对如何做手术，说得十分清楚，同时亦指出，做错手术以后，能遗留不良后果等，这是古医籍中关于外伤缝合术之早期记载，其文详细而明晰，文字对仗，韵律整齐，易于记诵，堪称外科手术之规范，这些内容，就现代医学来讲，亦是外科医生的基本功。它不仅强调术者要注意人体解剖结构，在缝合中要"当次阴阳"皮肤、皮下组织、肌肉结构等层次对齐，并使上下层次紧密贴合，缝合时"急缓相望"松紧适宜，"复令复常"，使皮肤、肌肉、经脉等恢复原状。此外，此处还论及关于包扎伤口方法及其对创口之影响，缝合错误所导致之变证等，并且指出，变证发生后，创口已不宜再作缝合，亦不宜在敷药物，应另做处理。

二十一、金疮中风水候

【原文】夫金疮裹缚不密，为风水气所中，则疼痛不止，而肿痛，内生青黄汁。

---

① 故裹：包扎。

② 衣单日凉：衣服单薄，日暮夜凉。

③ 折沸：骨折溃坏。沸，通"溃"。折，正保本作"者"。

④ 鸡舌隔角，横不相当：这是对创口缝合提出的要求，作连续缝合，或"8"字缝合。

⑤ 急缓相望：缝合时松紧适当。望，适当。

二十二、金疮下血虚竭候

【原文】金刃中于经络者，下血必多，腑脏空虚，津液竭少，无血气荣养，太须补之。

三十三、金疮久不瘥候

【原文】夫金疮有久不瘥者，脓汁不绝，肌肉不生者，其疮内有破骨断筋，伏血①腐肉，缺刃②竹刺，久而不出，令疮不愈，喜出清汁，当破出之，疮则愈。

【按语】前文对清创之重要性已有详细叙述，本候重申：伤口之异物，是金疮久不愈合之重要病因。若初伤时未予清创，即便日久，亦应重新切开创口清除异物，如此疮面方可愈合。故本候颇有实践意义。

---

① 伏血：瘀血。
② 缺刃：指金刃的断片留在疮伤处者。

腕伤病诸候　凡九论

【提要】本篇论述腕伤诸病，其内容包括扭伤、挫伤、跌打损伤以及竹木刺伤等。受伤部位有体表伤、四肢伤，特别文中对脑外伤引起的症状，外伤所致的瘀血症、压伤、跌伤等引起的内出血，以及疮后感染，发生中风痉、中风肿、中风水等都进行了介绍。又，各候排列次序，依腕伤病情做了调整。

一、腕①折破骨伤筋候

【原文】凡人伤折之法，即夜盗汗者，此髓断也，七日死；不汗者不死。

【按语】扭伤、折伤是临床常见的病症，此候以盗汗诊其是否断髓，抉其生死，过于简略，还应根据更具体证候综合论定其预后。

二、腕伤初系缚候

【原文】夫腕伤重者，为断皮肉、骨髓，伤筋脉。皆是卒然致损，故血气隔绝，不能周荣，所以须善系缚，按摩导引，令其血气复也。

【按语】本候说明扭伤挫伤，是由于气血运行的突然受阻，要求及时进行包扎、固定或持起，使伤势得到稳定。还

指出同时进行按摩导引，动静结合，促进血液循环，这完全符合骨科的要求。在当时的历史条件下，已有这样的成就，是能反映骨伤科的学术水平的。

三、腕折中风痉候

【原文】夫腕折伤皮肉作疮者，慎不可当风及自扇，若风入疮内，犯诸经络，即致痉。痉者，脊背强直，口噤不能言也。

四、腕折中风肿候

【原文】此为风入疮内，而不入经络，其搏于气，故但肿也。

【按语】本候是风邪侵入疮内所致，但风邪不入经络，仅搏于气，所以但肿而不发痉。于此可知，对伤口的消毒护理，十分重要，可以避免许多变证。

五、被打头破脑出候

【原文】夫被打陷骨伤脑，头眩不举，戴眼直视，口不能语，咽不沸声如犺子②喘，口急，手为妄取③，一日不死，三日小愈。

---

① 腕（wàn 剜）：亦作"捥"。扭伤，挫伤。
② 犺（tún 屯）子：猪子。犺，同"豚"。
③ 妄取：义同"撮空"，是形容患者在意识模糊时，两手伸向空间，似乎要取东西之状。这是风动之象。

六、压迮①坠随内损候

【原文】此为人卒被重物压，或从高坠下，致吐下血，此伤五内②故也。

七、卒被损瘀血候

【原文】夫有瘀血者，其人喜忘，不欲闻物声。病人胸满唇萎，舌青口燥，但欲漱水不欲咽。无寒③热，脉微大来迟。腹不满，其人言我腹满，为有瘀血。汗当出不出，内结亦为瘀血。病人胸满，口干，髋痛，渴，无寒热，为有瘀血。腹满，口燥不渴，唾如浆状，此有留血尔。

从高顿仆，内有血，腹胀满，其脉牢强者生，小弱者死。得笞掠④内有结血，脉实大者生，虚小者死。

养生方导引法云：端坐伸腰，举左手仰掌，以右手承右胁，以鼻内气，自极七息。除瘀血结气。

又云：鼻内气，口闭，自极七息。除两胁下积血气。

又云：端坐伸腰，举左手，右手承右胁，鼻内气七息。除瘀血。

又云：端坐，右手持腰，鼻内气七息，左右戾⑤头各三十止。除体瘀血，项颈痛。

又云：双手搦⑥腰，手指相对向尽势，前后振摇二七。又将手大指向后极势，振摇二七。不移手，上下对，与气

下尽势，来去三七。去云门腰掖血气闭塞。

【按语】本候论述瘀血见症，如舌青善忘，口干不欲饮，病人自诉腹满等，皆是临床上所常见的。瘀血在上半身者，多见胸满，在下半身者，多见腹满。本候论之瘀血诸症，都是临床总结，无论内、外、妇、儿诸科，但见血滞不行，留而成瘀者，亦可参考。又文中论及"无寒热"三字，提出与邪热所致的口渴、口干、口燥相鉴别，瘀血证的口干、口燥，不仅无寒热，且有"但欲漱水，不欲咽"的特点。但须注意，瘀血证往往下午有低热，手足心灼热之证。本候导引第一条与本书卷十三导引第二条同，语译见前。第三条与第一条重，不译。

八、被损久瘀血候

【原文】此为被损伤，仍为风冷搏，故令血瘀结在内，久不瘥也。

九、刺伤中风水候

【原文】此为竹木所刺伤，其疮中风水者，则肿痛。乃至成脓。

【按语】腕折中风痓候、中风肿和刺伤中风水等候，其病理变化，与前金疮中风痓候、着风肿、中风水等皆属外伤所致，可以参阅。

---

① 压迮（zé 责）：迮，义同压挤。迮，逼迫。
② 五内：在此指内脏。
③ 寒：原无。据《金匮要略》第十六补。
④ 笞（chī 斥）掠：用竹板子鞭打。笞，竹板；笞刑是古时一种杖刑。隋代将笞刑定为五刑之一，沿用至清代。
⑤ 戾（lì 力）头：谓头部转动。戾，转。
⑥ 搦（nuò 诺）腰：手按于腰间，犹言"叉腰"。《说文解字》："搦，按也。"

卷三十七

妇人杂病诸候一　凡三十二论

【提要】本篇论述妇人杂病诸候，包括卷三十七、卷三十八、卷三十九和卷四十，共4卷。此处所言杂病，与后世所称杂病概念不同，是聚合各种疾病之意，所以其包括的内容甚广，主要有：1. 内科病之常见于妇人者，虽然大部分病候已散见于以前各卷，但妇女有其特殊的生理特点，因此本篇所论，有妇人病之特点，不仅仅是复述，应注意其同中之异。2. 月经病，有月水不调、月水不利、月水不断、痛经、闭经等。3. 带下病，有青、黄、赤、白、黑五种带下，以及由带下而导致月经病变诸候。4. 漏下、崩中及其五色俱下候。以上三类，是妇人杂病诸候中的重点，在论述中，着重提出冲、任脉和心、小肠经，与经、带、崩、漏的关系，对后世妇科学的发展，有着深远的影响。5. 癥瘕积聚，在论述病源中，强调与胎产月经有关。6. 无子候，详论月经、带下、子脏虚冷和结积等与无子的关系。7. 前阴及乳房诸病，有阴肿、阴痛、阴挺出下脱和乳肿、乳痛及发乳后诸症，大多属于常见病和多发病。

一、风虚劳冷候

【原文】风虚劳冷①者，是人体虚劳，而受于冷②也。夫人将摄顺理③，则血气调和，风寒暑湿，不能为害。若劳④伤血气，便致虚损⑤，则风冷乘虚而干⑥之，或客⑦于经络，或入于腹内。其经络得风冷，则气血冷涩⑧，不能自温于肌肤也。腹内得风冷，则脾胃弱⑨，不消饮食也。随其所伤而变成病，若大肠虚者，则变下利；若风冷入于子脏⑩，则令脏⑪冷，

---

① 风虚劳冷：是指因劳而虚，风冷之邪侵袭肌体之虚而发病。
② 冷：此指寒邪。
③ 将摄顺理：将养调摄，顺应常度。将摄，义同"将息"。
④ 劳：过劳，即过度劳累。
⑤ 虚损：病名，指虚损病。因七情、劳倦、饮食、酒色所伤，或病后失于调理，以致阴阳、气血、脏腑虚亏而致。
⑥ 干：侵袭，触犯。
⑦ 客：从外而来者。在此引申为侵入。
⑧ 冷涩：宋本、汪本、周本同。《太平圣惠方》卷七十治妇人风虚劳冷诸方作"涩滞"。
⑨ 脾胃弱：汪本、周本同。《太平圣惠方》作"脾胃气弱"，宋本作"脾冷弱"。
⑩ 子脏：子宫。
⑪ 脏：子脏，即子宫。

致使无儿①；若搏②于血，则血涩壅，亦令经水不利，断绝不通。

【按语】本候论述妇人风虚劳冷证，强调"人体虚劳""风冷乘虚而干之"。因劳而受风冷，即虚劳是致病的根据，风与冷是发病的条件，风冷通过肌体之虚而发病。何处最虚，风冷就在何处发病。而妇人以血气为本，血气受风冷，则冲任胞宫无所润养，经带胎产诸疾，由此而生矣。如风冷之邪客于经络，则不能温肌肤；客于腹内，则脾胃弱；侵犯子宫，可以导致宫寒不孕；搏于经血，可以导致月经不调，甚至产生血瘕性的闭经等。风冷在妇产科方面，是一个重要的发病因素，特别是经期和产后，更要注意防止风冷之邪的侵袭。本书在妇人杂病第一候就提出虚劳与风冷这个问题，是有其实践指导意义的。

二、风邪惊悸③候

【原文】风邪惊悸者，是风④乘⑤于心故也。心藏神，为诸脏之主。若血气调和，则心神安定。若虚损⑥，则心神虚弱，致风邪乘虚干之，故惊而悸动不定也。其惊悸不止，则变恍惚⑦而忧惧。

【按语】本候论述妇人风邪惊悸证，指出妇人血气虚损，心神虚弱，风邪乘虚袭之而发为惊悸恍惚等病。这些病证，虽非妇人所特有，但血虚不能养心，心神虚弱，在妇人是有其特殊意义的，其强调了血气对于妇人的重要性。至于"风邪"，不能仅作外感风邪理解，应包括情志刺激等。本书卷一有风惊候、风惊邪候、风惊悸候、风惊恐候等，在病理的论证上有其共通之处，可以结合研究。

三、虚汗候

【原文】人以水谷之精，化为血气津液，津液行于腠理⑧。若劳伤损动，阳气外虚，腠理开，血气衰弱，故津液泄越，令⑨多汗也。其虚汗不止，则变短气、柴瘦⑩而羸瘠⑪也。亦令血脉减损，经水否涩⑫，甚者闭断不通也。

【按语】本候论述虚汗过多，既能耗气，亦能伤血，血气衰弱，临床除引起短气，形体消瘦外，在妇科方面，可成为经水涩少，或经闭不行的原因之一。正如《灵枢·营卫生会》所说："夺血者

---

① 无儿：指丧失生育能力。
② 搏：搏结，留滞。
③ 风邪惊悸：《太平圣惠方》卷六十九作"血风心神惊悸"。惊悸，因惊恐而悸动不宁。
④ 风：原作"为"，误，文义不贯。据《太平圣惠方》卷六十九治妇人血风心神惊悸诸方改。
⑤ 乘：侵袭，侵害。
⑥ 虚损：病名。因七情、劳倦、饮食、酒色所伤，或病后失于调理，以致阴阳、气血、脏腑虚亏而致。虚损病可概括为气虚、血虚、阳虚、阴虚。
⑦ 恍惚：意识模糊，神思不定。
⑧ 腠理：指皮肤、肌肉、脏腑的纹理及皮肤、肌肉间隙交接处的结缔组织。
⑨ 令：原作"冷"，形近之误。据宋本、周本改。
⑩ 柴瘦：即骨瘦如柴。
⑪ 羸瘠（jí jí）：联绵字，瘦也。《荀子·正论》："庶人则冻馁羸瘠。"瘠，瘦。《集韵》："膌，瘦也，或作瘠。"
⑫ 经水否涩：经水涩少，经行不畅。否，同"痞"。

无汗，夺汗者无血。"因此，对虚汗一症，在妇科有其特殊意义，与一般内科虚汗又有区别。

四、中风候

【原文】中风①者，虚风②中于人也。风是四时八方之气，常以冬至之日，候其八方之风，从其乡来者，主长养万物，若不从其乡来，名为虚风，则害万物③。人体虚者，则中之，当时虽不即发，停在肌肤，后或重伤于风，前后重沓④，因体虚则发。人腑脏俞皆在背，中风多从俞入，随所中之俞而发病⑤。

若心中风，但得偃卧⑥，不得倾侧⑦，汗出⑧。若唇赤汗流者⑨，可治，急灸心俞⑩百壮⑪。若唇⑫或青或白，或黄或黑⑬，此是心坏为水⑭，面目亭亭，时悚动者⑮，皆不复可治⑯，五六日而死。

若肝中风，踞坐⑰，不得低头，若遶⑱两目连额上⑲，色微有青，唇青而面黄者⑳，可治，急灸肝俞㉑百壮。若大青黑，面一黄一白者，是肝已伤，不可复治，数日而死。

① 中（zhòng 众）风：指六淫风邪入中五脏而致的五脏风证，属真中风，非当今所言之中风。中，感受。
② 虚风：本书卷一中风候作"风气"。其为八风之一，凡与节令所应方位完全相反的风（即反节令气候）皆谓之"虚风"。因其极易成为伤人致病的邪气，故又称为"虚邪"。
③ 则害万物：汪本、周本同，本书卷四十二妊娠中风候作"贼于人"，宋本、《太平圣惠方》卷六十九治妇人中风诸方"则"作"贼"，亦通。
④ 重沓：重叠积厚之意。
⑤ 发病：此下《太平圣惠方》有"妇人气血虚损，故令中风也"二句。
⑥ 偃卧：仰卧。
⑦ 倾侧：宋本、汪本、周本同。《中藏经》卷上第十七作"转侧"。倾侧，联绵词，不正也，在此含有转侧或侧卧之意。
⑧ 汗出：此上《备急千金要方》卷八第一有"闷乱冒绝"四字，义长。又，《外台秘要》卷十四中风及诸风方无"汗出"二字。
⑨ 若唇赤汗流者：宋本、汪本、周本同。《备急千金要方》作"若唇正赤，尚"，"尚"字，连下句读。
⑩ 心俞：经穴名。位于背部第5胸椎棘突下，旁开1.5寸处。
⑪ 壮：艾炷灸灼的计数单位，一灼称"一壮"。
⑫ 若唇：此下《中藏经》有"面"字，义长，能与下文唇面同举诸词相应。
⑬ 或青或白，或黄或黑：宋本、汪本、周本同。《中藏经》作"或青或黄，或白或黑"，其下并有"其色不定，眼瞤动不休者"二句，可参。
⑭ 此是心坏为水：《中藏经》作"心绝也"。又，该书卷上第二十四有"心伤则心坏，为水所乘"之句，义长可从。
⑮ 面目亭亭，时悚（sǒng 耸）动者：亭亭，原作"亭而"，误，据本书卷一、卷四十二、卷四十三、卷四十八中风候改。者，原无，据本书卷一、卷四十二补。全句形容面目呆滞，无活动表情，或时又见掣动，呈恐惧之貌。
⑯ 不复可治：本书卷一、卷四十三作"不可复治"，卷四十二作"不可治"。
⑰ 踞（jù 具）坐：坐时两脚底和臀部着地，两膝上耸。
⑱ 遶：同"绕"。《正字通》："绕，别作遶。"
⑲ 上：汪本、周本同。宋本作"面"，属下句读。
⑳ 者：原误置在上句之末。据本书卷一中风候乙正。
㉑ 肝俞：经穴名。位于背部第9胸椎棘突下，旁开1.5寸处。

若脾中风，踞而①腹满，身通黄，吐咸水，汗出②者，可治，急灸脾俞③百壮。若④手足青者，不可复治。肾中风，踞而腰痛，视胁左右，未有黄色如饼餈⑤大者，可治，急灸肾俞⑥百壮。若齿黄赤，鬓发直，面土色，不可复治。

肺中风，偃卧⑦而胸满短气，冒闷汗出，视目下鼻上下⑧两边下行至口，色白者⑨，可治，急灸肺俞⑩百壮。若色黄者⑪，为肺已伤，化为血⑫，而不可复治。其人当妄⑬，掇空自拈衣⑭，此亦数日而死。

【按语】本候内容，与本书卷一风病诸候的中风候基本相同，可以参阅。

五、中风口噤候

【原文】中风口噤⑮，是体虚受风，风入颔⑯颊⑰夹口之筋也。手三阳之筋，结⑱入于颔颊，足阳明之筋，上夹于口，而风夹冷，乘虚而入其筋，则筋挛，故引牙关急而口噤。

【按语】中风口噤的病变，是由于人体虚弱，风邪乘虚侵入颔颊夹口之筋所致。在妇科方面，要注意是否与经期和产后有关。本书卷一有"风口噤候"，内容相同，可以参阅。

六、角弓反张候

【原文】角弓反张⑲，是体虚受风，风入诸阳之经也。人⑳阴阳经络，周环㉑于身。风邪乘虚入诸阳之经，则腰背反折，挛急如角弓之状。

【按语】角弓反张，是因为身体亏虚，风邪侵入诸阳经络所致。在妇科方面，要注意是否与经期和产后有关。本书卷一有"角弓反张候"，内容相同，可以参阅。

---

① 而：宋本作"坐"。
② 吐咸水，汗出：本书卷一、卷四十二、卷四十八作"吐咸汁出"，卷四十三作"吐咸水出"。
③ 脾俞：经穴名。位于背部第11胸椎棘突下，旁开1.5寸处。
④ 若：此下《备急千金要方》有"目下青"三字。
⑤ 饼餈（cí词）：稻饼。同"饼糍"。
⑥ 肾俞：经穴名。位于背部第2腰椎棘突下，旁开1.5寸处。
⑦ 偃卧：原作"侧卧"，误。据本书卷一、卷四十二、卷四十三、卷四十八改。
⑧ 下：宋本、汪本、周本同。《备急千金要方》无。
⑨ 者：原无。据以上诸条文例，《备急千金要方》《外台秘要》补。足句。
⑩ 肺俞：经穴名。位于背部第3胸椎棘突下，旁开1.5寸处。
⑪ 者：原无。据《备急千金要方》补。足句。
⑫ 化为血：即变为血证。《中藏经》第二十八："风中于肺，则咳嗽喘闷，失血者不可治。"又，"热伤于肺，肺化为血，不可治"。可证。
⑬ 妄：此下《备急千金要方》有"言"字。
⑭ 掇空自拈衣：宋本、汪本、周本同。本书卷一、《备急千金要方》作"掇空指地，或自拈衣寻缝"，义胜。此皆是危重病人在神志模糊时之虚妄动作。
⑮ 口噤（jìn尽）：指牙关紧急，口不能张开的症状。
⑯ 颔（hàn汉）：下巴颏。
⑰ 颊（jiá荚）：脸的两侧。
⑱ 结：本书卷一中风口噤候作"络"，可从。
⑲ 角弓反张：项背强直，身体向后反折如角弓状，故名。
⑳ 人：原作"入"。据汪本改。
㉑ 环：原作"瓌"，形近之误。据汪本、周本改。

七、偏风口㖞候

【原文】偏风①口㖞②，是体虚受风，风入于夹口之筋也。足阳明之筋，上夹于口，其筋偏虚，而风因③乘之，使其经筋偏急不调，故令口㖞僻也。

【按语】本候所论口㖞，仅责之于足阳明之筋，盖因病情较轻，且足阳明经脉绕唇口，与口㖞关系最为密切。本书卷一风病诸候中有"风口㖞候"，除论述口㖞僻外，尚有"言语不正，而目不能平视"，以及脉诊等，病因亦责之"风入于足阳明、手太阳之经"，病情较此为复杂，可以参阅。

八、贼风偏枯候

【原文】贼风④偏枯⑤，是体偏受风，风客于半身也。人有劳伤血气，半身偏虚者，风乘虚入客，为偏风也。其风邪入深，真气⑥去，邪气独⑦留，则为偏枯。此由血气衰损，为风所客，令血气不相周⑧荣于肌肉，故令偏枯也。

【按语】本候论贼风偏枯，是由偏风进一步发展而成。本书卷一有"风偏枯候"，对偏枯的成因论述较详，并有脉诊，可以互参。

九、风眩候

【原文】风眩⑨是体虚受风，风入于脑也。诸腑脏之精，皆上注于目，其血气与脉，并上属于脑，循脉引于目系⑩，目系急，故令眩也。其眩不止，风邪甚者，变癫倒⑪为癫疾⑫。

【按语】本候内容，与本书卷二风头眩候相同，可以参看。

---

① 偏风：偏枯的别称，亦称半身不遂。多由营卫俱虚，真气不能充于全身，邪气侵袭于半身偏虚之处所致。症见一侧上下肢偏废不用，或兼疼痛，久则患肢肌肉枯瘦，神志无异常变化。

② 口㖞：亦称口僻，指因唇歪斜于一侧的症状。

③ 因：于是。

④ 贼风：宋本、汪本、周本同。《太平圣惠方》卷六十九治妇人中风偏枯诸方作"中风"。贼风，泛指四时不正之气。因其乘虚而入，具有贼害性质，使人致病，故名。

⑤ 偏枯：半身不遂。症见一侧上下肢偏废不用，或兼疼痛，久则患肢肌肉枯瘦，神志无异常变化。

⑥ 真气：汪本、周本同。《外台秘要》卷十九风偏枯方作"生气"。真气，即正气。

⑦ 独：原无。据本书卷一风偏枯候补。

⑧ 不相周：不能周流。

⑨ 风眩：病名，又称风头眩，指因风邪或风痰所致的眩晕。

⑩ 目系：又名眼系、目本。眼球内连于脑的脉络，相当于视神经等。

⑪ 癫倒：宋本、汪本同。《太平圣惠方》卷六十九治妇人风眩头疼诸方无。癫倒，即颠倒，"癫"亦作"颠"。《韵会》："癫，同颠。"周本即作"颠"。

⑫ 癫疾：癫，同"颠"，周本即作"颠"，此处指痫病，即发作性的神志异常疾病。

十、癫狂候

【原文】癫①者，卒发仆地②，吐涎沫，口喎，目急，手足缭戾③，无所觉知，良久乃苏。狂④者，或言语倒错⑤，或自高贤，或骂詈⑥，不避亲疏，亦有自定之时。皆由血气虚，受风邪所为。人禀阴阳之气而生，风邪入并于阴则为癫，入并于阳则为狂。阴之与阳，更有虚有实，随其虚时，为邪所并则发，故发癫又发狂。

又人⑦在胎之时，其母卒大惊动⑧，精气并居⑨，亦令子发癫，此则小儿而发癫者，是非关长因血气虚损，受风邪所为。

又有五癫：一曰阳癫，二曰阴癫，三曰风癫，四曰湿癫，五曰劳癫，此盖随其感处之由⑩立名。

又有牛、马、猪、鸡、狗之癫，皆以⑪其癫发之时，声形⑫状似于牛、马等，故以为名也。俗云：病癫人忌食六畜之肉，食者癫发之状，皆悉象之。

【按语】本候所论癫病，即今之癫痫病。其中五种癫病，可参阅本书卷二风癫候和五癫病候。狂症可参阅本书卷二风狂病候，论述较此为详。癫与狂，是两种不同的精神意识失常的疾病，在妇人都可出现，本候相提并论，又有相互鉴别之意。此外在妇科方面，或癫或狂，还须注意与产后眩晕、经行癫狂、热入血室，以及绝经期症状和妇女老年性精神病等相区别。

又，文中论述了胎儿时期，因其母突然受惊恐，出生后可患癫痫，与长大后因血气虚损，感受风邪所致之癫不同。指出了癫病与先天遗传因素有关，这是很可贵的。

此后五癫，及牛、马、猪、鸡、狗之癫，皆是风癫病之证候分类，以及成因之略有差异者，但与风狂病候无涉。

至于食六畜之肉，癫发之状悉象之之说，但存不译。

十一、风瘙痒候

【原文】风瘙痒者，是体虚受风，风入腠理，与血气相搏，而俱往来，在于皮肤之间。邪气微，不能冲击为痛，故但瘙痒也。

【按语】本候论述风瘙痒证病理变化较详，可以补充本书卷二风瘙痒候之未备，尤其瘙痒为邪微，是痛之轻证者，

① 癫：为精神意识失常的一种疾病。此处指癫痫病，症见卒然昏仆不知人事、两目上视、口吐涎沫、四肢抽动，或口中如作猪羊叫声，多由痰迷心窍、肝风内动所致。
② 卒发仆地：宋本、汪本、周本同。《太平圣惠方》卷六十九治妇人风邪癫狂诸方作"卒发意不乐，直视仆地"。
③ 缭戾（liáo lì 聊利）：曲折转戾，指手足拘急引缩。戾，扭转。
④ 狂：为精神意识失常的一种疾病。症见躁扰不宁、呼号怒骂、不避亲疏、行为狂乱，多由痰火扰心所致。
⑤ 或言语倒错：宋本、汪本、周本同。《太平圣惠方》作"少卧不饥"。言语倒错，即言语错乱。
⑥ 詈（lì 利）：怒骂。
⑦ 人：原无。据本书卷二风癫候补。
⑧ 卒大惊动：谓突然受到大的惊吓。
⑨ 精气并居：精气与逆乱之气相并，伤及于胎。
⑩ 感处之由：即发病原因和发病部位。
⑪ 以：原作"死"，误。据宋本、正保本改。
⑫ 声形：指癫病发作时发出的声音。

较前以寒热分证，更进一步。风瘙痒证可以发生于男女老少，但在妇科，则以更年期后妇女较为多见，而且多属阴血亏虚，血燥生风之变。

十二、风蛊①候

【原文】风蛊者，由体虚受风，风在皮肤之间，其状，淫淫跃跃②，若蛊物刺③，一身尽痛④，侵伤血气，动作⑤如蛊毒⑥之状，谓之风蛊。

【按语】本候内容，与本书卷二蛊风候相同，注释语译可参前条。

十三、癞候

【原文】癞病⑦，是贼风⑧入百脉⑨，伤五脏，连注⑩，骨髓俱伤，而发于外，使眉睫堕落⑪，皮肉生疮，筋烂节断⑫，语声嘶破⑬。而毒风之变，冷热不同，故腠理发癞，形状亦异。

【按语】本候似属麻风病。本书卷二有恶风须眉堕落候、恶风候、诸癞候等，论述癞病的病因、病机及其证候变化，均较详细，可以联系研究。

十四、气⑭候

【原文】气病，是肺虚所为。肺主气，五脏六腑皆禀气于肺。忧思恐怒，居处饮食不节，伤动肺气者，并成病。其气之病，有虚有实。其肺气实，谓之有余，则喘逆上气⑮；其肺气虚，谓之不足，则短乏少气⑯。而有冷有热，热则四肢烦热也，冷则手足逆冷。

【按语】本篇气病候，仅论肺气之虚实寒热，本书卷十三气病诸候，概括甚广，两者范围不同，有广狭之分，可以互参研究。

十五、心痛候

【原文】心痛，是脏虚受风⑰，风冷邪气乘于心也。其痛发，有死者，有不

---

① 风蛊：病名。本书卷二蛊风候作"蛊风"，下同。
② 淫淫跃跃：游走往来，喻皮肉内有异物行走之感。
③ 若蛊物刺：本书卷二作"若画若刺"。
④ 一身尽痛：谓全身疼痛。
⑤ 动作：指病发作。
⑥ 蛊毒：病名。指中蛊毒所致的多种病候，分为蛊毒候、蛊吐血候、蛊下血候等。症状复杂，变化不一，病情一般较重。详见本书卷二十五蛊毒候。
⑦ 癞病：病名，即疬风，类似于今之麻风病。
⑧ 贼风：本书卷二癞病诸候均作"恶风"，于义为长。
⑨ 百脉：泛指人体全身的经脉。
⑩ 连注：连及，侵及。
⑪ 眉睫堕落：眉毛睫毛脱落。
⑫ 节断：骨节断裂。
⑬ 语声嘶破：声音嘶哑。
⑭ 气：据本候文义，此下疑脱"病"字。
⑮ 喘逆上气：指肺气不得宣散，上逆于喉间，气道窒塞，呼吸困难、短促急迫的表现。
⑯ 短乏少气：指呼吸微弱，短而声低，不足以息。
⑰ 受风：宋本、汪本、周本同，《太平圣惠方》卷七十一治妇人血气心痛诸方作"气血不调"。

死成疹者①。心为诸脏主而藏神，其正经不可伤，伤之而痛者，名为真心痛②，朝发夕死，夕发朝死。心之支③别络，为风冷所乘而痛者④，故痛发作间乍甚，而成疹也⑤。

【按语】本候论述心痛有两种病候，一是真心痛，病情较重，危在旦夕；一是久心痛，成疹不死。本书卷十六有心痛候、久心痛候，卷四十一有妊娠心痛候，内容均较此为详，可以参阅。

十六、心腹痛候

【原文】心腹痛者，腑脏虚弱，风邪⑥客于其间，与真气相击⑦，故痛。其痛随气上下⑧，或上冲于心，或下攻于腹，故心腹痛。

【按语】本候所论心腹痛候，是因脏腑虚弱，风邪乘虚侵袭其间，与正气相搏击，邪正相争，或上冲于心，或下攻于腹，因而导致心腹疼痛。

十七、腹中痛候

【原文】腹痛者，由脏腑虚弱，风冷邪气乘之，邪气与正气相击，则腹痛也。

【按语】本候论述了腹痛产生的原因是由于脏腑虚弱，风冷邪气乘虚侵袭，邪气与正气相搏击，而发生腹痛。本书卷十六有腹痛候，论证详备，并有养生方导引法，可以参阅。

十八、小腹痛候

【原文】小腹⑨痛者，此由胞络⑩之间，宿⑪有风冷，搏于血气，停结小腹。因风虚⑫发动，与血相击，故痛。

【按语】小腹疼痛，是妇科常见病证，病情比较复杂。此候所论，是由于胞宫脉络之间，素有风冷之气，与血气相互搏击，停留结聚于小腹部位，以后又因风邪乘虚发动，与血相搏击，血涩气滞，所以发生疼痛。从文中"宿有风冷""停结小腹"来看，此证已为久病，"因风虚发动"，又说明此证有反复发作性，临证中应加注意。

十九、月水⑬不调候

【原文】妇人月水不调，由劳伤气

① 有不死成疹者：本书卷十六心痛候作"有不死者，有久成疹者"，义胜。疹，久病。
② 真心痛：此下《灵枢·厥病》有"手足青至节，心痛甚"八字。真心痛，病名，指心痛之极危重者。
③ 支：原作"肢"，误。据本书卷十六、《太平圣惠方》、宋本改。
④ 而痛者：本书卷十六作"不伤于正经者，亦令心痛"，义胜。
⑤ 而成疹也：本书卷十六作"故成疹不死"。
⑥ 风邪：本书卷十六心腹痛候作"风寒"。
⑦ 与真气相击：此上本书卷十六有"邪气发作"四字；真气，卷十六作"正气"，义同。真气，犹言正气、元气。此下腹中痛候即作"正气"。
⑧ 上下：原作"下上"，倒文。据《太平圣惠方》卷七十一治妇人血气心腹疼痛诸方乙正。
⑨ 小腹：指下腹的中部。
⑩ 胞络：在此指女子的胞宫和与之相联系的脉络，其中包括冲脉和任脉。《灵枢·五音五味》："冲脉任脉皆起于胞中。"此下月水不调候即有具体论述。
⑪ 宿：平素，素常。
⑫ 风虚：宋本、汪本、周本同。正保本无"虚"字。
⑬ 月水：月经。

血，致体虚受风冷，风冷之气客于胞①内，伤冲脉、任脉，损手太阳、少阴之经也。冲任之脉，皆起于胞内，为经络之海②。手太阳小肠之经，手少阴心之经，此二经为表里，主上为乳汁，下为月水③。然则月水是经络之余④，若冷热调和，则冲脉、任脉气盛，太阳、少阴所主之血宣流⑤，以时而下⑥。若寒温乖适⑦，经脉则虚，有风冷乘之，邪搏于血，或寒或温，寒则血结，温则血消⑧，故月水乍⑨多乍少，为不调也。

诊其脾脉，沉之而濡⑩，浮之而虚，苦腹⑪胀烦满⑫，胃中有热，不嗜食，食不化，大便难，四肢苦痹⑬，时不仁⑭，得之房内⑮。月事⑯不来，来而并⑰。

又，少阴脉涩则血不来，此为居经⑱，三月一来。又，脉微，血气俱虚，年少者，亡血之脉也，乳子⑲下利为可，不尔⑳者，此为居经，亦三月一来。又，经水一月再来者，经来时，其脉欲自如常，而反微者，不利、不汗出者，其经三月必来。

养生方云：病忧恚泣哭㉑，以令阴阳结气㉒不和，故令月水时少时多，内热苦渴，色恶㉓，体肌枯，身重。

【按语】本候论述月经不调，相当于月经病的总论。文中重视以下几点，如冲脉、任脉和手少阴心经、手太阳小肠经等，这是月经来潮的基础。故以下凡论及月经者，都很重视这些经脉的虚实冷热。冲为血海，任主胞胎，"任脉通，太冲脉盛，月事以时下"，冲任二脉与月经的关系密切。手少阴心经之所以重要，约有三点，一为心主血脉，主管一身血脉的运行；二为心藏神，五志七情与月

---

① 胞：即女子胞。
② 经络之海：冲脉为十二经脉之海，任脉为阴经之海，故名。
③ 主上为乳汁，下为月水：指手太阳小肠经与手少阴心经之气血，上可化生乳汁，下可变为月经。
④ 经络之余：指经络血气之余。
⑤ 宣流：畅通。
⑥ 以时而下：宋本、汪本、周本同。《太平圣惠方》卷七十二治妇人血水不调诸方作"依时而下"，字异义同，均为按时而下之意。
⑦ 寒温乖适：指寒温不调，背离四时常候。乖，背。适，时。《吕氏春秋·明理》："其风雨则不适。"注："适，时也。"
⑧ 消：流散，消散。《素问·脉要精微论》："当消环自已。"王冰注："消，谓消散。"
⑨ 乍：忽然。
⑩ 沉之而濡：原作"沉沉而喘"，义不可通。据《脉经》卷六第五改。
⑪ 苦腹：原作"若肠"，形近之误。据《脉经》改。
⑫ 烦满（mèn 闷）：烦闷。满，通"懑"。
⑬ 四肢苦痹：四肢肢节疼痛。
⑭ 不仁：即肌肤麻木不仁，指皮肤的感觉功能迟钝或丧失。
⑮ 房内：指房事。
⑯ 月事：汪本、周本同。宋本、《脉经》作"月使"，义同。《广韵》："事，使也。"
⑰ 并：此上《脉经》有"频"字。并，此指并月，即月经每两个月来潮一次。
⑱ 居经：指月经每三个月来潮一次。
⑲ 乳子：乳哺儿，在此指哺乳期。
⑳ 尔：原作"调"，误。据周本改。
㉑ 忧恚泣哭：泛指七情不和。
㉒ 结气：气机郁滞失调。
㉓ 色恶：色泽枯槁无光。

经亦有密切关系；三为心与胞脉有直接的联系，正如《素问·评热病论》所说："胞脉者，属心而络于胞中。"而心与小肠又互为表里，故月经来潮，亦关涉于手少阴、太阳经。当然，月经时下，还不仅此四经，其他诸脏腑气血经络，亦有重要作用，如肝、肾、脾、胃等，故临证应灵活看待，知其要点，不可拘泥于此。所以接下来关于脾脉一节，就是补充上述四经的论述，除脾经本身有统血作用外，脾胃又是气血生化之源，所以月经与脾胃亦是密切相关的。

关于居经与并月，这里重点论述血虚，多与汗多、下利等亡血亡津液有关，但也有属于特殊生理表现者，不能一概视为病态。

二十、月水不利候

【原文】妇人月水不利者，由劳伤血气，致令体虚而受风冷，风冷客于胞内，损伤冲、任之脉，手太阳、少阴之经故也。冲脉、任脉为经脉①之海，皆起于胞内。手太阳小肠之经也，手少阴心之经也，此二经为表里，主下为月水。风冷客于经络，搏于血气，血得冷则壅滞，故令月水来不宣利②也。

诊其脉，从寸口邪③入上者，名曰解脉④，来至状如琴弦，苦小腹痛，经月⑤不利，孔窍⑥生疮。又，左手关上脉，足厥阴经也，沉为阴，阴虚者，主月经不利，腰腹痛。尺脉滑，血气实，经绝⑦不利。又，脉左手尺来而断绝者，月水不利也。又，脉寸关调如故，而尺脉绝不至者，月经不利，当患小腹引腰绞痛，气积聚上叉胸胁⑧。

【按语】本候重点论述月水不利是由于劳伤血气，风冷客于胞内所致，这在临床上是常见的。但引起月经不利的原因很多，诸如肝郁、痰湿、肾虚、血少等，均能引起行经不利，临证时必须脉证合参，多方考虑，才能诊断正确，从而获得较好的治疗效果。

二十一、月水来腹痛候

【原文】妇人月水来腹痛者，由劳伤血气，以致体虚，受风冷之气，客于胞络，损冲、任之脉，手太阳、少阴之经。冲脉、任脉皆起于胞内，为经脉之海也。手太阳小肠之经，手少阴心之经也，此二经共为表里，主下为月水。其经血虚，受风冷，故月水将下之际，血气动于风冷，风冷与血气相击，故令痛也。

【按语】本候论述痛经，主要责之血虚感受风冷之邪，风冷与血气相击，这是临床较多见者。但形成痛经的原因很多，有气滞、血瘀、寒湿凝滞、湿热下

---

① 为经脉：原无。宋本、汪本、周本亦无。据此下月水腹痛候文例、《太平圣惠方》卷七十二治妇女月水不利诸方补。
② 宣利：宣畅通利。
③ 邪：通"斜"。
④ 解脉：散行之脉。《素问·刺腰痛论》："解脉令人腰痛"，王冰注："解脉，散行脉也。"
⑤ 经月：宋本、汪本、周本同。《太平圣惠方》作"月水"，词异义同。
⑥ 孔窍：指阴道及外阴部分。
⑦ 经绝：宋本、汪本、周本同。《太平圣惠方》作"经络"，误。经绝，在此指经闭。
⑧ 气积聚上叉胸胁：宋本、汪本、周本同。《太平圣惠方》作"气滞上攻胸膈也"。

注、气血虚弱、肝肾不足等。原发性痛经，还应考虑到先天发育上的问题。如痛经十分剧烈，还应考虑是否为子宫内膜异位症、膜性痛经等，而这些痛经，又非同一般性的瘀血、寒凝。因此，对待痛经，须详为诊察，区别对待。

二十二、月水不断候

【原文】妇人月水不断者，由损伤经血，冲脉、任脉虚损故也。冲任之脉，为经脉之海，手太阳小肠之经也，手少阴心之经也，此二经为表里，主下为月水。劳伤经脉，冲、任之气虚损，故不能制其经血，故令月水不断也。凡月水不止而合阴阳①，冷气上入脏②，令人身体面目痿黄③，亦令绝子不产④也。

【按语】本候指出，"月水不止而合阴阳"，寒冷之气侵入胞宫，可致妇女身体面目萎黄，并能影响生育，这是现存医书中较早记载此理论的。经期禁止交合，保护妇女身体健康，现已成为人们

常识，但寻流溯源，此候之见，实属难能可贵。

二十三、月水不通候

【原文】妇人月水不通者，由劳损血气，致令体虚受风冷，风冷邪气客于胞内，伤损冲、任之脉，并手太阳、少阴之经，致胞络内绝⑤，血气不通故也。冲任之脉，起于胞内，为经脉之海，手太阳小肠之经也，手少阴心之经也，此二经为表里，主下为月水。风冷伤其经血，血性得温则宣流，得寒则涩闭，既为冷⑥所结搏，血结在内，故令月水不通。

又云：肠中鸣，则月事不来，病本于胃。所以然者，风冷干⑦于胃气，胃气虚，不能分别⑧水谷，使津液不生，血气不成故也。

又云：醉以入房⑨，则内气竭绝⑩，伤肝，使月事衰少不来也。所以尔者，肝藏于血，劳伤过度，血气枯竭于内也。又，先经唾血⑪，及吐血⑫、下血⑬，谓

---

① 合阴阳：指房事。
② 脏：子脏，子宫。
③ 痿黄：即萎黄，面色淡黄无泽，枯槁无华。
④ 绝子不产：丧失生育能力。
⑤ 绝：衰败。
⑥ 冷：《太平圣惠方》卷七十二治妇人月水不通诸方作"风冷"，义长。
⑦ 干：侵袭。
⑧ 分别：宋本、汪本、周本同。《太平圣惠方》卷七十二治妇人月水不通诸方作"消化"。
⑨ 醉以入房：指酒醉之后纵欲，伤于酒又劳于色。
⑩ 内气竭绝：指体内精气耗竭。
⑪ 唾血：证名。一指痰中带血，二指血随唾液而出。
⑫ 吐血：病证名。泛指血从口吐出。
⑬ 下血：证名。即便血。

之脱血①，使血枯②，亦月事不来也。

又，利血③，经水亦断，所以尔者，津液减耗④故也。利止，津液生⑤，其经自下。

诊其肾脉⑥微涩，为不利者⑦，是月水不来也。又，左手关后尺内浮，为阳⑧，阳⑨绝者，无膀胱脉⑩也，月事则闭。又，肝脉沉之而急，浮之亦然⑪，时小便难，苦头眩痛⑫，腰背痛，足为寒，时疼⑬，月事不来，时恐⑭得之少之⑮时有所堕坠也。

月水不通，久则血结于内生块，变为血瘕⑯，亦作血癥⑰。血水相并，壅涩不宣通，脾胃虚弱，变为水肿也。所以然者，脾候身之肌肉，象于土，土主能⑱克消于水，水血既并，脾气衰弱，不能克消，故水气流溢，浸渍肌肉，故肿满也。

【按语】前面诸候论月经病变，均责之于风冷之邪伤损冲脉、任脉及手太阳小肠经、手少阴心经，其论一致；而本候所论，则另有体例，广泛叙述月经不通的种种原因及其变证，既较为全面，又切合临床，颇具实用价值。月经不通的发生，有由于血枯肝郁者，有由于脾胃有病者，有由于患有血证者，有由于下利津伤者，有由于下焦阴阳虚损者，以及堕坠损伤等，均为临床所常见。辨证治疗应重视肾虚、血少、气郁、瘀血、痰湿等病因，尤其以心、脾、肝、肾四脏，在病变的发生和发展过程中，起着重要的作用。月经不通进一步发展，又可变为血瘕、血癥，甚至并发水肿，因为闭经多由血虚发展至血枯，血枯导致脾肾阳气大虚，即能出现浮肿，如不及时治疗，预后很差，正如《金匮要略》第十四云："经水前断，后病水，名曰血分，此病难治。"

此外，本候论述较详，且置于月经病诸候之末，似有总结之意，其中病因、病机，可与前面诸候相互联系。

① 脱血：病证名。又名血脱。多因先天禀赋不足，或思虑、劳倦、房事、酒食所伤，或慢性出血后，以至真阴亏损，血海空虚而成，临床表现为面白，夭然不泽，头晕目花，四肢清冷，脉空虚等，或兼见失血。
② 血枯：病名。指妇女血海枯竭所致经闭者。
③ 利血：下痢脓血。
④ 减耗：亏虚。
⑤ 利止，津液生：宋本、汪本同。《太平圣惠方》作"但益津液"。又，此上周本有"须"字。
⑥ 肾脉：指尺部脉。
⑦ 为不利者：宋本、汪本同。《太平圣惠方》无此句，周本作"不下利者"。不利，在此指月水不利。
⑧ 尺内浮，为阳：宋本、汪本、周本同。《脉经》卷二第一、《备急千金要方》卷二十第一作"尺中"，无"浮为阳"三字。
⑨ 阳：原无，宋本、汪本同。据周本、《太平圣惠方》补。
⑩ 无膀胱脉：膀胱属下焦，主藏津液，"无膀胱脉"可作下焦血脉津液虚衰理解。
⑪ 然：此后《脉经》卷六第一有"苦胁下痛、有气支满、引少腹而痛"三句。
⑫ 苦头眩痛：宋本、汪本、周本同。《脉经》作"苦目眩头痛"。
⑬ 足为寒，时疼：汪本、周本同。《脉经》作"足为逆寒，时瘈"。《太平圣惠方》作"足寒时疼"。
⑭ 时恐：宋本、汪本、周本同。《脉经》作"时无时有"。
⑮ 之：《脉经》无。
⑯ 血瘕：为妇科"八瘕"之一，详见此后卷三十八八瘕候。
⑰ 血癥：指血瘀形成的癥积块。
⑱ 能：宋本、汪本、周本同。《太平圣惠方》无，义长。

二十四、带下①候

【原文】带下者，由劳伤过度，损动经血，致令体虚受风冷，风冷入于胞络，搏其血之②所成也。冲脉、任脉为经络之海。任之为病，女子则带下。而手太阳为小肠之经也，手少阴心之经也；心为脏，主于里，小肠为腑，主于表，此二经之血③，在于妇人，上为乳汁，下为月水，冲任之所统也。冲任之脉，既起于胞内，阴阳④过度，则伤胞络，故⑤风邪乘虚而入于胞，损冲、任之经，伤太阳、少阴之血，致令胞络之间，秽液⑥与血相兼，连⑦带而下⑧。冷则多白，热则多赤，故名带下⑨。

又，带下⑩有三门：一曰胞门⑪，二曰龙门⑫，三曰玉门⑬。已产属胞门，未产属龙门，未嫁属玉门。

又，未嫁女亦有三病：一者，经水初下⑭，阴内热⑮，或当风，或因扇得冷；二者，或因以寒水洗之得病⑯；又三者，或见月水初下，惊恐得病，皆属带下也。

又，妇人年五十所⑰，病下利⑱，数十日不止，暮发热，小腹里急痛⑲，腹满，手掌烦热⑳，唇口干燥，此因曾经半产㉑，瘀血在小腹不去，此疾必带下。所以知瘀血者，唇口燥，即是其证。又，妇人年五十所，病但㉒苦㉓背痛，时时腹中痛，少食多厌㉔，诊其脉，阳微，关尺小紧，形脉不相应，病如此，在下焦，

---

① 带下：有广义和狭义两种含义。广义的带下，泛指妇科的经、带、胎、产诸病证。狭义的带下，是指妇女阴道内流出一种黏性的液体，绵绵不断，其状如带。在此兼而有之，重点是后者。
② 血之：宋本、汪本、周本同。《太平圣惠方》卷七十三治妇人赤白带下诸方作"血气"，义长。
③ 血：宋本、汪本、周本同。湖本作"脉"。
④ 阴阳：此指男女房事。
⑤ 故：宋本、汪本、周本同。《太平圣惠方》作"致"。
⑥ 秽液：秽浊黏液。
⑦ 连：原作"带"，误。据周本改。
⑧ 连带而下：连绵如带而下。
⑨ 带下：此上《太平圣惠方》有"赤白"二字。
⑩ 下：原无，宋本、汪本、周本同。据本书卷四十四产后带下候、《脉经》卷九第四补。
⑪ 胞门：亦作子门，即子宫口。此处特指经产妇的阴道外口。
⑫ 龙门：指已婚妇女而未经产的阴道外口。
⑬ 玉门：指未婚女子的阴道外口，也泛指阴道外口。在此指前者。
⑭ 初下：指初次行经，现在通称初潮。
⑮ 阴内热：指阴道有热感。
⑯ 病：原无，宋本、汪本同。据周本补。又正保本作"冷"，亦通。
⑰ 所：通"许"字。
⑱ 下利：《医宗金鉴·订正金匮要略注》第二十二认为"所病下利之利字，当是血字，文义相属，必是传写之误"，此说甚确。下利，在此指下血，即漏下之意。
⑲ 痛：宋本、汪本、周本同。《金匮要略》第二十二无。
⑳ 烦热：原作"热烦"。宋本、汪本、周本同。倒文，据《金匮要略》第二十二改。又《脉经》无"烦"字。
㉑ 半产：小产。
㉒ 但：仅仅，只是。
㉓ 苦：原作"若"，形近之误。据《脉经》卷九第四、宋本、周本改。
㉔ 厌：此下《脉经》有"喜膜胀"三字，义长可从。

此必带下①。

又，妇人带下，六极②之病，脉浮即肠鸣腹满；脉紧即腹③中痛；脉数则阴中痒痛生疮④；脉弦发即阴疼掣痛。

【按语】本候所论，相当于带下病的总论。文中首先指出带下病总的病机，是风邪乘虚入于胞络，损伤冲脉、任脉、手太阳小肠经、手少阴心经之经血，致令胞络之间，秽液与血相兼，连带而下。其次，举例说明，未婚少女与更年期妇女带下，有不同的病情。第三，从脉诊上申述，带下六极之病，有阴阳寒热虚实的各种变化，应分析而论。

本候所论带下，内容有广、狭二义。狭义带下，指阴道中秽液杂下，或腥或臭，似脓似血。但文中所说"秽液与血相兼，连带而下"，这种夹杂有血液的带下，似非一般病情，必须提高警惕，定期检查，排除恶性病变。广义带下，则泛指妇人下焦杂病，如第三段之"病下利"，第四段之"苦背痛"，第五段之脉诊所主诸证，以及未嫁女之"惊恐得病"等，均是广义带下病。狭义带下与广义带下，在叙证时往往相兼错杂，有可分而不可分者，但总之是并发于带脉以下之下焦部位，此为其共同特征。

广义带下之症状较复杂，易与其他杂病相混淆，对此《脉经》早有所见，在卷九第四"妇人年五十所，病但苦背痛"一条中，详论鉴别方法，如云："当问病者饮食何如。假令病者言我不

欲饮食，闻谷气臭者，病为在上焦；假令病者言我少多为欲食，不食亦可，病为在中焦；假令病者言我自欲食如故，病为在下焦，为病属带下。"此说可参。

二十五、带五色俱下候

【原文】带下病者，由劳伤血气，损动冲脉、任脉，致令其血与秽液兼带而下也。冲、任之脉，为经脉之海。经血之行，内荣五脏，五脏之色⑤，随脏不同。伤损经血，或冷或热，而五脏俱虚损者，故其色随秽液而下，为带五色俱下。

【按语】带下病是个通称，病情与五脏有关，重点在于何脏，带下即见其脏之色。如带下青色为肝病，黄色为脾病，赤色为心病，白色为肺病，黑色为肾病。此下有带下青候、带下黄候、带下赤候、带下白候、带下黑候五候，为具体论述病情。本候似为带下病之概说，但从"带五色俱下"之文而论，则带兼五色，又非一般之带下，并云"五脏俱虚损"，可见其病情之严重，应加以重视。

二十六、带下青候

【原文】此由劳伤血气，损动冲脉、任脉。冲任之脉，皆起于胞内，为经脉之海。手太阳小肠之经也，手少阴心之

---

① 此必带下：宋本、汪本、周本同。《脉经》作"病属带下"。
② 六极：指六种虚损重证，即气极、血极、筋极、肌极、骨极、精极六种病证，见本书卷三虚劳诸候。
③ 腹：原作"肠"，形近之误。据《脉经》改。
④ 痛生疮：宋本、汪本、周本同。《脉经》作"洪则生疮"，义长。
⑤ 五脏之色：按照五行学说，青属木属肝，黄属土属脾，赤属火属心，白属金属肺，黑属水属肾。以此诊断疾病，则青色为肝病，黄色为脾病，赤色为心病，白色为肺病，黑色为肾病。详见卷十五五脏六腑诸病候。

经也，此二经主下为月水。若经脉伤损，冲、任气虚，不能约制经血，则与秽液相兼而成带下。然五脏皆禀血气，其色则随脏而不同，肝脏之色青，带下青者，是肝脏虚损，故带下而夹青色。

【按语】本候论述了带下色青的原因，主要是由于"肝脏虚损""肝脏之色青"，带下即见其脏之色，故带下夹青色。

二十七、带下黄候

【原文】劳伤血气，损动冲脉、任脉。冲任之脉，皆起于胞内，为经脉之海。手太阳小肠之经也，手少阴心之经也，此二经主下为月水。若经脉伤损，冲、任气虚，不能约制经血，则血与秽液相兼而成带下。然五脏皆禀血气，其色则随脏不同，脾脏之色黄，带下黄者，是脾脏虚损，故带下而夹黄色。

【按语】本候论述了带下色黄的原因，主要是由于"脾脏虚损""脾脏之色黄"，带下即见其脏之色，故带下夹黄色。

二十八、带下赤候

【原文】劳伤血气，损动冲脉、任脉。冲任之脉，皆起胞内，为经脉之海。手太阳小肠之经也，手少阴心之经也，此二经主下为月水，若经脉伤损，冲、任气虚，不能约制经血，则与秽液相兼而成带下。然五脏皆禀血气，其色则随脏不同，心脏之色赤，带下赤者，是心脏虚损，故带下而夹赤色。

【按语】本候论述了带下色赤的原因，主要是由于"心脏虚损""心脏之色赤"，带下即见其脏之色，故带下夹赤色。

赤色。

二十九、带下白候

【原文】劳伤血气，损动冲脉、任脉。冲任之脉，皆起于胞内，为经脉之海。手太阳小肠之经也，手少阴心之经也，此二经主下为月水。若经脉伤损，冲、任气虚，不能约制经血，则血与秽液相兼而成带下。然五脏皆禀血气，其色则随脏不同，肺脏之色白，带下白者，肺脏虚损，故带下而夹白色也。

【按语】本候论述了带下色白的原因，主要是由于"肺脏虚损""肺脏之色白"，带下即见其脏之色，故带下夹白色。

三十、带下黑候

【原文】劳伤血气，损动冲脉、任脉。冲任之脉，皆起于胞内，为经脉之海。手太阳小肠之经也，手少阴心之经也，此二经主下为月水。若经脉伤损，冲、任气虚，不能约制经血，则血与秽液相兼而成带下。然五脏皆禀血气，其色则随脏不同。肾脏之色黑，带下黑者，是肾脏虚损，故带下而夹黑色也。

【按语】本候论述了带下色黑的原因，主要是由于"肾脏虚损""肾脏之色黑"，带下即见其脏之色，故带下夹黑色。

以上五候，分别论述五色带下，其源归本于五脏虚损。在临床上，带下病以白、黄、赤三者较为多见，青带和黑带则极少见。黑带在《傅青主女科》中有记载，属火热之候。以上几候论带下，以五色分证，是现存妇科医籍中的早期资料，既在临床上有一定的指导意义，又具有很高的史料价值。但这种以色分证，仅是论带下病之一端，不能拘泥于五色配五脏，见某色即为某脏虚损之说，应综合观察分析，结合寒热虚实、六淫七情、痰饮瘀血等各方面辨证，才比较全面，不致误诊误治。

三十一、带下月水不利候

【原文】带下之病，由劳伤血气，损动冲脉、任脉。冲任之脉，起于胞内，为经脉之海。经血伤损，故血与秽液相兼而成带下。带下输泻①则脏虚，而重被风冷乘之，入伤手太阳、少阴之经，则使月水不利。所以尔者，手太阳小肠之经也，为腑主表，手少阴心之经也，为脏主里，此二经共合，其经②血上为乳汁，下为月水，血性得寒则涩，既为风冷所乘，故带下而血涩，所以月水不利也。

【按语】本候论带下月水不利，归结为两点，一是"带下输泻则脏虚"，一是"重被风冷乘之"，两者相加，致血行凝涩，故带下月水不利也。这仅是一般而论，临床上病情较此复杂，应加详察。

三十二、带下月水不通候

【原文】带下之病，由劳伤血气，损动冲脉、任脉。冲脉、任脉起于胞内，为经脉之海。经血伤损，故血与秽液相兼而成带下。带下输泻则脏虚，而重被风冷乘之，入伤手太阳、少阴之经，则使月水不通。所以尔者，手太阳小肠之经也，为腑主表，手少阴心之经也，为脏主里，此二经共合，其经血上为乳汁，下为月水，血性得寒则涩，既为风冷所乘，冷气沉积，故血结壅，所以带下月水不通。凡月水不通，血结积聚，变成血瘕，血瘕③亦变面目浮肿也。

【按语】本候所论带下月水不通，是带下月水不利病情进一步发展，所以文中提到变成血瘕，亦变面目浮肿。这些都是妇科疾病中的严重证候，带下往往仅是一个表面现象，不能一概而论，应作详细诊察，以便明确诊断，及时治疗。

---

① 输泻：排泻，注泻。
② 经：原作"在"。据汪本改。
③ 血瘕：宋本、汪本同。周本无。

卷三十八

妇人杂病诸候二　凡十九论

三十三、漏下①候

【原文】漏下者，由劳伤血气，冲任之脉虚损故也。冲脉、任脉为十二经脉之海，皆起于胞内。而手太阳小肠之经也，手少阴心之经也，此二经主上为乳汁，下为月水。妇人经脉调适②，则月水③以时，若劳伤④者，以冲任之气虚损，不能制其经脉⑤，故血非时⑥而下，淋沥不断，谓之漏下也。

诊其寸口脉弦而大，弦则为减⑦，大则为芤⑧，减即⑨为寒，芤即为虚，寒虚⑩相搏，其脉为革⑪。妇人即半产而下漏⑫。又，尺寸脉虚者，漏血。漏血脉

浮，不可治也。

养生方云：怀妊未满三月，服药自伤下血，下血未止而合阴阳，邪气结，因漏胎⑬不止，状如腐肉，在于子脏，令内虚。

【按语】本候所论，相当于漏下的总论。从月经的正常生理，论证到月经的错乱，以致淋沥不断，成为漏下。其中要点，是劳伤气血，冲任之脉虚损，不能制其经脉。但须注意，临床上妇女的漏下，其致病之因是多方面的，如阴虚阳搏、劳伤血气、脏腑损伤、中气不足、积热蕴里、瘀血阻滞、忧思郁怒等皆能成为致病之因，病情复杂，与年龄、经产史，以及有无其他疾病影响月经等，关系很大，不能就证论病，要做出具体分析。

---

① 漏下：病证名。又名"经漏"，指妇女月经淋漓不断。
② 调适：正常。
③ 月水以时：宋本、汪本同；水，周本作"下"。以，《太平圣惠方》卷七十三治妇人漏下诸方作"依"，字异义同。
④ 伤：原作"复"，形近之误。据宋本、周本、正保本、《太平圣惠方》改。
⑤ 经脉：原作"脉经"。据元本改。
⑥ 非时：不在行经期。
⑦ 减：原作"藏"，形近之误。据《金匮要略》第二十二、《脉经》卷九第五、周本改。下一个"减"字同。减，是阳气衰减。
⑧ 芤（kōu 口）：为脉浮大中空，如按葱管。主失血，伤阴。
⑨ 即：《金匮要略》第二十二作"则"。下一个"即"同。
⑩ 虚：原作"芤"，文义不洽。据《金匮要略》《脉经》《太平圣惠方》改。
⑪ 革：原作"牢"，文义不洽。据《金匮要略》《脉经》《太平圣惠方》改。革指脉象浮而搏指，中空外坚，如按鼓皮。主亡血，失精，半产，漏下。
⑫ 下漏：《金匮要略》作"漏下，义长"。
⑬ 漏胎：胎，原作"治"，形近之误，据湖本改。漏胎，即胎漏，妊娠下血。

三十四、漏下①五色俱下候

【原文】漏下之病，由劳伤血气，冲任之脉虚损故也。冲脉、任脉为经脉之海，起于胞内。手太阳小肠之经也，手少阴心之经也，此二经之血，主上为乳汁，下为月水。冲任之脉虚损，不能约制其经血，故血非时而下，淋沥成漏也。五脏皆禀血气，虚则淋沥漏下②，致五脏伤损。五脏之色，随脏不同，若五脏皆虚损者，则漏五色，随血而下。

诊其尺脉急而弦大者，风邪入少阴，女子漏下赤白③。又，漏下赤白不止，脉小虚滑者生，脉大紧实数者死也。又，漏血④下赤白，日⑤下血数斗⑥，脉急疾者死，迟者生。

养生方云：夫妇自共诤讼⑦，讼意未和平，强从⑧，子脏闭塞，留结为病，遂成漏下黄白如膏。

【按语】漏下五色，即经漏所下之血，杂见五色。临床此症不多见，属于五脏虚损所致。如漏下日久不止，且有臭气者，非善候，多为病已深重，必须提高警惕。前卷有带五色俱下候，病情与此有其共通之处，可以参合研究。

又，文中"日下血数升"，已非淋沥不断之漏下，而是已由漏下变为崩中。正如前人所言"漏为崩之渐，崩为漏之甚"，崩与漏之间是可以相互转化，密切联系的。

三十五、漏下青候

【原文】劳伤血气，冲脉、任脉虚损。冲任之脉，皆起于胞内，为经脉之海。手太阳小肠之经也，手少阴心之经也，此二经主下为月水。伤损经血，冲任之气虚，故血非时而下，淋沥不断，而成漏下。五脏皆禀血气，肝脏之色青，漏下青者，是肝脏之虚损，故漏下而夹青色也。

【按语】本候所云"漏下青者"，是指漏下经血中夹有青色污液，其发生原因，主要是由于"肝脏虚损""肝脏之色青"，漏下即见其脏之色，故漏下夹青色。

三十六、漏下黄候

【原文】劳伤血气，冲脉、任脉虚损⑨。冲任之脉，皆起于胞内，为经脉之海。手太阳小肠之经也，手少阴心之经

---

① 下：原脱，汪本、周本亦无。据宋本补。
② 漏下："下"字原无，宋本、汪本同。据《太平圣惠方》卷七十三治妇人漏下五色诸方补。又周本作"成漏"，亦通。
③ 漏下赤白：原作"漏白下赤"，宋本、汪本同。据下文、《太平圣惠方》、周本乙正。
④ 血：宋本、汪本、周本同。《太平圣惠方》无。
⑤ 日：宋本、汪本、周本同。《太平圣惠方》作"或"。
⑥ 数斗：《脉经》卷九第八、《太平圣惠方》卷七十三治妇人漏下五色诸方作"数升"。数斗，是量之约词，言其血量很多。
⑦ 诤讼：联绵字，在此指争吵。诤，通"争"。《说文解字》"诤"字段注："经传通作争。"诤，亦训"讼"，《一切经音义》："诤，讼也。"讼，亦训"争"，《说文解字》："讼，争也。"
⑧ 强从：隐指强行交合。
⑨ 冲脉、任脉虚损：原无，文义不能连属。据前漏下青候文例补。

也，此二经主下为月水。伤损经血，冲任之气虚，故血非时而下，淋沥不断，而成漏下。五脏皆禀血气，脾脏之色黄，漏下黄者，是脾脏之虚损，故漏下而夹黄色也。

【按语】本候所云"漏下黄者"，是指漏下经血中夹有黄色污液，其发生原因，主要是由于"脾脏虚损""脾脏之色黄"，漏下即见其脏之色，故漏下夹黄色。

三十七、漏下赤候

【原文】劳伤血气，冲脉、任脉虚损①。冲脉、任脉皆起于胞内，为经脉之海。手太阳小肠之经也，手少阴心之经也，此二经者，主下为月水，伤损经血，冲任之气虚，故血非时而下，淋沥不止，而成漏下。五脏皆禀血气，心脏之色赤，漏下赤者，是心脏之虚损，故漏下而夹赤色也。

【按语】本候所云"漏下赤者"，是指漏下经血中夹有赤色污液，其发生原因，主要是由于"心脏虚损""心脏之色赤"，漏下即见其脏之色，故漏下夹赤色。

三十八、漏下白候

【原文】劳伤血气，冲脉、任脉虚损②。冲脉之脉，皆起于胞内，为经脉之海。手太阳小肠之经也，手少阴心之经也，此二经③，主下为月水。伤损经血，

冲任之气虚，故血非时而下，淋沥不断，而成漏下。五脏皆禀血气，肺脏之色白，漏下白者，是肺脏之虚损，故漏下而夹白色也。

【按语】本候所云"漏下白者"，是指漏下经血中夹有白色污液，其发生原因，主要是由于"肺脏虚损""肺脏之色白"，漏下即见其脏之色，故漏下夹白色。

三十九、漏下黑候

【原文】劳伤血气，冲脉、任脉虚损④。冲任之脉，皆起于胞内，为经脉之海。手太阳小肠之经也，手少阴心之经也，此二经，主下为月水。伤损经血，冲任之气虚，故血非时而下，淋沥不断，而成漏下。五脏皆禀血气，肾脏之色黑，漏下黑者，是肾脏之虚损，故漏下而夹黑色也。

【按语】本候所云"漏下黑者"，是指漏下经血中夹有黑色污液，其发生原因，主要是由于"肾脏虚损""肾脏之色黑"，漏下即见其脏之色，故漏下夹黑色。

以上五候，是根据漏下的不同颜色，分析五脏病变。如青色属肝病，黄色属脾病，赤色属心病，白色属肺病，黑色属肾病等，这是五脏五色的一般辨证方法。临床应用，尚需结合患者病情的寒热虚实等病症，方能做出恰当的诊断与治疗。

---

① 冲脉、任脉虚损：原无，文义不贯。据前漏下青候文例补。
② 冲脉、任脉虚损：原无，文义不贯。据前漏下青候文例补。
③ 也，手少阴心之经也，此二经：此十一字原无，脱文。据上下病候文例补。
④ 冲脉、任脉虚损：原无，文义不能连属。据前漏下青候文例补。

四十、崩中候

【原文】崩中①者，腑脏伤损，冲脉、任脉血气俱虚故也。冲任之脉，为经脉之海。血气之行，外循经络，内荣腑脏。若无伤②，则腑脏③平和，而气血④调适，经下以时⑤；若劳动过度，致腑脏俱伤，而冲任之气虚，不能约制其经血，故忽然暴下，谓之崩中。

诊其寸口脉微迟，尺脉微于寸⑥，寸迟为寒在上焦，但⑦吐耳，今尺脉迟而弦⑧，如此小腹⑨痛，腰脊⑩痛者，必下血也。

【按语】崩中，又名血崩，是指不在经期而突然大量下血者。本候从腑脏伤损，冲任失调，论证血崩的病源，其中又特别重视肾虚与崩中的关系，证之目前临床，仍有它的现实意义。此外，脾不统血、肝不藏血、血瘀、血热、跌仆损伤等，亦是导致崩中漏下的主要原因，总之，脾、肝、肾三脏与崩中病联系最为密切。

四十一、白崩候

【原文】白崩⑪者，是劳伤胞络⑫，而气极⑬所为。肺主气，气极则肺虚冷也。肺脏之色白，虚冷劳极，其色与胞络之间秽液相夹，崩伤而下，为白崩也。

【按语】白崩，谓白滑之物与胞络之间秽液相夹而下，其形如涕，因其暴下量多，状如崩中，故名；但与崩中下血不同，是两种疾病。

本候病机，主要责之于"气极""虚冷劳极"，肺肾俱虚。但肾虚寒冷、劳伤心脾、下焦寒湿，或湿痰下注等，亦可导致此病，其间并有标本虚实之异，临证当具体分析。

四十二、崩中五色俱下候

【原文】崩中之病，是伤损冲任之脉，冲任之脉皆起于胞内，为经脉之海。劳伤过度，冲任气虚，不能统制经血，故忽然崩下，谓之崩中。五脏皆禀血气，

---

① 崩中：病候名。指妇人忽然阴道出血，来势急，血量多，犹如堤防崩溃溢出于外。
② 伤：此下《太平圣惠方》卷七十三治妇人崩中下血不止诸方有"损"字。
③ 腑脏：宋本、周本、汪本同。《太平圣惠方》作"阴阳"。
④ 血：原脱，宋本、周本、汪本亦无。据《太平圣惠方》补。
⑤ 以时：宋本、周本、汪本同。《太平圣惠方》作"依时"。
⑥ 微于寸：宋本、周本、汪本同。《太平圣惠方》卷七十三治妇人崩中下血不止诸方作"微弦"。
⑦ 但：此下《脉经》卷九第二有"当"字。
⑧ 迟而弦：周本、汪本同。宋本作"迟为弦"，《太平圣惠方》作"微弦"二字。
⑨ 腹：原作"肠"，形近之误。据汪本、《脉经》《太平圣惠方》改。
⑩ 腰脊：此上《太平圣惠方》有"引"字。
⑪ 白崩：指妇女阴道流出白色的像米泔水或黏胶状的液体，其量很多，故名。
⑫ 胞络：胞宫之脉络。
⑬ 气极：病证名。六极之一，为肺气极度劳损之候。详见本书卷三虚劳候。

五脏之色，随脏不同，伤损之人，五脏皆虚者，故五色随崩俱下。其状：白崩形如涕①，赤崩形如红汁②，黄崩形如烂瓜汁，青崩形如蓝色，黑崩形如干血色③。

【按语】崩中五色，即不在经期而突然大量而下之血，杂见五色。临床此症不多见，属于五脏虚损所致。前卷有带五色俱下候、漏下五色俱下候，病情与此有其共通之处，可以参合研究。但据以上两候内容，及带五色俱下候、漏下五色俱下候叙述体例，白崩候与崩中五色俱下候之间尚脱赤崩、黄崩、青崩、黑崩诸候之条文。

四十三、崩中漏下候

【原文】崩中之病④，是伤损冲任之脉。冲任之脉，皆起于胞内，为经脉之海。劳伤过度，冲任气虚，不能约制经血，故忽然崩下，谓之崩中。崩而内有瘀血，故时崩时止，淋沥不断，名曰崩中漏下。

【按语】崩中、漏下，均为妇科之常见病，忽然崩下，出血量多，是为"崩中"；出血量少，淋沥不断，是为"漏下"。二者既有区别，又相互联系，常常

互为转变。本候所论，即由崩中转变为漏下，责之内有瘀血。反之，漏下之病进一步发展，亦可转变为崩中。因此，临床常以崩漏并称。

四十四、崩中漏下五色候

【原文】崩中之病，是劳伤冲任之脉。冲任之脉，起于胞内，为经脉之海。劳伤过度，冲任气虚，不能统制经血，故忽然崩下，谓之崩中。而有瘀血在内，遂淋沥不断，谓之漏下。漏下不止，致损于五脏，五脏之色，随脏不同，因虚而五色与血俱下。其状：白者如涕，赤者如红汁，黄者如烂瓜汁，青者如蓝色，黑者如干血色⑤，相杂⑥而下也。

【按语】本候内容，是论崩中候，由于内有瘀血，遂致淋沥不断，而成漏下之症。漏下致五色俱下，病情更为复杂。因此，此候是崩中五色俱下和崩中漏下二候的综合，亦是两种证候的合病，当是崩中病的继续发展和恶化。但文中没有进一步深论其预后，则又似崩中漏下诸候之总结性条文。而且文中把崩漏与五脏相联，认为五脏皆禀血气，五脏之色，随脏不同，若五脏皆虚损者，则五色与血俱下，体现了中医的整体观念。

---

① 涕：鼻涕。
② 红汁：宋本、周本、汪本同。《脉经》卷九第五作"绛津"，《太平圣惠方》卷七十三治妇人崩中下五色诸方作"红蓝汁"。
③ 干血色：宋本、汪本同，《太平圣惠方》作"豆汁"，《脉经》作"虾血"，周本在"干血色"之下有"相杂而下也"五字。干血，瘀结凝固之血，即瘀血。
④ 病：原作"状"，文例不合。据《医心方》卷二十一第二十三、宋本、《太平圣惠方》卷七十三治妇人崩中漏下不止诸方改。
⑤ 干血色：宋本、汪本、周本同。《医心方》卷二十一第二十三作"虾血"。
⑥ 相杂：此下原重"杂"字，衍文。据正保本、周本删。

四十五、积聚候

【原文】积①者，五脏所生②。聚③者，六腑所成。五脏之气积，名曰积；六腑之气聚，名曰聚也。积者，其④痛不离其部⑤；聚者，其痛无有常处⑥。皆由阴阳不和，风冷搏于脏腑，而生积聚也。妇人病积经久，则令无子⑦，亦令月水不通。所以然者，积聚起于冷气⑧，结入子脏，故令无子；若冷气入于胞络，冷搏于血，血冷则涩结，故令月水不通。

【按语】关于积聚的病源，本书卷十九积聚候对其形证有详细论述，此处主要是说明妇人积聚，可以引起月经不调或闭经，影响生育等，各有重点。

四十六、癖病候

【原文】癖⑨病者，由冷气结聚，饮食不消，停积于胁下，则成癖病。其状，弦急刺痛，得冷则发作也。

【按语】关于癖病，本书卷二十癖病诸候有 11 论，叙证甚详，可参阅。本候主要论述了妇人患癖病，是由于冷气结聚于里，饮食停滞不能消化，停积于胁下所致。临床表现为胁下局部有癖块，拘急疼痛如刺，受冷就会发作。此外本病亦可影响妇女月经、生育等生理功能，其机理同前积聚候所论，宜互参。

四十七、疝瘕候

【原文】疝瘕⑩之病，由饮食不节，寒温不调，气血劳伤，脏腑虚弱，受于风冷，冷入⑪腹内，与血气相结所生。疝者，痛也；瘕者，假也。其结聚浮假⑫而痛，推移而动。妇人病之，有异于丈夫⑬者，或因产后脏虚受寒，或因经水往来⑭，取冷过度，非独关饮食失节，多夹

---

① 积：病证名。指胸腹内积块坚硬不移，痛有定处的一类疾患。宋以后将饮食所伤而致的食滞气结之症，亦称为积。

② 生：原作"积"，文例不洽。据本书卷十九积聚候、周本、《太平圣惠方》卷七十一治妇人积聚诸方改。

③ 聚：病证名。指腹中有块而聚散无常的病证。

④ 者，其：原无，宋本、汪本、周本同。据本书卷十九积聚心腹痛候、《太平圣惠方》卷七十一治妇人积聚诸方补。

⑤ 不离其部：指疼痛部位固定不移。

⑥ 无有常处：指疼痛部位游移不定。

⑦ 无子：丧失生育能力。

⑧ 气：原无，宋本、汪本、周本同。据本候下文句例、《太平圣惠方》补。

⑨ 癖：病名。又称癖气。指痞块生于两胁，平时寻摸不见，痛时则可触及者。

⑩ 疝瘕：病名。《素问·玉机真脏论》："脾传之肾，病名曰疝瘕。"又名瘕疝、蛊。因风邪化热传于下焦，与湿相合而致者，其症见小腹部热痛，溺窍流出白色黏液。因风寒与腹内气血相结而致者，症见腹皮隆起，推之可移，腹痛牵引腰背。此处似指后者。

⑪ 冷入：原作"令人"，形近之误。据上下文义改。《太平圣惠方》卷七十一治妇人疝瘕诸方"人"即作"入"，此下癥痞候有"冷气入于子脏"、"冷气入于胞络"等文可证。

⑫ 浮假：犹"虚假"。本书卷二十疝瘕候云："其病虽有结瘕，而虚假可推移。"浮，亦"虚"也。"浮虚"是联绵字。

⑬ 丈夫：在此泛指男子。

⑭ 经水往来：指经期前后。往来，作结束与开始解。

有血气①所成也。

诊妇人疝瘕，其脉弦急者生，虚弱小者死。又，尺脉涩而牢②，为血实气虚也，其发腹痛逆满，气上行。此为妇人胞中绝伤，有恶血③，久成结瘕，得病以冬时，黍穄赤而死④。

【按语】本候论述了妇人疝瘕的特点。妇人有经带胎产的生理特点，血气多虚，故外邪较易入腹，与血气相结，使气滞血瘀，导致"胞中绝伤，有恶血久成结瘕"。所以文中云妇人疝瘕"多夹有血气所成"。这种疝瘕，大都与盆腔感染性疾患，尤其是慢性盆腔炎症有关，故较男子为多见，亦是有别于男子之处。

四十八、癥痞候

【原文】癥痞者，由冷热不调，饮食不节，积在腹内，或肠胃之间，与脏相结搏。其牢强，推之不移，名曰癥⑤，言其病形征⑥可验也；气壅塞为痞⑦，言其气痞涩不宣畅也。皆得冷则发动刺痛。

癥痞之病，其形冷结，若冷气入于子脏，则使无子；若冷气入于胞络，搏于血气，血得冷则涩，令月水不通也。

【按语】妇人癥痞，多因产后劳动太早，喜怒不调，脏虚受寒；或行经前后，取凉过度，恶血不散，遇寒搏之，则血气凝滞，便形成为癥痞之疾，并能继发月经闭止，以至不育。此所以异于男子者，亦即妇人病之特点。

四十九、八瘕候

【原文】八瘕⑧者，皆胞胎生产，月水往来，血脉精气不调之所生也。肾为阴，主开闭⑨，左为胞门，右为子户⑩，主定月水，生子之道。胞门、子户，主子精，神⑪气所出入，合于中黄门、玉门四边，主持关元⑫，禁闭子精。脐下三寸，名曰关元，主藏魂魄，妇人之胞，三焦之腑，常所从止⑬。然妇人经脉俞络合调，则月水以时来至，故能生子而无病；妇人荣卫经络断绝不通，邪气便得

---

① 多夹有血气：《太平圣惠方》作"多是夹于血气"。
② 牢：此上原有"浮"字，于理不协，衍文。据《脉经》卷四第七、《备急千金要方》卷二十八第十五删。
③ 恶血：泛指溢于经脉之外，积存在组织间的坏死血液，故又称"败血"。
④ 黍穄（jì）赤而死：原作"来其鼻则赤"文字有误。据《脉经》《备急千金要方》改。"黍穄赤"，谓黍穄成熟之时，因黍穄成熟时呈赤色，故称。黍，谷物名，俗称黄米；穄，谷物名，与"黍"相类，但不黏，俗称糜子。《说文解字》："穄，穄也。"段注："此谓黍之不黏者也。"
⑤ 癥：病证名。指腹内结块，坚硬不能移动者。也有将痞块聚散无常称为癥者。《医林绳墨》卷七："气聚而成癥，发无定处也。又曰发于小腹，上下无时，发作见形，发已而不知所去者也。"
⑥ 形征：形体和征象。
⑦ 痞：病证名。一指胸腹部痞满、按之不痛的疾患。一指胸腹部有癖块，属积聚之类。
⑧ 八瘕：病名。多由于胞胎生产，经期前后，血脉精气失调所致。
⑨ 开闭：此指前后二阴的开合。
⑩ 胞门、子户：经穴名。气穴之别名，属足少阴肾经，左为胞门，右为子户。位于腹正中线脐下3寸，旁开0.5寸处（《铜人腧穴针灸图经》）。另说在脐下2.5寸，旁开0.5寸处（《针灸甲乙经》）；脐下3寸，旁开1寸处（《针灸大成》）；脐下3寸，旁开1.5寸处（《针灸资生经》）。
⑪ 神：《外台秘要》卷三十四八瘕方引《素女经》作"精神"二字。
⑫ 关元：经穴名。位于腹正中线，脐下3寸。
⑬ 从止：起始终止。

往入①，合于子②脏。若经血未尽③，而合阴阳④，即令妇人血⑤脉挛急，小腹重急⑥，支满⑦，胸胁腰背相引⑧，四肢酸痛⑨，饮食不调，结牢。恶血⑩不除，月水不时，或月前月后⑪，因生积聚⑫，如怀胎状⑬。邪气甚盛者，令人恍惚⑭多梦，寒热⑮，四肢不欲动⑯，阴中生气，肿内生风⑰，甚者害⑱小便涩，涩而痛，淋沥⑲，面⑳黄黑，成病㉑，则不复

生子。

其八瘕者，黄瘕、青瘕、燥瘕、血瘕、脂瘕、狐瘕、蛇瘕、鳖瘕也。

黄瘕者，妇人月水始下，若新伤堕㉒，血气未止，卧寤㉓未定，五脏六腑虚羸，精神不治㉔。因以当㉕向大风便利㉖，阴阳开，关节四边㉗中于风湿㉘，气从下上入阴㉙里，稽留不去，名为阴

---

① 往入：侵袭，侵入。
② 子：原无，汪本、周本亦无。据《外台秘要》卷三十四八瘕方引《素女经》补。宋本、《太平圣惠方》卷七十一治妇人八瘕诸方作"其"，亦通。
③ 经血未尽：经，原作"生"，据周本、《普济方》卷三百二十四八瘕改。又，"经血未尽"，《外台秘要》作"生后恶露未已"，亦通。
④ 合阴阳：指行房事。
⑤ 血：宋本、汪本、周本同。《外台秘要》引《素女经》作"经"。
⑥ 重急：宋本、汪本、周本同。《外台秘要》引《素女经》作"里急"，《太平圣惠方》卷七十一治妇人八瘕诸方作"重疼"。
⑦ 支满：支撑胀满。
⑧ 相引：此后《外台秘要》引《素女经》有"痛苦"二字。相引，牵引疼痛。
⑨ 痛：宋本、汪本、周本同。《外台秘要》引《素女经》作"削"，义同。
⑩ 恶血：即瘀血。
⑪ 月前月后：此下《外台秘要》有"乍久不止"一句。
⑫ 积聚：病名。积病与聚病的合称。
⑬ 如怀胎状：类似怀孕之状。
⑭ 恍惚：指神思不定，慌乱无主。《医林绳墨》卷三："恍者，疑而未定之象；惚者，似物所有之谓。"多因七情内伤，外邪内干，心气不足，心血虚亏所致。
⑮ 寒热：指人感觉忽寒忽热。
⑯ 动：此上《外台秘要》有"时"字。
⑰ 阴中生气，肿内生风：《太平圣惠方》无"内生风"三字。此指阴道内有气滞肿胀感。
⑱ 害：《外台秘要》引《素女经》无此字。害，患。
⑲ 害小便涩，涩而痛，淋沥：宋本、汪本、周本同。《外台秘要》作"小便不利，苦痛如淋状"。
⑳ 面：此下《外台秘要》有"目"字。
㉑ 成病：宋本、汪本、周本同。《外台秘要》作"岁月病"，《证治准绳·女科》卷三八瘕作"岁月久"。
㉒ 堕：跌伤。
㉓ 寤：宋本、汪本、周本同。《外台秘要》卷三十四八瘕方引《素女经》《太平圣惠方》卷七十一治妇人八瘕诸方作"寝"。
㉔ 不治：宋本、汪本、周本同。《外台秘要》作"不定"。不治，此指精神不专一，散乱。
㉕ 以当：宋本、汪本、周本同。《外台秘要》《太平圣惠方》无此二字。
㉖ 便利：此指大小便。
㉗ 关节四边：关，原作"阖"，形近之误，据《太平圣惠方》、宋本、正保本改。边，汪本、周本同，《外台秘要》作"远"，《太平圣惠方》、宋本作"达"。
㉘ 风湿：原作"湿风"。宋本、周本、汪本同。倒文，据《外台秘要》乙正。又，《太平圣惠方》无"湿"字。
㉙ 阴：前后二阴。

阳①虚，则生黄瘕之②聚，令人苦四肢寒热，身重淋露③，不④欲食，左胁下有血⑤气结牢，不可得而抑⑥，苦腰背相引痛，月水不利，令人不产⑦。小腹急⑧，下引⑨阴中如刀刺，不得小便⑩，时苦寒热，下赤黄汁⑪，病苦如此⑫，令人无子。

青瘕者，妇人新产，未满十日起行⑬，以汤浣洗⑭太早，阴阳虚，玉门四边皆解散⑮，子户⑯未安，骨肉皆痛，手臂不举，饮食未复，内脏吸吸⑰。又当风卧，不自隐蔽，若居湿席，令人苦寒洒洒⑱，入腹，烦闷沉淖⑲。恶血不除，结热不得前后⑳，便化生青瘕。瘕聚左右胁㉑，藏于背膂㉒，上与髆、髀㉓腰下挛㉔，两足肿㉕，面目黄，大小便难。其后㉖月水为之不通利，或不复禁㉗，状如

---

① 阳：《外台秘要》引《素女经》无此字。
② 之：此上原重一"瘕"字，衍文。据本候文例、《外台秘要》《太平圣惠方》删。
③ 淋露：作"疲劳困乏"解。淋，通"癃"，林亿《新校备急千金要方例》："古之经方，言多雅奥，以淋为癃。"《汉书·高帝纪》："年老癃病勿遣。"颜注："癃，疲病也。"露，瘦弱，羸瘦。《左传》昭公元年："勿使有所壅闭湫底，以露其体。"杜注："露，羸也。"
④ 不：此上《外台秘要》有"卧"字，可参。
⑤ 血：宋本、周本、汪本同。《外台秘要》无。
⑥ 而抑：《外台秘要》、宋本无"而"字。抑，此处指"按压"。
⑦ 产：生育。
⑧ 急：原无，宋本、汪本、周本同。文义不贯。据《外台秘要》引《素女经》补。
⑨ 引：原无，宋本、汪本、周本同。文义不通。据《外台秘要》引《素女经》补。
⑩ 不得小便：指小便困难。
⑪ 汁：原无，宋本、汪本、周本同。据《外台秘要》引《素女经》补。
⑫ 苦如此：原无，宋本、汪本、周本同。据《外台秘要》引《素女经》补。又，《太平圣惠方》无此句，亦通。
⑬ 起行：起床活动。
⑭ 以汤浣（huàn 涣）洗："汤"字原无，宋本、汪本、周本同。据《外台秘要》卷三十四八瘕引《素女经》补。以汤浣洗，此指以汤沐浴。此后鳖瘕条有"以入水浣洗沐浴"一句可证。
⑮ 解散：联绵字，松弛之意。解，亦"散"也。《广雅》："解，散也。"《素问·疏五过论》："身体解散，四肢转动，死日有期。"
⑯ 子户：指妇女前阴。
⑰ 吸吸：虚乏少气貌。义同"翕翕"。
⑱ 洒洒（xiǎn 显）：寒栗貌。
⑲ 烦闷沉淖（zhuó 浊）：此上《外台秘要》有"中，心腹"三字，义胜。烦闷沉淖，指心中烦闷之极。沉淖，没溺，沉溺。《楚辞·七谏》："世沉淖而难论兮"注："沉，没也。淖，溺也。"在此形容心腹烦闷之甚。
⑳ 结热不得前后：前后，宋本、汪本、周本同。《外台秘要》卷三十四八瘕方引《素女经》作"散"，义胜。结热不得前后，是指热邪未能从大小便宣泄。
㉑ 左右胁：左，宋本同，汪本、周本作"在"。"胁"下《外台秘要》有"下"字。
㉒ 背膂（lǚ 旅）：脊梁骨；或指"夹脊"两边的肌肉。
㉓ 髆、髀：宋本、汪本、周本同。《外台秘要》作"肩甲"，《太平圣惠方》作"肩髆"。
㉔ 挛：此下《外台秘要》《太平圣惠方》有"急"字。
㉕ 两足肿：宋本、周本、汪本同。《外台秘要》无"肿"字，此下有"腹下有气起，喜唾，不可多食，四肢不欲动摇，恍惚善梦，手足肿"数句，义胜。
㉖ 后：宋本、周本、汪本同。《外台秘要》《太平圣惠方》作"候"。
㉗ 禁：停止。

崩中。此自其①过所致，令人少子。

燥瘕者，妇人月水下，恶血未尽，其人虚惫②，而已③夏月热行疾走④，若举重移轻，汗出交流⑤，气力未平，而卒以恚怒⑥，致⑦猥咽不泄⑧，经脉挛急，内结不舒，烦满少⑨气，上达胸膈背臂，小腹为急⑩，月水与气俱不通，而反以饮清水快心⑪，月水横流，衍⑫入他脏不去，有热，生燥瘕之聚。大如半杯⑬，上下腹中苦痛，还⑭两胁下，上引心而烦，害⑮饮食，欲吐，胸及腹中不得大息⑯，腰背重，喜卧盗汗⑰，足酸疼痛⑱，久立而痛，小便失时⑲，居然⑳自出若失精㉑，月水闭塞，大便难㉒，病如此者，其人少子。

血瘕病，妇人月水新下，未满日数而中止，饮食过度，五谷气盛，溢入他脏；若㉓大饥寒，汲汲㉔不足，呼吸未调，而自劳动㉕，血下未定，左右㉖走肠胃之间，留络㉗不去，内有寒热，与月水合会，

---

① 其：《外台秘要》引《素女经》《太平圣惠方》卷七十一治妇人八瘕方无"其"字。

② 虚惫：虚弱。

③ 已：同"以"。《外台秘要》卷三十四之八瘕引《素女经》、周本即作"以"；《太平圣惠方》卷七十一治妇人八瘕诸方作"或"，亦通。

④ 走：跑，急趋，急行。

⑤ 汗出交流：形容汗出过多。

⑥ 卒以恚怒：原作"率以急悉以喜"，文字有误。据《外台秘要》《太平圣惠方》改。周本作"率以急怒甚喜"，亦通。急怒，暴怒。

⑦ 致：此后《外台秘要》引《素女经》有"腹中"两字，义长可从。

⑧ 猥（wěi 委）咽不泄：可作胸腹之气壅塞不能宣泄理解。猥，堆积。《汉书·董仲舒传》："勿猥勿并。"颜注："猥，积也。"咽，充塞。《新序·杂事》："云霞充咽，则夺日月之明。"

⑨ 少：此下《外台秘要》有"力"字。

⑩ 小腹为急：宋本、周本、汪本同。《外台秘要》引《素女经》"少腹壅急"。

⑪ 反以饮清水快心：指患者喜饮凉水。

⑫ 衍：《外台秘要》引《素女经》《太平圣惠方》作"溢"。衍，满溢。《尚书大传·虞夏传》："至今衍于四海。"注："衍，犹溢也。"

⑬ 半杯：宋本、汪本、周本同。《外台秘要》引《素女经》作"半桮"。半，疑是"桦"之形误。"桦"同"盘"；"杯""桮"同。

⑭ 还：宋本、汪本、周本同。《外台秘要》引《素女经》《太平圣惠方》作"在"。

⑮ 害：损，不欲，妨碍。《韩非子·六反》："害者，利之反也。"

⑯ 大息：太息，叹气。以呼气为主的深呼吸。

⑰ 盗汗：盗，原作"血"，缺笔漏刻，据《外台秘要》《太平圣惠方》、宋本改。盗汗，指入睡时出汗，醒后则汗止。

⑱ 疼痛：宋本、汪本、周本同。《外台秘要》引《素女经》作"削"字，义同。

⑲ 小便失时：此指小便频数。

⑳ 居然：宋本、汪本、周本同。《外台秘要》《太平圣惠方》作"忽然"，义同。

㉑ 若失精：失精，即遗精。此处是指女子小便不时自出，如同男子失精一样。

㉒ 难：此上《外台秘要》《太平圣惠方》有"涩"字。

㉓ 若：犹"或"也。

㉔ 汲汲：《外台秘要》卷三十四八瘕方引《素女经》作"吸吸"。吸吸，少气貌。本书卷三虚劳病诸候作"少气噏噏"，与"吸吸"同。

㉕ 动：原无。据《外台秘要》《太平圣惠方》补。

㉖ 未定，左右：宋本、汪本、周本同。《外台秘要》卷三十四八瘕方引《素女经》无此四字。

㉗ 络：义通"结"。宋本、汪本同。周本作"结"。

为血瘕之聚。令人腰痛，不可以俯仰，横骨①下有积气，牢如石，小腹里急苦痛，背膂疼，深达腰腹下挛②，阴里若生风冷，子门擗③，月水不时，乍来乍不来④，此病令人无子。

脂瘕者，妇人月水新来，若生⑤未满三十日，其人未复⑥，以合阴阳，络脉⑦分，胞门伤，子户失禁，关节散⑧，五脏六腑，津液流行，阴道瞤动⑨，百脉⑩关枢⑪四解⑫，外不见其形，子精⑬与血气相遇，犯禁，子精化⑭，不足成子，则为

脂瘕之聚。令人支满，里急痛痹⑮，引小腹重，腰背如刺状，四肢不举，饮食不甘⑯，卧不安席⑰，左右走，腹中切痛，时瘥时甚，或时⑱少气头眩，身体解堕⑲，苦寒恶风，膀胱胀，月水乍来乍去，不如常度⑳，大小便血不止。如此者，令人无子。

狐瘕者，妇人月水当月㉑数来，而反悲哀忧㉒恐，以㉓远行逢暴风疾雨，雷电惊恐，衣被沉湿㉔，疲倦少气，心中怳怳㉕未定，四肢懈惰，振寒㉖，脉㉗气绝，

---

① 横骨：骨，《外台秘要》引《素女经》作"胁"。横骨，经穴名。位于耻骨联合上缘中点旁开0.5寸处。在此作横骨穴部位解，指耻骨联合部位，即小腹下部。

② 深达腰腹下挛：宋本、汪本、周本同。《外台秘要》引《素女经》作"腰股下痛"，《太平圣惠方》卷七十一治妇人八瘕诸方作"腰胯下挛痛"。

③ 子门擗（pì霹）：子宫颈口开张不闭之意。子门，《类经》："子门，即子宫之门。"擗，通"擘"，即分开。《韵会》："擗，开也。"

④ 不来：《外台秘要》引《素女经》作"去"。

⑤ 生：《太平圣惠方》卷七十一治妇人八瘕诸方作"产"，义同，《玉篇》："生，产也。"指妇人分娩。

⑥ 其人未复：原无，宋本、周本、汪本同。据《外台秘要》卷三十四引《素女经》补。

⑦ 络脉：宋本、周本、汪本同。《太平圣惠方》作"经脉"，义同。在此主要指冲任之脉。

⑧ 关节散：关节，原作"开即"，形近之误，据《外台秘要》《太平圣惠方》、正保本改。此言关节松散。

⑨ 瞤（shùn顺）动：抽掣跳动。

⑩ 百脉：泛指全身经脉。

⑪ 关枢：太阳经阳络之称。《素问·皮部论》："太阳之阳，名曰关枢，上下同法，视其部中有浮络者，皆太阳之络也。"张景岳注："关，卫固也。少阳为三阳之枢，展布阳气于中，太阳则卫固其气而约束于外，故曰关枢。"

⑫ 四解：解散，解离。

⑬ 子精：精，原作"积"，形近之误。据周本、《外台秘要》《太平圣惠方》改。子精，指男子之精。

⑭ 化：损伤。

⑮ 痹：此上原有"疾"字，衍文。据《外台秘要》卷三十四八瘕方引《素女经》《太平圣惠方》删。

⑯ 饮食不甘：指饮食淡而无味。

⑰ 卧不安席：指睡眠不安。

⑱ 或时：原作"作者"，文义不通。据《外台秘要》引《素女经》改。

⑲ 身体解堕：解堕，原作"解以"，文义不通，据周本改。解堕，通"解惰"，懈怠。《吕氏春秋·季秋》："民气解堕，师旅必兴。"身体解堕，此指身体疲乏无力。

⑳ 度：原无。据《外台秘要》补。

㉑ 月：原作"日"，形近之误。据《太平圣惠方》卷七十一治妇人八瘕诸方改。

㉒ 忧：宋本、汪本、周本同。《外台秘要》卷三十四引《素女经》作"自"。

㉓ 以：此上《外台秘要》有"若"字，《太平圣惠方》有"或"字，周本作一"或"字。

㉔ 沉湿：大湿，潮湿之甚。《广雅》："沉，大也。"

㉕ 怳怳：宋本、汪本、周本同。《外台秘要》《太平圣惠方》作"恍惚"。怳怳，心神不定貌。

㉖ 振寒：指发冷时全身颤动。有谓系战栗之轻者。《证治准绳·杂病》："振寒，谓寒而颤振也。"

㉗ 脉：此前《外台秘要》卷三十四八瘕方引《素女经》有"若瘤痹"三字。

精神游亡①，邪②气入于阴里不去，生狐瘕之聚。食人脏③，令人月水闭不通，小腹④瘀滞⑤，胸胁腰背痛，阴中肿，小便难，胞门子户不受男精。五脏气盛，令嗜食，欲呕，喜唾⑥，多所思，如有娠状，四肢不举。有此病者，终身无子。其瘕有手足成形者，杀人⑦也，未成者可治。

蛇瘕者，妇人月水已下新止，适⑧闭未复，胞门子户劳伤，阴阳未平复，荣卫分行⑨，若其⑩中风，暴病羸劣⑪，饮食未调；若已起，当风行⑫，及⑬度泥涂⑭，用清寒⑮太早。若坐湿地，名阴阳乱。腹中虚，且未饮食，若远道之余，饮⑯污井之水，不洁之食，吞蛇鼠之精，留络⑰不去，因生蛇瘕之聚，上食心肝，长大，其形若漆，在脐上下⑱，还疠⑲左右胁，不得吐⑳气，两股胫间苦疼㉑，小腹疾㉒，小便赤黄，膀胱引阴中挛急㉓，腰背㉔痛，难以动作㉕，苦㉖寒热，之后㉗月水有多有少。有此病者，不复生子。其瘕㉘手足成形者杀人，未成者可治。

鳖瘕者，妇人月水新至，其人剧吐疲

① 精神游亡：精神涣散。
② 邪：原作"胞"，误。据《外台秘要》引《素女经》《太平圣惠方》改。
③ 食人脏：宋本、汪本、周本同。《外台秘要》引《素女经》《太平圣惠方》作"食人子脏"，义胜。食，通"蚀"，下同。
④ 腹：原作"便"。据元本改。
⑤ 滞：原作"与"，误。据《外台秘要》《太平圣惠方》改。正保本作"血"，亦通。
⑥ 喜唾：原作"若睡"，形近之误。据《外台秘要》引《素女经》改。
⑦ 杀人：此指预后不良。下同。
⑧ 适：恰，正好。
⑨ 荣卫分行：此指营卫失调。
⑩ 其：宋本、汪本、周本同。《太平圣惠方》卷七十一治妇人八瘕诸方作"有"。
⑪ 羸劣：瘦弱。羸，瘦。劣，《说文解字》："弱也。"
⑫ 若已起，当风行：宋本、汪本、周本同。《外台秘要》卷三十四八瘕方引《素女经》《太平圣惠方》作"若起行当风"，义胜。
⑬ 及：原作"厥"，误。据《外台秘要》引《素女经》《太平圣惠方》改。
⑭ 度泥涂：指行走泥泞道路。
⑮ 用清寒：宋本、汪本、周本同。《外台秘要》引《素女经》《太平圣惠方》作"因冲寒"。用，以，由。《一切经音义》："用，亦以也。"《经传释词》："由可训为用，用也可训为由，一声之转也。"
⑯ 饮：原无，宋本、汪本、周本同，文义不贯。据《外台秘要》《太平圣惠方》卷七十一治妇人八瘕诸方补。
⑰ 络：宋本、汪本同，正保本、周本作"结"。
⑱ 长大，其形若漆，在脐上下：汪本同。宋本作"长大，若漆若漆，在脐上下"，《外台秘要》引《素女经》《太平圣惠方》作"长大，条条在脐上下"；《妇科玉尺》作"长成蛇形，在脐上下"，义胜。
⑲ 疠（jiǎo绞）："疜"之俗字，腹中绞痛。
⑳ 吐：原无，宋本、周本、汪本同。据《外台秘要》引《素女经》《太平圣惠方》补。
㉑ 苦疼：原作"若漆疾"，不易理解。据《外台秘要》引《素女经》《太平圣惠方》改。
㉒ 小腹疾：宋本、汪本同。周本作"小腹急"，《外台秘要》引《素女经》作"小腹多热"。
㉓ 急：原无，宋本、汪本、周本同。据《外台秘要》《太平圣惠方》补。
㉔ 背：原作"目"，误。据周本、《外台秘要》改。
㉕ 动作：活动。
㉖ 苦：宋本、汪本、周本同。《外台秘要》作"喜发"二字。
㉗ 之后：宋本、汪本同。周本、《外台秘要》《太平圣惠方》无。
㉘ 瘕：原无。据前狐瘕文例及《外台秘要》引《素女经》补。

劳①，衣服沉②湿，不以时去③；若当风睡，两足践湿地，恍惚觉悟，蹰立未安④，颜色未平，复见所好，心为开荡⑤，魂魄感动，五内脱消⑥；若以入水浣洗沐浴，不以时出，神不守，水精⑦与邪气俱入，至⑧三焦之中募，玉门先闭，津液妄行，留络⑨不去，因生鳖瘕之聚。大如小盘⑩，令人小腹切痛，恶气⑪走上下，腹中苦⑫痛，若存若亡，持之跃手⑬，下引⑭阴里，腰背亦痛，不可以息，月水喜败⑮不通，面目黄黑，脱声少气。有此病者，令人绝子。其瘕有手足成形者杀人，未成者可治。

【按语】本候详细论述了女性八瘕，即黄瘕、青瘕、燥瘕、血瘕、脂瘕、狐瘕、蛇瘕、鳖瘕的形成原因、临床表现及其预后。这八瘕多是由于胞胎生产，经期前后，血脉精气失调所致。具体来讲，黄瘕是在妇人月经刚来之时，遭受跌伤，血气未止，卧寤未定，致五脏六腑极度虚弱，精神不安。又因当风大小便，阴阳开阖，关节四边，被风湿之邪所侵，邪气乘虚从下上入阴里，稽留不去，以致成病。青瘕多发生于新产妇，产后未满十天，过早起床活动，以及洗漱太早，使阴阳虚

损，产门和子宫皆未能很好恢复，以致骨肉疼痛，手臂无力，不能举动，食欲不振，内脏虚乏少气。又因当风睡眠，或居住潮湿，以至风寒水湿之气乘虚侵入，病人战栗恶寒，心胸烦闷。同时由于新产妇恶血不除，瘀血内结，邪热未能从大小便排泄，形成青瘕。燥瘕是由于妇人月经来潮时，恶血未净，身体虚弱，而夏月走路过急或用力过度，出汗太多，体力未能平复，又因喜怒异常，以致气机郁结不畅，筋脉拘挛，气郁于内，烦闷胀满少气，向上牵引胸膈背膂，尤其是少腹拘急。同时，月经与气机都不通利，反饮凉水以求舒适，以致月水横流，溢入他脏不去，郁而生热，逐渐形成燥瘕。血瘕是由于妇人月经来潮后，未满日数而中途停止，加之饮食饥饱寒温不适，致身体虚弱，而又勉强劳动，使血下尚未安定，其气左右走窜于肠胃之间，留结不去，内生寒热，与经水相搏结，成为血瘕。脂瘕是由于妇人月水初来，或生产未满三十日，便进行房事，以致络脉分解，胞门损伤，子户失禁，关节松散，五脏六腑津液流行，阴道

---

① 剧吐疲劳：宋本、汪本、周本同。《外台秘要》卷三十四八瘕方引《素女经》作"剧作疲劳汗出"。
② 沉：宋本、汪本、周本同。《外台秘要》引《素女经》《太平圣惠方》卷七十一治妇人八瘕诸方作"润"。
③ 不以时去：此下《外台秘要》有"之"字。不以时去，此指没有及时更换湿衣服。
④ 蹰立未安：站立未稳。蹰，在此是"站立"之意。《广雅》："蹰，履也。"
⑤ 荡：原无，宋本、汪本、周本同。文义不完整。据《外台秘要》引《素女经》《太平圣惠方》补。
⑥ 脱消：脱失，消耗，在此作"空虚"理解。
⑦ 精：周本、《普济方》、汪本同。《外台秘要》引《素女经》《太平圣惠方》作"气"，义胜。
⑧ 至：此下原有一"上"字，衍文。据《外台秘要》引《素女经》《太平圣惠方》《证治准绳·女科》鳖瘕删。
⑨ 络：宋本、汪本同。周本、《普济方》卷三百二十四八瘕作"结"。
⑩ 小盘：宋本、汪本、周本同，《外台秘要》作"小杯"。
⑪ 恶气：此上原有"痛"字，衍文。据《外台秘要》《太平圣惠方》、正保本删。又，此下《外台秘要》有"左右"二字。
⑫ 苦：宋本、汪本、周本同。《太平圣惠方》作"喜"。
⑬ 跃手：以手触诊可觉跳动。《广雅》："跃，跳也。"
⑭ 下引：原作"不利"，形近之误。据《外台秘要》引《素女经》《太平圣惠方》改。
⑮ 喜败：宋本、汪本、周本同。《外台秘要》引《素女经》《太平圣惠方》无。

抽掣跳动，全身经脉关枢离散。由于犯了房事的禁忌，男子之精与女性血气相遇，精子损伤，不能受孕，而结成脂瘕。狐瘕是因为妇人月水一月数来，而受到悲哀忧恐的精神刺激，或因外出时遭遇暴风骤雨，雷电惊恐，衣被淋湿，以致身体疲倦少气，心神不定，四肢无力，寒战，脉气虚极，精神涣散，邪气乘虚深入经络不去，结成狐瘕。蛇瘕是因妇人月水刚刚停止，胞门适闭，还未平复，阴阳尚虚，荣卫失调，此时如感受外邪，身体更加虚弱；或因外出当风，行走泥泞道路，感受了风寒；或因坐卧湿地等。腹中虚，且未饮食，或远道跋涉，饮了污井之水，服用了不洁有毒之食，留结不去，因而结成蛇瘕。鳖瘕是因妇人月水刚来，其人剧烈呕吐，身体疲劳，衣服潮湿，没有及时更换；或当风睡眠，两足踏湿地，恍惚睡醒起身，站立未安，神态尚未完全恢复，又见平时所爱好的事物，心神为之荡漾，魂魄感动，五脏之气空虚；或沐浴时间过长，神气不守，水气乘虚侵入，三焦玉门先闭，津液妄行，留结不去，因而形成

鳖瘕。

五十、带下三十六疾候

【原文】诸方说三十六疾者，是十二瘕、九痛、七害、五伤、三固①，谓之三十六疾也。十二瘕者，是所下之物，一者如膏②，二者如青血③，三者如紫汁，四者如赤皮④，五者如脓痂，六者如豆汁，七者如葵羹⑤，八者如凝血，九者如清血，血似水，十者如米汁⑥，十一者如月浣⑦，十二者经度不应期也。

九痛者，一者阴中痛伤，二者阴中淋痛，三者小便即痛，四者寒冷痛，五者月水来腹痛，六者气满并⑧痛，七者汁⑨出，阴中如虫啮痛，八者胁下皮⑩痛，九者腰⑪痛。

七害⑫者，一者害食，二者害气，三者害冷，四者害劳，五者害房，六者害妊，七者害睡。

五伤⑬者，一者穷孔⑭痛，二者中寒热痛，三者小腹争牢痛，四者脏不仁，五者子门不正引背痛。

三固⑮者，一者月水闭塞不通，其余

① 固："痼"之本字。《正字通》："痼，本作固。"《备急千金要方》卷四第三、正保本即作"痼"。
② 膏：《医心方》卷二十一第二十四作"膏白"。
③ 青血：宋本、汪本、周本同。《备急千金要方》作"黑血"。
④ 赤皮：宋本、汪本、周本同。《备急千金要方》《医心方》作"赤肉"，义胜。
⑤ 葵羹：葵，蔬菜名，为锦葵科植物冬葵，一名葵菜，又名滑菜。《诗·豳风·七月》："七月亨葵及菽。"《集传》："葵，菜名。"古代取其茎叶作菜食之，故称"葵羹"。
⑥ 米汁：宋本、汪本、周本同。《备急千金要方》作"米泔"。
⑦ 月浣：此后《备急千金要方》有"乍前乍却"四字。浣，浣濯衣垢。月浣，即指月水，月经。
⑧ 并：宋本、汪本、周本同。《备急千金要方》无"并"字，《医心方》作"崩"。
⑨ 汁：指带下崩漏瘀浊等物。
⑩ 皮：宋本、汪本、周本同。《医心方》作"引"，义长。
⑪ 腰：此后《备急千金要方》有"胯"字。
⑫ 七害：《备急千金要方》七害的内容为："一曰穷孔痛不利，二曰中寒热痛，三曰小腹急坚痛，四曰脏不仁，五曰子门不端，引背痛，六曰月浣下乍多乍少，七曰害吐。"
⑬ 五伤：《备急千金要方》五伤的内容为："一曰两胁支满痛，二曰心痛引胁，三曰气结不通，四曰邪思泄利，五曰前后痼寒。"
⑭ 穷孔：宋本作"窍孔"。在此指阴道口。穷，作"隐僻"解。
⑮ 三固：《备急千金要方》作"三痼"，内容为："一曰羸瘦不生肌肤，二曰绝产乳，三曰经水闭塞。"

二固者，文阙不载。而张仲景所说三十六种疾，皆由子脏冷热劳损，而夹带下，起于阴内。条目混漫，与诸方不同，但仲景义最玄深，非愚浅能解，恐其文虽异，其义理实同也。

【按语】《备急千金要方》所载带下三十六疾，其中七害、五伤、三固内容，与本书所述有异。其文云："何谓七害？一曰窍孔痛不利，二曰中寒热痛，三曰小腹急坚痛，四曰脏不仁，五曰子门不端，引背痛，六曰月浣下乍多乍少，七曰害吐。何谓五伤？一曰两胁支满痛，二曰心痛引胁，三曰气结不通，四曰邪思泄利，五曰前后痼寒。何谓三痼？一曰羸瘦不生肌肤，二曰绝产乳，三曰经水闭塞。"《诸病源候论》所云"七害"，是指病因而言。《备急千金要方》则指病证而言。至于"五伤"，《诸病源候论》所论，乃指妇女伤于胞宫而引起之五种病证，与《备急千金要方》"七害"中前五害相同，而与"五伤"有异。正如文中所云："诸方不同"，其分类有异耳。"三固"，《诸病源候论》缺其二，正可互为补充，以见概略。

五十一、无子候

【原文】妇人无子者，其事①有三也。

一者坟墓不祀，二者夫妇年命相克，三者夫病妇疹②，皆使无子。其若是坟墓不祀，年命相克，此二者，非药能益。若夫病妇疹，须将③药④饵，故得有效也。然妇人夹疾无子，皆由劳伤血气，冷热不调，而受风寒，客于子宫，致使胞内生病，或月经涩闭，或崩血带下，致阴阳之气不和，经血之行乘候，故无子也。

诊其右手关后尺脉，浮则为阳，阳脉绝，无子也。又，脉微涩⑤，中年得此，为绝产也。少阴脉如浮紧，则绝产。恶寒，脉尺寸俱微弱，则绝嗣不产也。其汤熨针石，别有正方；补益吐纳，今附于后。

养生方云：吸月精，凡⑥月初出时、月中时，月⑦入时，向月正立，不息八通。仰头吸月光精，八⑧咽之，令人阴气长。妇人吸之，阴气⑨益盛，子道通。阴气长，益精髓脑。少小者妇人，至四十九已⑩上，还生子，断绪⑪者，即有子⑫，久行不已，即成仙矣。

【按语】本候指出妇女不孕的原因，不单是女性一方问题，也有男性的因素；女姓不孕，与气血阴阳失调有关，这是扼要地指出了问题的关键。至于凭脉辨证，临床可以参考。最好男女双方都做体格检查，则对病情的了解就更清楚。

---

① 事：义同"故"。《广雅》："故，事也。"《太平圣惠方》卷七十治妇人无子诸方即作"故"。

② 疹：病。下同。

③ 将：调摄，调养。

④ 药：原无，宋本、汪本、周本同。据《太平圣惠方》补。

⑤ 脉微涩：宋本、汪本、周本同。《脉经》卷九第四作"脉微弱而涩"，此下并有"年少者得之，为无子"二句，可参。

⑥ 吸月精，凡：原无，宋本、汪本、周本亦无。据《宁先生导引养生法》补。

⑦ 月中时，月：原作一个"日"字，宋本、汪本、周本同，文字有误脱。据《宁先生导引养生法》补整。

⑧ 八：原作"入"，误。据宋本、汪本、《宁先生导引养生法》改。

⑨ 阴气：宋本、汪本、周本同。《宁先生导引养生法》作"阴精"。

⑩ 已：通"以"。

⑪ 断绪：断绝子绪。在此指妇女多年不孕。

⑫ 有子：具有生育能力。

卷三十九

妇人杂病诸候三　凡四十论

五十二、月水不利无子候

【原文】月水不利而无子①者，由风寒邪气客于经血，则令月水否涩②，血结子脏③，阴阳之气不能施化④，所以无子也。

【按语】本候论述了月水不利而致不孕的原因，是由于风寒之邪侵袭经血，使月经涩滞不畅，瘀血凝结于子宫，阳气不能蒸腾温煦，阴液不能团聚化育而致。这种由月经不调引起的不孕症，临床较为多见，治疗以调经为主，使血气和畅，阳施阴化，是以有子。

五十三、月水不通无子候

【原文】月水不通而无子者，由风寒邪气客于经血。夫血得温则宣流⑤，得寒则凝结，故月水不通⑥。冷热血结⑦，搏⑧子脏而成病，致阴阳之气不调和⑨，月水不通而无子也。

月水久不通，非止⑩令无子，血结聚不消，则变为血瘕；经久盘结成块，亦作血癥⑪。血水相并，津液壅涩，脾胃衰弱者，水气流溢，变为水肿。如此⑫难可复治，多致毙人。

养生方云：少时，若⑬新产后，急带⑭举重，子阴挺出或倾邪⑮，月水不泻，

---

① 无子：丧失生育能力，此指女性不孕证。下同。
② 否涩：涩滞不通。
③ 子脏：子宫。
④ 施化：即阳施阴化。谓阳气蒸腾温煦，阴液团聚化育。
⑤ 宣流：此指血行宣畅流通。
⑥ 故月水不通：宋本、汪本、周本同。《太平圣惠方》卷七十二治妇人月水不通无子诸方无，义长。
⑦ 血结：宋本、汪本、周本同。《太平圣惠方》作"结血"。
⑧ 搏：此下《太平圣惠方》有"于"字。
⑨ 调和：《太平圣惠方》无"调"字，"和"下有"故"字，连下句读。
⑩ 止：不仅仅。
⑪ 血癥：原作"血瘕"，文义不洽。据《太平圣惠方》卷七十二治妇人月水不通无子诸方改。
⑫ 如此：此下《太平圣惠方》有"之候"二字，义胜。
⑬ 若：犹"或"也。
⑭ 急带：谓束腰带过紧。《齐书·张融传》："王敬则见张融革带垂宽，谓之曰：革带太缓。融曰：既非步吏，急带何为？"
⑮ 倾邪：倾斜。邪，通"斜"，偏，不正。《灵枢·经脉》："足少阴之脉起于小指之下，邪走足心。"

阴中激①痛，下塞②，令人无子。

【按语】此候论述了闭经是不孕产生的重要原因，证之临床，信而有征。后世据此及上候，明确提出了调经种子之说，盖因妇人孕育，以血为本，经调则血气和畅，阳施阴化，是以有子。

本候引《养生方》"子阴挺出或倾邪"之论，是现存医书中有关阴挺病的早期记载。该病包括现在所说之子宫脱垂、阴道壁膨出、阴痔等疾病。"少时或新产后急带举重"，亦确为该病之重要诱因。此外，本书卷四十阴挺下脱候尚有"子脏虚冷""因产而用力偃气"等论，可以合参，则对阴挺病病因的认识，更臻全面。

五十四、子脏冷无子候

【原文】子脏冷无子者，由将摄③失宜，饮食不节，乘风取冷，或劳伤过度，致风冷之气，乘其经血，结于子脏。子脏则冷，故无子。

【按语】子宫寒冷而致不孕，是不孕证的主要病变。本候论述子宫寒冷，责之于风冷乘袭经血，外感内伤均有，但在临床上所见宫寒不孕者，往往与肾阳不足，命门火衰有关。

此外，妇人不孕，除上所述原因外，

尚有肝气郁结、气血亏虚、血行瘀滞、痰湿留滞等因素，临床应各寻其源而治之。

五十五、带下无子候

【原文】带下无子者，由劳伤于经血，经血受风邪则成带下，带下之病，白沃④与血相兼带而下也。病在子脏，胞内受邪，故令无子也。

诊其右手关后尺中脉，浮为阳，阳绝者，无子户⑤脉也。苦足逆冷⑥，带下故也⑦。

【按语】本候论述带下病能导致不孕。但妇人白带之病，有寒热虚实之分，不一定都能导致不孕。文中所说的带下，"白沃与血相兼带而下"，从文义论，这是血性白带，与一般的带下不同，其病情较复杂，因而无子，同时临证还应做进一步检查，以排除其他病变。

五十六、结积无子候

【原文】五脏之气积，名曰积⑧。脏积之生，皆因饮食不节，当风取冷过度。其子脏劳伤者，积气结搏于子脏，致阴阳血不调和，故病结积而无子。

---

① 激：剧烈。

② 塞：宋本、汪本同。周本作"寒"，义胜。

③ 将摄：调摄，调养。

④ 白沃（wò握）：白，原作"曰"，缺笔之误，今据文义改。沃，沫，即黏液。白沃，即白带。义与卷三十七带下候之"秽液"同。

⑤ 子户：原作"子力"，误。据《脉经》卷二第一改。《脉经》卷一第七："肾部在右手关后尺中是也，左属肾，右为子户，名曰三焦。"

⑥ 苦足逆冷：有足部寒冷的症状。

⑦ 带下故也：《脉经》卷二第一作"绝产，带下，无子，阴中寒"。

⑧ 五脏之气积，名曰积：前"积"字是指五脏气机运行不畅。后"积"字是病证名，指五脏气机不运所导致的胸腹内积块坚硬不移，痛有定处的一类疾患。

养生方云：月水未绝，以合阴阳①，精气入内，令月水不节，内生积聚，令绝子，不复产乳②。

【按语】本候论述了患五脏积病的妇女不孕发生的原因，主要是由于子宫受到损伤，积气搏结在子宫，以致阴阳气血不能调和而致不孕。

又，以上六条均论无子候，第一条无子候等于是此病之概论，以下依次提出月水不利、月水不通、子脏冷、带下、结积等各种因素，均可导致无子，堪称全面。但其要点，仍在"劳伤血气，冷热不调，而受风寒，客于子宫，致使胞内生病"，所以无子。但从今天医学所知来看，妇人子宫有病，固然不能受孕，而子宫正常，卵巢有病，亦不能受孕，这就应从冲、任、手太阳、手少阴经，以及其他疾病和近亲结婚等各个方面，全局考察，尚不能局限于此。

五十七、数失子③候

【原文】妇人数失子者，或由乖阴阳之理，或由触犯禁忌，既产之后，而数失儿，乃非腑脏生病，故可以方术④防断之也。

【按语】此候所论数失子候，是指产孕正常，而婴儿早夭，不能成长，这在临床上可以见到的，原因较多，但这里所论，有存疑待考的必要。

五十八、腹满少气候

【原文】腹满少气者，由脏虚而触⑤风冷，风冷搏于血气，故腹满。腹满则气壅在内，而呼吸不足，常如少气之状⑥，故云少气腹满也。

【按语】本候提出了引起妇人腹满少气的原因，主要是由于脏气虚弱而触冒风冷，风冷之邪搏结于血气所致。

五十九、胸胁胀满候

【原文】胸胁胀满者，由劳伤体虚，而风冷之气乘⑦之，客⑧于脏腑肠胃之间，搏于血气，血气壅⑨不宣。气得冷则逆，与血饮⑩相搏，上抢⑪胸胁，所以令胸胁胀满也。

【按语】本候论述了妇人发生胸胁胀满的原因，主要是由于劳伤体虚，而风冷之邪乘虚侵袭，与血气搏结，导致血气壅塞，不得宣通，上冲胸胁部，所以使人胸胁胀满。

---

① 合阴阳：此指行房事。
② 产乳：犹产子也。《说文解字》："人及鸟生子曰乳。"《尸子》："卵生曰豚，胎生曰乳。"
③ 数失子：此指产孕正常，而小孩多夭，不能成长。
④ 方术：指方药和术数。
⑤ 触：触冒，触犯。
⑥ 状：原作"故"，文义不顺。据周本改。
⑦ 乘：侵袭。
⑧ 客：中，伤。
⑨ 之：犹"而"也。《经词衍释》："之，训为若；而，亦有若训。之与而，义本相同。《诗》：侧弁之俄。《释文》：侧弁而俄。"
⑩ 饮：《太平圣惠方》卷七十一治妇人胸胁胀满诸方无此字。
⑪ 抢："冲"之意。

六十、客热候

【原文】人血气有阴阳，脏腑有虚实。实则生热，虚则受寒①，互相乘加②，此人身内阴阳冷热自相乘也。此云客热③者，是体虚而将温过度④，外热加之，非腑脏自生，故云客热也。其状，上焦胸膈之间虚热，口燥⑤，或手足烦热⑥，肠胃之内无实热也。

【按语】本书卷三有虚劳客热候，责之阴阳俱虚，小劳则发热；卷十二亦有客热候，责之脏腑不调，生于虚热；本候客热，则为体虚保暖太过，外热加之所致。三者产生原因虽然各不相同，但都为虚热。

六十一、烦满候

【原文】烦满⑦者，由体虚受邪，使气血相搏而气逆，上乘于心胸，气否⑧不宣，故令烦满。烦满者，心烦，胸间气满急也。

【按语】本候认为引起妇人烦满的原因主要是由于体虚受邪，与气血相互搏结，气机上逆所致。同时，对烦满的内涵做了进一步的阐释，认为，所谓烦满，即是心烦，胸间气闷满急也。

六十二、身体卒痛候

【原文】身体卒痛者，由劳动血气而体虚，受于风冷，客⑨其经络。邪气与正气交击于肌肉之间，故身体卒痛也。

【按语】妇人突然身痛，除本候所述，邪正交争于肌肉之间者外，更年期妇女尤为多见。

六十三、左胁痛如刀刺候

【原文】左胁偏痛者，由经络偏虚受风⑩邪故也。人之经络，循环于身，左右表里皆周遍。若气血调和，不生虚实，邪不能伤。偏虚者，偏受风邪。今此左⑪胁痛者，左边偏受病也。但风邪在于经络，与血气相乘⑫，交争冲击，故痛发如刀刺。

① 虚则受寒：犹言虚则易成寒证，与上文"实则生热"为对文。受，成。《吕氏春秋·诬徒》："事至则不能受。"注："受，犹成也。"
② 加：原作"如"。据元本改。
③ 客热：病证名。指小儿发热，进退不定，如客之往来。元·朱丹溪《幼科全书》："客热者，邪妨于心也；心若受邪，则热形于额，故先起于头面，次而身热，恍惚多惊，闻声则恐，良由真气虚而邪气胜也。邪气既胜，则真气与之交争，发热无时，进退不定，如客之往来也。"此处客热是指身体虚弱之人，由于保暖太过，加之外热乘袭而产生的热病，因不是由于脏腑本身所产生的，故名。
④ 将温过度：即保暖太过。
⑤ 口燥：此下《太平圣惠方》卷七十治妇人客热诸方有"心烦"二字。
⑥ 烦热：宋本、汪本、周本同。《太平圣惠方》作"壮热"。
⑦ 烦满：指心烦而胸中闷满。多由邪热内盛，或痰瘀阻滞，或留饮、瘀血内停所致。
⑧ 否（pǐ匹）：塞滞不通。
⑨ 客：中，伤。
⑩ 受风：原无。据下文、正保本补。
⑪ 左：原作"云"，误。据周本改。
⑫ 相乘：相遇，相逢。

【按语】本候论述了左胁疼痛发生的原因及其痛如刀刺的机理。左胁疼痛是由于左侧的经络偏虚，感受风邪所致。由于风邪在经络，与血气相遇，邪正相交，所以疼痛发作如刀刺一样。

六十四、痰候

【原文】痰者，由水饮停积在于胸膈所成。人皆有痰，少者不能为害，多则成患。但胸膈饮渍于五脏，则变令眼痛，亦令①目眩头痛也。

【按语】本候论述了痰为积饮所化，殊有所见，实开后世痰与饮分论之端。至于饮渍于五脏，则令目眩头痛，仅是举例而言，并不是说痰之为患，尽在于此。妇人易郁，每致气滞痰凝，故痰气交阻之症，也是临床中所常见的。本书卷二十有痰饮病诸候，论述颇详，临证可以参阅之。

六十五、嗽候

【原文】嗽者，肺伤微寒故也。寒之伤人，先伤肺者，肺主气，候皮毛，故寒客皮毛，先伤肺也。其或寒微者，则咳嗽也。

【按语】妇人咳嗽，一般与男子没有什么区别，亦有寒热新久之分，且五脏六腑，皆能令人咳，故其形证亦不一。本书卷十四咳嗽候论之甚详，可以参阅之。

六十六、咽中如炙肉脔②候

【原文】咽中如炙肉脔者，此是胸膈痰结，与气相搏，逆上咽喉之间，结聚，状如炙肉之脔也。

【按语】本候所论咽中痰凝气滞之证候，即今之所谓梅核气，妇人比较多见，亦可见于男子。《金匮要略》妇人杂病篇早有记载。其病因一般是由于情志郁结，气机不畅，以致肝气夹痰浊上逆，阻结咽中，咽之不下，吐之不出，咽中常有异物感，状如炙肉之脔，但与饮食无碍。治疗宜疏肝解郁，顺气降逆，散结化痰，用理气化痰药加入咸以软坚之品，有助于提高疗效。但此病成因和证候类型不尽一致，可以参考后世医家的有关论述。

六十七、喉痛候

【原文】喉痛者，风热毒客于其间故也。十二经脉，有循颊喉者。五脏在内，而经脉循于外。脏气虚，则经络受邪，邪气搏于脏气，则生热，热乘③其脉，热④搏咽喉，故令喉痛也。

【按语】本候论述了妇人喉痛发生的原因，主要是由于风热毒邪侵袭咽喉所致。本书卷三十喉咽肿痛候云："若风毒结于喉间，其热甚则肿塞不通，而水浆不入；脏气微热，其气冲喉，亦能肿痛，但不过重也。"前后合参，则对于本病有

---

① 眼痛，亦令：宋本同，汪本、周本无此四字。

② 炙肉脔（luán 峦）：即烤肉块。切肉成块称脔。《说文解字》："脔，一曰切肉也。"

③ 乘：原作"禾"，形近之误。据汪本、周本、《永乐大典》卷一万四千九百四十七妇人喉痛引《巢元方病源》改。

④ 热：宋本、汪本同。周本作"而"。

更深的理解。

六十八、瘿候

【原文】瘿①病者，是气结所成。其状，颈下及皮宽膇膇然②，忧恚思虑，动于肾气，肾气逆，结宕③所生。

又，诸山州县④人，饮沙⑤水多者，沙搏于气，结颈下，亦成瘿也。

【按语】本候论瘿，与本书卷三十一瘿候略同。但这里提及瘿病的病机为"动于肾气，肾气逆，结宕所生"，则别具一说，可补前候之未备。从临床看，瘿病多责之于肝，与肾气的联系一般较少，这个论点，可做进一步研究，若能证之临床，则可为瘿病的治疗另辟蹊径。

六十九、吐血候

【原文】吐血者，皆由伤损腑脏所为。夫血外行经络，内荣腑脏，若伤损经络⑥，脏腑⑦则虚，血行失其常理，气逆者，吐血。又，怒则气逆，甚则呕血。然忧思惊怒，内伤腑脏，气逆上者，皆吐血也。

【按语】本候论述了吐血的病因病机。吐血的发生，可由于经络伤损，或忧思惊怒等情志变化，使气机上逆，损伤脏腑所致。本候论述与本书卷二十七吐血候互有详略，可汇而观之。

七十、口舌出血候

【原文】口舌出血者，心脾伤损故也。脾气通于口⑧，心气通于舌⑨。而心主血脉，血荣于脏腑，通于经络。若劳损脏腑，伤动经脉，随其所伤之经虚者，血则妄行。然口舌出血，心脾二脏之经伤也。

【按语】本候论述了口舌出血的机理。由于生理情况下，心脾两脏与口舌关系密切，脾气通于口，心气通于舌，且心主血脉，脾主统血。因而口舌出血，是心脾两经损伤引起的。

七十一、汗血候

【原文】汗血⑩者，肝心二脏虚故也。肝藏血，而心主血脉，心之液为汗。肝

① 瘿：病名。又名大脖子、瘿气。发病与水土因素有关，或忧思郁怒，肝郁不舒，脾失健运而致气滞痰凝于颈部而成。颈部肿块色红而高突，或蒂小而下垂，有如樱络之形状。多指甲状腺肿大一类疾患。

② 膇膇然：本书卷三十一瘿候作"搥搥然"。膇膇然，通"搥搥然"，喻肿而下垂貌。

③ 结宕（dàng 荡）所生：宕，宋本、汪本、周本同。正保本作"实"。结宕所生，意指肾气上逆，结聚而成。宕，向他处转移。《一切经音义》："宕，度于所往也。"

④ 诸山州县：代指内陆多山地区。

⑤ 沙：原无。据本书卷三十一瘿候补。

⑥ 经络：宋本、汪本、周本同。《太平圣惠方》卷七十治妇人吐血诸方作"气血"。

⑦ 腑脏：宋本、汪本、周本同。《太平圣惠方》作"经络"。

⑧ 脾气通于口：指食欲口味等与脾的运化功能密切相关，脾气健运，则食欲旺盛，口味良好。故《灵枢·脉度》云："脾气通于口，脾和则口能知五谷矣。"若脾失健运，则食欲不振，口淡无味；若湿热困脾，则纳呆不饥，口甜黏腻等。

⑨ 心气通于舌：心与舌有密切关系。舌功能的正常有赖于心机能的正常；反之，舌象的变化也可反映某些心的功能状况。《灵枢·脉度》："心气通于舌，心和则舌能知五味矣。"《灵枢·五阅五使》："心病者，舌卷短。"

⑩ 汗血：又名血汗、红汗、肌衄。指汗出色淡红如血。多由火热炽盛，迫血外溢所致。

是木，心是火，母子也。血之行，内在腑脏，外通经络。劳伤肝心，其血脉虚者，随液发为汗而出也。

【按语】 汗血，即肌衄，其因不一，本候责之心肝二脏，是为扼要之言。临床有阴虚火旺者，治以养阴清火；若因肝胃火炽者，宜泻肝清胃；或由气血虚而血随气散者，又当益气补血止血，宜分别其病情而治之。

又，以上吐血、口舌出血、汗血等症，男女均可出现。若在妇人，必须注意与月经的关系，如出血有周期性，在经前出现，就要考虑可能由月经失常所引起。

七十二、金疮败坏①候

【原文】 妇人金疮未瘥②而交会③，动于血气，故令疮败坏。

【按语】 "金疮败坏"，当指疮口迸裂出血。其是由于金疮未愈，进行房事，因而冲动血气，致金疮败坏。此亦即本书卷三十六金疮因交接血惊出候所论，"其疮未瘥，则血气尚虚，若因而房事，致情意感动，阴阳发泄，惊触于疮，故血汁重出"之症，前后互参，其理自明。

七十三、耳聋候

【原文】 耳聋者④，风冷伤于肾。肾气⑤通于耳，劳伤肾气，风冷客之，邪与正气相搏，使经气不通，故耳聋也。

【按语】 本候论述了耳聋产生的机理。生理情况下，"肾气通于耳"，耳的功能正常与否，与肾的功能密切相关。若因劳累过度使肾气受损，风冷之邪乘虚侵袭，导致经气不通，可影响耳的功能而产生耳聋。

七十四、耳聋风肿候

【原文】 耳聋风肿者，风邪搏于肾气故也。肾气通于耳，邪搏其经，血气壅涩，不得宣发，故结肿也。

【按语】 耳聋风肿是上候耳聋病情的进一步发展。本候主要论述了其产生的机理，是由于风邪侵袭肾经，致经脉血气壅涩，不得宣通发泄，所以形成耳聋而且结肿。

七十五、眼赤候

【原文】 眼眦⑥赤者，风冷客于眦⑦间，与血气相搏，而泪液乘之，夹热者则令眦赤。

【按语】 本候论述了妇人眼眦发红的原因，主要是因为风冷之邪侵袭于眼眦之间，与血气相搏结，郁久化热，故令眼眦发红。

---

① 败坏：在此指金疮溃破，变成坏候。

② 瘥（chài 柴）：愈合，痊愈。

③ 交会：此指男女交合，即行房事。

④ 者：原无。据本书诸候文例、周本补。

⑤ 肾气：肾精化生之气，指肾脏的功能活动，如生长、发育及性机能的活动。

⑥ 眦（zì 自）：原作"皆"，缺笔之误。据汪本、周本描正。文末一个"眦"字同。眦，即"眦"，又名目眦，俗称眼角。指上下眼睑连接的部位。靠鼻侧的为内眦（大眦），靠颞侧的为外眦（小眦、锐眦）。两眦均有血络分布，而内眦尤为丰富。

⑦ 眦：原作"肾"，误。据宋本、周本改。

七十六、风眩^①鼻塞候

【原文】风眩而鼻塞者，风邪乘腑脏，入于脑也。五脏六腑之精气，皆上注于目，血与气并属于脑。体虚为风邪入脑，则引目，目系^②急，故令头眩。而腑脏皆受气于肺，肺主气，外候于鼻。风邪入脑，又搏肺气，故头眩而鼻塞。

【按语】本候论述了妇人头晕目眩兼鼻塞之候发生的机理。其发生主要是由于风邪乘袭脏腑，上犯脑部，又与肺气相搏结，所以引起头眩而又鼻塞。

七十七、鼻衄^③候

【原文】鼻衄者，由伤动血气所为。五脏皆禀血气，血气和调，则循环经络，不涩不散。若劳伤损动，因而生热，气逆流溢入鼻者，则成鼻衄也。

【按语】本候论述妇人鼻衄，指出是因劳生热，"气逆流溢入鼻"，血得热则散溢，即血随气逆之证，与倒经有近似之处。如其衄血发作与月经周期有关者，应考虑倒经的病证。

又，本书卷二十九鼻衄候，对鼻衄之成因机理，论述颇详，可参阅之。

七十八、面黑䵟^④候

【原文】面黑䵟者，或脏腑有痰饮^⑤，或^⑥皮肤受风邪，皆令血气不调，致生黑䵟。五脏六腑，十二经血，皆上于面。夫血之行，俱荣表里，人或痰饮渍脏，或腠理^⑦受风，致血气不和，或涩或浊，不能荣于皮肤，故变生黑䵟。若皮肤受风，外^⑧治则瘥，腑脏有饮，内疗方愈也。

【按语】面黑䵟，通称为雀斑，尤以妇人为多见。本书卷二十七面䵟候有具体描述，如云"人面皮上，或有如乌麻，或如雀卵上之色"，面黑䵟的成因，除上述外，有些记载，认为与月经不调有关，亦有认为腹中有死胎亦能出现，似为血瘀气滞，不能营养皮肤所致。此外，尚有肾亏火旺、血虚火燥、肝气郁滞等说。

七十九、面黑子候

【原文】面黑子者，风邪搏血气，变化所生。夫人血气充盛，则皮肤润悦^⑨。若虚损，疵点变生。黑子者，是风邪变其血气所生。若生而有之者，非药可治也。

---

① 风眩：古病名。又称风头眩。指因风邪或风痰所致的眩晕。
② 目系：又名眼系，目本。眼球内连于脑的脉络，相当于视神经等。
③ 鼻衄：又名衄血、鼻沥血。指鼻中出血的病证。
④ 面黑䵟（gǎn gǎn）：指颜面焦枯黧黑。
⑤ 痰饮：机体水液代谢障碍所形成的病理产物。
⑥ 或：原作"感"，形近之误。据本候下文、正保本、周本改。
⑦ 腠理：指皮肤、肌肉、脏腑的纹理及皮肤、肌肉间隙交接处的结缔组织。
⑧ 外：原作"水"，形近之误。据周本改。
⑨ 润悦：此下本书卷三十一黑痣候有"不生疵痕"四字。润悦，光润悦泽。

【按语】本候论述的病因、病机与卷三十一黑痣候相同，可以参阅。

八十、蛇皮候

【原文】蛇皮者，由风邪客于腠理也。人腠理受于风则闭密，使血气涩浊，不能荣润，皮肤斑剥，其状如蛇鳞，世呼①蛇体也。亦谓之蛇皮也。

【按语】蛇皮，又名"蛇体"，即本书卷二十七之"蛇身"，多为遗传性疾病，症见婴儿出生后不久，皮肤即为灰色、干燥、粗糙，上有鳞屑，紧附皮肤，边缘翘起，状如蛇皮，触之有棘手感，如皮肤皲裂则疼痛。病变多在四肢，重则遍及全身。冬季加重，缠绵难愈。两候可互参。

八十一、手逆胪②候

【原文】手逆胪者，经脉受风邪，血气否涩也。十二经筋脉，有起手指者，其经虚，风邪客之，使血气否涩，皮胪枯剥逆起，谓之逆胪。

【按语】本候论述了妇女手指逆胪发生的原因，是由于经脉感受风邪，血气运行涩滞，皮肤缺乏濡养，所以爪甲际的皮肤枯燥剥裂反卷，形成逆胪。

八十二、白秃候

【原文】头疮有虫，痂白而发秃落，谓之白秃。云是人腹内九虫内蛲虫，值血气虚发动所作也。

【按语】白秃候，卷二十七白秃候较此为详，可参阅。

八十三、耳后附骨痈③候

【原文】附骨痈，是风寒搏血脉入深，近附于骨也。十二经之筋脉，有络耳后完骨④者，虚则风寒客之，寒气折⑤血，血否涩不通，深附于骨而成痈也。其状，无头但肿痛。

【按语】本候论述了耳后附骨痈发生的原因，是风寒之邪搏于血脉，深附于完骨而形成的。本候所论类似于现在所说之乳突炎，与本书卷三十二附骨痈肿候同中有异，可比较研究。

八十四、肿满水气候

【原文】水病，由体虚受风湿，入皮肤，搏津液，津液否涩，壅滞在内不消，而流溢皮肤。所以然者，肾主水，与膀胱合。膀胱为津液之府，津液不消，则

---

① 世呼：即俗称。
② 逆胪（lú 庐）：指爪甲际之皮肤枯燥剥裂反卷。
③ 附骨痈：由邪气深入，结于骨而发。初起病势急骤，全身不适，倦怠，继而寒战、高热、汗出而热不减，食少，苔黄腻，舌质红，脉滑数，甚则恶心呕吐，患处疼痛如锥，色红、肿胀、灼热、拒按，活动受限等，类似于急性化脓性骨髓炎。
④ 完骨：骨名。指耳郭后隆起的骨部，即乳突，又名寿台骨。《医宗金鉴》："寿台骨，即完骨，在耳后。"
⑤ 折：结滞，抑郁。《素问·病能论》："阳气者，因暴折而难决，故善怒也。"王冰注："言阳气被折郁而不散。"

水停蓄。其外候，目下①如卧蚕，颈边人迎脉动甚也，脾为土，主克水，而脾候肌肉。肾水停积，脾土衰微，不能消之②，令水气流溢，浸渍皮肤而肿满。

【按语】本候论述了水肿病的原因，主要是由于体虚感受风湿，侵入皮肤，与津液相搏结，以致津液痞涩，壅滞在内，不能运化，而流溢于皮肤肌肉之间，形成水肿。

八十五、血分候

【原文】血分病者，是经血先断，而后成水病③。以其月水壅涩不通，经血分而为水，故曰血分。妇人月经④通流，流⑤则水血消化⑥，若风寒搏于经脉，血结不通，血水而⑦蓄积，成水肿病也。

【按语】妇人经闭而发生的水肿，一般多称为"血分"，大多见于妇人更年期，或者因虚劳病发展至此。《金匮要略》《脉经》早有记载，可以参阅。

八十六、卒肿候

【原文】夫肿，或风冷，或水气，或热毒。此卒肿，由腠理虚而风冷搏于血气，壅结不宣，故卒然而肿。其状，但

结肿而不热是也。

【按语】本候所论的卒肿，与卷三十一肿病诸候中的卒风肿候类同，不是指水肿，而是指因过敏反应引起的局部浮肿，前后两条，可以互参。

八十七、赤流肿候

【原文】赤流肿者，由体虚腠理开，而风热之气客之。风热与血气相搏，挟热毒。其状，肿起色赤，随气流行移易，故云流肿。

【按语】本候论述的赤流肿，与卷三十一流肿候中的热肿候近似，前者论症较详，可参。

八十八、瘀血候

【原文】此或月经否涩不通，或产后余秽⑧未尽，因而乘风取凉，为风冷所乘，血得冷则结成瘀也。血瘀在内，则时时体热面黄；瘀久不消，则变成积聚癥瘕⑨也。

【按语】本候论述了妇女月经不调或产后恶露未净，被风冷之邪侵袭，导致血液运行不畅，形成瘀血。"时时体热面黄"，为体内有瘀血之常见证候。其热大都是身体干热，手足心热，日晡发热，

---

① 目下：宋本、汪本、周本同。《太平圣惠方》卷六十九治妇人水气肿满诸方作"目睑裹"。
② 之：原无。据《太平圣惠方》补。
③ 水病：即水肿病。
④ 月经：宋本、汪本、周本同。《太平圣惠方》卷六十九治妇人血分诸方作"经脉"。
⑤ 流：《太平圣惠方》、正保本、周本无。
⑥ 消化：此指血气和水液运行正常之意。
⑦ 而：在此训"则"。《经传释词》："而，犹则也。《易·系辞传》曰：君子见几而作，不俟终日。言见几则作也。"
⑧ 余秽：此指恶露。
⑨ 积聚癥瘕：此泛指腹腔内结聚成块的一类疾病。

肌肤枯燥。面黄为面色萎黄，目不黄，唇口燥，色萎，甚至暗晦。

八十九、伤寒①候

【原文】此谓人触冒于寒气而成病。冬时严寒，摄卫周密者②，则寒不能伤人。若卒苦劳役，汗出触冒寒气，即发成病，谓之伤寒也。其轻者，微咳嗽鼻塞，啬啬③小寒，翕翕④微热，数日而歇⑤。重者，头痛体疼，恶寒⑥壮热⑦。而膏腴⑧之人，肌肤脆弱，虽不大触冒，其居处小有失宜⑨，则易伤于寒也。自有四时节内，忽有暴寒，伤于人成病者，亦名伤寒，谓之时行伤寒⑩，非触冒所致，言此时通行此气，故为时行也。

【按语】本条伤寒候，是伤寒病之一般概述，本书卷七、卷八伤寒病诸候，对此病有专门讨论，内容比较全面，可前后联系研究。

妇人伤寒，原则上与男子伤寒相同，但如在胎前产后及经水适来适断时，就需分别情况加以考虑。胎前伤寒，参阅卷四十二妊娠伤寒候。产后伤寒，参阅卷四十四产后伤寒候。至于伤寒邪热深入血分，迫血妄行，致月经不当期而至者；或经水适来，因热邪陷入而搏结不行者；或经水适断，邪热乘虚侵入血室者，其中病机各不相同，当分别情况辨证施治。

九十、时气⑪候

【原文】此谓四时之间，忽有非节之气⑫，伤人而成病也。如春时应暖而反⑬寒，夏时应热而反冷⑭，秋时应凉而反热，冬时应寒而反温，言此四时通行此气。一气之至，无问少长，病皆相似，故名为时气也。但言其病，若⑮风寒所伤，则轻，状犹如伤寒，小⑯头痛，壮热也。若夹毒厉之气则重，壮热烦毒⑰，或心腹胀满，多死也。

【按语】本书卷九对时气病有专门论述，内容比较全面，可联系研究。又，本候云："若为风寒所伤则病轻，若夹毒厉之气则病重。"此论甚确，时气病诸候尚未论及，这里做出补充。

---

① 伤寒：有广狭两义。广义伤寒是指外感性热病的总称。狭义伤寒仅指感受寒邪引起的外感性热病。
② 摄卫周密者：谓善于摄生之人。与本书卷七伤寒候"君子固密"义同。
③ 啬啬（sè涩）：畏寒貌。《金匮要略·腹满寒疝宿食病脉证治》："其人啬啬恶寒也。"
④ 翕翕（xì吸）：通"翕"，热貌。
⑤ 歇：此指痊愈。
⑥ 恶寒：病人无风怕冷，虽加衣被或近火取暖仍觉寒冷。
⑦ 壮热：病人持续高热不退，体温超过39℃，只恶热不恶寒。
⑧ 膏腴（yú于）：即肥胖。《说文解字》："膏，肥也。""腴，腹下肥者。"
⑨ 居处小有失宜：指起居稍有不慎。
⑩ 时行伤寒：指感冒四时不正之气所致的流行性的外感性热病。
⑪ 时气：指疫病，由感冒四时不正之气所致的流行性疾病。又名疫疠、天行、时行、时疫。
⑫ 非节之气：不合时令的反常气候。节，节令，节气。
⑬ 反：原无。据本书卷九时气候补。以下三个"反"字同。又，此下《伤寒论·伤寒例》有"大"字。
⑭ 冷：《伤寒论·伤寒例》作"凉"。
⑮ 若：原作"名"，形近之误。据正保本、周本改。
⑯ 小：周本作"少"，义通。《左传》定公十四年："从我而朝少君。"《释文》："少，本作小。"
⑰ 烦毒：形容心烦很严重。毒，酷烈，凶狠。《灵枢经·序》："不读医书，又非世业，杀人尤毒于梃刃。"

九十一、疟①候

【原文】夫疟病者，由夏伤于暑，客在皮肤，至秋因劳动血气，腠理虚而风邪乘之，动前暑热，正邪相击，阴阳交争，阳盛则热，阴盛则寒，阴阳更虚更盛②，故发寒热，阴阳相离③，则寒热俱歇④。若邪动气至，交争复发⑤，故疟休作有时。

其发时节⑥渐晏⑦者，此由邪客于风府⑧，循⑨膂⑩而下，卫气一日一夜常⑪大会于风府。其明日日下一节。故其作日晏。其发日早者，卫气之行⑫风府，日下一节，二十一日下至尾骶。二十二日入脊内，上⑬注于伏冲⑭之脉，其气上⑮行九日，出于缺盆之内，其气既上⑯，故其病发更早⑰。

其间日发者，由邪气内薄五脏，横连募原，其道远，其气深，其行迟，不能日作⑱，故间日⑲蓄积乃发。

凡病疟多渴引饮，饮不消，乃变为癖⑳。大肠虚引饮，水入肠胃，则变为利㉑也。

【按语】本候论述妇人疟疾，其内容本书卷十一疟病诸候有专门论述，内容全面丰富，可以参阅。

又，本候指出，疟病久延可导致癖、利等症，可谓观察细致，在临床中时可见到，宜提前防治。

---

① 疟（nüè 虐）：病证名，俗称"打摆子"。指以间歇性寒战、高热、出汗为特征的一种传染病。多因风寒暑湿之邪，客于营卫所致。本病多发于夏秋季节及山林多蚊地带。

② 更虚更盛：谓阴阳二气盛虚之变交替出现。更，更叠，交替。

③ 阴阳相离：在此指阴阳二气交争间歇之时。

④ 歇：停止，消失。

⑤ 交争复发：谓邪气发动，与正气交争，则疟病又复发作。

⑥ 时节：在此指发作时间。

⑦ 晏（yàn 燕）：迟，晚。

⑧ 风府：经穴名。别名舌本、曹谿、鬼穴、鬼枕。位于项正中线，入后发际1寸，当枕骨粗隆下两侧斜方肌之间凹陷处。

⑨ 循：此上原有"邪"字，衍文。据本书卷十一疟病候、卷四十二妊娠疟候删。

⑩ 膂（lǚ 旅）：脊梁骨，或指"夹脊"两边的肌肉。

⑪ 常：《素问·疟论》《太素》卷二十五疟解无。

⑫ 卫气之行：《素问》《太素》《外台秘要》卷五疗疟方作"其出于"。

⑬ 上：本书卷十一、《素问》无。

⑭ 伏冲：《素问》《外台秘要》作"伏膂"，《针灸甲乙经》作"太冲"。词异义同，均指冲脉。

⑮ 气上：原无，文义不贯。据《素问》《针灸甲乙经》《太素》《外台秘要》补。

⑯ 既上：《素问》《太素》《外台秘要》作"日高"。

⑰ 故其病发更早：本书卷十一作"故其病稍早发"，《素问》作"故作日益早也"，《太素》作"故日益早"。

⑱ 不能日作：《素问》《外台秘要》作"不能与卫气俱行，不得皆出"。

⑲ 间日：此下原有"作"字，疑为衍文。据本书卷十一、卷四十二、卷四十六疟病候删。

⑳ 癖（pǐ 痞）：指饮水不消的病。《外台秘要·疗癖方五首》："三焦痞隔，则肠胃不能宣行，因饮水浆，便停止令不散，更遇寒气，积聚而成癖。癖者，谓癖侧于两胁之间，有时而痛是也。"

㉑ 利：下利。

卷四十

妇人杂病诸候四 凡五十论

九十二、霍乱①候

【原文】阴阳清浊②相干③，谓之气乱。气乱在肠胃，为霍乱也。多因饮食过度，冒触风冷，冷气入于腹内，脾气得冷则不消水谷，胃气得冷则吐逆，肠气得冷则下利。其先心痛者先吐，先④腹痛者先利，心腹俱痛，吐利并发。其有头痛壮热而吐利者，由体盛而夹风之气搏之⑤外，与血气交争，故头痛发热也，内乘肠胃，故霍乱吐利也。

【按语】本候论述了霍乱病发生的机理，主要是由于饮食过度，感受风冷，病邪入里，导致肠胃阴阳清浊之气逆乱，而作霍乱吐泻。

九十三、呕吐候

【原文】胃气逆则呕吐。胃为水谷之海，其气不调，而有风冷乘之，冷搏于胃气⑥，胃气逆则呕吐也。

【按语】胃为水谷之海，其气以降为顺。如果胃气不调，并且受到风冷之邪的侵袭，风冷之邪搏结胃气，导致胃气上逆，即可发生呕吐。

九十四、嬖子⑦小儿注车船候

【原文】无问男子女人，乘车船则心闷乱，头痛吐逆，谓之注车、注船⑧，特由质⑨性自然，非关宿⑩夹病也。

【按语】注车、注船，俗称晕车、

---

① 霍乱：病名。俗称触恶。泛指突然剧烈吐泻，心腹绞痛的疾患。
② 阴阳清浊：此指清阳和浊阴。清阳指体内轻清升发之气，如走上窍的阳气，发于肌表腠理的卫气，充实四肢而具有卫外作用的阳气等，均属清阳。浊阴指体内重浊下降或浓厚的物质，如存于五脏的水谷精微物质，归于六腑的饮食糟粕等，均属浊阴。
③ 干：侵袭，触犯。在此引申为逆乱。
④ 先：原无，宋本、汪本、周本同。据本书卷二十二霍乱候、卷四十二妊娠霍乱候补。
⑤ 之：在此作"于"字解。《经传释词》："之，犹于也。诸、之一声之转，诸训为于，故之亦训为于。"
⑥ 气：宋本、汪本、周本同。《太平圣惠方》卷七十治妇人呕吐方无。
⑦ 嬖（bì 闭）子：旧社会指婢妾等受宠爱的人。嬖，宠爱。《说文解字》："嬖，爱也。"
⑧ 注车、注船：即晕车、晕船。
⑨ 质：体质。
⑩ 宿：宿疾，旧病。

晕船。指乘车船时出现头晕呕吐之症状。文中云："特由质性自然，非关宿夹病也"，最早指出了本病的发生与体质因素密切相关，具有重要的史料价值。

九十五、与鬼交通①候

【原文】人禀五行秀气②而生，承五脏神气而养。若阴阳调和，则脏腑强盛，风邪鬼魅不能伤之。若摄卫③失节，而血气虚衰，则风邪乘其虚，鬼干其正。然妇人与鬼交通者，脏腑④虚，神守弱⑤，故鬼气得病之⑥也。其状，不欲见人，如有对忤⑦，独⑧言笑，或时悲泣是也⑨。脉来迟伏，或如鸟啄⑩，皆邪物病也。又，脉来绵绵，不知度数⑪，而颜色不变，此亦病也⑫。

【按语】与鬼交通候，薛立斋谓"多由七情亏损心血，神无所护而然，宜用安神定志等药，则正气复而神自安。"此论甚是精辟，临床足可借鉴。

九十六、梦与鬼交通⑬候

【原文】夫脏虚者喜梦。妇人梦与鬼交，亦由脏腑气弱，神守虚衰，故乘虚因梦与鬼交通也。

【按语】上述与鬼交通候未言梦，属于妇人精神失常的疾病，相当于癔症。本候梦与鬼交通，即所谓梦交。虽然两者皆由于脏腑气弱，神守虚衰，但病情轻重大异。

九十七、脚气⑭缓⑮弱候

【原文】脚气之病，由人体虚，温湿风毒之气先客⑯于脚，从下而上，动于气，故名脚气也。江东岭南，土地卑下⑰，

---

① 与鬼交通：古病名。相当于癔症。
② 秀气：灵秀之气。《礼记·礼运》："故人者，其天地之德，阴阳之交，五行之秀气也。"
③ 摄卫：宋本、汪本、周本同。《太平圣惠方》卷七十治妇人与鬼交通诸方作"摄理"。摄卫，养生。《隋唐佳话》："裴知古善于摄卫，开元十二年终，且百岁。"
④ 脏腑：此上《太平圣惠方》有"由"字。
⑤ 神守弱：宋本、汪本、周本同。《太平圣惠方》卷七十治妇人与鬼交通诸方作"神不守"。神守，在此指内守之精神。
⑥ 病之：宋本、汪本、周本同。《太平圣惠方》作"为病"。
⑦ 如有对忤：宋本、汪本、周本同。《太平圣惠方》作"如在对晤"。忤，抵触。
⑧ 独：此上《太平圣惠方》有"时"字。
⑨ 也：原无。据《太平圣惠方》补。
⑩ 鸟啄：即"雀啄"，为怪脉之一。脉来急促，节律不齐，忽然停止，止而复来，如鸟啄食之状。本书卷二鬼邪候作"鸡啄"，义同。
⑪ 不知度数：指脉来至数不清。
⑫ 此亦病也：本书卷二作"此邪病也"，《太平圣惠方》作"亦皆此候也"，义均较胜。
⑬ 梦与鬼交通：指做性交的梦，一般称为"梦交"。
⑭ 脚气：病名。古名缓风、壅疾，又称脚弱。因外感湿邪风毒，或饮食厚味所伤，积湿生热，流注腿脚而成。其症先见腿脚麻木，酸痛，软弱无力，或挛急，或肿胀，或萎枯，或发热，进而入腹攻心，小腹不仁，呕吐不食，心悸，胸闷，气喘，神志恍惚，言语错乱等。治宜宣壅逐湿为主，或兼祛风清热，调血行气等法。
⑮ 缓：原作"痛"。据以下文意、本书卷十三脚气缓弱候改。
⑯ 客：中，伤。
⑰ 土地卑下：即"地势低注"之意。

风湿之气易①伤于人。初得此病，多不即觉，或先无他疾，而忽得之；或因众病后得之。此病初甚微，饮食嬉戏，气力如故，当熟②察之。其状，从膝至脚有不仁，或若③痹，或淫淫如虫行④；或微肿，或酷⑤冷，或疼痛⑥，或缓纵不随⑦，或有挛急。或有至困能饮食，或有不能食者，或有见饮食而呕吐⑧，恶闻食臭者。或有物如指⑨，发于腨肠⑩，逆⑪上冲心，气上者；或有举体转筋⑫者，或壮热头痛者，或心胸冲⑬悸，寝处不欲见明，或腹内苦痛而兼下者。或言语错乱。喜忘⑭误者。或眼浊⑮，精神昏愦⑯者。此皆其证候也。治之缓者，便上入腹，腹或肿⑰，胸胁满，上气贲便死⑱，急者，不全日⑲；缓者，二三日⑳也。

其病既入脏，证皆相似。但脉有三品㉑，若脉浮大而缓，宜服续命汤两剂㉒；若风盛者，宜作越婢汤加术四两㉓；若脉转驶㉔而紧，宜服竹沥汤；若脉微而弱㉕，宜服风引汤二三剂。其紧快之脉㉖，是三品之最恶脉也。脉浮大者，病在外，沉细者，病在内，皆当急治之，治之缓慢，则上气便死也。

【按语】脚气缓弱候，本书卷十三较此为详，而本候叙述概括扼要，可互为参阅。

九十八、脚气肿满候

【原文】温湿风毒，从脚而上，故令

---

① 易：原无。据本书卷十三补。
② 熟：此为"仔细"之意。
③ 若：宋本、汪本、周本同。《医心方》卷八第二作"苦"。
④ 淫淫如虫行：行，本书卷十三作"所缘"。又，此下并有"或脚指及膝胫洒洒尔，或脚屈弱不能行"二句。淫淫，喻虫行皮中感。
⑤ 酷：极，程度深。
⑥ 疼痛：汪本、周本同。宋本作"痛疼"，《外台秘要》卷十八脚气论作"痟疼"。
⑦ 缓纵不随：指腿脚软弱无力，不能随意运动。
⑧ 吐：此下原衍"者"字。据本书卷十三删。
⑨ 指：原作"脂"，误。据本书卷十三改。
⑩ 腨（shuàn 涮）肠：腨，原作"蹁"，文义不通，据本书卷十三改。腨肠，小腿肚。
⑪ 逆：本书卷十三作"迳"。
⑫ 转筋：指肢体筋脉牵掣拘挛，痛如扭转。多由阴阳气血衰少，风冷外袭，或血分有热所致。常发于小腿肚，甚则牵连腹部拘急。
⑬ 冲：宋本、汪本、周本同。《外台秘要》卷十八脚气论作"忪"。
⑭ 喜忘：健忘。
⑮ 眼浊：视物昏花。
⑯ 精神昏愦：精神昏乱。
⑰ 腹或肿：本书卷十三作"入腹或肿或不肿"，义较详。
⑱ 上气贲（bēn 奔）便死：本书卷十三作"气上便杀人"。上气贲，指呼吸急促如奔。贲，通"奔"。
⑲ 不全日：鄂本作"不全月"。不全日，不满一天。
⑳ 二三日：本书卷十三作"一、二、三月"。
㉑ 三品：三类。
㉒ 续命汤两剂：《太平圣惠方》卷四十五脚气诊脉诀无"两剂"二字。
㉓ 越婢汤加术四两：宋本、汪本、周本同。《太平圣惠方》作"越婢汤加白术服之"。
㉔ 驶（kuài 快）：通"快"，迅疾。
㉕ 而弱：原无，宋本、汪本、周本同。据本书卷十三补。
㉖ 其紧快之脉：本书卷十三作"病人脉浮大而紧快"。

四肢懈惰①，缓弱疼痹②，甚则上攻，名脚气。而津液为风湿所折③，则津液否涩④，而蓄积成水⑤，内则浸渍脏腑，外则流溢皮肤，故令膝理胀密⑥，水气积不散，故肿也。

【按语】脚气肿满候，与本卷十三脚气病诸候同，可参阅。本候所述，当属后世所论之湿脚气。对其病机，本书卷十三脚气肿满候认为"由风湿毒气搏于肾经，肾气不能宣通水液"所致。在此则突出"津液为风湿所折"。两者合参，对本病之认识，更为全面，而且符合临床实际。

九十九、淋候

【原文】淋⑦者⑧，肾虚⑨而膀胱热也，膀胱与肾为表里，俱主水，行于胞⑩者，为小便也。腑脏不调，为邪所乘，肾虚则小便数，膀胱热则小便涩。其状，小便痛疼涩数，淋沥不宣，故谓之淋也。

【按语】淋候，与本书卷十四诸淋候内容基本相同，可参阅。

一〇〇、石淋⑪候

【原文】淋而出石，谓之石淋。肾主水，水结则化为石，故肾客⑫沙石。肾⑬为热所乘，则成淋，肾虚则不能制石，故淋而出石，细者如麻如豆，大者亦有结如皂荚核状者，发则塞⑭痛闷绝，石出乃歇。

【按语】石淋候，与本书卷十四石淋候内容基本相同，可参阅。但这里论述的石淋候，对发病时的症状，以及结石的大小、形状之描述更为具体，可补前文之未备。

一〇一、胞转⑮候

【原文】胞转之病，由胞为热⑯所迫，或忍小便，俱令水气还迫于胞，屈辟⑰不得充张，外水应入不得入，内溲⑱应出不

---

① 懈惰：懈怠，疲乏无力。
② 痹：肢体麻木不仁。
③ 折：结滞，抑郁。《素问·病能论》："阳气者，因暴折而难决，故善怒也。"王冰注："言阳气被折郁不散。"
④ 否涩：涩滞不通。
⑤ 水：即水湿痰饮。
⑥ 胀密：谓水液浸渍，皮腠肿胀致密。
⑦ 淋：病名。指小便出现滴沥涩痛的证象。
⑧ 者：原无。据本书卷十四诸淋候、周本补。
⑨ 肾虚：此上本书卷十四有"由"字。
⑩ 行于胞：本书卷十四作"水入小肠，下于胞，行于阴"，义较详。胞，在此指膀胱。
⑪ 石淋：病名。诸淋之一，指淋证见有小便涩痛，尿出砂石者。又称砂淋、沙石淋。
⑫ 客：留止。
⑬ 肾：此下本书卷十四石淋候有"虚"字，义长。
⑭ 塞：原作"燥"。据本书卷十四石淋候改。本书卷四十九石淋候亦作"水道塞痛"。
⑮ 胞转：转胞。指妊娠小便不通。胞，通"脬"，膀胱。
⑯ 热：此上本书卷十四胞转候有"寒"字。
⑰ 屈辟：此上本书卷十四有"使胞"二字。屈辟，指尿胞屈曲折叠，不能正常舒展。
⑱ 溲：此指小便。

得出，内外壅胀不通①，故为胞转。其状，小腹急痛，不得小便，甚者至死②。

张仲景云：妇人本肥盛，头③举身④满，今反羸瘦⑤，头举空减⑥，胞系了戾⑦，亦致胞转。

【按语】本候与卷十四胞转候内容相同，可以互参。又，本候张仲景之说，在现存的《金匮要略》里，虽有胞转的记载，但无这部分内容。

一〇二、小便不利候

【原文】肾与膀胱为表里，俱主水。水行小肠，入胞⑧为小便。热搏其脏，热气蕴积，水行则涩，故小便不利也。

【按语】本候所云小便不利是由于热邪搏结肾脏所致。热邪蕴结于肾，导致肾之气化不利，水液代谢障碍而成小便不利之候。

一〇三、小便不通候

【原文】水行于小肠，入胞为小便。肾与膀胱俱主水，此二经为脏腑，若内生大热⑨，热气入小肠及胞，胞内热，故小便不通，令小腹胀满，气喘息⑩也。

【按语】本候小便不通，论及"热气入小肠"，而在前卷十四小便不通候则未予论及，可补其不足。卷四十四产后小便不通候，亦云："亦有小肠本夹于热"，可见小肠有热，亦令人小便不通，不独肾与膀胱有热也。

一〇四、大便不通候

【原文】三焦五脏不调和，冷热之气结于肠胃⑪，津液竭燥，大肠壅涩，故大便不通。张仲景云：妇人经水过多，亡津液者，亦大便难也。

【按语】大便困难、大便不通，在妇女较为多见。因为月经带下过多，血气津液耗损亦多，大肠失于濡润，故导致大便难。这些病证，在妇科有其一定的特殊性。

又，本候张仲景之说，在现存的《伤寒论》《金匮要略》里均无这部分内容。《金匮要略》妇人产后病中，有大便难一说，病情与此基本相同，但彼责之新产血虚，而此则由于经水过多，二者病因不同，然血虚肠燥则一也。

---

① 内外壅胀不通：胀，本书卷十四作"塞"，鄂本作"涩"。《太平圣惠方》卷七十二治妇人胞转诸方作"内外壅滞，胀满不通"，义胜。

② 死：此下《太平圣惠方》有"不可治也"一句。

③ 头：原作"豆"，缺笔之误。据《脉经》卷九第七、周本改。下一个"头"字同。

④ 身：原作"自"，形近之误。据《脉经》、周本改。

⑤ 今反羸瘦：原作"全羸瘦"，文义不贯。据《脉经》、周本改。

⑥ 空减：《脉经》作"中空感"。

⑦ 胞系了戾：了，通"缭"；戾，即乖戾。了戾，屈曲。卢文弨《钟山札记》："了戾者，屈曲旋转之意。"胞系了戾，指膀胱之系缭绕不顺。

⑧ 胞：即膀胱。

⑨ 内生大热：宋本、汪本、周本同。《太平圣惠方》卷七十二治妇人小便不通诸方作"内既生热"。

⑩ 息：宋本、汪本同。周本作"急"。

⑪ 三焦五脏不调和，冷热之气结于肠胃：本书卷十四大便不通候作"三焦五脏不和，冷热之气不调，热气偏入肠胃"，义较长。

一〇五、大小便不利候

【原文】冷热不调，大小肠有游气①，壅在大小肠，不得宣散，蓄积结生热，故大小便涩，不流利也。

【按语】大小便不利，以前诸候，多责之下焦热结，或津液匮乏。本候则提出气机不畅，大小肠输化传导失职，亦是病机之一。证之临床，妇人确有情志等因素，以致气机壅滞，变生诸证者。

一〇六、大小便不通候

【原文】腑脏不和，荣卫不调，阴阳不相通，大小肠否结，名曰关格②。关格，故大小便不通。自有③热结于大肠，则大便不通；热结于小肠，则小便不通。今大小便不通者，是大小二肠受客热④结聚，则大小便不通。此止客热暴结，非阴阳不通流，故不称⑤关格，而直云大小便不通。

【按语】本候所云大小便不通，系客热暴结于大小肠所致，与本书卷十四关格大小便不通候有异，宜对比参看，全面理解。

一〇七、遗尿候

【原文】肾与膀胱为表里，而俱主水。肾气通于阴⑥而小便，水液之下行者也。肾虚冷，冷气入胞⑦，胞虚冷，不能制小便，故遗尿。

【按语】本书卷十四遗尿候有遗尿脉诊，可参。

一〇八、小便数候

【原文】肾与膀胱为表里，俱主于水。肾气通于阴，此二经虚，而有热乘之，热则小便涩，虚则小便数，热涩数也⑧。

【按语】本书卷十四遗尿候有小便数候，论证较此详备，可参。

一〇九、下利⑨候

【原文】肠胃虚弱，为风邪冷热之气所乘，肠虚则泄，故变为利⑩也。此下利是水谷利也，热色黄，冷色白。

【按语】本书卷十七对水谷痢之病因、

---

① 游气：在此泛指肠道内之气体。
② 关格：病名。大便不通名内关，小便不通名外格，大小便都不通名关格。
③ 自有：虽然亦有。《经词衍释》："自，犹虽也。自，训为若，若与虽同义。"
④ 客热：即外热。客，指自外而侵入人体的致病因子。《灵枢·小针解》："客者，邪气也。"
⑤ 称：原作"痹"，误。据本候上下文义、正保本、周本改。
⑥ 阴：这里指前阴。
⑦ 胞：即膀胱。
⑧ 热涩数也：宋本、汪本、周本同。《太平圣惠方》卷七十二治妇人小便数诸方无"热涩数"三字，"也"连上句读，义顺。
⑨ 下利：证名。简称利。古代医书对痢疾和泄泻的统称。亦有以利为泄泻者。《伤寒捷诀·肠垢鹜溏》："利与痢不同。利者，泻也。"此处指后者。
⑩ 利：腹泻，泄泻。

病机、变证、诊断、预后等，论述详备，可参阅。又，本候以下利之色黄白，辨别病情之属寒属热这仅是一个方面。大抵下利，澄澈清冷，身凉不渴，小便清白，脉迟细而微者，均为寒象。若暴注下迫，出黄如糜，肛门热痛，小便赤涩，口渴脉数者，皆为热证。若太阴受湿，而为濡泄，身重微满，食不知味，舌苔白腻，脉濡者，又为脾土受湿所致。尚有因风而飧泄者，下利，谷不化，其脉弦。凡此皆为外因致病。又有因七情失调，脏气不平，或饮食所伤，肠胃停滞，或脾胃气虚，胃气下流，而致泄利，此为内因所致。总之，外则当调六气，内则当平五脏，宜各求其本而治之。

一一〇、滞利候

【原文】滞利①，由冷热不调，大肠虚，冷热气客于肠间。热气乘之则变赤，冷气乘之则变白，冷热相交，则赤白相杂而连滞不止，名为滞利也。其状，白脓②如涕③，而有血杂；亦有少血者，如白脓涕而有赤脉④如鱼脑，又名鱼脑利⑤。

【按语】此候所论滞利即赤白痢，下痢粘冻脓血，赤白相兼，是由冷热之邪相杂损伤大肠而致。

一一一、血利⑥候

【原文】热乘⑦血，入于大肠，为血利也。血之随气，外行经络，内通脏腑，皆无滞积。若冒触劳动，生于热，热乘血散，渗入大肠，肠虚相化⑧，故血利也。

【按语】本候血利即赤痢及血痢，是由热毒乘血所致。本书卷十七痢病诸候对痢之新久、分证类型，以及痢之兼证等，论述比较全面，可参阅。

一一二、阴痒⑨候

【原文】妇人阴痒，是虫食⑩所为。三虫⑪九虫⑫，在肠胃之间，因脏虚虫动作，食于阴⑬，其虫作势⑭，微则痒，重者乃痛。

【按语】妇人阴痒证，除阴部瘙痒

---

① 滞利：滞，原作"带"，缺刻偏旁之误。据本候标题及本书卷四十二妊娠滞利候改。此下二个"滞"字同。滞利，八利之一，实指下痢赤白黏冻脓血的痢疾。《小儿卫生总微论方》："滞利，谓便下脓血相杂也。"
② 脓：原作"浓"。据汪本改。下同。
③ 涕：鼻涕。
④ 赤脉：谓脓冻上之血丝。
⑤ 鱼脑利：指赤白痢之下如鱼脑状者。
⑥ 血利：又称血痢、赤痢。指痢下多血或下纯血者。多由热毒乘血所致。
⑦ 乘：侵袭，侵害。
⑧ 肠虚相化：本书卷十七血痢候作"肠虚则泄"，义较明晰。
⑨ 阴痒：又名阴门痒。多因肝郁化热，脾虚聚湿，湿热蕴结，流注于下；或因外阴不洁，久坐湿地，病虫乘虚侵袭；也有因阴虚血燥而致者。症见外阴部或阴道内瘙痒，甚则奇痒难忍，坐立不安。
⑩ 食：通"蚀"，侵蚀，侵害，损伤。《素问·阴阳应象大论》："壮火食气。"
⑪ 三虫：三，原作"二"。据以下阴痛、阴疮候文例及汪本、周本改。三虫，即长虫、赤虫、蛲虫。
⑫ 九虫：泛指人体内多种寄生虫。
⑬ 阴：外阴及阴道。
⑭ 作势：动作形状。势，形状。此上《医心方》卷二十一第七有"动"字，并在"微"字下断句，在"重"字上更有"若"字。又，《太平圣惠方》卷七十三治妇人阴痒诸方作"热"。

外,重者兼有肿痛,并伴有不同程度的带下。本候言其病源是"虫食所为",与现代医学所说的阴道滴虫相似。阴痒一症,除了虫食之外,大都有肝经郁热,湿热下注,或肝虚血燥等病理变化,临证当分别诊治。

一一三、脱肛①候

【原文】肛门,大肠候也。大肠虚冷,其气下冲者,肛门反出。亦有因产用力努偃②,气冲其肛,亦令反出也。

【按语】本候论述了妇女脱肛发生的原因,可由大肠虚冷,其气下冲引起,也可由于生产过程中,屏气用力过度而致。

一一四、阴肿③候

【原文】阴肿者,是虚损受风邪所为。胞络④虚而有风邪客之,风气乘于阴,与血气相搏,令气血否涩,腠理壅闭,不得泄越,故令阴肿也。

【按语】本候阴肿,责之胞络虚而风邪客之。临床上妇人子户肿胀坠痛者,有因肝经火盛,湿热下注而致者,亦有因心火下移所致者,前者用龙胆泻肝汤,泻肝经湿热,后者用导赤散,每获良效。

一一五、阴痛⑤候

【原文】阴痛之病,由胞络伤损,致脏虚受风邪。而三虫、九虫因虚动⑥作,食阴则痛者,其状成疮;其风邪乘气⑦冲击而痛者,无疮,但疼痛而已。

【按语】本候论阴痛之有疮无疮,以辨其有虫无虫。有虫者,多为湿热为患;无虫者,为风邪客于下焦,与血气相搏,肝肾经络壅闭使然。亦有因郁热损伤肝脾,湿热下注,而为肿胀疼痛者,每兼有带多色黄,多用丹栀逍遥散加味治疗,可获良效。

一一六、阴疮⑧候

【原文】阴疮者,由三虫、九虫动作,侵食所为也。诸虫在人肠胃之间,若腑脏调和,血气充实,不能为害。若劳伤经络,肠胃虚损,则动作侵食于阴,轻者或痒或痛,重者生疮也。

诊其少阴之脉,滑而数者,阴中生疮也。

【按语】阴痒、阴肿、阴痛及阴疮,证之临床,此类证候,每多兼夹出现,或依次演变。后世认为多由肝经郁热、湿热下注所致。阴疮,为数证中之最重

---

① 脱肛:又名州出、截肠。指直肠或直肠黏膜脱出。以老年、小儿及素体虚者易患本病,多因中气不足、气虚下陷或湿热下注于大肠所致。便后脱出的肛肠,初期可自行还纳,中期须用手托送回,晚期常因咳嗽、用力、步行等而随时脱出。

② 努偃(yǎn 演):屈身撮气努责。偃,同"躽""喭"。

③ 阴肿:又名脱囊、蚌疽。即外阴部肿大的病证。

④ 络:原作"经"。据下文阴痛候、《太平圣惠方》卷七十三治妇人阴肿诸方改。

⑤ 阴痛:又名阴中痛、阴户痛。多因郁热损伤肝脾,脾虚聚湿,湿热下注;或中气下陷;或风邪客于下焦,与气血相搏,肝肾经络为之壅闭。症见阴痛,甚则痛极难忍。

⑥ 动:原作"气",文义不通。据正保本、周本改。

⑦ 气:此上原衍"风"字。据正保本、周本删。

⑧ 阴疮:此指女性外生殖器溃烂生疮者。

者，亦称阴蚀、阴䘌，为阴道或外阴部溃烂成疮，或痒或痛，局部肿胀，多有赤白带下，小便淋沥等。原文叙症较简，可与阴痒、阴肿、阴痛等候互参。

一一七、阴挺①出下脱候

【原文】胞络伤损，子脏虚冷，气下冲，则令阴挺出，谓之下脱。亦有因产而用力偃气②而阴下脱者。

诊其少阴脉浮动，浮则为虚，动则为悸③，故令下④脱也。

【按语】阴挺出下脱，又称阴脱，一般指子宫脱垂，亦包括阴道前、后壁膨出。若肿痛小便赤数者，属湿热；若重坠而小便清长者，属气虚。

一一八、阴冷⑤候

【原文】胞络劳伤，子脏虚损，风冷客之，冷乘于阴，故令冷也。

【按语】妇人阴冷，皆由风寒乘虚客于子脏，症见阴中寒冷，甚或少腹冷痛，且难于受孕，影响生育。久则血凝气滞，易生他变。临床治疗多用补肾壮阳之法，方用金匮肾气丸。

一一九、阴中生息肉候

【原文】此由胞络虚损，冷热不调，

风邪客之，邪气乘于阴，搏于血气，变而生息肉也。其状如鼠乳。

【按语】阴中生息肉，首见《肘后备急方》。此病每见交接出血，或不规则之阴道流血。

一二○、㿉候

【原文】此或因带下，或举重，或因产时用力，损于胞门，损于子脏，肠⑥下乘而成㿉。

【按语】㿉，即后世所谓"疝气"。男女老少皆可发生。妇人㿉病，与男子有异，其病因病机，多责之下焦虚衰、劳累过度、产时用力，以致肠管从腹壁薄弱处坠出。在坠出部位上，除腹股沟等易发部位外，有时肠管可从阴道内膨出，状如阴挺。此外，妇人疝病，每易误诊为腹股沟囊肿或子宫脱垂，临证时须注意诊察，以免误诊。

关于"㿉"之命名，可参本书卷三十四㿉瘘候有关注释及按语。

一二一、痔⑦病候

【原文】痔病，由劳伤经络，而血流渗之所成也。而有五种：肛边生疮，如

---

① 阴挺：又名阴脱。相当于子宫脱垂。
② 偃（yǎn 演）气：本书卷十七脱肛候作"气喝"；卷五十脱肛候、《太平圣惠方》卷七十三治妇人阴挺出下脱诸方作"䐢气"，义同，屈身搰气努责也。
③ 悸：《脉经》卷九第七作"痛"。
④ 令下：原无。据汪本补。
⑤ 阴冷：又名阴寒。指阴部寒冷，甚则小腹冷痛的疾患，多影响生育。
⑥ 肠：原作"阳"，形近之误。据宋本、汪本、正保本、周本改。
⑦ 痔：病名。又名痔疮、痔核。泛指多种肛门部疾病。

鼠乳出在外，时出脓①血者，牡痔②也；肛边肿，生疮而出血者，牝痔③也；肛边生疮，痒而复痛出血④者，脉痔⑤也；肛边肿核痛，发寒热而出血者，肠痔⑥也；因便而清血出⑦者，血痔⑧也。

【按语】本候是将卷三十四的牡痔、牝痔、脉痔、肠痔和血痔合并为痔病候，可以参阅。近代认为，痔系直肠下端黏膜下和肛管皮肤下痔静脉扩大、曲张所形成的静脉团。按其生长部位不同分内痔、外痔、混合痔三种。多因平素湿热内积，过食辛辣，久坐久立，或临产用力，大便秘结，久泻久痢等而致体内生风化燥，湿热留滞，浊气瘀血下注肛门，发为本病。

一二二、寸白⑨候

【原文】寸白，是九虫内之一虫也。凡九虫在人腹内，居肠胃之间，腑脏气实，则虫不动，不为人害。虚者，虫便发动滋长，乃至毙人。

又云⑩：饮白酒，以桑枝贯⑪牛肉炙食⑫，食生栗、生鱼，仍饮乳酪，能变生寸白者也。

【按语】本候与卷十八寸白虫候相同，可以参阅。

一二三、阴臭⑬候

【原文】阴臭，由子脏有寒，寒搏于津液，蕴积，气冲于阴，故变臭也。

【按语】妇女阴中发出臭气，文中认为子脏有寒，蕴积生热，气冲于阴而致，这是一般病情。假如腥臭积恶，并有恶浊带下者，要及时检查，是否有重度炎证或恶性病变，以便做出相应措施，不能讳疾忌医，以遗大患。

又，自阴痒至此诸候，集中论述妇人前阴诸病。阴痒、阴肿、阴痛和阴疮当然可以单独出现，但亦每每有连带关系，有时为一种病的相互变化者。阴挺出下脱候，较多见，阴中生息肉候亦可见到，有时能出血，文中没有提及。至于阴冷、阴臭，比较少见，但都非一般病情，应加重视。

一二四、尿血⑭候

【原文】血性得寒则凝⑮，得热则流

① 脓：原作"浓"。据鄂本改。本书卷三十四牡痔候亦作"脓"。
② 牡痔：病名。症为肛边生痔，如枣大，时痛时痒，或下脓血；或肛内生小肉，上有孔窍，根蒂较小。相当于肛漏或混合痔。
③ 牝痔：病名。即肛边有漏孔，漏管弯曲，便后出血的病证。相当于肛漏。
④ 出血：原作"为血"，错简在"者"字下。据本书卷三十四脉痔候改。
⑤ 脉痔：此前原有"血"字。据卷三十四脉痔候删。脉痔，病名。泛指出血性痔，症见肛边生疮，痒痛出血。
⑥ 肠痔：病名。即肛门周围脓肿而伴有恶寒发热者。
⑦ 清血出：指下清鲜纯血。
⑧ 血痔：病名。即有明显便血症状的内痔。
⑨ 寸白：即九虫候中之寸白虫。
⑩ 又云：本书卷十八寸白虫候作"或云"。
⑪ 贯：贯穿，穿插。
⑫ 炙食：原脱。据本书卷十八补。
⑬ 阴臭：指妇人阴中发出臭气。
⑭ 尿血：病证名。又名溺血、溲血。指血从尿道排出而无疼痛者。
⑮ 凝：此后《太平圣惠方》卷七十二治妇人小便出血诸方有"涩"字。

散，若劳伤经络，其血虚，热渗入胞①，故尿血也。

【按语】本候所论尿血，责之过度劳累导致血虚，加之热邪侵袭膀胱，血得热则行，故致血不循经而从尿道排出。

一二五、大便血②候

【原文】劳伤经脉则生热。热乘于血，血得热则流散，渗入于大肠，故大便血也。

【按语】大便血，简称便血。本候责之热乘于血，血渗大肠，则其血色必鲜稠，或有腹痛。若湿毒蕴结大肠而便血者，其血色不鲜，如赤小豆汁，而腹不甚痛。若脏腑虚寒，阳不摄阴而便血者，则其血色多稀淡，面色萎黄。便血还有便前便后之别，先血后便者，血来近，称近血；先便后血者，血来远，称远血。本书卷二十七大便下血候，论证较此为详，可参阅。

一二六、失精③候

【原文】肾与膀胱合，而肾藏精，若劳动膀胱，伤损肾气，则表里俱虚，不收制于精，故失精也。

【按语】失精一证，多指男子遗精，如《金匮要略》第六云"男子失精，女子梦交""妇人则半产漏下，男子则亡血失精"等，在此将失精一候置于妇人杂病内，应是错简。

又，肾主藏精，失精与肾有着密切关系，本书卷四虚劳失精候、梦泄精候，均责之肾虚不能制精，似与文中"劳动膀胱"无涉。

一二七、乳肿④候

【原文】足阳明之经，胃之脉也，其直者，从缺盆下于乳。因劳动则腠理⑤虚，受风邪，入于荣卫，荣卫否涩，血气不流，热结于乳，故令乳肿。其结肿不散，则成痈⑥。

【按语】本候论述了妇女乳房肿胀疼痛的原因，是由于过劳腠理亏虚，风邪乘虚而入，导致营卫气血运行不通，瘀积化热，结于乳中而致。如果肿块经久不散，日久可发乳痈。

一二八、妬乳⑦候

【原文】此由新产后，儿未能饮之，

---

① 若劳伤经络，其血虚，热渗入胞：宋本、汪本、周本同。《太平圣惠方》作"失其常经，溢渗入于脬"。
② 大便血：简称便血，又称为下血。指血经肛门而出。多由湿热、积滞、结毒侵袭肠胃，或风、热客于下焦，血脉损伤所致。
③ 失精：遗精。
④ 乳肿：乳房肿胀疼痛之病。
⑤ 腠理：此上原衍"足"字，据正保本删。又，《太平圣惠方》卷七十一治妇人乳肿诸方"足"作"肤"，亦通。
⑥ 痈：即乳痈。多因肝气郁结、胃热壅滞，或乳汁瘀积而成。初起乳房出现硬结、胀痛、乳汁流出不畅，全身可有恶寒发热，继则肿块发大，焮红剧痛，寒热不退而内蕴成脓。
⑦ 妬乳：原作"妬乳"，形近之误。据《太平圣惠方》卷八十一治妬乳诸方、周本改。妬乳，病名。又名乳妬。指两乳胀硬疼痛，憎寒发热的病证。多因产后无儿吮乳或产妇壮盛乳多，儿小未能饮尽，乳汁积蓄，与气血相搏，而致乳房胀硬掣痛，手不得近；或乳头生细小之疮，或痛或痒，搔之则黄水浸淫。

及饮①不泄；或断儿乳②，捻其乳汁不尽，皆令乳汁蓄积，与血气相搏，即壮热大渴引饮，牢强③掣痛，手不得近是也。

初觉便以手助捻去其汁，并令傍人助嗍④引之，不尔，成疮有脓。其热势盛，则成痈。

【按语】妒乳，为妇人哺乳期间发生的乳痈。本候叙述妒乳的病源多因产后无儿吮乳或产妇壮盛乳多，儿小未能饮尽，或因给儿断乳，乳汁积蓄，与气血相搏，而致乳房胀硬掣痛，手不得近，憎寒高热，大渴引饮。同时本候所论妒乳的防治方法，是有积极意义的，目前已成为人们的常识。

一二九、乳痈候

【原文】肿结皮薄以泽，是痈也。足阳明之经脉，有从缺盆⑤下于乳者。劳伤血气，其脉虚，腠理虚，寒客于经络，寒搏于血，则血涩不通，其气⑥又归之，气积不散，故结聚成痈者。痈气不宣，与血相搏，则生热，热盛乘于血，血化成脓；亦有因乳汁蓄结，与血相搏，蕴积生热，结聚而成乳痈。

年四十已还⑦，治之多愈；年五十已上，慎，不当治之，多死，不治，自当终年⑧。又，怀娠⑨发乳⑩痈肿及体结痈，此无害也。盖⑪怀胎之痈，病起阳明，阳明胃之脉也，主肌肉，不伤脏，故无害。

诊其右手关上脉，沉则为阴，虚者则病乳痈。乳痈久不瘥⑫，因⑬变为瘘⑭。

养生方云：热食汗出，露乳伤风，喜发乳肿，名吹乳⑮，因喜作痈。

【按语】乳痈即急性乳腺炎，多见于妇人产后，尤其是初产妇女。本书论述的乳肿、妒乳、乳痈三候，实则是急性乳腺炎的不同类型和不同阶段，即开始是妒乳，发展为乳肿，最后成乳痈。至

---

① 饮：此下《太平圣惠方》有"乳"字。
② 断儿乳：宋本、汪本、周本同。《太平圣惠方》作"或乳胀"。
③ 牢强：坚硬。
④ 嗍（suō梭）：吮吸。《集韵》："嗍，吮也。"
⑤ 缺盆：经穴名。别名天盖。属足阳明胃经，位于锁骨上窝中央，胸正中线旁开4寸处。
⑥ 气：原作"血"，误。据以下疽发乳候、《太平圣惠方》卷七十一治妇人乳痈诸方、宋本改。
⑦ 已还：《太平圣惠方》作"以下"，义同。
⑧ 慎，不当治之，多死，不治，自当终年：宋本、汪本、周本同。《太平圣惠方》卷七十一治妇人乳痈诸方作"宜速治之，即差，若不治者多死"，义较通顺。不当治之，尤谓治之不当。"不治，自当终年"，意谓如未破以前，不如不治，听其自然，以终天年。《医心方》卷二十一第五无"不治，自当终年"六字。
⑨ 怀娠：此上《太平圣惠方》有"中年又"三字。怀娠，即怀胎，妊娠。
⑩ 发乳：即"乳发"，为乳痈之别名。有时亦作为乳部痈疽之总称。本病为乳痈之严重者，溃则皮肉尽腐，迅速扩大，如治疗不当，易伤囊隔，终成漏症，久不收口。
⑪ 盖：原作"兼"，文义不通。据《太平圣惠方》、周本改。
⑫ 瘥：痊愈，愈合。
⑬ 因：于是。
⑭ 瘘：乳瘘，又名乳漏。指生于乳晕或乳房的漏管或窦道，由乳痈、乳发、乳疽、乳痨等病深伤乳络或治疗不当，溃后久不收口所致。疮口经久不敛，时流脓水或溢出乳汁。
⑮ 吹乳：病名。即乳痈之早期。又叫产后吹乳。《校注妇人良方》卷二十三："产后吹乳，因儿饮口气所吹，令乳汁不通，壅结肿痛。不急治多成痈，速服栝蒌散及敷南星，更以手揉散之。"吹乳又有内吹、外吹之别。内吹即妊娠乳肿。外吹即乳痈，旧说因儿吮乳熟睡，鼻孔凉气袭入乳房，与热乳凝结而成。实则由于吮乳熟睡致伤或咬伤乳头而感染生痈。

于乳痈发病的所属经络，本书仅提及足阳明胃经，而后世医家认为乳房属阳明，乳头属厥阴，乳痈多由肝气郁结，胃热壅滞所成。从而对本病之所属经络、发病机理，做了新的补充，认识更为全面。

文中"年五十已上，慎，不当治之多死"，究其病情，已非一般之乳痈，似指乳癌而言。

又，"诊其右手关上脉，沉则为阴，虚者则病乳痈"，文字似有脱误。《脉经》卷二第二有"右手关上脉阳实者，病乳痈"可证。

一三〇、发乳溃后候

【原文】此谓痈疽①发于乳，脓溃之后，或虚惙②，或疼痛，或渴也。凡发乳溃后，出脓血多，则腑脏虚燥，则渴而引饮。饮入肠胃，肠胃虚，则变下利也。

【按语】本候论述了发乳溃后常见的症状及其机理。发乳溃后，脓血溢出，脏腑亏虚，病人可见虚羸疲乏。津血同源，血少津亏，故见渴而引饮等。

一三一、乳疮③候

【原文】此谓肤腠理虚，有风湿之气乘虚客之，与血气相搏，而热加之，则生疮也。

【按语】本候论述了乳房部位生疮的机理，主要是由于肌肤腠理亏虚，风湿之邪乘虚侵袭人体，搏结气血，郁而化热，血败肉腐，则生疮疡。

一三二、疽发乳④候

【原文】肿而皮强⑤，上如牛领之皮，谓之疽也。足阳明之脉，有从缺盆下于乳者，其脉虚则腠理开，寒气客之，寒搏于血，则血涩不通，故结肿；而气又归之，热气淳盛⑥，故成疽也。热久不散，则肉败⑦为脓也。

【按语】本候是论疽候引伸及乳疽，"疽发乳"，即是乳疽，为乳房深部的化脓性疾患，症见乳房肿硬如牛领之皮，破而不溃，肿亦不消。由于疽发于乳部，故其所属经络，突出"足阳明之脉"。其病因病机主要责之于寒邪侵袭，导致血液运行不畅，瘀久化热，血败肉腐而成。至于疽候的一般病理变化，可以参阅本书卷三十二疽候。

一三三、乳结核⑧候

【原文】足阳明之经脉，有从缺盆下于乳者，其经虚，风冷乘之，冷折⑨于

---

① 痈疽：病名。是气血为毒邪所阻滞，发于肌肉筋骨间的疮肿。一般疮面浅而大者为痈，疮面深而恶者为疽。
② 虚惙（chuò 龊）：虚羸疲乏。惙，疲乏。《广韵》："惙，疲也。"
③ 乳疮：乳房部位所生的疮疡。
④ 疽发乳：乳疽。因寒搏于血，血涩不通所致。症见肿硬木闷，破而不溃，肿亦不消。
⑤ 强（jiàng 匠）：强硬，坚硬，不柔和。
⑥ 淳盛：宋本、汪本同。周本作"洪盛"，义同。淳盛，大盛。
⑦ 肉败："肉"，原作"内"，形近之误。据周本改。又，宋本无此二字，有"故"字，亦通。
⑧ 乳结核：病证名。又名乳核、乳中结核。为乳痈、乳癖、乳痨、乳岩等仅以乳房结块为早期特征的多种乳病总称。
⑨ 折：结滞，抑郁。《素问·病能论》："阳气者，因暴折而难决，故善怒也。"王冰注："言阳气被折郁而不散。"

血，则结肿①。夫肿，热则变败血为脓，冷则核不消。又重疲劳，动气而生热，亦㿔烊②。其汤熨针石，别有正方；补养宣导，今附于后。

养生方导引法③云：跂踞④，以两手从曲脚内入⑤，据地，曲脚加其上⑥，举尻⑦。其可用行气。愈瘰疬病⑧，乳痈⑨。交两脚，以两手从曲脚极挽⑩，举十二通，愈瘰疬病乳痈也。

【按语】本候所论，是以乳房肿块为特征的一种病证，可见于慢性乳腺炎、乳房结核、囊性增生、肿瘤等病。但从文中所述症状来看，似为乳房结核或慢性乳腺炎。其病因病机主要是由于风冷之邪侵袭，导致血行不畅而生肿块，日久瘀而化热，血败肉腐化而为脓。治疗本候论述除了用汤熨针石之外，还可以配合导引疗法，以行气活血，促进疾病痊愈。

一三四、乳⑪石痈候

【原文】乳石痈之状，微强不甚大，不赤，微痛热，热⑫自歇，是足阳明之脉，有下于乳者，其经虚，为风寒气客之，则血涩结成痈肿。而寒多热少者，则无大热，但结核如石，谓之乳石痈。

【按语】石痈，可发生于全身各个部位，本书卷三十二石痈候已加论述。本书卷四十专论妇人杂病，此论当指石痈发于妇人乳部者，故谓之乳石痈。其发生原因，是由于足阳明经虚，风寒之邪乘虚侵袭，气血凝涩不通而致乳部结聚成痈肿。此病临床上类似肿瘤，治疗可内服升麻汤，外用生商陆根捣烂敷之；若久不愈，服黄芪当归散，外用阳和膏掺桂射散贴，促其消散。

一三五、发背⑬候

【原文】五脏不调则致疽，疽者，肿结皮强，如牛领之皮。六腑不和则致痈，痈者，肿结薄以泽是也。腑与脏为表里，

---

① 结肿：宋本、汪本、周本同。《太平圣惠方》卷七十一治妇人乳结核诸方作"生结核"。

② 㿔烊（xīn yáng 欣炀）：宋本、汪本、周本同。《太平圣惠方》作"㿔痒"。㿔烊，㿔肿烧灼感疼痛。烊，同"炀"，烧灼。《集韵》："炀，烁金也。或作烊。"引申作烧灼感解。

③ 导引法：原无。据本书卷三十一嗜眠候、卷三十四瘰疬瘘候、周本补。

④ 跂踞：也作"箕踞"。坐时张大两足，其形如箕。《文选·刘伶〈酒德颂〉》："奋髯跂踞。枕麹藉糟。"张铣注："跂踞，展足倚踞而坐也。"

⑤ 从曲脚内入：《宁先生导引养生法》同。本书卷三十一作"从内曲脚中入"，义同。

⑥ 上：宋本、汪本、周本同。《宁先生导引养生法》作"手"。

⑦ 尻（kāo 考）：尾骨、臀部。《素问·痹论》："肾痹者，善胀，尻以代踵，脊以代头。"王冰注："尻以代踵，谓足挛急也。"张隐庵："脊椎尽处为尻。"尻以代踵，意指坐不能起。

⑧ 瘰疬：病名。又名鼠瘰、鼠疮等。小的为瘰，大的为疬。多因肺肾阴虚，肝气久郁，虚火内灼，炼液为痰，或受风火邪毒，结于颈、项、腋、胯之间。初起结块如豆，数目不等，无痛无热，后渐增大串生，久则微觉疼痛，结块粘连，推之不移，溃后脓汁稀薄，其中或夹有豆渣样物质，此愈彼起，久不收口，可形成窦道或漏管。相当于淋巴结核、慢性淋巴炎。

⑨ 痈：宋本、汪本、周本、《宁先生导引养生法》同。《外台秘要》卷二十三寒热瘰疬方养生方导引法作"痛"。

⑩ 挽（wán 完）：刮摩。《广韵》："挽，搣，刮摩也。"

⑪ 乳：原无。据本书目录和文中内容补。下同。

⑫ 热：此下本书卷三十二石痈候有"时"字。

⑬ 发背：病名。为有头疽生于脊背者。多因脏腑气血不调，或火毒内郁，或阴虚火盛凝滞经脉，使气血壅滞不通而发。

其经脉循行于身，俞皆在背。腑脏不调和，而腠理开，受于风寒，折于血，则结聚成肿。深则为疽，浅乃为痈。随寒所客之处，血则否涩不通，热又加之，故成痈疽发背也。

【按语】发背，包括痈发背与疽发背，本书卷三十二已有较详论述，本候是概括复述，简明扼要，似为妇人痈疽病之总结。由于脏腑俞穴皆在背部，故本病的发生多是由于脏腑气血不调，或风寒外侵，或火毒内郁，或阴虚火盛凝滞经脉，使气血壅滞不通而发。

一三六、改訾①候

【原文】此为内痈发于胁，名为改訾。由邪气聚在下管②，与经络血气相搏所生也。至其变败，状如痈疽。

【按语】关于改訾发生的病位，本候指出发于胁部，与本书卷三十二疽候所论相同，相当于胁疽、胁痈一类病证。但在卷三十二尚有"痈发女子阴傍，名曰改訾疽"之说，可参核研究。

一三七、发乳后渴候③

【原文】此谓发乳脓溃之后，血气虚竭，腑脏焦燥，故令渴也。渴引饮不止，饮④入肠胃，则变为下利也。

【按语】本候论述了发乳后病人出现口渴症状的原因，主要是由于发乳脓溃后，气血亏虚，脏腑津亏焦躁，津不上呈，故口渴。若因口渴而大饮，饮入于肠胃，可见泄泻下利之候。

一三八、发乳下利候

【原文】此谓发乳而肠胃虚，受冷则下利也。大肠为金，水谷之道，胃为土，水谷之海也，金土子母⑤。而足阳明为胃之经，其脉有从缺盆下于乳者。因劳伤，其脉虚而受风寒，风寒搏血，气血否涩不通，故结痈肿。肿结皮薄以泽者，为痈。而风气乘虚入胃，则水谷糟粕变败不结聚，肠虚则泄为利。金土子母俱虚，故发乳而复利也。又，发乳渴引饮多，亦变利也。

【按语】本候指出了发乳下利的原因，一为肠虚则泄；一为渴引饮多，冷气入肠胃而发利。

一三九、发乳久不瘥候

【原文】此谓发乳痈而有冷气乘之，故痈疽结，经久不消不溃；而为冷所客，则脓汁出不尽，而久不瘥。

【按语】本候指出发乳久不瘥，可发生两种情况：一为经久不消不溃；一为溃后脓汁不尽，经久不瘥。

---

① 改訾：病名，又名败疵。《灵枢·痈疽》《太素》卷二十六痈疽、《针灸甲乙经》卷十一第九下均作"败疵"。泛指发于胁部的痈疽。

② 下管：即下脘。

③ 候：原作"饮"。据本书目录改。

④ 饮：此上本书卷三十三痈发背渴候、疽发背热渴候均有一"冷"字，义长。

⑤ 金土子母：在五行相生关系中，由于土生金，故金土为子母关系，此处代指大肠与胃腑的关系。

一四○、发乳余核不消候

【原文】此谓发乳之后，余热未尽，而有冷气乘之，故余核不消，复遇热，蕴积为脓。亦有淋沥不瘥，而变为瘘也。

【按语】发乳余核不消，病根尤在，亟宜施治。否则，再受邪热，易蕴结成脓。亦有溃后脓汁淋漓，经久不愈而变成瘘病者。本候提示医生治病一定彻底，以免变生诸证。

一四一、发乳瘘候

【原文】此谓因发痈疮，而脓汁未尽，其疮暴瘥①，则恶汁②内食，后更发，则成瘘者也。

【按语】本候所论即是发乳脓汁未尽，过早收口，造成瘘病，为前候"发乳变瘘"之进一步阐发，当引之为诫。

又，以上五候，与前发乳溃后候有连属关系，宜依次排列，现在另出卷末，似错简。

又，自乳肿至此诸候，集中论述乳房疾病，因为乳房疾病是妇人的常见病和多发病，其中乳肿、妒乳、乳痈和乳疮，尤其是乳痈，是属于急性感染性病证。发乳溃后、渴、下利候，是乳痈的常见并发症。发乳久不瘥，余核不消，及乳瘘，每每是乳发治疗不当的后遗症，预后较差。疽发乳当为乳痈的重证。临床乳核有良性与恶性之别，文中没有论及。

---

① 暴瘥：突然痊愈。
② 恶汁：即脓液。

卷四十一

妇人妊娠病诸候上　凡二十论

【提要】本篇论述妇人妊娠诸病，包括卷四十一和四十二两卷。

主要内容有：①论述妊娠脉象，在此集中大量前人记载，具有总结文献的意义。②逐月养胎法，叙述胎儿生长和孕妇饮食起居方面的注意事项，其中一部分尚论及胎教。③妊娠期的常见病，如恶阻、子肿、子烦、子痫、惊胎等。④先兆流产的各种见症，如胎漏、胎动、下血、腹痛、腰痛、腰腹痛、小腹痛等；并论及数堕胎候、堕胎后诸病。⑤叙述胎儿发育不正常及死胎，如胎痿燥、过年久不产、两胎一死一生，和胎死腹中候等。⑥妊娠期的时病，如伤寒、温病、时气等。⑦妊娠期的杂病，如吐血、尿血、咳嗽、胸痹、心痛腹满等。此外，尚有妊娠欲去胎一候，这是人工流产的最早记载。全篇内容丰富，切合临床，都是妊娠期的常见病，多发病，而且具有很多实践经验。

一、妊娠①候

【原文】经云：阴搏阳别，谓之有子②。此是气血和调，阳施阴化③也。

诊其手少阴脉动甚者，任子也④。少阴，心脉也，心主血脉。又肾名胞门、子户。尺中肾脉也，尺中之脉，按之不绝者，妊娠脉也。三部⑤脉⑥沉浮正等，按之无断绝者，有娠也。

又，左手沉实为男，右手浮大为女；左右俱沉实，生⑦二男，左右俱浮大，生二女。又，尺脉左偏大为男，右偏大为女；左右俱大，产二子。又，左右手尺脉俱浮，为产二男，不尔⑧，女作男生；俱沉，为产二女，不尔，男作女生。又，

---

① 妊娠：又名六甲、有子、有身、有妊、有娠、任娠、双身、妊子、怀子、怀孕、怀身、怀胎、怀娠、怀躯、孕、重身、躯。指妇女受孕。

② 阴搏阳别，谓之有子：阴，指尺脉；阳，指寸口脉。谓尺脉搏动于指下，大于寸口，阴阳部位两者之脉有显著差别，这是妇人受孕之脉象，故谓之有子。语出《素问·阴阳别论》，王冰注："阴，谓尺中也；搏，谓搏触于手也。尺脉搏击，与寸口殊别，阳气挺然，则为有妊之兆。"

③ 阳施阴化：在此指精子与卵子结合，形成胚胎的过程。

④ 手少阴脉动甚者，任子也："手少阴"，新校正云："全元起本作足少阴。"任，通"妊""姙"，下同。《正字通》："任，与妊、姙同。"

⑤ 三部：指寸、关、尺三部。

⑥ 脉：原无。据《脉经》卷九第一、《备急千金要方》卷二第二补。

⑦ 生：此上《脉经》《备急千金要方》有"猥"字。猥，多。《汉书·沟洫志》："水猥盛则放溢。"颜注："猥，多也。"下一个"生"字同。

⑧ 不尔：此下《脉经》有"则"字，连下句读。下一个"不尔"同。

左手尺中脉浮大者男，右手尺脉沉细者女。又，得太阴脉为男，得太阳脉为女；太阴脉沉，太阳脉浮。

欲知男女，遣面南行①，还复呼之，左回首②是男，右回首是女。又，看上圊③时，夫从后急呼之，左回首是男，右回首是女。妇人妊娠，其夫左边乳房有核是男，右边乳房有核是女。

妊娠一月，名曰始形④，饮食精熟，酸美受御，宜食大麦⑤，无食腥辛之物，是谓才贞⑥，足厥阴养之⑦。足厥阴者，肝之脉也。肝主血⑧，一月之时，血流涩⑨，如不出⑩，故足厥阴养之。足厥阴穴，在足大指歧间⑪白肉际是。

妊娠二月，名曰始膏⑫。无食腥辛之物，居必静处，男子勿劳⑬，百节皆痛，是谓始藏也⑭，足少阳养之。足少阳者，胆之脉也，主于精。二月之时，儿精成于胞里⑮，故足少阳养之。足少阳穴，在足小指间本节后附骨上一寸陷中者是。

妊娠三月，名⑯始胎。当此之时，血不流，形象始化⑰，未有定仪⑱。见物而变，欲令见贵盛公主，好人端正庄严，不欲令见⑲伛偻侏儒，丑恶形人，及猿猴之类。无食姜兔，无怀刀绳。欲得男者，操弓矢，射雄鸡，乘肥马于田野，观虎豹及走犬。其欲得女者，则著簪珥环佩，弄珠玑。欲令子美好端正者，数视白璧美玉，看孔雀，食鲤鱼。欲令儿多智有力，则啖⑳牛心，食大麦。欲令子贤良盛德，则端心正坐，清虚和一㉑，坐无邪

---

① 遣面南行：谓遣使其妇面向南走。遣，令使，使其。
② 回首：回头。
③ 圊：厕所。
④ 始形：宋本、汪本、周本同。《备急千金要方》卷二第三引徐之才逐月养胎方作"始胚"。
⑤ 酸美受御，宜食大麦：宋本、汪本、周本同。酸，《太平圣惠方》卷七十六妊娠逐月十二经脉养胎将息慎护法作"甘"；《医心方》卷二十二引《产经》"酸美"连上句读，"受御"作"无御丈夫"，无"宜食大麦"句。受御，受用。御，用。《楚词·九章·涉江》："腥臊并御。"注："御，用也。"
⑥ 才贞：是形容胚胎开始形成，定居子宫。才，指草本初生；贞，即定的意思，《备急千金要方》引徐之才逐月养胎方作"正"。
⑦ 养之：宋本、汪本、周本同。《备急千金要方》作"脉养"，此下并有"不可针灸其经"一句。以下七处"养之"同。
⑧ 肝主血：宋本、汪本、周本同。《备急千金要方》作"肝主筋及血"。
⑨ 血流涩：宋本、汪本、周本同。《备急千金要方》作"血行否涩"。流，通"留"。
⑩ 如不出：宋本、汪本同。《备急千金要方》引徐之才逐月养胎方作"不为力事，寝必安静，无令恐畏"。如，周本作"始"。如，乃；始，亦乃，义同。
⑪ 歧间：分岔处。
⑫ 始膏：谓胚胎开始凝聚。
⑬ 男子勿劳：宋本、汪本、周本同。《太平圣惠方》作"若有所犯"。男子勿劳，在此指勿劳房事。
⑭ 始藏也：宋本、汪本、周本同。《备急千金要方》卷二第三引徐之才逐月养胎方作"胎始结"。
⑮ 胞里：此下《备急千金要方》有"当慎护惊动也"一句。
⑯ 名：原无。据本候文例、《备急千金要方》卷二第三引徐之才逐月养胎方补。
⑰ 血不流，形象始化：后妊娠转女为男候作"血脉不流，象形而变"，《备急千金要方》无此二句，《太平圣惠方》无"血不流"句。
⑱ 未有定仪：指胎儿仪容尚未定型。仪，指容貌。《广雅》："仪，仪容也。"
⑲ 见：此下《太平圣惠方》有"贫穷残疾"一句。
⑳ 啖：吃。
㉑ 和一：和同如一。谓与众和同，心意如一。《三国志·蜀志》："国内和一。"

席，立无偏倚，行无邪径，目无邪视，耳无邪听，口无邪言，心无邪念，无妄喜怒，无得思虑，食无邪①肴②，无邪③卧，无横足。思欲果瓜，唉味酸菹④，好芬芳，恶见秽臭，是谓外象而变⑤者也。手心主养之。手心主者，脉中精神，内属于心⑥，能混神⑦，故手心主养子。手心主穴，在掌后横文是。

诊其妊娠脉滑疾，重以手按之散者，胎已三月也。

妊娠四月⑧，始受水精，以成血脉。其食宜稻秔⑨，其羹宜鱼雁，是谓盛荣⑩，以通耳目，而行经络。洗浴远避寒暑，是手少阳养之。手少阳者，三焦之脉也，内属于腑。四月之时，儿六腑顺成，故手少阳养之。手少阳穴，在手小指间本节后二寸是也。

诊其妊娠四月，欲知男女，左脉疾为男，右脉疾为女，左右俱疾，为生二子。当此之时，慎勿泻之，必致产后之殃⑪，何谓也？是手少阳三焦之脉，内属⑫于三焦⑬，静形体，和心志，节饮食。

妊娠五月，始受火精，以成其气。卧必晏⑭起，洗浣衣服⑮，深其屋室，厚其衣裳，朝吸天光⑯，以避寒殃⑰。其食宜稻麦，其羹宜牛羊，和以茱萸⑱，调以五味，是谓养气，以定⑲五脏者也。一本云：宜食鱼鳖。足太阴养之。足太阴脾之脉，主四季。五月之时，儿四支皆成⑳，故足太阴养之。足太阴穴，在足内踝上三寸是㉑也。

诊其妊娠脉，重手按之不散，但疾不滑者，五月也。又，其脉数者，必向坏㉒；脉紧者，必胞阻㉓；脉迟者，必腹

---

① 邪：原作"到"，误。据《太平圣惠方》改。
② 邪肴：腐败的肉块。
③ 邪：原作"到"，误。据《太平圣惠方》改。
④ 酸菹：指酸咸菜菹。
⑤ 变：宋本、汪本、周本同。《备急千金要方》作"内感"，义长。
⑥ 内属于心：此下《备急千金要方》有"无悲哀思虑惊动"一句。
⑦ 混神：混合诸神。
⑧ 四月：此下原有"之时"二字，衍文。据《备急千金要方》卷二第三、本篇前后文例删。
⑨ 秔（jīng 京）：《备急千金要方》作"粳"，义同。《集韵》："秔，或作粳。"《尔雅》："秔，不粘稻也。"
⑩ 盛荣：宋本、汪本、周本同。《备急千金要方》作"盛血气"。
⑪ 殃：祸害，病变。
⑫ 属：宋本、汪本、周本同。《备急千金要方》作"输"。
⑬ 三焦：此下《备急千金要方》有"四月之时，儿六腑顺成，当"十字；《太平圣惠方》卷七十六有"宜"字，连下句读。
⑭ 晏（yàn 燕）：迟，晚。
⑮ 洗浣衣服：宋本、汪本、周本同。《备急千金要方》作"沐浴浣衣"。
⑯ 天光：即日光。
⑰ 寒殃：寒邪的侵害。殃，祸害。
⑱ 茱萸：即吴茱萸，又名吴萸、茶辣。为芸香科植物吴茱萸等将近成熟的果实。辛、苦、热，有小毒。入肝、胃经。有温中止痛，降逆止呕，燥湿，杀虫之功。
⑲ 定：宋本、汪本、周本同。《太平圣惠方》作"成"。
⑳ 四支皆成：此下《备急千金要方》有"无大饥，无甚饱，无食干燥，无自炙热，无劳倦"五句。
㉑ 是：原脱。据前后文例补。
㉒ 坏：原作"怀"，形近之误。据周本、《脉经》卷九第二改。
㉓ 胞阻：宋本、汪本、周本同。《脉经》作"胞漏"，义同。胞阻，是妊娠下血而腹痛者。《金匮要略》第二十："有妊娠下血者，假令妊娠腹中痛，为胞阻。"

满喘；脉浮者，必水坏为肿。妊娠六月，始受金精，以成其筋。身欲微劳，无得静处。出游于野，数观走犬，及视走马，宜食鸷鸟①猛兽之肉，是谓变腠膂筋②，以养其爪③，以牢其背膂，足阳明养之。足阳明者，胃之脉，主其口目。六月之时，儿口目皆成④，故足阳明养之。足阳明穴，在太冲⑤上二寸是也。

妊娠七月，始受木精，以成其骨。劳躬摇支⑥，无使定止，动作屈伸，以运血气⑦，居处必燥，饮食避寒，常宜食稻秔，以密腠理，是谓养骨牢齿者也。手太阴养之。手太阴者，肺脉，主皮毛。七月之时，儿皮毛已成⑧，故手太阴养之。手太阴穴，在手大指本节后，白肉际陷中是。

诊其妊娠七月脉，实大牢强者生，沉细者死。怀躯⑨七月，而不可知，时时䏶而转筋者，此为躯䏶；时嚏而动者，非躯也。怀躯七月，暴下斗余水，其胎必倚⑩而堕，此非时孤浆预下⑪故也。

妊娠八月，始受土精，以成肤革⑫。和心静息，无使气极，是谓密腠理而光泽颜色。手阳明养之。手阳明者，大肠脉，大肠主九窍。八月之时，儿九窍皆成⑬，故手阳明养之。手阳明穴，在大指本节后宛宛中是。

诊其妊娠八月脉，实大牢强弦紧者生，沉细者死。

妊娠九月，始受石精，以成皮毛，六腑⑭百节，莫不毕备。饮醴食甘，缓带⑮自持而待之，是谓养毛发，多⑯才力。足少阴养之。足少阴者，肾之脉，肾主续缕⑰。九月之时，儿脉续缕皆成⑱，故足少阴养之。足少阴穴，在足内踝后微近下前动脉是也。

妊娠十月，五脏俱备，六腑齐通，

---

① 鸷（zhì 质）鸟：鸟之猛者。《楚词·离骚》："鸷鸟之不群兮。"注："鸷，执也。谓能执伏众鸟。如鹫鹰之类。"

② 变腠膂筋：宋本、汪本、周本同。《备急千金要方》作"变腠理细筋"，《太平圣惠方》作"变腠坚筋"。

③ 爪：宋本、汪本、周本同，《备急千金要方》卷二第三引徐之才逐月养胎方作"力"。

④ 皆成：此下《备急千金要方》有"调五味，食甘美，无大饱"三句。

⑤ 太冲：经穴名。属足厥阴肝经。位于足背第 1、2 跖骨结合部前方凹陷处。

⑥ 劳躬摇支：躬，《备急千金要方》作"身"，义同。躬，同"躳"，身。《五经文字》："躳，俗躬字。"《说文解字》："躳，身也。俗从弓身。"劳躬摇支，谓活动身躯四肢。

⑦ 以运血气：原无，文义未完。据《备急千金要方》补。

⑧ 已成：此下《备急千金要方》有"无大言，无号哭，无薄衣，无洗浴，无寒饮"五句。

⑨ 怀躯：怀胎。躯，体，在此指胎儿。

⑩ 倚：因。《广雅》："倚，因也。"

⑪ 非时孤浆预下：谓胞浆先于胎儿而下。盖胞浆本为产时润滑产道之物，当于产时方出，今妊娠七月即下，故曰非时预下。孤浆，亦名胞浆、胎浆，即羊水也。预下，先下。《广韵》："预，先也。"

⑫ 肤革：皮肤。《礼记·礼运》："肤革充盈。"疏："肤是革外之薄皮，革是肤内之厚皮。"

⑬ 皆成：此下《备急千金要方》有"无食燥物，无辄失食，无忍大起"三句。

⑭ 六腑：此上《太平圣惠方》卷七十六妊娠逐月十二经脉养胎将息慎护法有"五脏"二字。

⑮ 缓带：宽缓束带。谓从容也。《谷梁传》文公十八年："一人有子，三人缓带。"疏："缓带者，优游之称也。"

⑯ 多：宋本、汪本、周本同。《备急千金要方》作"致"。

⑰ 续缕：嗣续后代。在此指生殖器。

⑱ 皆成：此下《备急千金要方》有"无处湿冷、无著炙衣"二句。

纳天地气于丹田①，故使关节人神咸备，然可预修滑胎方法也②。

【按语】本候首先论述妊娠脉象，以及分别胎儿男女性别等，在临床上可作参考。次以大量篇幅论述妊娠逐月养胎，逐月养胎之说，创自北齐徐之才，《诸病源候论》录之，其后如《备急千金要方》《外台秘要》等书亦都转载。此说在十二经中，除手少阴、手太阳二经本主经血，能壅血养胎外，又将其余十经配属十个月份，逐月养胎，并于四、五、六、七、八等五个月中，感受五行的精气，形成胎儿的血、脉、筋、骨、肤，九个月之时，感受石精之气，形成胎儿的毛发，十月则侯时而产。这种说法，虽然与胚胎学实际有所差异，但在当时，能大体逐月划分胎儿生长发育过程，亦颇有见地。

古人非常重视胎教，如昔周后妃妊成王于身，立而不跛，坐而不差，笑而不谊，独处而不倨，虽怒而不詈，胎教之谓也。本候文中对孕期提出之有关饮食起居、情志劳逸、动作摄养等注意事项，叙述颇详，以期孕妇身体健康，胎儿发育正常，以及防止堕胎、小产、难产等，有可取之处，值得借鉴。古人还认为，胎儿在母体中，能够受孕妇之情绪言行，及所见而感化，如文中"见物而变……无横足"等，虽具有养生意义，但这些内容，似难征验，存而不论，仅作参考。

又，妊娠三月，手心主养之，"能混神"之说，颇有用意，盖谓五脏分主之神志活动，皆于心包内融汇。《简易方》亦云："甲午火神，为之和悦五脏，混合百神。"混神之说，为《诸病源候论》对心包功能之独特见解，亦是五神论之一个发现，值得重视。

二、妊娠恶阻③候

【原文】恶阻病者，心中愦闷④，头眩⑤，四肢烦疼⑥，懈惰不欲执作⑦，恶闻食气，欲啖咸酸果实，多睡少起，世云恶食，又云恶字是也⑧。乃至三四月日以上，大剧⑨者，不能自胜举⑩也。此由妇人元本⑪虚羸，血气不足，肾气⑫又弱，

---

① 丹田：人体部位名。位于脐下3寸关元穴部位。道家认为这里是男子精室、女子胞宫的所在处。后世作关元穴别名。
② 然可预修滑胎方法也：宋本、汪本、周本同。《备急千金要方》作"但俟时而生"。
③ 恶阻：病名。又名子病、阻病、病儿、病阻、病隔、选饭、恶子、恶字、恶食、妊娠呕吐等。是指妊娠早期出现的恶心、呕吐、择food或食入即吐，甚则呕吐苦水，或血性物者。
④ 愦闷：宋本、汪本、周本同。《备急千金要方》卷二第二、《医心方》卷二十二第四作"愦愦"。愦闷，烦闷。
⑤ 头眩：宋本、汪本、周本同。《备急千金要方》《医心方》《太平圣惠方》卷七十五治妊娠阻病诸方作"头重眼眩"。
⑥ 烦疼：宋本、汪本、周本同。《备急千金要方》《医心方》《太平圣惠方》作"沉重"，义长。
⑦ 执作：操作，劳动。执，《广韵》："操也。"
⑧ 又云恶字是也：《备急千金要方》卷二第二无此六字，《太平圣惠方》无"又云恶字"四字。字，妊娠。《易·屯》："女子贞不字。"虞注："字，妊娠也。"
⑨ 大剧：此下《备急千金要方》《医心方》有"吐逆"二字，义长。
⑩ 胜举：胜任，支持。
⑪ 元本：《太平圣惠方》卷七十五治妊娠阻病诸方无"元"字。元本，即"原本"。元，通"原"，即本来或原来的意思。《正字通》："元与原通。"
⑫ 肾气：宋本、汪本、周本同。《太平圣惠方》作"气力"。

兼当风饮①冷太过，心下有痰水夹之，而有娠也。经血既闭，水渍②于脏，脏气不宣通，故心烦愦闷；气逆而呕吐也；血脉不通，经络否涩，则四支沉重；夹风则头目眩。

故欲③有胎，而病恶阻，所谓欲有胎者，其人月水尚来，而颜色皮肤如常，但苦沉重愦闷，不欲食饮，又不知其患所在，脉理顺时平和，即是欲有胎也。如此经二月日后，便觉不通④则结胎也。

【按语】恶阻，本是妇人妊娠常有之反应，其内容《金匮要略》已经论及，但恶阻之名，则始见于《集验》。恶阻之病，是指妊娠早期发生的恶心、呕吐、择食或食入即吐，心中烦闷，头重目眩，神疲乏力等的病证。如妊娠反应持续时间不长，一般可不药而愈。恶阻严重者，不仅呕吐黏液或酸苦黄水，甚至吐出绿色的胆汁，两目红赤，口渴烦躁，这就是妊娠早期毒血症。

此外，还有一种所谓想象性妊娠，临床上可能出现恶心呕吐，头目昏眩，神疲乏力等证，月经也可能停闭，但并不是妊娠。随着妊娠被排除，症状也就随之解除。

三、妊娠转女为男候

【原文】阴阳和调，二气相感，阳施阴化，是以有娠。而三阴所会，则多生女。但妊娠二月，名曰始藏⑤，精气成于胞里⑥。至于三月，名曰始胎，血脉不流，象形而变，未有定仪，见物而化，是时男女未分，故未满三月者，可服药方术转之，令生男也。

【按语】本候是妊娠候部分内容的复述，胎儿未满三月，男女未分，可服药方转之，令生男。这种说法，似不妥当。

四、妊娠养胎候

【原文】妊娠之人，有宿夹痾疹⑦，因而有娠，或有娠之时，节适乖理⑧，致生疾病，并令腑脏衰损，气力虚羸，令胎不长。故须服药去其疾病，益其气血，以扶养胎也。

【按语】本候是论有病妊娠养胎之法。不论有病而后孕，或有孕而后病，"须服药去其疾病"，即《素问》所谓"有故无殒，亦无殒也"。若疾病而致腑脏衰损，气力虚羸，必致胎不长，则又宜"益其气血"，即治病与安胎并举，如此处理，才称全面。

五、妊娠禁忌候

【原文】妊娠男女未分之时，未有定仪，见物而化，故须端正庄严，清静和

---

① 饮：宋本、汪本、周本同。《医心方》《太平圣惠方》作"取"。

② 渍：原作"溃"，形近之误。据《备急千金要方》《医心方》《太平圣惠方》改。

③ 欲：将。《助字辨略》："欲，将也。"

④ 不通：在此指月经停闭。

⑤ 始藏：前妊娠候作"始膏"。

⑥ 里：原作"裹"，形近之误。据前妊娠候"妊娠二月"文、《备急千金要方》、周本改。

⑦ 痾（ē屙，又读kē科）疹（chèn趁）：宋本、汪本、周本同。《太平圣惠方》卷七十五治妊娠胎不长养胎诸方作"痾瘵"。痾，同"疴"。《集韵》："疴，病也。或从阿。"痾疹，疾病。

⑧ 节适乖理：犹谓将适调养违背常度。

一①，无倾视，无邪听。儿在胎，日月未满，阴阳未备，腑脏骨节，皆未成足，故自初讫于将产，饮食居处，皆有禁忌。

【按语】本候是妊娠候妊娠禁忌内容的复述，可以互参。强调妊娠妇女应注意饮食居处以及精神情志等的调养。

六、妊娠胎间水气②子满③体肿候

【原文】胎间水气，子满体肿者，此由脾胃虚弱，脏腑之间有停水，而夹以④妊娠故也。妊娠之人，经血壅闭，以养于胎。若挟有水气，则水血相搏，水渍于胎，兼伤腑脏。脾胃主身之肌肉，故气虚弱，肌肉则虚，水气流溢于肌，故令体肿；水渍于胞⑤，则令胎坏。

然妊娠临将产之月而脚微肿者，其产易。所以尔者，胞藏水血俱多，故令易产，而水乘于外，故微肿，但须⑥将产之月耳。若初妊而肿者，是水气过多，儿未成具⑦，故坏胎也。怀胎脉浮者，必腹满而喘，怀娠为水肿。

【按语】关于妊娠水肿，《金匮要略》第二十已经论及，并有相应的施治方药及针刺疗法。本候指出，该病与体质因素有关，主要是脾胃气虚，不能制水，水溢肌肤，浸渍胞胎所致。后世医家大都遵其所论，其影响至于宋金元明，可见本候所论之病机，对临床具有重要意

义。清代以后，又有新说和证候分类，如《沈氏女科辑要》云本病有"有形之水病与无形之气病"，其病位亦不只在脾，并兼肺肾。大凡水之为病多喘促，气之为病多胀满。喘促属肺，胀满属脾。联系合参，则对本病之认识更为全面。

本候又云"水渍于胞，则令胎坏""是水气过多，儿未成具，故坏胎"，指出本病之严重者，可致畸胎或死胎，这些叙述，相当于西医学所称之"羊水过多症"，观察细致，立论精当，非常可贵。此外，文中提出，妊娠临产症见足肿，是"易产"征象，此论与子肿对举，更具有辨证意义，证之临床，亦为经验之谈。

七、妊娠漏胞⑧候

【原文】漏胞者，谓妊娠数月而经水时下。此由冲脉、任脉虚，不能约制太阳、少阴之经血故也。冲任之脉，为经脉之海，皆起于胞内。手太阳，小肠脉也，手少阴，心脉也，是二经为表里，上为乳汁，下为月水。有娠之人，经水所以断者，壅之以养胎，而蓄之为乳汁。冲任气虚，则胞内泄漏，不能制其经血，故月水时下，亦名胞阻。漏血尽，则人毙也。

---

① 和一：宋本、汪本同。周本作"和平"。
② 胎间水气：即胎水肿满。指妇女妊娠五六个月后，因脾气虚弱，运化失常，胞中蓄水，泛溢周身，以致遍身肿满，腹大异常，胸膈满闷，甚则喘不得卧的病证。相当于羊水过多症。
③ 子满：病证名。即妊娠遍身俱肿，腹满而喘者。
④ 挟以：《医心方》卷二十二第廿三无。
⑤ 胞：《太平圣惠方》卷七十五治妊娠胎间水气子满体肿诸方作"胎"。
⑥ 须：等待。
⑦ 儿未成具：胎儿未成全。具，全。《荀子·正名》："性之具也。"注："具，全也。"
⑧ 漏胞：胎漏。指孕后因气血虚弱、肾虚、血热等致冲任不固，不能摄血养胎。症见阴道不时下血、量少或按月来血点滴，并无腰酸腹痛及小腹下坠等。

【按语】妊娠期间，腹不痛而下血的，称为胎漏；下血而腹痛的，称为胞阻。《金匮要略》妊娠篇说："有妊娠下血者，假令妊娠腹中痛，为胞阻，胶艾汤主之。"本候认为，漏胞即胞阻，二者并无区分。至明《医学入门》又谓不痛而下血者为胎漏，妊娠下血而腹痛者为为胞阻。

胎漏与胞阻，除个别情况外，均属于先兆流产的范围。除胎元不足者外，大多与母体虚弱有关，如脾肾虚寒，或有所劳役、血热，以致冲任不固，症见阴道不时下血，量少，或按月来血点滴。但腹不痛者多虚，兼腹痛者多虚中夹实，治疗时应有所侧重。倘胞阻腹痛剧烈，阴道不规则流血，或血下量多者，则须排除异位妊娠。如血涌不绝，"漏血尽则人毙"，病势严重，当属后一种疾病。流血太多的，保胎无益，应该下胎以维护母体的安全。

八、妊娠胎动候

【原文】胎动不安①者，多因劳役气力，或触冒冷热，或饮食不适，或居处失宜，轻者止转动不安，重者便致伤堕②。若其母有疾以动胎，治母则胎安；若其胎有不牢固，致动以病母者，治胎则母瘥。若伤动甚者，候其母，面赤舌青者，儿死母活；母唇口青，口两边沫出者，母子俱死；母面青舌赤，口中沫出，母死子活。

【按语】本候论述胎动不安病因及审证论治的方法。若由母疾以动胎，则当治其母疾，疾去则胎安；若因胎动以病母者，则当养胎，胎安则母病自瘥。此标本先后之治则，向为后世医家所遵循。妊娠胎动不安，大多数是营血不足，血不养胎，亦有属于气虚或外伤所致者。严重的胎动不安，伴有少量阴道出血，则属于先兆流产的范围。

至于观察孕妇面舌青赤变化等以诊断母子预后好坏，此法有待进一步研究。

九、妊娠僵仆胎上抢心③下血候

【原文】此谓行动倒仆，或从高堕下，伤损胞络，致血下动胎，而血伤气逆者，胎随④气上抢心。其死生之候，其母舌青者，儿死母活；唇口无沫，儿生；唇青沫出者，母子俱死；唇口青舌赤者⑤，母死儿活；若下血不住，胞燥胎枯⑥，则令胎死。

【按语】本候是叙述堕仆等外伤伤损胞络引起的胎漏。其中，血下动胎，血伤气逆，胎气上抢心，症见胸闷烦躁者，较严重；如瘀血伤胎，病情亦较重；若出血不止，胞燥胎枯死，母子均有生命危险，更不能忽视。

---

① 胎动不安：病证名。指妊娠期不时胎动下坠，腰酸腹痛，或兼见阴道少量流血。多由气虚、血虚、肾虚、血热、外伤等因，致使冲任不固，不能摄血养胎所致。

② 伤堕：损伤胎元以致流产。

③ 胎上抢心：指因肾阴虚损，肝气偏盛，胎气上逆，上冲心胸。症见烦躁不安，甚则胁痛，喘急。

④ 随：鄂本作"堕"。

⑤ 唇口青舌赤者：原作"唇口赤舌青"，误。据上候文例、周本改。

⑥ 胞燥胎枯：谓损伤下血，荣血不能濡养于胞，而胞燥不能养胎而胎儿枯萎。

十、妊娠胎死腹中①候

【原文】此或因惊动倒仆，或染温疫②、伤寒③，邪毒入于胞脏，致令胎死。其候当胎处冷，为胎已死也。

【按语】本候论述了造成胎死腹中的原因，不仅与惊恐跌仆，感染温疫伤寒等有关，而且与胎儿及母体本身疾病也有关系。至于胎儿死亡，"其候当胎处冷"，据孕妇小腹部发冷来判断，含有两种用意，一种是运用触诊，外候妊娠妇女腹部有冷感，而且硬而无柔和之象；另一种是妊娠妇女之自觉症状，主诉腹中觉冷，状如怀冰，两者都预示着胎儿有坏死之危，临床有一定的参考价值，如果结合其他各种检查，就更为全面。

十一、妊娠腹痛候

【原文】腹痛皆由风邪入于腑脏，与血气相击搏所为。妊娠之人，或宿夹冷疹④，或新触风邪，疞结而痛⑤。其腹痛不已，邪⑥正相干，血气相乱，致伤损胞络，则令动胎也。

【按语】本候论述了妊娠腹痛发生的原因，并非都与风冷之邪侵袭有关，但风冷之邪可以加剧腹痛。文中所云腹痛而动胎，实际是动胎而致腹痛，亦属于先兆流产的症状。

本候叙述，行文颇有特色，因为腹痛候在内科中已有论证，但此病亦能见于妊娠妇女，而且有其特殊性，所以文中先从腹痛的一般病情谈起，而后转论妊娠妇女腹痛病的特点，最后突出腹痛病对妊娠妇女的危害。条理清楚，重点突出，下文诸候，均是如此叙述。

十二、妊娠心痛⑦候

【原文】夫心痛，多是风邪痰饮⑧，乘心之经络，邪气搏于正气，交结而痛也。若伤心正经而痛者，为真心痛⑨。心为神，统领诸脏，不可受邪。邪若伤之，朝发夕死，夕发朝死。若伤心支别络而痛者，则乍间乍盛⑩，休作有时。妊娠之人，感其病者，痛不已⑪，气乘胞络，伤损子脏，则令动胎，凡胎动，则胎转移不安，不安而动于血者，则血下也。

【按语】心痛候详见本书卷十六，可参。本候是重点讨论妊娠心痛，认为痛不已，气乘胞络，下伤子脏，能出现胎动下血之后果，这是妊娠妇女心痛的特点。

---

① 胎死腹中：即子死腹中，又称死胎。多因跌仆闪挫，气血逆乱；或母患热病，热毒伏于冲任；或误服毒药，药毒伤胎；或母体素虚，冲任气血虚少，或胎儿脐带缠颈气绝致死等，致胎儿死于母腹内。当急下死胎。

② 温疫：病名。又称瘟疫。指感受疫疬之气，造成流行性急性传染病的总称。

③ 伤寒：病名。泛指外感热性病。《素问·热论》："今夫热病者，皆伤寒之类也。"

④ 冷疹：泛指寒性疾患。

⑤ 疞（jiǎo绞）结而痛：即疞痛，指腹中绵绵不断的疼痛。

⑥ 邪：此上《太平圣惠方》卷七十五治妊娠胎动腹痛诸方有"则"字。

⑦ 心痛：病证名。胸脘部疼痛的统称。一指心前区或心窝部疼痛，一指胃脘痛。此处指前者。

⑧ 痰饮：水液代谢障碍所形成的病理性产物。

⑨ 真心痛：病名。指心痛之极危重者。《灵枢·厥病》："真心痛，手足青至节，心痛甚，旦发夕死，夕发旦死。"

⑩ 乍间乍盛：忽轻忽重。

⑪ 感其病者，痛不已：宋本、汪本、周本同。《太平圣惠方》作"或其病若痛不已者"。病，鄂本作"甚"字。

十三、妊娠心腹痛候

【原文】妊娠心腹痛者，或由腹内宿有冷疹，或新触风寒，皆因脏虚而致发动，邪正相击，而并于气，随气下上，上冲于心则心痛，下攻于腹则腹痛，故令心腹痛也①。妊娠而痛②之者，正邪二气交击于内，若不时瘥③者，其痛冲击胞络，必致动胎，甚则伤堕④。

【按语】本候论述了妊娠心腹疼痛发生的原因，多是由于腹内素有寒疾，或因新感风寒，加之脏气不足所致。此病若不及时治愈，正邪二气，交击于内，就会损伤胞络，导致胎动，甚至造成流产。

十四、妊娠腰痛候

【原文】肾主腰脚，因劳损伤动，其经虚，则风冷乘之，故腰痛。妇人肾以系胞，妊娠而腰痛甚者，多堕胎也。

【按语】本候论述了妊娠腰痛的原因，主要是由于肾主腰脚，若由于劳损伤动，导致肾经亏虚，加之外感风冷之邪，则可导致腰痛。"妊娠而腰痛甚者，多堕胎也"，确是经验之谈。腰痛甚者，为肾脉、奇经受损，妊妇最忌，临床应特别注意。

十五、妊娠腰腹痛候

【原文】肾主腰脚，其经虚，风冷客

之，则腰痛；冷气乘虚入腹，则腹痛，故令腰腹相引而痛不止，多动胎。腰痛甚者，则胎堕也。

【按语】本候在上候妊娠腰痛的基础上论述了妊娠腰腹痛发生的原因。肾主腰脚，若肾经亏虚，又外感风冷之邪，冷气乘虚侵袭腰腹，则可导致腰腹痛。

十六、妊娠小腹痛候

【原文】妊娠小腹痛者，由胞络宿有冷，而妊娠血不通，冷血相搏，故痛也。痛甚亦令动胎也。

【按语】以上腹痛候、心痛候、心腹痛候、腰痛候、腰腹痛候、小腹痛候等六条，主症都是痛，痛甚均可伤及胎元，以致胎动、下血、堕胎等，这是妊妇病此之特点。在治疗上，必须把握住祛邪与安胎的关系，若是因病伤胎者，则当以治病为主，病去则胎自安。但在祛病之时，亦须顾及胎元，慎勿攻伐太过，而又损伤胎气。如何恰当处理，前妊娠养胎候、妊娠胎动候中已有审证论治之原则，可结合研究。

十七、妊娠卒下血候

【原文】此谓卒有损动，或冷热不调和，致伤于胎，故卒痛；下血不止者，堕胎也。

【按语】妊娠卒下血，都是危重证候。本候所论妊娠卒下血，谓由"卒有

---

① 故令心腹痛也：本书卷十六心腹痛候作"上下相攻，故心腹绞痛，气不得息"。
② 痛：宋本、汪本同。正保本、周本作"病"，义长。
③ 不时瘥：即"不能及时治愈"之意。
④ 伤堕：此指流产。

损动，或冷热不调和"，这是由外伤或生活因素致病。如卒下血见于妊娠早期，腹痛明显，但下血量并不多，须排除宫外孕。如在妊娠后期，突然出现无痛性出血者，要排除前置胎盘。这些病情，都较危急，要及时采取抢救措施。

十八、妊娠吐血①候

【原文】吐血，皆由腑脏伤所为。忧思惊怒，皆伤脏腑，气逆故吐血。吐血而心闷胸满，未欲止，心闷甚者死。妊娠病之，多堕胎也。

【按语】本候论述了妊娠吐血发生的原因多是由于忧思惊怒等情志变化，损伤脏腑，使气机逆乱，气逆上奔，血亦随之上逆所致。吐血而心闷胸满者，为血未欲止之见证，以其气逆故也。气逆则血亦逆，故曰"未欲止"。这是一种见微知著之诊察方法，临床治吐血，有"降气"一法，谓气降则血自止。其论盖深得《诸病源候论》之旨。

十九、妊娠尿血候

【原文】尿血，由劳伤经络而有热，热乘于血，血得热流溢，渗入于胞，故

尿血也。

【按语】尿血，在妊娠比较常见，有因肾虚而胎气壅阻，膀胱湿热稽留，热迫于血者；亦有心经火热，胎火亦旺，热移小肠，以致热扰血分，迫血妄行，渗入于胞，以致产生尿血。此外，尚有先兆流产的血液，混入小便中，似尿血而实非尿血者，须注意鉴别。

二十、妊娠数②堕胎候

【原文】阳施阴化，故得有胎，荣卫和调，则经养周足，故胎得安，而能成长。若血气虚损者，子脏为风冷所居，则血气不足，故不能养胎，所以致胎数堕。候其妊娠而恒腰痛者，喜堕胎也。

【按语】妊娠数堕胎，后世通称滑胎。西医学称之为习惯性流产。本候论述了妊娠数堕胎发生的原因，主要是由于血气不足，风冷之邪侵袭子宫，致胎不得养而数堕。腰为肾之府，而肾又主胞胎，本候云"妊娠而恒腰痛者喜堕胎也"，突出了肾虚一端，确为滑胎之根本，对临床治疗具有重要的指导意义，而妊娠腰痛对于流产之诊断，更属经验之总结。

---

① 吐血：病证名。指血从口吐出，无明显呕恶及咳嗽。亦有泛指血从口吐出者。
② 数（shuò 硕）：屡次。

卷四十二

妇人妊娠病诸候下　凡四十一论

二十一、妊娠伤寒①候

【原文】冬时严寒，人体虚而为寒所伤，即成病为伤寒也。轻者啬啬②恶寒，嗡嗡③发热，微咳鼻塞，数日乃止；重者头痛体疼，增寒壮热④。久不歇，亦伤胎也。

【按语】本候论述了妊娠期间由于体虚感寒而致伤寒病的临床表现，轻者仅见恶寒发热，微咳鼻塞，数日即可痊愈，预后良好；重者头痛体疼，憎寒壮热，若持久不愈可伤胎。

二十二、妊娠伤寒后复⑤候

【原文】冬时严寒，人体虚，触冒之得病，名伤寒。其状，头痛、体疼、壮热。瘥后体虚，尚未平复，或起早⑥，或饮食过度，病更⑦如初，故谓之复也。

【按语】本候论述了妊娠伤寒瘥后体虚，由于劳逸或饮食不当等导致复发的证候。标题仅言"复"，而从其后内容看，有"或起早，或饮食过度"等，据此本候当包括劳复和食复。本书卷八有伤寒劳复候、伤寒病后食复候，论述较详，可参阅。

二十三、妊娠时气⑧候

【原文】四时之间，忽有非节之气⑨，如春时应暖而反⑩寒，夏时应热而反冷⑪，秋时应凉而反热，冬时应寒而反温，非其节而有其气。一气之至，无人不伤，长少虽殊，病皆相似者，多夹于毒。言

---

① 伤寒：有广狭两义。广义伤寒是指外感性热病的总称。狭义伤寒仅指感受寒邪引起的外感性热病。
② 啬啬：畏寒貌。
③ 嗡嗡（xīxī 吸吸）：通"翕"，热貌。
④ 增寒壮热：宋本、汪本、周本同。《太平圣惠方》卷七十四妊娠伤寒诸方作"先寒后热"。增，《圣济总录》卷一百五十六妊娠伤寒作"憎"。
⑤ 复：复发。
⑥ 起早：在此指过早劳动。
⑦ 更：再，又。《正字通》："更，再也，复也。"
⑧ 时气：指疫病，由感冒四时不正之气所致之流行性疾病。又名疫疠、天行、时行、时疫。
⑨ 非节之气：即指反季节气候。
⑩ 反：此下《伤寒论·伤寒例》有"大"字。以下三个"反"字下亦均有"大"字。
⑪ 冷：宋本、汪本、周本同。《伤寒论》作"凉"。

此时普行此气，故云时气也。妊娠遇之，重者伤胎也。

【按语】本候在论述时气发生的原因及其致病特点基础上，阐述了妊娠期间，若感受时气，重者可致胎伤。

二十四、妊娠温病①候

【原文】冬时严寒，人有触冒之，寒气伏藏肌骨，未即病，至春而发，谓之温也。亦壮热②，大体与伤寒相似。又，冬时应寒而反温，温气伤人即病，亦令壮热，谓之温病。妊娠遇此病，热搏于胎，皆损胎也。

【按语】本候所论温病，有两种情况，一种是冬伤于寒，至春而发；一种是感受冬令非时之温邪，即时而病。此犹后世所谓新感与伏邪、春温与冬温之导源，弥足珍视。但无论何种病情，妊娠妇女感此都较严重，所以说"皆损胎也"。

二十五、妊娠热病候

【原文】冬时严寒，触冒伤之，藏于肌骨，夏至乃发，壮热，又为暑病，暑病③即热病也。此寒气蕴积，发即有毒④。妊娠遇之，多致堕胎也。

【按语】本候所论妊娠热病，是冬时触冒严寒，病未即发，寒邪藏于肌骨，至来年夏至乃发热病，病人表现为高热。若妊娠妇女发此疾病，多致堕胎。

二十六、妊娠寒热候

【原文】妊娠寒热病⑤者，犹是时气之病也。此病起于血气虚损，风邪乘之，致阴阳并隔⑥，阳胜则热，阴胜则寒，阴阳相乘，二气交争，故寒热。其妊娠而感此病者，热甚则伤胎也。

【按语】本候认为血气虚损，风邪乘虚侵袭，风邪与血气交争，致阴阳之气不能顺接，互相并隔即可发寒热病。若妊娠妇女感受此病，发热严重则可伤胎。

二十七、妊娠疟⑦候

【原文】夫疟者，由夏伤于暑，客于皮肤，至秋因劳动血气，腠理⑧虚，而风邪乘之，动前暑热，正邪相击，阴阳交争，阳盛则热，阴盛⑨则寒，阴阳更虚更盛，故发寒热，阴阳相离，寒热俱歇。若邪动气至，交争则复发，故疟休作有时。

---

① 温病：病名。多种外感急性热病的总称。后世泛称"温热病"。一般起病较急，发热较甚，传变较快，容易化燥伤津，后期尤多阴枯液涸。亦指春季发生的热性病，即后世的"伏气温病"。

② 壮热：即高热，体温持续在39℃以上。

③ 暑病：宋本、汪本、周本同。《太平圣惠方》卷七十四治妊娠热病诸方无。

④ 有毒：《太平圣惠方》卷七十四治妊娠热病诸方作"为病"。

⑤ 寒热病：泛指有恶寒、发热的病证。

⑥ 阴阳并隔：谓风邪与血气交争，致阴阳之气不能顺接，互相并隔。

⑦ 疟：此上原有"寒"字。据本书目录、宋本删。本书卷三十九亦作"疟候"，内容全同。

⑧ 腠理：指皮肤、肌肉、脏腑的纹理及皮肤、肌肉间隙交接处的结缔组织。

⑨ 盛：原作"胜"。据汪本改。

其发时节渐晏①者，此由邪②客于风府③，循膂④而下，卫气⑤一日一夜常⑥大会于风府，其明日日下一节，故其作发日晏。其发日早者，卫气之行⑦风府，日下一节，二十一日下至尾骶，二十二日入脊内，上⑧注于伏冲之脉⑨，其气上⑩行九日，出于缺盆⑪之内，其气既上⑫，故其病发更早⑬。

其间日发者，由邪气⑭内薄五脏，横连募原⑮，其道远，其气深，其行迟，不能日作⑯，故间日蓄积乃发。

妊娠而发者，寒热之气迫伤于胎，多致损动也。

【按语】本候标题原作"寒疟"，但本书目录和宋本均无"寒"字。同时，亦易与本书卷十一寒疟候相混淆，故改为"疟候"义胜。

又，以上诸候，论述妊娠期的伤寒、时气、温病、热病、寒热、寒疟等，均是以前各病的复述，即这些疾病如热重或久不退，均能伤害于胎，这是病变在孕妇的特殊性。在治疗中，亦应牢牢掌握治病护胎之法则。因病碍胎者，以治病为主，兼护胎元，盖邪去则胎自安。若一味强调护胎，而忽略有损胎元之病本，则其后果亦往往会适得其反，造成胎损邪陷之变局。

二十八、妊娠下利⑰候

【原文】春伤于风，邪气留连，遇肠胃虚弱，风邪因而伤之，肠虚则泄，故为下利，然此水谷利也。

【按语】本候论述了妊娠泄泻发生的原因，主要是由于肠胃虚弱，风邪乘虚伤之，肠虚则泄。

---

① 晏（yàn 燕）：迟，晚。

② 邪：此上原有"风"字。据本书卷十一疟病候、卷三十九疟候、《针灸甲乙经》卷七第五、《太素》卷二十五疟解删。

③ 风府：经穴名。属督脉，位于项正中线，入后发际1寸，当枕骨粗隆下两侧斜方肌之间的凹陷处。

④ 膂（lǚ 旅）：脊梁骨，或指"夹脊"两边的肌肉。

⑤ 卫气：属于阳气的一种。生于水谷，源于脾胃，出于上焦，行于脉外，其性刚悍，运行迅速流利，具有温养内外，护卫肌表，抗御外邪，滋养腠理，开阖汗孔等功能。

⑥ 常：宋本、汪本、周本同。《素问·疟论》《太素》卷二十五疟解无。

⑦ 卫气之行：宋本、汪本、周本同。《素问》《太素》《外台秘要》卷五疗疟方作"其出于"。

⑧ 上：本书卷十一疟病候、《素问》无。

⑨ 伏冲之脉：指冲脉循行于脊柱附近的分支，以其深伏于脊内，故称"伏冲"。一说"伏冲之脉"即"太冲脉"。

⑩ 气上：原无，文义不贯。据《素问》《针灸甲乙经》《太素》《外台秘要》补。

⑪ 缺盆：穴位名。在锁骨上窝中央，距前正中线4寸。

⑫ 既上：宋本、汪本、周本同。《素问》《针灸甲乙经》《太素》《外台秘要》作"日高"。

⑬ 故其病发更早：本书卷十一疟病候作"故其病稍早发"，《素问》作"故作日益早也"，《太素》作"故日益早"。

⑭ 邪气：原作"风邪"。据本书卷十一疟病候、间日疟候、卷三十九疟候改。

⑮ 募原：胸膜与膈肌之间的部位。《素问·疟论》："邪气内迫五脏，横连募原。"王冰注："募原，谓鬲（gé 膈）慕之原系。"

⑯ 不能日作：宋本、汪本、周本同。《素问》《外台秘要》作"不能与卫气俱行，不得皆出"。

⑰ 下利：证名。简称利。古代医书对痢疾和泄泻的统称。亦有以利为泄泻者。《伤寒捷诀·肠垢鹜溏》："利与痢不同。利者，泻也。"此处指后者。

而气小喘。此候是关于胸胁支满溯源于"血饮相搏"者的最早论述，以后在论证胸胁满痛时，谓之气滞络瘀，痰瘀交阻等，其说很多，渊源当始于此。

二十九、妊娠滞利①候

【原文】冷热不调，肠虚者，冷热之气，客于其间。热气乘之则赤，冷气乘之则白，冷热相交连滞②，故赤白如鱼脑鼻涕相杂，为滞利也。

【按语】本候论述了妊娠发生痢疾的原因，主要是由于肠虚，冷热之气，客于其间所致，临床可见下利赤白脓血如鱼脑鼻涕。

以上两候提到的水谷利及滞利，病情与本书卷十七痢病诸候相同，文中未提及"伤胎""损胎"及"堕胎"等问题，但妊妇之泄泻、痢疾，影响胞胎者，实为多见，应加注意。

三十、妊娠胸胁支满③候

【原文】妊娠经血不通，上为乳汁，兼以养胎。若宿有停饮者，则血饮相搏，又因冷热不调，动于血饮，血饮乘气逆上，抢于胸胁，胸胁④胀满，而气小喘，谓之支满。

【按语】本候论述了妊娠胸胁支满发生的原因是由于"血饮相搏"。停饮搏血，随气攻窜胸胁之间，所以胸胁胀满

三十一、妊娠痰候

【原文】水饮停积，结聚为痰，人皆有之。少者不能为害，若多则成病，妨害饮食，乃至呕吐⑤。妊娠病之，若呕吐甚者，伤胎也。

【按语】本候论述的妊娠痰候为痰停胃脘，胃失和降，所以妨碍饮食，气逆呕吐。本候与上候妊娠胸胁支满候二者虽同属痰饮为患，由于痰饮停留的部位不同，影响气血有异，故病变亦殊，但病本则一，都是痰饮为患。

又，本候亦为妊娠恶阻之一证。

三十二、妊娠子烦⑥候

【原文】脏虚⑦而热气⑧乘于心，则令心烦；停痰积饮，在于心胸⑨，其⑩冲于⑪心者，亦令烦也。若虚热而烦者，但烦热而已；若有痰饮⑫而烦者，则呕吐涎

---

① 滞利：八利之一，实指下痢赤白黏冻脓血的痢疾。《小儿卫生总微论方》："滞利，谓便下脓血相杂也。"
② 连滞：留连停滞，延久不愈。
③ 支满：支撑胀满。
④ 胸胁：原作"胀满"。据汪本改。元本"胀满"二字亦不重。
⑤ 吐：宋本、汪本、周本同。《太平圣惠方》卷七十四治妊娠痰逆不思食诸方作"逆"，下一个"吐"字同。
⑥ 子烦：病名。亦名妊娠子烦。妇女怀孕后因血聚养胎，阴血不足，或素有痰饮，复因郁怒忧思，致使火热乘心，神志不宁，出现心惊胆怯，烦闷不安的病证。
⑦ 脏虚：在此指肝肾阴虚。
⑧ 气：气盛则为火，在此当指阴虚引起的虚火。
⑨ 心胸：此下《太平圣惠方》卷七十四治妊娠心烦热诸方有"之间"二字。
⑩ 其：《太平圣惠方》作"若"，义通。《经词衍释》："其，犹若也。"
⑪ 冲于：原作"冷冲"。据宋本、《太平圣惠方》改。周本作"冷冲"。冷，痰饮为阴邪，在此指痰饮寒冷之气。
⑫ 饮：原作"热"。据元本改。

沫。妊娠之人，既血饮①停积，或虚热相搏，故亦烦。以其妊娠而烦，故谓之子烦也。

【按语】本候论述子烦之病机，主要有两点，一为虚热而烦，一为痰饮而烦，并在症状上做出扼要鉴别，虚热而烦，但烦热而已，痰饮而烦，则兼见呕吐涎沫。这不仅是子烦之早期资料，而且颇具临床指导意义。

三十三、妊娠霍乱②候

【原文】阴阳清浊相干，谓之气乱，气乱于肠胃之间，为霍乱也。但饮食过度，冒触风冷，使阴阳不和，致清浊相干，肠胃虚者受之，故霍乱也。先心痛则先吐，先腹痛则先利，心腹俱痛，吐利并发。

有头痛体疼，发热而吐利者，亦为霍乱。所以然者，夹风而有实故也。风折血气，皮肤闭密，血气不得宣，故令壮热；风邪乘其经脉，气上冲于头，则头痛；风气入于肠胃，肠虚则泄利，胃逆则呕吐，故吐利也。

吐利甚则烦，腑脏虚故也。又手足逆冷③，阳气④暴竭，谓之四逆也。妊娠而病之，吐利甚者，则伤损胎也。

【按语】妊娠而霍乱吐利，无论轻重，都是一个危险病证，特别真性霍乱，危害更大，其"伤损胎也"，较其他疾病更急，应高度重视，及时救治。

三十四、妊娠中恶⑤候

【原文】人有忽然心腹刺痛，闷乱欲死，谓之中恶。言恶邪之气中伤于人也。所以然者，人之血气自养，而精神为主⑥，若血气不和，则精神衰弱，故厉毒鬼气⑦得中之。妊娠病之，亦致损胎也。

【按语】妊娠触冒秽毒或不正之气，可发生中恶，导致心腹刺痛，闷乱欲死，损伤胎孕。

三十五、妊娠腹满候

【原文】妊娠腹满者，由腹内宿有寒冷停饮，夹以妊娠，重因触冷，则冷饮发动，燠⑧气相干，故令腹满也。

【按语】本候论述了妊娠腹满的发生，是由腹内宿有寒冷停饮，妊娠后重感风冷之邪，致冷饮发动，邪气相干，故令腹满。

---

① 血饮：宋本、汪本、周本同。《太平圣惠方》作"饮食"。

② 霍乱：病名。俗称触恶。泛指突然剧烈吐泻，心腹绞痛的疾患。

③ 冷：原作"阴"。据元本改。

④ 阳气：宋本、汪本同。此上周本有"阴"字。

⑤ 中恶：一为古病名。又称客忤、卒忤。泛指感受秽毒或不正之气，突然厥逆不省人事的病证。一指经外奇穴名。位于胸侧部，乳头外侧3寸处，约当第4肋间隙。主治痒忤，腹痛，胸肋痛，肋间神经痛等。此处指前者。

⑥ 精神为主：宋本、汪本、周本同。《太平圣惠方》卷七十七治妊娠中恶诸方作"为精神之主"。

⑦ 厉毒鬼气：《太平圣惠方》卷七十七治妊娠中恶诸方无"鬼气"二字。厉毒鬼气，义犹本书卷二十三中恶候"鬼毒之气"。厉，恶，鬼。

⑧ 燠（yù 欲）：宋本、汪本、元本同。周本作"邪"，《太平圣惠方》卷七十五治妊娠心腹胀满诸方作"与"，均易理解。

三十六、妊娠咳嗽候

【原文】肺感于微寒，寒伤于肺，则成咳嗽。所以然者，肺主气，候①皮毛，寒之伤人，先客皮毛，故肺受之。又，五脏六腑，俱受气于肺，以四时更王②，五脏六腑亦皆有咳嗽，各以其时③感于寒，而为咳嗽也。秋则肺受之，冬则肾受之，春则肝受之，夏则心受之，其诸脏咳嗽不已，各传于腑。妊娠而病之者，久不已，伤于胎也。

【按语】妊娠咳嗽，有属外感风寒引起，有属胎气上逆而致的，本候所论，属于前者。胎气上逆所致的咳嗽又名子嗽。无论何者，都须及时治疗，以免久咳不愈，损伤胎元，这是本候之重点所在，亦是咳嗽病在妊娠妇人上的特点。

三十七、妊娠胸痹④候

【原文】胸痹者，由寒气客于脏腑⑤，上冲胸心⑥，愊愊如满⑦，噎塞不利⑧，习习如痒⑨而痹痛，胸中栗栗然⑩，饮食不下，谓之胸痹也。而脾胃渐弱，乃至毙人。妊娠而病之，非直⑪妊妇为患，亦

伤损于胎也。

【按语】本候论述了妊娠妇女胸痹病发生的原因，临床表现及其预后。胸痹病，是由寒邪入脏腑，上犯心胸所致。妊娠妇女得之，不仅孕妇有病，而且损伤胎儿。

三十八、妊娠咽喉身体著毒肿候

【原文】毒肿者，是风邪厉毒之气，客人肌肉，搏于血气，积聚所成。然邪毒伤人，无有定处，随经络虚处而留止之，故或著身体，或著咽喉。但毒之所停，血则否涩，血气与邪相搏，故成肿也。其毒发于身体，犹为小缓，若著咽喉最急，便肿塞痹痛，乃至水浆不通；毒入攻心，心烦闷。妊娠者，尤宜急救，不尔，子母俱伤也。

【按语】本候论述咽喉毒肿，是毒肿之重证、危证，本书卷三十一有风毒肿、毒肿、毒肿入腹三候，论述毒肿之病因病机，及其发展变化，内容颇详，可以参阅。本候提出"妊娠者，尤宜急救，不尔，子母俱伤也"。确为经验之谈，临证应加注意。

---

① 候：宋本、汪本、周本同。《太平圣惠方》卷七十四治妊娠咳嗽诸方作"而合"二字。
② 四时更王：指春夏秋冬四季，交替出现当旺之气。
③ 各以其时：谓五脏分别应其所主之时令。
④ 胸痹：病名。指胸膺部闷塞疼痛的一种病证。
⑤ 脏腑：此下本书卷三十胸痹候有"因虚而发"一句。
⑥ 胸心：本书卷三十作"胸间"。
⑦ 愊愊如满：闭塞不通，胀满。
⑧ 不利：原无。据本书卷三十胸痹候补。
⑨ 习习如痒：如痒，原无，据本书卷三十胸痹候补。习习，虫行感。
⑩ 栗栗然：恐惧貌。《尔雅》："栗，惧也。"《书·汤诰》："栗栗危惧，若将殒于深渊。"
⑪ 直：特，但。

三十九、妊娠中蛊毒①候

【原文】蛊毒者，人有以蛇、蝘②、蜣螂诸虫，合著一处，令其自相残食，余一个在者，名之为蛊。诸山县③人多作而敬事之，因饮食里以毒毙人。又，或吐血利血，是食人腑脏则死。又云有缓急，缓者延引日月，急者止在旦夕。以法术知其主，呼之蛊去乃瘥。平人遇之尚死，况妊娠者，故子母俱伤也。

【按语】蛊毒，在本书卷二十五蛊毒病诸候有详细记载。这里主要指出孕妇中蛊，危害尤甚，能使母子皆伤。至于"以法术知其主呼之，蛊去乃瘥"云云，则不可信。

四十、妊娠飞尸④入腹候

【原文】飞尸者，是五尸中一尸也。其游走皮肤，贯穿脏腑，每发刺痛，变作无常⑤，为飞尸也。妊娠病之者，亦损胎也。

【按语】本书卷二十三飞尸候，叙证较详，可以参阅。这里主要指出妊娠患此病，可以损及胞胎。

四十一、妊娠患子淋⑥候

【原文】淋者，肾虚膀胱热也。肾虚不能制水，则小便数也，膀胱热则水行涩，涩而且数，淋沥不宣⑦。妊娠之人，胞系于肾，肾患⑧虚热成淋，故谓子淋也。

【按语】本候论述妊娠子淋，系由肾间虚热，移于膀胱所致。与一般淋痛皆由膀胱湿热郁结为患不同。故其治法，非一味苦寒清热、淡渗利湿可治，法宜滋阴润燥，安胎通淋，使邪去而正不伤，治病而又顾胎。

四十二、妊娠大小便不通候

【原文】人有腑脏气实，而生于热者，随停积之处成病。若热结大肠，大便不通；热结小肠，小便不通；若大小肠俱为热所结，故烦满，大小便不通也。凡大小便不通，则内热，肠胃气逆，令变干呕也⑨。

【按语】本候论述了妊娠大小便不通的原因，主要是由于脏腑气实，内热较甚，随着实热停积之处而成病，故热结大肠，则大便不通，热结小肠，则小便

---

① 蛊毒：病名。症状复杂，变化不一，病情一般较重。可见于一些危急病证、恙虫病、急慢性血吸虫病、重症肝炎、肝硬化、重症菌痢、阿米巴痢等疾病。
② 蝘（yǎn 掩）：蝘蜓，属蜥蜴类。
③ 山县：多山的地区。
④ 飞尸：病名。参见本书卷二十三飞尸候。
⑤ 变作无常：谓其病变发作没有一定规律。
⑥ 子淋：病名。亦称妊娠小便淋痛。指妊娠期小便淋沥疼痛。孕妇因阴虚、实热、湿热、气虚等原因，致使膀胱气化不行，出现小便频数，点滴而下，淋沥疼痛的病证。
⑦ 淋沥不宣：谓小便滴沥，解不通畅。
⑧ 患：宋本、汪本、周本同。《太平圣惠方》卷七十四治妊娠小便淋涩诸方作"间"。
⑨ 凡大小便不通，则内热，肠胃气逆，令变干呕也：令，原作"今"，形近之误，据宋本、周本改。又，《太平圣惠方》卷七十四治妊娠大小便不通诸方无此四句。

不通，若大小肠俱为热所结，可在大小便不通的同时兼有烦满，甚则导致肠胃气逆，而见干呕。

四十三、妊娠大便①不通候

【原文】三焦五脏不调和，冷热否结，津液竭燥，肠胃否涩，蕴积结于肠间，则大便不通，令腹②否满③烦热，甚者变干呕。所以然者，胃内热气逆也。

【按语】本候论述了妊娠大便不通发生的原因，主要是由于三焦五脏不调和，冷热之邪蕴结肠间，导致肠胃津液枯竭，则大便不通，伴有脘腹胀闷不适，烦热，甚则导致胃热气逆，而见干呕。

四十四、妊娠大小便不利候

【原文】冷热之气不调，乘于大小肠，则谓之为游气④；壅否而生热；或热病，热入大小肠，并令大小便不利也。凡大小便不利，则心胁满，食不下，而烦躁不安也。

【按语】本候论述了妊娠大小便不利发生的原因及其临床表现。妊娠大小便不利的发生主要是由于冷热不调，侵袭大小肠而致。临床可表现为大小便不利的同时，兼见心胁满，食不下，烦躁不安之证。

四十五、妊娠小便利候

【原文】小便利者，肾虚胞冷，不能温制于小便，故小便利也。

【按语】本候所论小便利，是指妊娠期间见有小便量多之证。其发生原因是由于肾虚胞冷，不能温制于小便而致。

四十六、妊娠小便数候

【原文】肾与膀胱合，俱主水，肾气通于阴。肾虚而生热，热⑤则小便涩，虚则小便数，虚热相搏，虽数起⑥而不宣快⑦也。

【按语】本候论述了妊娠小便频数而排出不畅发生的原因，主要是由于肾虚生热所致。有热则小便涩而排出不畅，肾虚则小便频数，虚热相搏，则小便频数而排出不畅兼见。

四十七、妊娠小便不利候

【原文】肾与膀胱合，俱主水，水行入胞⑧为小便。脏腑有热，热入于胞，故令小便不利也。

【按语】妊娠发生小便不利的原因可由于脏腑有热，热邪侵袭膀胱所致。

---

① 大便：此后原有"秘"字。据本书目录删。又，本书卷十四、卷四十六的大便不通候，亦均无"秘"字。

② 腹：原作"肠"，宋本、汪本同。据周本改。

③ 否满：同"痞满"，气机郁滞导致的脘闷不适。

④ 游气：指三焦气满，气游于内，不能宣散，使人烦满虚胀。可参阅本书卷十三游气候。

⑤ 热：原无。据《医心方》卷二十二第二十五、本候下文文例补。

⑥ 数起：义同"起数"，指数起小便。

⑦ 宣快：通畅。

⑧ 胞：此指膀胱。

四十八、妊娠小便不通候

【原文】小肠有热，热入于胞，内热结甚者，故小便不通，则①心胁小肠俱满，气喘急也②。

【按语】本候论述了妊娠小便不通发生的原因及其临床兼证。小肠有热，热邪侵袭膀胱，热结甚者，即可导致小便不通。临床可兼见心胁小肠俱满，气喘，呼吸急促等表现。

又以上妊娠大小便不利、不通，大便不通，小便利、小便数、不利或不通等七候，在本书卷十四大便病诸候、小便病诸候及卷四十妇人杂病诸候中均已有所叙述，内容大体相同。在这里均未论及与妊娠之关系，与前后文例不一致，似有脱简。但妊娠患此病，既要注意各自病情之变化，亦要考虑对胞胎之影响，治疗应该祛邪又护其胎。

四十九、妊娠惊胎③候

【原文】惊胎者，见④怀妊月将满，或将产，其胎神识⑤已具，外有劳伤损动，而胎在内惊动也。

【按语】妊娠惊胎主要指妊月将满，或将产之时，由于劳伤损动而致胎孕受惊。本候所论与卷四十一妊娠胎动候，有其相似之处，但出现的时间和引起的原因，略有所异，所以分为两候论述。

五十、妊娠中风候

【原文】四时八方之气为风，常以冬至之日候之，风从其乡来者，长养万物，若不从乡来者为虚风，贼于人⑥，人体虚者则中之⑦。五脏六腑，俞皆在背，脏腑虚，风邪皆从其俞入，人中之随腑脏所感而发也。

心中风，但偃卧⑧，不得倾侧⑨，汗出⑩，若唇赤汗流者⑪，可治，急灸心俞百壮。若唇⑫或青或白，或黄或黑⑬，

---

① 则：此上《太平圣惠方》卷七十四治妊娠小便不通诸方有"若不通"三字。

② 则心胁小肠俱满，气喘急也：宋本缺"小肠"二字，汪本、周本同。《太平圣惠方》作"则心胁小腹气涩喘急也"。

③ 惊胎：病证名。即胎孕受惊之证。

④ 见：宋本、汪本、周本同。《太平圣惠方》卷七十七治妊娠惊胎诸方作"是"。

⑤ 神识：神明，指人的意识和精神。

⑥ 贼于人：本书卷三十七中风候作"则害万物"，《太平圣惠方》卷七十四治妊娠中风诸方作"贼害万物"。

⑦ 中之：此下《太平圣惠方》有"若风邪客于皮肤，入于经络，即顽痹不仁；若入于筋脉，夹寒则挛急喝僻，夹湿则弛纵；若入脏腑，则恍惚惊悸"一段文字。

⑧ 但偃卧：本书卷一中风候作"但得偃卧"。偃卧，仰卧。

⑨ 倾侧：汪本、周本同。宋本版缺"倾"字，《中藏经》卷上第十七作"转侧"。倾侧，在此含有转侧、侧卧之意。

⑩ 汗出：此上《备急千金要方》卷八第一有"闷乱冒绝"四字，义长。《外台秘要》卷十四中风及诸风方无"汗出"二字。

⑪ 若唇赤汗流者："若"字原无，据本书卷一、卷三十七、卷四十三中风候、《外台秘要》补。又，"若唇赤汗流者"，《备急千金要方》作"若唇正赤"，此下并有"尚"字，连下句读，而无"汗流者"三字。

⑫ 若唇：此下《中藏经》有"面"字，义长，能与下文唇面同举诸词相应。

⑬ 或青或白，或黄或黑：宋本、汪本、周本同。《中藏经》作"或青或黄，或白或黑"，此下并有"其色不定，眼睛动不休者"二句，可参。

此是心坏为水①，面目亭亭，时悚动者②，皆不可治，五六日而死。

若肝中风。但踞坐，不得低头，若绕两目连额上③色微有青，唇青面黄可治，急灸肝俞百壮。若大青④黑，面一黄一白者，是肝已伤，不可治，数日而死。

若脾中风，踞而腹满，身通黄，吐咸汁出⑤者可治，急灸脾俞百壮。若⑥手足青者，不可治。

若肾中风，踞而腰痛，视胁左右未有黄色⑦如饼餐大者，可治，急灸肾俞百壮。若齿黄赤，鬓发直，面土色者，不可治也。

若肺中风，偃卧而胸满短气，冒闷汗出，视目下鼻上下⑧两边下行至口色白者⑨，可治，急灸肺俞百壮。若色黄者⑩，为肺已伤，化为血⑪，不可治，其人当阳之经作痓也。亦名子痫⑱，亦名子妄⑫掇空，或自拈衣⑬，如此数日而死。妊娠而中风，非止妊娠为病，甚者损胎也。

【按语】 此候内容，与本书卷一和卷三十七的中风候基本相同，可以参阅。文末指出本候之特点，"妊娠而中风，非止妊娠为病，甚者损胎也"，宜加注意，妊妇病此，较一般中风为复杂，救治更当及时，并多方面考虑，反映了中风病在妊娠妇人身上的特殊性。

五十一、妊娠痓⑭候

【原文】 体虚受风，而伤太阳之经，停滞经络，后复遇寒湿⑮相搏，发则口噤⑯背强，名之为痓。妊娠而发者，闷冒不识人，须臾醒，醒复发，亦⑰是风伤太冒也。

---

① 此是心坏为水：宋本、汪本、周本同。《中藏经》作"心绝也"。心坏为水，犹言心坏乃为水所乘。《中藏经》卷上第二十四有"心伤则心坏，为水所乘"句，可参。

② 面目亭亭，时悚动者：本句形容面目呆滞，无活动表情，或时又见肌肉抽搐，呈恐惧之貌。这是一种临危时面部表情。又，"亭亭"，《婴童百问》卷三第二十八作"青黑"。

③ 上：原无，文义不完整。据本书卷三十七、卷四十三、卷四十八中风候及《医心方》卷三第一补。

④ 青：原作"胸"，形近之误。据本书卷一、卷三十七、卷四十三、卷四十八、周本改。

⑤ 吐咸汁出：本书卷三十七作"吐咸水，汗出"。汁，卷四十三作"水"，《医心方》作"汗"。

⑥ 若：此下《备急千金要方》有"目下青"三字。

⑦ 色：原脱。据本书卷一、卷三十七、卷四十三、卷四十八补。

⑧ 下：宋本、汪本、周本同。《备急千金要方》无。

⑨ 者：原无。据以上诸条文例、《备急千金要方》《外台秘要》补。

⑩ 者：原无。据《备急千金要方》补。

⑪ 化为血：可作变为血证理解。《中藏经》卷上第二十八"风中于肺，则咳嗽喘闷，失血者不可治"。又，"热伤于肺，肺化为血，不可治"。可证。

⑫ 妄：此下《备急千金要方》有"言"字，义长。

⑬ 掇空，或自拈衣：本书卷一、《备急千金要方》作"掇空指地，或自拈衣寻缝"。这些症状，皆是危重病人在神志模糊时之虚妄动作。

⑭ 痓：古或亦作"痉"，风强病，肢体筋肉强急挛缩，俗称"痉挛"。

⑮ 寒湿：宋本、汪本、周本同。《太平圣惠方》卷七十四治妊娠中风诸方作"风寒"。

⑯ 口噤：证名。指牙关紧急，口不能张开的症状。可因内有积热，外中风邪，痰凝气滞，瘀阻经络所致。

⑰ 亦：《太平圣惠方》作"此"。

⑱ 子痫：病名。亦名妊娠痓、妊娠风痓、风痓、妊娠痫证、儿晕、儿风、儿痓、儿冒、胎风。指妊娠期间，突然倒仆，昏不识人，四肢抽搐，少时自醒，醒后复发的病证。

【按语】本候所论妊娠痉病，即文中之"子痫"，子痫之名，首见于《小品方》。本病多发生于妊娠之中后期，发时突然倒仆，昏不识人，四肢抽搐，少时自醒，醒后复发，其病理变化，多因妊妇素体肝肾阴虚，阳气偏盛，而怀孕后又血聚养胎，阴气更虚，以致阴虚阳浮，导致肝风内扰，虚火上炎，引动心火，风火相煽所致。从临床所见，本病往往由于子肿治不及时，发展而来，抽搐发作之前，有头痛、眼花、胸闷等症，血压显著增高；子痫发生时，水肿和蛋白尿进一步加重，小溲短少，甚或尿闭。如子痫抽搐发作频繁，常可危及妊妇及胎儿生命，应高度重视。文中叙述尚简，宜参阅后人文献，全面了解病情。

又，风痉候书中凡五见，卷一风痉候，盖中风之一证，所以仅叙主证。这里妊娠痉候，是子痫。卷三十六之腕折中风痉候、卷四十三产后中风痉候和卷四十八之小儿中风痉候，均为破伤风病。主证相同，而发病之原因及其病理变化，不尽相同，应鉴别处理。

五十二、妊娠鬼胎①候

【原文】夫人腑脏调和，则血气充实，风邪鬼魅，不能干之。若荣卫虚损，则精神衰弱，妖魅鬼精，得入于脏，状如怀娠，故曰鬼胎也。

【按语】本候论述了妇女发生鬼胎的原因及其临床表现。鬼胎临床表现状如怀娠，其发生主要是由于妇女脏腑不调，荣卫虚损，加之七情郁结，气血凝结不散，冲任经脉壅滞不行所致。至于"妖魅鬼精，得入于脏"之说则不可取。

五十三、妊娠两胎一生一死候

【原文】阳施阴化，精盛有余者，则成两胎。胎之在胞，以血气资养，若寒温节适，虚实调和，气血强盛，则胎无伤夭；若冷热失宜，气血损弱，则胎黳燥②不育。其两胎而一死者，是血遇于寒，夹经养不调③，故偏夭死也。候其胎上冷，是胎已死也。

【按语】如果男女两性精气充盛，则易妊娠两胎。若寒温调适，虚实调和，气血强盛，则胎无伤夭；若冷热失宜，气血损弱，则易伤胎。若寒邪侵袭于血，导致十二经脉气血不能正常养胎，可致两胎而一死，发生偏夭死也。

---

① 鬼胎：旧病名。一指癥瘕一类的病证。因妇人素体虚弱，七情郁结，气血凝结不散，冲任经脉壅滞不行所致。《傅青主女科》："腹似怀妊，终年不产，甚则二三年不生者，此鬼胎也。其人必面色黄瘦，肌肤消削，腹大如斗。"治宜调补正气为主，继以攻积之药。二指假孕而言，包括气胎、血胎、痰胎等。三相当于葡萄胎。《萧山竹林寺女科·鬼胎》："月经不来，二三月或七八月，腹大如孕，一日血崩下血泡，内有物如虾蟆子，昏迷不省人事。"治宜气血双补。

② 黳燥：干燥枯萎。黳，通"殪"，树木自死曰黳。《尔雅》："黳，木自毙。"在此借树木自萎以喻胎儿枯萎不长。

③ 夹经养不调：汪本同。周本作"其经养不周"，宋本版缺"经"字。经养，经血养胎，即十二经逐月养胎。

五十四、妊娠胎痿燥[①]候

【原文】胎之在胞，血气资养。若血气虚损，胞脏冷者，胎则翳燥，委伏[②]不长。其状，儿在胎都不转动，日月虽满，亦不能生，是其候也。而胎在内痿燥，其胎多死。

【按语】本候论述胎萎不长的原因，主要是责之孕妇的血气虚弱，胞脏寒冷，不能养胎所致。其实成因尚不只此，除此之外，或有宿疾，或因伤损，使经血资养不能周全，皆能导致胎萎不长，如不及时治疗，可致过期不产，甚或胎死腹中。

又以上两候，均是论述胎儿的枯萎不长、死亡，本病之主要特征，是腹形明显小于妊娠月份，胎动、胎心音微弱。文中"胎上冷""胎不动""满月不生"等，均有诊断价值。

五十五、妊娠过年久不产候

【原文】过年不产，由夹寒冷宿血[③]在胞而有胎，则冷血相搏，令胎不长，产不以时[④]。若其胎在胞，日月虽多，其胎翳小，转动劳赢[⑤]，是夹于病，必过时乃产。

【按语】本候论妊娠年久不产有两种病情，一种是本有寒冷宿血在胞宫，但又怀孕，形成"冷血相搏"之病情，影响胎儿之正常发育，所以产不以时。另一种是先已怀胎，又夹于病，因此其胎翳小，转动无力，亦致过时乃产。这些病情，临床均可遇见。

五十六、妊娠堕胎后血出不止候

【原文】堕胎损经脉，损经脉[⑥]，故血[⑦]不止也。泻血多者，便致烦闷，乃至死也。

【按语】妊娠堕胎后血出不止，是急症、危症，须严密注意，对堕胎而未完全堕出者，常可发生大出血不止，如见心悸气短，面色苍白，头昏眼花，烦闷等症，有阴阳离决之危，当尽快抢救。

五十七、妊娠堕胎后血不出候

【原文】此由宿有风冷，因堕胎，血冷相搏，气虚逆上者，则血结不出也。其血逆上抢心，则亦烦闷，甚者致死。

【按语】本候所论妊娠堕胎后血不出之证，是因堕胎后，风寒之邪乘袭胞中与恶血相搏，以致瘀滞不行所致。若血瘀气逆，上抢于心可发为烦闷，这是血

---

① 痿燥：与"翳燥"意义略同。痿，通"萎"。《一切经音义》痿黄注："《释名》云：痿，萎也，如草木叶萎死于地也。"
② 委伏：枯萎隐伏。委，通"萎"。《文选·颜延年·赭白马赋》："长委离兮。"注："萎与委古字通。"伏，隐伏。《素问·五常政大论》："其动彰伏变易。"王冰注："伏，隐也。"
③ 宿血：此指瘀血。
④ 产不以时：不按时而产。
⑤ 其胎翳小，转动劳赢：犹言胎儿痿弱瘦小，转动无力。
⑥ 损经脉：宋本、汪本、周本同。《太平圣惠方》卷七十七治妊娠堕胎后血下不止诸方作"经脉既虚"。
⑦ 血：此上《太平圣惠方》卷七十七治妊娠堕胎后血下不止诸方有"下"字。

实气逆，亦有生命之危，临证应注意。

又上述两候，虽均言"烦闷"，但有血虚、血瘀之异。前者为堕胎后失血过多，以致营血下夺，不得上承，心失所养，则愦闷烦躁，是虚脱之兆。后者为堕胎后，寒邪乘袭胞中与恶血相搏，以致瘀滞不行，血瘀气逆，上抢于心而发为烦闷，这是血实气逆，亦有生命之危。其烦闷虽同，而病机则异，这是两者的区别点。

五十八、妊娠堕胎衣^①不出候

【原文】此由堕胎初下，妇人力羸，不能更用气^②产胞，便遇冷，冷则血涩，故胞衣不出也。若胞上掩心^③烦闷，乃至于死也。

【按语】本候论述了妊娠堕胎后胞衣不出的原因，主要是由于妇女体虚，无力产胞，又遇风冷之邪，导致血脉凝涩，故胞衣不出。若上抢于心而发为烦闷，亦有生命之危。

五十九、妊娠堕胎后腹痛虚乏^④候

【原文】此由堕胎之时，血下过^⑤少，后余血不尽，将摄^⑥未复，而劳伤气力，触冒风冷，风冷搏于血气，故令腹痛。劳损血气不复则虚乏。而余血不尽，结搏于内，多变成血瘕^⑦，亦令月水不通也。

【按语】本候内容，其论有二。一为堕胎后，将息失宜，风冷搏于血气，而令腹痛。一为堕胎后，血下过少，结搏于内，迁延不愈，每多变成血瘕，亦使经闭不通。本书卷三十八八瘕候中有血瘕、卷四十三有产后血瘕，可参阅。

六十、妊娠堕胎后著^⑧风候

【原文】堕胎后荣卫损伤，腠理虚疏，未得平复，若起早当^⑨风取凉，即著于风。初止羸弱，或饮食减少，气力不即平复。若风夹冷入腹内，搏于血，结成刺痛。若入肠胃，亦下利。入经络，或痹或疼痛。若入太阳之经，则腰背强直成痉^⑩，或角弓反张^⑪，或口㖞僻^⑫，或缓弱不随^⑬，或一边挛急。各随所伤处而成病也。

---

① 衣：即胞衣，又名胎衣、混元母、混元衣、混沌衣、紫河车、水衣、子衣、儿衣。是胎盘和胎膜的总称，药用可大补精血。

② 气：此下《太平圣惠方》卷七十七治妊娠堕胎胞衣不出诸方有"力"字。

③ 胞上掩心：与上候"其血逆上抢心"义同。掩，掩蔽。《淮南子·天文训》："掩茂之岁。"注："掩，蔽也。"

④ 虚乏：身体虚弱乏力。

⑤ 过：原作"遇"，形近之误。据周本改。

⑥ 将摄：将息，调养，摄养。

⑦ 血瘕：这里是指堕胎后，血下过少，结搏于内，变成血瘕。本书卷三十八八瘕候中有血瘕、卷四十三有产后血瘕痛候，可以参阅。

⑧ 著：触冒。

⑨ 当：遇，碰到。

⑩ 痉：即风强病，肢体筋肉强急挛缩，俗称"痉挛"。

⑪ 角弓反张：证名。因项背强直，使身体向后反折如角弓状，故名。多见于痉、破伤风等病证。

⑫ 口㖞僻：亦称口㖞，口僻。指口唇歪斜于一侧的症象。多由风寒阻滞经脉所致。

⑬ 缓弱不随：痿软不用，运动不灵活。

【按语】本候统论妊娠堕胎后之各种著风证候，由于体虚，容易遭染，风邪随虚而入，留而不去，便成各种病证。这种体虚受邪，随其所伤之处而成病，一直成为妇科临床之指导思想。

又，本候所论，可与本书卷四十三产后中风候第一段文字互参，内容均是讨论妇人产后，体虚风乘之各种病证，及其演变发展，颇有全局观点者。

六十一、妊娠欲去胎候

【原文】此谓妊娠之人羸瘦，或夹疾病①，既不能养胎，兼害妊妇，故去之②。

【按语】本候指出，妊娠若因病体虚，在既不能养胎使之成长，又对妊妇健康有害的情况下，提出必须中止妊娠。这样处理，非常合理。至于去胎之法，文中虽未详述，但由此可知，当时已能进行终止妊娠术，在妇科学方面已经达到相当水平，弥足珍视。

---

① 或夹疾病：此下《太平圣惠方》卷七十七治妊娠胎动安不得却须下诸方有"脏腑虚损，气血枯竭"二句。

② 兼害妊妇，故去之：宋本、汪本、周本同。《太平圣惠方》作"致胎动而不坚固，终不能安者，则可下之，免害妊妇也"。

卷四十三

妇人将产病诸候　凡三论

【提要】本篇论述妇人将产病，内容有产法、产防运法和胞衣不出三候。其中论述了临产防运的方法，胞衣不下的形成原因、处理方法及预后变化等，虽较简略，但论证颇有道理，是现存较早的产科资料，也是中医学产科的宝贵资料。

一、产法

【原文】人处三才之间①，禀五行之气，阳施阴化，故令有子。然五行虽复相生，而刚柔刑杀，互相害克。至于将产，则有日游、反支禁忌②，若犯触之，或横致诸病。故产时坐卧产处，须顺四时五行之气，故谓之产法也。

【按语】在将产之时提出产法，这是产科的最早记载。本候以五行学说，作为决定产妇的坐卧位置，避免触犯鬼神禁忌等论述，这种说法，似涉玄虚，但云产法，"须顺四时五行之气"，是古人已注意到产时之环境时间等，具有一定道理。

二、产防运③法

【原文】防运者，诸临产若触犯日游、反支诸所禁忌，则令血气不调理，而致运也。其运之状，心烦闷，气欲绝是也，故须预以法术防之。

【按语】临产防晕很重要，有产久而气脱者，有出血过多而血脱者，更有恶露不下或胞衣滞留而败血上冲者，凡此均能发生晕厥，文中叙证亦简明扼要；至于触犯禁忌，以法术防之，亦具有积极的防治意义，不能以词害义。

三、胞衣不出④候

【原文】有产儿下，苦⑤胞衣不落者，

① 人处三才之间：犹云人处天地之间。三才，古指天、地、人。《易·系辞下》："有天道焉，有人道焉，有地道焉，兼三材而两之。"《素问·六微旨大论》云："上下之位，气交之中，人居之也。"

② 日游、反支禁忌：日游、反支，是鬼神迷信荒诞之说。旧说禁忌之方位、时日。日游，日游神。反支，反支日，为凶日、禁忌之日。《后汉书·王符传》："明帝时，公车以反支日不受章奏。"注："凡反支日，用月朔为正。戌、亥朔一日反支，申、酉朔二日反支，午、未朔三日反支，辰、巳朔四日反支，寅、卯朔五日反支，子、丑朔六日反支。"

③ 运：通"晕"，转，旋。《广雅》："运，转也。"《淮南子·天文训》："运之以斗。"注："运，旋也。"在此作"眩晕昏厥"解。

④ 胞衣不出：即胎盘滞留。

⑤ 苦：汪本、周本同。宋本、正保本作"若"，亦通。《太平圣惠方》卷七十七治胞衣不出诸方无。

世谓之息胞①。由产妇初时用力，比②产儿出而体已疲顿③，不能更用气④产胞，经停之间，外冷乘之，则血道否涩⑤，故胞久⑥不出。弥⑦须急以方药救治，不尔，害于儿。所以尔者，胞系⑧连儿脐，胞不出，则不得以时⑨断脐浴洗，冷气伤儿，则成病也。

旧方胞衣久⑩不出，恐损儿者，依法截脐，而以物系其带一头。亦有产而看产人不用意慎护，则挽牵甚⑪，胞系断者，其胞上掩心，则毙人也。纵令不死，久则成病也。

【按语】本候论述了胞衣不出的病机与处理方法，是产科胞衣不下之最早资料，对临床有指导意义。关于胞衣不出的原因很多，有的是由于产妇对分娩的认识及经验不足，过早用力，体力消耗过多，致胎儿娩出，已无力使胎盘顺下，使胎盘滞留不下；有的甚至胎儿尚未娩出，就已缺乏宫缩；也有因用药不当或意外刺激，引起宫颈先行收缩，使胎盘停留宫腔；有由于子宫内膜缺损、发育不全、刮宫术后以及绒毛侵蚀力过强等造成植入性胎盘等，本候所述，仅是其中部分原因。

至于断脐系物的记载，颇有实用价值，这和西医学上用血管钳夹住脐带的断端，有着相同的意义。

---

① 息胞：病证名。即胞衣不下，又名胞衣不出、息胎、胎衣不出、胎衣不下、儿衣不出、胞胀不下。指胎儿娩出后，胎盘迟迟不下。多因分娩后元气大虚，无力继续排出，败血流入胞中，作胀不下，或感邪而气血凝滞所致。

② 比（bì 必）：汪本、周本同。宋本作"故"。比，及，等到，及至。《正通字》："比，及也。"

③ 疲顿：顿，《太平圣惠方》作"惫"，义同。疲顿，疲乏困顿。《三国志·魏志·任城威王彰传》："去代二百余里，长史诸将皆以为新涉远，士马疲顿。"

④ 气：此下《太平圣惠方》卷七十七治胞衣不出诸方有"力"字，义长。

⑤ 血道否涩：这里指产道涩滞。

⑥ 久：宋本、汪本、周本同。《太平圣惠方》作"衣"。

⑦ 弥：更加。

⑧ 胞系：在此指脐带。

⑨ 以时：按时。

⑩ 久：宋本、汪本、周本同。《太平圣惠方》无。

⑪ 挽（wǎn 晚）牵甚：谓过分用力牵拉。

妇人难产病诸候　凡七论

【提要】本篇论述妇人难产诸病，内容有产难、横产、逆产、产子上逼心等七候。其中，产难候相当于总论，论述难产的几种原因，尤以产时未到，便即惊动，秽露早下致子道干涩，产妇力疲等为临床所常见。其中还论述即产时之脉证，以及面部、唇舌之望诊，以决母子预后等。横产、逆产以及产子但趋后孔候，是论述难产的几种病证。产子上逼心、产已死而子不出和产难子死腹中三候，是难产引起的几种恶性后果。这些证候，临床上均可见到。

一、产难①候

【原文】产难者，或先因漏胎②，去血脏燥③，或子脏宿夹疹病④，或触⑤禁忌，或始觉腹痛，产时未到，便即惊动，秽露⑥早下，致子道⑦干涩，产妇力疲，皆令难也。

候其产妇，舌青者，儿死母活；唇青口青，口两边沫出者，子母俱死；面青舌赤，沫出者，母死子活。故将产⑧坐卧产处，须顺四时方面，并避五行禁忌⑨，若有犯触，多令产难。

产妇⑩腹痛而腰不痛者，未产也；若腹痛连腰甚者，即产。所以然者，肾候于腰，胞系于肾故也。

诊其尺脉，转急⑪如切绳转珠者，即产也。

【按语】本候所论的产难候相当于妇人难产诸病总论。其首先论述了难产的几种原因，或由于先出现漏胎，导致血虚产道燥涩；或由于胞脏素有疾病，或由于触犯禁忌，或由于产时未到，便即惊动，秽露早下致子道干涩，产妇力疲。这些原因，临床皆可见到，尤以后者为临床所常见。其次论述了即产时之脉证，以及面部、唇舌之望诊，以决母子预后等，临床有一定参考价值。最后论述了

---

① 产难：即难产。指胎儿娩出发生困难，为各种异常产的总称。多因气滞、气虚、血瘀等原因所致。

② 漏胎：宋本、汪本、周本同，《医心方》卷二十三第九治产难方、《太平圣惠方》卷七十七治产难诸方作"漏胞"，义同。漏胎，妊娠期间阴道出血，亦称"胎漏"。

③ 脏燥：宋本、汪本、周本同。《医心方》作"子脏干燥"。脏燥，在此作"血虚产道燥涩"解。

④ 疹病：疾病。《医心方》即作"疾病"。

⑤ 触：此下《太平圣惠方》卷七十七产难诸方有"犯"字。

⑥ 秽露：在此指羊水。

⑦ 子道：产道。

⑧ 将产：此下《太平圣惠方》有"时"字

⑨ 须顺四时方面，并避五行禁忌：即要顺应四时五行之气，不要犯触日游、反支禁忌之意。见前产法。

⑩ 产妇：原作"产难"，文义不协。据周本改。

⑪ 急：原作"怠"，形近之误。据《太平圣惠方》、周本改。

根据产妇腹腰疼痛及尺脉情况，判断是否即产，更是经验之谈。

原因在于产前未能发现胎位不正，不能及时纠正胎位。

二、横产①候

【原文】横产由初觉腹痛，产时未至，惊动伤早，儿转未竟②，便用力产之，故令横也。或触犯禁忌所为。将产坐卧产处，须顺四时方面，并避五行禁忌，若③触犯，多致灾祸也。

【按语】本候论述横产的原因，是惊动过早。文中关于触犯禁忌等，属迷信之说，其科学性尚待考究。

三、逆产④候

【原文】逆产者，初觉腹痛，产时未至，惊动伤早。儿转未竟，便用力产之，则令逆也。或触犯禁忌所为⑤，故产处及坐卧，须顺四时方面，并避五行禁忌，若触犯，多致灾祸。

养生方云：妊娠，大小便勿至非常之去处，必逆产杀人也。

【按语】本候论述逆产的原因，亦是惊动过早。临床所见横产、逆产，主要

四、产子上逼心候

【原文】妊娠将养得所⑥，则气血调和，故儿在胎则安，当产亦易。若节适失宜，则血气乖理，儿在胎则驱动⑦，至产育亦难。产而子上迫于心者，由产难用力，胎动气逆，胎上冲迫⑧于心也。凡胎上迫心，则暴闷绝，胎下乃苏，甚者至死，凡产处及坐卧，须顺四时方面，并避五行禁忌，若有触犯，多致灾祸也。

【按语】本候论述了分娩时胎儿上迫于心之候，主要是由于产时困难，用力过猛，以致胎动气逆，胎气向上冲迫所致。若胎气上迫于心，使产妇突然闷绝，必得胎儿向下，方能苏醒，严重者可导致死亡。

五、产子但趑后孔⑨候

【原文】产子但趑后孔者，由⑩坐卧未安，怱遽强喝⑪，气暴冲击⑫，故儿失其道。妇人产有坐有卧，若坐产者，

---

① 横产：横位产。

② 儿转未竟：指胎儿转位尚未完成。

③ 若：此下《太平圣惠方》卷七十七治横产诸方有"有"字。

④ 逆产：指臀位、膝位、足位等产式。

⑤ 所为：原无，文义不完整。据前横产候、《医心方》卷二十三第十补。

⑥ 将养得所：即调养得当。

⑦ 驱动：数动，谓时时胎动。驱，数。

⑧ 迫：汪本、周本同。宋本、《太平圣惠方》卷七十七治妊娠胎上逼心诸方作"逼"，义同。

⑨ 趑（qū曲）后孔：指胎儿产出不顺，趋向肛门。趑，同"趋"。《广韵》："趑，俗趋字。"后孔，肛门。在此指会阴严重撕裂。

⑩ 由：原作"内"，形近之误。据文义改。

⑪ 怱遽强喝：怱促强力摒努责。怱遽，疾速。《说文解字》："怱，多遽恩恩也。"遽，疾速。《南史·齐本纪·废帝东昏侯》："比起就会，怱遽而罢。"强喝，强力摒气努责。

⑫ 气暴冲击：即子宫收缩剧烈。

须正坐，傍①人扶抱肋腰持捉之，勿使倾斜，故儿得顺其理。卧产者，亦待卧定，背平著席，体不伛曲②，则儿不失其道。若坐卧未安，身体斜曲，儿正③转动，忽遽强喔，气暴冲击。则令儿趋后孔，或横或逆，皆由产时忽遽，或触犯禁忌，坐卧不安。审所为，故产坐卧须平正，顺四时方面，避五行禁忌，若有触犯，多致灾祸也。

【按语】本候论述了分娩时胎儿不向产道娩出，反而趋向肛门的原因，主要是由于产妇或坐或卧，尚未安定，而匆忙用力屏气，以致宫缩剧烈，冲击力猛，使胎儿偏离产道所致。同时本候提出了临产时产位平正，和用力的适当与否有关，具有重要的临床意义，应该引起注意。

六、产已死而子不出候

【原文】产妇已死，而子不出，或触犯禁忌，或产时未到，惊动伤早，或傍看产人抱腰持捉失理④，皆令产难，而致胎上掩心，闷绝故死也。候其妇将困乏之际，面青舌赤，口沫出者，则母死儿活

也。故产处坐卧，须顺四时方面，避五行禁忌，若有触犯，多招灾祸也。

【按语】本候论述了产妇已死，而子不出的原因，多是由于产时未到，产妇即惊惶不安，过早地屏气逼产，或者是助产人员扶持不当，引起难产，致使胎气上逼于心，产妇闷绝而死。同时提出在危急之际，应根据产妇临床表现，来判断胎儿是否存活，具有一定参考价值。

七、产难子死腹中候

【原文】产难子死腹中者，多因惊动过早，或触犯禁忌，致令产难。产难则秽沃⑤下，产时未到，秽露已尽，而胎枯燥，故子死腹中。候其产妇舌青黑，及胎上冷者，子已死也。故产处坐卧，须顺四时方面，避五行禁忌，若有触犯，多招灾祸也。

【按语】本候论述了难产以致胎儿死于腹中的原因，大都由于产妇过早惊惶不安，逼产所致。此时察看产妇，若舌色青黑，腹部胎位发冷的，说明胎儿已死。

---

① 傍：汪本、周本同。宋本作"倚"。傍人，即指助产之人。

② 伛（yǔ羽）曲：曲脊。伛，偻曲。《说文解字》："伛，偻也。"《广雅》："伛，曲也。"

③ 正：原作"心"，误。据《太平圣惠方》卷七十七治产难诸方改。周本作"身"。

④ 失理：失于法度。

⑤ 秽沃：在此指羊水，与"秽露"义同。

妇人产后病诸候上　凡三十论

【提要】本篇论述妇人产后诸病，包括卷四十三、卷四十四两卷。内容丰富，相当于最早的中医产科学专著。

约其大端，有如下十个方面：一是产后出血的病证，如血运闷、恶露不尽及由此产生的腹痛、血上抢心痛等候。其病机，主要是去血过多，或下血极少。二是产后常见的痛证，如血瘕痛、心痛、心腹痛、腹中痛、小腹痛、腰痛及胁腹满痛等候。其病机，大多责之寒搏于血，或血气相击。三是产后的虚证，如虚烦短气、上气、心虚、虚热、虚羸、虚渴、汗出不止等候。其病机，往往由于血气伤损，脏腑不足。四是产后的月经病，如产后月水不利、月水不调、月水不通及带下、崩中等候。这是由于产后伤动血气，虚损未复，而风邪冷热之气客于经脉。五是产后的前阴诸病，如阴下脱、阴道痛肿、阴道开等候。其病机，有因产时用力过度、有风冷乘于阴者。六是产后的积聚、瘕、癖等候。其病机，有脏腑气血之异，病位有高下之殊。七是产后的杂病，如中风、风痉、下利、淋病、大小便血、小便数、遗尿、大小便不通、目瞑、耳聋等候。八是产后的时感病，如时气热病、伤寒、疟疾等候。

九是产后外科病，如口生疮、身生疮等候。自七以下诸候，病虽与男子无异，但亦有所区别，因产后血气伤损，体虚未复，又感如此等病，其发作和预后，都较一般病情为急，这是产妇病之特点。十是产后乳无汁及乳汁溢候，文中责之经血津液之盈亏，但亦有体质因素，或其它疾病者。上述诸病，都是由于产后血气亏耗，脏腑虚损，身体没有平复，过早地参加劳动，而感受病邪，使脏腑、气血发生各种病变。有关杂病和时感的复述，是产后的特殊情况。

总之，妇人产后病是妇产科中一个重要组成部分，其病不仅影响产妇产伤之恢复，处理不妥当，还能出现后遗症，而且影响及乳儿。所以，《诸病源候论》非常重视，产前提出将产法，临产预防难产，产后又详论各种具体病候，以便有章可循，及时防治，宜加注意。

一、产后血运闷[①]候

【原文】运闷之状，心烦气欲绝是也。亦有去血过多，亦有下血极少，皆令运。若产去血过多，血虚气极[②]，如[③]

---

① 运闷：眩晕烦闷。
② 气极：气竭。极，尽。《大学》："君子无所不用其极。"注："极，犹尽也。"
③ 如：宋本、汪本、周本同。《太平圣惠方》卷八十治产后血运闷绝诸方作"因"，亦通。

此而运闷者，但烦闷而已。若下血过少，而气逆者①，则血随气上掩②于心，亦令运闷，则烦闷而心满③急。二者为异。亦当候其产妇血下多少，则知其产后应运与不运也。然烦闷不止，则毙人。凡产时当向坐卧④，若触犯禁忌，多令运闷，故血下或多或少。是以产处及坐卧，须顺四时方面，避五行禁忌，若有触犯，多招灾祸也。

【按语】本候论述产后晕闷，指出其病机有血虚与血实两种。前者因出血过多，致阴血暴亡，血虚气极，心神失养，临床症见颜面苍白，头晕耳鸣，心悸愦闷，渐至昏厥，眼闭口开，四肢厥冷，冷汗淋漓，脉细数或微细欲绝，一派急性虚脱症状。急当益气固脱，如出血汗出渐止，知觉逐渐恢复，就可以转危为安，否则有不及救治而死亡者。后者因下血过少，瘀血内停，不能下出，血瘀气逆，上扰心神，每见少腹部胀痛，坚满拒按，甚或心下满急，气粗喘促，神昏口噤，面色紫黯，唇舌色紫，脉涩等一番闭证厥证。急以行血逐瘀，则神志渐清而恢复。如闭厥不苏，烦闷加重，出冷汗，言语错乱者，亦有死亡的可能。但产后晕闷，无论虚实，俱属危候，所以文中说"则毙人"，均须立即抢救，否

则延误病机，不及救治而死亡。临床宜倍加注意。

二、产后血露⑤不尽候

【原文】凡妊娠当风取凉，则胞络有冷，至于产时，其血下必少。或新产⑥而取风凉，皆令风冷搏于血，致使血不宣消⑦，蓄积在内，则有时血露淋沥下不尽。

【按语】本候提出产后血露不尽的原因，一是由于妊娠期间感受风冷之邪，使胞络有冷，至产时则血下必少。一是因产后感受风冷之邪，使风冷之邪搏结于血，血流不畅，蓄积在内，则见血露淋沥下不尽。

三、产后恶露不尽腹痛候

【原文】妊娠取风冷过度⑧，胞络有冷，比产血下则少。或新产血露未尽，而取风凉，皆令风冷搏于血，血则壅滞不宣消，蓄积在内，内有冷气，共相搏击，故令痛也⑨。甚者则变成血瘕⑩，亦令月水不通也。

【按语】本候论述了产后恶露不尽而

---

① 者：宋本、汪本、周本同。《太平圣惠方》作"极"。
② 掩：宋本、汪本、周本同。《太平圣惠方》作"冲"。
③ 满：此下《医心方》卷二十三第二十有"气"字，义长。
④ 坐卧：此下《太平圣惠方》有"之处"二字。
⑤ 血露：恶露，是产妇分娩后，从阴道排出的胞宫内遗留之余血浊液，一般在产后二十天内完全排尽。如果超过这段时间，仍然持续淋沥不断，排出或多或少均属病态。
⑥ 新产：宋本、汪本、周本同。鄂本作"将产"。
⑦ 宣消：宣散。消，散。《素问·脉要精微论》："当消环自己。"王冰注："消，谓消散。"
⑧ 取风冷过度：宋本、汪本、周本同，《太平圣惠方》卷八十治产后恶露不绝腹痛诸方作"当风取凉"。
⑨ 内有冷气，共相搏击，故令痛也：宋本、汪本、周本同。《太平圣惠方》作"则有时恶露下不尽，故腹痛也。"
⑩ 血瘕：八瘕之一。临床表现为腰腹急痛，不可俯仰。《杂病源流犀烛·积聚癥瘕痃癖痞源流》："血瘕，留着肠胃之外及少腹间，其苦横骨下有积气，牢如石，因而少腹急痛，阴中若有冷风，亦或背脊疼，腰疼不可俯仰。"

致腹痛的原因，一是由于妊娠期间感受受风冷之邪，使风冷之邪搏结于血，血流不畅，蓄积在内，二者相合，不通则痛，故见恶露不尽而伴腹痛。严重者，血液瘀滞而成血瘕，导致月经不通。

四、产后血上抢心痛候

【原文】产后气虚夹宿①寒，寒搏于血，血则凝结不消，气逆上者，则血随②上抢，冲击而心痛也。凡产，余血③不尽，得冷则结，与气相搏则痛。因重遇于寒，血结弥甚，变成血瘕，亦令月水否涩不通④。

【按语】本候论述了产后气虚夹有宿寒，寒凝血瘀，随气上逆而抢心，故令心痛。若产后恶露不尽，感受风冷之邪，使风冷之邪搏结于血，血流不畅，不通则痛，严重者，亦可使血液瘀滞而成血瘕，导致月经涩滞不通。

五、半产候

【原文】半产⑤，谓妊娠儿骨节腑脏渐具，而日月未足便产也，多因劳役惊

风冷之邪，使胞络有冷，一是因产后感动所致，或触犯禁忌亦然也。

【按语】本候所论，与前后病候不相连属，当是错简。

六、产后血瘕痛候

【原文】新产后，有血气相击而痛者，谓之瘕痛。瘕之言假也，谓其痛浮假⑥无定处也。此由宿有风冷，血气不治⑦，至产血下少⑧，故致此病也。不急治，多成积结，妨害月水，轻则否涩，重则不通。

【按语】本候论述了产后血瘕痛产生的原因及其得不到及时治疗的后果。若宿有风冷之邪，加之产后调摄不当，下血较少，风冷之邪与血气相击，即可导致产后血瘕痛。此病若不及时治疗，多影响月水，轻者月水滞涩不畅，重者则月水完全闭塞不通。

七、产后风虚肿候

【原文】夫产伤血劳气，腠理则虚，为风邪所乘。邪搏于气，不得宣泄⑨，故

---

① 宿：宋本、汪本、周本同。《太平圣惠方》卷八十治产后恶血冲心诸方作"于"。

② 血随：此下《太平圣惠方》有"气"字。

③ 余血：在此指恶露。

④ 否（pǐ 痞）涩不通：涩滞不通。

⑤ 半产：小产。指妇人怀孕三月以上，由于气血虚弱、肾虚、血热、毒药伤胎或外伤等损伤冲任，不能摄血养胎，以致未足月而产者。

⑥ 浮假：虚假。

⑦ 不治：不理，失于正常统理，义犹不和或失调。治，理。

⑧ 少：此上《太平圣惠方》卷七十九治产后血瘕诸方有"则"字。

⑨ 泄：汪本、周本同。宋本、《太平圣惠方》卷七十九治产后风虚浮肿诸方作"越"字，义长。

令虚肿。轻浮如吹者①，是邪搏于气，气肿②也；若皮薄如熟李状，则变为水肿③也。气肿发汗即愈，水肿利小便即瘥。

【按语】本候论述产后风虚肿候，并与水肿作出鉴别。其要点是，气肿者，由于风邪乘产后正虚，客于经络，搏于气分，营卫不调，气滞壅结而肿，本书卷三十一有气肿候，叙症更详，可参。肿起因风，邪在于表，故可解表，以发汗为治。水肿者，多是产后脏腑气虚，气血不足，风邪入里，而气不化水，使水液滞留，渗溢皮肤而肿。其病在里，故当利小便为治。然产后亡血伤津，气血已虚，病虽宜发汗、利小便，但应注意，切勿过剂，以免伤其阴，并亡其阳。

又，本候位于产后血瘕痛与产后腹中痛之间，两不相属，似错简。

八、产后腹中痛候

【原文】产后脏虚，或宿夹风寒，或新触冷，与气相击搏，故腹痛。若气逆上者，亦令心痛、胸胁痛也。久则变成疝瘕④。

【按语】本候为产后体虚感寒，寒冷与气相搏，气血运行不畅而作痛，但与一般腹痛有异，病在产后，治疗当以温养为主。若寒气搏击甚者，势必上逆，

为心痛，为胸胁痛，甚至疝瘕，仍然要注意产后之特点，不能一般看待。

又，卷三十七妇人杂病亦有腹中痛候，可参互比较。

九、产后心腹痛候

【原文】产后气血俱虚，遇风寒乘之，与血气相击，随气而上冲于心，或下攻于腹，故令心腹痛。若久痛不止，则变成疝瘕。

【按语】心腹痛候，分别见于卷十六、卷三十七、卷四十一，而本候病因，侧重于产后气血俱虚，与前文诸论有异，其治法亦当有别。

又，产后腹中痛与产后心腹痛两候，其病因症状基本相同，都是由于产后体虚感寒，寒冷与血气相搏，血气不能畅行而作痛，痛久导致疝瘕，亦是产后胞络空虚，邪易留积之故。

十、产后心痛候

【原文】产后脏虚，遇风冷客之，与血气相搏，而气逆者，上攻于心之络，则心痛。凡心痛，乍间乍甚，心之支别络为邪所伤也。若邪伤心之正经，为真心痛⑤，朝发夕死，夕发朝死。所以然

---

① 轻浮如吹者：宋本、汪本、周本同。《太平圣惠方》"轻浮"连上句读，无"如吹者"三字。

② 气肿：病证名。一指水肿以气滞为主者。《丹溪心法·水肿》："气肿者，皮厚，四肢瘦削，腹胁胀膨。"多因气滞湿郁水凝所致。二指皮肤局部肿痛。《诸病源候论·气肿候》："气肿者，其状如痈，无头，虚肿，色不变，皮上急痛，手才着，便即痛，此风邪搏于气所生也。"

③ 水肿：病名。古代称为水、水气、水病、水胀。指体内水湿停留，面目、四肢、胸腹甚至全身浮肿的疾患。

④ 疝瘕：病名。《素问·玉机真脏论》："脾传之肾，病名曰疝瘕。"又名瘕疝、蛊。因风邪化热传于下焦，与湿相合而致者，其症小腹部热痛，溺窍流出白色黏液，宜用五苓散之类。因风寒与腹内气血相搏结而致者，症见腹皮隆起，推之可移，腹痛牵引腰背，治宜茴香丸。

⑤ 真心痛：此下《灵枢·厥病》有"手足青至节，心痛甚"八字。

者，心为诸脏之主，不受邪①，邪伤即死也。

【按语】产后脏气虚弱，如被风冷之邪侵袭，与血气相搏，而邪气逆于上者，攻于心之络脉，则为心痛。根据邪气所伤部位不同，临床有不同表现。若心之支别络为邪所伤，则心痛时轻时重。若邪伤心之正经，则为真心痛，朝发夕死，夕发朝死。由于心为诸脏之主，不能受邪气侵犯，受邪则预后不佳。

十一、产后小腹痛候

【原文】此由产时恶露下少，胞络之间，有余血者，与气相击搏，令小腹痛也。因重遇冷，则血结，变成血瘕，亦令②月水不利也。

【按语】产后小腹痛，即后世所谓之"儿枕痛"，责之于恶露不下或下少，这是瘀血引起之下腹疼痛。恶露未尽者，其症每见小腹硬痛拒按，或可触及硬块，治宜活血祛瘀。若由风寒乘虚侵袭胞脉，瘀血内停所致者，症见小腹冷痛，得热痛减，恶露涩滞不下，治宜温经散寒祛瘀。

十二、产后腰痛候

【原文】肾主腰脚，而妇人以肾系胞。产则劳伤，肾气损动，胞络虚，未平复，而风冷客之，冷气乘腰者，则令腰痛也。若寒冷邪气连滞腰脊，则痛久不已。后有娠，喜堕胎，所以然者，胞系肾，肾主腰脊也。

【按语】产后腰痛，在此责之劳累过度损伤肾气，又遇风冷之邪侵袭，临床确属常见；但痛久不已，有留瘀为患者，亦应加考虑。特别"后有娠，喜堕胎"，尤宜多方面观察，非止寒冷连滞一端；但寒冷连滞，则气血凝滞，亦不易受娠。

十三、产后两胁腹满痛候

【原文】膀胱宿有停水，因产恶露下少③，血不宣消，水血壅否，与气相搏，积在膀胱，故令胁腹俱④满，而气动⑤与水血相击，则痛也，故令两胁腹满痛，亦令月水不利，亦令成血瘕也。

【按语】本候论述了产后两胁腹满痛产生的原因，是由于膀胱宿有停水，又因产后恶露排泄较少，胞络之血未能宣畅，以致水与血壅滞痞涩，又与气相搏击，壅积在膀胱部位，故见两胁腹满痛。这种两胁腹满痛，也可导致月水不利，甚则变成血瘕。

---

① 邪：此下《太平圣惠方》卷八十一有"伤"字。

② 令：原无。据周本改。

③ 恶露下少：汪本、周本同。宋本、《太平圣惠方》卷八十一治产后两胁胀满诸方作"恶露下不尽"。

④ 俱：宋本、汪本、周本同。《太平圣惠方》卷八十一治产后两胁胀满诸方作"胀"。

⑤ 动：宋本、汪本、周本同。《太平圣惠方》无。

十四、产后虚烦①短气②候

【原文】此由产时劳伤重者，血气虚极，则其后未得平和，而气逆乘心，故心烦也；气虚不足，故短气也。

【按语】心烦之证，一般责其有热，而本候要点，是"产时劳伤重者，血气虚极"，而且"其后未得平和"，据此而论，此候所论心烦，当系虚烦，故在标题内冠以"虚烦"二字。再观下文，"气虚不足，故短气也"。两证均属于虚，所以同在一条并论。又，下文尚有产后虚烦候，可参阅。

十五、产后上气③候

【原文】肺主气，五脏六腑，俱禀气于肺。产则气血俱伤，脏腑皆损，其后肺气未复，虚竭逆上，故上气也。

【按语】本候上气，全属虚证，是由于肺气虚而上逆；与本书卷三之虚劳上气候，卷十三之上气候、卒上气候等，均不相同，可比较分析，全面了解上气之病情。

十六、产后心虚候

【原文】肺主气，心主血脉，而血气通荣腑脏，遍循经络。产则血气伤损，脏腑不足，而心统领诸脏，其劳伤不足，

则令惊悸恍惚，是心气虚也。

【按语】产后出现心虚证候，与心肺二脏有关。因为肺主气，心主血脉，分娩时血气伤损，脏腑不足，而心是统帅诸脏的，若其劳伤不足，血不养心，就会使人惊悸恍惚。

十七、产后虚烦候

【原文】产，血气俱伤，脏腑虚竭，气在内不宣，故令烦也。

【按语】本候论述了产后虚烦产生的原因。产后损伤血气，血不养心，气不宣畅，故虚烦也。

又，以上产后虚损短气候、产后上气候、产后心虚候、产后虚烦候等四条，均是讨论产后损伤血气所致之病证。肺主气，心主血脉，气主虚损，所以病理变化关于心肺。气虚不足以息，故短气；或虚气上逆，令心烦；血不养心，则虚烦，甚至惊悸恍惚。见症多端，而其要在一个"虚"字。结合前文产后诸痛，可体现出产后多虚多瘀之特点，对临床证治，具有指导意义。

十八、产后虚热候

【原文】产后腑脏劳伤，血虚不复，而风邪乘之，搏于血气，使气不宣泄，而否涩生热，或支节烦愦④，或唇干燥。但因虚生热，故谓之虚热也。

---

① 虚烦：证名。指因虚而致心胸烦热者，多由伤寒汗、吐、下后，邪热乘虚客胸中，或病后余热留恋，或津涸、血虚、肾亏、痰饮、虚劳等所致。常伴郁闷不寐、口干咽燥等症。
② 短气：证名。指呼吸短促，不能接续。有虚实之分，虚证常兼见形瘦神疲，声低息微，头眩乏力等症，多由素体气虚或病后真元耗损所致。实证常兼见胸腹胀满，呼吸声粗，心胸窒闷等症，多由痰饮、瘀阻、气滞等导致。
③ 上气：指气逆壅上的症候。多由外感六淫，痰气凝结，肺道壅塞所致。
④ 支节烦愦（kuì 溃）：四肢关节烦乱不适。支，通"肢"。愦，《广雅》："乱也。"

【按语】本候论述了产后虚热产生的原因。产后脏腑虚弱，加之劳累损伤气血，若调摄不当，外感风邪，导致血气搏结，气不宣畅，则气血郁滞而化热，临床可见发热，肢体关节烦乱不适，口唇干燥等症。由于此热是因虚而生，故谓之虚热也。

十九、产后虚羸①候

【原文】夫产损动腑脏，劳伤气血。轻者，节养将摄，满月便得平复；重者，其日月虽满，气血犹未调和，故虚羸也。然产后虚羸，将养失所，多沉滞劳瘠②，乍起乍卧。风冷多则辟瘦③，颜色枯黑，食饮不消。风热多则腿退虚乏④，颜色无异于常，食亦无味。甚伤损者，皆著床⑤，此劳瘠也。

【按语】本候论述了产后脏腑虚弱，劳累损伤气血，若调摄得当，满月后身体即复；若调摄不当，可致气血失和，身体虚弱羸瘦，严重者可致卧床不起。

本书卷二十四有产注候，论述产后虚乏羸极，病情与此近似，可结合研究。

二十、产后风冷虚劳候

【原文】产则血气劳伤，腑脏虚弱，

而风冷客之，风冷搏于血气，血气则不能自温于肌肤，使人虚乏疲顿，致羸损不平复，谓之风冷虚劳。若久不瘥，风冷乘虚而入腹，搏于血则否涩；入肠则下利不能养⑥，或食不消；入⑦子脏，并⑧胞脏冷，亦使无子也。

【按语】本候论述了产后血气劳伤，腑脏虚弱，而感受风冷之邪，风冷之邪搏结于气血，肌肤失温，使人虚乏疲顿。若久不愈，风冷之邪乘虚入腹，入肠则下利，饮食不消化，入子宫，则可致宫寒不孕。

二十一、产后汗出不止候

【原文】夫汗，由阴气虚而阳气加之，里虚表实，阳气独发于外，故汗出也。血为阴，产则伤血，是为阴气虚也；气为阳，其气实者，阳加于阴，故令汗。汗出⑨而阴气虚弱不复者，则汗出不止。凡产后皆血虚，故多汗，因之遇风，则变为痉。纵不成痉，则虚乏短气，身体柴瘦，唇口干燥，久变经水断绝，津液竭故也。

【按语】本候论述了产后汗出不止的原因。产后伤血不伤气，导致阴气虚阳气盛，故文中论其病机，是由于"阴气

① 虚羸：虚弱羸瘦。
② 沉滞劳瘠：犹谓病情久滞，身体劳瘦。沉，久。《素问·至真要大论》："湿阴所胜，则沉阴。"王冰注："沉，久也。"瘠，瘦。
③ 辟瘦：身体消瘦，两腿行动无力。辟，通"躄"。《荀子·正论》："不能以辟马毁与致远。"注："辟与躄同。"
④ 腿退虚乏：肢体肥弱，行动迟缓，虚乏无力。
⑤ 著床：谓卧床不起。
⑥ 养：疑为"食"字之形误。
⑦ 入：原作"人"，形近之误。据周本、《太平圣惠方》卷八十一治产后风虚劳损诸方改。
⑧ 并：周本、汪本同，《太平圣惠方》作"则"。
⑨ 汗出：宋本、汪本同。周本无"汗"字，"出"连上句读。

虚而阳气加之",甚切产后病理特点。汗出不止,遇风而变为痓病;津液枯竭,而致经闭,亦是符合临床所见。产后体虚,往往多汗,此时应注意调摄,防止风寒之邪侵袭,以免变生他证。

二十二、产后汗血①候

【原文】 肝藏血,心主血脉。产则劳损肝心,伤动血气。血为阴,阴虚而阳气乘之,即令汗血。此为阴气大虚,血气伤动,故因汗血出,乃至毙人。

【按语】 产后汗出,是产后病中之常见者。汗血,则少见。以上二候,文中论其病机,均是由于"阴气虚而阳气加之",甚切产后病理特点。如果产时劳伤心肝,动伤血气,而病汗血。汗血候本书卷二十七血病诸候中已有所述,这里加以复述,是为产后"劳伤心肝,动伤气血"所致,此种汗血又与一般汗血病情不同,病情较危重,所以文中特加"乃至毙人"一句,应予注意。亦可见古代医家对产后诸病观察细致,甚为重视。

二十三、产后虚渴候

【原文】 夫产血水俱下,腑脏血燥,津液不足,宿夹虚热者,燥竭则甚,故令渴。

【按语】 本候提出由于产时水血俱下,导致脏腑血燥,津液不足,若产妇

素体再兼夹虚热,津液燥竭则甚,所以产后发生口渴。

二十四、产后余疾候

【原文】 产后余疾,由产劳伤腑脏,血气不足,日月未满②,而起早劳役,虚损不复,为风邪所乘,令气力疲乏,肌肉柴瘦。若风③冷入于肠胃,肠胃虚冷,时变下利;若入搏于血,则经水否涩,冷搏气血,亦令腹痛。随腑脏虚处,乘虚伤之,变成诸疾。以其因产伤损,余势不复,致羸瘠疲顿,乍瘥乍甚,故谓产后余疾也。

【按语】 产后余疾,即是言因产损伤血气,以致出现各种后遗症。其关键是由虚损不复,为邪所乘。而变证之起,又是随脏腑虚处发生。这种论述,确能突出产后病之特点。

二十五、产后中风候

【原文】 产则伤动血气,劳损腑脏,其后未平复,起早劳动,气虚而风邪乘虚伤之,致发病者,故曰中风。若风邪冷气,初客皮肤经络,疼痹不仁,若乏少气④;其人筋脉挟寒,则挛急喎⑤僻;夹湿则强,脉缓弱⑥;若入伤诸脏腑,恍惚惊悸。随其所伤腑脏经络,而为诸疾。

凡中风,风先客皮肤,后因虚入伤

---

① 产后汗血:病证名。因产后阴气大虚,血气伤动所致,症见产后汗出如血。
② 日月未满:谓产后尚未满月。前产后虚羸候有"满月便得平复"句,可参。
③ 风:原作"气"。据正保本改。
④ 疼痹不仁,若乏少气:疑误。《太平圣惠方》卷七十八治产后中风诸方作"疼痹羸乏,不任少气"。若,作"而"解。《经传释词》:"若,而语之转。顾欢注《老子》曰:若,而也。"疼痹不仁,即肌肤疼痛麻木不仁。
⑤ 喎:原作"过",形近之误。据周本、《太平圣惠方》卷七十八治产后中风诸方改。
⑥ 夹湿则强,脉缓弱:《太平圣惠方》卷七十八治产后中风诸方作"夹湿则纵缓虚弱"。湿,原作"渴",形近之误,据周本、《太平圣惠方》改。

五脏，多从诸脏俞入。

若心中风，但得偃卧，不得倾侧①，汗出②。若唇赤汗流者③可治，急灸心俞百壮。若唇④或青或白，或黄或黑⑤，此是心坏为水⑥。面目亭亭，时悚动者⑦，皆不可复治，五六日而死。

若肝中风，踞坐⑧，不得低⑨头，若绕两目⑩连额上，色微有青⑪，唇青面黄，可治，急灸肝俞百壮。若大青黑，面一黄一白者，是肝已伤，不可复治，数日而死。

若脾中风，踞而腹满，体通黄，吐咸水出⑫，可治，急灸脾俞百壮。若⑬手足青者，不可复治也。

肾中风，踞而腰痛，视胁左右，未有黄色如饼粣大者，可治，急灸肾俞百壮。若齿黄赤，鬓发直⑭，面土色，不可复治也。

肺中风，偃卧而胸⑮满短气，冒闷汗出，视目下鼻上下⑯两边下行至口，色白者⑰，可治，急灸肺俞百壮。若色黄者⑱，为肺已伤，化为血⑲，而不可复治。其人当妄⑳掇空，或自拈衣㉑，如此数日㉒死。

【按语】中风候已在本书卷一、卷三十七、卷四十二多次论述，本候重点指出，产时伤动血气，劳损脏腑，气血虚未恢复，过早操劳用力，感受风邪，以致变生诸疾，发生中风，这亦是本候的

---

① 倾侧：《中藏经》卷上第十七作"转侧"。
② 汗出：此上《备急千金要方》卷八第一有"闷乱冒绝"四字，义长。又《外台秘要》卷十四中风及诸风方无"汗出"二字。
③ 若唇赤汗流者：《备急千金要方》作"若唇正赤"，此下尚有"尚"字，连下句读，而无"汗流者"三字。
④ 若唇："若"字原脱。据本书卷一、卷三十七、卷四十二、卷四十八中风候补。此下《中藏经》有"面"字，义长，能与下文唇面同举诸词相应。
⑤ 或青或白，或黄或黑：《中藏经》作"或青或黄，或白或黑"，此下并有"其色不定，眼瞳动不休者"二句，可参。
⑥ 此是心坏为水：宋本、汪本、周本同。《中藏经》作"心绝也"。心坏为水，犹言心坏乃为水所乘。《中藏经》卷上第二十四有"心伤则心坏，为水所乘"句，可参。
⑦ 面目亭亭，时悚动者：动，原作"听"，误，据本书卷一、卷三十七、卷四十二、卷四十八中风候、周本改。者，原无，据卷一、卷四十二补，足句。全句形容面目呆滞，无活动表情，或时又见肌肉抽搐，呈恐惧之貌，这是一种临危时面部表情。又，亭亭，《婴童百问》卷三第二十八问作"青黑"二字。
⑧ 踞坐：踞，原作"视"，误。据本书卷一、卷三十七、卷四十二、卷四十八中风候、周本改。踞坐，蹲坐。
⑨ 低：原作"眩"，误。据本书卷一、卷四十二、卷四十八中风候、周本改。
⑩ 目：原作"日"，形近之误。据本书卷一、卷三十七、卷四十二、卷四十八中风候、汪本、周本改。
⑪ 色微有青：原作"灸微指青"，误。据本书卷一、卷三十七、卷四十二、卷四十八中风候、周本改。
⑫ 吐咸水出：本书卷一、卷四十二、卷四十八中风候作"吐咸汁出者"，卷三十七中风候作"吐咸水汗出者"。水，《医心方》卷三第一作"汗"。
⑬ 若：此下《备急千金要方》有"目下青"三字。
⑭ 直：原空格缺字。据本书卷一、卷三十七、卷四十二、卷四十八中风候、宋本、汪本、周本补。
⑮ 胸：原作"胁"，误。据本书卷一、卷三十七、卷四十二、卷四十八中风候、宋本改。
⑯ 下：《备急千金要方》无。
⑰ 者：原无。据以上诸条文例、《备急千金要方》《外台秘要》补。
⑱ 者：原无。据《备急千金要方》补。
⑲ 化为血：可作"变为血证"理解。
⑳ 当妄：此下《备急千金要方》有"言"字。
㉑ 掇空，或自拈衣：本书卷一、《备急千金要方》作"掇空指地，或自拈衣寻缝"。这是危重病人在神志模糊时之虚妄动作。
㉒ 日：原作"者"，误。据本书卷一、卷三十七、卷四十二、卷四十八中风候、周本改。

特殊性。同时论述，如风邪夹冷气，初时客于皮肤经络，则出现筋脉痹痛麻木，乏力少气；病人筋脉兼夹寒邪，则出现筋脉挛急，口眼歪斜；如兼夹湿邪，则筋脉强急，脉来缓弱；如风邪侵袭脏腑，则出现恍惚惊悸等症。总之，是随着所伤的不同脏腑经络，出现各种不同的病证，说明了产后中风的复杂性，亦是与一般中风同中之异，颇具临床意义。至于风中五脏，即出现五脏中风证候，可以参阅卷一中风候。

二十六、产后中风口噤①候

【原文】产后中风口②噤者，是血③气虚，而风入于颔颊④夹口之筋⑤也。手三阳之筋⑤结，入于颔颊⑥。产则劳损腑脏，伤动筋脉，风乘之者，其三阳之筋偏虚，则风偏搏之，筋得风冷则急，故令口噤也。

【按语】本候病机指出，"是血气虚，而风入于颔颊夹口之筋"，盖突出产后特点，以示与卷一、卷三十七、卷四十八之中风口噤候相区别者。

二十七、产后中风痉⑦候

【原文】产后中风痉者，因产伤动血

脉，脏腑虚竭，饮食未复，未满日月。荣卫虚伤，风气得入五脏，伤太阳之经，复感寒湿，寒搏于筋则发痉。其状，口急噤，背强直，摇头马鸣，腰为反折，须臾十发，气急如绝，汗出如雨，手拭不及者，皆死。

【按语】产后中风口噤与产后中风痉二候，在症状上有所不同，前者轻而后者重，亦可以是一病之前后期，出现在同一患者身上。在病理变化上，基本相同，都是由于产伤血气，脏腑虚竭，风邪侵袭，搏于筋脉所致。但二者比较，则前候受邪较浅，病程亦短；而本候则既受风邪，又感寒湿，受邪深而病因复杂，所以来势急暴，发作亦甚，如不及时救治，有生命的危险。又从本候所述症状来看，似与产后破伤风病有近似之处。

二十八、产后中柔风⑧候

【原文】柔风者，四肢不收，或缓或急，不得俛仰也。由阴阳俱虚，风邪乘之，风入于阳则表缓，四肢不收也；入于阴则里急，不得仰⑨也。产则血气皆损，故阴阳俱虚，未得平复，而风邪乘

---

① 口噤（jìn 禁）：口噤闭不能张。噤，闭口。

② 口：原作"日"。据鄂本改。

③ 血：原作"其"，与前后诸候文例不协。据《医心方》卷二十三第二十七、《太平圣惠方》卷七十八治产后中风口噤诸方改。

④ 颔颊：颔，原作"额"，形近之误。据本书卷一风口噤候、卷三十七中风口噤候及本候下文改。颔颊，下颏及面颊。

⑤ 筋：原作"节"，形近之误。据本书卷一、卷三十七、卷四十八中风口噤候、《太平圣惠方》卷七十八治产后中风口噤诸方、周本改。

⑥ 颊：原无。据本书卷一、卷三十七、卷四十八中风口噤候补。

⑦ 痉：古或亦作"痓"，风强病，肢体筋肉强急挛缩，俗称"痉挛"。

⑧ 柔风：古病名。指气血虚而风邪入中，表现为四肢缓弱，腹里拘急的一种疾患。

⑨ 仰：此上原有"俛"字，衍文。据本书卷一柔风候删。《外台秘要》卷十四柔风方作"伸息者"三字，《医心方》卷三第六作"仰息也"三字，于义均长，可与"里急"相协。

之故也。

【按语】本条为书中柔风证最具体之论述，其因得之"阴阳俱虚，风邪乘之"，临床主要表现为四肢缓弱，腹里拘急，不得俯仰等症。而《太平圣惠方》《圣济总录》《普济方》又有更多记载，并诸种治法，但至明以后则很少论及，盖已作为一证而并入中风诸候之中。

二十九、产后中风不随候

【原文】产后腑脏伤动，经络虚损，日月未满，未得平复，而起早劳动，风邪乘虚入，邪搏于阳经者，气行则迟，机关缓纵，故令不随也。

【按语】本候论述了产后中风肢体不遂发生的原因，是由于产后脏腑伤动，经络虚损，休息未满月，而过早地操劳用力，以致风邪乘虚侵袭阳经，导致经气运行迟缓，身体关节缓纵，所以出现肢体不遂病证。

三十、产后风虚癫狂候

【原文】产后血气俱虚，受风邪，入并于阴，则癫忽发，卧地吐涎，口喎目急，手足缭左①，又无所觉知，良久乃苏是也；邪入并于阳则狂，发则言语倒错，或自高贤，或骂詈②不避尊卑是也。产则伤损血气，阴阳俱虚，未平复者，为风邪所乘，邪乘血气，乍并于阳，乍并于阴，故癫狂也。

【按语】本候为本书卷三十七癫狂候之简要复述，并突出产伤血气，阴阳俱虚，而为风邪所乘之产后病特点。

---

① 缭左：义同"缭戾"，屈曲，指手足拘挛。左，不正。《史记·田敬仲完世家》："公常执左券。"索隐："左，不正也。"
② 骂詈：怒骂。

卷四十四

妇人产后病诸候下　凡四十一论

三十一、产后月水不利候

【原文】手太阳、少阴之经，主下为月水。太阳小肠之经、少阴心之经也。心主血脉，因产伤动血气，其后虚损未复，而为风冷客于经络，冷搏于血，则血凝涩，故令月水不利也。

【按语】本候论述月经不利，一般病理，与前卷三十七妇人杂病月水不利候有其共通之处，皆为产后体虚，损伤血气，又为风冷所乘，客于经络，冷搏于内所致。但前者是风冷客于胞内，损伤冲任，奇经先病；而本候则强调产后虚损未复，冷搏于血，产虚是其特点，两者以此为别。又，此后月水不调、月水不通等候，均属类似情况。

三十二、产后月水不调候

【原文】夫产伤动血气，虚损未复，而风邪冷热之气客于经络，乍冷乍热，冷则血结，热则血消，故令血或多或少，乍①在月前，乍在月后，故为不调也。

【按语】产后月经不调，与前妇人杂病诸候中的月经不调候大体相同，但增加了"乍在月前，乍在月后"的内容。同时，这里强调因产伤动血气，虚损未复，而风邪冷热之气，客于经络，这又是两者的不同之处。

三十三、产后月水不通候

【原文】夫产伤动血气，其后虚损未平复，为风冷所伤。血之为性，得冷则凝结。故风冷伤经，血结于胞络之间，故令月水不通也。凡血结月水不通，则变成血瘕。水血相并，后②遇脾胃衰弱，肌肉虚者，变③水肿也。

【按语】本候与前妇人杂病诸候中月水不通候的论述基本相同，可以互参。但产后伤动血气，虚损未复，又为风冷所伤，冷则血结，导致多虚多瘀，因而闭经，易于理解。同时又有其特殊发病的特点，体虚日久经闭发展成血瘕，脾胃衰弱，更能导致水肿，临床上应予注意。但产后闭经，要排除哺乳期闭经，以及暗孕闭经，以免误诊。

---

① 乍：宋本、汪本、周本同。《太平圣惠方》卷七十九治产后月水不调诸方作"或"。下一个"乍"字同。
② 后：宋本、汪本、周本同。《太平圣惠方》卷七十九治产后月水不调诸方作"复"。
③ 变：宋本、汪本、周本同。《太平圣惠方》作"则为"二字。

三十四、产后带下候

【原文】带下之病，由任脉虚损，任脉为经络之海，产后血气劳损未平复，为风冷所乘，伤于任脉。冷热相交，冷多则白多，热多则赤多也，相兼为带下也①。

又云：带下有三门，一曰胞门②，二曰龙门③，三曰玉门④。产后属胞门，谓因产伤损胞络故也。

【按语】本书卷三十七带下候总论带下病机，责之风冷入于胞宫，伤损冲、任及太阳、少阴之经所为。本候论述产后带下，属于胞门，因为产后气血损伤，任带亏虚，容易为外邪所侵袭，所以带下。至于白带属寒，赤带属热，在临床上则具有一定的诊断价值。

三十五、产后崩中⑤恶露不尽候

【原文】产伤于经血，其后虚损未平复，或劳役损动，而血暴崩下，遂因淋沥不断时来，故为崩中恶露不尽。

凡崩中，若小腹急满，为内有瘀血，不可断之⑥，断之终不断⑦，而加小腹胀满，为难矣⑧。若无瘀血，则可断，易治也。

【按语】本候论述产后崩中恶露不尽

的原因，责之产伤经血，虚损未平复，又夹瘀血，这是一般病因病机，其实产后崩漏，每与产伤、难产、胞衣脱落等多因素有关，宜详为诊察。

又，产后血崩，在治法上，一般均采取止血的措施，予以立即止血。但本候指出，"小腹急满，为内有瘀血，不可断之"，认为产后血崩之属于瘀血内留者，不能使用止血药，只能用消除瘀血的方法，才能达到止血的目的，这种消瘀止血与祛瘀生新方法，在妇产科临床具有重要的指导意义。

三十六、产后利候

【原文】产后虚损未平复而起早，伤于风冷，风冷乘虚入于大肠，肠虚则泄，故令利也。产后利若变为血利⑨，则难治，世谓之产子利⑩也。

【按语】本候论述了产后患痢发生的原因，多是由于产后虚损，下地过早，伤于风冷，风冷乘虚入于大肠，肠虚则泄所致。若痢下多血多预后不佳，临床应注意。

三十七、产后利肿候

【原文】因产劳伤荣卫，脾胃虚弱，

① 相兼为带下也：本书卷三十七带下候作"致令胞络之间，秽液与血相兼，连带而下"。较此为详，可参。
② 胞门：亦作子门，即子宫口。此处特指经产妇的阴道外口。
③ 龙门：指已婚妇女而未经产的阴道外口。
④ 玉门：指未婚女子的阴道外口，也泛指阴道外口。在此指前者。
⑤ 崩中：指女性不在行经期，阴道内大量出血，来势很急。
⑥ 断之：指止血。
⑦ 终不断：宋本、汪本、周本同。《太平圣惠方》卷七十九治产后崩中诸方作"终不能差"。
⑧ 矣：宋本同，《太平圣惠方》、正保本作"治"，汪本、周本作"愈"。
⑨ 血利：又称血痢、赤痢。指痢下多血或下纯血者。
⑩ 产子利：指产后患痢。

风冷乘之，水谷不结①，大肠虚则泄成利也。利而肿者，脾主土，候肌肉，土性本克水，令脾气衰微，不能克消②于水，水气流溢，散在皮肤，故令肿也。

【按语】本候论述了产后患痢并且水肿发生的原因，多是由于产时劳伤荣卫，脾胃虚弱，又伤于风冷，风冷乘虚入于大肠，导致水谷未能消化，大便溏薄不能成形。脾胃虚弱，不能运化水湿，水气流溢，散在皮肤，故发水肿。

三十八、产后虚冷洞利③候

【原文】产劳伤而血气虚极，风冷乘之，入于肠胃，肠胃虚而暴得冷，肠虚则泄，遇冷极虚，故变洞利也。

【按语】洞利，亦称"洞泄"。由脾胃虚弱，不能温运水谷，又犯风冷，以致食后即泄，完谷不化，故谓洞利。在此强调风冷入于肠胃，则治宜温中。

三十九、产后滞利④候

【原文】产后虚损，冷热之气客于肠间⑤。热乘血，血渗于肠则赤；冷搏肠间，津液则变白；其冷热相交，故赤白相杂，连滞不止，故谓滞利也。

【按语】滞利即赤白痢，本书卷十七有较详论述。这里特点，在于病发产后，因为产后虚损，病情亦较一般滞利为严

重。此下诸痢病候，病情大都类此。

四十、产后冷热利候

【原文】产后脏虚，而冷热之气入于肠胃，肠虚则泄，故成冷热利。凡利色青与白为冷，黄与赤为热。不止⑥，热甚则变生血痢⑦，冷极则生白脓。脓血相杂，冷热不调，则变滞利也。

【按语】本候所论冷热利，本书卷十七亦有较详论述。这里病因，强调"产后脏虚"，其发病在于产后虚损，而冷热之气乘虚侵入于肠胃所致，因此病情亦较一般冷热利为严重，治疗不及时，容易导致脓血相杂，冷热不调，而变成滞利。

四十一、产后客热利候

【原文】产后脏虚，而热气乘之，热入于肠，肠虚则泄，故为客热利，色黄是也。热甚，则黄赤而有血也。

【按语】本候所论客热利，内容与前卷十七热痢候略同，可以互参。

四十二、产后赤利候

【原文】赤利，血利也。因产后血虚，为热气所乘，热搏血渗入肠，肠虚而泄，

---

① 水谷不结：指水谷未能消化，大便溏薄不能成形。结，结实。
② 消：本书卷十七痢兼肿候作"制"，义同。
③ 洞利：洞泄。食已即泄，完谷不化。
④ 滞利：八利之一，实指下痢赤白黏冻脓血的痢疾。《小儿卫生总微论方》："滞利，谓便下脓血相杂也。"
⑤ 肠间：宋本同，汪本、周本作"肠胃"。
⑥ 不止：此上周本有"久"字。
⑦ 痢：原无，不成句。据本书卷十七冷热痢类同文例补。

为血利。凡血利，皆是多热，热血不止①，蕴瘀②成脓血利也。

【按语】本候所论赤利，本书卷十七亦有较详论述。这里病因，亦强调"产后血虚，为热气所乘"，因此病情亦较一般赤利为严重，治疗不及时，容易导致脓血相杂，而变成脓血利。

又，以上下利七候，俱见于本书卷十七痢病诸候中，这里复述，是指产后亦可以患这些病证，而且因为产后劳伤气血，脏腑虚弱，无论发病和预后，都较一般下利为严重，这就是产后病的特点。

四十三、产后阴下脱③候

【原文】产而阴脱者，由宿有虚冷，因产用力过度，其气下冲，则阴下脱也。

【按语】本候论述产后阴脱，谓由产时用力过度，其气下冲，实属多见，但仅为病因之一。临床所见，尚有其他原因，如体虚下陷，或多产、难产、产后过早劳动等。本候可与卷四十阴挺出下脱候互参。

四十四、产后阴道痛肿候

【原文】脏气宿虚，因产风邪乘于阴④，邪与血气相搏，在其腠理，故令痛；血气为邪所壅否，故肿也。

【按语】本候论述产后阴道痛肿发生的原因，主要是由于脏气素虚，产时感受风邪，邪气乘虚侵袭于阴道所致。风邪与血气相搏结，在皮肤腠理之间，即可作痛；如邪气搏结于气血，导致气血壅塞不通，就可生肿。

四十五、产后阴道开候

【原文】子脏宿虚，因产冷气乘之，血气得冷不能相荣，故令开也。

【按语】胞宫素虚，又因分娩时为冷气所乘袭，气血受冷，运行不畅，不能温养于阴，所以阴道开而不能闭合。

四十六、产后遗尿候

【原文】因产用气，伤于膀胱，而冷气入胞囊⑤，胞囊缺漏⑥，不禁小便，故遗尿。多因产难所致。

【按语】本候论述产后遗尿，强调因产用力，伤于膀胱，这是特殊病因，此外亦有肾虚不固、或肺脾虚弱，不能制下，膀胱失约等原因，临证宜多方面考虑。

四十七、产后淋候

【原文】因产虚损，而热气客胞内，

---

① 热血不止：犹谓热搏于血而不歇。
② 蕴瘀：积久。蕴，积。《孔子家语·入宫》："道化流而不蕴。"注："蕴，滞积也。"瘀，久病。《楚辞·宋玉·九辩》："形销铄而瘀伤。"注："身体焦枯，被病久也。"
③ 阴下脱：又名阴脱、阴挺。相当于子宫脱垂。
④ 阴：在此指阴道。
⑤ 胞囊：膀胱。
⑥ 缺漏：宋本、汪本、周本同。《医心方》卷二十三第四十四作"决漏"。缺漏，在此谓膀胱失于制约之功。

虚则起数①，热则泄②少，故成淋也。

【按语】本书卷十四诸淋候论淋证病理颇详，可参，不过这里是病发于产后者，当有其特殊性。

四十八、产后渴利③候

【原文】渴利者，渴而引饮，随饮随小便，而④谓之渴利也。膀胱与肾为表里，膀胱为津液之府。妇人以肾系胞，产则血水俱下，伤损肾与膀胱之气，津液竭燥，故令渴也。而肾气下通于阴，肾虚则不能制水，故小便数，是为渴利也。

【按语】本候论述了产后渴利发生的原因，主要是由于妇女分娩时血水俱下，耗伤肾与膀胱之气，津液枯竭干燥，所以口渴引饮。而肾气下通于膀胱与前阴，肾气虚则不能制约于水，故小便频数，形成产后渴利。

四十九、产后小便数候

【原文】胞内宿有冷⑤，因产气虚，而冷发动，冷气入胞，虚弱不能制其小便，故令数。

【按语】产后小便频数，甚至失禁，责之"胞内宿有冷，因产气虚，而冷发动"，即阳气虚弱，肾与膀胱失于固摄所致。胞内有宿冷，因产后气虚，确是形成此病的原因，在临床上并不少见。它与妇人杂病和妊娠病的小便频数，是不同的，

前者都责之于热，本候责之虚与冷，这亦是产后病的特点之一，注意分别。

五十、产后尿血候

【原文】夫产伤损血气，血气则虚，而挟于热，搏⑥于血，血得热流散，渗于胞，故血随尿出，是为尿血。

【按语】本候论述了产后尿血发生的原因，主要是由于妇女分娩时损伤气血，气血亏虚而又兼夹热邪，热搏于血，血得热而妄行，渗入膀胱，所以血随尿排出，即为尿血。

五十一、产后大小便血候

【原文】夫产伤动血气，腑脏劳损，血伤未复，而夹于热，血得热则妄行。大肠及胞囊虚者，则血渗入之，故因大小便而血出也。

【按语】本候在上候基础上进一步论述了产后大小便出血发生的原因。由于妇女分娩时损伤气血，脏腑因而劳损，又兼挟热邪，热搏于血，血得热而妄行，渗入虚弱的膀胱和大肠，即可发生大小便出血。

五十二、产后大小便不通候

【原文】大小肠宿有热，因产则血水

---

① 起数：宋本、汪本、周本同。起，《太平圣惠方》卷七十九治产后小便淋涩诸方作"小便"二字。起数，即尿频。
② 泄：宋本、汪本、周本同。《医心方》卷二十三第四十五作"溲"，《太平圣惠方》作"小便"二字。
③ 利：此指小便频数。
④ 而：犹故也。《经词衍释》："《礼记·乐记》：情动于中，故形于声。《说苑·修文篇》：故形作而形。而与故。互相为训。"
⑤ 冷：此下《太平圣惠方》卷七十九治产后小便数诸方有"气"字。
⑥ 搏：此上《医心方》卷二十三第四十六有"热"字。

俱下，津液暴竭，本挟于热，大小肠未调和，故令大小便涩①结不通也。

【按语】大小便不通，一般是由于大小肠有热所致。如果大小肠本有伏热，又因分娩时血水俱下，血气津液突然枯竭，导致大小肠功能不调，即可发生大小便不通。

五十三、产后大便不通候

【原文】肠胃本夹于热，因产又水血俱下，津液竭燥，肠胃否涩，热结肠胃，故大便不通也。

【按语】产后大便难，《金匮要略》将其列为新产妇人常见三病之一，其原因是"亡津液，胃燥"，本候指出"肠胃本夹于热，因产又水血俱下，津液竭燥"，以致大便不通。较之《金匮要略》所论更有发展，说理也更深入。

五十四、产后小便不通候

【原文】因产动气，气冲于胞，胞转②屈辟，不得小便故也。亦有小肠本夹于热，因产水血俱下，津液竭燥，胞内热结，则小便不通也。然胞转则小腹胀满，气急绞痛。若虚热津液竭燥者，则不甚胀急，但不通，津液生，气和，则小便也。

【按语】本候所论产后小便不通有两种病情，一者为胞转，一者为虚热津液竭燥，同时针对两种情况的临床症状进行了鉴别，"胞转则小腹胀满，气急绞痛。若虚热津液竭燥者，则不甚胀急，但不通"，颇具临床辨证意义。而临床所见，以后者为多，前者则为一种特殊性产后急证，须及时处理。

五十五、产后小便难候

【原文】产则津液空竭，血气皆虚，有热客于胞者，热停积，故小便否涩而难出。

【按语】如果产后津液亏耗，血气皆虚，虚热停留于膀胱，即可导致小便涩滞而排泄困难。

又，以上从产后尿血至本候共六条，叙述大小便诸病，其病理特点是产妇气血伤损，津液竭燥，亦是产妇病之特色。其与本书卷十四之相关病候，不同之处，亦在于此。

五十六、产后呕候

【原文】胃为水谷之海，水谷之精，以为血气，血气荣润腑脏。因产则腑脏伤动，有血虚③而气独盛者，气乘肠胃，肠胃燥涩，其气则逆，故呕④不下食也。

【按语】本候论述了产后发生呕吐的原因，主要是由于妇女分娩时脏腑受损，功能失调，失血太多，导致血虚气盛，旺盛之气乘于肠胃，肠胃燥涩，失于通降，其气上逆，故发生呕吐，饮食不下之证。

①　涩：汪本、周本同。宋本作"秘"。

②　胞转：转胞。指妊娠小便不通。胞，通"脬"，膀胱。

③　血虚：宋本、汪本、周本同。《太平圣惠方》卷七十八治产后呕逆诸方作一个"时"字。

④　呕：此下《太平圣惠方》有"逆"字。

五十七、产后咳嗽候

【原文】肺感微寒，则成咳嗽。而肺主气，因产①气虚，风冷伤于肺，故令咳嗽也。

【按语】咳嗽的发生多是由于外邪犯肺，导致肺失宣降而致。若因分娩而气虚，气虚则卫外功能不足，风冷乘虚犯肺，可导致产后咳嗽发生。

五十八、产后时气热病候

【原文】四时之间，忽有非节之气而为病者，谓之时气②。产后体虚，而非节之热气伤之，故为产后时气热病也。

诊其脉，弦小者，足温则生，足寒则死。凡热病，脉应浮滑，而③悬急，以为④不顺，手足应温而反冷，为四逆，必死也。

【按语】本候论述了产后体质亏虚，若受非时之热邪侵袭，导致疾病发生的，即为产后时气热病。同时论述了如何根据脉象和手足寒温来判断其预后转归，具有一定的临床参考价值。

五十九、产后伤寒候

【原文】触冒寒气而为病，谓之伤

寒。产妇血气俱虚，日月未满，而起早劳动，为寒所伤，则啬啬⑤恶寒，吸吸⑥微热，数日乃歇。重者，头及⑦骨节皆痛，七八日乃瘥⑧也。

【按语】产后伤寒，与一般伤寒不同，在治疗过程中，必须考虑到产后血气俱虚之特点，以免生虚虚之变。

六十、产后寒热候

【原文】因产⑨劳伤血气，使阴阳不和，互相乘克，阳胜则热，阴胜则寒，阴阳相加，故发寒热。

凡产⑩余血⑪在内，亦令寒热，其腹时刺痛者是也。

【按语】产后寒热，本候指出有两种病情，一是因产劳伤血气，阴阳不和所为。二是产后恶露不畅，余血在内，瘀阻气机，营卫失和，亦发寒热，但少腹疼痛而拒按，是其特征。这些在临床上都是常见的。临床上还见产后二三日内，有轻微发热，容易汗出等症，此属血虚阳旺，一般不是病理现象，很快就会恢复。此外，尚有产后外感，或因邪毒侵犯胞宫等，以致寒热者，临床亦较常见，

① 因产：此下《太平圣惠方》卷七十八治产后咳嗽诸方有"后"字，与标题相吻。
② 时气：指疫病，由感冒四时不正之气所致的流行性疾病。又名疫疠、天行、时行、时疫。
③ 而：此下周本有"反"字，义长。
④ 以：宋本、汪本同。周本无。以，训"此"。《尔雅》："已，此也。"
⑤ 啬啬（sè涩）：畏寒貌。《金匮要略·腹满寒疝宿食病脉证治》："其人啬啬恶寒也。"
⑥ 吸吸：宋本、汪本、周本同。《太平圣惠方》作"翕翕"。词异义同。发热貌。
⑦ 及：汪本、周本同。宋本作"痛"。
⑧ 瘥：痊愈。
⑨ 产：此下《太平圣惠方》卷七十八治产后寒热诸方有"后"字。
⑩ 产：此下《太平圣惠方》卷七十八治产后寒热诸方有"后"字。
⑪ 余血：在此可作"瘀血"理解。

宜注意区别。

六十一、产后疟候

【原文】夫①疟者，由夏伤于暑，客在皮肤，至秋因劳动血气，腠理虚，而风邪乘之，动前暑热，正邪相击，阴阳交争，阳盛则热，阴盛则寒，阴阳更虚②更盛，故发寒热，阴阳相离；则寒热俱歇。若邪动气至，交争复发，故疟休作有时。

其发时节渐晏者，此由邪客于风府，邪循膂而下，卫气一日一夜常③大会于风府，其明日日④下一节，故其作日晏。其发早者，卫气之行⑤风府，日下一节，二十一日下⑥至尾骶，二十二日入脊内，上⑦注于伏冲之脉，其气上⑧行九日，出于缺盆之内，其气既上⑨，故其病发更早⑩。

其间日发者，由邪气内薄五脏，横连募原，其道远，其气深，其行迟，不能日作⑪，故间日蓄积乃发。

产后血气损伤，而宿经伤暑热，今因产虚，复遇风邪相折，阴阳交争，邪正相干，故发作成疟也。

【按语】本候指出如果妇人产后血气损伤，又宿经受暑热之邪损伤，可因产虚，复遇风邪相侵袭，阴阳交争，邪正相干，而发作成疟。

此外，本候所论述的疟疾，其内容本书卷十一疟病诸候有专门论述，内容全面丰富，可以参阅。

六十二、产后积聚候

【原文】积者阴气，五脏所生，聚者阳气，六腑所成。皆由饮食失节，冷热不调，致五脏之气积，六腑之气聚。积者，痛不离其部；聚者，其痛无有常处。所以然者，积为阴气，阴性沉伏，故痛不离其部；聚为阳气，阳性浮动，故痛无常处。产妇⑫血气伤损，腑脏虚弱⑬，为风冷所乘，搏于脏腑，与气血相结，故成积聚也。

【按语】本候论述产后积聚，内容与卷十九积聚候略同，但"产妇血气伤损，腑脏虚弱"，易为风冷邪气所乘，形成此病，是为妇科积聚病之特点。这里复述积聚，主要是指出产后病的特殊性。以下癥、癖诸候同。

---

① 夫：原作"大"，形近之误。据宋本、正保本、汪本、周本改。
② 更虚：原无。据本书卷三十九疟候、卷四十二妊娠疟候补。更，交替。
③ 常：宋本、汪本、周本同。《素问·疟论》《太素》卷二十五疟解无。
④ 日：原无。据本书卷三十九、卷四十二疟候补。
⑤ 卫气之行：宋本、汪本、周本同。《素问》《太素》《外台秘要》卷五疗疟方作"其出于"。
⑥ 下：原无。据本书卷十一、卷三十九、卷四十二疟候补。
⑦ 上：本书卷十一疟病诸候、《素问》无。
⑧ 气上：原无，宋本、汪本、周本同。据《素问》《针灸甲乙经》卷七第五、《太素》《外台秘要》补。
⑨ 既上：宋本、汪本、周本同。《素问》《针灸甲乙经》《太素》《外台秘要》作"日高"。
⑩ 故其病发更早：本书卷十一作"故其病稍早发"，《素问》作"故作日益早也"，《太素》作"故日益早"。义皆同。
⑪ 不能日作：宋本、汪本、周本同。《素问》《外台秘要》作"不能与卫气俱行，不得皆出"。
⑫ 妇：宋本、汪本、周本同。《太平圣惠方》卷七十九治产后积聚癥块诸方作"后"。
⑬ 虚弱：鄂本作"虚竭"。

六十三、产后癥①候

【原文】癥病之候，腹内块，按之牢强，推之不移动是也。产后而有癥者，由脏虚，余血不尽，为风冷所乘，血则凝结，而成癥也。

【按语】产后癥病，责之"脏虚，余血不尽，为风冷所乘，血则凝结"，则此癥当在小腹或胞宫，不是泛论癥病，为本候之特点。

六十四、产后癖②候

【原文】癖病之状，胁下弦急刺痛是也。皆由饮食冷热不调，停积不消所成。产后脏虚，为风冷搏于停饮，结聚故成癖也。

【按语】上候所论癥病是邪与血结，其位在腹；本候所论癖病是风冷搏于停饮，其位在胁下。两候比观，癥癖异同，简明扼要。

六十五、产后内极③七病候

【原文】产后血气伤竭，为内极七病，则④旧方所云七害也。一者害食，二者害气，三者害冷，四者害劳，五者害房，六者害任，七者害睡。皆产时伤动血气，其后虚极未平复，犯此七条，而生诸病。

凡产后气血内极，其人羸疲萎黄，冷则心腹绞痛，热则肢体烦疼，经血否涩，变为积聚癥瘕也。

【按语】七病又称七害，在隋唐时有两种说法。本书是根据当时的旧方，从食、气、冷、劳、房、任、睡等七种病因立论，而《备急千金要方》则以病证分类，指出七害的内容为："一曰穷孔痛不利，二曰中寒热痛，三曰小腹急坚痛，四曰脏不仁，五曰子门不端，引背痛，六曰月浣下乍多乍少，七曰害吐。"这种名同实异，在古书中往往可以见到。

六十六、产后目䀮⑤候

【原文】目不痛不肿，但视物不明，谓之目䀮。肝藏血，候应于目，产则血虚，肝气不足，故目䀮也。

【按语】肝藏血，目为肝之外候。妇女产后则血虚，肝气不足，可致目䀮的发生。

六十七、产后耳聋候

【原文】肾气通耳，而妇人以肾系胞，因产血气伤损，则肾气虚，其经为风邪所乘，故令耳聋也。

【按语】肾气通于耳，而妇人又以肾系胞，若妇女产时血气伤损，则肾气虚，同时又遇风邪乘袭肾经，则可致耳聋的发生。

---

① 癥：腹中结硬块的病。
② 癖：病名。又名癖气。指痞块生于两胁，平时寻摸不定，痛时则可触及者。
③ 内极：指脏腑虚损，气血内极。
④ 则：即。《经传释词》："则者，承上起下也之词。《广雅》曰：则，即也。则或通作即。"
⑤ 目䀮：证名。指眼睛闭着不想睁开的症象。多由精气不足，或邪热内盛所致，可见于热病心烦、眩晕等病证，亦可见于病危之时。

六十八、产后虚热口生疮候

【原文】产后口生疮者,心脏虚热。心关①窍于口,而主血脉,产则血②虚,脏有客热,气上冲胸膈,熏发于口,故生疮也。

【按语】文中"心关窍于口"句,可作心窍于舌而关于口理解,因为舌在口中,而病由"心脏虚热",所以用一个"关"字,将病因与病位联系起来,"关"字有新意。正保本、周本作"开"字,可商。

六十九、产后身生疮候

【原文】产则血气伤损,腠理虚,为风所乘,风邪与血气相搏,脏腑生③热,重发肌肤,故生疮也。

【按语】妇女产后血气伤损,腠理亏虚,此时若外为风邪所乘袭,风邪与血气相搏结,使脏腑生热,郁发肌肤,故可生疮。

七十、产后乳无汁候

【原文】妇人手太阳、少阴之脉,下为月水,上为乳汁。妊娠之人,月水不通,初以养胎,既产则水血俱下,津液暴竭,经血不足者,故无乳汁也。

【按语】产后缺乳,在临床所见,有气血亏虚者,有气滞乳络不畅者,一虚一实,应根据具体情况,分别处理。

七十一、产后乳汁溢候

【原文】妇人手太阳、少阴之脉,上为乳汁。其产虽血水俱下,其经血盛者,则津液有余,故乳汁多而溢出也。

【按语】乳汁自溢,常见的有两种情况,一是气虚不摄,乳房柔软,乳汁清稀;二是郁火煎逼,乳房胀痛,乳汁浓稠。无论虚实,流出之乳汁,一般为白色或黄白色,乳房无结块。若溢出为血性液,乳房有块者,常防另有病变。另外,产后乳汁自出(或称泌乳症),月经不行,病程很长,治之非易。

---

① 关:正保本、周本作"开"字。
② 血:此下汪本、周本有"气"字。
③ 生:原作"上",误。据周本改。

卷四十五

小儿杂病诸候一　凡二十九论

【提要】本篇包括卷四十五至卷五十主要论述了小儿病证。内容基本包涵了儿科的一些常见病。①外感疾病，如伤寒病、时气病、温病、疟病及寒热往来候等；②脾胃肠道疾病，如霍乱、吐利、吐哯、呃逆、下利、大便不通、脱肛及小儿痱积病；③身体发育障碍疾病，如解颅、羸瘦、数岁不能行，四五岁不能语、鹤节、头发黄、惛塞候等；④寄生虫病，书中重点论述了三种寄生虫，即蛔虫、蛲虫、寸白虫，并明确指出其传染途径；⑤皮肤疮疡疾病，如丹毒、隐疹、疥癣、浸淫疮及痈疽疮疖等；⑥五官病，如耳聋、耳鸣、聤耳、雀目、鼻衄、喉痹、齿痛及口疮等。此外，本篇还对婴幼儿的生长发育特点以及小儿的日常养护方法进行了论述。

一、养小儿候

【原文】经说：年六岁已上为小儿，十八已上为少年，二十已上为壮年，五十已上为老年也。其六岁已还①者，经所不载，是以乳下②婴儿病难治者，皆无所承按③故也。中古有巫方④，立小儿《颅囟经》⑤以占夭寿，判疾病死生，世所相传，始⑥有小儿方焉。逮乎晋宋⑦，推⑧诸苏家，传袭有验，流于人间。

小儿始生，肌肤未成，不可暖衣⑨，暖衣则令筋骨缓弱。宜时见风日⑩，若都不见风日，则令肌肤脆软，便易伤损。皆当以故絮⑪著衣，莫用新绵也。天和暖无风之时，令母将抱日中嬉戏，数见风日，则血凝气刚肌肉硬⑫密，堪耐风寒，

---

① 已还：宋本、汪本、周本同。《备急千金要方》《太平圣惠方》卷八十二小儿序论作"以下"，义同。这里指六岁以下小儿疾病的治疗方法，古人记载的较少。

② 乳下：即处于哺乳期的婴儿。

③ 承按：承受师传，有章可按。按《备急千金要方》引《小品方》作"据"。

④ 巫方：《备急千金要方》引《小品方》作"巫妨"。中古时医家，传为尧帝之臣，精于医道，著有《颅囟经》。

⑤ 《颅囟经》：是我国现存的最早的一部儿科学著作。全书分上下二卷，不著撰人姓名。

⑥ 始：原无。据《备急千金要方》引《小品方》补。

⑦ 逮乎晋宋：到了东晋至刘宋时期。约317—479年之间。逮，及。

⑧ 推：此前《备急千金要方》引《小品方》有"江左"二字。

⑨ 暖衣：指穿衣过暖。

⑩ 时见风日：指小儿应经常接受日光浴及空气浴，以提高其自身的抗病能力。

⑪ 故絮：絮，棉。故絮，旧棉花，使用过的棉花。

⑫ 硬：《备急千金要方》卷五上第二作"牢"，这里是指小儿接受自然界的空气和阳光，可以促进他身体的发育和生长，增强了抵抗疾病的能力。

不致疾病。若常藏在帏帐①之内，重衣温暖，譬如阴地②之草木，不见风日，软脆不任风寒。又当薄衣③，薄衣之法，当从秋习之，不可以春夏卒④减其衣，则令中风寒⑤。从秋习之，以渐稍寒，如此则必耐寒。冬月但当著两薄襦⑥一复裳⑦耳，非不忍见其寒，适当佳⑧耳。爱而暖之，适所以害也。又当消息⑨，无令汗出，汗出则致虚损，便受风寒。昼⑩夜寤寐⑪，皆当慎之。

其饮乳食哺，不能无痰癖⑫，常当节适⑬乳哺。若微不进，仍当将护⑭之。凡不能进乳哺，则宜下⑮之，如此则终不致寒热⑯也。

又，小儿始生，生气尚盛，无有虚劳⑰，微恶⑱则须下之，所损不足言，及其愈病⑲，则致深益，若不时下，则成大疾，疾成则难治矣。其冬月下之，难将护，然有疾者，不可不下。夏月下之后，腹中常当小胀满，故当节哺乳将护之，数日间。又节哺之，当令多少有常剂⑳。

儿稍大，食哺亦当稍增，若减少者，此是腹中已有小不调㉑也，便当微将药，勿复哺之，但㉒当乳之，甚者十许日，轻者五六日，自当如常。若都不肯食哺，而但饮乳者，此是有癖㉓，为疾重，要当下之。不可不下，不下则致寒热，或吐而发痫㉔，或致下利㉕，此皆病重，不早

---

① 帐帷：指古人在野外居住所搭建的帐篷之类的布质品，用于遮风挡雨。

② 阴：原意指山之南，水之北。阴地即阳光照不到的地方。

③ 薄衣：指小儿穿衣应单薄，应按季节随时调换衣物。

④ 卒：同"猝"，突然、骤然之意。

⑤ 风寒：病因的一种，指风和寒相结合的病邪。临床表现为恶寒重、发热轻，头痛、身痛，鼻塞流涕，舌苔薄白，脉浮紧。

⑥ 薄襦（rú 如）：薄的短袄。

⑦ 复裳：带夹层的裤子。裳，指下身衣服。

⑧ 佳：根据上下文之意，此处当通"加"。指不忍见儿寒而适当增加衣服。

⑨ 消息：此为"休息"之意。

⑩ 昼：原作"尽"。据汪本改。

⑪ 寤寐：寤，指睡醒；寐，指入睡。寤寐这里指"一整夜"。

⑫ 痰癖：因痰而生的癖块。在此是指乳食内积，即通常所称的"奶积""食积"。

⑬ 节适：节制，约束。此处指小儿的哺乳喂养要适当，以避免产生小儿食积。

⑭ 将护：调养，养护。

⑮ 下：指中医治法中的"下法"，即用导泻药进行通便，常用于内热及积证。

⑯ 寒热：指出现恶寒、发热症状，多由小儿内热后外感风寒引起。

⑰ 虚劳：中医病证名。指一类以虚性证候为主的病证。本书的卷三对此病进行了专门论述。

⑱ 微恶：稍有不适。

⑲ 病：古代疾与病有所区别，病轻称之为"病"，病重称之为"疾"。

⑳ 常剂：指规定数量。

㉑ 小不调：指身体稍有不适。

㉒ 但：仅，只是。《伤寒论》："但头汗出，齐颈而还。"

㉓ 癖：病名。指痞块生于两胁，时痛时止的病证。本书第二十卷"癖病诸候凡十一论"对此病进行了详细论述，具体内容可参照该论。

㉔ 痫：病名。又称"癫痫"，是一种发作性神志异常的疾病，主要症状是突然昏倒，口吐涎沫，四肢抽搐，口中发出类似羊叫之声。本书作者认为此病发生跟母亲怀孕时气血逆乱有关，西医学研究也证实一部分癫痫与遗传因素有关。

㉕ 下利：证名。最早古人将痢疾及泄泻统称为"利"。后世为了将其区分，规定利指泄泻，而痢指痢疾。

下之所为也，则难治。先治其轻时，儿不耗损，而病速除矣。

小儿所以少病痫者，其母怀娠①，时时劳役，运动骨血，则气强，胎养盛故也。若侍御多，血气微，胎养弱，则儿软脆易伤，故多病痫。

儿皆须著帽②，项衣③取燥，菊花为枕枕之。儿母乳儿，三时④摸儿项风池⑤，若壮热⑥者，即须熨⑦使微汗。微汗不瘥⑧，便灸两风池及背第3椎、第5椎、第7椎、第9椎⑨，两边各二壮⑩，与风池凡为十壮。一岁儿七壮，儿大者，以意节度⑪，增壮数可至三十壮，惟风池特令多，七岁以上可百壮。小儿常须慎护风池，谚云：戒养小儿，慎护风池。风池在颈项筋两辕⑫之边，有病乃治之，疾微，慎不欲妄针灸，亦不用辄吐下⑬，所

以然者，针灸伤经络，吐下动腑脏故也。但当以除热汤⑭浴之，除热散⑮粉之，除热赤膏⑯摩之，又以脐中膏涂之。令儿在凉处，勿禁水洗，常以新水洗。

新生无疾，慎不可逆针灸⑰。逆针灸则忍痛动经⑱脉，因喜成痫。河洛间⑲土地多寒，儿喜病痉⑳。其俗生儿三日，喜逆灸以防之，灸颊以防噤㉑。凡噤者，舌下脉急，牙车筋急，其土地寒，皆决舌下去血，灸颊以防噤。江东地温无此疾。古方既传有逆针灸之法，今人不详南北之殊，便按方用之，多害于小儿。是以田舍小儿，任自然，皆得无横夭㉒。

又云：春夏决定不得下小儿，所以尔者，小儿腑脏之气软弱，易虚易实，下则下焦必益虚，上焦生热，热则增痰，痰则成病，自非当病㉓，不可下也。

---

① 怀娠：妊娠。《素问·痹论》："肝痹者，夜卧则惊，多饮数小便，上为引如怀。"

② 著帽：著，通"着"，著帽即戴帽子，小儿戴帽子是为了防止外界风寒邪气侵袭头部，防止引起外感等疾病。

③ 项衣：围兜。

④ 三时：指早、中、晚三时。

⑤ 风池：穴位名。位于足少阳胆经，在颈部枕骨之下，胸锁乳突肌与斜方肌上端之间的凹陷处。

⑥ 壮热：指发热程度较高，一般都在39℃以上。

⑦ 熨：中医外治法之一，具体方法是将药物或食盐等炒热，布包外熨患处。

⑧ 瘥（chài 柴）：病情减轻，得到缓解。

⑨ 背第3椎、第5椎、第7椎、第9椎：这里应指人体脊柱两旁的背腧穴，第3椎旁为肺俞，第5椎旁为心俞，第7椎旁为膈俞，第9椎旁为肝俞。

⑩ 壮：中医艾灸治疗时的计量单位，每一柱用于灸灼的艾绒为一壮。

⑪ 以意节度：是指艾灸治疗时还应考虑小儿个体的差异及对温热刺激的耐受能力，以不灼伤局部皮肤为度。

⑫ 两辕：古代驾车用的直木，压在车轴上，左右各一。在此指项后两大筋。

⑬ 吐下：指中医治疗方法中的吐法及下法。

⑭ 除热汤：治少小身热，李叶汤浴方：李叶一味咀，以水煮去滓，将浴儿（录自《备急千金要方》卷五上第五）。

⑮ 除热散：治少小身体壮热，不能服药，十二物寒水石散粉方：寒水石、芒硝、滑石、石膏、赤石脂、青木香、大黄、甘草、黄芩、防风、芎劳、麻黄根。以粉儿身，日三（录自《备急千金要方》）。

⑯ 除热赤膏：治少小心腹热，除热丹参赤膏方：丹参、雷丸、芒硝、戎盐、大黄（录自《备急千金要方》卷五上第三）。

⑰ 逆针灸：指对健康人施用针灸。如《针灸聚英》云："无病而先针灸曰逆。逆，未至而迎之也。"

⑱ 经：元本作"其"。

⑲ 河洛间：即黄河与洛水之间的地区。现我国中原河南一带。

⑳ 痉：病名。指中医病证中的痉证。以项背强急，牙关紧闭，四肢抽搐，角弓反张为主症。

㉑ 噤：闭口，牙关紧闭。

㉒ 横夭：元本作"此疾"。

㉓ 当病：当，遇，碰上。这里当病指患儿得了应用下法进行治疗的疾病。

【按语】本候针对小儿的养护、疾病特点及治疗手段都进行了具体的论述，有些观点至今仍有参考价值。具体表现在以下几个方面：其一，明确了中医儿科学科研究对象，也是儿童疾病的好发年龄，即六岁至十八岁之间的范围。这也是本书儿科疾病所要重点论述的对象。其二，提出了小儿的养护方法，如"不可暖衣""当薄衣""节食乳哺""时见风日"等观点，与现代婴幼儿护理所提倡用空气浴、日光浴等方法提高婴幼儿的体质，在理念上是相通的，也反映出在当时人们已经积累了丰富的育儿经验。其三，指出幼儿一些常见疾病的发生及治疗原则。如提出了小儿易发病证，其与母亲怀孕时气血运行紊乱有关；还比如小儿易发痰癖，治疗时须用下法。这是由于"小儿始生，生气尚盛，无有虚劳"这种治疗原则对现在的儿科临床仍具指导意义。其四，针对幼儿预防保健方面也有较好的方法和建议。例如指出"小儿常须慎护风池""有病乃治之，疾微，慎不欲妄针灸，亦不用辄吐下""新生无疾，慎不可逆针灸""春夏决定不得下小儿"这些原则及方法是古人长期生活实践的总结，故对今人仍具参考价值。

二、变蒸①候

【原文】小儿变蒸者，以长血气也。变②者上气，蒸③者体热。变蒸有轻重，其轻者，体热而微惊，耳冷尻④亦冷，上唇头白泡起⑤，如死鱼目珠子，微汗出，而近者五日而歇，远者八九日乃歇；其重者，体壮热而脉乱，或汗或不汗，不欲食，食辄吐𪖨⑥，无所苦也。变蒸之时，目白睛⑦微赤，黑睛⑧微白，亦无所苦，蒸毕自明了矣。

先变五日，后蒸五日，为十日之中热乃除。变蒸之时，不欲惊动，勿令傍边多人。变蒸或早或晚，依时如法者少也。

初变之时，或热甚者，违时数不歇⑨。审计日数，必是变蒸，服黑散⑩发汗；热不止者，服紫双丸⑪。小瘥⑫便止，勿复服之。其变蒸之时，遇寒加之，则

---

① 变蒸：指婴儿在生长过程中，或有身热、脉乱、汗出等症，而身无大病者。现在大多数医家认为这是一种幼儿发育过程中自然现象，而不是疾病。

② 变：即小儿发生的生理变化。

③ 蒸：指人体内阳气正常的熏蒸作用，故而有轻微的体温升高。

④ 尻：原作"骶"。据《备急千金要方》卷五上第一改。《外台秘要》卷三十五小儿变蒸论亦作"尻"。尻，指尾骨、臀部。

⑤ 上唇头白泡起：由于是变蒸引起的水泡，因此在《颅囟经》中将其称之为"变蒸珠子"。

⑥ 吐𪖨（xiàn现）：吐乳。𪖨，有二义，一为不呕而吐；一为小儿呕乳。在此指后者。卷四十七有"吐𪖨候"，可参阅。

⑦ 白睛：即眼睛中发白的部分，包括现代眼科学所说的巩膜及球结膜。

⑧ 黑睛：位于眼球正中，看起来呈黑色，故名黑睛。它包括西医学所说的角膜及虹膜。

⑨ 违日数不歇：超越一般日数而热不消退。

⑩ 黑散：麻黄、大黄、杏仁。捣研为散，一月儿服小豆大一枚（录自《备急千金要方》卷五上第一）。

⑪ 紫双丸：巴豆、麦冬门、甘草、甘遂、朱砂、蜡、蕤核仁、牡蛎。研末蜜丸，半岁儿服荏子大一双；一至二岁儿服为半麻子大一双；三四岁服如麻子二丸（录自《备急千金要方》）。

⑫ 瘥：病情有所好转。

寒热交争，腹痛夭矫①，啼不止者，熨之则愈。变蒸与温壮②、伤寒③相似，若非变蒸，身热、耳热、尻④亦热，此乃为他病，可为余治⑤；审是变蒸，不得为余治。

其变日数，从初生至三十二日一变，六十四日再变，变且蒸；一百六十日三变，一百二十八日四变，变且蒸；九十六日五变，一百九十二日六变，变且蒸；二百二十四日七变，二百五十六日八变，变且蒸；二百八十八日九变，三百二十日十变，变且蒸。积三百二十日小蒸⑥毕。后六十四日大蒸⑦，后百二十八日复蒸，积五百七十六日，大小蒸毕也。

【按语】变蒸学说是中医学用来解释小儿的生长发育规律的一种学说，变蒸之名最早见于西晋王叔和的《脉经》，在《黄帝内经》中也有记载。本候也提出了自己的变蒸之说，它认为小儿的变蒸从出生就已经开始，并且遵循着三十二天一变，六十四天一变加一蒸，到三百二十天完成十变五蒸，这时小蒸结束。小

蒸完了以后是大蒸，大蒸共两次。第一次六十四天，第二次一百二十八天，等累计到五百七十六天时，变蒸才算结束。对待变蒸学说我们要用辩证的眼光看待它，取其精华，去其糟粕。只有这样才能更好地指导临床实践。

三、温壮候

【原文】小儿温壮者，由腑脏不调，内有伏热，或夹宿寒，皆搏于胃气⑧。足阳明为胃之经，主身之肌肉⑨。其胃不和调，则气行壅涩，故蕴积体热，名为温壮候。

小儿大便，其粪黄而臭，此腹内有伏热，宜将服龙胆汤⑩；若粪白而酢⑪臭，则夹宿寒不消，当服紫双丸。轻者少服药，令默除之⑫；甚者小增药⑬，令微利⑭。皆当节乳哺数日，令胃气和调，若不节乳哺，则病易复，复则伤其胃气，令腹满。再三利⑮尚可，过此则伤小

---

① 夭矫：形容腹痛较甚而肢体转动不安。
② 温壮：病证名。是一种体内胃肠有实热的证候，多见于小儿。本卷中有一候专论此病，可参阅。
③ 伤寒：病证名。中医学中多指外感热病的总称，此与西医学中由伤寒杆菌引起的传染病不同。
④ 尻：原作"髋"。据《备急千金要方》改。
⑤ 余治：这里是指如发热由变蒸引起，就用前面所列举的药物进行治疗。如是伤寒或是温壮证引起的发热就要采取与此不同的方药进行治疗。
⑥ 小蒸：三十二天为一个周期。
⑦ 大蒸：六十四天为一个周期。
⑧ 胃气：此处指胃的正常生理功能。因为体内有潜伏的热邪及寒邪，影响了胃的正常生理功能的发挥，从而发生为以身体温热为主的这一种证候，即温壮候。
⑨ 足阳明为胃之经，主身之肌肉：足阳明经是人体十二经中的一条，因其循行路线属胃络大肠而得名。根据中医五行学说，人身之肌肉与脏腑中的脾胃同属土行，故有脾胃主人身肌肉之说。
⑩ 龙胆汤：龙胆、钩藤皮、柴胡、黄芩、桔梗、芍药、茯苓、甘草、蜣螂、大黄（录自《备急千金要方》）。
⑪ 酢（cù 醋）：酸味，发酸。
⑫ 令默除之：即药物逐渐发挥作用，缓慢祛除邪气的过程。
⑬ 甚者小增药：指病情较重的患儿可适当地增加药物的剂量。
⑭ 令微利：因为该病缘于体内实邪阻滞气血而引起发热，故当用中医治法中的下法。又因为小儿为稚阴稚阳之体，故不应导泻太过，而应使其轻微泻下以祛除邪气。
⑮ 再三利：指针对发生温壮候的患儿，用泻下的方法只能用 2~3 次，过分泻下会损伤患儿的胃气。

儿矣。

【按语】本候所述的是小儿以体温升高为主证的病候，其源于足阳明胃经受寒、热邪气侵袭。根据大便的性状就可分辨出其病变的性质属寒，还是属热。

四、壮热候

【原文】小儿壮热者，是小儿血气盛，五脏生热，熏发于外，故令身体壮热。大体与温壮相似而有小异。或夹伏热，或夹宿寒。其夹伏热者，大便黄而臭；夹宿寒者，粪白①而有酸气。

此二者，腑脏不调，冷热之气，俱乘肠胃。蕴积染渐而发②，温温然热不甚盛③，是温壮也。其壮热者是血气盛，熏发于外，其发无渐④，壮热甚，以此为异。若壮热不歇，则变为惊⑤；极重者，亦变痫也。

【按语】壮热候与温热候的病因相似，二者都缘于体内实邪阻滞气血，血气郁积产生发热。但二者在发热程度上有所区别。壮热候发热程度要比温热候高，并易引发小儿惊风及痫证的发生。二者的治疗均可采取通腑泄热的方法，只是临床上应根据患儿体质掌握泻下药物的剂量及次数，以免损伤胃气。

五、惊候

【原文】小儿惊者，由血气不和，热实在内，心神不定，所以发惊，甚者挛缩⑥变成痫。又小儿变蒸，亦微惊，所以然者，亦由热气所为。但须微发惊，以长血脉，不欲大惊。大惊乃灸惊脉⑦。若五六十日灸者，惊复更甚⑧，生百日后，灸惊脉，乃善耳⑨。

【按语】小儿由于正处于生长发育阶段，有些系统的功能还不十分健全，因此较成人容易出现类似惊风的病证。许多病都能引起惊风，但不同的病因所引起惊风的表现也不同。如本候就阐明了热盛发惊与变蒸发惊的不同。前者是由于邪热内盛，扰乱神明所致，故惊证较重，甚至演变为痫证；而小儿变蒸所产生的惊证是小儿生长发育过程中的正常现象，故其发惊极为轻微。

六、欲发痫候

【原文】夫小儿未发痫欲发之候，或温壮连滞⑩，或摇头弄舌⑪，或睡里惊

---

① 粪白：这里是指粪便颜色发淡，并非一定为白色。
② 蕴积染渐而发：指邪气在体内郁积时间较长，逐渐发病的。它与外感引起的高热在起病快慢上有所不同。
③ 温温然热不甚盛：指体温没有壮热那样高，但仍然高于正常人体的温度。这一点可与壮热候相区别。
④ 其发无渐：是指壮热的发生很迅速，不是逐渐发热的。
⑤ 惊：指急惊风。其发生大多由高热所引起。
⑥ 挛缩：筋脉挛引挛缩。即手足抽搐或拘急。
⑦ 惊脉：指与产生惊证有关的经脉。
⑧ 若五六十日灸者，惊复更甚：指刚生下五六十日的小孩如果出现惊证，灸惊脉会加重病情。
⑨ 生百日后，灸惊脉，乃善耳：指出生百天后的小儿再灸惊脉，就不会出现病情加重的情况。
⑩ 温壮连滞：指小儿患有温壮候兼体内有食滞，这种患儿易得痫病。
⑪ 摇头弄舌：指头部不停地晃动，同时舌头不停的伸出舔口唇。中医认为这些都是风邪内动的表现。

掣①，数啮齿②，如此是欲发痫之证也。

【按语】本候指出了临床上如何判断小儿是否发作癫痫的一些症状。

七、痫候

【原文】痫者，小儿病也。十岁已上为癫③，十岁已下为痫。其发之状，或口眼相引④，而目睛上摇⑤，或手足掣纵⑥，或背脊强直，或颈项反折⑦。诸方说痫，名证不同，大体其发之源，皆因三种，三种者，风痫、惊痫、食痫⑧是也。风痫者，因衣厚汗出，而风入为之；惊痫者，因惊怖大啼乃发；食痫者，因乳哺不节所成。然小儿气血微弱，易为伤动，因此三种，变作诸痫。

凡诸痫正发，手足掣缩，慎勿捉持之，捉则令曲突⑨不随也。

【按语】本候将痫病依据病因将其分为了风痫、惊痫、食痫三个类型，这种分类方法，被后世医家广泛采用，如《备急千金要方》《外台秘要》书中都提到了这种分类方法。此外，本候中还提到了对待正在发生的痫证，如何紧急处理，这些对于临床都有很强的

实践意义。

八、发痫瘥后身体头面悉肿满候

【原文】凡痫发之状，或口眼相引，或目睛上摇，或手足掣纵，或背脊强直，或头项反折，或屈指如数，皆由以儿当风取凉，乳哺失节之所为也。其痫瘥后而肿满者，是风痫。风痫因小儿厚衣汗出⑩，因风取凉而得之。初发之状，屈指如数，然后掣缩是也。其痫虽瘥，气血尚虚，而热未尽，在皮肤与气相搏⑪，致令气不宣泄⑫，故停并成肿也。

【按语】此候指出了风痫的一种临床表现，即痫证发作完后出现的肿满及其发病原因。

九、发痫瘥后六七岁不能语候

【原文】凡痫发之状，口眼相引，或目睛上摇，或手足瘈疭，或脊背强直，或头项反折，或屈指如数，皆由以儿当风取凉，乳哺失节之所为也。而痫发瘥

---

① 睡里惊掣：指睡觉中出现不由自主地身体的抽动。

② 啮（niè 聂）齿：与齘齿、锉齿、咬牙同义。

③ 癫：病证名。即痫证。《景岳全书·杂证谟》："癫即痫也。"

④ 口眼相引：指痫证病人病情发作时的一种表现，主要是眼睛与口之间互相牵拉。

⑤ 目睛上摇：摇，《太平圣惠方》作"戴"。也是痫证病人的一种临床表现。主要为眼球向上旋转，露出的大部分为白睛。

⑥ 手足掣纵：掣纵，筋脉掣引缓纵，与"瘈疭"义同，即手足或伸或缩，抽动不已。

⑦ 颈项反折：又称角弓反张。指痫证病人发作时出现的头颈部向后反折的一种异常表现。

⑧ 风痫、惊痫、食痫：这是根据引起痫证的病因进行的分类，在《千金翼方》采取的也是此种分类方法。除此以外，在《外台秘要》中还提出了五脏之痫与六畜之痫的名称。

⑨ 曲突：手足蜷曲，不能伸直。

⑩ 厚衣汗出：指小儿穿的衣服太多，体内热量排不出去而导致生理性的出汗，这时如果再感受外界的风寒邪气就易产生其他疾病。

⑪ 与气相搏：指风痫虽然痊愈，但人体内正气尚虚，不能鼓邪外出而导致邪气停留肌表，从而产生肿胀的病证。

⑫ 气不宣泄：这里指邪气不能很好的宣通与发泄出去。宣，宣通；泄，发泄。

后，不能语者，是风痫。风痫因儿衣厚汗出，以儿乘风取凉太过，为风所伤得之，其初发之状，屈指如数，然后发瘛疭是也。心之声为言①，开窍于口②，其痫发虽止，风冷之气，犹滞心之络脉③，使心气不和④，其声不发，故不能言也。

【按语】此候指出了风痫的另一种临床表现，即痫证发作完后出现的不能言语及其发病原因。

十、惊痫候

【原文】惊痫者，起于惊怖大啼，精神伤动，气脉不定，因惊而发作成痫也⑤。初觉儿欲惊，急持抱之，惊自止。故养小儿常慎惊，勿闻大声。每持抱之间，常当安徐⑥，勿令怖。又雷鸣时常塞儿耳，并作余细声以乱之。

惊痫当按图⑦灸之，摩膏⑧，不可大下，何者，惊痫心气不足⑨，下之内虚，

则甚难治。凡诸痫正发，手足掣缩，慎不可捉持之，扼之则令曲突不随也。

【按语】本候所论惊痫为中医痫证的一种，因其是由惊吓所引起的，故曰惊痫。

十一、风痫候

【原文】风痫者，由乳养失理，血气不和，风邪所中；或衣厚汗出，腠理开，风因而入。初得之时，先屈指如数⑩，乃发掣缩是也。当与豚心汤⑪。

又病先身热，瘛疭⑫惊啼叫唤，而后发痫，脉浮者，为阳痫⑬，内在六腑，外在肌肤，犹易治。病先身冷，不惊瘛⑭，不啼唤，乃成病，发时脉沉者，为阴痫，内在五脏，外在骨髓，极者难治。

病发时，身软时醒者，谓之痫；身强直反张如尸⑮，不时醒者，谓之痉⑯。

---

① 心之声为言：即言为心声，中医理论认为心主神明，心开窍于舌，而这两项功能异常多表现在言语方面，因此中医认为心之声为言。

② 口：疑"舌"字之误。因为现在大部分医家认为心开窍于舌。

③ 心之络脉：心的一条重要络脉是分布在舌下的，因此心之络脉阻滞必然要影响到舌功能的发挥。

④ 心气不和：这里指心的功能活动出现障碍。因为心气通于舌，所以心功能异常必然影响到舌的功能，就会出现发不出声，不能言语的表现。

⑤ 因惊而发作成痫也：中医认为痫证的发生与精神刺激密切相关，西医学也认为癫痫的发生与不良的心理刺激有关。

⑥ 常当安徐：安，安静，安宁；徐，缓慢。这里指养护小儿时，应注重保持小儿的情绪稳定，避免不良的精神刺激。

⑦ 图：似指《明堂针灸图》，待考。

⑧ 摩膏：甘草、防风、白术、雷丸、桔梗。猪脂熬膏常以膏摩囟上及手足心（录自《备急千金要方》卷五上第三）。

⑨ 心气不足：病证名。指心气虚弱所致的证候。主要见心悸气短，动则加重，自汗，舌淡苔白，脉细数无力。

⑩ 屈指如数：指手指屈曲好像数数一样，这是风痫出现的一个较早的症状。

⑪ 豚心汤：《备急千金要方》卷五上第三作"猪"，义同。

⑫ 瘛疭：证名，亦作瘛瘲。指手足交替伸缩，抽动不已的病证。

⑬ 阳痫：指风痫中根据病变的部位及临床表现进行划分，又分为阳痫和阴痫。

⑭ 惊瘛：惊厥。

⑮ 尸：《太平圣惠方》卷八十五治小儿风痫诸方作"弓"。

⑯ 痉：病名。主要表现为项背强直，口噤，四肢抽搐，角弓反张。

诊其心脉①满大②，痫瘻③筋挛，肝脉小急④，亦痫瘻筋挛。尺寸脉俱浮，直上直下，此为督脉⑤，腰背强直，不得俯仰。小儿风痫，三部脉紧急，痫可治。小儿脉多似雀斗⑥，要以三部脉为主，若紧者，必风痫。

凡诸痫发，手足掣缩，慎勿捉持之，捉则令曲突不随也。

【按语】风痫也是小儿痫证的一种，根据症状及脉象又可将其分为：阴痫和阳痫。本候中还阐述了痫证与痉证的区别。

十二、发痫瘥后更发⑦候

【原文】痫发之状，或口眼相引，目睛上摇，或手足瘛疭，或背脊强直，或头项反折，或屈指如数，皆由当风取凉⑧，乳哺失节⑨之所为。其瘥之后而更发者，是余势未尽，小儿血气软弱，或因乳食不节，或风冷不调，或更⑩惊动，因而重发，如此者，多成常疢⑪。凡诸痫正发，手足掣缩，慎勿捉持之，捉则令曲突不随也。

【按语】此候解释了痫证反复发作的原因以及当痫证发作时的正确处理方式。

十三、伤寒候

【原文】伤寒者，冬时严寒而人触冒⑫之，寒气入腠理⑬，搏于血气，则发寒热，头痛体疼，谓之伤寒。又春时应暖而反寒⑭，此非其时有其气⑮，伤人即发病，谓之时行伤寒者⑯。小儿不能触冒寒气而病。伤寒者多由大人解脱之时久，故令寒气伤之，是以小儿亦病之。诊其脉来，一投而止者，便是得病一日，假令六投而止者，便是得病六日。其脉来洪者易治，细微者难治也。

【按语】本候阐述了伤寒的概念以及临床表现、小儿伤寒的原因。

---

① 心脉：是指古人将诊脉部位依据脏腑进行的分类，如左侧寸关尺对应的脏腑分别是心肝肾，故心脉指的就是左侧寸部所表现的脉象。

② 满大：是形容脉调的幅度及宽度都很大。

③ 痫瘻：《太平圣惠方》作"瘻疯"。

④ 肝脉小急：是指左手关脉跳动幅度较小，频率较快。

⑤ 督脉：指分布于人体后正中线的一条经脉，因其总督人体一身之阳气，故称之为督脉。

⑥ 雀斗：斗，《太平圣惠方》作"啄"。是十怪脉之一，脉在筋肉间，连连急数，三五不调，止而复作，如雀啄食之状，主脾气已绝。

⑦ 发痫瘥后更发：指痫证经治疗痊愈后，再次复发。

⑧ 当风取凉：指迎着风吹的方向以达到使身体变凉的目的。

⑨ 乳哺失节：指喂养小儿失去节制，即喂养不当而导致疾病发生。

⑩ 更：复，再。《伤寒论》："若不转气者，勿更与之。"

⑪ 疢：通"疢（chèn 趁）"，指久病、顽固之病。《素问·奇病论》："《刺法》曰：无损不足，益有余，以成其疢。"

⑫ 触冒：指接触感受到寒邪而导致人体生病。

⑬ 腠理：泛指皮肤、肌肉、脏腑的纹理及皮肤、肌肉间隙交接处的结缔组织，它对人体具有防御作用。

⑭ 应暖而反寒：指天气应该变暖而实际却十分寒冷，这是一种异常的天气表现，对人体的健康有不良影响。

⑮ 非其时有其气：指自然界的气候变化遵循着春暖夏热秋凉冬泠的规律，如果天气变化没有按照这个规律即称为非其时有其气。

⑯ 时行伤寒：病名。即感受寒邪而发的一种传染病。

十四、伤寒解肌发汗候

【原文】伤寒，是寒气客①于皮肤，寒从外搏于血气，腠理闭密②，冷气在内，不得外泄，蕴积生热③，故头痛、壮热、体疼，所以须解其肌肤④，令腠理开，津液为汗，发泄其气⑤，则热歇。凡伤寒无问长幼男女⑥，于春夏宜发汗。又脉浮大宜发汗，所以然者，病在表故也。

【按语】本候论述了伤寒总的治疗原则就是要通过解肌发汗法来祛除寒邪。

十五、伤寒夹实壮热候

【原文】伤寒，是寒气客于皮肤，搏于血气，腠理闭密，气不宣泄，蕴积生热，故头痛、体疼而壮热。其人本脏气实⑦者，则寒气与实气⑧相搏，而壮热者，谓之夹实。实者有二种，有冷热，其热实，粪黄而臭；其冷实，食不消，粪白而酸气，比候知之，其内虽有冷热之殊，外皮肤皆壮热也。

【按语】本候所述的是外感寒邪体内兼有积滞的病证。根据患者粪便的颜色和气味，就能分辨出体内积滞的是寒邪还是热邪。但它们都有一个共同的表现就是发热。

十六、伤寒兼惊候

【原文】伤寒，是寒气客于皮肤，搏于血气，使腠理闭密，气不宣泄，蕴积生热，故头疼、体痛而壮热也。其兼惊者，是热乘心⑨，心主血脉⑩，小儿血气较弱，心神易动，为热所乘，故发惊。惊不止，则变惊痫也。

【按语】本候所论病症多见于小儿，源于小儿神气未充所致。

十七、伤寒大小便不通候

【原文】伤寒，是寒气客于皮肤，搏于血气，使腠理闭密，气不宣泄，蕴积生热，故头痛、体疼而壮热。其大小便不通，是寒搏于气而生热，热流入大小肠，故涩结不通⑪。凡大小便不通，则内

---

① 客：指邪气侵袭人体。
② 闭密：闭，封闭；密，严密。这里指由于感受寒邪而导致人体的汗孔开合障碍。
③ 生热：原无。据本篇伤寒文例补。
④ 解其肌肤：指通过发汗的方法使得人体的腠理肌肤恢复正常功能。
⑤ 发泄其气：指通过发汗的方法使侵袭人体的寒气排出体外。
⑥ 无问长幼男女：指不分男女老少。
⑦ 本脏气实：指患者本身脏腑中有积滞，即实邪。
⑧ 实气：指体内积滞停留所产生的实邪之气。
⑨ 热乘心：乘，损伤，损害。热乘心，指热邪损伤了人体五脏之中的心，又心主神志，因此小儿就会出现惊证及痫证。
⑩ 心主血脉：指人体全部的血脉都与心相连，而且心气具有推动血液在脉中运行的作用。
⑪ 热流入大小肠，故涩结不通：中医认为大肠的作用是传导糟粕，小肠的作用是泌别清浊。故人体出现大小便不通的证候，往往与这两个腑的功能失衡有关。此证候是由热邪停留大小肠所引起的。

热不歇，或干呕①，或言语②而气还逆上，则心腹胀满③也。

【按语】 本候先指出了伤寒病出现大小便不通的原因，接着论述了临床上大小便不通会引起哪些并发症。

十八、伤寒腹满候

【原文】 伤寒，是寒气客于皮肤，搏于血气，使腠理闭密，气不宣泄，蕴积生热，故头痛、体疼而壮热。其腹满者，是热入腹，传于脏，脏气结聚，故令腹满。若挟毒④者，则腹满、心烦⑤、懊闷⑥，多死。

【按语】 本候指出了伤寒病出现腹满症状是由热邪所导致，除此之外，热邪还会带来许多并发症。

十九、伤寒咽喉痛候

【原文】 伤寒，是寒气客于皮肤，搏于血气，使腠理闭密，气不宣泄，蕴积生热，故头痛、体疼、壮热。其咽喉痛者，是心胸热盛气上冲于咽喉，故令痛。

若夹毒则喉痛结肿⑦，水浆不入⑧；毒还入心⑨，烦闷⑩者死。

【按语】 伤寒后出现的咽喉肿痛是由于邪热之气上冲咽喉所致，严重的还会导致热入心包致人死亡。

二十、伤寒嗽候

【原文】 伤寒，是寒气客于皮肤，搏于血气，使腠理闭密，气不宣泄，蕴积生热，故头痛、体疼而壮热。其嗽者，邪在肺⑪。肺候身之皮毛⑫，而主气。伤寒邪气先客皮肤，随气入肺，故令嗽，重者，有脓血也。

【按语】 本候明确指出伤寒后出现的咳嗽，其病位在肺。

二十一、伤寒后嗽候

【原文】 伤寒，是寒气客于皮肤，搏于血气，使腠理闭密，气不宣泄，蕴积生热，故头痛、壮热、体疼也。瘥后而犹嗽者，是邪气犹停在肺未尽也。寒之伤人，先客皮毛。皮毛肺之候，肺主气。

---

① 干呕：此证出现干呕是胃气正常情况下主降，但由于邪热停留大小肠导致大小便不通，此时胃气不降反升而出现胃气上逆，又因为热邪耗伤津液故为干呕。

② 言语：疑"谵语"之误。

③ 心腹胀满：这是由于六腑正常生理功能的发挥是以降为顺，以通为和，现在由于热邪所致出现了大小便不通，必然导致气机不畅，所以病人会出现心腹胀满。

④ 毒：这里指致病邪气。

⑤ 心烦：指由于毒邪之气侵犯了心，故出现了心烦的症状。

⑥ 懊闷：指由邪热之气侵袭心胸所致，主要表现有心中烦热，闷乱不宁等症状。

⑦ 喉痛结肿：指咽喉肿痛。

⑧ 水浆不入：指由于咽喉肿痛，患者不能进食和饮水。

⑨ 毒还入心：指邪热之气除了侵犯咽喉部位外，还侵袭到心，从而出现心烦、失眠等症状。

⑩ 烦闷：指患者表现为心烦、心胸憋闷等心系方面的症状。

⑪ 其嗽者，邪在肺：中医认为如果临床上患者出现咳嗽的症状，大多与人体肺的功能失调有关，因为肺的主要功能就是主气，司呼吸。

⑫ 肺候身之皮毛：这里的皮毛指人体的皮肤和毛发。中医认为肺与皮毛有某种特定的对应关系。皮毛的生长有赖于肺气的功能正常，反过来皮毛感受外邪后可以间接影响肺正常生理功能的发挥。

寒搏肺气①，入五脏六腑，故表里俱热。热退之后，肺尚未和②，邪犹未尽，邪随气入肺③，与肺气相搏，故伤寒后犹病嗽也。

【按语】本候所论是伤寒病经治疗后其他症状已消失，只剩下咳嗽一症。其源于肺中邪气未完全去除所致。由此可见，此候与前一候的病机不同。

二十二、伤寒汗出候

【原文】伤寒者，是寒气客于皮肤，搏于血气，使腠理闭密，气不宣泄，蕴积生热，故头痛、体疼、壮热也。而汗出者，阳虚受邪，邪搏于气，故发热；阴气又虚，邪又乘于阴④，阴阳俱虚；不能制其津液⑤，所以伤寒而汗出也。

【按语】本候指出了伤寒汗出的病机是营卫不和。

二十三、伤寒余热往来候

【原文】伤寒，是寒气客于皮肤，搏于血气，腠理闭密，气不宣泄，蕴积生热，使头痛、体疼而壮热也。其余热往来⑥者，是邪气与正气交争。正气胜，则邪气却散⑦，故寒热俱歇⑧；若邪气未尽者，时干⑨于正气，正气为邪气所干，则壅否还热⑩，故余热往来不已也。

【按语】本候解释了伤寒余热往来候的发病机理是由于邪气未完全清除，正气被邪气所困而造成的。

二十四、伤寒已得下后热不除候

【原文】伤寒，是寒气客于皮肤，搏于血气，使腠理闭密，不得宣泄，蕴积生热，故头痛、体疼而壮热也。若四五日后，热归入里⑪，则宜下之，得利⑫后热犹不除者，余热未尽，故其状⑬，肉常温温而热⑭也。

【按语】本候所述为伤寒后热邪入里本应通过泻下去除热邪，但因邪气祛除不彻底故可出现肌肤低热的表现。

---

① 寒搏肺气：指寒邪与肺脏正常的生理功能相互作用和影响。

② 肺尚未和：这里指虽然体温恢复正常了，但人体的肺功能还没有达到正常。

③ 邪随气入肺：指邪气随着清气通过肺的呼吸功能，进入到人体。

④ 邪又乘于阴：指邪气除了伤及阳气，还损伤了人体的阴气。

⑤ 不能制其津液：中医认为汗是津液所化生的，津液属阴；而汗液的排泄则是由人体的阳气控制的。人体感受寒邪损伤了阴阳之气，导致阴阳俱虚必然出现汗出的临床表现。

⑥ 余热往来：指热邪未完全清除而残留体内导致人体时而发热时而正常。

⑦ 却散：却，退却；散，祛散。邪气却散，指邪气被祛除出人体。

⑧ 寒热俱歇：歇，停止。寒热俱歇，指恶寒发热之象都已消失停止。

⑨ 干：冒犯，侵害。如《素问·刺法论》"正气存内，邪不可干"。

⑩ 壅否（pǐ匹）还热：否，闭塞，不通。这里指邪气仍然在侵袭人体，导致人体气血阻滞不通，因而出现余热往来不止的症状。

⑪ 热归入里：指邪热之气未及时得到祛除，转而侵犯到人体的深层。

⑫ 得利：指医生采取通利导泻的方法，使邪热之气排出体外。

⑬ 状：指病人的临床表现，即表现于外的征兆。

⑭ 肉常温温而热：肉，指肌肤。温温而热，指肌肤发热，但体温稍高呈温热状，这是一种余热未清的表现。

二十五、伤寒呕候

【原文】伤寒，是寒气客于皮肤，搏于血气，腠理闭密，气不宣泄，蕴积生热，故头痛、体疼而壮热。其呕者，是胃气虚①，热乘虚入胃，胃得热则气逆②，故呕也。

【按语】本候所论述的呕吐是因为小儿感受寒邪后，寒邪郁久化热，热邪袭胃致胃气上逆故而出现呕吐，其病位在胃，病性属热呕。

二十六、伤寒热渴候

【原文】伤寒，是寒气客于皮肤，搏于血气，腠理闭密，气不宣泄，蕴积生热，故头痛、体疼而壮热。其渴者，是热入脏③，脏得热则津液竭燥④，故令渴也。

【按语】伤寒病出现口渴的症状，为热邪入里，灼伤津液所致。

二十七、伤寒口内生疮候

【原文】伤寒，是寒气客于皮肤，搏于血气，腠理闭密，气不宣泄，蕴积生热，故头痛、体疼而壮热。其口生疮，热毒气在脏⑤，上冲胸膈，气发于口⑥，故生疮也。

【按语】伤寒病见口内生疮者，同样由热邪所导致，只是病位在口。

二十八、伤寒鼻衄候

【原文】伤寒，是寒气客于皮肤，搏于血气，腠理闭密，气不得宣泄，蕴积毒气，故头痛、体疼而壮热。其鼻衄⑦，是热搏于气，而乘于血⑧也，肺候身之皮毛，其气⑨开窍于鼻。寒先客于皮肤，搏于气而成热，热乘于血，血得热而妄行，发从鼻出者，名鼻衄也。

凡候热病而应衄者，其人壮热，频发汗不止⑩，或未及发汗，而鼻燥喘息⑪，

---

① 胃气虚：中医证名。主要表现为胃的受纳腐熟水谷功能失常以及胃气上逆，主要症状有纳差、胃胀、胃痛、呃逆、呕吐等。
② 气逆：指胃气上逆。
③ 脏：在此作"里"字理解。
④ 津液竭燥：竭，枯竭。因为热为阳邪而津液属阴，故人体感受热邪最易伤阴耗液，导致津液枯竭不能上承于口，从而出现口渴之症。
⑤ 其口生疮，热毒气在脏：舌为心之苗，故口舌生疮当责之于心，大多为心火上炎所致。
⑥ 气发于口：指邪热之气侵袭于口部，热则肉腐故出现口烂、口疮。
⑦ 鼻衄：指鼻腔出血。
⑧ 乘于血：指热邪伤及人体的血液，影响到血液的运行。
⑨ 其气：《太平圣惠方》卷八十四治小儿伤寒鼻衄诸方作"而主气"。
⑩ 频发汗不止：指大量多次的进行发汗，因汗属阴，过度发汗则伤人体的阴液。
⑪ 鼻燥喘息：指患者表现为鼻腔干燥，并伴有呼吸急促等肺燥阴伤的症状。

鼻气鸣①即衄。凡衄，小儿止一升，或数合②，则热因之为减；若一升二升者死。

【按语】本候先论述了伤寒病出现鼻出血症状的原因，接着总结了临床上以发热为主要表现的病出现鼻出血的原因及预后。

二十九、伤寒后下利候

【原文】伤寒，是寒气客于皮肤，搏于血气，使腠理闭密，气不宣泄，蕴积毒气，头痛、体疼而壮热也。其热歇后而利者，是热从表入里故也。表热虽得解，而里热犹停肠胃，与水谷相并，肠胃虚则泄利。其状，利色黄。若壮热不止，则变为血利。若重③遇冷，则冷热相加④，则变赤白泻利⑤也。

【按语】伤寒病发热症状消失后，又出现腹泻之症，是热邪从表入里的缘故。

---

① 鼻气鸣：指因为鼻腔干燥，人体呼吸时鼻部所发出的响声。

② 合（gě 葛）：是古代容量单位，一升等于十合。

③ 重（chóng 虫）：此处意为"再次"。

④ 冷热相加：中医认为便下赤白黏冻是热邪侵袭肠胃，同时又感受寒邪所致。如在《素问·至真要大论》谓"热客于胃，可证见小腹痛，下赤白黏冻"。

⑤ 赤白泻利：指大便中夹杂有红色的血液以及白色的黏液，中医称其为便下赤白。这类病多属于西医学中的痢疾。

卷四十六

小儿杂病诸候二　凡三十四论

三十、时气病候

【原文】时气病①者，是四时之间，忽有非节之气②，如春时应暖而寒，夏时应热而冷，秋时应凉而热，冬时应寒而温。其气伤人为病，亦头痛壮热，大体与伤寒相似，无问长幼③，其病形壮热，大体与伤寒相似，无问长幼，其病形证略同④。言此时通行此气，故名时气，亦呼为天行。

【按语】本候论述的是小儿时气病的概况。其类似于西医学所说的不同季节流行不同的传染病。由于小儿身体各方面还没有发育完全，因此较成年人更易感染。

三十一、天行病发黄候

【原文】四时之间，忽有非节之气伤人，谓之天行，大体似伤寒，亦头痛壮热。其热入于脾胃，停滞则发黄也⑤。脾与胃合，俱象土，其色黄，而候于肌肉。热气蕴积，其色蒸发于外，故发黄也。

【按语】本候所述的小儿天行发黄候，类似于西医学中所说的由于感染肝炎病毒所出现的黄疸症状。

三十二、时气腹满候

【原文】时气之病，是四时之间，忽有非节之气伤人，其病状似伤寒，亦痛壮热也。而腹满者，是热入腹，与脏气相搏，气否涩⑥在内，故令腹满。若毒而满者，毒气乘心⑦，烦懊⑧者死。

【按语】本候揭示了时气病出现腹部胀满症状的原因是由热邪阻遏腹部气机所致。

---

① 时气病：即疫病，类似西医学中所说的传染病。《医学入门·疫疠》："疫疠如有鬼厉相似，故曰疫疠，又曰时气。"亦名天行、时行、时疫。
② 非节之气：指天气变化没有按照正常的季节变化，是一种异常的天气变化。
③ 无问长幼：指此病发病人群没有年龄限制，不论是老人还是儿童均有发生。
④ 形证略同：指时气病发病时临床表现和证候都大致相同。
⑤ 停滞则发黄：本候所论疾病。
⑥ 否（pǐ匹）涩：否，不通，壅塞。涩，停滞。此处是指热邪侵袭腹部而致气血运行减慢，停留于血脉之中的表现。
⑦ 毒气乘心：指外界的疫毒之气侵犯到心脏，就会影响到心正常生理功能的发挥。
⑧ 烦懊：烦，心烦。懊，懊恼。这些都是心主神明功能失常所引起的表现。

三十三、时气病结热候

【原文】 时气之病，是四时之间，忽有非节气伤人，其病状似伤寒，亦痛壮热。热入腹内，与腑之气相结，谓之结热①。热则大小肠否涩，大小便难而苦烦热②是也。

【按语】 本候论述了时气病中结热的临床表现及引起结热的原因。

三十四、败时气病候

【原文】 时气之病，是四时之间，忽有非节气伤人，其病状似伤寒，亦头痛壮热。若施治早晚失时，投药不与病相会③，致令病连滞不已④，乍瘥乍剧⑤，或寒或热，败坏之证⑥，无常是也⑦。

【按语】 本候指出了时气病的治疗要掌握好时机，对症下药，药量要适当，否则病情就会反复。

三十五、时气病兼疟候

【原文】 时气之病，是四时之间，忽有非节之气伤人，其病状似伤寒，亦头痛壮热。而又兼疟⑧者，是日数未满，本常壮热⑨，而邪不退，或乘于阴⑩，或乘于阳⑪。其乘于阳，阳争则热，其乘于阴，阴争则寒；阴阳之气，为邪所并⑫，互相乘加，故发寒热成疟也。

【按语】 本候论述的是小儿时气病同时出现寒热往来等疟疾临床表现的机理。临床上小儿疟疾病中有一种就是有某些外感疾病所继发引起的。

三十六、时气病得吐下后犹热候

【原文】 时气之病，是四时之间，忽有非节之气伤人，其病似伤寒，亦头痛壮热。而得吐下之后，壮热犹不歇者，是肠胃宿虚⑬，而又吐利，则为重虚⑭。其热乘虚而入里，则表里俱热，停滞不歇⑮，故虽吐下而犹热也。

【按语】 本候所述时气病病人出现呕吐、泄泻等症，本应发热有所缓解，但临床上仍有发热。其机理在于病人的正

---

① 结热：指病人既有腑气不通的表现同时伴有热蕴体内的表现。
② 大小便难而苦烦热：指病人同时出现了大小便不通以及心中烦热的表现。
③ 投药不与病相会：指所吃的药与疾病的表现不相吻合，即药证不符，这样就会延误疾病的治疗甚至加重病情。
④ 连滞不已：指病情迁延不愈，病情没有好转的迹象。
⑤ 乍瘥乍剧：指病情时而好转时而加重。
⑥ 败坏之证：指这是病情严重的表现。
⑦ 无常是也：这不符合疾病发展的正常规律，只有当药病不合时才会出现。
⑧ 疟：即疟疾。是一种以间歇性高热、寒战、出汗为主要表现的一类疫病，中医认为此病因风寒暑湿之邪客于人体营卫所致。
⑨ 本常壮热：指正常情况下病人应该表现为壮热。
⑩ 或乘于阴：指邪气侵犯人体中属阴的物质，如营气；或是属阴的部位，如胸腹部。
⑪ 或乘于阳：指邪气侵犯人体中属阳的物质，如卫气；或是属阳的部位，如背部。
⑫ 为邪所并：指阴阳之气都受邪气控制，为邪所伤。
⑬ 肠道宿虚：指病人原来胃肠道消化功能就很虚弱。
⑭ 重(chóng 虫)虚：指病人原来胃肠道消化功能就不好，再同时伴有呕吐泄泻的话，就会使其胃肠消化功能再次降低。
⑮ 停滞不歇：这里指病情时好时坏缠绵难愈的一种状况。

气已虚，无力祛邪外出所致。

三十七、时气病后不嗜食面青候

【原文】时气之病，是四时之间，忽有非节之气伤人，客于肌肤，与血气相搏，故头痛壮热。热歇之后，不嗜食①而面青者，是胃内余热未尽，气满②，故不嗜食也。诸阳之气，俱上荣于面③。阳虚未复④，本带风邪，风邪夹冷，冷搏于血气⑤，故令面青也。

【按语】本候论述了时气病后期病人虽然已不发热，但仍然有食欲不振、面色发青表现的原因。

三十八、时气病发复⑥候

【原文】时气之病发复者，是四时之间，忽有非节之气伤人，客于肌肤，搏于血气，蕴积则变壮热头痛。热退之后，气血未和，腑脏热势未尽，或起早劳动，或饮食不节，故其病重发⑦，谓之复也。然发复多重于初病者，血气已虚，重伤⑧故也。

【按语】本候指出了引起时气病复发的几种常见原因，并指出一旦复发病情较前都会加重。

三十九、温病⑨候

【原文】温病者，是冬时严寒，人有触冒⑩之，寒气入肌肉，当时不即发，至春得暖气而发⑪，则头痛壮热，谓之温病。又冬时应寒而反暖，其气伤人即发，亦使人头痛壮热，谓之冬温病⑫。凡邪之伤人，皆由触冒，所以感之。小儿虽不能触冒，其乳母抱持解脱⑬，不避风邪冷热之气，所以感病也。

【按语】本候所论的温病是指临床上以发热为主症的一类疾病，多发于冬春季节。大人小儿均可发病。

---

① 不嗜食：指患病后食欲减退，不想吃东西。
② 气满：指邪热之气充满整个腹部，病人就会出现腹胀、腹满的表现，从而影响胃肠正常生理功能的发挥。
③ 诸阳之气，俱上荣于面：中医认为人体头面部的气血分布十分丰富，三百六十五络皆上注于头面部，故有"头为诸阳之会"之说。
④ 阳虚未复：指由于患病造成人体的阳气亏虚，且没有恢复。
⑤ 冷搏于血气：指寒冷之气影响到人体气血的正常运行，就会出现气滞血凝的临床表现，其中最明显的就是病人面色发青。
⑥ 发复：即疾病转归过程中出现的一种类型，即复发，指同样的疾病经治疗好转后再次发作的情况。
⑦ 重（chóng虫）发：即复发，疾病再次发作之意。
⑧ 重（chóng虫）伤：这里指由于患病已耗伤了人体的气血，此回又再次患病，这时人体正气已虚，无力抵御外邪，故病情表现较重。
⑨ 温病：是一类以发热、头痛、呕吐为主要表现的疾病的总称，又称为温热病。其具有起病急、热势甚、传变快，易于伤津耗液等特点。《黄帝内经》中将其称之为"病温"。
⑩ 触冒：触，接触。冒，冒着。这里指人体感受到病邪。
⑪ 冬时严寒……至春的暖气而发：对于这段话早在《黄帝内经》中就有精辟的论述，它说"冬伤于寒，春必病温"（《素问·生气通天论》）。
⑫ 冬温病：它是一种由于自然界气候异常引起人体发病的一类疾病。其临床表现也不同于一般的温病。
⑬ 解脱：指母亲怀抱小儿外出或是给小儿脱换衣服时，不慎感受外邪也可引起小儿的温病发生。

四十、温病下利候

【原文】温病是冬时严寒，人有触冒之，寒气入肌肉，当时不即发，至春成病，得暖气而发，则头痛壮热，谓之温病。又冬时应寒而发温，其气伤人，即发成病，使人头痛壮热，谓之冬温病也。其下利者，是肠胃宿虚①，而感于温热之病，热气入于肠胃，与水谷相搏，肠虚则泄，故下利也。

【按语】温病同时出现泄泻，是由于温热之邪侵袭肠胃所致。

四十一、温病鼻衄候

【原文】温病者，是冬时严寒，人有触冒之，寒气入肌肉，当时不即发，至春得暖气而发，则头痛壮热，谓之温病。又冬时应寒而反温，其气伤人，即发成病，谓之冬温病，并皆头痛壮热。其鼻衄者，热乘于气，而入血也②。肺候身之皮毛，主于气，开窍于鼻。温病则邪先客皮肤，而搏于气，结聚成热③，热乘于血，血得热则流散④，发从鼻出者，为衄也。凡候热病鼻欲衄，其数发汗，汗不

出，或初染病已来都不汗，而鼻燥喘息，鼻气有声⑤，如此者，必衄也。小儿衄，止至一升数合，热因得歇，若至一斗数升，则死矣。

【按语】本候所说的温病伴见鼻出血临床上也十分常见，尤以小儿居多。其病机为邪热袭肺迫血妄行所致。并列举了临床上如何判断鼻出血的几种表现以及鼻出血的预后。

四十二、温病结胸⑥候

【原文】温病是冬时严寒，人有触冒之，寒气入肌肉，当时不即发，至春得暖气而发，则头痛壮热，谓之温病。又冬时应寒而反温，其气伤人，即发成病，谓之冬温病，并皆头痛壮热。凡温热之病，四五日之后，热入里，内热腹满⑦者，宜下之。若热未入里，而下之早者，里虚气逆⑧，热结胸上，则胸否满⑨短气，谓之结胸也。

【按语】以上三类证候都是不同体质的人患温热病时，会有不同的表现。这说明早在此时古人已经认识到体质对人体患病后的影响，也反映了中医学中同

---

① 肠胃宿虚：指这种病平时胃肠道的消化水谷功能就很弱，这种病人得温病时，除了有温病的典型症状外，还会有泄泻的表现。

② 热乘于气，而入血也：指温热之邪首先侵袭到人体的气，后侵犯到血，这时病人就会表现有鼻腔出血的症状。

③ 结聚成热：中医认为气郁则化内热，《黄帝内经》中也有"气有余便是火"之说。

④ 血得热则流散：中医认为热邪能耗伤津液及迫血妄行，导致血溢脉外，流散于体内。

⑤ 鼻燥喘息，鼻气有声：这些都是肺胃有热的表现，紧接着就会出现鼻衄的症状。

⑥ 结胸：原作"胸结"。据本候内容改。病证名，主要表现为胸腹胀满疼痛，手不可靠近之证。此证多由外感病误下所致。

⑦ 内热腹满：指温热之邪侵袭人体后，入里化热，形成了里热实证。病人表现为发热、口渴伴见腹胀腹满等表现，这时就应采取通腑泄热之法进行治疗。

⑧ 里虚气逆：指认为入里形成里热实证而误用下法，结果导致脏腑功能失常和气机紊乱的临床表现。

⑨ 否满：否，通"痞"，闭塞，不通。痞满，证名，主要表现为胸腹部的痞塞满闷之症。

病异治的辩证思想。

四十三、患斑毒①病候

【原文】斑毒之病，是热气之胃。而胃主肌肉，其热夹毒，蕴积于胃，毒气熏发于肌肉。状如蚊蚤所啮②，赤斑起，周匝遍体。此病或是伤寒，或时气，或温病，皆由热不时歇，故热入胃，变成毒，及发斑也。凡发赤斑者，十生一死③；黑者，十死一生。

【按语】本候所述之症多见于高热病人，其病机为热入血分，血瘀于皮肤之上故见全身斑疹。若斑疹颜色发黑则预后不好。

四十四、黄病④候

【原文】黄病者，是热入脾胃，热气蕴积，与谷气相搏，蒸发于外，故皮肤悉黄，眼亦黄。脾与胃合，俱象土⑤，候肌肉⑥，其色黄。故脾胃内热积蒸，发令肌肤黄。此或是伤寒，或时行，或温病，皆由热不时解，所以入胃也。凡发黄而下利，心腹满者死。诊其脉沉细者死。

又有百日半岁小儿，非关伤寒温病而身微黄者，亦是胃热，慎不可灸也，灸之则热甚。此是将息⑦过度所为。微薄其衣，数与除热粉散，粉之自歇，不得妄与汤药及灸也。

【按语】本候列举了临床上小儿出现皮肤发黄的两种情况，一种是病理性的，一种是生理性的。这两种情况的处理方法也是不同的。

四十五、黄疸病候

【原文】黄疸之病，由脾胃气实，而外有温气乘之，变生热。脾与胃合，候肌肉，俱象土，其色黄。胃为水谷之海⑧，热搏水谷气，蕴积成黄，蒸发于外，身疼髆⑨背强，大小便涩⑩，皮肤面目齿爪皆黄，小便如屋尘色⑪，著物⑫皆黄是也。小便宣利⑬者，易治，若心腹满，小便涩者，多难治也。不渴者易治，渴者难治。脉沉细而腹满者⑭，死也。

---

① 斑毒：证名。指发于体表皮肤的红色或紫红的斑点，点大相连则成片状，扪之不碍手。多见于温热、时气病证。

② 蚊蚤所啮：指出的斑点形如蚊子或跳蚤咬后皮肤出现的表现一样。

③ 发赤斑者，十生一死：指若身上出现红颜色斑点者，十个可以生存，一个死亡。

④ 黄病：指使人体皮肤发黄的疾病，例如肝病出现的黄疸病人。

⑤ 俱象土：是指脾与胃在五行属性中均属于土行。

⑥ 候肌肉：指脾胃与肌肉之间有某种特定的对应关系，即肌肉的生长发育有赖于脾胃运化水谷产生的精微物质。

⑦ 将息：休息，调养。此处指小儿过度的安逸所导致的气血运行不畅而致的发黄。

⑧ 胃为水谷之海：中医学认为胃的主要功能是受纳及腐熟水谷，故称"胃为水谷之海"。

⑨ 髆（bó博）：肩胛，肩膀。

⑩ 大小便涩：指大小便排泄不畅。

⑪ 屋尘色：指黄疸病人的小便颜色象布满灰尘的屋子一样。

⑫ 著物：指黄疸病人显露于外的部位都是呈现黄色。

⑬ 宣利：宣，宣畅。利，通利。这里指小便排泄顺畅。

⑭ 脉沉细而腹满者：这些都是人体阳气虚衰，体内水运失司的表现，最终会出现死亡。

【按语】本候解释了黄疸病的病机及临床表现，不同表现的黄疸病治疗难易度是不同的。

四十六、胎疸候

【原文】小儿在胎，其母脏气有热，熏蒸于胎，至生下小儿，体皆黄，谓之胎疸也。

【按语】胎疸，即西医学中的新生儿黄疸，其又可分为生理性黄疸与病理性黄疸两种。

四十七、疟病候

【原文】疟病①者，由夏伤于暑，客于皮肤，至秋因劳动血气，腠理虚而邪乘之，动前暑热，正邪相击，阴阳交争，阳盛则热②，阴盛则寒③，阴阳更盛更虚④，故发寒热；阴阳相离⑤，则寒热俱歇。若邪动气至⑥，交争复发，故疟休作有时。

其发时节渐晏⑦者，此由邪客于风府，邪循膂⑧而下，卫气一日一夜常大会于风府，其明日日下一节，故其作日晏。其发早者，卫气之行风府，日下一节，二十一日下至尾骶，二十二日入脊内，上注于伏冲之脉⑨，其行九日，出于缺盆之内，其气日上，故其病发更早。

其间日发者，由邪气内薄⑩五脏，横连募原⑪，其道远，其气深⑫，其行迟，不能日作，故间日蓄积乃发也。

小儿未能触冒⑬于暑，而亦病疟者，是乳母抱持解脱，不避风者也。

【按语】本候首先介绍了疟疾病总的病因，然后针对不同类型的证候，其病因及临床表现是不同的，因此治疗上也是各不相同的。

四十八、疟后余热⑭候

【原文】夫风邪所伤，是客于皮肤⑮，而痰饮渍⑯于脏腑，致令血不和，阴阳交

① 疟病：疟疾，以间歇性寒战、高热、出汗为特征的一类传染病，多发于夏秋季。
② 阳盛则热：指人体患疟病时正邪交争过程中，若体内属阳的成分占上风时，机体就表现为发热。
③ 阴盛则寒：指人体患疟病时正邪交争过程中，若体内属阴的成分占上风时，机体就表现为恶寒。
④ 阴阳更盛更虚：指患疟病时，人体内会出现阴阳的充盛和虚少的交替变化。
⑤ 阴阳相离：指阴阳之气没有相互影响及作用。
⑥ 邪动气至：指邪气与正气交争过程中再次变强，处于上风时，就会再次引起疟病发作。
⑦ 其发时节渐晏：指疟疾的发作时间逐日推迟。
⑧ 膂：指背部脊柱左右两侧的肌肉群。《素问·疟论》："邪气客于风府，循膂而下。"
⑨ 伏冲之脉：指人体经络系统其中的一条经脉，冲脉，其循行于脊内者。《类经》："即冲脉之在脊者，以其最深，故曰伏冲。"
⑩ 薄：侵入，侵犯。
⑪ 横连募原：募原，又称"膜原"，泛指膈膜或肠胃之外的脂膜。《素问·疟论》："由邪气内薄于五脏，横连募原。"
⑫ 其道远，其气深：指邪气侵袭人体内脏，其循行的路线越远，邪气就会越深入。
⑬ 触冒：指人体被四季的邪气所侵袭而导致发病，这里指感受暑邪之气。
⑭ 余热：指疟疾发作完以后，病人还表现出轻度的发热症状，这是体内余邪未去的表现。
⑮ 夫风邪所伤，是客于皮肤：指风邪侵袭人体是通过肌肤这个途径导致人体发病的。
⑯ 渍：原为中药炮制法之一，指用水将药物湿润使之发软。在这里指痰饮这些水液代谢的病理产物，停滞于体内导致人体发病的过程。

争。若真气①胜，则邪气退，邪气未尽，故发疟也。邪气虽退，气血尚虚，邪气干②于真气，脏腑壅否③，热气未散，故余热往来也。

【按语】本候所述疟病后仍然出现发热症状的，是由于人体正气不足，不能完全清除体内的邪气所致。

四十九、患疟后胁内结硬④候

【原文】疟是夏伤于暑，热客于皮肤，至秋复为风邪所折⑤，阴阳交争，故发寒热。其病正发，寒热交争之时，热气乘脏⑥，脏则燥而渴，渴而引饮⑦，饮停成癖⑧，结于胁下，故瘥后胁内结硬也。

【按语】此节所说的疟后胁下结硬，就是由于疟疾反复发作而导致的肝脾肿大，中医又称之为"疟母"。这种临床表现在儿童身上更为突出。

五十、疟后内热渴引饮候

【原文】疟病者，是夏伤于暑，热客

于皮肤，至秋复为风邪所折，阴阳交争，故发寒热成疟。凡疟发欲解则汗⑨，汗则津液减耗。又热乘于脏，脏虚燥⑩。其疟瘥之后，腑脏未和⑪，津液未复，故内犹热，渴而引饮也。若引饮不止，小便涩者⑫，则变成癖也。

【按语】此节说出了疟后成癖的病因及临床表现，具有重要的实践意义。

五十一、寒热往来候

【原文】风邪外客于皮肤，内而痰饮渍于腑脏，致令血气不和，阴阳更相乘克⑬，阳胜则热，阴胜则寒。阴阳之气，为邪所乘，邪与正相干，阴阳交争，时发时止，则寒热往来也。

【按语】本候论述小儿寒热往来病的病因及病机，是一个总的提纲。

五十二、寒热往来五脏烦满⑭候

【原文】风邪外客于皮肤，内而痰饮渍于腑脏，致令血气不和，阴阳交争，

---

① 真气：这里指人体抵御外邪的能力。
② 干：侵犯，冒犯。《素问·刺法论》："正气存内，邪不可干。"
③ 壅否（pǐ匹）：壅，壅塞，堵塞。否，不通，壅塞。这里指邪气侵袭人体的脏腑而致脏腑气血运行不畅的这种病理变化。
④ 患疟后胁内结硬：指疟疾反复发作而引起的肝脾肿大等临床表现。
⑤ 折：折杀，抑制。
⑥ 热气乘脏：乘，损伤，损害。这里指热邪侵害了人体的五脏。
⑦ 渴而引饮：是指由于热邪伤及五脏，耗伤了体内的津液，因而病人会出现大量饮水的表现。
⑧ 饮停成癖：这里的"饮"是体内水液代谢的病理性产物，饮邪停留于胁下，久而久之就形成了癖块。
⑨ 欲解则汗：指临床上疟疾的典型表现为寒战、高热、出汗、热退，呈周期性发作。
⑩ 脏虚燥：指疟疾反复发作损伤了脏腑的气血津液。
⑪ 腑脏未和：指虽然疟疾发作停止了，但人体脏腑的功能还没有恢复到正常水平。
⑫ 小便涩者：指小便排泄不畅。
⑬ 阴阳更相乘克：指人体的阴阳之气相互影响、相互制约，进行着胜复斗争失去了平衡的状态。
⑭ 烦满：证名。主要表现为心烦、胸闷、心胸满塞之状。见于《素问·热论》。

故寒热往来。而热乘五脏，气积不泄①，故寒热往来，则五脏烦满。

【按语】本候叙述了寒热往来兼有五脏烦满的病因及病理变化。

五十三、寒热往来腹痛候

【原文】风邪外客于皮肤，内而痰饮渍于腑脏，血气不和，则阴阳交争，故寒热往来。而脏虚本夹宿寒②，邪入于脏，与寒相搏，而击于脏气③，故寒热往来，而腹痛也。

【按语】本候论述了寒热往来兼有腹痛的病因及病理变化。

五十四、寒热结实候

【原文】外为风邪客于皮内，内而痰饮渍于腑脏，使血气不和，阴阳交争，则发寒热。而脏气本实④，复为寒热所乘，则积气⑤在内，使人胸胁心腹烦热而满，大便苦难⑥，小便亦涩，是为寒热结实。

【按语】本候解释了寒热结实候的临床表现及病因。

五十五、寒热往来食不消⑦候

【原文】风邪外客于皮肤，内有痰饮渍于腑脏，使血气不和，阴阳交争，则寒热往来。其脾胃之气，宿夹虚冷⑧，表虽寒热，而内冷发动，故食不消也。

【按语】本候说明了由于素体脾胃阳虚，故在出现寒热往来时同时伴有饮食不消化的症状。

五十六、寒热往来能食不生肌肉候

【原文】风邪外客于皮肤，内而痰饮渍于腑脏，使血气不和，阴阳交争，故发寒热往来。胃气挟热，热则消谷⑨，谷消则引食⑩。阴阳交争，为血气不和，血气不和，则不能充养身体。故寒热往来，虽能食而不生肌肉也。

【按语】本候解释了寒热往来的患儿虽然进食正常，但不能转化成营养物质供给机体生长发育需要的原因。

五十七、胃中有热候

【原文】小儿血气俱盛者，是腑脏皆

---

① 气积不泄：指气机停滞，不能正常疏泄。
② 脏虚本夹宿寒：指病人脏腑功能平常就很虚弱，同时体内还有寒邪。
③ 击于脏气：指外界的邪气侵袭人体，影响了五脏的正常生理功能的发挥。
④ 脏气本实：此类病人脏腑功能较亢进，因而感受邪气容易出现实证。
⑤ 积气：指瘀积于内的邪气。
⑥ 大便苦难：指由于感受实邪影响了大肠的传导功能的发挥，而造成的排便困难。
⑦ 食不消：指饮食食物不能及时地消化被利用，多为脾胃功能弱的表现。
⑧ 宿挟虚冷：指素体脾胃功能较差，并有怕冷，受寒后加重的症状。
⑨ 消谷：是人体消化功能亢进的一种表现，主要有食欲亢进、容易饥饿等症状。
⑩ 引食：指病人较以前饭量迅速增加。

实①，故胃中生热②。其状大便则黄，四肢温壮，翕然体热③。

【按语】本候指出了临床上如何判断小儿胃中有热。

五十八、热烦候

【原文】小儿脏腑实，血气盛者，表里俱热，则苦烦躁不安，皮肤壮热也。

【按语】本候解释了何谓热烦候。

五十九、热渴候

【原文】小儿血气盛者，则腑脏生热，热则脏燥，故令渴。

【按语】本候解释了何谓热渴候。

六十、中客忤候

【原文】小儿中客忤者，是小儿神气软弱④，忽有非常之物⑤，或未经识见之人触之，与鬼神气相忤⑥而发病，谓之客忤也，亦名中客，又名中人。其状，吐下⑦青黄白色，水谷解离⑧，腹痛

反倒夭矫⑨，面变易五色⑩，其状似痫，但眼不上摇⑪耳，其脉弦急数者是也。若失时不治，久则难治。若乳母饮酒过度，醉及房劳喘后乳者，最剧，能杀儿也。

【按语】本候首先解释了什么是小儿中客忤，接着介绍了其临床表现。并指出其患病与其母亲哺乳有很大的关系。

六十一、为鬼所持候

【原文】小儿神气软弱，精爽⑫微赢⑬，而神魂被鬼所持录⑭。其状，不觉有余疾，直尔⑮萎黄，多大啼唤，口气常臭是也。

【按语】本候认为小儿由于神气不足而被鬼神操纵是没有科学道理的。

六十二、卒死候

【原文】小儿卒死者，是三虚而遇贼风，故无病仓卒而死也。三虚者，乘年之衰一也，逢月之空二也，失时之和三

---

① 腑脏皆实：中医理论一般认为："脏病多虚，腑病多实"，而此类体质的患儿患病后往往多表现为实证。

② 胃中生热：这是由于各种邪气郁久都可化热，故而病人会出现各种热性症状。

③ 翕然体热：指发热比较轻微，就像用羽毛拂过一样。它出自于《伤寒论·辨太阳病脉证并治》，为六经病中太阳中风发热的一种临床证候，多兼见自汗、恶风寒等症。

④ 神气软弱：指小儿神经系统还未完全发育成熟，不能接受外界的强烈刺激。

⑤ 非常之物：这里指不是患儿经常见到或十分普通的东西，而是一种特别之物。

⑥ 忤（wǔ 五）：违背，抵触。如《素问·离合真邪论》："吸则纳针，无令气忤。"

⑦ 吐下：吐，指通过口呕吐之物。下，指通过肛门的排泄之物。

⑧ 水谷解离：即水谷不化。指吐下之物中夹杂有没有完全消化的食物。

⑨ 反倒夭矫：指由于腹痛引起的病人反复颠倒，四肢屈伸不安的症状。

⑩ 面变易五色：谓面色变化无定。

⑪ 眼不上摇：即不戴眼。指此类患儿并不像痫证儿童出现目睛上翻的症状。

⑫ 精爽：犹言精神。

⑬ 微赢：微弱，软弱。

⑭ 持录：拘捕并登记，与卷二十三卒魇"执录"义同。这是迷信鬼神之说。

⑮ 直尔：只是。

也。有人因此三虚，复为贼风所伤，使阴气偏竭于内，阳气阻隔于外，而气壅闭，阴阳不通，故暴绝而死也。若腑脏未竭，良久乃苏；亦有兼夹鬼神气者，皆有顷，邪退乃生也。

凡中客忤及中恶①卒死，而邪气不尽，停滞心腹，久乃发动，多变成注②也。

【按语】临床上引起儿童猝死的原因很多，认为与鬼神有关是不正确的。

六十三、中恶候

【原文】小儿中恶者，是鬼邪之气卒中于人也。无问大小，若阴阳顺理，荣卫平和，神守则强，邪不干正。若精气衰弱，则鬼毒恶气中之。其状，先无他病，卒然心腹刺痛，闷乱欲死是也。

凡中恶腹大而满，脉紧大而浮者死；紧细而微者生。余势不尽，停滞脏腑之间，更发后，变为注也。

【按语】本候所说的小儿中恶候是由于鬼邪之气侵犯人体所致，带有封建迷信色彩，应予以抛弃。其后认为发病有否取决于"阴阳顺理，营卫平和，神守则强，邪不干正"等，这是正确的。

---

① 中恶：病名。指感受秽毒或不正之气而出现突然厥逆、不省人事等症状。
② 注：病名。即疰病。指具有传染性和病程迁延的疾病。出《素问·五常政大论》。

卷四十七

小儿杂病诸候三　凡四十五论

六十四、注候

【原文】注之言住也，谓其风邪气留人身内也。人无问大小，若血气虚衰，则阴阳失守，风邪鬼气，因而客之，留在肌肉之间，连滞腑脏之内。或皮肤掣动①，游易无常②，或心腹刺痛，或体热皮肿，沈滞③至死，死又注易傍人，故为注也。

小儿不能触冒风邪，多因乳母解脱之时，不避温凉暑湿，或抱持出入早晚，其神魂软弱，而为鬼气所伤，故病也。

【按语】本候解释了什么是注候，并指出患此病多与乳母照顾不当有关。

六十五、尸注候

【原文】尸注者，是五尸之中一尸注也。人无问大小，腹内皆有尸虫。尸虫为性忌恶，多接引外邪④，共为患害。小儿血气衰害。小儿血气衰弱者，精神亦羸，故尸注因而为病。其状沉默，不的知病处⑤，或寒热淋沥⑥，涉引岁月，遂至于死，死又注易傍人，故名之为尸注也。

【按语】本候所述尸注候是一类导致小儿无名原因死亡的疾病，古人将其发病原因责之于尸虫。

六十六、蛊注候

【原文】人聚虫蛇杂类，以器皿盛之，令相啖⑦食，余一存者，即名为蛊⑧，能变化，或随饮食入腹，食人五脏。小儿有中者，病状与大人老子无异，则心腹刺痛，懊闷⑨，急者即死，缓者涉历岁月，渐深羸困，食心脏尽利血，心脏烂乃至死，死又注易傍人，故为蛊注也。

【按语】蛊注候也是一类小儿急危重症，古人认为是由感受蛊虫所致。

---

① 掣动：掣，牵拉。皮肤掣动是指注候的病人在皮肤方面的表现，是一种异常之动。
② 游易无常：指这种皮肤的异常之动呈游走性，并时轻时重。
③ 沈滞：沈，同"沉"。这里指邪气内陷，深入体内不易去除，是疾病加重的一种表现。
④ 接引外邪：指尸注为病害以感受外邪为主。
⑤ 不的知病处：指这种疾病没有明确的病位，病人感到全身都难受。
⑥ 淋沥：证名。为小便滴沥涩痛之证。可参见第十四卷"淋病诸候"。
⑦ 啖（dàn 淡）：吃。如《济生方·制方》："复啖生冷冰雪以益其寒。"
⑧ 蛊：古代用毒虫所制的一种毒药。可参见第二十五卷蛊毒候。
⑨ 懊闷：指心烦、懊恼等不适，病位在心，此处是由感受蛊毒所引起的。

六十七、阴肿候

【原文】足少阴为肾之经，其气下通于阴。小儿有少阴之经虚而受风邪者，邪气冲于阴，与血气相搏结，则①阴肿也。

【按语】本候论述了小儿阴肿发生的原因，主要是由于足少阴肾经之气下通于阴。若少阴之经虚而感受风邪，邪气冲于阴，与血气相搏结，可引起的阴囊肿大，治宜祛风散寒活血为主。现在多见于小儿的疝气及外伤所引起的阴囊肿大。

六十八、腹胀候

【原文】腹胀，是冷气客于脏故也。小儿腑脏嫩弱，有风冷邪气客之，搏于脏气，则令腹胀。若脾虚，冷移入于胃，食则不消。若肠虚，冷风乘之，则变下利。

【按语】本候所论的腹胀是由于感受寒邪所引起的，这是外因，但由于各人的体质差异又有不同的兼证。如脾虚则兼见食不消；若肠胃虚弱则见泄泻。这些都体现了中医学的同病异治原则。

六十九、霍乱候

【原文】霍乱②者，阴阳清浊二气相干，谓之气乱；气乱于肠胃之间，为霍乱也。小儿肠胃嫩弱，因解脱逢风冷，乳哺不消，而变吐利也。或乳母触冒风冷，食饮生冷物，皆冷气流入乳，令乳变败③，儿若饮之，亦成霍乱吐利。皆是触犯腑脏，使清浊之气相干，故霍乱也。夹风而络④实者，则身发热，头痛体⑤疼，而复吐利。

凡小儿霍乱，皆须暂断乳，亦以药与乳母服，令血气调适，乳汁温和故也。小儿吐利不止，血气变乱，即发惊痫也。

【按语】此候论述了小儿出现霍乱吐利的表现、病因及其治疗方法，并重点强调了母亲的饮食及生活起居等方面对此病的影响，并采取通过给母亲用药调理而达到治疗孩子疾病的目的。其对后世儿科病的诊治具有积极的指导意义。

七十、吐利候

【原文】吐利者，由肠虚而胃气逆故也。小儿有解脱，而风冷入肠胃，肠胃虚则泄利，胃气逆则呕吐。此大体与霍乱相似而小轻，不剧闷顿⑥，故直云吐利，亦不呼为霍乱也。

【按语】此候论述了吐利和霍乱的区别及引起吐利的原因。

---

① 则：此下《太平圣惠方》卷九十二治小儿阴肿诸方有"令"字。
② 霍乱：病名。泛指突然剧烈吐泻，心腹绞痛的疾病，它与西医学中因感染霍乱杆菌引起的急性传染病不同。可参见本书第二十二卷霍乱病诸候。
③ 变败：指由于母亲饮食不当或生活起居不慎所导致的乳汁性状的改变。
④ 络：本书卷二十二霍乱候无此字。
⑤ 体：原作"骼"。据本书卷二十二霍乱候改。
⑥ 闷顿：烦闷困顿。

七十一、服汤中毒^①毒气吐下候

【原文】春夏以汤^②下小儿，其肠胃脆嫩，不胜药势，遂吐下不止，药气熏脏腑，乃烦懊顿乏^③者，谓此为中毒，毒气吐下也。

【按语】本段讲述的是一类由于服药不当所引起的以呕吐泄泻为主要表现的病证。

七十二、呕吐逆候

【原文】儿啼未定，气息未调，乳母忽遽^④以乳饮之，其气尚逆，乳不得下，停滞胸膈，则胸满气急^⑤，令儿呕逆变吐。

又，乳母将息取冷，冷气入乳，乳变坏，不捺除之，仍^⑥以饮儿，冷乳入腹，与胃气相逆，则腹胀痛，气息喘急，亦令呕吐。

又，解脱换易衣裳及洗浴，露儿身体，不避风冷，风冷因客肤腠^⑦，搏血气，则冷入于胃，则腹胀痛而呕吐也。凡如此，风冷变坏之乳，非直令呕吐，胃虚冷入于大肠，则为利也。

【按语】本候主要探讨了呕吐的成因，不外乎饮食、起居两个方面。在中医学中呕与吐是两种不同临床表现。简单地说就是有声无物为呕，故又称"干呕"；而有物无声则为吐。但临床上两者往往是同时出现的。

七十三、哕^⑧候

【原文】小儿哕，由哺乳冷，冷气入胃，与胃气相逆，冷折胃气不通，则令哕也。

【按语】本候解释了小儿出现呃逆的原因。

七十四、吐血候

【原文】小儿吐血者，是有热气盛而血虚，热乘于血，血性得热则流散妄行，气逆即血随气上，故令吐血也。

【按语】本候指出小儿出现吐血多缘于体内气血逆乱所致。

七十五、难乳候

【原文】凡小儿初产^⑨，看产人^⑩见儿出，急以手料拭^⑪儿口，无令恶血^⑫得入

---

① 毒：原无此字。据本书目录及内容补。
② 汤：此处指由中药熬成的汤剂。
③ 烦懊顿乏：指心烦、心中懊恼并伴有四肢的乏力，这些都是由于吐泻太过所导致的。
④ 忽遽（jù jù）：仓卒。
⑤ 胸满气急：指由于所食母乳不能下行，壅堵于胸膈所产生的满闷、呼吸急促等表现。
⑥ 仍：《太平圣惠方》作"乃"。
⑦ 肤腠：肌肤。
⑧ 哕：呃逆的古称。见《灵枢·杂病》："哕，以草刺鼻，嚏而已。"
⑨ 产：汪本作"生"。
⑩ 看产人：即接生员。
⑪ 料拭：料通"撩"，一作"撩拭"。谓擦拭去异物使其干净。
⑫ 恶血：败坏颜色深暗之血，已失去了营养人体脏腑的作用。

儿口，则儿腹调和，无有疾病；若料拭不及时，则恶血秽露①，儿咽入腹，令心腹否满②短气，儿不能饮乳，谓之难乳。

又云：儿在胎之时，母取冷过度，冷气入胞，令儿著冷，至儿生出，则喜腹痛，不肯饮乳，此则胎寒，亦名难乳也。

【按语】此段文字论述了何谓难乳，以及临床上导致难乳的两种情况。其中提到的新生儿接生时的一些注意事项，对现在仍有借鉴意义。

七十六、吐呬③候

【原文】小儿吐呬者，由乳哺冷热不调故也。儿乳哺不调，则停积胸膈，因更饮乳哺，前后相触，气不得宣流④，故吐呬出。诊其脉浮者，无苦⑤也。

【按语】本候所述的小儿吐乳是日常生活中常见的一种情况，其多与父母喂养不当有关，无须用药治疗。

七十七、百病⑥候

【原文】小儿百病者，由将养乖节⑦，

或犯寒温，乳哺失时，乍伤饥饱，致令血气不理⑧，肠胃不调；或欲发惊痫，或欲成伏热。小儿气血脆弱，病易动变，证候百端，故谓之百病也⑨。若见其微证，即便治之，使不成众病⑩；治之若晚，其病则成。

凡诸病，至于困者，汗出如珠，著身不流者，死也。病如胸陷⑪者，其口唇干，目上反⑫，口中气出冷，足与头相柱⑬卧⑭，不举手足⑮，四肢垂，其卧正直如缚得⑯，其掌中冷，至十日必死，不可治也。

【按语】本候通论小儿百病。其病因，与将养乖节、或犯寒温、乳哺失时、乍伤饥饱等养护不当有关；其病机，是小儿"血气不理，肠胃不调""气血脆弱，病易动变"，即由于小儿为纯阴纯阳之体，感受病邪后，易虚易实，变化迅速，故小儿病情复杂多变，见证百端，应及时进行治疗，否则会变生它病而不易治愈。文中举例失治之危重证候，以引起注意。这种防微杜渐，以救病于未成之先，在儿科尤宜注意。

---

① 秽露：指生产时产生的污秽之物。
② 否满：即"痞满"。指胸腔部痞塞满闷，但局部组织并没有肿胀的表现。
③ 呬（xiàn 现）：吐。《证治准绳·幼科·吐》："小儿呬乳不化是也。"
④ 气不得宣流：指由于寒热不调引起的气机运行不畅。
⑤ 无苦：病人没有太多的痛苦，即脉浮的情况下，病人的预后很好。
⑥ 百病：此处泛指多种疾病。百，是言其多。
⑦ 将养乖节：指小儿养护没有按照正确的方法进行。
⑧ 血气不理：指血气运行不畅，不能发挥其正常的生理功能。
⑨ 故谓之百病也：此句原错简在"使不成众病"之下，文义不贯。据上下文义乙正。
⑩ 众病：指由于治疗不及时而便生其他病证。
⑪ 胸陷：汪本、周本同。《小儿卫生总微论方》卷二诸死绝候、《幼科证治准绳》集之证治通论作"凶陷"，义长。
⑫ 目上反："上"字原版空缺，据湖本补。宋本、正保本作"目皮反"，汪本、周本作"目反张"。
⑬ 柱：宋本、汪本同。周本、《太平圣惠方》卷八十八治小儿百病诸病作"抵"。柱，撑。《集韵》："柱，撑也。"
⑭ 足与头相柱卧：指病人躺的姿势，头和脚挨在一起呈蜷卧状。
⑮ 不举手足：汪本、周本同。宋本作"不敢下足"，义长。
⑯ 得：《太平圣惠方》、周本作"状"，义长。

七十八、头身喜汗出候

【原文】小儿有血气未实者，肤腠则疏①。若厚衣温卧，腑脏生热，蒸发腠理，津液泄越，故令头身喜汗也②。

【按语】本候论述小儿头身喜汗出的原因是由于"厚衣温卧"，导致"腑脏生热，蒸发腠理，津液泄越"，这在临床上确属常见。

七十九、盗汗候

【原文】盗汗③者，眠睡而汗自出也。小儿阴阳之气嫩弱，腠理易开，若将养过温，因④睡卧阴阳气交，津液发泄，而汗出也。

【按语】本候论述小儿盗汗的原因是与小儿气血未充，腠理不密有关，若加之"将养过温"，导致"睡卧阴阳气交，津液发泄"，而成盗汗之证。根据临床所见，小儿汗出有属于生理性者，正如朱丹溪《幼科要略》所说："小儿盗汗不须医，以体属纯阳，汗乃阳泄故也。"有属于病理性者，是由于小儿体弱，营卫失调，须及时治疗。

八十、痰候

【原文】痰者，水饮停积胸膈之间而

结聚也。小儿饮乳，因冷热不调，停积胸膈之间。结聚成痰，痰多则令儿饮乳不下，吐涎沫变结⑤而微壮热也；痰实壮热不止，则发惊痫。

【按语】痰是由于人体水液代谢失常而产生的一种病理性产物，反过来它也可作为致病因素作用于人体从而变生其他疾病。本候就指出了由于停乳成痰，郁久化热，痰热蒙蔽心窍则可导致痫证的发生。

八十一、胸膈有寒候

【原文】三焦⑥不调，则寒气独留，膈上不通，则令儿乳哺不得消下⑦，噫气⑧酸臭，胸膈否满，甚则气息喘急。

【按语】本候指出一旦小儿胸膈部位受到寒邪侵袭，就会出现食物难以消化、打嗝、腹胀，甚至呼吸喘急等表现。

八十二、癥瘕⑨癖结⑩候

【原文】五脏不和，三焦不调，有寒冷之气客之，则令乳哺不消化，结聚成癥癖也。其状，按之不动，有形段者癥也；推之浮移者瘕也；其弦急牢强，或在左，或在右，癖也。皆由冷气痰水食

---

① 肤腠则疏：指皮肤腠理疏松，汗孔开泄。
② 也：汪本、周本同。宋本作"出"。
③ 盗汗：此症多发生于睡眠之中，病人不易察觉，就像被人偷走了汗一样，故称之为盗汗。
④ 因：此下宋本有"于"字。
⑤ 变结：《太平圣惠方》卷八十四治小儿痰实诸方无此二字。
⑥ 三焦：中医学中的六腑之一，是人体水液代谢及气机运行的重要场所。
⑦ 消下：指正常情况下食物由口进入胃，通过胃的初步消化吸收，再将食糜向下传导。
⑧ 噫气：通过消化食物所产生的气体，正常情况下是没有臭味的。
⑨ 癥瘕：病证名。指腹腔中有包块肿物结聚的疾病。一般以坚定不移，痛有定处的为癥；聚散无常，痛无定处的为瘕。相关内容可参见本书第十九卷癥瘕病诸候。
⑩ 癖结：病名。指水邪与宿食相搏，结聚于胁下而成的痞块。可参见本书第二十卷癖病诸候内容。

饮结聚所成，故云癥瘕癖结也。

【按语】本候解释了临床上常见的三类以不通、肿块为主要表现的病证，即癥瘕癖。中医认为其均与气血运行阻滞有关。

八十三、否结候

【原文】否者，塞也。小儿胸膈热实，腹内有留饮①，致令荣卫否塞，腑脏之气不宣通，其病②腹内气结胀满，或时壮热是也。

【按语】否结是由于体内热与饮互结，气运行不畅所导致的。

八十四、宿食不消候

【原文】小儿宿食不消者，脾胃冷故也。小儿乳哺饮食，取冷过度，冷气积于脾胃，脾胃则冷。胃为水谷之海，脾气磨而消之③，胃气④和调，则乳哺消化。若伤于冷，则宿食不消。诊其三部脉沉者，乳不消也。

【按语】宿食，即食物不得消化，又称积滞，为儿科中的觉见病、多发病。

宿食不消的原因，不但是由饮食不避寒冷所致，而且还有乳食不节、过食肥甘等因素。其临床表现为腹痛作胀，嗳气酸臭，大便干结，或粪便溏臭等。

八十五、伤饱候

【原文】小儿食不可过饱，饱则伤脾。脾伤不能磨消于食，令小儿四肢沉重⑤，身体苦热，面黄腹大是也。

【按语】伤饱候是由于小儿饮食无节制，过饱损伤脾胃所导致的。主要表现为发热、面黄肌瘦、腹部胀大。

八十六、食不知饱候

【原文】小儿有嗜食⑥，食已仍不知饱足，又不生肌肉，其但⑦腹大，其大便数而多泄⑧，亦呼为豁泄⑨，此肠胃不守故也。

【按语】本候所论，能食不生肌肉，腹大而便泄，属于胃强脾弱之证，亦为小儿疳积的常见证候。文中责之"肠胃不守"，对疳证的临床治疗，颇有指导意义。

---

① 留饮：病证名。为痰饮之一，因水饮停留体内部位的不同，临床上有不同的表现。具体内容可参见本书第二十卷痰饮病诸候。
② 病：原作"痛"。据本书卷二十诸否候改。
③ 脾气磨而消之：中医认为胃的功能是接受食物并此初步消化，而脾主要的生理功能就是运化水谷，产生精微物质输送营养全身。
④ 胃气：《太平圣惠方》卷八十八治小儿宿食不消诸方作"其二气"。
⑤ 四肢沉重：中医理论认为"脾主四肢"，即四肢运动所需营养物质均来自于脾胃运化的水谷精微物质，现由于饮食过饱损伤脾胃，四肢得不到濡养，故而出现四肢沉重之状。
⑥ 嗜食：指过分进食已成为嗜好，不知道饥饱。这是一种病理性的表现。
⑦ 但：只是。
⑧ 数而多泄：指大便次数增多，同时由于吃进过多的食物来不及消化，故而便质变稀不成形。
⑨ 豁泄：滑泄。即大便不能很好地控制且大便很稀。

八十七、哺露候

【原文】小儿乳哺不调，伤于脾胃。脾胃衰弱，不能饮食，血气减损，不荣肌肉，而柴辟羸露①。其腑脏之不宣，则吸吸②苦热，谓之哺露也。

【按语】哺露候主要表现是饮食物不化，身体瘦弱不能行走，并伴有低热。

八十八、大腹丁奚候

【原文】小儿丁奚病者，由哺食过度，而脾胃尚弱，不能磨消故也。哺食不消，则水谷之精减损，无以荣其气血，致肌肉消瘠③。其病腹大颈小，黄瘦是也。若久不瘥，则变成谷癥④。伤饱，一名哺露，一名丁奚，三种大体相似，轻重立名也。

【按语】上述伤饱、哺露、丁奚三候均是由于小儿乳哺不调伤及脾胃引起的病证，其临床表现大同小异，均有面黄肌瘦，不思饮食，精神不振等表现，只是病情轻重不一而已。

八十九、洞泄下利候

【原文】春伤于风，夏为洞泄⑤。小儿有春时解脱衣服，为风冷所伤，藏在肌肉，至夏因饮食居处不调，又被风冷入于肠胃，先后重沓⑥，为风邪所乘，则下利也。其冷气盛，利甚为洞泄，洞泄不止，为注下也。

凡注下不止者，多变惊痫。所以然者，本夹风邪，因利脏虚，风邪乘之故也。亦变眼痛生障⑦，下焦偏冷，热结上焦，熏于肝故也⑧。

【按语】本候所讲的惊痫，是由于小儿泄泻日久，出现了脱水，从而导致人体的电解质紊乱，所以会出现肌肉抽动，甚至全身抽搐。这与西医学所说的由于脑部异常放电所引起的癫痫是不同的。此外，患儿出现的眼痛生障症状，从现代医学知识考虑是由于泄泻不止，导致人体小肠吸收维生素A的不足，而维生素A的缺乏会导致夜盲症，结膜和角膜也会变混浊，就像眼睛生了翳膜一样。

九十、利后虚羸候

【原文】肠胃虚弱，受风冷则下利。利断之后，脾胃尚虚，谷气⑨犹少，不能荣血气，故虚羸⑩也。

【按语】由于下利导致脾胃虚弱，故虽然下利停止，身体仍然很虚弱。

---

① 柴辟羸露：肢体羸瘦露骨，弱不能行。辟，同"躄"，足不能行。
② 吸吸：病证名。指气息短少而不能接续状。
③ 消瘠：瘠，瘦。消瘠，指由于肌肉失去营养而引起的消瘦。
④ 谷癥：为小儿异嗜症，亦称"米癥"。
⑤ 洞泄：病名。出自《素问·生气通天论》，此处指由于感受风寒所引起的腹痛腹泻。
⑥ 重沓：反复，叠加。
⑦ 生障：即眼睛变混浊，就像一个屏障挡在眼前一样。
⑧ 熏于肝故也：中医理论认为"肝开窍于目"，故但凡眼睛出现的病证多责之于肝。
⑨ 谷气：即通过脾胃运化的水谷精微之气，它可以营养人体的脏腑孔窍。
⑩ 虚羸：羸，弱。此候为下利已止，但脾胃功能并未恢复，故病人仍显虚弱。

九十一、赤白滞下候

【原文】小儿体本夹热，忽为寒所折，气血不调，大肠虚弱者，则冷热俱乘之。热搏血渗肠间，其利则赤；冷搏肠，津液凝，其利则白；冷热相交，血滞相杂①，肠虚者泄，故为赤白滞下也。

【按语】赤白利是指下利中既有血又有白色黏液的一类下利病证，病因寒热错杂。

九十二、赤利候

【原文】小儿有夹客热②，客热入于经络，而血得热则流散，渗入大肠，肠虚则泄，故为赤利也。

【按语】赤利是指小儿下利中带有血的一种病证。

九十三、热利候

【原文】小儿本夹虚热，而为风所乘，风热俱入于大肠而利③，是水谷利而色黄者，为热利也。

【按语】热利是由风热邪气侵犯肠道所致，临床上根据粪便的颜色即可判断。

九十四、冷利候

【原文】小儿肠胃虚，或解脱遇冷，或饮食伤冷，冷气入于肠胃而利，其色白，是为冷利也。冷甚，则利青也。

【按语】冷利与热利的区别除了病因不同，主要的鉴别手段还是根据临床症状和粪便的颜色。

九十五、冷热利候

【原文】小儿先因饮食，有冷气在肠胃之间，而复为热气所伤，而肠胃宿虚，故受于热，冷热相交，而变下利，乍黄乍白，或水或谷，是为冷热利也。

【按语】冷热利是一种兼有冷利又兼见热利表现的一类病证。

九十六、卒利候

【原文】小儿卒利④者，由肠胃虚，暴⑤为冷热之气所伤，而为卒利。热则色黄赤，冷则色青白，若冷热相交，则变为赤白滞利也。

【按语】本候所述的是一种同时感受寒热邪气的下利，主要表现为猝然下利赤白相兼。

九十七、久利候

【原文】春伤于风，至夏为洞泄。小儿春时解脱，为风所伤，藏在肌肉，至夏因为水谷利，经久连滞不瘥也。

凡水谷利久，肠胃虚，易为冷热，得冷则变白脓，利热则变赤血，若冷热相加，则

---

① 血滞相杂：指体内热与寒邪同时存在，故血渗肠间与津液凝滞相掺杂。

② 客热：病证名。指小儿发热、进退不定，如客之往来。

③ 利：此后元本、汪本、鄂本均有"为热"二字。

④ 卒利：即急性痢疾。利，通"痢"。

⑤ 暴：这里指邪气的突然性以及强烈性。

赤白相杂。利久则变肿满，亦变病䘌虫①，亦令呕哕②，皆由利久脾胃虚所为也。

【按语】久利指下利缠绵不愈，久利还会导致其他脾胃虚弱的表现。

九十八、重下利候

【原文】重下利者，此是赤白滞下利而挟热多者。热结肛门，利不时下③，而久嗳气，谓之重下利也。

【按语】重下利候是一种严重的泄泻，它多是赤白利夹杂热邪过多引起的。

九十九、利如膏血候

【原文】此是赤利肠虚极，肠间脂与血俱下，故谓利如膏血也。

【按语】这是赤利的一种极危重的表现。

一○○、蛊毒利候

【原文】岁时寒暑不调，而有毒厉之气，小儿解脱，为其所伤，邪与血气相搏，入于肠胃，毒气蕴积，值大肠虚者，则变利血。其利状，血色蕴瘀如鸡鸭肝片，随利下。此是毒气盛热，食于人脏，状如中蛊④，故谓之蛊毒利也。

【按语】此候所致下利病情较重，属儿科急危重症。除了下利脓血还伴有肠组织的坏死脱落。古人认为这是中了蛊毒，是由其历史条件限制所导致的。具体内容还可参见本书第十七卷蛊注痢候。

一○一、利兼渴候

【原文】此是水谷利⑤，津液枯竭，腑脏虚燥则引饮。若小便快⑥者，利断⑦渴则止。若小便涩，水不行于小肠，渗入肠胃，渴亦不止，利亦不断。凡如此者，皆身体浮肿，脾气弱，不能克水⑧故也。亦必眼痛生障，小儿上焦本热，今又利，下焦虚，上焦热气转盛，热气熏肝故也。

【按语】本候指出下利兼见口渴是由于水液与食物同时从肠道排出而导致体内津液亏乏所致。临床上根据小便的畅快与否就能判断下利的预后。这应用的是中医"利小便以实大便"的理论。

① 䘌（nì逆）虫：指一种小虫。《医宗金鉴·外科心法要诀》："齿䘌，齿内生小虫。"
② 呕哕：呕吐。哕为欲吐而不能吐。
③ 利不时下：指下利次数频繁。
④ 状如中蛊：指其表现就像中了蛊毒一样。
⑤ 水谷利：病证名。指小儿食物不化，与水液杂下的腹泻。多因脾胃素虚，饮食不慎，以致食物不消化而成。
⑥ 小便快：此处指小便通畅且次数增加。
⑦ 利断：即泄泻停止。因为人体的水液大多经过膀胱，以尿的形式排出体外，故进入肠道的水分变少，腹泻症状可暂时得到缓解。中医将此种方法用于治疗泄泻，即"利小便以实大便"。
⑧ 克水：依据中医理论，脾胃五行属性为土，而根据五行相克理论，土可以克水。表现在人体就是脾胃可以运化水液，是主管人体水液代谢的重要脏腑。

后惊醒伴随啼哭，中医辨证为心经有热。

一〇二、被魅候①

【原文】小儿所以有魅病②者，妇人怀娠③，有恶神导其腹中胎，妒嫉而制伏他小儿令病也。妊娠妇人，不必悉能致魅，人时有此耳，魅之为疾，喜微微下，寒热有去来，毫毛发鬇鬡④不悦，是其证也。

【按语】以上诸候，均属于小儿疳症，为儿科四大症之一。疳病从西医学记载来看，包括营养不良、佝偻病、结核病等，涉及的范围较广。其形成原因，大都为乳食不节，营养不良，脾胃损伤，气血生化之源不足，外而肌肉筋骨毛发得不到营养，内而五脏阴阳失于调和，所以出现种种证候，如伤饱、哺露、丁奚、无辜、魅病，以及癥瘕、痞结、否病等。这些论述，尤其是对病因病机的阐发，是中医儿科学的早期资料，并为后世所沿用。

一〇三、惊啼候

【原文】小儿惊啼⑤者，是于眠睡里忽然啼而惊觉也。由风热邪气乘于心，则心脏生热，精神不定，故⑥卧不安，则惊而啼也。

【按语】本候所论惊啼是指夜晚入睡

一〇四、夜啼候

【原文】小儿夜啼⑦者，脏冷故也。夜阴气盛⑧，与冷相搏则冷动，冷动与脏气相并，或烦或痛，故令小儿夜啼也。然亦有犯触禁忌，亦令儿夜啼，则可法术断之。

【按语】夜啼是指夜间啼哭不止，小儿不肯入睡，中医辨证属体内有寒邪。

一〇五、躯啼候

【原文】小儿在胎时，其母将养，伤于风冷，邪气入胞⑨，伤儿脏腑。故儿生之后，邪犹在儿腹内，邪动与正气相搏则腰痛，故儿躯张蹙气⑩而啼。

【按语】本候是由于胎儿在母体中感受风寒所引起的腹痛证候。

一〇六、胎寒候

【原文】小儿在胎时，其母将养，取冷过度，冷气入胞，伤儿肠胃。故儿生之后，冷气犹在肠胃之间。其状，儿肠胃冷，不能消乳哺，或腹胀，或时谷利，

---

① 被魅候：本候原在利兼渴候之下，因其属于疳证病情，便移至此以利比较分析。

② 魅（jì技）病：有鬼神作祟的病。

③ 怀娠：妊娠，怀孕。

④ 鬇鬡（zhēng níng 争宁）：毛发零乱貌。

⑤ 惊啼：指小儿在睡梦中啼哭并惊醒。多为感受邪热之气所致。

⑥ 故：《太平圣惠方》卷八十二治小儿惊啼诸方作"睡"。

⑦ 夜啼：指小儿一到晚上就啼哭不止，民间俗称"夜哭郎"。

⑧ 夜阴气盛：按照中医理论，白昼属阳，自然界阳气充盛，而夜晚属阴，阴气盛。

⑨ 胞：即胞宫。西医学称之为子宫，是妇女孕育胎儿的场所。

⑩ 躯（yǎn奄）张蹙（cù促）气：形容小儿腹痛时腰曲背弓，气息迫促之状。躯，曲身。蹙，迫促。

令儿颜色素皅①，时啼者，是胎寒故也。

【按语】本候与躯啼候均认为病因与胎寒有关，从临床所见，这些病人属于脾胃素寒，因受外寒发作。

一〇七、腹痛候

【原文】小儿腹痛，多由冷热不调，冷热之气与脏腑相击，故痛也。其热而痛者，则面赤，或壮热，四肢烦，手足心热是也；冷而痛者，面色或青或白，甚者乃至面黑，唇口爪②皆青是也。

【按语】小儿的腹痛大体可分为两种，一种由腹部受凉引起；一种是体内有热邪。

一〇八、心腹痛候

【原文】小儿心腹痛③者，肠胃宿挟冷，又暴为寒气所加，前后冷气重沓，动与脏气相搏，随气上下，冲击心腹之间，故令心腹痛也。

【按语】小儿心腹痛是缘于肠胃素有寒，加之感受外界的寒邪所致。

---

① 颜色素皅（pā 趴）：形容小儿的面色苍白，就像白色的花朵一样。皅，同"葩"。
② 爪：此后《太平圣惠方》卷八十三治小儿腹痛诸方有"甲"字。此处指人手指的指甲。
③ 心腹痛：此处所言部位为胃及腹部疼痛，并不是心脏缺血引起的心绞痛等心脏疾患。

卷四十八

小儿杂病诸候四　凡四十六论

一〇九、解颅候

【原文】解颅者，其状，小儿年大，囟①应合而不合，头缝开解是也，由肾气不成②故也。肾主骨髓，而脑为髓海，肾气不成，则髓脑不足，不能结成，故头颅开解也。

【按语】中医理论认为"肾主骨"，故小儿出现解颅多与肾气不充有关。

一一〇、囟填候

【原文】小儿囟填③，由乳哺不时，饥饱不节，或热或寒，乘于脾胃，致腑脏不调，其气上冲所为也。其状，囟张④如物填其上，汗出，毛发黄而短者是也。若寒气上冲，即鞕⑤；热气上冲，即柔软。

又，小儿胁下有积⑥，又气满而体热⑦，热气乘于脏，脏气上冲脑囟，亦致囟填。又，咳且啼，而气乘脏上冲，亦病也。啼甚久，其气未定，因而乳之，亦令填。所以然者，方啼之时，阴阳气逆上冲故也。

【按语】小儿囟门突起有两种原因，一是损伤了脾胃引起体内气机上逆；二是体内热气上冲引起。总之，凡是能引起体内阴阳之气不平衡而导致气机上冲均可引起囟填候。

一一一、囟陷候

【原文】此谓囟陷不平也。由肠⑧内有热，热气熏脏，脏热即渴引饮，而小便泄利者，即腑脏血气虚弱，不能上充髓脑，故囟陷也。

【按语】囟陷候多由于小便过多或泄泻病久，阴分津液耗损太过，元气下陷所致。西医学认为是由于腹泻或高热导致身体脱水而知小儿囟门凹陷，严重的可引起死亡。

---

① 囟：囟门，指小儿颅骨发育过程中存在的缝隙，又分为前囟门和后囟门。
② 肾气不成：谓肾气尚未充盛。成，指盛或充实的意思。
③ 囟填：囟门凸起。填，堆高。
④ 张：胀而高凸。张，通"胀"。
⑤ 鞕：坚固。此处指由于感受寒邪，寒主收引，故导致囟门突起的部分发硬发紧。
⑥ 积：病证名。指胸腹内有包块坚硬不移，痛有定处的一类疾患。
⑦ 气满而体热：指小儿体内气机郁滞并有热邪。
⑧ 肠：《太平圣惠方》卷八十二治小儿囟陷诸方作"腹"。

一一二、重舌候

【原文】小儿重舌①者，心脾热故也。心候于舌②，而主于血，脾之络脉，又出舌下。心火脾土二脏，母子也③，有热即血气俱盛，其状，附舌下，近舌根，生形如舌而短，故谓之重舌。

【按语】重舌即西医学所说的舌下腺肥大，多由炎症引起。中医认为其为心脾经有热引起。治疗可采用清心泻脾之法。

一一三、滞颐候

【原文】滞颐④之病，是小儿多涎唾流出，渍于颐下，此由脾冷液多故也。脾之液为涎，脾气冷，不能收制其津液，故令涎流出，滞渍于颐也。

【按语】本候所论之病主要表现为涎液分泌过多且不能控制，导致滞渍于颐下。类似于小儿的口角流涎病。

一一四、中风候

【原文】小儿血气未定，肌肤脆弱，若将养乖宜，寒温失度，腠理虚开，即为风所中也。凡中风，皆从背诸脏俞入⑤。

若心中风，但得偃卧⑥，不得倾侧，汗出唇赤，若汗流者可治，急灸心俞⑦。若唇或青，或白，或黄，或黑，此是心坏为水，面目亭亭，时悚动⑧，皆不复可治⑨，五六日而死。

若肝中风，踞坐不得低头，若绕两目连额上色微有青，唇色青而面黄，可治，急灸肝俞⑩。若大青黑，面一黄一白者，是肝已伤，不可复治，数日而死。

若脾中风，踞而腹满，身通黄，吐咸汁出者可治，急灸脾俞⑪。若手足青者，不可复治也。

若肾中风，踞而腰痛，视胁左右，未有黄色如饼大者，可治，急灸肾俞⑫。若齿黄赤，鬓发直，面土色，不可治也。

肺中风，偃卧而胸满短气，冒闷⑬汗出，视目下鼻上下两边下行至口，色白可治，急灸肺俞⑭。若黄为肺已伤，化为血，不可复治也。其人当要掇空⑮，或自拈衣，如此数日而死。此五脏之中风也。

---

① 重舌：病证名。症见舌下血脉肿胀、状似舌下又生小舌，或红或紫，或连贯而生，状如莲花，饮食难下，言语不清，口流清涎，日久溃烂。
② 心候于舌：中医理论认为"心开窍于舌"，舌为心之外候，即舌在生理及病理方面都与心关系密切。
③ 母子也：按照中医五行理论，火可以生土，即火为土之母。而心五行属性为火，脾五行属性为土，故心与脾的关系即为母子关系。
④ 滞颐：滞，停滞，停留。颐：面颊，腮帮。
⑤ 皆从背诸脏俞入：中医认为"腹为阴，背为阳"，而风为阳邪，易袭阳位，故风邪侵袭人体多从背俞穴进入。
⑥ 偃卧：仰面而卧。
⑦ 心俞：人体背俞穴之一，位于第5胸椎棘突下旁开1.5寸。
⑧ 悚（sǒng耸）动：悚，恐惧。此处指由于恐惧造成的心慌、心跳。
⑨ 不复可治：指没有别的办法进行治疗了。
⑩ 肝俞：人体背俞穴之一，位于第9胸椎棘突下旁开1.5寸。
⑪ 脾俞：人体背俞穴之一，位于第11胸椎棘突下旁开1.5寸。
⑫ 肾俞：人体背俞穴之一，位于第2腰椎棘突下旁开1.5寸。
⑬ 冒闷：指头目眩晕，头昏不清醒。
⑭ 肺俞：人体背俞穴之一，位于第3胸椎棘突下旁开1.5寸。
⑮ 掇空：指手指在空中做一些毫无目的的动作。掇，同"撮"。

其年长成童者，灸皆百壮。若五六岁已下，至于婴儿，灸者以意消息之。凡婴儿若中于风，则的成癫痫也。

【按语】本候论述小儿中风的病因病理，临床证候及治疗、预后。

一一五、中风四肢拘挛候

【原文】小儿肌肉脆弱，易伤于风。风冷中于肤腠，入于经络，风冷搏于筋脉，筋脉得冷即急，故合四肢拘挛也。

【按语】本候所论为小儿肌肉感受风邪所导致四肢拘挛症状。

一一六、中风不随①候

【原文】夫风邪中于肢节，经于筋脉。若风夹寒气者，即拘急挛痛②；若夹于热，即缓纵不随③。

【按语】本候指出筋脉感受的邪气不同，出现的症状也不同。

一一七、白虎候

【原文】按堪舆历游年图，有白虎神，云太岁在卯，即白虎在寅，准此推之，知其神所在。小儿有居处触犯此神者，便能为病。其状，身微热，有时啼唤，有时身小冷，屈指如数，似风痫，但手足不瘛疭耳。

【按语】本候有的内容，似涉荒诞，作存而不译。有关白虎的具体证候，在临床上见到的，大多为感邪之变，但病情不严重。

一一八、卒失音不能语候

【原文】喉咙者，气之道路，喉厌④者，音声之门户。有暴寒气客喉厌，喉厌得寒，即不能发声，故卒然失音也。不能语者，语声不出，非牙关噤⑤也。

【按语】小儿突然失音，语言不出，常见于西医学所称的急性喉炎，或喉痉挛等。

一一九、中风口噤候

【原文】小儿中风口噤者，是风入颔颊之筋故也。手三阳之筋⑥，入结颔颊，足阳阴之筋⑦，上夹于口。肤腠虚，受风冷，客于诸阳之筋，筋得寒冷则挛急，故机关⑧不利而口噤也。

【按语】本候所论的是小儿感受风邪而出现的口张不利症状。

---

① 中风不随：指风邪伤及人体经脉导致四肢气血运行受阻而致四肢运动障碍。
② 拘急挛痛：因为寒邪的特点是主收引，故若为风寒侵袭经脉则致四肢拘紧、挛缩。
③ 缓纵不随：指感受风热之邪可致肢体迟缓无力、行动不灵。
④ 喉厌：即"会厌"。在此似包括声带在内。本书卷一风失音不语候即作"会厌"。
⑤ 噤：闭口，牙关紧闭不开。
⑥ 手三阳之筋：这里指手少阳、阳明、太阳三条经脉的经筋都汇聚于面颊部。
⑦ 足阳阴之筋：这里指足阳明胃经的脉有一个分支上行联络于口部。
⑧ 机关：这里指下颌关节。

一二〇、中风口㖞邪僻候

【原文】小儿中风，口㖞邪僻①，是风入于颔颊之筋故也。足阳阴之筋，上夹于口，手三阳之脉偏急，而口㖞邪僻也。

【按语】本候所论口眼歪斜是由于小儿感受风邪所致，并非西医学中由于患脑血管病所导致的口眼歪斜。

一二一、中风痉候

【原文】小儿风痉②之病，状如痫，而背脊项颈强直，是风伤太阳之经。小儿解脱，或③脐疮④未合，为风所伤，皆令发痉。

【按语】根据本候所论内容疑似今日所说的新生儿破伤风病，此病多由新生儿出生时脐带消毒不彻底感染破伤风杆菌所致，病死率很高。1949 年前卫生条件不好发病很高，现在已经很少出现了。

一二二、羸瘦候

【原文】夫羸瘦不生肌肤，皆为脾胃不和，不能饮食，故血气衰弱，不能荣于肌肤。凡小儿在胎，而遇寒冷，或生而夹伏热⑤，皆令儿不能饮食，故羸瘦也。夹热者，即温壮身热，肌肉微黄；其夹冷者，即时时下利，唇口青吧⑥。

【按语】小儿羸瘦不生肌肉，大多由于喂养不善所致，实际上属于重度营养不良。因为小儿易实，亦易寒易热，所以或发生温壮发热，或时时下痢等症。

一二三、虚羸候

【原文】此谓小儿经诸大病，或惊痫，或伤寒，或温壮，而服药或吐利发汗。病瘥之后，血气尚虚，脾胃犹弱，不能传化谷气，以荣身体，故气力虚而羸也。

【按语】本候多见于小儿其他大病之后的一种表现，主要表现是消化功能尚未恢复。

一二四、嗽候

【原文】嗽者，由风寒伤于肺也。肺主气，候皮毛，而俞在于背。小儿解脱，风寒伤皮毛，故因从肺俞入伤肺，肺感微寒，即嗽也。故小儿生⑦须常暖背，夏月亦须单背裆⑧。若背冷得嗽，月内不⑨

---

① 口㖞邪僻：是指风邪侵袭面颊部经脉所导致的口角歪斜，即西医学所说的面神经麻痹。
② 风痉：指以感受风邪，夹有寒湿之邪侵袭所导致的痉证。
③ 或：原作"之"。据《太平圣惠方》卷作十三治小儿中风痉诸方改。
④ 脐疮：指新生儿脐带剪后遗留的创面。
⑤ 伏热：指不是外来的热邪，而是由体内自我产生的内热。
⑥ 青吧：吧，通"葩"，花朵。此处形容患儿的口唇发青，颜色发暗。
⑦ 生：《太平圣惠方》卷八十三治小儿咳嗽诸方作"恒"。
⑧ 单背裆（dāng 当）：即用单层布缝制的背心。
⑨ 不：《太平圣惠方》无"不"字。

可治；百日内^①嗽者，十中一两瘥^②耳。

【按语】小儿咳嗽多是由于背部受寒所引起的，因此小儿背部需注意保暖。

一二五、咳逆候

【原文】咳逆^③，由乳哺无度，因夹风冷，伤于肺故也。肺主气，为五脏上盖^④，在胸间。小儿啼，气未定，因而饮乳，乳与气相逆，气相^⑤引乳射于肺，故咳而气逆，谓之咳逆也。冷乳冷哺，伤于肺，搏于肺气，亦令咳逆也。

【按语】咳逆是指患儿除有咳嗽外，还同时存在气机上逆的表现。

一二六、病气候

【原文】肺主气。肺气有余，即喘咳上气。若又为风冷所加，即气聚于肺，令肺胀^⑥，即胸满气急也。

【按语】肺胀较咳嗽重，主要表现为胸部胀满，呼吸急促。类似于西医学中的肺气肿病。

一二七、肿满候

【原文】小儿肿满，由将养不调，肾脾二脏俱虚也。肾主水^⑦，其气下通于阴。脾主土，候肌肉而克水^⑧。肾虚不能传其水液，脾虚不能克制于水，故水气流溢于皮肤，故令肿满。其夹水肿者，即皮薄如熟李之状也；若皮肤^⑨受风，风搏于^⑩气致肿者，但虚肿如吹，此风气肿也。

【按语】中医理论认为小儿出现水肿多与脾肾两脏有关。

一二八、毒肿候

【原文】毒肿，是风热湿^⑪气，搏于皮肤，使血气涩不行^⑫，蕴积成毒，其肿赤而热^⑬是也。

【按语】毒肿候就是皮肤红肿并有发热，类似于西医学中的皮肤炎症表现。

---

① 内：此后《太平圣惠方》有"外"字。
② 十中一两瘥：指十个小儿中能治好一两个，这种说法有待商榷。
③ 咳逆：证名。指咳嗽而气上逆者。症见咳嗽吐痰或气喘喉中有水鸡声等。具体内容可参见本书第十四卷咳逆候。
④ 五脏上盖：这是形容肺在人体五脏中位置最高，故易被风邪侵袭。
⑤ 相：《太平圣惠方》卷十三治小儿咳逆上气诸方无此字。
⑥ 肺胀：证名。是因肺气壅塞所致虚满喘咳之证。如《灵枢·胀论》："肺胀者，虚满而喘咳。"
⑦ 肾主水：中医认为"肾司二便"，肾在水液代谢方面起重要作用。
⑧ 候肌肉而克水：是指肌肉的营养来源于脾运化水谷所产生的精微物质，又称脾主肌肉。脾五行属性属土，而土能克水。
⑨ 皮肤：此后《太平圣惠方》卷八十八治小儿水气肿满诸方有"虚"字。
⑩ 于：原作"而"。据《太平圣惠方》改。
⑪ 湿：原作"温"，汪本、鄂本同。据元本改。
⑫ 血气涩不行：涩，通"塞"，阻闭。此处指肢体血液运行不畅，发生瘀滞。
⑬ 肿赤而热：指皮肤肿胀颜色发红，局部温度升高。类似西医学所说的炎症。

一二九、耳聋候

【原文】小儿患耳聋，是风入头脑所为也。手太阳之经，入于耳内，头脑有风，风邪随气入乘其脉，与气相搏，风邪停积，即令耳聋。

【按语】西医学认为小儿耳聋主要分为两种，一为传导性耳聋；二为神经性耳聋。病因有外伤、先天遗传以及药物的毒副作用。药物所导致的耳聋往往具有不可逆性，治疗效果较差。

一三〇、耳鸣候

【原文】手太阳之经脉，入于耳内。小儿头脑有风者，风入乘其脉，与气相击，故令耳鸣。则邪气与正气相击，久即邪气停滞，皆成聋也。

【按语】本候所论的耳鸣候是由于头面部经脉被风邪侵袭所致，耳鸣时间较长有一部分就会转变成耳聋病。

一三一、耳①中风掣痛候

【原文】小儿耳鸣及风掣痛，其风染而②，皆起于头脑有风。其风入经脉，与气相动而作，故令掣痛。其风染而渐至，与正气相击，轻者动作几微，故但鸣也。

其风暴至，正气又盛，相击则其动作疾急，故掣痛也。若不止，则风不散，津液壅聚，热气加之，则生黄汁③，甚者，亦有薄脓也。

【按语】耳部感受风邪较重就会出现掣痛，如果兼有热邪则会有黄水及脓流出。

一三二、聤耳④候

【原文】耳，宗脉之所聚⑤，肾气之所通⑥。小儿肾脏盛，而有热者，热气上冲于耳，津液壅结，即生脓汁。亦有因沐浴水入耳内，而不倾沥⑦令尽，水湿停积，搏于血气，蕴结成热，亦令脓汁出。皆谓之聤耳。久不瘥，即变成聋也。

【按语】聤耳，即西医学所称的化脓性中耳炎，多由细菌感染所引起。如久延不愈，反复发作，可转变为慢性中耳炎。

一三三、目赤痛候

【原文】肝气通于目⑧。脏内客热，与胸膈痰饮相搏，熏渍于肝，肝热气冲发于目，故令目赤痛也，甚则生翳。

【按语】中医理论认为肝开窍于目，故出现目赤疼痛时，中医辨证多为肝经有热。

---

① 耳：原无。据本书目录补。

② 染而：渐渐。

③ 黄汁：耳部由于感受热邪而出现的黄色分泌物。

④ 聤耳：病名。泛指耳中流脓的病证。具体内容见本书第二十九卷聤耳候。

⑤ 宗脉之所聚：指人体的手三阳经均上注头面，并与耳相联系。

⑥ 肾气之所通：中医认为肾与耳关系密切，称之为"肾开窍于耳"。耳正常生理功能的发挥全赖于人体肾气的充盛。

⑦ 倾沥：即头向一侧倾倒，使耳中水液顺势流出。

⑧ 肝气通于目：中医理论认为肝开窍于目，眼睛生理功能的发挥有赖于肝血的滋养。

一三四、眼障翳候

【原文】眼是腑脏之精华①，肝之外候，而肝气通于眼也。小儿腑脏痰热，熏渍于肝，冲发于眼，初只热痛，热气蕴积，变生障翳②。热气轻者，止生白翳结聚，小者如黍粟③，大者如麻豆。随其轻重，轻者止生一翳，重者乃至两三翳也。

若不生翳，而生白障者，是疾重极，遍覆黑睛，满眼悉白，则失明也。其障亦有轻重，轻者黑睛边微有白膜，来侵黑睛，渐染散漫。若不急治，热势即重，满目并生白障也。

【按语】根据本候论述，似属疱疹性结膜炎、溃疡性角膜炎及白内障等眼病。初起目赤羞明，流泪，赤脉纵横，随即生起白翳，或如星点状，或如花瓣状，俗称云翳，多为外伤或感染所引起，如麻疹等传染病，常并发本症。本候翳障，由许多小星点聚在一起的称聚星障，云翳较大较厚的，称花瓣障。一般前者轻于后者。通过治疗后溃疡痊愈，常留有白色翳痕，如掩盖黑睛，则影响视力。

一三五、目青④盲候

【原文】眼无障翳，而不见物，谓之盲。此由小儿脏内有停饮而无热，但有饮水积渍于肝也。目是五脏之精华，肝之外候也。肝气通于目，为停饮所⑤渍，脏气不宣和⑥，精华不明审⑦，故不赤痛，亦无障翳，而不见物，故名青盲也。

【按语】青盲候的临床表现是初起视物昏渺，蒙昧不清，或视瞻有色，一片阴影。日久失治，则不辨人物，不分明暗，检查无翳障，亦无痛，是一种病程较长的慢性眼病，类似西医学所称的视神经萎缩等。

一三六、雀目候

【原文】人有昼而睛明⑧，至暝便不见物⑨，谓之雀目。言其如鸟雀，暝便无所见也。

【按语】雀目即西医学所说的夜盲症，是由于体内缺乏维生素 A 所导致的。中医学则认为该病的发生源于肝血不足，或肾阴亏损。中医治疗宜滋补肝肾为法，也可通过食用动物肝脏起到"以脏补脏"的作用，从而达到治疗该病的目的。

一三七、缘目生疮候

【原文】风邪客于睑眦⑩之间，与血

---

① 眼是腑脏之精华：指眼睛与脏腑的关系密切。脏腑功能协调，则目能视物；脏腑出现病变，也可反映在眼上。
② 障翳：障，指阻碍视力的眼睛疾病。翳，指障避眼珠的薄膜。
③ 黍粟：黍，谷物名，又称"黄米"。粟，谷物名，古称"粱"，去壳后叫"小米"。
④ 青：原无。据本书卷二十八目青盲候补。
⑤ 所：原作"水"。据正保本改。
⑥ 脏气不宣和：指饮邪停滞体内导致脏腑功能受到影响，气血运行不畅，眼睛得不到气血濡养就会出现视力不佳。
⑦ 精华不明审：指由于眼睛得不到气血的及时营养而致不能很好地分辨事物。
⑧ 昼而睛明：指此种病人白天的时候眼睛能看清东西。
⑨ 至暝便不见物：指此种病人已到夜晚天黑或是处于光线昏暗的地方便看不清事物。
⑩ 睑眦：睑，指的是上下眼睑。眦，指内外眼角。

气相搏，夹热即生疮，浸渍缘目①，亦而有汁，时瘥时发。世云，小儿初生之时，洗浴儿不净，使秽露津液，浸渍眼睑睫眦，后遇邪，发即目赤烂生疮，喜②难瘥，瘥后还发成疹，世人谓之胎赤③。

【按语】 睑缘赤烂生疮，又称胎赤，与西医学所称的溃疡性睑缘炎相似。其成因是由于感染而致，至于新生儿洗浴时被污染，仅是其中原因之一。

一三八、鼻衄候

【原文】 小儿经脉血气有热，喜令鼻衄④。夫血之随气，循行经脉，通游腑脏。若冷热调和，行依其常度⑤，无有壅滞，亦不流溢也。血性得寒即凝涩结聚，得热即流散妄行。小儿热盛者，热乘于血，血随气发⑥，溢于鼻者，谓之鼻衄。凡人血虚受热，即血失其常度，发溢妄行，乃至发于七窍⑦，谓之大衄也。

【按语】 小儿鼻衄是个临床常见症状，既有生理性的，比如气候干燥、饮水少等因素引起的鼻出血；也有其他疾病引起的鼻出血，比如儿童的血液病。

临床上要针对不同原因采取不同的治疗方法。但若出血量大，应以先止血为主。小儿较成人更易发生鼻出血，这与其鼻腔黏膜薄、血管丰富有关。

一三九、䘌鼻候

【原文】 䘌鼻之状，鼻下两边赤，发时微有疮而痒是也，亦名赤鼻，亦名疳鼻⑧。然鼻是肺气所通⑨，肺候皮毛，其气不和，风邪客于皮毛，次于血气。夫邪在血气，随虚处而入停之⑩，其停于鼻两边，与血气相搏成疮者，谓之䘌鼻也。

【按语】 本候所论疾病类似于现代所说的酒糟鼻。其表现是鼻部颜色发红，伴有瘙痒及疱疮。中医认为此病是由于血燥，加上感受风热之邪所致。

一四〇、齆鼻候

【原文】 肺主气而通于鼻，而气为阳，诸阳之气，上荣头面。若气虚受风冷，风冷客于头脑，即其气不和，冷⑪气停滞，搏于津液，脓涕结聚，即鼻不闻

---

① 缘目：缘，原指衣服的边。此处指眼睛四周出现的疮疡溃烂。
② 喜：《太平圣惠方》卷八十九治小儿缘目睡疮诸方无此字。
③ 胎赤：即新生儿眼睑赤红。
④ 鼻衄：鼻腔出血。
⑤ 行依其常度：指血液沿着正常的循行路线运行，没有溢出脉外。
⑥ 血随气发：中医理论认为血液的运行全赖于气的推动作用，热邪侵袭人体后就会出现气血运行加快，甚至迫血妄行。
⑦ 七窍：指人体头面部的七个孔窍，包括眼睛、耳朵、鼻孔、口。五脏的经气分别通达于七窍，五脏有病，往往从七窍的变化中反映出来。
⑧ 疳鼻：疳，病证名，是一种慢性营养障碍性疾病。好发于幼儿，临床症见面黄肌瘦，毛发焦枯，肚大青筋，精神萎靡。疳鼻，是以病变部位进行命名的这类疾病。
⑨ 鼻是肺气所通：中医理论认为肺开窍于鼻，鼻能闻五味全赖于肺气。
⑩ 随虚处而入停之：指邪气侵袭人体往往是正气不足的地方，即所谓"邪之所凑，其气必虚"（《素问·评热病论》）。
⑪ 冷：原作"令"。据《太平圣惠方》卷八十九鼻齆诸方改。

香臭，谓之鼽①。

【按语】本候主症为鼻塞流脓涕，不闻香臭，通常称为鼻渊，相当于西医学所称的急慢性鼻窦炎，此病还可伴见前额头痛等症。本书卷二十九有鼻鼽候，可以参阅。

一四一、鼻塞候

【原文】肺气通于鼻，而气为阳。诸阳之气，上荣头面。其气不和，受风冷，风冷邪气入于脑，停滞鼻间，即气不宣和，结聚不通，故鼻塞也。

【按语】此病主症为鼻塞，是由感受风寒之邪所致，其类似于现在所说的急慢性鼻炎。此病西医学认为是由鼻炎病毒引起，多继发于反复感冒后，临床上常用收缩鼻部血管药物以缓解鼻塞症状。

一四二、喉痹候

【原文】喉痹，是风毒之气，客于咽喉之间，与血气相搏，而结肿塞②，饮粥不下，乃成脓血。若毒入心，心即烦闷恼，不可堪忍③，如此者死。

【按语】本书卷三十已有喉痹候，叙述较详，对喉痹证的定义是，喉里肿塞痹痛，水浆不得入。论病机，联系于肺，并有气结蕴积而生热，亦令人壮热而恶

寒等症。但这里补充了咽喉结肿，乃成脓血，以及"若毒入心"等证。两条是互有阐发者，可联系起来阅读。

一四三、马痹候

【原文】马痹④，与喉痹相似，亦是风热毒气，客于咽喉颔颊之间，与血气相搏，结聚肿痛。其状，从颔下肿，连颊下，应喉内肿痛塞⑤，水浆不下⑥，甚者脓⑦溃。毒若攻心，则心烦懊闷致死。

【按语】以上两候所论，相当于西医学所称的化脓性扁桃体炎、白喉等一类疾病。化脓性扁桃体炎多由于细菌感染所致，小儿可反复感染继发其他疾病。白喉是一种具有传染性的疾病，现在由于绝大部分儿童都注射了相应的疫苗，故很少有发病。白喉，最易并发心肌炎，甚至导致突然死亡。正如文中所说，"毒若攻心，心烦懊闷致死"。

一四四、齿不生候

【原文】齿是骨之所终⑧，而为髓之所养也⑨。小儿有禀气不足者，髓即不能充于齿骨，故齿久不生。

【按语】本候即后世所称的齿迟，属五迟范围，由先天不足所引起。小儿一般在 10 个月以后不出牙者，应考虑为病

---

① 鼽：此后元本有"鼻"字，正保本同。
② 而结肿塞：《医心方》卷二十五第六十作"而结肿痛，甚者肿塞"。
③ 不可堪忍：堪，即忍受。指喉痹导致的心烦、懊恼及咽痛让人无法忍受。
④ 马痹：本书卷三十作"马喉痹"。
⑤ 肿痛塞：鄂本作"痛肿塞"。
⑥ 水浆不下：指由于咽喉肿痛导致病人饮水及食物都很困难。
⑦ 脓：正保本作"肿"。
⑧ 齿是骨之所终：中医学认为"齿为骨之余"，西医学也认为牙齿是人体骨骼系统的重要组成部分。
⑨ 而为髓之所养：指骨骼的生长有赖于骨髓的充养，而肾所藏先天之精游客化生髓，故有肾主骨生髓之说。

理性，常见的疾病有佝偻病、呆小病等。

一四五、齿痛风龋候

【原文】手阳明、足阳明之脉，并入于齿。风气入其经脉，与血气相搏，齿即肿痛，脓汁出，谓之风龋。

【按语】本候所论内容似现在小儿多患的龋齿病。其多由吃糖过多，又不注意口腔卫生导致口腔细菌腐蚀牙齿，产生牙洞，侵犯到牙神经就可产生疼痛。

一四六、齿根血出候

【原文】手阳明、足阳明之脉，并入于齿。小儿风气入其经脉，与血相搏，血气虚热，即齿根血出也。

【按语】本候所论内容似西医学所说的牙龈出血症。西医学认为它的产生是由于体内缺乏维生素 C 所致。中医学认为它是由血分有虚热所引起。

一四七、数岁不能行候

【原文】小儿生，自变蒸①至于能语，随日数血脉骨节备成，其膑骨②成，即能行。骨是髓之所养。若禀生血气不足者，即髓不充强，故其骨不即成③，而数岁不能行也。

【按语】本候即后世所谓行迟、脚软，属于五迟、五软的小儿虚弱症。大多由于先天禀赋不足，亦有后天营养不良所致者。类似于现代所说的小儿佝偻病及先天性软骨病。

一四八、鹤节候

【原文】小儿禀生血气不足，即肌肉不充，肢体柴瘦，骨节皆露，如鹤之膝节也。

【按语】本候所论疾病类似于西医学所说的大骨节病。这种病是一种地方病，是由于人体内某种微量元素过多所导致的。其临床表现为：儿童身体发育缓慢，身材矮小，骨骼发育畸形，至成年大多丧失劳动能力。

一四九、头发黄候

【原文】足少阴为肾之经，其血气华于发④。若血气不足，则不能润悦⑤于发，故发黄也。

【按语】头发黄在现在已不作为一个病证单独出现，它往往见于某些疾病的伴随症状，如小儿疳积证就可见"发黄如穗"的表现。若头发长期得不到营养，还会引起脱落及发白。

---

① 变蒸：指小儿生长发育必经的一个过程。
② 膑（bìn 殡）骨：膝盖骨。
③ 骨不即成：指骨骼发育不完全。
④ 血气华于发：中医学认为"发为血之余""肾其华在发"，这些说明头发的发育与血液的充养及肾气的充沛关系密切。
⑤ 润悦：光润悦目。

一五〇、头发不生候

【原文】足少阴为肾之经，其华在发。小儿有禀性少阴之血气不足，即发疏薄不生。亦有因头疮而秃落不生者。皆由伤损其血，血气损少，不能荣于发也。

【按语】本候所说的头发不生候有两种情况，一是由于人体气血亏虚，头发失养引起；另一种是由于生头疮引起的头发脱落不生，即西医学所说的脂溢性脱发，民间俗称"鬼剃头"。临床上要根据具体情况，采取相应的治疗方法。

一五一、惛塞候

【原文】人有禀性阴阳不和，而心神惛塞者，亦有因病而精采闇钝①，皆由阴阳之气不足，致神识不分明。

【按语】本候所述，近似西医学所说的脑发育不全、先天性痴呆等病。其大多由先天发育不良引起。

一五二、落床损瘀候

【原文】血之在身，随气而行，常无停积。若因堕落损伤，即血行失度，随伤损之处即停积，若流入腹内，亦积聚不散，皆成瘀血。凡瘀血在内，颜色萎黄，气息微喘，涩小寒②，噏噏微热③，或时损痛也。

【按语】本候所述的是瘀血停留体内较久出现的反应，如面色萎黄、疼痛及轻度的恶寒和发热症状。

一五三、唇青候

【原文】小儿脏气不和，血虚为冷所乘，即口唇青吧。亦有脏气热，唇生疮，而风冷之气入，疮虽瘥，之后血色不复，故令唇青。

【按语】小儿出现口唇颜色发青大多为感受寒邪所致，但也有体内有热邪而致口唇发青。

一五四、无辜病候

【原文】小儿面黄发直，时壮热，饮食不生肌肤，积经日月，遂致死者，谓之无辜。言天上有鸟，名无辜，昼伏夜游，洗浣小儿衣席，露之经宿，此鸟即飞从上过，而取此衣与小儿著，并席与小儿卧，便令儿著此病。

【按语】根据症状描述，本候属于脾胃不能运化水谷精微，导致肌肉皮肤毛发失养，长期得不到改善而致患儿死亡。类似现在医学中所说的小儿严重营养不良导致的感染性疾病而致死。古人将此病归结为一种鸟所导致是不正确的。

---

① 闇（àn暗）钝：愚昧迟钝。闇，愚昧不明。
② 涩小寒：此处是形容由于瘀血停滞体内导致患儿出现轻微的畏寒症状。
③ 噏噏微热：指由于瘀血内停于郁久化热，而出现的低热现象。

卷四十九

小儿杂病诸候五　凡五十论

一五五、丹候^①

【原文】风热毒气，客于腠理，热毒搏于血气，蒸发于外，其皮上热而赤，如丹之涂，故谓之丹也。若久不瘥，即肌肉烂伤。

【按语】小儿丹候，与本书卷三十一丹候内容基本相同，但补充了丹毒的发病机理，如"风热毒气，客于腠理，热毒搏于气血，蒸发于外"。这样，对丹毒的认识，就会更加全面。至于"若久不瘥，即肌肉烂伤"，卷三十一丹候亦提到"久乃坏烂，去脓血数升"，在按语中有所考证，可以参阅。

一五六、五色丹候

【原文】五色丹，发而改变无常，或青、黄、白、黑、赤，此由风毒之热，有盛有衰，或冷或热，故发为五色丹也。

【按语】临床上每以丹毒色泽的浅深和变化，观察病情的轻重进退，以及不同的病因病机。如丹毒由红色变为深红色、紫色，或青黑色的，表示热毒由轻转重，其病为进；相反地由青黑色、紫色，变为红色或淡红色的，即热毒由重转轻，其病为退。白色者多夹风冷；色赤黑者，一为热毒极盛，一为兼夹风冷。但还须结合全身症状，辨别诊断。

一五七、赤黑丹候

【原文】丹病本是毒热，折于血气，蕴蒸色赤，而复^②有冷气乘之，冷热互交，更相积瘀，令色赤黑。

【按语】本候所论的是冷热夹杂的丹候。

一五八、白丹候

【原文】丹初是热毒夹风，热搏于血，积蒸发赤也，热轻而夹风多者，则其色微白也。

【按语】白丹辨证是热轻风邪重。

一五九、丹火候

【原文】丹火之状，发赤，如火之

---

① 丹候：丹毒，病名。为皮肤感染病的一种。因患部颜色发红就像涂了红色的颜料一样，且局部皮肤温度升高就像被火烤了一样，故称之为丹毒。类似于西医学所说的由于溶血性链球菌引起的皮肤炎症。

② 复：原作"得"。据汪本、鄂本改。

烧，须臾熛浆①起是也。

能移走，谓之厉火丹也。

一六〇、天火丹候

【原文】丹发竟②身体，斑赤如火之烧，故谓之天火丹也。

一六一、伊火丹候

【原文】丹发于髂③，青黑色，谓之伊火丹也。

一六二、熛火丹候

【原文】丹发于臂、背、谷道④者，谓之熛火丹也。

【按语】谓之熛火丹，可能丹毒发时伴有熛浆疱疹。

一六三、骨火丹候

【原文】丹发初在臂起，正赤若黑，谓之骨火丹也。

一六四、厉火丹候

【原文】丹发初从骼下⑤起，皆赤，

一六五、火丹候

【原文】火丹之状，往往如伤赤著身，而日渐大者，谓之火丹也。

一六六、飞火丹候

【原文】丹著两臂及背、膝，谓之飞火丹也。

一六七、游火丹候

【原文】丹发两臂及背，如火炙者，谓之游火丹也。

一六八、殃火丹候

【原文】丹发两胁及腋下，髂上，谓之殃火丹也。

一六九、尿灶火丹候

【原文】丹发膝上，从两股⑥起及脐间，走入阴头⑦，谓之尿灶火丹也。

---

① 熛（biāo 标）浆：熛，指肌肤所发的赤色丹疹。熛浆，此处指此类丹毒发病过程中可产生带有液体的疱疹。
② 竟：指丹毒发满全身。
③ 髂（bǎng 榜）：通"膀"。胳膊上部近肩处曰臂膀，大腿亦曰腿膀，本书用"髂"字多处，指上肢还下肢，可以按病情确定部位。
④ 谷道：即肛门。可参见《备急千金要方》第二十三卷。
⑤ 骼（gē 阁）下：胳下。骼，同"胳"。俗称胳肢窝。
⑥ 股：此处指大腿内侧。
⑦ 阴头：阴茎头，又称龟头。《金匮要略·血痹虚劳病脉证并治》："夫失精家少腹弦急，阴头寒。"

一七〇、风火丹候

【原文】丹初发，肉黑忽肿起，谓之风火丹也。

一七一、暴火丹候

【原文】暴火丹之状，带黑靤色，谓之暴火丹也。

一七二、留火丹候

【原文】留火丹之状，发一日一夜，便成疮，如枣大，正赤色，谓之留火丹也。

一七三、朱田火丹候

【原文】丹先发背起，遍身，一日一夜而疮，谓之朱田火丹也。

一七四、郁火丹候

【原文】丹发从背起，谓之郁火丹也。

一七五、神火丹候

【原文】丹发两髂，不过一日便赤黑，谓之神火丹也。

一七六、天灶火丹候

【原文】丹发两髂①里尻②间，正赤，流阴头，赤肿血出，谓之天灶火丹也。

一七七、鬼火丹候

【原文】丹发两臂，赤起如李子，谓之鬼火丹也。

一七八、石火丹候

【原文】丹发通身，自突起如细粟大，色青黑，谓之石火丹也。

一七九、野火丹候

【原文】丹发赤，斑斑如梅子，竟③背腹，谓之野火丹也。

一八〇、茱萸火丹候

【原文】丹发初从背起，遍身如细缬④，谓之茱萸火丹也。

一八一、家火丹候

【原文】丹初发，著两腋下、两髂上，名之曰家火丹也。

---

① 髂：卷三十一天灶火丹候作"股"，义同。
② 尻：指臀部。
③ 竟：完了。在此引申为"满""遍"的意思。
④ 细缬：此处指细小的花纹。

一八二、废灶火丹候

【原文】丹发从足跗①起，正赤者，谓之废灶火丹也。

一八三、萤火丹候

【原文】丹发如灼，在胁下，正赤，初从髂起，而长上，痛，是萤火丹也。

一八四、赤丹候

【原文】此谓丹之纯赤色者，则是热毒搏血气所为也。

【按语】以上各候论述的都是小儿丹毒病的各种证候表现，其症状大同小异。都是局部皮肤发红并伴有疼痛，游走不定。虽然各候名目繁多，但其病机大多为血热，故治疗均以清热解毒，凉血化瘀为主。因此不一一注解。

一八五、风瘙隐胗候

【原文】小儿因汗，解脱衣裳，风入腠理，与血气相搏，结聚起相连，成隐胗。风气止在腠理，浮浅，其势微，故不肿不痛，但成隐胗瘙痒耳。

【按语】此病类似西医学所说的荨麻疹，此病多由受风引起，遂起丘疹，不痛不肿，稍高出皮肤，颜色可微红，伴有瘙痒。治疗以息风止痒为主。

一八六、卒腹皮青黑候

【原文】小儿因汗，腠理则开，而为风冷所乘，冷搏于血，随肌肉虚处停之，则血气沉涩②，不能荣其皮肤，而风冷客于腹皮，故青黑。

【按语】本候是由于风冷邪气侵袭人体肌肤所致。

一八七、蓝注候

【原文】小儿为风冷乘其血脉，血得冷则结聚成核，其皮肉色如蓝，乃经久不歇③，世谓之蓝注。

【按语】本候同样是由于风冷邪气侵袭人体肌肤所致，只是程度轻重不同。

一八八、身有赤处候

【原文】小儿因汗，为风邪毒气所伤，与血气相搏，热气蒸发于外，其肉色赤，而④壮热是也。

【按语】本候是由于风热邪气侵袭人体肌肤所致，因可使皮肤发红故称之为身有赤处候。

---

① 足跗：跗，同"趺"。足背。
② 血气沉涩：指由于机体感受风冷之邪，从而影响到局部气血的运行，导致皮肤失养而发青。
③ 经久不歇：指皮肉发蓝这种现象很长时间不能褪去。
④ 而：原作"面"。据汪本改。

一八九、赤游肿候

【原文】小儿有肌肉虚①者，为风毒热气所乘，热毒搏于血气，则皮肤赤而肿起，其风随气行游不定，故名赤游肿也。

【按语】本候局部皮肤既有颜色的改变，又有皮肤的肿胀，并随气游走不定。

一九〇、大便不通候

【原文】小儿大便不通者，腑脏有热，乘于大肠故也。脾胃为水谷之海②，水谷之精华，化为血气，其糟粕③行于大肠。若三焦五脏不调和，热气归于大肠，热实，故大便燥涩不通也。

【按语】临床上将大便不通称之为"便秘"，根据病因不同又可分为热秘、虚秘、气秘及寒秘。不同原因引起的便秘，治疗方药各不相同。小儿便秘多属由感受热邪，热盛伤津导致的，故治疗以清热通便为主。

一九一、大小便不利候

【原文】小儿大小便不利者，腑脏冷热不调，大小肠有游气④，气壅在大小肠，不得宣散，故大小便涩，不流利也。

【按语】本候所论述的大小便不利之证源于体内气机郁滞所致，气滞不能推导糟粕排出体外，即形成便秘；气滞无力行津液，津液不能代谢及下输膀胱，则出现小便不利之症。两者病机相同，治疗都应行气解郁通导为主。

一九二、大小便血候

【原文】心主血脉。心脏有热，热乘于血，血性得热，流散妄行，不依常度。其流渗于大小肠者，故大小便血也。

【按语】此候所说的大小便血是由热邪迫血妄行引起的，临床上多见高热神昏病人及急危重症。治疗时应以清热止血为主。

一九三、尿血候

【原文】血性得寒则凝涩，得热则流散。而心主于血。小儿心脏有热，乘于血，血渗于小肠，故尿血也。

【按语】患儿出现尿血是由于心受热邪侵袭所致，因为中医认为心与小肠相表里。

一九四、痔候

【原文】痔有牡痔、牝痔、脉痔、肠痔、血痔、酒痔。皆因劳伤过度，损动血气所生。小儿未有虚损，而患痔，止是大便有血出，肠内有结热故也。

【按语】痔系直肠下端黏膜下和肛管皮肤下痔静脉阔大曲张所形成的静脉团。按其生长部位不同分为内痔、外痔及混

---

① 肌肉虚：这里指小儿皮肤腠理疏松，故而容易感受邪气。
② 脾胃为水谷之海：是指吃进的食物都得由脾胃运化成水谷精微，才能化生血液。
③ 糟粕：指食物经脾胃运化后所产生的残渣。
④ 游气：指游走于体内的气，不是具有正常生理功能的气。

合痔三种。小儿患痔疮多因体内有热，热灼血络而出现大便带血，而非静脉曲张所导致，这是与成人痔疮的不同之处。

一九五、小便不通利候

【原文】小便不通利者，肾与膀胱热故也。此二经为表里①，俱主水②。水行于小肠，入胞③为小便。热气在其脏腑，水气则涩，故小便不通利也。

【按语】本候指出了小便不通利的根本原因是跟肾与膀胱密切相关，主要还是热邪所致。

一九六、大小便数候

【原文】脾与胃合④。胃为水谷之海。水谷之精，化为血气，以行经脉，其糟粕水液，行之于大小肠⑤。若三焦平和，则五脏⑥调适，虚实冷热不偏。其脾胃气弱，大小肠偏虚，下焦偏冷，不能制于水谷者，故令大小便数也。

【按语】本候所论大小便数症，是由于脾胃、大小肠以及三焦功能失常引起的。证候性质既有脏腑虚弱又兼有寒凉之邪。治疗时应兼顾五脏功能，使其和调方能取得较好的疗效。

一九七、诸淋候

【原文】小儿诸淋⑦者，肾与膀胱热也。膀胱与肾为表里，俱主水。水入小肠，下于胞，行于阴，为小便也。肾气下通于阴，阴，水液之道路。膀胱，津液之府，膀胱热，津液内溢，而流于泽⑧，水道不通，水不上不下，停积于胞，肾气不通于阴，肾热其气则涩，故令水道不利，小便淋沥⑨，故谓为淋。其状，小便出少起数⑩，小腹急痛引脐是也。又有石淋、气淋、热淋、血淋、寒淋。诸淋形证随名具说于后章，而以一方治之者，故谓诸淋也。

【按语】淋证的主证都是小便涩痛频数，临床上根据其病因，又可将其分为：石淋、气淋、膏淋、血淋、劳淋等。虽然其症状略有不同，但病机相同，多辨为膀胱湿热之候，临床治疗也以清热利尿通淋为主。

一九八、石淋候

【原文】石淋者，淋而出石也。肾主

---

① 此二经为表里：指足太阳膀胱经与足少阴肾经相互络属联系，此外两脏腑在生理功能方面相互为用，病理情况下又相互影响，具有这样关系的脏与其对应的腑称其互为表里。

② 俱主水：指膀胱与肾是人体水液代谢的重要器官。小便出现异常多与此二者有关。

③ 胞：此处指膀胱。

④ 脾与胃合：指脾与胃相互表里，共同配合来完成饮食物的消化吸收。

⑤ 其糟粕水液，行之于大小肠：中医理论认为大肠的功能是传导糟粕，小肠主液。故大小便异常跟它们功能失常密切相关。

⑥ 五脏：指脾胃、三焦、大小肠这五个脏腑，他们与人体的水液及饮食物的消化吸收关系密切。

⑦ 淋：即淋证。临床症见小便涩痛，滴沥不尽，常伴见小便急迫、短数。

⑧ 泽：原指聚水的洼地，这里指津液没有按正常渠道代谢。

⑨ 淋沥：证名。指小便滴沥涩痛之症，为淋病主症之一。

⑩ 小便出少起数：是指小便每次量很少，但次数比较频繁。

水，水结则化为石，故肾客①砂石。肾为热气乘，热则成淋，其状，小便茎中痛，尿不能卒出②，时自痛引小腹③，膀胱里急④，砂石从小便道出，甚者水道塞痛，令闷绝⑤。

【按语】石淋类似于现在所说的泌尿系统结石症，结石较小时可通过口服排石汤药或体外用物理超声波进行碎石。而结石较大时，只能通过外科手术取出。

一九九、气淋候

【原文】气淋者，肾虚，膀胱受肺之热气，气在膀胱，膀胱则胀，肺主气，气为热所乘，故流入膀胱。膀胱与肾为表里，膀胱热则气壅不散，小腹气满，水不宣利，故小便涩成淋也。其状，膀胱小腹满，尿涩，常有余沥是也。亦曰气癃。诊其少阴脉数者，男子则气淋也。

【按语】气淋根据病因又可分为两类：一类为气滞不通所引起的，症见小便涩痛而脐下特别胀满。方用沉香散、石韦散等以行气解郁为主。第二类是由于气虚无力排尿所致，症见小腹坠胀、尿出无力而常有余沥不尽。方用补中益气汤。

二○○、热淋候

【原文】热淋者，三焦有热气，传于肾与膀胱，而热气流入于胞，而成淋也。

【按语】热淋也是中医淋证的一种，主要以热邪为主要病因。症状也以温热之感为主。

二○一、血淋候

【原文】血淋者，是热之甚盛者，则尿血，谓之血淋。心主血，血之行身，通遍经络，循环腑脏。其热甚者，血即散失其常经，溢渗入胞，而成血淋矣。

【按语】血淋之症即以尿血或尿中夹血为主症的一种淋证。除了尿血，病人还兼见小便涩痛。《医宗必读》中又将血淋分为血热、血冷、血虚及血瘀四种。本候当属第一种血淋。治宜清热凉血，方用小蓟饮子、导赤散。该证候多见于尿路感染、尿路结石等。

二○二、寒淋候

【原文】寒淋者，其病状先寒战⑥，然后尿是也。小儿取冷过度，下焦受之，冷气入胞，与正气交争，寒气胜则战寒而成淋⑦，正气胜则战寒解，故得小便也。

【按语】本证候又称冷淋，表现为现有寒战而后出现尿淋沥不爽，源于下焦受寒引起，治宜温肾散寒，利尿通淋为主，方用寒淋汤、金匮肾气丸等。

---

① 客：原作"容"。据本书卷十四石淋候改。这里指砂石停留于肾脏之中。
② 尿不能卒出：只有尿意不能马上排出，俗称"尿等待"。
③ 腹：原作"肠"。据本书卷十四石淋候改。
④ 膀胱里急：指膀胱内充满尿液，胀痛而无法排出。
⑤ 闷绝：指由于尿道中有砂石，排尿疼痛而导致人昏厥。
⑥ 寒战：证名。指身体由于受寒而全身作颤抖状。
⑦ 而成淋：原无。据本书卷十四寒淋候补。

二〇三、小便数候

【原文】小便数者，膀胱与肾俱有客热①乘之故也。肾与膀胱为表里，俱主水，肾气下通于阴，此二经既受客热，则水行涩，故小便不快而起数②也。

【按语】本候指出了小便数的病机是肾与膀胱都受到了热邪的侵袭。

二〇四、遗尿候

【原文】遗尿者，此由膀胱有③冷，不能约于水故也。足太阳为膀胱之经，足少阴为肾之经，此二经为表里。肾主水，肾气下通于阴。小便者，水液之余④也。膀胱为津液之府⑤，既冷气衰弱⑥，不能约水，故遗尿也。

【按语】小便数候与遗尿候内容，与本书卷十四小便数候、遗尿候相同，可以参阅。

---

① 客热：这里指外来邪热。
② 小便不快而起数：是指由于感受邪热，导致小便不利及次数增加等症状。
③ 有：本书卷十四遗尿候作"虚"。
④ 水液之余：此处是指尿液是人体水液代谢的最终形式。
⑤ 膀胱为津液之府：指膀胱为主管人体津液代谢的重要器官。
⑥ 既冷气衰弱：本书卷十四遗尿候作"府既虚冷，阳气衰弱"，义较明畅。

卷五十

小儿杂病诸候六　凡五十一论

二〇五、三虫候

【原文】三虫者，长虫、赤虫①、蛲虫，为三虫也。犹是九虫之数也。长虫、蛔虫也，长一尺。动则吐清水而心痛②，贯心即死。赤虫状如生肉，动则肠鸣。蛲虫至细微，形如菜虫也，居胴肠间，多则为痔，剧则为癞③。因人疮处，以生诸痈④、疽⑤、癣、瘘、疥、痂⑥、龋虫，无所不为。此既九虫之内三者，而今则别立名，当以其三种偏发动成病，故谓之三虫也。

【按语】本候及以下三虫、蛔虫、蛲虫及寸白虫候等，均已见本书卷十八九虫病诸候，可参阅。此处复述，目的在于突出儿科的常见病和多发病。

二〇六、蛔虫候

【原文】蛔虫者，九虫内之一虫也。

长一尺，亦有长五六寸者。或因腑脏虚弱而动，或因食甘肥而动。其动则腹中痛，发作肿聚，行来⑦上下，痛有休止，亦攻心痛，口喜吐涎及清水，贯伤心者则死。

诊其脉，腹中痛，其脉法当沉弱而⑧弦，今反脉洪而大，则是蛔虫也。

【按语】蛔虫病是最常见的寄生虫病，常见于小儿，因恣食生冷及不洁的瓜果蔬菜、肥甘饮食所致。症见腹痛，痛有休止，亦可有肿块聚起，上下往来活动，虫动则痛作，虫静则痛止。文中所说的虫痛攻心相似于胆道蛔虫证，指蛔虫由胃肠道进入胆道引起胆道痉挛，疼痛剧烈，甚至可导致休克。目前确诊以粪便中有蛔虫卵为准，治疗宜驱虫为主，兼用健脾、消导之法，方用乌梅丸、化虫丸等。

二〇七、蛲虫候

【原文】蛲虫者，九虫内之一虫也。

---

① 赤虫：姜片虫。
② 心痛：此处并不指心脏疼痛，而是指上腹部出现疼痛。
③ 癞：疬风。是麻风病的一种类型。初起者患部有麻木不仁感，继则发现丘疹红斑，渐肿而破溃，无脓汁，久则可蔓延全身，严重者出现眉毛脱落，鼻柱倒陷，目损唇裂，甚至足底穿溃等。
④ 痈：指一种较疮疖大的以皮肤肿胀发红为主要表现的病证，类似西医学中的蜂窝组织炎。
⑤ 疽：指痈疮中性质较严重者，一般凡结成块状的毒疮，浮浅者称"痈"，深厚者称"疽"。
⑥ 疥：一种皮肤病，发作时皮肤奇痒难忍。《灵枢·经脉》"虚则生肬，小者如指痂疥"。
⑦ 行来：卷十八蛔虫候作"去来"，义同。
⑧ 弱而：元本作一个"若"字。

形甚细小，如今之病虫状。亦因腑脏虚弱而致。发①甚者，则成痔、瘘、疥、疥也。

【按语】蛲虫病是由蛲虫寄生在肠道内引起的一种寄生虫病。主要表现为肛门、会阴部瘙痒及睡眠不安等症状。小儿多见，尤以 3~7 岁集体儿童的发病率最高。本病应以预防为主，杜绝重复感染，在治疗上多采取外治法或内外之法相结合进行治疗。

二〇八、寸白虫候

【原文】寸白者，九虫内之一虫也。长一寸，而色白，形小褊②。因腑脏虚弱而能发动。或云饮白酒（一云以桑树枝贯串牛肉炙食），并食生栗所作③。或云食生鱼后，即食乳酪，亦令生之。其发动则损人精气，腰脚疼弱。又云：此虫生长一尺，则令人死也。

【按语】寸白虫病即现在所说的绦虫病。它是由绦虫寄生于人体所产生的疾病。主要表现为排出虫节、乏力、腹痛、腹泻、食欲异常，甚至发育迟缓。其中以猪带绦虫和牛带绦虫引起的绦虫病或囊虫病最为常见。治疗宜驱虫能够至头节排出为止。可选用槟榔、南瓜子、仙鹤草根、石榴皮等。

二〇九、脱肛候

【原文】脱肛者，肛门脱出也。肛门大肠之候。小儿患肛门脱出，多因利久肠虚冷，兼用䐉气④，故肛门脱出，谓之脱肛也。

【按语】脱肛是指肛管、直肠外翻而脱垂于肛门之外的病症。西医学称其为直肠脱垂。本病小儿较成人多见，尤其是 2~4 岁小儿。本书首次记载了"脱肛"这个病名，并阐释了病因。此后历代医家对小儿脱肛病分证论治日趋完善。现代对小儿脱肛的研究，着重于临床研究，分证论治更详尽。

二一〇、病㿗候

【原文】㿗者，阴核⑤气结肿大也。小儿患此者，多因啼哭䐉气不止，动于阴气，阴气下⑥击，结聚不散所成也。

【按语】㿗，指男女生殖器溃肿流脓或男子阴囊肿大的病证。本候所论为小儿睾丸肿大之症，并认为是由于啼哭不止，用力屏气太过所致。辨证当属气滞结聚所成。

二一一、差㿗候

【原文】差㿗者，阴核偏肿大，亦由啼哭䐉气，击于下所致。其偏肿者，气偏乘虚而行，故偏结肿也。

【按语】小儿差㿗候，是指小儿单侧睾丸肿大。似属现代所说的睾丸鞘膜积液、附睾炎等引起的睾丸肿大病变。中

---

① 发：此后本书卷十八蛲虫候有"动"字。
② 褊：原意指衣服小，引申泛指狭隘。
③ 食生栗所作：《外台秘要》卷二十六寸白虫方作"食生鱼所成"。
④ 䐉气：身体前曲屏气努责的意思。《玉篇》有"䐉体怒腹"句。又，本书卷十七脱肛候有"用气"，可参阅。
⑤ 阴核：此处当指男性睾丸。
⑥ 下：原作"而"。据《太平圣惠方》卷九十二治小儿阴诸方改。

医辨证当属气滞寒凝，治宜理气散结。方用木香楝子散或金铃子散。

二一二、狐臭候

【原文】人有血气不和，腋下有如野狐之气，谓之狐臭。而此气能染易著于人。小儿多是乳养之人先有此病，染著小儿。

【按语】狐臭病指人体腋下分泌物有特殊臭味的病证。中医认为是湿热郁结于腠理汗孔或遗传所致。症见患者腋下多汗，所泌之汗有特异的臭味，类似狐狸释放的臭味故名狐臭。本候谓狐臭"能染易著于人"，西医学研究未得到证实。

二一三、四五岁不能语候

【原文】人之五脏有五声①，心之声为言。小儿四五岁不能言者，由在胎之时，其母卒有惊怖，内动于儿脏，邪气乘其心，令心气不和，至四五岁不能言语也。

【按语】临床上小儿不能言有器质性病变导致如声带先天畸形，也有生理性的。本候所论为后者，小儿四五岁不能语，中医谓之语迟，属五迟之一。此与先天发育不良或后天失调有关。文中谓孕妇受惊而影响胎儿，以致语迟，有待研究。

二一四、气瘿候

【原文】气瘿之状，颈下皮宽，内结②突起，腽腽然③亦渐长大，气结所成也。小儿啼未止，因以乳饮之，令气息喘逆，不得消散，故结聚成瘿也。

【按语】气瘿，属中医学中的五瘿之一，该病多因情志抑郁不畅而发，或由水土因素所致。其症见颈部肿块，边缘整齐，皮色与正常无异，按之比较柔软，可因情绪变化而增大或缩小。治宜宣通肺气，祛痰散结。方用五瘿丸、四海舒郁丸。类似于西医学所说的单纯性甲状腺肿，现代多采用碘制剂或手术切除等治疗手段。

二一五、胸胁满痛候

【原文】看养小儿，有失节度，而为寒冷所伤，寒气入腹内，乘虚停积，后因乳哺冷热不调，触冒宿寒④，与气相击不散，在于胸胁之间，故令满痛也。

【按语】本候主要是由于寒邪侵犯胸胁所致。

二一六、服汤药中毒候

【原文】小儿有疹患，服汤药，其肠胃脆嫩，不胜药气，便致烦毒也，故谓之中毒。

【按语】本候所述的是由于服药不当所导致的一种病证。

---

① 五声：指呼笑歌哭呻五种人体发出的声音，中医认为此五声与五脏之间有某种特定的对应关系。即肝在声为呼，心在声为笑，脾在声为歌，肺在声为哭，肾在声为呻。
② 内结：指人体颈部喉节的部位。
③ 腽（zhuì坠）：原指脚肿的样子，此处指颈部肿胀之状。
④ 宿寒：体内原有的寒邪。

二一七、蠷螋毒绕腰痛候

【原文】蠷螋①虫，长一寸许，身有毛如毫毛，长五六分，脚长②而甚细，多处屋壁之间。云其游走遇人，则尿人影，随所尿著影处，人身即应之生疮。世病之者，多著腰。疮初生之状，匝匝起，初结痞瘰小者如黍粟，大者如麻豆，染渐生长阔大，绕腰，生脓汁成疮也。

【按语】本候所论内容当属虫咬后出现的脓疮，当属西医学所讲的"虫咬性皮炎"。文中所说"云其游走遇人，则尿人影，随所尿著影处，人身即应之生疮"，此内容带有臆测、迷信色彩，当不可信。本候内容，与卷三十六蠷螋尿候基本相同，可参阅。

二一八、疣目候

【原文】人有附皮肉生，与肉色无异，如麦豆大，谓之疣子，即疣目也。亦有三数相聚生者。割破里状如筋而强，亦微有血，而亦复生。此多由风邪客于皮肤，血气变化所生。故亦有药治之瘥者，亦有法术治之瘥者，而多生于手足也。

【按语】疣子，俗称瘊子，是一种皮肤病。临床表现为体表出现赘生物，其好发部位以手背、指背、头面以及颈项、背部位多见。小如粟粒，大若黄豆，突出皮表，色灰白或污黄，所发数目多少不一，可单发，也可群聚而发。患者一般无自觉症状，若受挤压可出现局部疼痛，碰撞及摩擦可造成出血。治疗多用外治，但易复发。类似现代所说的寻常疣。

二一九、头疮候

【原文】腑脏有热，热气上冲③于头，而复有风湿乘之，湿热相搏，折于血气，而变生疮也。

【按语】本候论述了头疮发生的原因，可与下文诸疮病候联系分析。

二二〇、头多虱生疮候

【原文】虱者，按九虫论云，蛲虫多所变化，亦变为虱。而小儿头栉④沐不时，则虱生。滋长偏多，啮⑤头，遂至生疮，疮处虱聚也，谓之虱窠。然人体性自有偏多虱者。

【按语】虱，一种虫子，多由于不讲卫生而滋生，多寄居在头部，以人体的皮肤脱屑为食，也可咬人皮肤，造成皮肤瘙痒。平时注意个人卫生，及时洗浴即可防止其发生。文中谓虱是蛲虫所变化，并云人体性自偏多虱，其说存而不译。

二二一、白秃候

【原文】白秃之候，头上白点斑剥，

---

① 蠷螋（qú sōu 渠搜）：虫名，尾部可分泌毒液，人接触后可生疮。
② 长：汪本作"多"。
③ 冲：原作"肿"。据鄂本改。《医心方》卷二十五治小儿头疮方亦作"冲"。
④ 栉（zhì 质）：梳的总称。在此指梳头。
⑤ 啮（niè 聂）：咬。

初似癣而上有白皮屑，久则生痂瘷①成疮，遂至遍头。洗刮除其痂，头皮疮孔如箸②头大，里有脓汁出，不痛而有微痒，时其里有虫，甚细微难见。九虫论亦云，是蛲虫动作而成此疮。乃至自小及长大不瘥，头发秃落，故谓之白秃也。

【按语】本候所论的白秃候，即头部白癣病的俗称。又名癞头疮、秃疮。多因风邪侵袭头皮腠理而结聚不散，或由接触传染而发。该证多见于儿童，初起时头皮毛发根部出现灰白色屑斑、小如豆粒、大则如钱币，日久可逐渐蔓延融合扩大成片，伴见毛发干枯、易折易落、参差不齐。瘙痒明显，久则毛发枯黄脱落，形成秃斑。该病病程较长，经年不愈，一般在青春期到来后或多不治而愈。

二二二、头面身体诸疮候

【原文】腑脏热甚，热气冲发皮肤，而外有风湿折之，与血气相搏，则生疮。其状③，初赤起痦瘰，后乃生脓汁，随瘥随发④。或生身体，或出头面，或身体头面皆有也。

【按语】本候指出了小儿身体发疮的总病机是脏腑有热，加之感受外邪所致。

二二三、恶疮候

【原文】夫人身体生疮，皆是脏热冲外，外有风湿相搏所生。而风湿之气，有夹热毒者，其疮则痛痒肿㷍⑤，久不瘥，故名恶疮也。

【按语】本候所论恶疮指疼痛、瘙痒、红肿以及具有灼热感的疮疡，此种疮疡一般热象比较明显，病人可伴见发热、口渴等热盛伤津的表现。治疗时既要局部外用药物，又要予清热凉血，祛风除湿的汤药内服结合治疗，才能取得满意的效果。

二二四、熛疮候

【原文】小儿为风热毒气所伤，客于皮肤，生熛浆而溃成疮，名为熛疮也。

【按语】本病初起患部如火烧汤烫一般起泡，随之皮破里面的熛浆流出成疮，伴有疼痛，渐渐蔓延，甚至全身溃烂。中医认为此病由风热毒气客于皮肤所致。治宜疏风清热解毒。

二二五、瘰疬候

【原文】小儿身生热疮，必生瘰疬⑥。其状作结核，在皮肉间，三两个相连累也。是风邪搏于血气，㷍结所生也。

【按语】本候病名瘰疬，但从症状分析，实不同于目前所称的瘰疬。盖是由于外感疮疡所引起的，如急性淋巴结炎之类的病情。

---

① 痂瘷（zhā 渣）：谓疮之痂甲。《广韵》："瘷，疮痂甲也。"
② 箸（zhù 著）：同"箸"，即筷子。
③ 其状：原作"甚壮"。据鄂本改。《医心方》卷二十五治小儿头面身体疮方亦作"其状"。
④ 随瘥随发：指一个部位的疮好后，其他部位又开始溃脓生疮。
⑤ 㷍：烧灼，灼热。
⑥ 瘰疬：指发生于颈部、腋下等处淋巴结的慢急感染性疾病。

二二六、恶核候

【原文】恶核①者，是风热毒气，与血气相搏结成核，生颈边。又遇风寒所折，遂不消不溃，名为恶核也。

【按语】瘰疬候和恶核候，原书列于㿔疮候和漆疮候之间。为了前后连属，故移于此。

二二七、漆疮候

【原文】人无问男女大小，有禀性不耐漆者，见漆及新漆器，便着漆毒，令头面身体肿，起隐胗色赤，生疮痒痛是也。

【按语】本候是由于接触油漆所引起的皮肤病，类似于现在的接触性皮炎。临床表现为接触漆的皮肤突然灼热作痒，遂起小丘疹及水泡，患处抓破后则溃烂流水，重者可遍及全身各处，并伴见形寒、发热、头痛、纳差等全身症状。治疗时首先应脱离油漆环境，其次内服清热解毒中药汤剂。

二二八、痈疮候

【原文】六腑不和，寒气客于皮肤，寒搏于血，则壅遏不通②，稽留于经络之间，结肿而成痈。其状，肿上皮薄而泽③是也。热气乘之，热胜于寒，则肉血腐败，化为脓。脓溃之后，其疮不瘥，故

曰痈疮。

【按语】痈疮以大面积皮肤肿胀化脓为主，类似于西医学中的皮肤组织感染病。

二二九、肠痈候

【原文】肠痈之状，小腹④微强而痛是也。由寒热气搏于肠间，血气否结所生也。

【按语】本候类似于西医学中的急性阑尾炎。

二三〇、疖候

【原文】肿结长一寸至二寸，名之为疖。亦如痈热痛，久则脓溃，捻脓血尽便瘥。亦是风热之气客于皮肤，血气壅结所成。

凡痈疖捻脓血不尽，而疮口便合，其恶汁在里，虽瘥，终能更发，亦成漏也。

【按语】痈和疖都属于中医外科疮疡范围，均表现有局部肿胀、发热以及疼痛等症状。根盘小而局限者，称之为疖；而范围广、疮面浅大多属于痈。又根据病变的部位分为"内痈"和"外痈"。治疗疖时采用清热解毒、活血化瘀之剂，内外治兼施。痈的治疗采取切开引脓的治法。若痈疖未能及时排脓，就会变生瘘证。

---

① 恶核：病名。临床表现为肉中生核，小如豆，大如梅李，推之能移，伴见患处疼痛，并有恶寒发热等症状。
② 壅遏不通：指人体由于感受寒邪所导致的气血运行受阻。
③ 肿上皮薄而泽：指痈疮在形态上表现出突出体表，皮肤变薄而且很有光泽。
④ 腹：原作"肠"。据本书卷三十三肠痈候改。

二三一、疽候

【原文】五脏不调则生疽。亦是寒气客于皮肤，折于血气，血气否涩不通，结聚所成。大体与痈相似，所可为异，其上如牛领之皮而硬是也。痈则浮浅，疽则深也。至于变败脓溃，重于痈也，伤骨烂筋，遂至于死。

【按语】疽候，是指气血为毒邪所阻滞，而发于肌肉筋骨间的一种疮肿。其与痈的区别是，痈部位表浅，疽疮肿深而重。局部皮肤表现，一个是皮薄而泽，另一个是皮坚如牛领。治疗方法大体相同，都应切开引脓，去腐生肌。

二三二、疽疮候

【原文】此疽疮者，非痈疽也，是瘑①之类，世谓之瘑疽。多发于指节脚胫间，相对生，作细瘑癣子②，匜匜而细孔③，疮里有虫痒痛，搔之有黄汁出，随瘥随发也。

【按语】此病根据它的症状描述，十分类似于现代皮肤病学中，由于真菌感染所导致的脚气病。其主要表现为脚趾缝之间发痒、起水泡，挠破后有黄水流出，伴有脱屑，反复发作，时轻时重。

二三三、瘘候

【原文】寒热邪气，客于经络，使血气否涩。初生作细瘰疬，或如④梅李核大，或如葍干⑤，或圆或长者，至⑥五六分，不过一寸，或一或两三相连，时发寒热，溃⑦脓血不止，谓之漏⑧也。是皆五脏六腑之气不和，致血所气不足，而受寒热邪气⑨。然瘘者，有鼠瘘、蝼蛄瘘、蚯蚓瘘、蛴螬等瘘。以其于当病名处说之也。

【按语】本候中叙述了两种病证，一是漏证，类似现代医学中的淋巴结核；二是瘘疮，也是一种以皮肤破溃化脓为主症的病变。

二三四、瘑候

【原文】瘑者，风湿搏于血气所成，多著手足节腕间匜匜然，搔之痒痛，浸淫生长，呼谓之瘑。以其疮有细虫，如瘑虫故也。

【按语】疽疮候与瘑候，其病因、症状，是同一种浅表性皮肤病。本书卷三十五疮病诸候有瘑疮候、湿瘑疮候、燥瘑疮候、久瘑疮候等，内容较此为详，可以参阅。

---

① 瘑：病名。指生于手足的一种疮疡。该病中医认为是缘于风湿热邪客于肌肤而成。相当于西医学中的手足湿疹。
② 细瘑癣子：指该病引起的生长在手足缝间的细小水泡。
③ 匜匜而细孔：指所起水泡破裂后，就会遗留下满布的小孔。
④ 如：原作"作"。据汪本改。
⑤ 干：《太平圣惠方》卷九十治小儿瘘疮诸方作"荦"。
⑥ 至：此前《太平圣惠方》有"长者"二字。
⑦ 溃：原作"仍"。据《太平圣惠方》改。
⑧ 漏：指经过孔道渗出或排除脓液。
⑨ 气：此后《太平圣惠方》有"所为也"三字。

二三五、疥候

【原文】疥疮①，多生手足指间，染渐生至于身体，痒有脓汁。按九虫论云，蛲虫多所变化，亦变作疥。其疮里有细虫，甚难见。小儿多因乳养之人病疥，而染著小儿也。

【按语】小儿疥候，内容与本书卷三十五成人疥候基本相同，可以参阅。

二三六、癣候

【原文】癣病②，由风邪与血气相搏，于皮肤之间不散，变生隐轸。轸上如粟粒大，作匡郭，或邪或圆，浸淫长大，痒痛，搔之有汁，名之为癣。

小儿面上癣，皮如甲错起，干燥，谓之乳癣③。言儿饮乳，乳汁渍污儿面，变生此，仍以乳汁洗之便瘥。

【按语】奶癣是婴幼儿的常见病，现代医学认为是由于婴幼儿的皮肤过于娇嫩，长期接触奶液，就会引起过敏性反应。临床表现为面部遍起丘疹，伴瘙痒、脱屑。治疗可外用激素和抗过敏药物口服。

二三七、赤疵候

【原文】小儿有血气不和，肌肉变生赤色，染渐长大无定，或如钱大，或阔三数寸是也。

【按语】赤疵，西医学称为血管痣，婴幼儿较多见。

二三八、脐疮候

【原文】脐疮由初生断脐，洗浴不即拭燥，湿气在脐中，因解脱遇风，风湿相搏，故脐疮久不瘥也。脐疮不瘥，风气入伤经脉，则变为痫也。

【按语】本候缘于出生断脐，感受风湿邪气，故可发痫。相当于西医学所说的新生儿破伤风。

二三九、虫胞候

【原文】小儿初生，头即患疮，乃至遍身，其疮有虫，故因名虫胞也。

【按语】该候从描述上看是一种由虫子叮咬所引起的皮肤溃烂化脓性的疾病，类似于西医学中的虫咬性皮炎。

二四〇、口疮候

【原文】小儿口疮，由血气盛，兼将养过温，必有客热熏上焦，令口生疮也。

【按语】本候提出了小儿患口疮的原因，主要是感受热邪所引起的。故治疗也应以清热去火，化腐生肌为主要治法。

二四一、鹅口候

【原文】小儿初生，口里白屑起，乃

---

① 疥疮：是一种带有传染性的皮肤瘙痒性疾病。多因风、湿、热邪郁于肌肤，接触传染而得。
② 癣病：是一种皮肤病，是由皮肤感染真菌所致。主要发于皮肤、毛发和指甲等部位。
③ 乳癣：多发于婴幼儿的一种湿疮。相当于婴幼儿湿疹。

至舌上生疮，如鹅口里，世谓之鹅口。此由在胎时，受谷气盛，心脾热气熏发于口故也。

【按语】本候所论鹅口疮，是依据其临床表现所命名的。临床表现为口舌黏膜上有散在的白屑，状似鹅口，故曰鹅口疮。现代西医学将其划归口腔白色念珠菌感染病。本候首先指出该病是由于心脾积热所导致的。现代对小儿鹅口疮的研究，偏重于治疗方法的研究。

二四二、燕口生疮候

【原文】此由脾胃有客热，热气熏发于口，两吻生疮。其疮白色，如燕子之吻，故名为燕口疮也。

【按语】本候所论疾病类似西医学所说的口角炎，中医认为此病是由于脾胃有热所引起的。治疗以清脾胃热邪为主，西医认为该病是由于缺乏维生素所导致的，治疗多以补充维生素为主。

二四三、口下黄肥疮候

【原文】小儿有涎唾多者，其汁流溢，浸渍于颐，生疮，黄汁出，浸淫肥烂。挟热者，疮汁则多也。

【按语】本候也是小儿口疮的一种，患儿主要表现为唾液分泌过多。

二四四、舌上疮候

【原文】心候于舌。若心脏有热，则舌上生疮也。

【按语】中医认为心开窍于舌，又起口疮多与体内有热有关，故口疮表现为舌上生疮，是心火亢盛的表现。

二四五、舌肿候

【原文】心候舌，脾之络脉出舌下。心脾俱热，气发于口，故舌肿也。

【按语】小儿舌上生疮与舌肿两候，在病理变化上，有其相近之处。如前者为心脏有热，后者是心脾俱热，但均为脏热熏发口舌所致。

二四六、噤候

【原文】小儿初生，口里忽结聚，生于舌上，如黍粟大，令儿不能取①乳，名之曰噤。此由在胎时，热入儿脏，心气偏受热故也。

【按语】本候描述的噤证主要是由于小儿舌上生有异物，故而影响患儿进食。这是由于患儿在母体内就感受了热邪所致。

二四七、冻烂疮候

【原文】小儿冬月，为寒气伤于肌肤，搏于血气，血气壅②滞，因即生疮。其疮亦焮肿而难瘥，乃至皮肉烂，谓之为冻烂疮也。

【按语】本候即由于外界气温太低，四肢皮肤不注意保暖所引起的冻疮。

---

① 取：《太平圣惠方》卷八十二治小儿噤诸方作"饮"。
② 壅：正保本作"涩"。

二四八、金疮候

【原文】小儿为金刃所伤，谓之金疮。若伤于经脉，则血出不止，乃至闷顿[1]。若伤于诸脏俞募，亦不可治。自余[2]腹破肠出，头碎脑露，并亦[3]难治。其伤于肌肤，浅则在疮，终不虑死。而金疮得风则变痓[4]。

【按语】所谓金疮就是指人体被金属制的带有锋利边缘的工具所伤，属皮肤外伤范畴。

二四九、卒惊疮候

【原文】此由金疮未瘥，忽为外物所触，及大啼呼，谓为惊疮也。凡疮惊，则更[5]血出了。

【按语】本候论述的是皮肤外伤还未痊愈，又再次受伤导致创面裂开并伴有出血。

二五○、月食疮候

【原文】小儿耳鼻口间生疮，世谓之月食疮，随月生[6]，因以为名也。世云小儿见月初生，以手指指之，则令耳下生疮，故呼为月食疮也。

【按语】本候所述的是一种多发生于耳鼻口之间的皮肤病，并与时间有关。有人言此疮由小儿用手指指月亮而得，这种说法是毫无理论依据的。

二五一、耳疮候

【原文】疮生于小儿两耳，时瘥时发，亦有脓汁，此是风湿搏于血气所生，世亦呼之为月食疮也。

【按语】耳疮候指的是主要发生于耳部的疮疡，与前候所述的月食疮相类似。

二五二、浸淫疮[7]候

【原文】小儿五脏有热，熏发皮肤，外为风湿所折，湿热相搏身体，其疮初出甚小，后有脓汁，浸淫渐大，故谓之浸淫疮也。

【按语】本候指疮疥湿疹之类的皮肤疾患，此病多表现瘙痒、渗出并逐渐蔓延成片，常伴见大便秘结，尿赤，舌淡红，苔黄腻或厚腻，脉弦数等。其病因多因风、湿、热客于肌肤而成，治宜祛风清热利湿为主。本病相当于西医学所说的急性泛发性湿疹。

---

① 闷顿：指由于皮肤外伤导致体内大量出血，最终患者会出现神志不清的表现。这是病情危重的表现。

② 自余：余如，诸如。

③ 亦：原作"不"。据汪本改。

④ 痓：痓证。以项背强急，牙关紧闭，四肢抽搐，角弓反张为主要临床表现。类似于西医学中皮肤外伤后感染破伤风杆菌所致的破伤风症。

⑤ 更：再次，又。

⑥ 随月生：此后原有"死"字，衍文。据本书卷三十一月食疮候删。

⑦ 浸淫疮：病名。是一种瘙痒性湿疮，发作时常密集成片，呈泛发性发作。

二五三、王灼①恶疮候

【原文】腑脏有热，热熏皮肤，外为湿气所乘，则变生疮。其热偏盛者，其疮发势亦盛。初生如麻子，须臾王大，汁流溃烂，如汤火所灼，故名王灼疮。

【按语】小儿王灼疮，类似于西医学所称的脓疱疮，尤其好发于婴幼儿，成人不多见。本书卷三十五已有王烂疮候，亦名王灼疮，所述症状较此为详，可以参阅。

二五四、疳湿疮候

【原文】疳湿之病，多因久利，脾胃虚弱，肠胃之间，虫动侵蚀五脏，使人心烦恼②闷。其上蚀者，则口鼻齿龂生疮；其下蚀者，则肛门伤烂，皆难治。

或因久利，或因脏热嗜眠，或好食甘美之食，并令虫动，致生此病也。

【按语】古人认为此病是由于久利脾胃虚弱，加之虫动侵蚀五脏，使人心中烦懊，并出现口鼻牙龈出血、肛门烂痒等症状。

二五五、阴肿成疮候

【原文】阴肿，下焦热，热气冲阴，阴头忽肿合，不得小便，乃至生疮。俗云尿灰火所为也。

【按语】本候是指小儿阴茎包皮感染湿热毒邪所导致的局部焮赤肿痛成疮。具体内容可参见本书第四十卷。治宜清热利尿，方用导赤散或四苓散；外用可以蝉蜕煎汤洗，或用硼砂研细，水调外敷。

---

① 王灼：旺盛如汤火灼伤一样。
② 恼：正保本作"懊"。